老年骨创伤

Musculoskeletal Trauma in the Elderly

主编　（英）查尔斯·M. 考特布朗（Charles M. Court-Brown）
（英）玛格丽特·M. 麦奎因（Margaret M. McQueen）
（美）马克·F. 斯温特科斯基（Marc F. Swiontkowski）
（美）大卫·林（David Ring）
（美）苏珊·M. 弗里德曼（Susan M. Friedman）
（英）安德鲁·D. 达克沃思（Andrew D. Duckworth）

主审　吴　迪

主译　杨　浩　魏世隽

北方联合出版传媒（集团）股份有限公司
辽宁科学技术出版社
·沈阳·

图书在版编目（CIP）数据

老年骨创伤 / (英) 查尔斯・M.考特布朗等主编；杨浩，魏世隽主译. — 沈阳：辽宁科学技术出版社，2021.1
书名原文: Musculoskeletal Trauma in the Elderly
ISBN 978-7-5591-1597-3

Ⅰ. ①老… Ⅱ. ①查… ②杨… ③魏… Ⅲ. ①老年人－骨损伤－治疗 Ⅳ. ①R683.05

中国版本图书馆CIP数据核字(2020)第079212号

出版发行：辽宁科学技术出版社
（地址：沈阳市和平区十一纬路25号　邮编：110003）
印 刷 者：辽宁新华印务有限公司
经 销 者：各地新华书店
幅面尺寸：210mm × 285mm
印　　张：39.5
插　　页：4
字　　数：800千字
出版时间：2021 年1月第 1 版
印刷时间：2021 年1月第 1 次印刷
责任编辑：王翊飞　吴兰兰
装帧设计：袁　舒
责任校对：尹　昭　王春茹

书　　号：ISBN 978-7-5591-1597-3
定　　价：498.00 元

编辑电话：024-23284363
邮购热线：024-23284502
E-mail:lingmin19@163.com
http://www.lnkj.com.cn

译者名单

主　审	吴　迪	昆明医科大学第一附属医院
主　译	杨　浩	昆明医科大学第一附属医院
	魏世隽	解放军中部战区总医院
副主译	秦晓东	南京医科大学第一附属医院
	漆白文	武汉大学中南医院
译　者	赵豫梅	昆明医科大学第一附属医院
	李　骅	昆明医科大学第一附属医院
	沈　剑	昆明医科大学第一附属医院
	陈　南	昆明医科大学第一附属医院
	刘　义	昆明医科大学第一附属医院
	钟宗雨	昆明医科大学第一附属医院
	代　欢	昆明医科大学第一附属医院
	王韦皓	昆明医科大学第一附属医院
	丁　然	解放军中部战区总医院骨科
	孔长旺	解放军中部战区总医院骨科
	谢文俊	东南大学附属中大医院
	黄志鹏	海南医学院附属海南医院
	陈　帆	武汉大学中南医院
	张　浩	武汉大学中南医院
	王　郁	武汉大学中南医院
	袁　莹	武汉大学中南医院
	郭亚旗	武汉大学中南医院
	邱星安	武汉大学中南医院
	高思琦	武汉大学中南医院
	易新泽宇	武汉大学中南医院
	李屹洲	武汉大学中南医院

前言

在过去的20~30年，老年人群的骨折及其他损伤的数量有了巨大的增长。患者的整体健康状况与骨折形态，同针对高能量损伤的创伤救治系统迅猛发展的20世纪70~80年代所见到和治疗的相比，有非常大的差异。我们确信，直到现在，外科医生才认识到，被开发用于处理高能量损伤的技术并不总是适宜老年患者。然而，大家同样意识到，年轻患者的高能量损伤与老年患者的低能量损伤有许多相似之处，最主要的一点是这两类患者均需要跨学科的方法来进行治疗。因此，许多国家建立了老年骨科单元。

医疗文献未与老年人肌肉与骨骼创伤的快速增长同步。脆性骨折的研究主要集中于股骨近端骨折，并且目前仍有观点认为，常见的脆性骨折是老年患者唯一的肌肉与骨骼创伤问题。显然，情况并非如此，我们非常感谢由11个不同国家的骨科作者组成的杰出团队，他们一起详细地列出了老年人群的肌肉与骨骼创伤的疾病谱，以及恰当的治疗方法。

本书针对的是老年病学医生和骨科医生。在治疗老年患者时，为了患者及其家庭获得最佳的功能结果，使用老年骨科的团队治疗方式，将变得愈发重要。因此，本书涵盖了内科和外科的内容，并且幸运的是，我们拥有一个由具有丰富经验的内科和外科医生组成的国际团队。非常感谢他们辛勤的付出及所提供的专业知识。希望本书能够增进外科医生与老年病学医生的交流，并且能够促进这个快速发展领域的临床研究的增长。

查尔斯·M. 考特布朗（Charles M. Court-Brown）

玛格丽特·M. 麦奎因（Margaret M. McQueen）

马克·F. 斯温特科斯基（Marc F. Swiontkowski）

大卫·林（David Ring）

苏珊·M. 弗里德曼（Susan M. Friedman）

安德鲁·D. 达克沃思（Andrew D. Duckworth）

编者名单

Paul A. Anderson MD

Department of Orthopedics and Rehabilitation, University of Wisconsin, Madison, Wisconsin

George S. Athwal MD FRCSC

Hand and Upper Limb Center, University of Western Ontario, London, Ontario, Canada

Roger M. Atkins MA MB BS DM FRCS

Consultant Orthopaedic Surgeon, Bristol Royal Infirmary, Bristol, UK

Jarrad A. Barber MD

Department of Trauma and Orthopaedics, The Hughston Clinic at Gwinnett Medical Center, Atlanta, Georgia

Jan Bartoníček MD DSc

Department of Orthopaedic, 1st Faculty of Medicine of Charles University Prague and Central Military Hospital Prague, Czech Republic

Department of Anatomy, 1st Faculty of Medicine of Charles University Prague, Czech Republic

Leela C. Biant FRCSEd MSres MFSTEd

Department of Trauma and Orthopaedics, Royal Infirmary of Edinburgh, Edinburgh, Scotland

Derek Boersma MSc PT

Department of Geriatric Medicine, Nepean Hospital, Kingswood, NSW, Australia

Musculoskeletal Ageing Research Program, Sydney Medical School Nepean, The University of Sydney, Penrith, NSW, Australia

Stig Brorson MD PhD DMSc

Department of Orthopaedic Surgery, Herlev University Hospital, Herlev, Denmark

Kate E. Bugler BMBCh BA MRCS

Department of Trauma and Orthopaedics, Royal Infirmary of Edinburgh, Edinburgh, Scotland

Susan V. Bukata MD

Department of Orthopaedics, UCLA Health System, David Geffen School of Medicine, Los Angeles,California

Lisa K. Cannada MD

Department of Orthopaedic Surgery, Saint Louis University, St. Louis, Missouri

Kevin C. Chung MD MS

Section of Plastic Surgery, Department of Surgery, University of Michigan Health System, Ann Arbor, Michigan

Nicholas D. Clement PhD MRCS Ed MBBS

Department of Trauma and Orthopaedics, Royal Infirmary of Edinburgh, Edinburgh, Scotland

Charles M. Court-Brown MD FRCS Ed

Department of Trauma and Orthopaedics, University of Edinburgh, Edinburgh, Scotland

Eleanor Davidson MBChB Hons BSc Hons MRCS Ed

Department of Trauma and Orthopaedics, Royal Infirmary of Edinburgh, Edinburgh, Scotland

Oddom Demontiero MBSS PhD FRACP

Department of Geriatric Medicine, Nepean Hospital, Kingswood, NSW, Australia

Musculoskeletal Ageing Research Program, Sydney

Medical School Nepean, The University of Sydney, Penrith, NSW, Australia

Tina K. Dreger MD

Department of Orthopaedic Surgery, Saint Louis University, St. Louis, Missouri

Andrew D. Duckworth BSc(Hons) MBChB MSc FRCSEd(Tr&Orth) PhD

Department of Trauma and Orthopaedics, Royal Infirmary of Edinburgh, Edinburgh, Scotland

Gustavo Duque MD PhD FRACP

Australian Institute for Musculoskeletal Sciences (AIMSS), The University of Melbourne, Melbourne, Victoria, Australia

Kenneth A. Egol MD

Department of Orthopedic Surgery, Hospital for Joint Diseases, NYU Langone Medical Center, New York, New York

David Fischer MD

Department of Orthopaedic Surgery, University of Minnesota, Minneapolis, Minnesota

TRIA Orthopaedic Center, Bloomington, Minnesota

Susan M. Friedman MD MPH

School of Medicine and Dentistry, University of Rochester, Rochester, New York

Alessio Giai Via MD

Department of Orthopaedic and Traumatology,School of Medicine, University of Rome 'Tor Vergata', Rome, Italy

Peter V. Giannoudis MD FRCS

Academic Department of Trauma & Orthopaedics, Leeds General Infirmary, Leeds, UK

Jan-Erik Gjertsen MD PhD

Department of Orthopaedic Surgery, Haukeland

University Hospital, University of Bergen, Bergen, Norway

George Haidukewych MD

Department of Orthopaedic Surgery, Orlando Regional Medical Center, Orlando, Florida

Mark Henry MD

Hand and Wrist Center of Houston, Houston, Texas

Patrick D. G. Henry MD

Department of Orthopaedic Surgery, Sunnybrook Health Sciences Centre, Toronto, Canada

Dolfi Herscovici, Jr. DO

Florida Orthopaedic Institute, Tampa General Hospital, Tampa, Florida

Adam G Hirschfeld MD

Department of Trauma and Orthopaedics, The Hughston Clinic at Gwinnett Medica! Center, Atlanta, Georgia

Taylor A. Horst MD

Excel Orthopaedic Specialists, Woburn, Massachusetts

Tet Sen Howe MD

Department of Orthopaedic Surgery, Singapore General Hospital, Singapore, Singapore

Sameer Jain MB ChB MRCS

Trauma and Orthopaedic Surgery, Academic Department

of Trauma and Orthopaedic Surgery, University of Leeds, Leeds, UK

Houman Javedan MD

Department of Geriatrics, Brigham and Women's Hospital, Harvard Medical School, Boston, Massachusetts

Jesse B. Jupiter MD

Department of Orthopaedics, Massachusetts General

Hospital, Boston, Massachusetts

Rishi Mugesh Kanna MS MRCS FNB

Department of Orthopaedics and Spine Surgery, Ganga Hospital, Coimbatore, India

Matthew D. Karam MD

Department of Orthopaedics and Rehabilitation, University of Iowa Hospitals & Clinics, Iowa City, Iowa

Stephen L. Kates MD

Department of Orthopaedic Surgery, Virginia

Commonwealth University, Richmond, Virginia

John Keating MPhil FRCS

Department of Trauma and Orthopaedics, Royal Infirmary of Edinburgh, Edinburgh, Scotland

Graham King MD MSc FRCSC

Roth | McFarlane Hand and Upper Limb Centre, St. Joseph's Health Centre, London, Ontario, Canada

Joyce S. B. Koh MD FRCSEd

Department of Orthopaedics, Singapore General

Hospital, Singapore, Singapore

Patrick Kortebein MD

Novartis Institutes for Biomedical Research, East Hanover, New Jersey

Paul M. Lafferty MD

Department of Orthopaedic Surgery, University of Minnesota, Minneapolis, Minnesota

Department of Orthopaedic Surgery, Regions Hospital, St. Paul, Minnesota

Olivia C. Lee MD

Department of Orthopaedic Surgery, Louisiana State

University School of Medicine, New Orleans, Louisiana

Nicola Maffulli MD PhD FRCP FRCS

Department of Musculoskeletal Disorders, School of Medicine and Surgery, University of Salerno, Salerno, Italy

Mary University of London, Barts and the

London School of Medicine and Dentistry, Centre

for Sports and Exercise Medicine, Mile End Hospital, London, UK

Anupama Mahesh MD FRCR

Department of Radiodiagnosis, Ganga Hospital, Coimbatore, India

J. Lawrence Marsh MD

Department of Orthopedic Surgery and

Rehabilitation, University of Iowa Hospitals and

Clinics, Iowa City, Iowa

Kjell Matre MD PhD

Department of Orthopaedic Surgery, Haukeland

University Hospital, University of Bergen, Bergen, Norway

Cyril Mauffrey MD FACS FRCS

Department of Orthopaedics, Denver Health Medical Center, University of Colorado, Denver, Colorado

Evan P. McGlinn BS

Department of Surgery, University of Michigan Health System, Ann Arbor, Michigan

Michael D. McKee MD FRCS(C)

Division of Orthopaedics, Department of Surgery, St. Michael's Hospital and the University of Toronto, Toronto, Canada

Margaret M. McQueen MD FRCSEd

Department of Trauma and Orthopaedics, University of Edinburgh, Edinburgh, Scotland

Joseph A. Nicholas MD MPH

Division of Geriatrics, School of Medicine and Dentistry, University of Rochester, Rochester, New York

William T. Obremskey MD MPH MMHC

Department of Orthopedics, Vanderbilt University Medical Center, Nashville, Tennessee

Francesco Oliva MD PhD

Department of Orthopaedics and Traumatology, School of Medicine, University of Rome 'Tor Vergata', Rome, Italy

Eleonora Piccirilli MD

Department of Orthopaedics and Traumatology, School of Medicine, University of Rome 'Tor Vergata', Rome, Italy

S. Rajasekaran MS DNB MCh (Liv) FRCS (Edin) FRCS (Lon) PhD

Department of Orthopaedics, Trauma and Spine Surgery, Ganga Hospital, Coimbatore, India

Stuart H. Ralston MBChB MD FRCP FMedSci FRSE

Arthritis Research UK, Centre for Genomic and

Experimental Medicine, Institute of Genetics and Molecular Medicine, University of Edinburgh, Western

General Hospital, Edinburgh, Scotland

David Ring MD PhD

Department of Surgery and Perioperative Care, Dell Medical School—The University of Texas at Austin, Austin, Texas

Nathan Sacevich MD FRCSC

Roth | McFarlane Hand and Upper Limb Centre, St. Joseph's Health Centre, London, Ontario, Canada

Adam Sassoon MD

Department of Orthopaedics and Sports Medicine, University of Washington, Seattle, Washington

Julia M. Scaduto ARNP

Foot and Ankle/Trauma Service, Tampa General Hospital, Florida Orthopaedic Institute, Tampa, Florida

Lisa K. Schroder BSME MBA

Department of Orthopaedic Surgery, University of Minnesota – Regions Hospital, St. Paul, Minneapolis, Minnesota

Ajoy Prasad Shetty MS DNB

Department of Orthopaedics and Spine Surgery, Ganga Hospital, Coimbatore, India

Sang-Jin Shin MD PhD

Ewha Shoulder Disease Center, Mokdong Hospital, Ewha

Womans University, Seoul, Korea

Cornel Christian Sieber MD PhD

Institute for Biomedicine of Aging, Friedrich-Alexander

University Erlangen-Nürnberg, Nürnberg, Germany

Robby Sikka MD

Department of Anesthesiology, TRIA Orthopaedic Center, University of Minnesota, Minneapolis, Minnesota

Katrin Singler MD MME

Institute for Biomedicine of Aging, Friedrich-Alexander University Erlangen-Nürnberg, Nürnberg, Germany

Richard D. Southgate MD

University of Rochester School of Medicine, Rochester, NY, USA

Murray D. Spruiell MD

Department of Orthopaedics, Denver Health Medical Center, University of Colorado, Boulder, Colorado

Alexandra Stavrakis MD

Department of Orthopaedics, University of California, Los Angeles, California

Marc F. Swiontkowski MD

Department of Orthopaedic Surgery, University of Minnesota, Minneapolis, Minnesota

Julie A. Switzer MD

Geriatric Trauma Program, Regions Hospital, University of Minnesota, St. Paul, Minneapolis, Minnesota

Marc Tompkins MD

Department of Orthopaedics, TRIA Orthopaedic Center, University of Minnesota, Minneapolis, Minnesota

Samir Tulebaev MD

Department of Geriatrics, Brigham and Women's Hospital, Harvard Medical School, Boston, Massachusetts

Wakenda K. Tyler MD MPH

Division of Musculoskeletal Oncology, Department of Orthopaedic Surgery, University of Rochester, Rochester, New York

Mark S. Vrahas MD

Harvard Orthopaedic Trauma Service, Brigham and Women's Hospital & Massachusetts General Hospital, Harvard Medical School, Boston, Massachusetts

Amy S. Wasterlain MD

Department of Orthopedic Surgery, Hospital for Joint Diseases, NYU Langone Medical Center, New York, New York

Paul S. Whiting MD

Department of Orthopaedics and Rehabilitation, University of Wisconsin Hospital and Clinics, Madison, Wisconsin

Guang Yang MD

Department of Hand Surgery, China-Japan Union Hospital of Jilin University, Changchun, China

Bruce H. Ziran MD FACS

Department of Trauma and Orthopaedics, The Hughston Clinic at Gwinnett Medical Center, Atlanta, Georgia

目录

1 老年人骨折的流行病学 …… 1
2 老年人的年龄相关变化 …… 21
3 老年患者的术前评估和治疗 …… 30
4 老年患者的骨科——老年病学团队治疗模式 …… 39
5 骨髓炎的治疗 …… 48
6 其他的骨科并发症 …… 59
7 全身性并发症 …… 83
8 骨折后康复 …… 101
9 骨折的转归 …… 108
10 骨质疏松症 …… 120
11 老年人的其他骨病 …… 129
12 跌倒 …… 140
13 开放性骨折 …… 162
14 老年人多发性创伤 …… 174
15 多发性骨折 …… 186
16 转移性骨折 …… 194
17 假体周围骨折 …… 204
18 肩胛骨骨折 …… 214
19 锁骨骨折 …… 232
20 肱骨近端骨折 …… 240
21 肩部周围脱位 …… 255
22 肱骨干骨折 …… 264
23 肱骨远端骨折 …… 279
24 前臂近端骨折和肘关节脱位 …… 296

25 尺桡骨骨干骨折 …… 317

26 尺桡骨远端骨折 …… 325

27 腕骨骨折和脱位 …… 351

28 掌骨骨折 …… 371

29 指骨骨折和脱位 …… 383

30 颈椎骨折 …… 397

31 胸腰椎和骶骨骨折 …… 419

32 骨盆骨折 …… 439

33 髋臼骨折 …… 451

34 关节囊内股骨近端骨折 …… 463

35 股骨近端骨折 …… 480

36 股骨干骨折 …… 500

37 股骨远端骨折 …… 512

38 髌骨骨折 …… 525

39 胫骨近端骨折 …… 535

40 胫骨和腓骨骨干骨折 …… 546

41 远端胫骨骨折 …… 557

42 踝关节骨折 …… 570

43 足部骨折 …… 583

44 软组织损伤 …… 600

45 老年运动损伤 …… 608

1

老年人骨折的流行病学

Charles M. Court-Brown，Kate E. Bugler

简介

在许多国家，老年人骨折的发病率逐年快速增加，并且成为一个重大的社会经济问题。平均寿命的快速增长，意味着仅与两代人之前相比，有更多年龄超过65岁的患者。这预示着老年人在人口中的比例将不断增加，毫无疑问，在接下来的20~30年，老年人骨折将成为更加重要的健康问题。

通过回顾过去一个世纪的人口平均寿命，凸显了老年人骨折的重要性。1900年，美国男性的平均寿命为46.3岁，女性的平均寿命为48.3岁。1911年，与之对应的英国男性和女性的平均寿命分别为49.4岁和53.1岁。到了2010年，美国男性和女性平均寿命分别为78.7岁和81.3岁，英国男性和女性平均寿命分别为78.5和82.5岁。预计到2030年，美国男性和女性的平均寿命将为78.3岁和84.2岁，英国与之对应的数据为83.1岁和86.4岁。据估计，美国年龄不低于65岁的人口数量将从2000年的35 000 000上升至2030的71 000 000。在2000年，不低于65岁的人群占世界总人口的12.4%，在2035年将上升至19.6%。表1.1给出了在1950年和2000年，世界各地不低于65岁的人群占总人口的比例。同时给出了2050年的预测数字。可以看出，按照预测，全世界的老年人口将会明显增加。预计发展中国家的老年人口增长最大。人口分析显示，美国年龄大于80岁的老年人将从2000年的9 300 000上升至2030年的19 500 000。这些数字强调了在未来的20~30年，这个问题的重要性。

表 1.1　1950—2050年世界各地年龄大于65岁老年人的人口比例趋势的估计

年龄大于65岁的老人	1950年（%）	2000年（%）	2050年（%）
世界	5.2	6.9	15.9
北美	8.2	12.3	20.5
欧洲	8.2	14.7	27.9
较发达地区	7.9	14.3	25.9
欠发达地区	3.9	5.1	14.3

历史

对过去7 000年的人类骨骼进行分析，均发现骨质疏松的迹象，特别是在女性中骨质疏松更为常见。在埃及的木乃伊及中世纪的英国人的骨骼中，发现了可能是骨质疏松性的骨折。在后者的骨骼中，特别是在股骨颈骨密度降低的妇女中，发现了愈合的肋骨和椎体骨折。没有发现股骨颈骨折，可能与中世纪的寿命有限相关。

Malgaigne分析了在1806—1808年和1830—1839年间，巴黎Hôtel-Dieu医院的2 377例骨折病例。他发现这些骨折常见于25~60岁之间的患者，但是大于60岁的骨折患者记录得非常少，但是他提到，在那个时代，人口中大于60岁的人非常少。他发现骨干骨折倾向于发生在成年人，而关节内骨折倾向于发生在老年人。他也提到了“股骨颈骨折”和“肱骨颈骨折”倾向于发生在老年人，而女性常遭受“桡骨腕部”的骨折。纽约的Stimson和德克萨斯州埃尔帕索的Breck，分别分析了1894—1903年和1937—1956年间的大量骨折病例。他们研究了各个年龄段患者的骨折发生情况，将结果与2000年的英国儿童和成人骨折患病率进行了比较（表1.2）。如果允许数据收集存在差异，很显然，股骨近端骨折和桡骨远端骨折等脆性骨折的患病率上升，而高能量损伤的患病率下降，如指骨骨折和胫腓骨干骨折。

骨折流行病学的改变，可以通过回顾一项关于老年人骨折的研究进行说明。这项研究由医学研究委员会赞助，在苏格兰敦提和英国牛津进行。医学研究委员会在1956年举办了一个讨论老年人骨折的会议，并开展了5年的研究。委员会选择大于35岁的患者群作为研究对象，研究老年人骨折。这项研究凸显了自20世纪50年代以来，医疗的变化和社会的变迁。这项研究的结果，与2010年/2011年在苏格兰爱丁堡进行的一项前瞻性研究进行了比较，后者同样研究了35岁以上患者的骨折。爱丁堡和敦提仅相距96.6km，并且具有非常相似的种族和社会结构。研究结果显示，在过去60年里，骨折流行病学发生了相当大的改变。骨折的总患病率增加了50%，但是男性的骨折患病率仅增加了5%，相比之下，女性的骨折患病率增加了85%。对经典脆性骨折的分析显示，肱骨近端骨折患病率增加了209%。脆性骨折患病率的增长，主要体现在以下骨折患病率的变化：肱骨干骨折增加了129%，肱骨远端骨折增加了267%，尺骨近端骨折增加了220%，尺桡骨远端骨折增加了39%，骨盆骨折增加了240%，股骨近端骨折增加了186%，股骨干骨折增加了92%，股骨远端骨

表1.2 纽约（1894—1903年）、德克萨斯的埃尔帕索（1937—1956年）和苏格兰的爱丁堡（2000年）的骨折发病率比较

	骨折患病率（%）		
	1894—1903年	1937—1956年	2000年
锁骨	5.9	6.2	4.3
肩胛骨	0.7	0.7	0.2
肱骨近端	5.7*	2.6	4.8
肱骨干	5.7*	2.0	1.0
肱骨远端	5.7*	5.2	2.5
尺骨近端	1.1	21.2*	0.8
桡骨近端	9.0*	21.2*	3.8
桡骨和尺骨干	9.0*	21.2*	2.3
尺桡骨远端	11.2	21.2*	22.2
腕骨	0.2	2.4	2.0
掌骨	9.7	4.2	10.5
指骨	19.3	7.6	11.2
骨盆	0.7	2.5	1.2
股骨近端	4.7*	6.6	8.9
股骨干	4.7*	2.5	0.9
股骨远端	4.7*	0.6	0.4
髌骨	1.7	1.8	0.8
胫骨近端	10.4*	7.3*	1.0
胫腓骨干	10.4*	7.3*	2.0
胫骨远端	10.4*	7.3*	1.0
踝关节	10.6	8.8	7.7
距骨	1.5	3.5	1.6
跖骨	2.8	4.1	6.4
趾骨	3.1	4.4	2.0
其他	1.5	4.6	–
骨折数量（例）	8962	9379	7760

注释：由于不可能区分身体同一区域的单个骨折类型的患病率，这些骨折使用累积患病率表示，并且使用*标记

折增加了400%。在男性和女性中，所有年龄组的与跌倒相关骨折的发生率均增加。这项研究强调了脆性骨折发生率在最近60年的显著增加，以及社会-经济改变对骨折发病率也有一定的影响。

骨折的发病率

由于一些客观原因，很难在文献中发现对骨折发病率的精确分析。在世界许多地方，没有机构能够对什么是常见病进行精确分析。然而，即使在比较富裕的地区，可获取的精确信息也很少。在许多国家，骨科创伤患者在不同的机构接受治疗。严重的创伤患者在一级创伤中心或者平行的机构接受治疗，而不太严重的创伤患者在社区医院接受治疗，或者由社区的外科医生在私立机构医治。然而，极少有大型医院能够治疗所有的骨科创伤患者，并且这些医院之间的沟通很少，因而很难获得精确的流行病学信息。因此，许多不同的方法被用于尝试评估骨折，进而得到流行病学数据。骨折的信息通常从急诊部的病历记录中获取。在许多国家，急诊部的职员主要是对骨折诊断缺乏经验的急诊医生，或是在培外科医生。与通常不会通过私立机构的外科医生获取信息的事实相结合，意味着流行病学信息是不精确的。外科医生尝试了通过邮递问卷，询问患者是否曾经发生骨折，以获取信息。一项对这种方法获取骨折信息的结果的分析显示，报道的骨折发生率多达实际骨折发生率的3倍。这是因为许多患者具有不可解释的疼痛，而被医疗相关人员或者他人告知，可能发生了骨折。

在医疗体系私有化的国家，保险记录被用于评估骨折的发病率。但是这种方法不仅依赖于数据录入的精确性，还依赖于被保险人的数量在人群中是否占优势。如果只使用住院患者的信息，就会出现同样的问题。通过保险记录获得的数据虽然更容易获取，但往往不全面，并不能代表整个人群。

遗憾的是，主要关注年轻患者高能量损伤的骨科医生，从很大程度上都忽略了老年人骨折的流行病学。因此，许多流行病学信息是由风湿病专家或者其他内科医生收集，但他们的主要目的是诊断和治疗骨质疏松症或其他与老年骨折相关的并发症。他们虽然已经进行了许多出色的研究，但仅获取了少量关于不同类型骨折的信息。通常假设脆性骨折是胸腰椎骨折、肱骨近端骨折、桡骨远端骨折、股骨近端骨折和骨盆骨折，但实际临床工作中病性更加复杂化。尽管可以获取一些上述骨折的对比性流行病学资料，但是还有许多老年人脆性骨折的信息，研究人员掌握得非常少。在许多研究中，下肢骨折和上肢骨折被简单地结合在一起，因此许多关于脆性骨折的有用信息变得更少。

在这一章中，关于老年人骨折的信息，主要来源于两项在爱丁堡皇家医院进行的关于骨折发病率的前瞻性研究，这两项研究的周期均为1年，相隔2年。这是唯一一所为接近52万名的成年人提供治疗的医院。在这个地区，没有私立的骨科创伤诊所。在这两项一年期的研究中，分析了13 507例连续就诊的16岁及以上的非脊柱骨折患者。4 786例骨折发生在65岁及以上患者中，通过分析这些数据，为有关老年患者骨折的流行病学提供信息。脊柱骨折没有被包括在这个分析中，因为外科医生对低能量损伤性脊柱骨折的研究确实相对较少，很难确定这些骨折的流行病学。

为了对老年人骨折的流行病学进行精确的分析，将患者的数据分为65岁及以上和80岁及以上进行分析。一般认为，年龄和性别对骨折流行病学有显著影响。16岁及以上成年人群的骨折分布曲线显示，男性呈双峰分布，年轻和老年男性的发病率增加，而女性呈单峰分布，骨折发病率在停经后显著增加。

对65岁及以上人群骨折发病率的研究表明，无论男性还是女性，骨折发病率均随年龄增加而上升。女性骨折发病率从65岁开始逐步增加，在接近80岁时，突然加速上升。男性骨折发病率增加的年龄，比女性晚约10年（图1.1）。

总体上，34.6%的成人骨折发生在65岁及以上患者。研究显示，77%发生在女性，23%发生在男性（表1.3）。17.4%的成人骨折发生在80岁及以上这个人群，其中80%为女性，20%为男性。表1.3显示了65岁及以上和80岁及以上患者总体的骨折的基础流行病学。可以看到，65岁及以上患者发生的骨折中有65%为肱骨近端、尺桡骨远端和股骨近端骨折。80岁及以上患者所发生的骨折中这几种骨折占75%。然而，重要的一点是，与年轻患者相比，肱骨近端和远端、骨盆、股骨近端、股骨干、股骨远端和髌骨等部位的骨折，更多地发生在65岁及以上患者中。

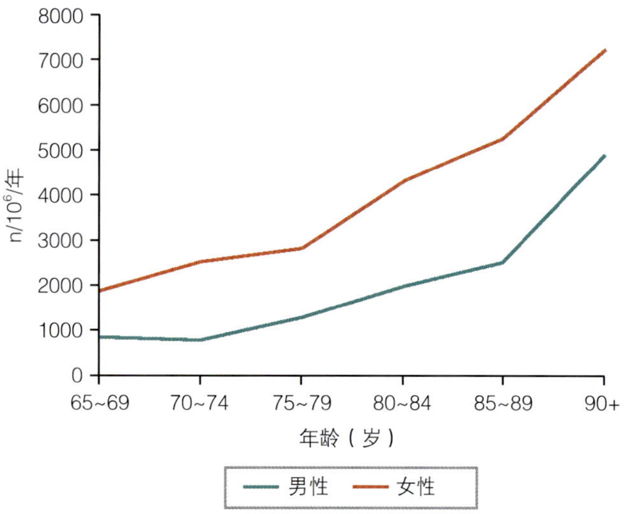

图1.1 65岁及以上人群中的骨折年龄分布曲线

超过50%的骨盆和股骨近端骨折发生在80岁及以上患者中。在65岁及以上人群中，仅有胫腓骨骨折、距骨骨折和足趾骨折在男性和女性中的发病率相似。在80岁及以上人群中，所有类型的骨折均更常见于女性。

表1.4和表1.5展示了男性和女性具有类似的流行病学数据，及每一种骨折类型的发病率。可以看到，仅有股骨近端骨折和股骨干骨折好发于65岁及以上的男性，而且16.9%的男性骨折发生在这个年龄组。这些数据显示，7.1%的男性骨折发生在80岁及以上患者中。在这个年龄组中，56.4%的骨折涉及肱骨近端、桡骨远端和股骨近端。与年轻患者相比，股骨近端骨折更好发于80岁及以上的患者。

表1.3 65岁以上和80岁以上患者中的2年周期的骨折流行病学

	所有患者					
	≥65岁			≥80岁		
	所有骨折（%）	≥65（%）	男/女（%）	所有骨折（%）	≥80（%）	男/女（%）
锁骨	20.2	2.3	37/63	9.4	2.2	23/77
肩胛骨	34.8	0.6	26/74	15.7	0.6	7/93
肱骨近端	58.3	12.1	21/79	24.8	10.2	20/80
肱骨干	42.3	1.1	29/17	19.2	1.0	32/68
肱骨远端	51.4	1.1	29/71	19.2	1.0	32/68
尺骨近端	40.3	1.3	32/68	17.1	1.1	27/73
桡骨近端	12.6	1.5	17/83	2.5	0.6	14/86
尺桡骨近端	35.6	0.2	9/91	22.6	0.3	14/86
桡骨干	18.4	0.1	40/60	13.1	0.2	20/80
尺骨干	20.6	0.3	46/54	13.1	0.2	20/80
尺桡骨干	21.4	0.1	17/83	10.7	0.1	33/67
尺桡骨远端	42.9	21.7	12/88	18.1	18.2	9/91
腕骨	8.5	0.7	32/68	1.5	0.2	17/83
掌骨	7.5	2.4	29/71	2.5	1.6	32/68
指骨	13.4	3.9	32/68	5.4	3.1	38/64
骨盆	69.8	3.6	23/77	52.0	5.4	19/81
股骨近端	90.5	29.7	25/75	64.2	41.9	23/77
股骨干	69.9	2.5	34/66	39.3	2.8	29/71
股骨远端	55.2	0.9	17/83	36.8	1.2	14/86
髌骨	50.5	1.1	19/81	23.8	1.0	24/76
胫骨近端	34.3	1.0	25/75	16.4	1.0	22/78
胫腓骨干	13.9	0.5	50/50	5.2	0.4	22/78
胫骨远端	17.4	0.3	19/81	5.4	0.2	20/80
踝关节	23.6	6.8	25/75	5.8	3.4	18/82
距骨	4.4	0.04	50/50	0	0	–
跟骨	9.2	0.2	36/64	2.5	0.1	0/100
中足	13.8	0.2	33/67	1.5	0.04	0/100
跖骨	17.6	3.3	16/84	4.6	1.7	12/88
足趾	7.2	0.4	65/35	1.3	0.1	100/0
总体	34.6	100.0	23/77	17.4	100.0	20/80

表1.5显示女性中的情况有一些差异。在女性中，50.5%的骨折发生于65岁及以上患者，26.2%的骨折发生于80岁及以上患者。在表1.5列出的多种不同类型的骨折中，与年轻患者相比，65岁及以上患者具有较高的患病率，并且在65岁及以上患者中，肱骨近端骨折、桡骨远端骨折和股骨近端骨折共占所有骨折的66.6%。对80岁及以上患者的研究显示，26.2%的骨折发生在这个人群中。桡骨干骨折、骨盆骨折、股骨近端骨折和股骨干骨折这4种骨折类型的患者中至少50%的年龄在80岁及以上。

通过对65~89岁和90岁及以上人群的5年骨折发病率的分析显示，老年人群中骨折可分为6种类型（图1.2）。在Ⅰ型骨折中，65~90岁男性和女性的骨折发病率的增加均与年龄增长有统计学相关性。Ⅰ型骨折包括肱骨近端、尺桡骨远端、骨盆、股骨近端和股骨干等部位的骨折。Ⅱ型骨折的发病率仅在女性中随年龄增长而增加。多见于锁骨、肱骨远端、桡骨干、尺骨干、股骨远端和胫骨近端等部位的骨折。在Ⅲ型骨折中，随着年龄增长，男性的发病率逐渐增加，但女性的发病率并不增加，主要见于掌骨骨折。在Ⅳ型骨折中，男性骨折的发病率随年龄增长而降低，主要见于踝关节和跟骨骨折。在

表1.4 65岁以上和80岁以上男性患者中的2年周期的骨折流行病学

	男性					
	≥65岁			≥80岁		
	所有骨折（%）	≥65（%）	$n/10^5$	所有骨折（%）	≥80（%）	$n/10^5$
锁骨	10.3	3.8	49.4	3.0	2.5	61.2
肩胛骨	15.7	0.7	9.5	2.0	0.2	5.2
肱骨近端	39.4	11.2	146.9	16.5	10.6	260.5
肱骨干	25.0	1.5	20.4	12.5	1.6	40.2
肱骨远端	23.8	0.9	10.7	11.9	1.0	25.0
尺骨近端	27.4	1.8	24.1	9.6	1.4	35.5
桡骨近端	4.5	1.1	14.4	0.8	0.4	10.5
尺桡骨近端	9.1	0.1	1.2	9.1	0.2	5.2
桡骨干	6.5	0.2	2.3	3.2	0.2	5.2
尺骨干	13.0	0.6	7.3	2.2	0.2	5.2
尺桡骨干	5.0	0.1	1.2	5.0	0.2	5.2
尺桡骨远端	17.6	11.5	150.8	5.5	8.0	199.6
腕骨	6.4	1.0	13.2	0.6	0.2	4.8
掌骨	2.7	3.0	39.4	1.0	2.5	59.7
指骨	8.2	6.4	84.3	3.1	5.6	138.0
骨盆	44.3	3.6	46.9	28.4	5.1	127.5
股骨近端	85.1	33.1	434.5	54.7	47.8	1174.1
股骨干	51.9	3.8	46.9	25.3	4.1	101.5
股骨远端	35.0	0.6	8.4	20.0	0.8	20.1
髌骨	25.6	0.9	12.0	15.4	1.2	30.6
胫骨近端	17.1	1.1	14.3	7.1	1.0	25.4
胫腓骨干	9.1	1.1	14.3	1.5	0.4	10.5
胫骨远端	5.1	0.3	3.5	1.7	0.2	5.2
踝关节	12.8	7.5	98.4	2.2	2.9	70.5
距骨	3.2	0.1	1.2	0	0	0
跟骨	4.4	0.4	4.8	0	0	0
中足	8.6	0.3	3.6	0	0	0
跖骨	7.4	2.3	30.1	1.5	1.0	25.4
足趾	8.1	1.0	13.3	2.3	0.6	15.6
总体	16.9	100.0	1307.3	7.1	100.0	2467.4

注释：每一种骨折在总的成人骨折人群（≥16岁）、65+和80+组的患病率；显示了65+和80+组中的每一种骨折的患病率

Ⅴ型骨折中，显示出女性的骨折发病率随年龄增长而降低，主要见于中足和足趾骨折。其他所有的骨折类型均具有Ⅵ型骨折的特征，即骨折发病率与年龄增长没有相关性。然而，4种具有Ⅵ型骨折特征的骨折虽然显示出发病率增加或降低，但是没有统计学意义。随着老年人群人口和骨折数量的增加，可能这4种类型的骨折需要被重新划分。如果按推测发展，肱骨干骨折将被划分为Ⅱ型骨折，尺骨近端骨折将被重新划分为Ⅲ型骨折，桡骨近端骨折将成为Ⅳ型骨折，而腕骨骨折将显示为Ⅴ型骨折。

外科医生可能对Ⅰ型骨折不会感到意外。但是考虑到Ⅱ型和Ⅲ型骨折，他们可能会对女性的锁骨骨折、尺桡骨干骨折和胫骨近端骨折的发病率，以及男性的掌骨骨折的发病率增高感到意外。对锁骨骨折的进一步研究显示，女性锁骨干和锁骨远端骨折的发病率均随年龄增长而上升，并且锁骨远端骨折的发病率在男性中增加，提示锁骨远端骨折为Ⅰ型骨折。

一些骨折的发病率随着年龄不断增加，直到75岁左右，但是随后发病率降低，特别是在男性中表现更为明显。该现象主要见于踝关节和跟骨骨折。之前的一项研究提出，双踝和三踝骨折应该被考虑

表1.5 65岁以上和80岁以上女性患者中的2年周期的骨折流行病学

	女性					
	≥65岁			≥80岁		
	所有骨折（%）	≥65（%）	$n/10^5$	所有骨折（%）	≥80（%）	$n/10^5$
锁骨	45.2	1.9	61.2	25.8	2.1	106.6
肩胛骨	60.5	0.6	19.8	34.2	0.7	34.6
肱骨近端	66.8	12.3	391.5	28.7	10.2	520.3
肱骨干	59.1	1.1	33.6	25.8	0.9	45.4
肱骨远端	66.1	1.2	37.0	38.5	1.3	66.7
尺骨近端	53.2	1.1	36.2	24.1	1.0	42.4
桡骨近端	19.8	1.6	50.0	4.1	0.6	32.0
尺桡骨近端	50.0	0.3	8.6	30.0	0.3	24.1
桡骨干	75.0	0.2	5.1	50.0	0.2	10.5
尺骨干	41.2	0.2	6.0	23.5	0.2	5.4
尺桡骨干	62.5	0.1	4.3	25.0	0.1	13.2
尺桡骨远端	53.4	24.7	787.0	23.4	20.8	1065.6
腕骨	10.0	0.6	19.8	2.2	0.3	13.3
掌骨	26.7	2.2	70.7	8.5	1.5	69.2
指骨	22.2	3.1	99.1	9.3	2.5	127.7
骨盆	83.7	3.7	115.4	65.0	5.4	276.7
股骨近端	92.4	28.6	913.0	67.7	40.4	2069.0
股骨干	84.0	2.1	68.1	51.1	2.5	128.1
股骨远端	62.5	0.9	30.1	42.9	1.2	64.0
髌骨	65.2	1.2	37.0	28.8	1.0	50.5
胫骨近端	50.0	1.0	31.1	25.0	0.9	48.3
胫腓骨干	30.0	0.3	10.2	17.5	0.4	18.8
胫骨远端	39.4	0.4	11.2	12.1	0.2	10.6
踝关节	33.1	6.5	208.6	8.9	3.4	173.2
距骨	7.1	0.03	0.8	0	0	0
跟骨	24.1	0.2	5.9	10.3	0.2	7.9
中足	28.6	0.2	5.1	4.8	0.05	2.7
跖骨	23.8	3.6	114.6	6.3	1.8	93.0
足趾	5.9	0.2	5.1	0	0	0
总体	50.5	100.0	3186.1	26.2	100.0	5119.8

注释：每一种骨折在总的成人骨折人群（≥16岁）、65+和80+组的患病率；显示了65+和80+组中的每一种骨折的患病率

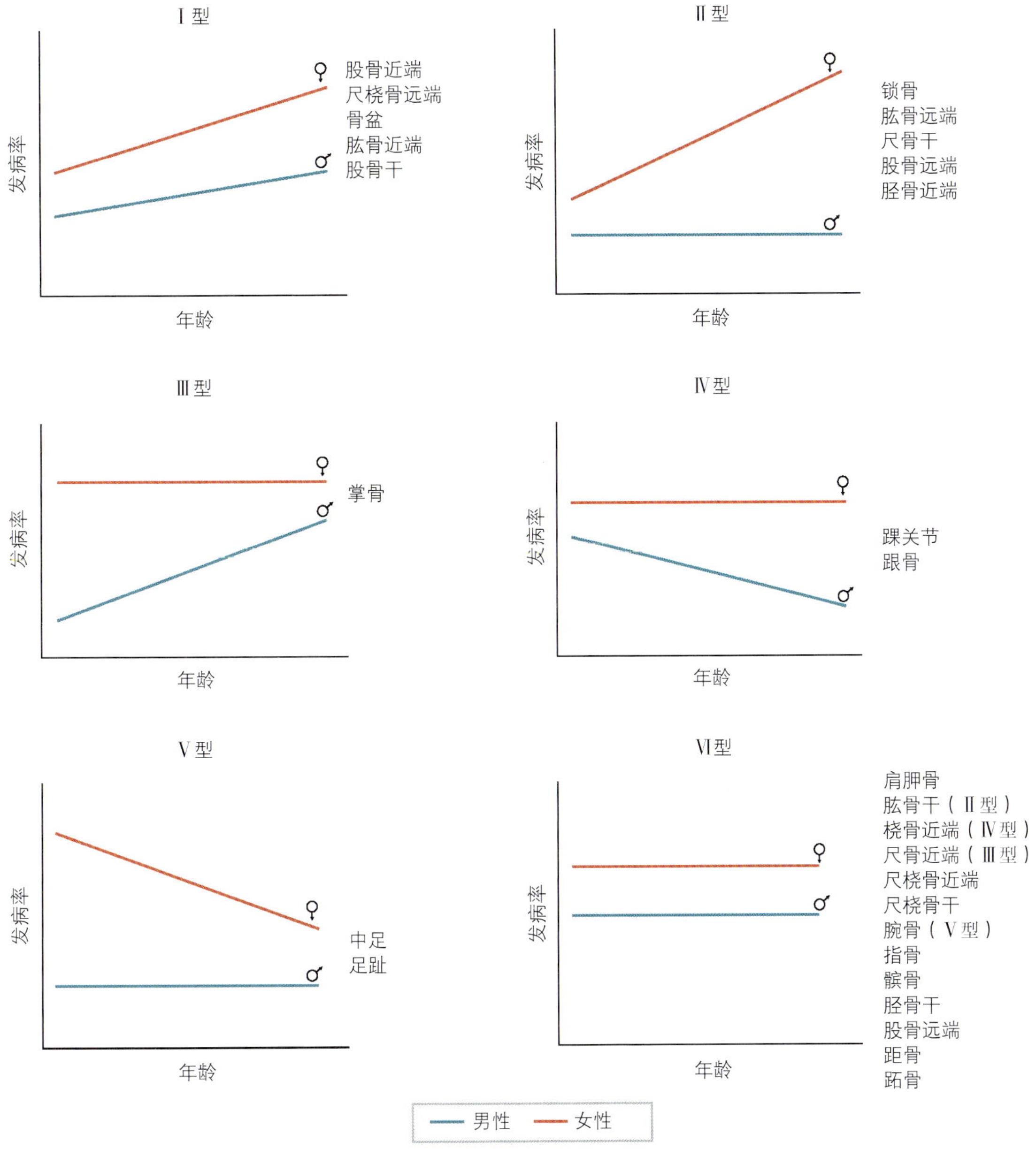

图1.2 65岁及以上患者的6种骨折类型。Ⅵ型骨折中的4种骨折的分型可能在将来发生改变

为脆性骨折，因为患者的平均年龄与桡骨远端骨折患者的相同。然而，桡骨远端骨折的发病率在80岁以后增加，与之相反踝关节骨折的发病率则降低，特别是在男性中表现更为明显。与女性相比骨折发病率的改变可能是，男性的骨骼脆性在不断增加。

骨折的病因

对导致老年人骨折的不同创伤模式的研究显示，站立时高度跌倒引起的骨折为Ⅰ型骨折，骨折发病率在男性和女性中均增高。从低处（低于1.83m）或者楼梯跌下并不常见，这与男性的年龄有正相关性，而与女性无相关性。这可能再次反映男性骨骼的脆性。

高处坠落、直接撞击、殴打、交通事故和体育运动相关的骨折显示为Ⅵ型骨折，骨折发病率与年龄增加无相关性。然而，自发性骨折显示为Ⅲ型骨折，骨折发病率在男性中增加。

站立时高度跌倒

普遍接受的观点是，站立时高度跌倒导致了老年人的大部分骨折。表1.6提供了对跌倒在各种骨折类型中普遍性的分析。可以看到，在65岁及以上患者中，90.8%的骨折都是由站立时高度跌倒所致，其中跌倒导致了82.5%的男性骨折及93.2%的女性骨折。在80岁及以上患者中，94.1%的骨折为跌倒所致，男性骨折中的89.5%为跌倒所致，在女性中则上升至95.3%。表1.6显示，在65岁及以上人群的10种骨折类型中，至少有90%是由跌倒所致。在80岁以上人群中则增加至17种骨折类型，强调了跌倒在非常老的患者中的重要性。在跌倒所致的骨折中，足趾骨折是唯一一种发生在65岁及以上患者中的数量小于该骨折总数的50%的类型，因为大部分是由直接撞击所致。然而，与跌倒相关骨折的患病率，在肩胛骨、胫骨近端、胫骨干、跟骨和中足等部位的骨折中，比在其他类型的骨折中更低。这些类型的骨折更常见于年轻人，特别是男性。跌倒将在第12章详细讨论。

高能量损伤

近年来，创伤骨科医生对高能量损伤性骨折的兴趣极大，但是实际上所有研究对象都集中在年轻患者。表1.6显示，1.9%的高能量损伤性骨折发生在65岁及以上患者中，1.2%以上发生在80岁及以上患者中，包括交通事故或高处坠落。表1.6显示，在65岁及以上人群中，高能量损伤最可能导致肩胛骨、胫骨近端、胫骨干、跟骨和中足等部位的骨折。在80岁及以上人群中，肩胛骨、胫骨近端和胫骨干的骨折最可能由高能量损伤引起。在65岁及以上人群

表1.6 站立时高度跌倒和高能量损伤（high energy，HE）所致骨折的患病率，以及开放性和多发骨折的患病率

	≥65岁				≥80岁			
	跌倒（%）	HE（%）	开放性（%）	多发性（%）	跌倒（%）	HE（%）	开放性（%）	多发性（%）
锁骨	83.9	5.3	0	7.4	92.3	1.9	0	4.0
肩胛骨	64.5	16.1	0	9.7	78.6	14.3	0	28.6
肱骨近端	93.9	0.7	0	10.5	96.7	0.4	0	7.3
肱骨干	87.3	0	1.8	3.4	92.0	0	0	8.0
肱骨远端	96.2	1.9	0	17.8	93.3	3.3	0	10.0
尺骨近端	88.7	1.6	6.5	18.7	96.2	0	3.8	11.5
桡骨近端	92.9	2.8	0	7.1	92.9	0	0	14.3
尺桡骨近端	100.0	0	9.1	0	100.0	0	14.3	0
桡骨干	87.5	0	0	0	100.0	0	0	0
尺骨干	61.5	7.1	7.1	7.1	83.4	0	0	16.7
尺桡骨干	66.6	0	16.7	16.7	33.3	0	0	0
尺桡骨远端	93.4	1.3	0.9	4.0	96.8	0.7	0.7	11.2
腕骨	100.0	0	0	5.9	100.0	0	0	0
掌骨	86.6	4.3	5.7	26.7	86.8	5.3	2.4	34.2
指骨	69.2	3.2	10.8	19.5	69.4	5.3	6.4	22.2
骨盆	92.5	3.5	0	12.0	96.9	1.6	0	11.6
股骨近端	95.7	0.4	0	5.0	95.9	0.1	0	4.1
股骨干	84.2	0.8	0	3.6	94.1	0	0	2.9
股骨远端	95.2	0	2.4	4.8	96.4	0	0	3.6
髌骨	90.6	1.9	1.9	13.2	100.0	0	0	12.0
胫骨近端	68.7	18.7	2.1	12.0	65.2	26.1	0	26.1
胫腓骨干	68.8	31.2	43.8	25.0	85.7	14.3	42.8	14.2
胫骨远端	87.5	0	6.2	0	100.0	0	20.0	0
踝关节	87.3	2.8	1.5	2.8	89.7	1.3	5.1	6.4
距骨	100.0	0	0	0	-	0	-	-
跟骨	54.5	27.3	0	33.3	100.0	0	0	0
中足	55.6	22.2	0	0	100.0	0	0	0
跖骨	89.9	3.2	0	12.6	83.7	10.0	0	20.0
足趾	31.6	0	17.6	5.9	0	0	0	0
总体	90.8	1.9	1.2	4.7	94.1	1.2	1.0	6.6

中，84.6%的高能量损伤由交通事故导致，而15.4%由高处（大于1.83m）坠落所致。在80岁及以上人群中，这两项数据分别为76.7%和23.3%。

对65岁及以上的车祸伤患者的研究显示，57.5%的骨折发生于行人，18.2%发生在自行车骑行者中，16.7%发生在汽车驾乘人员中，7.6%发生在摩托车骑行者中。进一步的研究显示31.8%为多发性骨折，9.1%为开放性骨折。在80岁及以上患者中，73.9%的骨折发生在行人中，17.4%发生在汽车驾乘人员中，8.7%发生在摩托车骑行者中。在这一年龄更大的群体，损伤更加严重，76.9%的患者发生多发性骨折，15%的患者发生开放性骨折。老年人的高能量损伤性骨折将在第14章详细讨论。

多发性骨折

表1.6显示多发性骨折在老年人群中的患病率随年龄增加而上升。对多发性骨折在5年时间范围内的发病率的分析显示，多发性骨折为Ⅰ型骨折，在男性和女性中均随年龄增长而上升。在年轻患者中，多发性骨折倾向于是高能量损伤的结果，但是在老年患者中，骨骼脆性的增加意味着多发性骨折为低能量损伤的结果。这就是80岁及以上人群的多发性骨折患病率增加的原因。多发性骨折将在第15章详细讨论。

开放性骨折

表1.6显示开放性骨折在老年人中并不常见，但是对年轻患者（<65岁）的一项2年期研究显示，3.2%的男性骨折为开放性骨折，相较而言，女性的开放性骨折占1.2%。因此，老年患者中的开放性骨折的比例，与年轻患者没有差别。分析显示老年人中的开放性骨折具有Ⅵ型分布，在65岁及以上患者中，年龄增加与骨折的发病率没有相关性。

因为开放性骨折在老年人中是较为稀少的，从1995—2009年，进行了一项为期15年的流行病学研究，用于调查老年人开放性骨折。在此期间，共有484例老年开放性骨折。开放性骨折的发病率随年龄增加而上升。在小于65岁的患者中，开放性骨折的年发病率为$29.74/10^5$。在65岁及以上组，开放性骨折年发病率上升至$33.2/10^5$，80岁及以上组则上升至$44.7/10^5$。由此可见，尽管表1.6显示老年患者中的开放性骨折的患病率较低，但患病率随年龄增长而上升。开放性骨折的分布曲线与闭合性骨折的分布曲线之间的差异很大。图1.3显示了男性和女性各年龄组的开放性骨折的分布曲线。可以看到，在男性中15~19岁组的年发病率最高，为$53.7/10^5$。在男性中，开放性骨折的发病率几乎随年龄增长而呈线性方式下降，这样，在90岁及以上男性中的发病率为$23.2/10^5$。在女性中，15~19岁组的开放性骨折的发病率很低，仅有$9.3/10^5$。发病率逐渐上升，直到生命的第7个10年，开放性骨折发病率加速上升，90岁及以上组达到$52.6/10^5$。

表1.7和表1.8显示了65岁及以上组和80岁及以上组的开放性骨折的流行病学。这些列表显示了在男性和女性中，多种开放性骨折的发病率相似。最大的不同点在于，桡骨远端和踝关节开放性骨折在女性中的发病率更高，开放性指骨骨折在男性中的发病率更高。65岁及以上组和80岁及以上组中的情况相似。所有老年患者中的大部分开放性骨折是由低能量跌倒所致。但是表1.7和表1.8显示，除了低能量损伤外，Gustilo Ⅲ型开放性骨折的患病率也很高，在女性的下肢骨折中尤为突出。事实上，对年轻和年老的胫骨和腓骨干骨折的患者进行比较，提示65岁以下患者中的开放性骨折的发病率为$3.4/10^5$，并且46.1%的开放性骨折为Gustilo Ⅲ型，而在65岁及以上组中，开放性骨折的年发病率为$3.3/10^5$，并且Gustilo Ⅲ型开放性骨折的发病率为37.5%。年轻患者中的大部分骨折为高能量损伤性骨折，但是老年人群中的大部分骨折是简单跌倒导

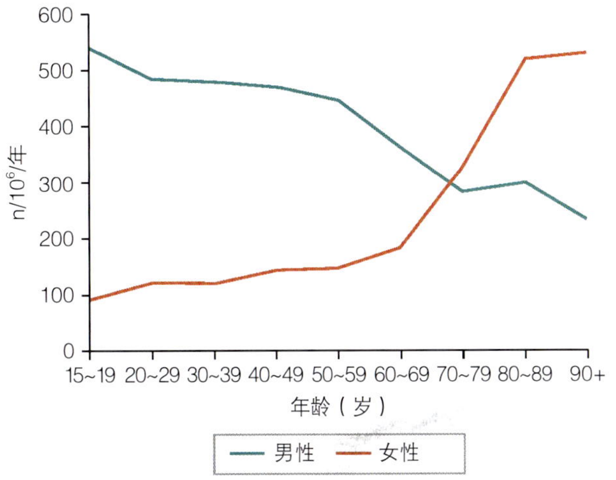

图1.3 开放性骨折的骨折分布曲线

致的。实际上，老年患者身体皮下组织较薄的部位其骨折发病率较高，例如尺桡骨远端、指骨、胫腓骨和踝关节等部位的骨折，提示皮肤及皮下各层组织的质量差可能是导致老年人开放性骨折发病率较高的一个原因。事实证明，老化改变了皮肤的力学特性，这可能导致了老年女性开放性骨折的发病率增高（图1.3），骨折的发病率增高大约出现在老年女性停经后10年。随着老年女性的人口数量在接下来几十年不断增加，可能将对骨科医生和整形外科医生产生明显的影响。

不同骨折类型的流行病学

锁骨骨折

总的来说，锁骨骨折具有Ⅱ型模式，意味着女性中的发病率随年龄增长而增高。锁骨外侧1/3骨折具有Ⅰ型模式，随着年龄增长，男性和女性中的发病率均增加。对65岁及以上和80岁及以上患者的锁骨远端骨折治疗的研究显示，锁骨远端骨折分别占所有锁骨骨折的63.4%和73.1%。锁骨中1/3骨折的患

表1.7 在15年的周期中，65岁及以上男性和女性的开放性骨折的数量和发病率。同时显示了Gustilo Ⅲ型开放性骨折的患病率

	男性≥65岁			女性≥65岁		
	n	$n/10^6$/年	Gustilo Ⅲ型（%）	*n*	$n/10^6$/年	Gustilo Ⅲ型（%）
肩胛骨	0	0	0	0	0	0
锁骨	1	1.7	0	0	0	0
肱骨近端	1	1.7	0	2	2.3	0
肱骨干	3	5.1	33.3	3	5.2	33.3
肱骨远端	3	5.1	33.3	3	3.4	0
尺桡骨近端	1	1.7	0	0	0	0
桡骨近端	0	0	0	0	0	0
尺骨近端	5	8.5	0	10	11.5	10.0
尺桡骨干	4	6.8	0	5	5.7	0
桡骨干	1	1.7	0	0	0	0
尺骨干	1	1.7	100.0	3	3.4	33.3
尺桡骨远端	13	22.2	0	111	127.4	2.7
腕骨	0	0	0	0	0	0
掌骨	3	5.1	33.3	5	5.7	0
指骨	83	141.8	18.1	63	72.3	14.3
骨盆	1	1.7	0	0	0	0
股骨近端	0	0	0	0	0	0
股骨干	1	1.7	0	1	1.7	0
股骨远端	0	0	0	5	5.7	60.0
髌骨	2	3.4	0	3	3.4	33.3
胫骨近端	1	1.7	0	6	6.9	66.6
胫腓骨干	13	22.2	7.7	35	40.2	48.6
胫骨远端	0	0	0	7	8.0	42.9
踝关节	10	17.1	30.0	44	50.5	56.8
距骨	0	0	0	0	0	0
跟骨	1	1.7	100.0	3	3.4	66.6
中足	0	0	0	0	0	0
跖骨	3	5.1	33.3	4	4.6	50.0
足趾	17	29.0	11.7	3	3.4	0
总体	168	287.1	16.1	316	362.6	22.8

表1.8 在15年的周期中，80岁及以上男性和女性的开放性骨折的数量和发病率。同时显示了Gustilo Ⅲ型开放性骨折的患病率

	男性≥80岁			女性≥80岁		
	n	*n*/10^6/年	Gustilo Ⅲ型（%）	*n*	*n*/10^6/年	Gustilo Ⅲ型（%）
肩胛骨	0	0	0	0	0	0
锁骨	1	8.3	0	0	0	0
肱骨近端	0	0	0	1	3.8	0
肱骨干	0	0	0	2	7.6	50.0
肱骨远端	0	0	0	2	7.6	0
尺桡骨近端	1	8.3	0	0	0	0
桡骨近端	0	0	0	0	0	0
尺骨近端	0	0	0	4	15.1	25.0
尺桡骨干	2	16.6	0	1	3.8	0
桡骨干	0	0	0	0	0	0
尺骨干	0	0	0	0	0	0
尺桡骨远端	3	24.9	0	53	200.4	3.8
腕骨	0	0	0	0	0	0
掌骨	1	8.3	0	4	15.1	0
指骨	17	141.1	28.6	29	109.6	17.2
骨盆	0	0	0	0	0	0
股骨近端	0	0	0	0	0	0
股骨干	1	8.3	0	0	0	0
股骨远端	0	0	0	3	11.3	66.6
髌骨	0	0	0	2	7.6	50.0
胫骨近端	0	0	0	3	11.3	33.3
胫腓骨干	3	24.9	0	15	56.7	46.7
胫骨远端	0	0	0	1	3.8	0
踝关节	3	24.9	33.3	15	56.7	73.3
距骨	0	0	0	0	0	0
跟骨	0	0	0	0	0	0
中足	0	0	0	0	0	0
跖骨	0	0	0	2	7.6	50.0
足趾	3	24.9	33.3	0	0	0
总体	35	290.4	11.4	137	517.9	23.4

病率分别为33.9%和25.0%。尽管表1.6显示了锁骨骨折在高能量损伤中的患病率排在第7位，站立跌倒导致了老年人的大部分锁骨骨折。对高能量损伤性锁骨骨折的研究，显示71.4%发生于道路交通事故，并且60%发生在自行车骑行者或者摩托车骑行者中。表1.7和表1.8显示老年人的开放性锁骨骨折非常少。而且对65岁及以上组中与锁骨骨折相关的多发性骨折的研究，显示骨折主要累及肩部，有33.3%出现在肩胛骨，22.9%出现在肱骨近端。

肩胛骨骨折

文献强调肩胛骨骨折是由高能量损伤所致，并且发生在年轻人中。然而，表1.3显示1/3的肩胛骨骨折发生于65岁及以上的老年患者，在老年女性中上升至60%（表1.5）。甚至在老年患者中，高能量损伤也是常见致病因素。65岁及以上患者的肩胛骨骨折中的16%与80岁及以上患者的肩胛骨骨折中的14%，是由道路交通事故或高处坠落所导致。高能量损伤与骨骼脆性增加一起导致了大概30%的80岁及以上患者合并了其他骨折的事实（表1.6）。与锁骨骨折一样，大部分与肩胛骨骨折相关的骨折位于肩关节周围，其中40%发生在肱骨近端，30%发生在锁骨。表1.7和表1.8显示，在15年的研究中没有出现开放性肩胛骨骨折。可能老年患者的开放性肩胛骨骨折与致命的损伤相关。

肱骨近端骨折

肱骨近端骨折是典型的脆性骨折，并且具有Ⅰ型模式。表1.3显示肱骨近端骨折约占65岁及以上骨折患者总数的12%，约占80岁及以上骨折患者总数的10%。有证据显示肱骨近端骨折的发病率正在增加，一项关于爱丁堡皇家医院治疗的肱骨近端骨折的研究显示，在整个成年人群（≥16岁）中，显示出不断增加的年发病率，从1993年的$47.2/10^5$上升至2010年/2011年的$92.4/10^5$。这种上升的趋势在男性和女性中均可见到。

在老年人群中，绝大多数肱骨近端骨折是由简单跌倒所致，表1.6显示高能量损伤性骨折非常少见。在2年的研究周期中，65岁及以上组的所有肱骨近端骨折中的97.2%由站立跌倒或者较低的高度跌下所致。80岁及以上老年人的等效数据为99.1%。一篇关于骨折形态的综述总结，在65岁及以上患者中，64.8%的骨折为AO/OTA A型关节外单点骨折，27.3%为B型双点骨折，而剩下的7.2%为C型关节内骨折。与80岁及以上患者的患病率非常相似（64.6%、25.6%、9.7%）。

3种常见的脆性骨折之间存在相互关联。在65岁及以上组的肱骨近端骨折患者中，53.6%合并股骨近端骨折，14.3%合并桡骨远端骨折。在80岁及以上组，相应的数据分别为61.1%和16.6%。

肱骨干骨折

老年人群具有较高的肱骨干骨折的发病率。总体上，25%的男性肱骨干骨折和60%的女性肱骨干骨折发生在65岁及以上人群，这说明肱骨干骨折具有Ⅱ型模式。大部分肱骨干骨折是跌倒导致的，但是9.1%为病理性骨折，而3.6%是从较低处跌落导致的，没有高能量损伤性肱骨干骨折。少数患者合并了其他骨折，其中50%合并了桡骨远端骨折，25%合并了股骨近端骨折。

肱骨远端骨折

表1.3显示与年轻患者相比，肱骨远端骨折更常见于老年患者，而66%的女性肱骨远端骨折发生在老年患者中。肱骨远端骨折具有Ⅱ型模式，在老年女性中，其发病率随年龄增加而上升。分析显示，在65岁及以上人群中，58.5%为AO/OTA A型关节外骨折，28.3%为累及部分关节面的B型骨折，而13.2%为C型完全关节内骨折。正如所预计的，80岁及以上患者具有严重程度相对较轻的骨折形态，其中70%为A型骨折，23.3%为B型骨折，6.6%为C型骨折。假体周围骨折不太常见，仅占肱骨远端骨折的1.9%。

事实上，老年患者的肱骨远端骨折均发生在跌倒之后。65岁及以上患者中的多发性骨折的患病率相对较高，其中33%合并桡骨或尺骨近端骨折，25%合并腕骨骨折，16.7%合并股骨近端骨折。

尺骨近端骨折

表1.3显示40%的尺骨近端骨折发生于老年人群。研究显示，在75岁以后，男性的尺骨近端骨折的发病率开始上升，因此随着老年人口的不断增加，尺骨近端骨折将具有Ⅲ型模式。尺骨近端骨折主要由跌倒所致，对65岁及以上人群的研究显示，98.1%的尺骨近端骨折是由站立跌倒或从不太高处跌下所致，80岁及以上人群中的尺骨近端骨折均由跌倒所致。对65岁及以上患者的骨折形态分析显示，96.8%为AO/ATO B型单点尺骨鹰嘴骨折，剩下的3.2%为A型尺骨鹰嘴撕脱骨折。80岁以上患者的骨折形态几乎是相同的（分别为96.2%和3.8%）。

尺骨鹰嘴位于皮下，意味着即使是低能量损伤也能导致开放性骨折。表1.7和表1.8显示，80岁及以上人群具有相对较高的开放性骨折的患病率，但仅少数是较严重的。研究显示，如果将合并尺、桡骨近端骨折的患者排除在外，多发性骨折的患病率依然较高。对65岁及以上患者的研究显示，33.3%合并桡骨远端骨折，22.2%合并肱骨近端骨折，22.2%合并股骨近端骨折。

桡骨近端骨折

桡骨近端骨折在老年患者中并不常见，并且表1.4显示在老年男性中非常少见。对桡骨近端骨折在老年男性中的分布的研究显示，其几乎不会发生在80岁以后，将来可能具有Ⅳ型模式。在65岁以上患者中，68.6%为桡骨头骨折，31.4%为桡骨颈骨折。在80岁及以上患者中，比例为50：50。老年人群中的大部分桡骨近端骨折发生在跌倒之后，开放性骨折较为少见。在没有合并尺骨近端骨折的65岁及以上患者中，23.1%合并桡骨远端骨折，而15.4%合并肱骨远端骨折，以及15.4%合并掌骨骨折。

尺桡骨近端骨折

尺桡骨近端骨折值得单独考虑，因为以往的研究显示，该骨折的分布曲线与肱骨近端和股骨近端骨折的分布曲线相同，所以该骨折被归类为脆性骨折。表1.6显示尺桡骨近端骨折由直立跌倒所致，有相对较高的开放性骨折的患病率，特别是在80岁及以上人群中，开放性骨折发病率高突出说明了在老年患者中，皮下组织薄的问题。

在AO/OTA骨折分型中，尺桡骨近端的A型骨折均位于关节外。在B型骨折中，有一处骨折是位于关节内，而在C型骨折中，两处骨折均位于关节内。对65岁及以上患者的研究显示，18.2%为A型骨折，36.4%为B型骨折，而45.5为C型骨折。在80岁及以上患者中，对应的数据为28.6%、42.9%和28.6%。没有患者发生多发性骨折。

尺桡骨骨折

单独的尺骨骨折和桡骨骨折及尺桡骨双骨折基本的流行病学显示在表1.3~表1.6中。桡骨干骨折和尺骨干骨折在老年女性中显示出发病率增高的趋势，均具有Ⅱ型模式，同时尺桡骨双骨折也具有Ⅵ型模式。在65岁及以上患者中，29.6%的前臂骨折为单独的桡骨骨折，51.6%为单独的尺骨骨折，18.5%为尺桡骨双骨折。80岁及以上患者中的骨折分布与之非常相似，分别为30.8%、46.1%和23.1%。总的来说，在65岁及以上患者中，76.9%的前臂骨折由跌倒所致，仅有3.3%为高能量损伤导致。在80岁及以上患者中，对应的数据分别为78.6%和0。

在65岁及以上患者中，6.5%的骨折为开放性骨折，但是表1.6~表1.8显示尺桡骨近端双骨折倾向于具有较高的开放性骨折的患病率。然而，尺桡骨开放性骨折是相对较少的，在15年的研究中，并没有出现Gustilo Ⅲ型开放性骨折。多发性骨折并不多见，仅有1例尺骨干骨折合并胫骨近端骨折，以及1例尺桡骨骨折合并尺桡骨近端骨折。

桡骨远端骨折

桡骨远端骨折是一种典型的脆性骨折，在各个年龄阶段的人群中均较为常见。仅有62.5%的桡骨远端骨折发生在65岁以及上人群（表1.5）。桡骨远端骨折的发病率在65~90岁及以上人群中增高，表现出Ⅰ型模式。在65岁及以上的男性中，桡骨远端骨折的患病率与肱骨近端骨折相同，是股骨近端骨折的1/3。在65岁及以上女性中，桡骨远端骨折是肱骨近端骨折患病率的2倍，与股骨近端骨折的患病率几乎相同。

桡骨远端骨折发病率的文献报道有很大的变化。在美国德克萨斯州记录的50岁及以上患者的桡骨远端骨折的年发病率中，男性为$78.2/10^5$，女性为$256.9/10^5$。相比之下，苏格兰爱丁堡的数据为$139.6/10^5$和$631.8/10^5$，瑞典南部的为$141.6/10^5$和$676.7/10^5$。德克萨斯州、爱丁堡和瑞典的患病率不太可能相差如此之大，这种差异的原因还是未知的。似乎桡骨远端骨折的发病率在上升，对1990年和2010年/2011年的爱丁堡总人口（≥16岁）中的桡骨远端骨折年发病率的研究显示，从$158.3/10^5$上升至$235.9/10^5$，这种增加在男性和女性人群中均可见到。

对桡骨远端骨折严重性的分析显示，在65岁及以上患者中，65.5%为AO/OTA A型关节外骨折，11.7%为B型部分关节内骨折，22.7%为C型完全关节内骨折。在80岁及以上患者中，相应的数据非常相似，68.8%为A型骨折，11.2%为B型骨折，20%为C型骨折。

在大多数患者，骨折发生在简单跌倒之后，高能量损伤是非常少见的。然而，对开放性骨折进行的为期15年的研究提示，尺桡骨远端的皮下组织薄，导致了65岁及以上和80岁及以上患者中的尺桡骨远端开放性骨折在开放性骨折中的发病率是最高的。在65岁及以上患者中，26.2%的多发性损伤患者具有双侧桡骨远端骨折，40.5%的患者合并股骨近端骨折，而9.5%的患者合并肱骨近端骨折。80岁以上患者的相应数据分别为25.9%、44.4%和11.1%。

腕骨骨折

表1.3显示腕骨骨折在65岁及以上患者即使是在女性中也并不常见，只有10%的腕骨骨折发生在这个年龄组。研究显示，腕骨骨折具有Ⅵ型模式，但是在女性中，正在下降的发病率提示腕骨骨折在将来很可能具有Ⅴ型模式。在65岁及以上患者中，50%的腕骨骨折发生在舟状骨，35.3%发生在三角骨，5.9%

发生在豌豆骨，2.9%发生在月状骨。在80岁及以上患者中，腕骨骨折仅发生在舟状骨（50%）和三角骨（50%）。所有的骨折均为简单跌倒导致，没有开放性骨折。在65岁及以上患者中，合并的骨折仅有桡骨远端骨折，发生在50%的患者中。

掌骨骨折

表1.4和表1.5显示，掌骨骨折在65岁及以上男性中相对不常见，而在65岁及以上女性中较为常见。然而对男性掌骨骨折的研究显示，其发病率在65岁以后增加，具有Ⅲ型模式。对65岁及以上患者的掌骨骨折分布的研究显示，与年轻患者一样，手部尺侧缘骨折的患病率较高。在65岁及以上患者中，4.9%的掌骨骨折发生在第一掌骨，5.7%发生在第二掌骨，10.6%发生在第三掌骨，14.6%发生在第四掌骨，64.2%发生在第五掌骨。80岁以上患者中的相应数据非常相似，分别为4.9%、2.4%、9.7%、14.6%和68.3%。大部分掌骨骨折发生在跌倒之后，但是在各个年龄组，4%~5%的掌骨骨折由高能量损伤导致。表1.7和表1.8显示，掌骨骨折具有相对高的开放性骨折的发病率，并在80岁及以上组中更高。与其他类型的骨折相比，Gustilo Ⅲ型骨折的患病率较高，可能是因为在这些脆弱的患者中，掌骨的位置在皮下。

在65岁及以上患者中，16.2%的患者为多发性掌骨骨折，80岁及以上患者具有相似的患病率（17.1%）。

指骨骨折

指骨骨折更常见于年轻患者，65岁及以上的男性和女性仅占8.2%和22.2%（表1.4，表1.5）。在两组患者中，拇指、环指和小指较常被累及。在65岁及以上患者中，18.0%为拇指骨折，5.4%为示指骨折，11.2%为中指骨折，22.4%为环指骨折，38.0%为小指骨折。在80岁以上患者中，相对应的数据分别为23.1%、6.4%、10.3%、24.4%和35.9%。表1.7和表1.8显示了开放性指骨骨折的发生率高，特别是在男性中。

与掌骨骨折相比，跌倒导致的指骨骨折较少，但是表1.6显示高能量损伤的患病率相对较低。然而，65岁及以上患者中的18.4%的指骨骨折和80岁及以上患者中的12.5%的指骨骨折，是由对手指的直接打击或者殴打导致。65岁及以上患者中的14.6%为多发性指骨骨折，80岁及以上患者中的8.3%为多发性指骨骨折。

骨盆骨折

表1.4和表1.5显示骨盆骨折在老年男性和女性均较常见。骨盆骨折是公认的脆性骨折，并且具有Ⅰ型模式。在年轻患者中骨盆骨折倾向于是高能量损伤，但是老年人中的大部分骨盆骨折由跌倒所致。表1.6显示，高能量损伤性骨盆骨折确实会发生在老年患者，但是很少见。

对1991年和2010年/2011年苏格兰爱丁堡地区的骨盆骨折发病率变化的分析显示，总体发病率没有变化，男性和女性的发病率也没有变化。然而，男性发生骨盆骨折的平均年龄从1991年的46岁上升至2010年/2011年的64.7岁。女性发生骨盆骨折的平均年龄则从73.6岁上升至80.3岁。在1991年，直立跌倒导致了28.9%的男性骨盆骨折和73.9%的女性骨盆骨折，相比之下，2010年/2011年的数据分别为56.4%和91.6%。这个事实有力地说明，尽管骨盆骨折的总体发病率保持不变，但是年轻患者的骨盆骨折发病率降低，而老年患者中的骨盆骨折的发病率上升。

对65岁及以上患者的骨盆骨折分型的研究显示，85.6%为耻骨支骨折，9.2%为髋臼骨折，5.2%累及髂骨和骶骨。80岁及以上患者的相应数据是非常相似的，分别为86.7%、7.1%和6.2%。没有出现开放性骨折。对合并骨盆骨折的其他骨折的研究显示，20%为桡骨远端骨折，16%为肱骨近端骨折，而12%为股骨近端骨折。在80岁及以上患者中，记录了相似的数据。其中20%的患者发生股骨近端骨折或者肱骨近端骨折，而13.3%发生桡骨远端骨折。

股骨近端骨折

股骨近端骨折的流行病学有广泛的报道。一些研究提示，20世纪90年代中期之后，股骨近端骨折的发病率开始稳定或者下降，但并非全世界都如此。一项回顾性研究报道了50岁及上患者的股骨近端骨折发病率，这些患者为白种人且年龄进行过筛选。该研究显示的股骨近端骨折年发病率，马来西亚的男性为$88/10^5$，女性为$218/10^5$，瑞典的男性为$390/10^5$，女性为$706/10^5$。同一国家、同一时期的不同研究也显示出不同的发病率。

对1991年和2010年/2011年爱丁堡地区的股骨近端骨折的回顾性研究显示，总体发病率没有改变，但是男性的年发病率从$57.4/10^5$上升至$84/10^5$，女性的发病率从$220.8/10^5$降至$200.4/10^5$。显然需要进一步的研究以明确股骨近端骨折的确切发病率，以及了解为什么相似的国家有不同的发病率。

对65岁及以上患者的研究显示，39.2%为股骨粗隆间骨折，而60.8%为股骨颈骨折。总体上，这些骨折中的0.5%为假体周围骨折。在80岁及以上患者中，41.6%为粗隆间骨折，而58.4%为股骨颈骨折，并且0.6%为假体周围骨折。表1.6显示，几乎所有的股骨近端骨折发生在直立跌倒之后，但是在65岁及以上患者中，2.3%由从低处或楼梯上跌落导致，且1.4%为病理性或者自发性。80岁及以上患者中的相应数据分别为2.3%和1.5%。这些骨折没有开放性损伤，并且在发生多发性骨折的65岁及以上患者中，29.3%合并桡骨远端骨折，而26.8%合并肱骨近端骨折。

股骨干骨折

在一些骨科医生看来，股骨干骨折是高能量损伤。然而，现在股骨干骨折其实是一种典型的脆性骨折，具有Ⅰ型模式。表1.6显示84.2%的股骨骨折由跌倒所致，并且在老年人群中，仅1例股骨干骨折是由道路交通事故所导致。毫无疑问，高能量损伤性股骨干骨折的确发生在年轻患者中，但是，总的来说，股骨干骨折现在归类于一种脆性骨折。对1991年和2010年/2011年苏格兰爱丁堡地区股骨干骨折发病率的回顾性研究显示，在男性和女性中，发病率没有改变，但是患者的平均年龄有明显改变。在1991年，男性和女性发生股骨干骨折的平均年龄分别为39.5岁和62.0岁，在2010年/2011年，男性和女性发生股骨干骨折的平均年龄分别为63.4岁和75.6岁。与1991年相比，直立跌倒所致的股骨干骨折在2010年/2011年具有更高的患病率。

一项关于骨折形态学的2年期回顾性研究显示，在65岁及以上患者中，85.0%的骨折为AO/OTA A型简单骨折，14.2%为B型楔形骨折，仅有0.8%为C型复杂骨折。没有复杂骨折出现在80岁及以上患者中，而87.5%的骨折为A型骨折，12.5%的骨折为B型骨折。在65岁及以上患者中，93.6%的骨折为病理性或自发性，或由跌倒所致。在80岁及以上患者中，相对应的数据为95.6%。应该提到，在2个组的患者中，分别有34.2%和35.3%骨折为假体周围骨折。随着假体在世界许多国家的应用增加，假体周围骨折在未来几十年可能会增加。老年患者中没有出现开放性骨折，并且非常少的患者发生多发性骨折。

股骨远端骨折

就像股骨干骨折一样，股骨远端骨折通常被认为是高能量损伤。但是，股骨远端骨折现在归类于一种脆性骨折，尤其在女性中。股骨远端骨折具有Ⅱ型模式，在老年女性中，发病率随年龄增加而上升。在老年患者中，股骨远端骨折是低能量损伤，均由直立跌倒、从低处跌落或楼梯上跌落所致。一项关于65岁及以上患者骨折形态学的研究显示，81%的骨折为AO/OTA A型关节外骨折，2.4%为B型部分关节内骨折，16.7%为C型完全关节内骨折。80岁及以上患者的相应数据分别为85.7%、0和14.3%。与股骨干骨折相似，股骨远端假体周围骨折具有较高的患病率，65岁及以上患者为26.2%，80岁及以上患者为35.7%。表1.7和表1.8显示股骨远端骨折倾向于发生在女性，在80岁及以上人群中可见到较高的发病率。在65岁及以上和80岁及以上患者中，Gustilo Ⅲ型骨折的患病率较高，很少合并其他骨折。

髌骨骨折

表1.3显示大约50%的髌骨骨折发生在老年患者中。在老年女性中，这个数据上升至65%。之前的一项研究显示，髌骨骨折患者的平均患病年龄确实大于桡骨远端骨折患者，提示髌骨骨折应该被认为是脆性骨折。在65岁及以上患者中，根据AO/OTA分型，92.5%的髌骨骨折为C型完全关节内横形骨折，80岁及以上患者中的所有髌骨骨折均为C型骨折。在65岁及以上患者中，5.7%为A型关节外撕脱骨折，1.9%为B型部分关节内垂直骨折。尽管在65岁及以上患者中，3.8%的骨折由直接打击所致，几乎所有的髌骨骨折均由直立跌倒所致。开放性骨折非常少见，但是与所有位于皮下的骨折一样，表1.7和表1.8显示，在80岁及以上患者中更为常见。在65岁及以上患者中，33.3%合并桡骨远端骨折。在80岁及以上患者中，则上升至50%。

胫骨近端骨折

胫骨近端骨折与股骨远端骨折的流行病学相似，即与老年男性相比，更多的老年女性被累及，65岁及以上女性中的发病率增高，表现为Ⅱ型模式。然而，两个部位的骨折有一些差异，主要的一点是胫骨近端骨折中的高能量损伤性骨折的患病率更高。对65岁及以上患者的胫骨近端骨折的研究显示，87.5%由道路交通事故导致，66.6%发生在人行道。除了这些，表1.7和表1.8显示开放性骨折的患病率相对较低，然而在80岁及以上患者中升高，可能与骨脆性增加有关。

在与股骨远端骨折比较时，骨折形态学研究也显示出一些差异。在65岁及以上患者中，22.9%胫骨近端骨折为AO/OTA A型关节外骨折，64.6%为B型部分关节内骨折，12.5%为C型完全关节内骨折。80岁及以上组与65岁及以上组的数据相似，分别为17.4%、69.6%和13.0%。研究显示，多发性骨折的患病率较高。在两个年龄组的患者中，最常合并的骨折是掌骨骨折和骨盆骨折。在65岁及以上组中，28.6%合并掌骨骨折，14.3%合并骨盆骨折。在80岁及以上组中，这两种骨折类型发生在25%的多发性骨折患者中。

胫骨和腓骨骨折

胫骨和腓骨干骨折不常见，发病率正在降低。这可能部分是因为发达国家对年轻患者工作环境立法的改进，但是也因为胫腓骨干骨折不是脆性骨折，而且老年患者脆性骨折发病率的增加，对胫腓骨干骨折的影响没有对股骨干骨折和其他骨折的影响大。之前的一项来自爱丁堡的研究显示，在1991年，总人口中的胫骨骨折的总体年发病率为24.4/10^5。2010年/2011年的年发病率下降至13.3/10^5，发病率在男性和女性中均降低。男性的平均患病年龄从32.8岁上升至41.0岁，但是在女性中，从60.7岁下降至43.6岁。

表1.3显示，相对较少的胫骨骨折发生在老年患者中。即使是在65岁及以上女性中，仅有30%的胫骨骨折发生在这个年龄组。然而，胫骨骨折的发生与高能量损伤和开放性骨折的患病率较高相关。表1.7和表1.8显示开放性骨折的发病率较高，特别是在80岁及以上女性中，再次说明骨骼表面皮下组织覆盖较薄和脆性增加的问题。

表1.6显示，所有胫骨干骨折均为直立跌倒或高能量损伤的结果。所有的高能量损伤均由道路交通事故导致，且80%发生在人行道。对骨折形态的评估显示，除了开放性骨折的发病率较高以外，AO/OTA C型复杂骨折非常少见。在65岁及以上组中，56.2%为A型简单骨折，37.5%为B型楔形骨折，6.3%为C型骨折。80岁及以上患者的对应数据为57.1%、42.9%和0。最常合并的骨折为肱骨近端骨折，发生在65岁及以上组中的40%的患者。

胫骨远端骨折

许多骨科医生将胫骨远端骨折与年轻患者的高能量损伤联系在一起。表1.4和表1.5显示在男性患者中的情况就是如此，但是在女性患者中，39.4%的胫骨远端骨折发生于65岁及以上组。与其他老年骨折相似，相较于年轻患者，老年患者胫骨远端骨折倾向于具有更简单的形态，在65岁及以上患者中，87.5%为AO/OTA A型关节外骨折，12.5%为B型部分关节内骨折。80岁及以上患者的相应数据分别为80%和20%。实际上，老年患者所有的胫骨远端骨折均由跌到所致，但是与其他骨折一样，胫骨远端位于皮下，意味着在80岁及以上患者中，开放性骨折的发病率相对较高（表1.6）。然而应该提到的是，表1.7和表1.8显示，在为期15年的研究中，65岁及以上女性患者中的开放性骨折的发病率最高，并且在这组患者中，Gustilo Ⅲ型开放性骨折的患病率较高。没有患者并发其他类型的骨折。

踝关节骨折

踝关节骨折很常见，但是仅有23.6%的踝关节骨折发生于65岁及以上患者。然而，表1.3显示踝关节骨折占65岁及以上患者所有骨折的6.8%，是老年人中第4常见的骨折。女性中的踝关节骨折的发病率从65岁开始就没有变化，而在男性中，则从75岁开始下降，因此踝关节骨折为Ⅳ型模式。之前的一项研究显示，双踝和三踝骨折在老年患者中较为常见，这些类型的踝关节骨折应该被认为是脆性骨折。

对骨折形态学的分析显示，在65岁及以上患者中，25.9%的骨折为AO/OTA A型下胫腓联合以下的骨折，67.7%为B型经下胫腓联合的骨折，6.5%为C型下胫腓联合以上的骨折。在80岁及以上患者组中，对应的数据为24.4%、74.4%和1.3%，提示老年患者倾向于发生损伤更轻微的踝关节骨折。在老年患者中，大多数踝关节骨折发生在跌倒之后，但是除此之外，与其他胫骨骨折一样，踝关节位于皮下组织较薄的部位，加上老年患者的皮肤脆性较高，因此开放性骨折的患病率较高。表1.7和表1.8显示，在80岁及以上组中，开放性骨折在女性中的发病率较高。对65岁及以上患者的踝关节骨折的合并骨折的分析显示，53.3%发生在足部，其中26.7%为跖骨骨折，15.0%为跟骨骨折。

距骨骨折

老年患者极少发生距骨骨折。在为期2年的研究中，仅发生了2例。均为外侧突骨折，发生于直立跌到之后，都不是开放性骨折，并且没有合并其他损伤。在为期15年的开放性骨折的研究中，没有出现开放性距骨骨折。

跟骨骨折

与胫骨远端骨折和距骨骨折一样，在年轻患者中，跟骨骨折与高能量损伤相关。这是毫无疑问的，但是表1.5显示24.1%的女性跟骨骨折发生在65岁及以上组。与踝关节骨折一样，男性的发病率在75岁以后下降，为Ⅳ型模式。65岁及以上组与80岁及以上组的流行病学不同。在65岁及以上组中，36.4%为关节外骨折，63.6%为关节内骨折。跟骨骨折形态学的高能量损伤的性质，由18.2%的骨折为高处坠落导致及9.1%为道路交通事故导致所证实。所有并发的骨折都在足部，且60%为踝关节骨折。

在80岁及以上组中，所有的骨折均发生在直立跌到之后，再次说明患者骨骼脆性高。研究显示，66.6%为关节外骨折，33.3%为关节内骨折。没有合并其他骨折。表1.7和表1.8显示，在老年患者中，开放性跟骨骨折很少见，但是一旦发生，往往为Gustilo Ⅲ型骨折。

中足骨折

与其他的足部骨折一样，中足骨折主要发生在年轻患者中。即使在女性中，仅有28.6%发生于65岁及以上患者。然而，女性患者的发病率在75岁以后降低，因此中足骨折为Ⅴ型骨折模式。在65岁及以上患者中，44.4%的骨折发生在骰骨，33.3%为楔骨骨折，而22.2%为足舟状骨骨折。在80岁及以上患者中，只有1例骰骨骨折。研究显示，与跟骨骨折一样，在65岁及以上组中，高能量损伤的患病率较高。进一步的回顾性研究显示，66.6%的高能量损伤性骨折发生在道路交通事故，而33.3%由高处坠落导致。没有开放性骨折和其他合并的骨折。表1.7和表1.8显示，在为期15年的研究中，没有开放性中足骨折。

跖骨骨折

表1.5显示女性跖骨骨折中的23.8%发生于65岁及以上人群，跖骨骨折更常见于年轻患者。研究显示，在65岁及以上和80岁及以上患者中，跖骨骨折更多发生于外侧的跖骨。在65岁及以上人群中，2.5%的跖骨骨折发生在第一跖骨，10.2%发生在第二跖骨，10.7%发生在第三跖骨，15.7%发生在第四跖骨，60.9%发生在第五跖骨。80岁及以上患者的相应数据分别为2.0%、14.3%、10.2%、16.3%和51.1%。

表1.6显示，部分老年患者的跖骨骨折为直立跌到的结果，但是在65岁及以上和80岁及以上患者中，分别有5.1%和6.1%的跖骨骨折由直接打击所致。在为期2年的研究中，没有开放性骨折，但是对表1.7和表1.8的研究显示，开放性骨折往往发生于女性，并且Gustilo Ⅲ型开放性骨折的患病率较高。在65岁以上患者中，12.6%为多发性骨折，但是44.4%的多发性骨折为多发性跖骨骨折，而27.8%合并踝关节骨折。在80岁及以上患者中，25.6%合并其他跖骨骨折，28.6%合并踝关节骨折。

足趾骨折

足趾骨折在老年患者中相对稀少，没有出现在80岁及以上的女性患者中。总体上，64.5%的足趾骨折由直接打击或者挤压伤导致，并且唯一合并的骨折为其他足趾的骨折，有5.9%发生于65岁及以上患者。表1.5显示足趾骨折没有发生在80岁及以上的女性患者中，表1.7和表1.8显示开放性足趾骨折更多地发生于男性。

脊柱骨折

在研究期间没有记录脊柱骨折，因为老年人脊柱骨折的流行病学几乎无法评估。Grados等研究了法国老年妇女脊柱骨折的患病率，发现22.8%的平均年龄为80.1岁的女性发生过脊柱骨折。患病率和骨折数量随年龄而增加，因此41.4%的85岁及以上女性发生过脊柱骨折。

最近，有研究人员尝试使用影像学技术评估绝经后妇女脊柱骨折的发病率。一项最近的研究显示，30.7%的50岁及以上妇女存在之前未经诊断的脊柱骨折。这提示妇女脊柱骨折的发病率非常高，并且提示脊柱骨折为Ⅱ型模式。实际上并不清楚老年男性脊柱骨折的发病率，但是脊柱骨折实际上完全可能为Ⅰ型模式。

骨折概率

在2000—2011年期间，在爱丁堡皇家医院，对所有接受治疗的患者进行了3个为期1年的研究，以评估65岁及以上和80岁及以上人群的骨折概率。在这些研究周期中，65岁及以上患者中的大约7 000例骨折接受了治疗，分析骨折数量和65岁及以上和80岁及以上人口的规模，能够计算出男性和女性的骨折概率。一些骨折，例如肩胛骨、距骨和中足骨折，在老年患者中较为稀少，以至于无法计算骨折概率，表1.9显示65岁及以上和80岁及以上患者中的男性和女性的大部分的骨折概率，也展示了总的骨折概率和上肢及下肢骨折的概率。

未来的趋势

通过对从爱丁堡为期2年的研究中获取的数据进行推算，以及增添之前已显示的脆性骨折，可以列出在接下来几十年，老年人群中所有发生率容易增加的骨折。这些骨折被显示在表1.10中。显然，随着人口规模的增加，所有的骨折都可能变得更为常见，但是除非在人口中出现巨大的社会-经济变更，或者骨折疏松症的治疗更加有效，表1.9所列出的骨折可能将变得更为常见，特别是在发达国家。

分析爱丁堡的研究数据和对预期寿命的评估，能够计算出骨折风险。在65岁及以上患者中，男性生命中发生骨折的概率是18.5%，女性为52.0%。在80岁及以上组，对应的数据分别为13.3%和34.8%。如果将研究结果推算至2030年，可能英国将有393 000例非脊柱的老年骨折发生。如果只是简单地将美国2030年的65岁及以上人群的预测值与英国的预测值相比，显而易见，到2030年在美国65岁及以上人群中，将有1 800 000例骨折。对爱丁堡研究数据的进一步推算显示，股骨近端、尺桡骨远端、肱骨近端和骨盆骨折等经典脆性骨折，将分别占31.8%、20.2%、11.7%和4.0%，但是表1.9所列出的其他骨折将占老年人非脊柱骨折的32.3%。因此很明显，老年人骨折将成为一大健康问题，所有国家都应该计划在未来20年间如何进行治疗。

表1.9 65岁及以上男性和女性、80岁及以上男性和女性发生不同类型骨折的概率

	≥65岁		≥80岁	
	男性	女性	男性	女性
锁骨	1/2147	1/1875	1/1346	1/1016
肱骨近端	1/720	1/288	1/358	1/199
肱骨干	1/5521	1/2683	1/2861	1/1920
肱骨远端	1/10539	1/3115	1/4578	1/1620
尺桡骨近端	1/2273	1/1044	1/1526	1/926
尺桡骨干	1/10539	1/6977	1/5723	1/2880
尺桡骨远端	1/637	1/131	1/440	1/91
舟状骨	1/16562	1/8721	0	1/10368
掌骨	1/3864	1/1466	1/1761	1/1127
指骨	1/1247	1/1246	1/818	1/894
骨盆	1/5797	1/13417	1/2289	1/6480
股骨近端	1/229	1/113	1/71	1/46
股骨干	1/2415	1/1571	1/954	1/720
股骨远端	1/14492	1/3876	1/5723	1/1571
髌骨	1/6820	1/2769	1/3815	1/1058
胫骨近端	1/6820	1/3792	1/3270	1/2469
胫腓骨干	1/7729	1/6977	1/7630	1/3703
胫骨远端	1/38644	1/9180	1/22890	1/8640
踝关节	1/1026	1/535	1/1205	1/524
跟骨	1/12881	1/15856	0	1/12960
足趾	1/8918	1/17442	1/5723	1/51840
上肢骨折	1/187	1/67	1/111	1/46
下肢骨折	1/139	1/68	1/54	1/32
总体	1/77	1/33	1/36	1/19

表1.10 可能在老年患者中变得更为常见的骨折

男性	女性
锁骨远端	锁骨干
肱骨近端	锁骨远端
尺骨近端	肱骨近端
尺桡骨远端	肱骨远端
掌骨	尺桡骨近端
骨盆	桡骨干
胸椎椎体	尺骨干
股骨近端	尺桡骨远端
股骨干	骨盆
	胸椎椎体
	股骨近端
	股骨干
	股骨远端
	髌骨
	胫骨近端
	双踝骨折
	三踝骨折

参考文献

[1] United States Life Tables. www.cdc.gov/nchs/data/nusr/nusr63_07.pdf. Last reviewed 1/02/2016.

[2] Office of National Statistics. www.ons.gov.uk/. Last reviewed 1/02/2016.

[3] Life expectancy-United States. www.data360.org. Last reviewed 1/02/2016.

[4] Life expectancies. www.ons.gov.uk. Last reviewed 1/02/2016.

[5] Population division. www.un.org/en/development/desa/population. Last reviewed 1/02/2016.

[6] World human population. https://en.wikipedia. org/wiki/World_human_population. Last reviewed 1/02/2016.

[7] Stride PJO, Patel N, Kingston D. The history of osteoporosis: Why do Egyptian mummies have porotic bones? J R Coll Physicians Edinb 2013; 43: 254–261.

[8] Malgaigne JF. A Treatise on Fractures. Philadelphia, PA: Lippincott, 1859.

[9] Stimson LA. A Practical Treatise on Fractures and Dislocations. 4th ed. New York: LEA, 1905.

[10] Emmett JE, Breck LW. A review and analysis of 11, 000 fractures seen in a private practice of orthopaedic surgery 1937–1956. J Bone Joint Surg (Am) 1958; 40-A: 1169–1175.

[11] Court-Brown CM, Caesar B. Epidemiology of adult fractures: A review. Injury 2006; 30: 691–697.

[12] Rennie L, Court-Brown CM, Mok JY, Beattie TF. The epidemiology of fractures in children. Injury 2007; 38: 913–922.

[13] Knowelden J, Buhr AJ, Dunbar O. Incidence of fractures in persons over 35 years of age. A report to the MRC working party on fractures in the elderly. Br J Prev Soc Med 1964; 18: 130–141.

[14] Court-Brown CM, Biant LC, Bugler KE, McQueen MM. Changing epidemiology of adult fractures in Scotland. Scott Med J 2014; 59: 30–34.

[15] Court-Brown CM. The epidemiology of fractures and dislocations. In: Court-Brown CM, Heckman JD, McQueen MM, Ricci W, Tornetta P (eds), Rockwood and Green' s Fractures in Adults. 8th ed. Philadelphia, PA: Lippincott, Williams and Wilkins, 2014.

[16] Kanis JA, Odén A, McCloskey EV, Johansson H, Wahl DA, Cooper C. A systematic review of hip fracture incidence and probability of fracture worldwide. Osteoporos Int 2012; 23: 2239–2256.

[17] Cooper C, Cole ZA, Holroyd CR, Earl SC, Harvey NC, Dennison EM, Melton LJ, Cummings SR, Kanis JA. Secular trends in the incidence of hip and other osteoporotic fractures. Osteoporos Int 2011; 22: 1277–1288.

[18] Court-Brown CM, Clement ND, Duckworth AD, Aitken S, Biant LC, McQueen MM. The spectrum of fractures in the elderly. Bone Joint J 2014; 96-B: 366–372.

[19] Switzer JA, Gammon SR. High-energy skeletal trauma in the elderly. J Bone Joint Surg (Am) 2012; 94-A: 2195–2204.

[20] Clement ND, Aitken S, Duckworth AD, McQueen MM, Court-Brown CM. Multiple fractures in the elderly. J Bone Joint Surg (Br) 2012; 94-B: 231–236.

[21] Court-Brown CM, Biant LC, Clement ND, Bugler KE, Duckworth AD, McQueen MM. Open fractures in the elderly. The importance of skin aging. Injury 2015; 46: 189–194.

[22] Gustilo RB, Anderson JT. Prevention of infection in the treatment of 1035 open fractures of long bones: Retrospective and prospective analysis. J Bone Joint Surg (Am) 1976; 58: 453–458.

[23] Müller ME, Nazarian S, Koch P, Schatzker J. The Comprehensive Classification of Fractures of Long Bones. Berlin: Springer, 1990.

[24] Orces CH, Martinez FJ. Epidemiology of fall related forearm and wrist fractures among adults treated in US hospital emergency departments. Inj Prev 2011; 17; 33–36.

[25] Brogen E, Petranek M, Atroshi I. Incidence and characteristics of distal radius fractures in a southern Swedish region. BMC Musculoskelet Disord 2007; 8: 48.

[26] Prieto-Alhambra D, Avilés FF, Judge A, Van Staa T, Nogués X, Arden NK, Díez-Pérez A, Cooper C, Javaid MK. Burden of pelvis fracture: A populationbased study of incidence, hospitalisation and mortality. Osteoporos Int 2012; 23: 2797–2803.

[27] Chevally T, Guilley E, Herrman FR, Hoffmeyer P, Rapin CH, Rizzoli R. Incidence of hip fracture over a 10-year period (1991–2000): Reversal of a secular trend. Bone 2007; 40: 1284–1289.

[28] Bergstrom U, Jonsson H, Gustavson Y, Pettersson U, Stenlund H, Svensson O. The hip fracture incidence curve is shifting to the right. A forecast of the agequake. Acta Orthop 2009; 80: 520–524.

[29] Rosengren BE, Alhborg HG, Gärdsell P, Sernbo I, Daly RM, Nilsson JA, Karlsson MK. Bone mineral density and incidence of hip fracture in Swedish urban and rural women 1987–2002. Acta Orthop 2010; 81: 453–459.

[30] Lau EM, Lee JK, Suriwongpaisal P, Saw SM, Das De S, Khir A, Sambrook P. The incidence of hip fracture in four Asian countries: The Asian Osteoporosis Study (AOS). Osteoporosis Int 2001; 12: 239–243.

[31] Chang KP, Center JR, Nguyen TV, Eisman JA. Incidence of hip and other osteoporotic fractures in elderly men and women: Dubbo Osteoporosis Epidemiology Study. J Bone Miner Res 2004; 19: 532–536.

[32] Grados F, Marcelli C, Dargent-Molina P, Roux C, Vergnol JF, Meunier PJ, Fardellone P. Prevalence of vertebral fractures in French women older than 75 years from the EPIDOS study. Bone 2004; 34: 362–367.

[33] Van den Berg M, Verdijk NA, van den Bergh JP, Geusens PP, Talboom-Kamp EP, Leusink GL, Pop VJ. Vertebral fractures in women aged 50 years and older with clinical risk factors for fractures in primary care. Maturitas 2011; 70: 74–79.

2

老年人的年龄相关变化

Katrin Singler，Cornel Christian Sieber

简介

与老化相关的改变影响着所有器官和系统，并且与功能储备能力降低相关。这些改变是生理性的，并不代表疾病过程，但仍然伴有物质丢失或功能减退。在内部或外部应激因素的影响下，功能储备的损失变得特别明显，导致损伤的风险增加，例如跌倒和其他创伤。除了生理性的年龄相关改变外，许多老人还具有多种合并症，预示着创伤的风险增加。因此，在骨科老年患者中，与年龄相关改变和部分合并症，在诊断、治疗和一级、二级预防中起到了重要作用。本章将讨论老年骨科患者重要的年龄相关改变，以及它们对患者治疗的影响。

老化和功能减退的差异性

当人们谈到老年人，他们通常是指个体的年龄超过65岁的均质人群。这就没有认识到65岁老人与75岁老人的巨大差异，特别是与年龄超过80岁，被称为“最老的老人”的差异。另外，即使是在一个特别的按年龄顺序排列的老年人组别中，因为受不同的因素影响，例如遗传背景和预防手段，以及伴发一个或多个合并症，所以也存在巨大差异。因此，老年患者需要定制一个有针对性的诊断和治疗方法。这在老年骨科患者中也同样适用。

几乎所有的器官系统都会表现出老化的过程，就是我们通常使用的“正常老化”这个术语所表达的。“成功老化”这个名词是指在生命过程中，这些正常的退变不对功能产生负面影响，因此是独立的过程。通过接受老化是一个正常的过程，老年病学家因此以保留的态度看待“抗衰老”的大肆宣传。因此，只要保留的功能足以满足日常生活活动（Activities of Daily Living，ADL）的需求，我们通常都不采取治疗措施。当需要治疗时，通常由多科室联合治疗。

老年骨科患者的另外一个特征就是通常合并各种慢性疾病。在治疗此类患者时，这些疾病都应该被考虑在内，因为它们可能直接或者间接地影响手术过程。如频繁地使用抗凝剂治疗、高血压、糖尿病和肾功能障碍等。合并症可能是诱发围手术期并发症的危险因素，例如谵妄（后面部分详述）。

营养和液体摄入的原则

老年人的能量需求大概比年轻人低10%，为每天104.6~125.6kJ/kg。这种需求只有在活动减少到非常明显的程度时，才会减低。在多发性损伤患者中，充足的蛋白质摄入尤其重要（见后面详述），这些患者可能每天消耗1.0~1.2g/kg体重。老年人表现出良好的蛋白质合成代谢潜能，但是早期就出现天花板效应。这就意味着蛋白质摄入不得不在一天的所有饮食中较好地分配。如果不能这样摄入，就必须加强饮食，或者在餐间给予蛋白质丰富的口服营养剂。

营养不良在老年人中很常见，在那些住院治疗的患者中，明显营养不良的风险超过50%。迷你营养评价（Mini Nutritional Assessment，MNA）工具是唯一特别为老年人开发设计的营养筛查工具，能够容易地确定营养状态。

老年人的减重饮食几乎总是矛盾的，因为当他们摄入的能量低于日常需要时，主要丢失肌肉量。如果老年人被介绍使用限制饮食，就必须同时使用体育锻炼项目来保持（通常已经减少了的）肌肉量。去脂体重（主要是肌肉）的丢失导致肌肉无力症（详见后述），且经常造成跌倒，及随之发生的脆性骨折。

关于充足的液体摄入，每天摄入1500~2000mL液体被认为是必要的。液体摄入很重要，因为特别是老年女性在日常生活中往往不能够摄入这样的液量，这个液量包括食物中的液体。一个常见的问题是连续使用利尿剂治疗，因为直立性调节障碍，可能会导致跌倒，也是围手术期认知障碍的一个危险因素。因为显著的功能性影响和发生并发症的可能性，这必须与心功能失调的可能性进行平衡。

老化是谵妄的一个危险因素

谵妄是老年人在急性期最常见的精神问题，且发生术后谵妄是老年患者中的最为常见的一个并发症。因为老化是谵妄最强的危险因素之一，发生谵妄的可能性随年龄增长而增加。在住院患者中，谵妄的发病率受诱发因素和住院治疗的基本病因的严重性的影响。接受骨折手术治疗的老年人特别容易发生谵妄。

认知损害和痴呆同样是发生谵妄的危险因素，出现在超过50%的发生谵妄的手术患者中。认知损害能够持续至术后1年。

谵妄经常显示出多因素的因果机制。几种相互作用的生物因子导致大脑神经元网络破坏，引起急性的认知功能障碍。现有的证据提示，神经炎症过程、神经递质平衡的改变、生理应激源、代谢功能紊乱和电解质失调、遗传因素等，促成了谵妄的发生。

许多神经递质与神经传递障碍相关，但是胆碱能缺乏和（或）多巴胺过多是至关重要的因素，因为已知的干扰突触传递的药物经常影响这些系统，从而可能导致谵妄。细胞因子，例如IL-1、IL-2、IL-6、TNF-α和干扰素等，能够影响血脑屏障的渗透性，干扰神经传递过程。另外，全身炎症过程、创伤、组织缺氧，甚至手术因素等，都会引起细胞因子水平的上升，从而导致小神经胶质细胞的激活和出现，进而发生谵妄。

以下是骨科患者发生谵妄的危险因素，应该对每一个患者都进行评估：

- 高龄
- 既往存在认知损害
- 使用多种药物
- 在术中/术后发生谵妄
- 食物和液体摄入平衡的较小改变
- 视力和（或）听力下降
- 功能损害
- 疼痛
- 活动受限
- 身体约束，包括导尿管、输液等

感染的诊断

感染是住院老年患者的最常见死因，也是骨科老年患者常见的并发症。这适用于居住在长期护理机构和入院前在家中独立生活的患者。感染导致的死亡风险随着年龄增长而上升，并且受到合并症的强烈影响，如糖尿病、循环功能障碍，或者慢性心功能不全等。随着年龄增加而出现的免疫改变、生理屏障（例如皮肤和黏膜）的功能损害和改变等，促成了老年个体的感染。除了预防之外，早期认识和早期治疗对于减少老年人感染的影响非常重要。

骨科老年患者中的常见感染为尿路感染（Urinary Tract Infection，UTI）、肺炎、切口感染和导管相关感染等。UTI好发于具有尿失禁可能和活动受限的患者，特别是在留置导尿管时。留置导尿管时的菌尿发病率为3%~10%，并且被认为是发生院内尿路感染的较强危险因素。排尿困难为年轻患者尿路感染的主要症状，在老年患者则常常消失，给治疗的医生带来一项挑战，就是如何鉴别无症状的尿路感染与菌尿。然而，这种鉴别很重要，因为抗生素治疗菌尿并不影响其发病率，而且常常导致药物不良反映和其他负面影响。因此，UTI的诊断要求通过全面的临床评估及常需尿液分析和培养。

呼吸道的清理受限、肺结构及呼吸力学的改变促进了肺炎的发生。与年轻患者相比，同时多达36%

的老年肺炎患者没有表现出咳嗽、咳痰，伴或不伴发热。

这些例子说明，因为老年患者感染的症状常常不典型和没有特异性，以及诊断工具的信息价值与在年轻患者中的不同，早期明确诊断往往是比较困难的。

一个非特异性的表现，例如跌倒或者认知功能改变（谵妄）和（或）活动能力改变，通常预示着老年人存在潜在的感染。老年人经常抱怨的体弱和疲劳，常导致到急诊室就诊。正如近期的文献报道，肺炎和尿路感染均为导致体弱和疲惫最常见的初步诊断之一。因此，识别这些易感患者治疗中的即使是细微的改变，是至关重要的。

除了实验室数据外，仔细诠释老年感染患者的生命体征，可以揭示一些需要列入考虑的显著特征。老年患者感染中的病理学表现常常可能明显减弱甚至缺失。例如，室上性心动过速是严重感染触发的症状之一，因为心率变异性降低和多种药物的作用，可能在老年患者中缺失。

发热是细菌感染的主要症状之一，但是在多达30%的老年患者中缺失。这是因为基础体温降低（每10年降低0.15℃），体温调节能力下降，以及内源性致热原产生减少和不足等所致。“发热”的体温临界点在临床指南中不一致，在38.0~38.3℃之间。因为这些指南没有考虑到老年患者的特殊特征，推测在评价老年患者的感染时，应该考虑使用较低的体温临界点。首先，从急诊室得到的数据显示，耳温37.3℃或肛温37.8℃作为临界温度，将引起对细菌感染进一步的诊断性检查。

另外，实验室病理检测的阳性结果可能不会出现，例如，白细胞增多和C-反应蛋白上升等，或者仅在感染早期有轻微升高，因而不是鉴别老年人感染的可靠参数。鉴别没有炎症反应的感染在老年患者的治疗中是非常重要的，因为与大幅增加的死亡率相关。

进一步的诊断方法，例如用于诊断肺炎的胸部X线片，其诊断价值有限，因为肺结构改变通常是非特异性的，且浸润可能持续数月。

确认老年患者的感染，可能是一个极大的挑战。因此，在具有非特异性临床症状（体弱、疲劳、功能或者认知状态的急性改变、跌倒等）的老年患者中，即使生命体征或实验室指标仅有轻度异常，并且影像学检查没有显示出任何明显的潜在感染原因，也应该考虑存在感染的可能性。

慢性和急性疼痛

疼痛是一种不愉快的感官和情感体验，与实际的或者潜在的组织损伤相关，或者描述为导致疼痛的这些损伤。对于慢性疼痛持续的时间有不同的定义，但是大部分描述为持续超过3~6个月。

老年患者的急性和慢性疼痛的治疗不足是一个常见的问题，并且在认知受损的患者中也非常明显。对患者而言，这不仅意味着不舒适，而且同样与对患者健康的负面影响、功能受损和医疗费用增加等有关。

以往的观察性研究发现，老年患者接受骨科下肢手术后的疼痛，与发生谵妄的风险增加，住院和康复时间延长，错过或者缩短一段理疗时间的可能性增高，术后离床活动延迟，功能恢复受损和在术后半年时的剧烈疼痛等相关（图2.1）。因为与功能下降和减退的功能储备相关，老年人疼痛的结果与年轻人不同（图2.2）。

充分镇痛（例如及时地治疗和有效的疼痛控制）的障碍被列在表2.1中。除了这些障碍以外，在患者和医生中广泛传播的错误认知，将疼痛作为老化的一个生理结果。然而，疼痛并非是一种年龄相关改变，而是一种必须评估和治疗的不愉快感觉体验。老年人痛觉的生理改变没有得到证实，但是存在老年人比年轻人经历更多疼痛的证据。

疼痛的漏报也是骨科老年患者的常见问题。除了疼痛常被认为是与年龄增加相关的事实外，漏报还与交流问题（听力减退；交谈的问题，例如干口症；合并症，例如帕金森病等），疼痛治疗的成瘾

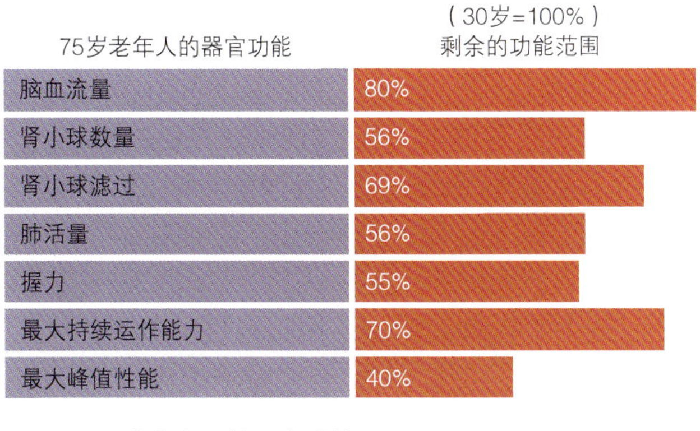

图2.1 75岁老年人的器官功能

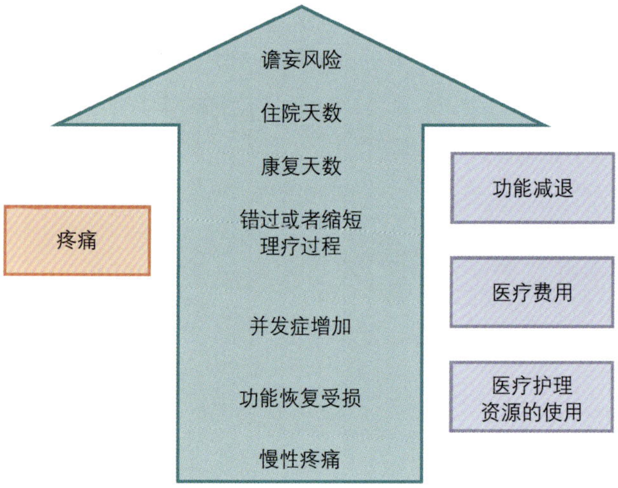

图2.2 老年患者疼痛治疗不足的后果

表2.1 老年人镇痛治疗不充分的常见原因

漏报疼痛
对疼痛评估和治疗的认识不足
缺乏疼痛评估
对在有合并症和（或）认知损害的老年患者中使用镇痛剂的担忧

性和副作用，及错误地推测疼痛与合并症相关而不是与创伤相关。例如在感染时，疼痛经常表现为非特异性和不典型的，特别是在有认知功能损害的患者中。谵妄，功能的急剧减退和营养摄入的急剧减少等，可能都是由疼痛所导致。因此，寻找患者行为、认知和功能状态的细微变化，以及照例使用标准疼痛评估工具，都显得很重要。

另外，疼痛治疗要求进一步认识关于疼痛的非特异性和（或）不典型表现的年龄相关改变，以及影响药代动力学和药效学的年龄相关改变。

代谢改变（肾脏、肝脏、消化道）及它们对药物治疗的影响

因老年患者患多种合并症，常导致使用多种药物。因为年龄改变影响药代动力学（身体对药物的作用）和药效学（药物对身体的作用），这些改变在对老年患者的药物治疗中起到重要作用。药代动力学包括药物的吸收、分布、代谢和排泄。年龄相关改变在老年骨科患者的治疗中也是很重要的，例如关于疼痛的药物治疗。

吸收

胃部碳酸氢盐的分泌随机体老化而减少，肠道血流和黏膜功能也如此，同时肠道绒毛萎缩增加。由于患者胃部排空时间也增加，老年患者的胃部保护减少，在服用非甾体抗炎药（Non-Steroidal Anti-Inflammatory Drugs，NSAIDs）时，发生肠道溃疡和胃肠道出血的风险增加。

分布

年龄增加与药物体积和分布的明显改变相关。由于体脂比例的增加，同时去脂体重减少，所以身体水分的比例随年龄增长而减少（图2.3）。这增加了脱水的风险，同时影响了亲水性（水溶性）和亲脂性（脂溶性）药物的体积和分布。特别是，一定剂量的水溶性药物的初始血清浓度比预期要高（例如地高辛或氢氯噻嗪），而脂溶性药物（例如胺碘酮或非甾体类抗炎药）因为从脂肪组织中缓慢释放，表现出比预期要长的半衰期。

营养不良的患者表现出血浆蛋白（包括白蛋白）水平降低。这同样对老年患者的药物治疗产生影响，因为营养不良通常导致血浆中未与蛋白结合的药物浓度增高，例如NSAIDs具有很高的蛋白结合率。

药物代谢

药物代谢大部分在肝脏进行。伴随人体老化，肝脏的体积减小和功能减退。肝血流减少最多可达25%，并且具有功能的肝细胞数量和酶活性降低。这些变化导致首关消除和一些药物清除的改变，例如对乙酰氨基酚。非合成的肝细胞生物转化反应（例如氧化）和合成酶反应（例如结合），也随机体老

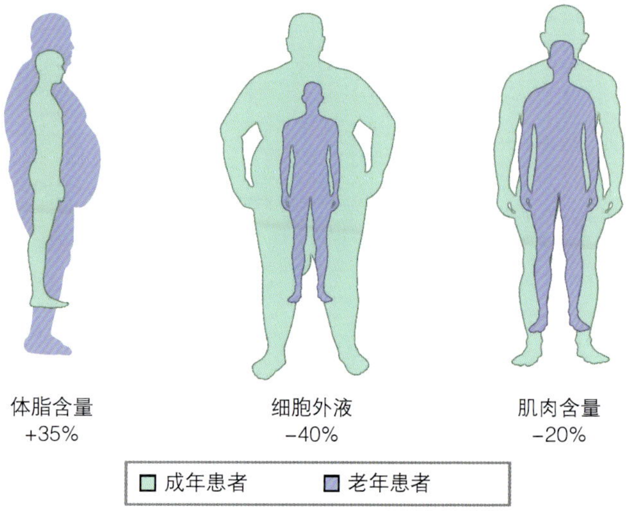

图2.3 老年人药物体积和分布的改变

化而改变。这些与年龄相关的肝脏代谢和清除的改变很难估计。

药物排泄

肾脏是药物排泄的最重要的器官。老年人的肾脏药物排泄，受肾小球滤过率（Glomerular Filtration Rate，GFR）降低的影响，GFR在20岁以后，每10年降低约10%。肌酐清除率也随肾灌注的减少、肾小球萎缩和肾小管功能下降而降低。

像去脂体重一样，肌苷生成量随人体老化而降低，血清肌酐并不是一个用来评估肾功能的可靠参数，因为有过高估计的风险。因此，应该计算更可靠的肌苷清除参数以估计GFR，例如，使用Cockcroft－Gault公式（图2.4）进行计算。

药物动力学（药物对机体的作用）的改变对老年患者来说，比药代动力学的改变更重要。尽管没有对此进行过深入的研究，但目前可知靶器官对药物的反应可能增加、降低或者不变。

一个重要的靶器官是心血管系统。机体老化相关的生理改变包括动脉硬化程度增加，以及心血管系统对肾上腺素的反应降低。因此机体增加心排出量较为困难，药物的直立性副作用的报道将增多。同样，老化的中枢神经系统也将受到药代动力学改变的影响。因为神经递质的减少和改变，老年人对精神类药物更加敏感，经常导致谵妄。

$$eC_{\alpha}=\frac{[140-\text{年龄}\times\text{患者体重（kg）}]\times[0.85\text{（如果是女性）}]}{72\times\text{血肌酐（mg/dL）}}$$

图2.4 Cockcroft-Gault 公式

骨骼肌减少症与脆弱综合征

肌肉减少症是指与年龄相关的肌肉量的减少。肌肉量在40岁左右达到峰值，然后持续降低，这个过程可以通过常规的体育锻炼和富含蛋白质的均衡饮食延缓或减少。肌肉减少症被定义为可以测量的肌肉量丢失，合并力量（主要由握力决定）或功能（主要测量步行速度）的丢失。由于直接影响到机体功能，肌肉减少症与老年人生活质量相关。肌肉减少症与脆弱综合征紧密相关。脆弱综合征的特征是对内源性和外源性应激源的耐受能力和反应减弱。脆弱综合征可以分为身体脆弱、精神脆弱和社会脆弱。身体脆弱是骨科老年患者的关键问题，并且能够非常简单地使用Fried标准确定。

尽管大部分脆弱和肌肉减少症的患者在意外发生之前并未被发现，但是在特殊治疗策略实施之前，应该评估脆弱和肌肉无力对他们的影响，尤其在术后治疗期，包括康复。

皮肤改变

皮肤是身体最大的器官，约占全身体重的7%。它为机体提供了一个避免暴露于外界的屏障，也参与了机体的体温调节和水合状态，以及感觉、免疫功能和维生素D合成等。像其他所有器官一样，皮肤表现出明显影响老年患者治疗的年龄相关改变。这些改变部分是由于在整个生命过程中暴露于外界环境所诱发，包括感觉神经的敏感性，皮肤的渗透性，对创伤的反应和修复能力等的改变。

在结构上，皮肤包括表皮和真皮。在一生中，尽管细胞层数保持稳定，但皮肤的厚度，特别是表皮，每10年减少约6.4%。皮下脂肪也随机体老化而减少。皮肤具有重要的体温调节功能，因此老年患者具有出现低体温的风险。由于皮下脂肪的分布随年龄而改变，随着年龄的增长，身体骨突起部位皮下脂肪的减少，增加了发生压疮和骨折的风险。同样，随着年龄增加，真皮和表皮中的帕西尼氏小体与梅氏小体的密度降低，以及感觉神经末梢丢失，导致了外界刺激引起的损伤。

活性氧簇（Reactive Oxygen Species，ROS）的水平增加和抗氧化防御系统的功能降低，以及对皮肤修复能力比较重要的激素和化学信号的减少等，与年龄相关的皮肤改变有关联。随着年龄增加，皮肤的血管数量和毛细血管襻的长度减少，同样对老年人的体温调节有损害作用。与年轻个体相比，由于皮肤的修复能力减弱，切口延迟愈合及术后切口裂开的风险明显增加。

维生素D

维生素D_3合成的部位是皮肤。中波紫外线将皮肤中的7-脱氢胆固醇转化为维生素D_3。维生素D对于钙的动态平衡和骨的完整性起到重要作用，但是对人体健康的其他一些方面也是必要的。随着年龄增加，皮肤中缺乏7-脱氢胆固醇，进入血液的维生素D减少多达75%。

肺部改变

老年人的第三大死因是慢性下呼吸道疾病。肺的年龄相关改变包括结构改变、肌肉功能改变和肺部免疫功能改变。一个结构改变是椎间隙变狭窄，导致脊柱的变形，例如后凸畸形，以及肋间隙变窄，肋间肌短缩和胸廓容量变小。由于导致了一秒呼气分数（FEV1）和肺活量（VC）的降低，这些结构的改变影响了患者的活动能力和肺功能。在发生骨质疏松性椎体骨折的患者中，这些肺功能参数甚至受到了更大的影响。

年龄相关的肌肉力量减弱影响了呼吸肌，因而导致咳嗽力量的减弱。肺黏膜纤毛清除率也随年龄增加而下降。因此，为了使围手术期的肺部功能达到最佳状态，密切关注肺部感染、常规评价肺功能状态和使用物理疗法是很重要的。

老年人的肺部弹性降低和肺实质减少。除了以上结构和肌肉功能的改变，免疫功能也随年龄增加而降低。免疫衰老抑制了对免疫原产生足够的免疫反应，使老年人感染的诊断复杂化。

骨代谢的变化——骨质疏松

其他的与年龄相关的改变（包括总的骨量减少和骨的完整性下降），导致了骨强度的下降。这些改变导致骨的脆性增大，增加了骨折和其他骨科创伤的风险。

骨是一种在整个生命过程中的代谢都很活跃的活性组织。破骨细胞来源于单核细胞的干细胞（Monocytic Stem Cell，MSC），而成骨细胞和骨细胞来源于间充质前体细胞，它们相互作用和调节骨量、骨微结构和骨质量。在大多数情况下，骨质疏松是一个多因素的过程，影响了生理性的骨更新，以及通过成骨与消耗的不平衡导致骨量丢失（图2.5，图2.6）。

骨质疏松症是一种影响40%的绝经后白种妇女的常见病。由于与年龄不断增加紧密相关，并且受遗传、表观遗传和环境因素影响，估计在下一个10年中，骨质疏松症的患病率将逐渐增高。骨质疏松症以骨量和微结构的系统性损害为特征，导致定义为低能量损伤性骨折的脆性骨折，例如从站立时高度或者更低的高度跌倒所致。骨量在生命的第3个10年达到峰值，此后，全身骨量的生理性损失大概为每年0.5%。

潜在的内分泌疾病导致的继发性骨质疏松也随年龄增长而加重。老年人的多种合并症经常与使用多种用药相关，药物对骨量丢失起到了重要作用，例如糖皮质激素。肾功能不全和糖尿病的长期作用和（或）动脉粥样硬化导致骨质量的降低，同时老年综合征合并认知及功能衰退，促进了步态障碍的

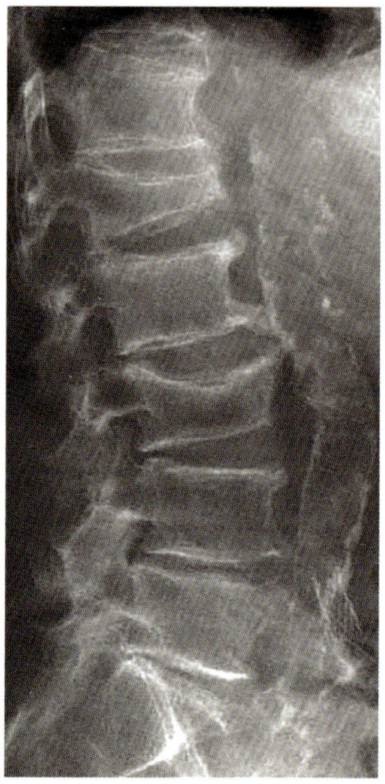

图2.5 显示骨质疏松的脊柱X线片

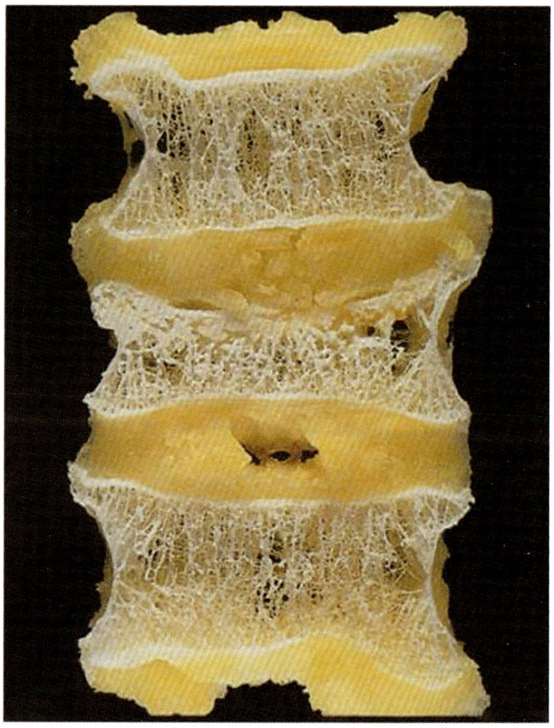

图2.6 骨质疏松骨骼的照片

发展而导致跌倒或者活动障碍，引起脆性骨折或者增加了骨量进一步丢失的风险。

细胞分化和再生能力

间充质干细胞的数量与骨髓细胞的数量相关，随年龄的增加而减少。组织再生经常受到“复制性衰老”的影响，以避免DNA受损细胞的增生。衰老的细胞依然结合在组织中，但是不参与再生过程。另一方面，间充质前体细胞能够产生脂肪组织。据推测，随着年龄增加，间充质干细胞表现出向脂肪组织分化的趋势增加。维生素D具有抑制骨髓脂肪生成的能力。

维生素D和钙

在日常需要的维生素D中，超过60%是通过日照（波长280~320nm）诱导，在皮肤内部内源性生成。皮肤产生维生素D的能力随年龄增长而降低。因此，日常补充维生素D似乎是合理的。由于老年人的血清维生素D水平经常明显低于75nmol/L（30ng/mL），指南建议每天至少补充800IU的维生素D。在未来几年中，一些正在进行的临床研究发表后，可能维生素D的推荐用量将上升至多达每天2000IU。

另外，因为胃酸产生较少和小肠的维生素D依赖性的吸收能力降低，胃肠道对钙的吸收随着年龄的增加而减少。长期服用质子泵抑制剂（Proton-Pump Inhibitors，PPIs），手术和萎缩性胃炎导致的解剖改变等，是引起胃酸减少的重要因素。因此，应该仅在有明确的指征时，嘱患者长期使用PPIs，并且应当定期对患者进行再次评估。

慢性维生素D缺乏和钙摄入过少，将导致继发性甲状旁腺功能亢进和伴随发生的骨骼脱钙，因此推荐的常规钙摄入量为每天1000mg。

维生素D除了这些众所周知的作用外，最新的研究数据显示维生素D还有其他的特性，例如在衰老的动物体内，防止成骨细胞凋亡，并且通过诱导成骨细胞生成和提高成骨细胞的活性以增强成骨。

制动被作为一个危险因素

制动导致骨量和肌肉量的减少，也增加了跌倒和骨折的风险。许多老年患者存在合并症，例如肌肉减少症或者肌肉骨骼疾病，反过来导致活动受限和增加功能损害的风险。

因为制动与骨量和肌肉量丢失，以及肌力下降等相关，是骨质疏松症和肌肉减少症发展的危险因素。因此，避免增加制动是很重要的（见前面肌肉减少症和脆弱部分）。

虐待老人

虐待老人是一项侵犯人权的暴力行为，并且是导致疾病、外伤、劳动力丧失、孤立和绝望的重要原因。虐待发生在所有年龄的人群中，但是特别发生在脆弱的人群和那些依赖别人的人群中。据估计，虐待老人的发生率会随人口统计变化而增加。

虐待老人可以分为躯体虐待、精神和情感虐待、性虐待、经济和物质上的榨取、忽视、自我忽视和歧视，以及抛弃等。虐待老人与并发症发病率和死亡率增加相关。据估计，一般老年人群中超过6%的个体受到影响，脆弱和不能独立生活的老年人群中多达25%的个体受到影响。不同文化之间存在很大差异，取决于对虐待老人的定义，以及在不同研究中使用的评估工具的差异。据估计，由于虐待老人和忽视老人，医疗方面一年要投入数十亿美元。尽管社会对虐待老人非常关注，但依然被漏报和认识不足。

虐待和忽视老人的定义有很大差异。在多伦多全球防止虐待老人宣言中，WHO将虐待老人定义为“在任何理应相互信任的关系中，单独或反复的行为，或者缺乏恰当的行为，导致老年人受到伤害或者让老年人痛苦”。这与美国科学院召开的小组会所定义的虐待老人相一致，即①护理人员或者其他具有信任关系的人，对一个脆弱的老人采取的故意行为导致损害或者造成发生损害的严重风险（不管损害是否为故意）；②护理人员不能满足老人的基本需求，或者不能保护老人让其免受伤害。

因为害怕、羞耻、内疚或者认知问题，虐待老人经常被漏报。因此，鉴定虐待老人很困难。至全科医生门诊或者急诊室就诊，提供了鉴定受虐待患者的机会。不能解释的跌倒或者不常见部位的擦伤，暗示存在隐藏的虐待，应该进行彻底调查。提示虐待老人的进一步线索，包括出现发生时间不同的损伤，损伤与患者提供的病史不相符，患者与护理人员提供的病史存在矛盾，卫生状况差，营养不良和压疮等。

虐待经常可以通过无须主观评判的直接途径而被发现。美国医学联合会推荐一套关于伤害和虐待老人的常规问询，在即使是缺乏证据的情况下使用。全面地记录病史和所有的发现是必要的。

一旦老年人受到虐待被确认，干预行为由几个步骤构成，包括立即干预、长期干预和预防伤害等。在这个过程中，要牢记患者的安全和自主权之间的平衡。医疗人员常常需要协助报告已确定的虐待老人案例。与医院的社会服务部联系，往往是非常有帮助的。患者应该被告知可能的干预和提供进一步帮助的机构。

参考文献

[1] Carpenter CR, Stern ME. Emergency orthogeriatrics: Concepts and therapeutic alternatives. Emerg Med Clin North Am 2010;28:927–949.

[2] Peddi R, Morley JE. The physiology of aging. In: Meldon SW, Ma OJ, Woolard R, eds., Geriatric Emergency Medicine. New York: McGraw-Hill, 2004, pp. 4–12.

[3] Bauer J, Biolo G, Cederholm T, et al. Evidencebased recommendations for optimal dietary protein intake in older people: A position paper from the PROT-AGE Study Group. J Am Med Dir Assoc 2013;14:542–559.

[4] Kaiser MJ, Bauer JM, Ramsch C, et al. Validation of the Mini Nutritional Assessment short-form (MNA-SF): A practical tool for identification of nutritional status. J Nutr Health Aging 2009;13:782–788.

[5] Saczynski JS, Marcantonio ER, Quach L, et al. Cognitive trajectories after postoperative delirium. N Engl J Med 2012;367:30–39.

[6] Krogseth M, Wyller TB, Engedal K, et al. Delirium is an important predictor of incident dementia among elderly hip fracture patients. Dement Geriatr Cogn Disord 2011;31:63–70.

[7] Inouye SK, Westendorp RG, Saczynski JS. Delirium in elderly people. Lancet 2014;383:911–922.

[8] Cerejeira J, Firmino H, Vaz-Serra A, et al. The neuroinflammatory hypothesis of delirium. Acta Neuropathol 2010;119:737–754.

[9] Flacker JM, Cummings V, Mach JR, et al. The association of serum anticholinergic activity with delirium in elderly medical patients. Am J Geriatr Psychiatry 1998;6:31–41.

[10] Heppner HJ, Cornel S, Peter W, Philipp B, Katrin S. Infections in the elderly. Crit Care Clin 2013;29:757–774.

[11] Kommission für Krankenhaushygiene und Infektionsprävention am Robert-Koch-Institut. Empfehlungen zur Prävention und Kontrolle Katheter-assoziierter Harnwegsinfektionen. Bundesgesundheitsblatt Gesundheitsforschung Gesundheitsschutz 1999;42:806–809.

[12] Mody L, Juthani-Metha M. Urinary tract infections in older women: A clinical review. JAMA 2014;311:844–854.

[13] Ho J, Chan K, Hu W, et al. Aging impacts nasal mucociliary clearance, beat frequency, and ultrastructure of respiratory cilia. Am J Respir Crit Care Med 2001;163:983–988.

[14] Meyer K. The role of immunity in susceptibility to respiratory infection in the aging lung. Respir Physiol 2001;128:23–31.

[15] Riquelme R, Torres A, El Ebiary, et al. Communityacquired pneumonia in the elderly. Clinical and nutritional aspects. Am J Respir Crit Care 1997;156:1908–1914.

[16] Simonetti AF, Viasus D, Garcia-Vidal C, et al. Management of community-acquired pneumonia in older adults. Ther Adv Infect Dis 2014;2:3–16.

[17] Bhalla MC, Wilber ST, Stiffler KA, et al. Weakness and fatigue in older ED patients in the United States. Am J Emerg Med 2014;32:1395–1398.

[18] Hogan TM, Losmann ED, Carpenter CR, et al. Development of geriatric competencies for emergency medicine residents using an expert consensus process. Acad Emerg Med 2010;17:316–324.

[19] Samaras N, Chevalley T, Samaras D, et al. Older patients in the emergency department: A review. Ann Emerg Med 2010;56:261–269.

[20] Norman DC. Fever in the elderly. Clin Infect Dis 2000;31:148–151.

[21] Waalen J. Is older colder or colder older? J Gerontol A Biol Sci Med Sci 2011;66:487–492.

[22] Blatteis CM. Age-dependent changes in temperature regulation—A mini review. Gerontology 2012;58:289–295.

[23] Singler K, Bertsch T, Heppner HJ, et al. Diagnostic accuracy of three different methods of temperature measurement in acutely ill geriatric patients. Age Ageing 2013;42:740–746.

[24] Ahkee S, Srinath L, Ramirez J. Community-acquired pneumonia in the elderly: Association of mortality with lack of fever and leukocytosis. South Med J 1997;90:296–298.

[25] Delerme S, Ray P. Acute respiratory failure in the elderly: Diagnosis and prognosis. Age Ageing 2008;37:251–257.

[26] International Association for the Study of Pain (IASP). Definition of pain. www.iasp-pain.org (accessed 20 Dec 2014).

[27] Morrison RS, Magaziner J, McLaughlin MA, et al. The impact of post-operative pain on outcomes following hip fracture. Pain 2003;103:303–311.

[28] Shock NW, Greulich RC, Andres R, et al. Normal Human Aging: Baltimore Longitudinal Study of Aging. Baltimore, MD: NIH, 1984.

[29] Kamel HK, Phlavan M, Malekgoudarzi B, et al. Utilizing pain assessment scales increases the frequency of diagnosing pain among elderly nursing home residents. J Pain Symptom Manage 2001;21:450–455.

[30] Hilmer SN, Ford GA. General principles of pharmacology. In: Halter JB, Ouslander JG, Tinetti ME, et al., eds., Principles of Geriatric Medicine and Gerontology, 6th ed. New York: McGraw-Hill, 2009, pp. 103–123.

[31] Terrell KM, Heard K, Miller DK. Prescribing to older ED patients. Am J Emerg Med 2006;24:468–478.

[32] Blanda MP. Pharmacologic issues in geriatric emergency medicine. Emerg Med Clin North Am 2006;24:449–465.

[33] Cockcroft DW, Gault MH. Prediction of creatinine clearance from serum creatinine. Nephron 1976;16:31–41.

[34] Giné-Garriga M, Roque-Figuis M, Coll-Planas L, et al. Physical exercise interventions for improving performance-based measures of physical function in community-dwelling, frail older adults: A systemic review and meta-analysis. Arch Phys Med Rehabil 2014;95:753–769.
[35] Cooper C, Dere W, Evans W, et al. Frailty and sarcopenia: Definitions and outcome parameters. Osteoporos Int 2012;23:1839–1848.
[36] Cruz-Jentoft AJ, Landi F, Schneider SM, et al. Prevalence of and interventions for sarcopenia in ageing adults: A systemic review. Report of the International Sarcopenia Initiative (EWGSOP and IWGS). Age Ageing 2014;43:748–759.
[37] Fried LP, Tangen CM, Walston J, et al. Frailty in older adults: Evidence for a phenotype. J Gerontol A Biol Sci Med Sci 2001;56:M146–M156.
[38] Farage MA, Miller KW, Elsner P, et al. Functional and physiological characteristics of the aging skin. Aging Clin Exp Res 2008;20:195–200.
[39] Farage MA, Miller KW, Elsner P, et al. Characteristics of the aging skin. Adv Wound Care (New Rochelle) 2013;2:5–10.
[40] Grove GL. Physiologic changes in older skin. Clin Geriatr Med 1989;5:115.
[41] Farage MA, Miller KW, Elsner P, et al. Structural characteristics of the aging skin: A review. Cutan Ocul Toxicol 2007;26:343–357.
[42] Reichrath J, Lehmann B, Carlberg C, et al. Vitamins as hormones. Horm Metab Res 2007;39:71–84.
[43] MacLaughlin J, Holick MF. Aging decreased the capacity of human skin to produce vitamin D3. J Clin Invest 1985;76:1536–1538.
[44] Miniño AM. Death in the United States, 2011. NCHS Data Brief 2013;115:1–8.
[45] Sharma G, Goodwin J. Effect of aging on respiratory system physiology and immunology. Clin Interv Aging 2006;1:253–260.
[46] Lombardi I Jr, Oliveira LM, Mayer AF, et al. Evaluation of pulmonary function and quality of life in women with osteoporosis. Osteoporosis Int 2005;16:1247–1253.
[47] Kim J, Davenport P, Sapienza C. Effect of expiratory muscle strength training on elderly cough function. Arch Gerontol Geriatr 2009;48:361–366.
[48] Lowery EM, Brubaker AL, Kuhlmann E, et al. The aging lung. Clin Interv Aging 2013;8:1489–1496.
[49] Lin JT, Lane JM. Osteoporosis: A review. Clin Orthop Relat Res 2004;425:126–134.
[50] Rachner TD, Khosla S, Hofbauer LC. Osteoporosis: Now and the future. Lancet 2011;377:1276–1287.
[51] Burge R, Dawson-Hughes B, Solomon DH, Wong JB, King A, Tosteson A. Incidence and economic burden of osteoporosis-related fractures in the United States, 2005–2025. J Bone Miner Res 2007;22:465–475.
[52] Friedman SM, Mendelson DA. Epidemiology of fragility fractures. Clin Geriatr Med 2014;30:175–181.
[53] Bouxsein ML, Kaufman J, Tosi L, et al. Recommendations for optimal care of the fragility fracture patient to reduce the risk of future fracture. J Am Acad Orthop Surg 2004;12:385–395.
[54] Duque G, Troen BR. Understanding the mechanisms of senile osteoporosis: New facts for a major geriatric syndrome. J Am Geriatr Soc 2008;56:935–941.
[55] Jakob F, Seefried L, Schwab M. Age and osteoporosis: Effects of aging on osteoporosis, the diagnostics and therapy. Internist (Berl) 2014;55:755–761.
[56] Campisi J. Cancer, aging and cellular senescence. In Vivo 2000;14:183–188.
[57] Duque G. Bone and fat connection in aging bone. Curr Opin Rheumatol 2008;20:429–434.
[58] Duque G, Macoritto M, Kremer R. Vitamin D treatment of senescence accelerated mice (SAM-P/6) induces several regulators of stromal cell plasticity. Biogerontology 2004;5:421–429.
[59] Jakob F, Seefried L, Ebert R. Pathophysiology of bone metabolism. Internist (Berl) 2008;49:1159–1160, 1162, 1164.
[60] Bischoff-Ferrari HA, Shao A, Dawson-Hughes B, et al. Benefit-risk assessment of vitamin D supplementation. Osteoporosis Int 2010;21:1121–1132.
[61] Duque G, Macoritto M, Dion N, et al. 1,25 (OH)2D3 acts as a bone-forming agent in the hormone-independent senescence-accelerated mouse (SAM-P/6). Am J Physiol Endocrinol Metab 2005;288:E723–E730.
[62] National Center on Elder Abuse. Types of elder abuse in domestic settings. Available at http://www. ncea.aoa.gov/Resources/Publication/docs/fact1.pdf (accessed 15 Jul 2014).
[63] Lachs MS, Williams CS, O' Brien S, et al. The mortality of elder mistreatment. J Am Med Assoc 1998;280:428–432.
[64] Cooper C, Selwood A, Livingston G. The prevalence of elder abuse and neglect: A systematic review. Age Ageing 2008;37:151–160.
[65] WHO. The Toronto Declaration on the Global Prevention of Elder Abuse. Geneva: WHO, 2002.
[66] Bonnie R, Wallace R, eds. Elder Mistreatment: Abuse, Neglect, and Exploitation in an Aging America. Washington, DC: National Academies Press, 2002.
[67] American Medical Association. Diagnostic and Treatment Guidelines on Elder Abuse and Neglect. Chicago, IL: American Medical Association, 1992, pp. 4–37.
[68] Lachs MS, Pillemer K. Elder abuse. Lancet 2004;364:1263–1272.

3

老年患者的术前评估和治疗

Joseph A. Nicholas

简介

就像其他的老年医疗问题，术前评估和治疗实践，在很大程度上是通过将老年医学的治疗原则与从其他人群中得到的证据相整合来获取信息。关于老年手术患者的术前风险评估及管理的文献，得到充分验证的很少，关于进行紧急或者急诊手术的文献更少，例如在发生骨科创伤后的报道就比较少见。因此，现有的文献最好作为提供治疗建议的基础，然后根据老年患者独特和多变的生理性做进一步调整。

没有明确针对每一个术前临床问题的循证指南，可能会成为临床医生受挫和怀疑的来源，特别是对那些希望获得统一而详细的评估方法，以对脆性骨折患者进行术前评估和优化的临床医生而言。除了这些，一些医疗中心使用标准化的老年医学方法进行术前治疗，确实显示出在死亡率的结果、住院时间和减少并发症等方面的改善。本章重点关注国外多家医疗中心使用的策略，并且描述了老年创伤患者独特的生理因素，以及疾病状况、认知状况及功能状况等的评估，术前风险评估，术前检查和针对手术治疗的医疗流程的优化。

术前阶段的主要目标

与进行择期手术的患者相比，老年急性创伤患者的术前治疗，额外关注疼痛控制和术前血流动力学的稳定性，以及避免功能下降（表3.1）。早期手术通常是达到这些目标的最重要手段，并且术前健康评估需要将早期手术和早期活动优先于其他临床问题。基于这些原因，高效的老年骨折治疗中心执行的临床路径，强调将患者及时转送，进行手术修复，即使是在存在多种合并症或衰弱的老年患者中。在进行择期手术前，有必要对许多重要的合并症进行更加严格的术前检查及会诊，而在紧急手术治疗的情况下，不必苛求完成所有检查。

独特的生理因素

老年患者易于在围手术期出现低血压。这是心血管老化的一个可预测结果，常用的心血管药物（包括抗高血压和抗心绞痛药物），以及阿片类止痛药和其他麻醉药物，往往会使其恶化。随着时间的推移，心脏和血管经历弹性和顺应性的明显丧失，导致继发性的临床问题，包括心室充盈受损、脉压差增大、舒张期低血压和心房压力增高。即使是在静息超声心动图没有显示损害的患者中，老化的心脏也不能对失血、疼痛和血管扩张等迅速地反应。自主神经系统和心脏传导系统的老化，也导致了神经心脏保护性反射受损、体位性低血压和对容量丢失或血管扩张的代偿能力有限。术中的血压大幅度下降可能是常见且严重的，甚至出现在术前血压正常或者增高的患者中。尽管这在麻醉学文献中是众所周知的，但是可能未得到内科和外科医生的充分认识。

另外，老年患者容易出现一些相互矛盾的围手

表3.1 术前主要的目标

血流动力学稳定
疼痛控制
术前风险评估
即时的术前优化

术期并发症，包括失血过多与栓塞，躁动性谵妄与嗜睡。尽管不是本章的重点，最初的术前计划对于减少这些常见并发症的发生是很重要的。将在第7章对术后并发症进行进一步讨论。

许多发生脆性骨折的患者具有多器官老化和疾病相关损害，这些情况产生了生理储备降低的普遍状态。这个概念可以作为一种首要的模式，用于解释出现在老年患者中的并发症的多样性，同样用于强化，将应激（包括血容量减少）、制动和疼痛等减少到最低程度的一般策略的核心作用。

术前风险评估

除垂危的患者外，手术修复骨折的获益（止血、疼痛控制、早期活动），对所有患者来说，将超过麻醉和手术相关的风险。这是因为先进的麻醉和手术技术，以及非手术治疗的髋部骨折患者将出现过多的并发症和过高的死亡率。术前评估的一个主要目的是预测不良手术结果的风险，包括心血管并发症、中风和死亡等。患者的特定风险可以通过仔细而有限地使用术前风险计算工具进行粗略判断。

风险计算工具

Nottingham髋部骨折评分是得到最充分验证的工具， 用于预测髋部骨折人群30天和更长期的结果，整合了对合并症负担、功能状态（居住类型）、意识状态（简易智力评分）和关键人口因素（年龄、性别）等的评估。一些要素（制度化、简易智力测试评分）不能被普遍统一地用于不同的国际环境中，但是仍然可以近似地估计术前风险和短期结果（表3.2）。

其他一些计算工具，被开发用于尝试对手术患者中的严重并发症提供合理预测；在接受骨科紧急手术治疗的老年患者中，这些工具尚未被验证。最近在美国心脏病学会/美国心脏协会（American College of Cardiology/American Heart Association，ACC/AHA）指南中进行了3个计算工具的评估，包括改良心脏风险指数（Revised Cardiac Risk Index，RCRI）、心肌梗死或心脏停搏（Myocardial Infarction or Cardiac Arrest，MICA）计算工具和美国外科医生学会全国外科质量改进项目（American College of Surgeons' National Surgical Quality Improvement Project，ACS NSQIP）风险计算工具（表3.3）。每一项计算工具都存在优缺点；其中RCRI最为常用，并且被纳入老年髋部骨折患者的研究中。尽管在初步研究中，MICA和NSQIP计算工具要优于RCRI，但是没有得到单中心组别研究之外的很好验证。虽然3个评估工具都试图描述手术特异性风险及检测并发症，MICA和NSQIP也包含了对功能状态的大体估量。标准的RCRI可以通过删除糖尿病标准和使用肾小球滤过率小于30mL/min替代原来的肌苷标准（血清肌酐大于2mg/dL），进行改进。鉴于这些因素，3个评估工具中的任何一个都可能给出一个合理的风险预测，从而可以基于患者的具体病程和生理储备对风险做进一步的调整。

表3.2 Nottingham 髋部骨折评分

变量	数值	分值
年龄（岁）	66~85	3
	≥86	4
性别	男性	1
入院时的血红蛋白	＜10g/dL	1
迷你精神测试评分	＜6/10	1
居住在社会福利机构	是	1
并发症数量	≥2	1
恶性疾病	有	1

生物标记物

生物标记物（B型尿钠肽和肌钙蛋白）升高的患者显示出围手术期并发症和死亡率显著增高的风险，但是在这种情况下使用这些检测的最佳方式尚不明确。没有证据显示针对这些标记物的治疗是有帮助的，并且存在延误手术的风险，或者可能对血流动力学和凝血功能不稳定的患者进行有害的干预（急性利尿、预防栓塞治疗）。因此需要进行进一步的前瞻性研究。

表3.3　风险评估计算工具

计算工具	预测因素	优点	缺点
RCRI	CAD病史 CHF病史 TIA/CVA病史 糖尿病 CKD（肌苷＞2g/dL） 高风险手术（胸腔内、腹腔内 腹股沟以上血管） ≤2个预测因子，6.6%的围手术期事件发生率 ≥3个预测因子，11%的围手术期事件发生率	在髋部骨折人群中得到验证 简便	未纳入功能状态 不包括手术特异性风险
MICA	年龄 CKD（肌苷＞1.5g/dL） ASA分级 术前功能状态 手术	包括功能状态 包括手术特异性风险 可用的简单线上计算工具 可能优于RCRI	未在多个人群中得到验证 未在紧急手术中得到验证
ACS NSQIP	多种患者和手术特异性因素	最全面的评估	大部分复杂低效 在最初的研究组别以外，未得到广泛验证

注释：ACS NSQIP：美国外科医生协会全国外科质量改进项目风险计算工具；ASA：美国麻醉医生学会；CAD：冠心病；CHF：充血性心力衰竭；CKD：慢性肾病；CVA：脑血管意外；MICA：心肌梗死或心跳停搏计算工具；RCRI：改良心脏风险指数；TIA：短暂性脑缺血发作

表3.4　Barthel日常生活能力指数

活动	评分（反应范围），最大评分20分
大便	0~2分（失禁–完全控制）
小便	0~2分（失禁–完全控制）
梳洗	0~1分（需要帮助–独立）
使用卫生间	0~2分（独立–不独立）
进食	0~2分（独立–不独立）
变换体位	0~3分（不能–独立）
活动能力	0~3分（活动–独立活动不需要辅助）
穿衣	0~2分（依赖–独立）
上下楼	0~2分（不能–独立）
洗澡	0~1分（依赖–独立）

其他重要预后的评估

除了历来强调使用并发症评分来预测手术风险外，人们越来越多地认识到，其他的评估也可能在正确分类患者和结果预测中起到重要作用。这些评估侧重于功能状态、认知、运动能力和营养状况等，具有显著的预测能力，并且可以在一些情况（如营养）下促进有益的干预。在老年医学中，早已认识到可以通过对功能和认知损害的评估，进行疗效的预测（包括死亡率），并且对功能和认知的评测已经开始被纳入一些术前风险评估中。

功能评估

通常是通过日常生活活动（Activities of Daily Living，ADL）评分（例如Barthel Index）（表3.4）对功能独立性进行评估，但是这些细节超出了本章的范围。Parker活动能力评分是一项对功能的简单评测，来源于髋部骨折的情况下，并在其中得到验证，而且在多种条件下得到评估，被用于对多种重要结果的预测，包括死亡率和术后独立生活能力（表3.5）。

认知评价

认知损害与功能依赖和不良反应显著相关，并且其自身往往就是围手术期风险增高和术后丧失自理能力的标志。既往存在痴呆诊断的患者，在受伤后6个月具有显著增高的死亡风险。对于既往没有诊断为痴呆的患者，由于谵妄的患病率较高，要在术前对痴呆进行诊断性评估往往是不可能的。在这些情况下，病史特征常常能够提示存在可能的认知能力损害；使用电话、处理财务和药物治疗的自我管理等方面的能力受损，与潜在的痴呆密切关联。

表3.5 新型活动能力量表（Parker活动能力量表）

活动能力	没有困难	使用工具	需要辅助	不能
在室内到处走动	3	2	1	0
在室外到处走动	3	2	1	0
能够购物	3	2	1	0

新的活动能力总分	1年死亡率
<5	51%
≥5	20%

运动能力

运动能力被用作功能状态和生理储备的一项代表，并且被纳入ACC/AHA指南，通过使用4项任务的代谢当量（Metabolic Equivalents of Task，METs）的阈值，以辨别高风险与低风险患者。能够达到这个阈值的日常活动，包括走上一段楼梯，走上一座小山，在平地上行走的速度至少达到6.4km/h，或者进行繁重的家务工作（擦地板，移动沉重的家具）。对于进行择期手术的患者，这些指南提示，能够进行这种程度的体力活动的患者，不要求进行另外的术前心血管功能检测。

营养状态

营养不良多发于髋部骨折患者，并且由低体重指数、低血清蛋白或显著的体重意外减轻等所提示。营养不良与围手术期和术后疗效不佳直接相关，并且能够进一步影响老年患者的预后。用于鉴别体重减轻患者的简单病史评估方法及常规的白蛋白测试，均可以纳入术前评价的实践中。

术前检查

想要缩短术前准备时间，将疼痛和谵妄减少到最低程度，除了由内科医生、手术医生和麻醉医生组成的团队的临床评估，以及基本的血清和血液学检验及心电图外，标准的术前评估应该仅包括必要的影像学检查。观察性研究提示，通过强调骨折X线片、血红蛋白水平和血小板计数、血清电解质和肾功能及静息心电图的治疗方案，可以获得优异的围手术期疗效（表3.6）。用于确定代谢性骨病的诱发因素（钙和磷、甲状旁腺素、甲状腺素、维生素D水平）或帮助识别营养不良（白蛋白水平）的研究，也可以在术前获得，尽管这些检查结果在手术固定骨折之前不是必需的。针对脆性骨折患者的指令化操作及治疗方案，有助于提高术前检查阶段的效率，并且有助于尽量减少治疗中不恰当的变动。

除了临床评估依然是术前评估的基础外，还应关注血容量的评估及快速诊断少量可能导致手术延误的活动性疾病，包括急性肺水肿、急性冠状动脉综合征、败血症、不稳定型心率失常，或急性卒中等。

对于大多数脆性骨折患者，进一步的检查没有显示出效果，例如超声心动图、无创心血管负荷测试，或者术前延长的心律监测等。回顾性研究提示，常规的详细心血管检查，包括常规的超声心动图，导致明显的手术延迟，而在治疗中没有任何重要的临床改变。另外，术前治疗团队应该小心避免对其他稳定的合并症进行术前检查（如慢性肾功能衰竭、慢性稳定型冠心病和慢性神经功能不全）；在骨折固定手术以前，更加详细的检查和会诊，没有显示出优势。其他具有不明确的术前影像的常规检查，包括常规尿液分析、胸片和生物标记物化验（B型尿钠肽和肌钙蛋白）。在老年患者（特别是女性）中，无症状细菌携带者的发病率较高，不恰当地使用抗生素治疗会引起并发症，并且生物标记物的水平异常可能会导致低血压、出血和手术延期。除非有更好的前瞻性数据支持在老年脆弱患者中对这些生物标记物进行常规检验，否则在这种情况下，这些标记物的检验应该仅用于有症状的患者。

术前治疗

除了临床评估和风险分级外，术前优化通常要求少量干预以尽量减少手术延误和术中低血压。

表3.6 基本的术前检查

血细胞计数（血红蛋白、红细胞比容、血小板计数）
血清电解质
肾功能
静息心电图
骨折X线片
骨代谢检查（维生素D、钙、磷、甲状旁腺素、甲状腺检查）

恢复血容量

大部分老年股骨骨折患者发生急性血容量减少，这是可预测的结果，在骨折术前检查期间，由骨折部位出血及饮食摄入减少所导致。在许多老年患者中，通常认为与容量超负荷相关的征象（颈静脉压升高、外周性水肿）是非特异性的表现，并且在大部分老年急性骨折患者中，即使出现这些征象，也不应该限制初期的容量恢复。另外，在老年患者中见到的严重术中低血压，是神经心血管不稳定（Neurocardiovascular Instability，NCVI）及麻醉和镇痛药引起的血管舒张的结果，足够的容量恢复，可能有助于减轻这样的术中低血压。在容量恢复以前的最初血红蛋白评估，会明显低估贫血的程度，并且在骨折复位之前，会继续失血。抗血栓和抗凝药物会加重急性失血，在老年患者中，这些药物中的许多都具有延长出血时间的效果。

大多数已发表的综述支持在没有急性肺水肿的显著临床特征的患者中，尽可能早地开始静脉补充等渗液。基于对围手术期中的进一步失血的预计，老年骨折治疗中心通常报道的术前血红蛋白的目标为10mg/dL。

通常，处理输液过多所致肺水肿引起的结果，较处理容量不足（低血压、脑卒中、肾功能衰竭）所致的结果更容易。因此，应在术前治疗中常规使用静脉补液。

疼痛控制

急性疼痛的控制是脆性骨折患者术前处理的另一个关键部分。疼痛控制不足与肾上腺素能亢进和心肌耗氧增加相关，而且可能是许多术前并发症的诱因，包括谵妄、快速型心律失常和心肌梗死等。

疼痛控制有助于早期手术固定与术后并发症改善。在术前阶段，大部分已发表的治疗方案，是通过静脉使用标准剂量的阿片制剂来获得足够的疼痛控制。当对老年患者使用调整剂量后，硫酸吗啡、氢吗啡酮和氧可酮等都显示出有效性和安全性。另外，关于股神经和其他局部神经阻滞的安全性和有效性的文献不断增加，特别是在B超引导下安全性更加有保障。成功的股神经阻滞可以更快地产生镇痛效果，并且在阻滞起效期间，可减少阿片制剂的使用。在老年患者中，静脉使用对乙酰氨基酚未得到深入研究，但预计也有助于镇痛，尽管在许多机构中，其使用可能因费用而受限。

药物管理

在术前和围手术期优化中，老年人长期用药的管理是问题最多和最精细的部分之一。在急性骨折的情况下，应该评价每一种药物潜在的疗效和损害，并且就一些抗凝剂、拮抗剂和必需药物而言，应该评价持续用药或突然停药的风险。

抗高血压药物

老年骨折患者具有围手术期低血压的风险，导致常规持续使用降压药在这种情况下是特别危险的。除了β受体阻滞剂和可乐定以外，突然停用大部分常规使用的降压药，没有太大风险。

β受体阻滞剂

围手术期使用β受体阻滞剂的建议，在过去10年经历了显著的改变。大部分ACC/AHA和欧洲心血管学会（European Society of Cardiology，ESC）近期的指南，不再推荐围手术期患者使用β受体阻滞剂。后续的研究不能证实β受体阻滞剂有益于非血管手术。同样，一个大型随机对照试验显示，使用β受体阻滞剂的危害（低血压和脑卒中）超过其对心肌缺血的预防作用。另外，一系列支持在择期非心血管手术中静脉滴注β受体阻滞剂的文献，因为可信度被撤稿。老年骨折患者最适用的推荐为：可以继续使用β受体阻滞剂治疗，并且避免在围手术期加用β受体阻滞剂治疗。围手术期低血压患者可能仍需减小β受体阻滞剂的剂量。

血管紧张素转换酶抑制剂/受体拮抗剂（Angiotensin Converting Enzyme Inhibitors/Receptor Blockers，ACEI/ARB）

众所周知，ACEI/ARB在围手术期会导致低血压和急性肾功能损害，也会在血流动力学不稳定的患者中诱发肾功能损害。在进行择期手术的稳定患者中，ACC/AHA和ESC指南均支持继续使用或者停止使用ACEI/ARB，取决于患者特异性风险和密切观测血压的能力及肾功能。在典型的脆性骨折患者中，低血压和肾功能衰竭的风险增高，在围手术期常规停用ACEI/ARB是合理的。

他汀类药物

ACC/AHA及ESC指南均支持已经使用他汀类药物的患者继续使用。没有证据支持进行紧急非血管手术的患者突然开始使用他汀类药物。

钙通道抑制剂

非二氢吡啶类（例如，维拉帕米和地尔硫䓬）与二氢吡啶类钙离子通道阻滞剂（例如，氨氯地平和非洛地平）的差别是很重要的，因为前者通常具有控制慢性或阵发性心动过速的心率的作用。维拉帕米或地尔硫䓬的突然停用应该与低血压的风险相权衡。二氢吡啶类药物并不能在临床中产生显著的心率控制作用，但是停药产生的围手术期心动过速的风险较低。

利尿剂

由于对急性骨折患者血容量减少的考虑，通常在围手术期停止使用所有的利尿剂。

非心血管药物

为了避免围手术期显著的低血糖，通常在术前停用口服降糖药。长期使用胰岛素的患者应该减少胰岛素的常用剂量。在病情多变的围手术期，使用短效胰岛素和密切监测血糖变化是最安全的途径。尽管一旦发生过度镇静或者其他副作用，需要考虑减少剂量或者暂时停药，但是长期使用精神类药物的患者通常需要继续使用。对于长期使用阿片类或苯二氮䓬类药物治疗的患者，突然停药存在出现脱瘾症状的风险，如果患者在围手术期不能口服药物，使用非肠道用药替代可能是必要的。长期使用阿片类药物治疗的患者可能应该加大阿片类药物的剂量，以克服药物耐受，取得有效的疼痛缓解。总之，在围手术期多变的环境中，需对患者进行常规的急性药物毒性及长期用药并发症的监测。

术前抗凝剂与抗血栓药物的管理

老年骨折患者发生血栓和围手术期过度失血的风险均增高。另外，许多脆性骨折患者长期使用抗血栓和抗凝药物治疗不同的疾病，包括冠心病、脑血管病、外周动脉疾病、房颤和心脏瓣膜病。在围手术期的情况下，管理抗凝药物既是科学又是艺术，并且使用和停用抗凝剂的影响都需要严密监测，直到患者完全康复。在术前环境中，几乎所有的抗凝和抗血栓药物都应该被停用或者拮抗其作用，此类药物的重新使用，取决于是否能充分止血并且能预防血栓形成。

长期抗血栓治疗的管理

对长期接受抗血栓治疗的患者而言，没有针对阿司匹林或二磷酸腺苷（Adenosine Diphosphate，ADP）受体阻滞剂（氯吡格雷、普拉格雷、噻氯匹定）的有效的拮抗剂，并且它们的抗血小板作用能持续5~10天，取决于药物和患者。除了担心临床上明显的出血与更强的ADP受体阻滞剂作用外，回顾性研究未能显示在接受紧急手术的患者中明显增加出血性的并发症。大部分高效的骨折治疗中心，在术前停用阿司匹林和其他抗血小板制剂，并在24h以内进行手术。

长期使用华法林治疗的管理

长期使用维生素K拮抗剂（Vitamin K Antagonist，VKA）治疗（例如华法林和香豆素）的患者，应该考虑紧急拮抗抗凝作用，即通过遏止骨折相关失血来促进血流动力学稳定，又允许尽可能安全地进行手术复位。通常不推荐将手术延迟至抗凝剂作用自然消失，主要是因为VKA在老年患者中的半衰期特别长。拮抗的选择包括使用维生素K和凝血因子。

维生素K治疗（2.5~5.0mg口服或者静脉推注）在6~12h内起效，并且如果在那个时间范围不能进行手术修复，可能所有的拮抗治疗方法均应采用。口服维生素K具有通过肝肠循环到达其在肝脏的效应部位的优势；静脉注射维生素K也可以快速到达肝脏以合成凝血因子。维生素K的拮抗作用比血浆源性因子替代治疗的持续时间长；这将进一步限制术后出血，但是可能会为术后恢复使用VKA进行完全抗凝治疗带来更多的问题。

输注血浆的优势是具有更加紧急的拮抗作用，并且通常能在数小时内逆转VKA的抗凝作用。血浆量的要求取决于抗凝的程度和患者的体积，但是其效果能够可靠地由国际标准化比值（International Normalized Ratio，INR）监测来决定，并且在大多数患者中，大概能够将INR减少至1.6。输注血浆的风险包括在血容量过多的患者中引起容量过载，以及对血浆的不良反应。

凝血酶原复合体浓缩物（Prothrombin Complex Concentrate，PCC）是多种血浆源性因子（Ⅱ、Ⅶ、Ⅸ、Ⅹ、蛋白C和蛋白S）的复合物，因而是一种高效而集中的快速拮抗抗凝作用的手段。费用限制了其更加广泛和常规的使用，通常用于对严重凝血功能障碍进行紧急拮抗治疗。

处于围手术期动脉和静脉栓塞高风险之中的患者（机械瓣膜、心内血栓和高凝血症），适合在术后接受“桥接治疗”；使用普通肝素（Unfractionated Heparins，UFH）或者低分子肝素（Low-Molecular Weight Heparins，LMWH），取得快速抗凝作用，直到可以继续安全地使用口服抗凝剂。基于术后止血和稳定性，桥接治疗的剂量和时机应该个体化；血液学专家和心血管病专家会诊可以在术前阶段帮助制订计划。

非维生素K拮抗剂口服抗凝药物的管理

非维生素K拮抗剂口服抗凝药物（Non-Vitamin K Oral Anticoagulants，NOACs）的发展，使骨折患者的术前管理进一步复杂化，特别是针对目前缺乏有效的拮抗剂和监测，以及此类药物在老年患者中的半衰期不同。在慢性或者短暂性肾功能损害的患者中，直接的凝血酶抑制剂（达比加群）和Xa因子抑制剂（例如利伐沙班、阿哌沙班和依度沙班）的清除率不相同；对达比加群来说，这是一个尤为特别的问题，因为其具有较高的肾脏排泄率。血液透析（针对达比加群）和PCC治疗（针对所有抗凝药物）可能部分有效，但不能可靠地在短期内对抗凝剂产生完全的逆转作用。大部分患者需要至少48h的手术延迟，以使手术干预相对安全。为了得到个体化的安全手术时机，请血液学专家会诊通常是必要的。

预防深静脉血栓形成

对于手术修复将在12h以上才能进行的血流动力学稳定的患者中，使用UFH或者LMWH开始预防深静脉血栓形成是合理的，特别是如果无法较好地承受非药物治疗时。常规的剂量包括：依诺肝素40mg/24h（如果有肾功能损害，需进一步调整），UFH 5000U/8~12h或者达替肝素 5000U/24h。皮下剂量的UFH和LMWH不应该在术前12h以内给药，以保证药物在手术修复前被充分清除。一定要考虑到，由于肾脏损害和去脂体重减少，老年患者在使用预防剂量的LMWH时，血浆内的抗凝剂会达到非常高的水平。

其他术前问题

有许多影响术后疗效的常见围手术期并发症；其中许多并发症在术后阶段进一步发展或需要干预。与对常见老年综合征有经验的全科医疗人员合作管理，对优化疗效是必要的。一些在术前出现的并发症在这里进行介绍。

谵妄

谵妄是精神状态的一种急性和消长的改变，以注意力缺失为标志，并且常被狂躁不安、嗜睡和思维瓦解所复杂化。常见于住院治疗的老年患者，特别是在具有潜在认知障碍（包括痴呆）的患者中。谵妄可能被潜在的疾病所诱发（表3.7），总是应该找出这些疾病。在术前状况下，应该特别考虑到尚未控制的疼痛，特别是在没有其他明显诱因的患者中。开始的治疗尝试应该包括治疗潜在的疾病，优化疼痛管理和尝试非药物支持，例如复查、减少过度的刺激、恢复戴眼镜和助听器。在大多数患者中，对严重的躁动或者焦虑，可以安全地使用小剂量的氟哌啶醇（0.5mg 静脉推注或者口服）。谵妄不是手术的禁忌证；骨折复位和固定对于促进消除谵妄可能是必要的。

尿潴留

尿潴留可能由一些影响因素造成，包括疼痛、谵妄和前列腺增生等，并且是阿片类药物的一个常

表3.7 谵妄的常见诱因

疼痛
药物毒性（抗胆碱能类、苯二氮䓬类）
戒断状态（酒精、违禁药物和处方药）
代谢异常（高钠血症、高钙血症、肾功能衰竭、缺氧）
尿潴留
严重便秘
感染（尿路、肺部）
感官丧失（听觉丧失和视觉丧失）

见副作用。床旁体格检查和膀胱扫描可辅助诊断。留置导尿管会带来风险，包括感染、尿道出血和谵妄等，应该被谨慎使用。

多重用药

对于多数老年患者面对的众多相互矛盾的急性和慢性疾病，多重用药及其效果可以被视为一项独特的临床问题。多重用药与谵妄、功能减退和手术效果不佳等相关。除了避免耐受性较差的药物种类（抗胆碱能药物、苯二氮䓬类），减少其他药物的数量和剂量可能有助于优化疗效。

个体化治疗

本章大体描述了在术前情况下所遇到的最常见临床问题及处理方法，但是几乎对于所有老年患者的临床管理，均要求关注每个患者独特的治疗目标、生理和对治疗的反应等。骨质疏松性骨折常发生于老年人生命的最后阶段，因此同样有必要在这种情况下确认其他出现的退变性疾病（例如痴呆和晚期心肌病）。对于具有相似骨折的患者，治疗的目标相差巨大，取决于患者的功能潜力、预期寿命和个人价值观。为了每一个患者都获得理想的治疗结果，通常要求除了医疗、手术和麻醉团队之间的重要沟通外，还需要与护理和社会工作者进行跨学科的交流，以及与患者及他们的家庭进行沟通。

总结

老年骨折患者的术前治疗对于手术和术后功能恢复是必要的。强调维持血容量、疼痛控制和早期手术治疗，同时避免医源性损害疾病的治疗，可以通过使用老年医学原则来更好地实现。

参考文献

[1] Ellis Folbert EC, Smit RS, van der Velde D, et al. Geriatric fracture center: A multidisciplinary approach for older patients with hip fracture improved quality of clinical care and short term outcomes. Geriatr Orthop Surg Rehabil 2012;3:259–267.

[2] Fisher AA, Davis MW, Rubenach SE, et al. Outcomes for older patients with hip fractures: The impact of orthopedic and geriatric medicine cocare. J Orthop Trauma 2006;20(3):172–180.

[3] Friedman SM, Mendelson DA, Bingham KW, et al. Impact of a comanaged geriatric fracture center on short-term hip fracture outcomes. Arch Intern Med 2009;169(18):1712–1717.

[4] Alecu C, Cuignet-Royer E, Mertes PM, et al. Preexisting arterial stiffness can predict hypotension during induction of anaesthesia in the elderly. Br J Anaesth 2010;105(5):585–588.

[5] Cheitlin MD. Cardiovascular physiology – changes with aging. Am J Geriatr Cardiol 2003;12(1):9–13.

[6] Buchner DM, Wagner EH. Preventing frail health. Clin Geriatr Med 1992;8(1):1–17.

[7] Maxwell MJ, Moran CG, Moppett IK. Development and validation of a preoperative scoring system to predict 30 day mortality in patients undergoing hip fracture surgery. Br J Anaesth 2008;101(4):511–517.

[8] Lee TH, Marcantonio ER, Mangione CM, et al. Derivation and prospective validation of a simple index for prediction of cardiac risk of major noncardiac surgery. Circulation 1999;100:1043–1049.

[9] Gupta PK, Gupta H, Sundaram A, et al. Development and validation of a risk calculator for prediction of cardiac risk after surgery. Circulation 2011;124:381–387.

[10] Bilimoria KY, Liu Y, Paruch JL, et al. Development and evaluation of the universal ACS NSQIP surgical risk calculator: A decision aid and informed consent tool for patients and surgeons. Journal of the American College of Surgeons 2013;217(5):833–842.

[11] Davis C, Tait G, Carroll J, et al. The Revised Cardiac Risk Index in the new millennium: A single-center prospective cohort re-evaluation of the original variables in 9,519 consecutive elective surgical patients. Can J Anaesth 2013;60:855–863.

[12] Karthikeyan G, Moncur RA, Levine O, et al. Is a pre-operative brain natriuretic peptide or N-terminal pro-B-type natriuretic peptide measurement an independent predictor of adverse cardiovascular outcomes within 30 days of noncardiac surgery? A systematic review and metaanalysis of observational studies. J Am Coll Cardiol 2009;54:1599–1606.

[13] Chong CP, Lam QT, Ryan JE, et al. Incidence of post operative troponin I rises and 1-year mortality after emergency orthopedic surgery in older patients. Age Ageing 2009;38(2):168–174.

[14] Penrod JD, Litke MA, Hawkes WG, et al. Heterogeneity in hip fracture patients: Age, functional status and comorbidity. J Am Geriatr Soc 2007;55(3):407–413.

[15] Mahoney F, Barthel D. Functional evaluation: The Barthel index. Md Med J 1965;14:61–65.

[16] Parker MJ, Palmer CR. A new mobility score for predicting mortality after hip fracture. J Bone Joint Surg 1993;75-B:797–798.

[17] Kristensen MT, Foss NB, Ekdahl C, Kehlet H. Prefracture functional level evaluated by the New Mobility Score predicts in-hospital outcome after hip fracture surgery. Acta Orthop 2010;81(3):296–302.

[18] Seitz, DP, Adunuri N, Gill SG, et al. Prevalence of dementia and cognitive impairment among older adults with hip fractures. J Am Med Dir Assoc 2011;12(8):556–564.

[19] Cromwell DA, Eagar K, Poulos RG. The performance of instrumental activity of daily living scale in screening for cognitive impairment in elderly community residents. J Clin Epidemiol 2003;56(2):131–137.

[20] Lumbers M, New SA, Givson S, et al. Nutritional status in elderly female hip fracture patients: Comparison with an age-match home living group attending day centers. Br J Nutr 2001;85:733–740.
[21] Chow WB, Rosenthal RA, Merkow RP, et al. Optimal preoperative assessment of the geriatric patient: A best practices guideline from the American College of Surgeons national Surgical Quality Improvement Program and the American Geriatrics Society. J Am Coll Surg 2012;215(4):453–466.
[22] Friedman SM, Mendelson DA, Bingham KW, et al. Impact of a comanaged geriatric fracture center on short-term hip fracture outcomes. Arch Intern Med 2009;169(18):1712–1717.
[23] Friedman SM, Mendelson DA, Kates SL, et al. Geriatric co-management of proximal femur fractures. J Am Geriatr Soc 2008;56:1349–1356.
[24] Ricci WM, Della Rocca GJ, Combs C, Borelli J. The medical and economic impact of preoperative cardiac testing in elderly patients with hip fractures. Injury 2007;38:S39–42.
[25] O' hEireamhoin S, Beyer T, Ahmed M, Mullhall KJ. The role of preoperative cardiac testing in emergency hip surgery. J Trauma 2011;71(5):1345–1347.
[26] Nicholas JA. Preoperative optimization and risk assessment. Clin Geriatr Med 2014;30:207–218.
[27] Brener S. Nerve Blocks for Pain Management in Patients with Hip Fractures: A Rapid Review. Toronto, ON: Health Quality Ontario, 2013.
[28] Devereauz PJ, Yang H, Usef S, et al. Effects of extended-release metoprolol succinate in patients undergoing non-cardiac surgery (POISE) trial: A randomized controlled trial. Lancet 2008;371(9627):1839–1847.
[29] Notice of Concern. J Am Coll Cardiol. 2012;60(25):2696–2697.
[30] Cittanova ML, Zubicki A, Savo C, et al. The chronic inhibition of angiotensin-converting enzyme impairs post operative renal function. Anesth Analg 2001;93:1111–1115.
[31] Arora P, Rajagopalam S, Ranjan R, et al. Preoperative use of angiotensin-converting enzyme inhibitors/angiotensin receptor blockers is associated with increased risk for acute kidney injury and cardiovascular surgery. Clin J Am Soc Nephrol 2008;3(5):1266–1273.
[32] Onuigbo MA. Reno-prevention vs. reno-protection: A critical re-appraisal of the evidence-base from the large RAAS blockade trials after ONTARGET–a call for more circumspection. QJM 2009;102(3):155–167.
[33] Douketis JD, Spyropoulos AC, Spencer FA, et al. Perioperative management of antithrombotic therapy: Antithrombotic Therapy and Prevention of Thrombosis, 9th ed: American College of Chest Physicians Evidence-Based Clinical Practice Guidelines. Chest 2012;141(4):1129.
[34] Nydick JD, Farrell ED, Marcantonio AJ, et al. The use of clopidogrel (Plavix) in patients undergoing nonelective orthopedic surgery. J Orthop Trauma 2010;24(6):383–386.
[35] Gleason LJ, Mendelson DA, Kates SL, Friedman SM. Anticoagulation management in individuals with hip fracture. J Am Geriatr Soc 2014;61(1):159–164.
[36] Rashidi A, Tahhan HR. Fresh frozen plasma dosing for warfarin reversal: A practical formula. Mayo Clin Proc 2013;88:244–250.
[37] Frumkin K. Rapid reversal of warfarin-associated hemorrhage in the emergency room by prothrombin complex concentrates. Ann Emerg Med 2013;62(6):616–626.
[38] Lazo-Langner A, Lang ES, Douketis JD. Clinical review: Clinical management of new oral anticoagulants: A structured review with emphasis on the reversal of bleeding complications. Crit Care 2013;17:230.
[39] Yngve FY, Francis CW, Johanson NA. Prevention of VTE in orthopedic surgery patients: American College of Chest Physicians Evidence Based Practice Guidelines. Chest 2012;141(2 Suppl):e278S–325S.

4

老年患者的骨科——老年病学团队治疗模式

Richard D. Southgate，Stephen L. Kates

简介

髋部骨折是世界范围内的严重公共卫生问题。据估计，美国每年有330 000例髋部骨折。年龄是一个主要的危险因素，85岁以上人群发生髋部骨折的风险是最高的。由于这个年龄组是人口增长最快的部分，在下一个十年，髋部骨折的发病率必将增高。

髋部骨折不仅普遍，还伴随发病率很高的并发症，并且研究一致报道了3%的院内死亡率和21%~23%的1年死亡率。在早期治疗后存活的患者中，普遍存在长期功能障碍。一半的患者不能恢复他们骨折前的活动水平，并且这些患者中的25%不能独立生活，将需要长期的养老院照护。

老年髋部骨折患者常常有一些影响治疗效果的合并症，但是几乎所有的老年髋部骨折均需要手术治疗。内科医生更擅长治疗患者的合并症，同时老年病学医生对于治疗伴随复杂合并症的髋部骨折患者更为专业。除了疾病问题外，在同一个患者中同时使用超过6种不同药物的情况下，老年病学医生还擅长处理多重用药。多重用药普遍存在于老年髋部骨折人群中。多重用药常常导致药物之间的相互作用，将在围手术期和更长的时期进一步影响老年髋部骨折患者。

髋部骨折的不同治疗模式

Giusti等很好地总结了5种不同的髋部骨折治疗模式。包括传统医疗模式、会诊团队模式、跨学科治疗/临床路径模式、老年病学医生主导骨折治疗的模式和老年病学医生共同管理治疗的模式等。

在传统医疗模式下，患者被收入骨科病房，由一个骨科医生负责治疗。关于合并症和并发症的问题，通过会诊进行处理。在患者住院期间，最终可能会接受不同专业医生的治疗。早期康复在骨科病房进行，住院时间长达2周。出院后，患者被送至家中、专业护理机构（Skilled Nursing Facility，SNF）或者无大量持续治疗的急性康复机构。出院时机和转送目的地主要依赖于患者接受治疗的医疗系统和国家。

会诊团队模式是传统模式的一种变化形式。在这种模式中，患者被收入骨科病房，但是同时会诊的医生也常规查看患者，在术后治疗阶段将更频繁地进行会诊。

关于跨学科治疗/临床路径模式，有一些不同的描述。然而，这种治疗类型在管理患者时缺乏“单独的真正领导”。一些不同专业的医疗专家同时参与到患者的治疗中，对患者不同方面的情况负责。

在老年病学医生主导的骨折治疗模式中，患者被收入老年病学病房，由一个骨科医生作为治疗顾问。收治患者的老年病学医生协调手术时机、治疗过程、辅助检查和出院计划等。同时，骨科手术医生作为会诊医生，进行手术治疗和间断随访患者，直到切口完全愈合。

髋部骨折的联合管理模式亦被称为Rochester治疗模式。在这种模式中，从专业上来说，患者被收入骨科手术病房，但是由骨科医生和老年病学医生共同管理，意味着患者每天都由两个团队进行查房。这一章将重点关注被开发用于治疗髋部骨折患者的Rochester联合管理模式。

骨科–老年病学的联合管理

鉴于在老年髋部骨折患者中，具有合并症较多和疗效不佳的趋势，需要老年病学医生的参与，以协助治疗。这种类型的治疗是指骨科–老年病学的联合治疗，于20世纪50年代，首先在英国使用，但是直到现在都没有在美国得到广泛采纳。研究显示联合治疗减少了院内并发症，缩短了住院时间，减少了再入院率，降低了死亡率，减少了住院费用，并且出院时需要的护理级别降低，以及取得了更好的术后功能。采用骨科–老年病学联合治疗模式的患者对医务人员均产生了更高的满意度。这些因素为骨科–老年病学共同管理模式与精益企业原则相结合的综合项目的发展，提供了一种改进的医疗模式。

Rochester治疗模式的历史

用于老年髋部骨折共同管理的Rochester治疗模式，已经发展了超过20年。Rochester治疗模式起始于"精益企业模式"。"精益企业模式"已被成功地应用于企业中，但是极少被应用在医疗上。

Rochester治疗模式产生于高地医院。高地医院是纽约西部的一家大型教学机构附属的社区医院。一个开始于2004年的正式机构，被称作老年骨折治疗中心（Geriatric Fracture Center，GFC）。自成立以来，GFC成为该地区老年髋部骨折和老年人群中的其他骨折的三级转诊中心。随着时间的推移，这个机构不断发展成熟，据估计，美国、欧洲、拉丁美洲及亚洲的300所医院采用了这种机构模式。

精益企业原则的历史

Rochester治疗模式使用了精益企业原则。在20世纪50年代，W. Edwards Deming、Taiichi Ohno、Eiji Toyoda和Kiichiro Toyoda等在日本制订了精益企业原则。Deming 是美军的顾问，与丰田家族一起工作，丰田家族是拥有丰田汽车公司的企业家。这种合作的目的是使用有限的资源、更少的生产空间、更短的周转时间和更高的质量来生产汽车。Deming博士执行计划–执行–检查–改进（Plan–do–check–act，PDCA）循环。这项措施减少了生产缺陷，并且减少了浪费。当被应用于汽车生产单元时，PDCA循环进一步提高了Henry Ford在20世纪早期创造的量化生产模式。最终的结果是日本汽车制造业的惊人崛起。在2008年，丰田汽车公司最终取代通用汽车公司，成为世界上最大的汽车制造商。注意到这项成就的优势，大部分企业开始使用精益企业模式作为生产和服务的标准模式；医疗是一个明显的例外。

许多来自工商界的经验可以被应用于医疗，以达到减少不良事件和提高效率，最终实现减少费用。据估计，在美国医疗保健中，浪费的比例为30%~60%。在将如此之高的国内生产总值用于医疗的美国，这一点特别重要。

在Rochester治疗模式中，精益企业原则已被成功地应用于医疗。Rochester模式以标准化的流程集、标准化的治疗规划、早期手术干预和其他标准化的工作流程为特征。这些标准化的工作流程被用于减少一些不必要的变化，并显示出在提高疗效的同时降低费用。

Rochester模式

这个项目是由一个骨科手术医生和一个老年病学医生共同管理，他们分担领导责任。除了外科主治医生和内科主治医生是计划的一部分外，骨科住院医生和老年病学专科培训医生也参与其中。Rochester模式的一个关键特征是，尽管严格说来患者是由骨科团队收入院，但是两个团队对每一个患者都有平等和完全的责任。这种方法促进了合作，并且避免了关于谁将收治患者或者谁将关注患者某些方面治疗的"权利争夺战"。除了患者及其家属外，必需的团队成员包括麻醉医生、中层医疗执业者（主管护师和助理医生）、护士、理疗师、职业治疗师、社工、营养师和护工等。提供会诊的专科医生（例如心脏病学和神经病学专家）只有在必要时才参与。所有的医疗团队成员设定了对患者一致的预期和目标。

Rochester模式的6个原则

Rochester模式基于6个治疗原则，这些治疗原则发展自Covinsky等首先报道的老年患者紧急治疗模式，适用于脆性骨折患者。基于前10年的经验，已经对这些原则进行了更新，列举如下。GFC的6个原则显示在表4.1中。

大部分髋部骨折需要手术治疗

因为能够得到疼痛缓解及手术修复利于护理，不能移动的患者将得益于手术治疗。很少对髋部骨折进行非手术治疗。非手术治疗的原因包括拒绝签署手术同意书、有限的生命预期或者不能耐受手术。应该给非手术治疗的髋部骨折患者提供姑息治疗。

早期手术有助于提高疗效

自1995年以来，许多发表的文献记录了早期手术干预髋部骨折的优势。手术延迟的主要原因是功能落后的治疗体系。因为这些因素是可以改变的，内科医生和外科医生应该尽力促进早期手术。早期手术减少了深静脉血栓形成、皮肤破损、肺功能失代偿和感染等的风险。手术的拖延，推迟了恢复至完全负重状态和功能恢复的时间。许多研究发现在48h内进行手术可以降低死亡率。

尽管髋部骨折被当作紧急病例进行治疗，在急诊室接受骨科医生的评估，但大多数患者在同一天都由老年病学医生再次进行查看。骨科医生和老年病学医生每周7天都能提供治疗，并且每天都查看患者。只要患者病情稳定及手术条件允许，就应尽早完成手术。

表4.1 Rochester协作管理模式的6个治疗原则

1.大部分髋部骨折需要手术治疗。
2.早期手术有助于提高疗效。
3.伴有频繁沟通的共同管理，避免不良事件和促进共同负责。
4.标准化的方案、流程集和治疗计划，减少变异和提高疗效。
5.出院计划开始于患者入院时。
6.外科医生和内科医生的领导力对于治疗计划的成功是必要的。

伴有频繁沟通的共同管理，避免不良事件和促进共同负责

老年患者共同管理的优势由Cohen等进行了详细的报道。院内并发症往往显示与医务人员之间的沟通问题相关。分担患者治疗责任的团队成员之间的日常交流，使医务人员能够以最有效的方式，成功地管理内科疾病和手术方面的治疗。由此产生的分担责任的感觉提高了医务人员的满意度，并且有助于将医务人员保留在这个系统中。

标准化的方案、流程集和治疗计划，减少变异和提高疗效

医疗中的变异性，就像在商业中，导致多余的错误、浪费和费用增加。可以通过标准化流程集和方案降低变异性。标准化的流程集，使“常规的治疗”能够成为一种针对每一个髋部骨折患者的可预测的、循证的、高水平的治疗。医务人员考虑每个患者的不同情况，并改变流程集以适应患者个体的情况和需求。来自每一个部门的代表，针对从急症室到病房直至术后治疗阶段的每一步，开发标准化流程集。标准流程集设法解决所有的重要问题，包括疼痛评估和管理，β受体阻滞剂的使用，血栓栓塞的预防，导尿管使用和康复等。

出院计划开始于患者入院时

通过为患者及其家属设定目标和计划，社工的早期参与缩短了住院时间。超过90%的患者在出院后进入专业护理机构（Skilled Nursing Facility，SNF）进行康复。与专业护理机构（SNF）或者长期照护机构建立紧密的联系，可以简化这个过程。

外科医生和内科医生的领导能力对于治疗计划的成功是必要的

通过执行Rochester治疗模式，以及帮助外科医生和内科医生开发他们自己版本的项目，研究人员认识到，手术医生和内科医生的坚强领导对于成功地制订一个项目，以及长期维持这个项目是必要的。外科医生和内科医生每天都有大量需要他们关注的任务和责任。只有一个全力以赴的领导团队才能保持老年骨折治疗方案的长期成功。不言而喻，来自同事、护理人员、理疗师、社工和医院管理者

的支持，对建立和维持一个成功的项目也是必不可少的。

Rochester模式下的标准化治疗

以患者为中心，医疗方案驱动的治疗

在Rochester模式中，通过以患者为中心和医疗方案驱动的相似治疗路径，对所有髋部骨折患者的治疗进行导引（表4.2）。在急症室完成髋部、骨盆和胸部的X线片检查。开始使用等渗液进行静脉补液，并且将术前实验室检查标本送出。通常放置导尿管和进行尿液分析，以明确患者是否具有无症状性菌尿或者未出现临床表现的尿路感染。每间隔一段时间，使用标准疼痛治疗方案进行疼痛评估。患者由骨科手术医生查看后入院。同时要求老年病学医生会诊。通常，老年病学医生在同一天给出建议。

患者之后被优先收入骨科病房，在这里，依据标准流程集设定和治疗计划启动护理方案。如果患者之前在这所医院的系统记录中没有登记，则需要获取其以往的医疗记录。患者应禁饮食（Nothing by Mouth，NPO），每3h进行一次疼痛评估和出入量记录。如果预计手术在24h内不能进行，则有预防血栓栓塞的指征。如果患者正在使用β受体阻滞剂，通常应该继续使用，如果没有使用，由老年病学医生确定是否需要使用。开始使用肠道方案，避免使用一些药物，包括安眠药、抗组胺药（特别是苯海拉明）、抗胆碱能药和苯二氮䓬类药物。根据需要使用止吐剂。最后，将一本讨论髋部骨折诊断和预后的手册交给患者及其家属。一旦患者经过老年病学顾问评估和优化，患者应该被尽早送入手术室。

骨科医生和老年病学医生每天都查看患者，并且两组医生频繁地进行沟通。继续预防性使用抗生素，开始使用小剂量阿片类阵痛方案和持续给予对乙酰氨基酚；继续执行肠道方案；开始抗凝治疗。根据标准流程集设定，在术后第1天拔除导尿管，仅在患者不能口服补液及老年病学医生特别担心患者的体液状态的情况下，继续保留导尿管。沿着这个思路，测量和统计出入量以评估体液平衡。当脉搏血氧饱和度维持在89%以上，并且患者能够耐受时，可以停用氧气。嘱患者在清醒时每1~2h翻身、咳嗽和深呼吸1次，以防止肺不张。就活动而言，患者在术后第1日离床到床旁的椅子上2次。早期活动水平由负重状态和患者的认知状态决定。物理和职业治疗也在术后第1天开始，由社工完成出院计划。通常在术后第1天完成术后影像学检查。

出院时，将详细的说明交给后续的护理机构，包括参与患者治疗的医生的名字、骨质疏松治疗、药物整合及随访说明等。

标准流程集、会诊表格和出院表格应该尽可能地基于证据。这有利于在治疗这些患者时，减少错误和尽量减少浪费。全面质量管理原则被用于流程集的制订，因而使治疗的每一方面以最安全和有效的模式来进行。老年髋部骨折治疗方案的另一个重要方面是根据Rochester模式使用普通的药物，以帮助降低成本和保证盈利。

表4.2 Rochester共同管理模式中的髋部骨折患者标准治疗方案

急诊部	术前管理	术后管理
髋部/骨盆和胸部X线片	收住骨科住院部	骨科医生和老年病学医生每天查看患者
开始静脉输液，进行术前实验室检查，放置导尿管	根据治疗方案进行护理，间断地进行疼痛评估，预防谵妄	标准疼痛治疗方案， 在术后第一天10点拔出导尿管
骨科医生查看患者，强调老年病学医生查看患者	提供髋部骨折治疗手册给患者及家属	从术后第一天开始，每天进行2次离床到椅子上的活动，如果能够耐受，在理疗师指导下进行负重锻炼
目标是患者在急诊室停留2h	完成老年病学医生的评估，制订治疗目标	详细的出院医嘱，并且交给后续的护理机构

表4.2 所有髋部骨折患者的治疗由一个以患者为中心及治疗方案驱动的治疗路径进行导引。患者被收入位于优先指定楼层的骨科手术病房。老年病学医生查看患者，进行术前优化。术后，骨科手术治疗组和老年病学治疗组每天都查看患者，并且治疗组之间频繁地进行沟通。患者在术后第1天开始活动，并且社工尽早提供咨询。出院时，将详细的出院说明交给后续的护理机构

术前考虑

髋部骨折患者的术前治疗有很多方面对增加患者成功地从骨折中康复的可能性是至关重要的。老年病学医生与骨科手术医生的术前频繁沟通是必不可少的。

应该从病史和体格检查中明确与导致损伤的跌倒相关的环境。医务人员应该确定患者的功能状态，如果是有多种合并症的80~89岁患者，最好采用半髋关节置换术，而全髋关节置换术可能适用于活动较多的患者。另外，受伤前的功能状态和一般健康状况使治疗的医生能就患者的预后和治疗目标发表意见。讨论临终事项时，确定患者决定是否要求进行强化干预，例如心脏复苏或者气管插管，或者患者是否希望接受“不复苏”（“Do-Dot-Resuscitate”，DNR）和（或）“不插管”（“Do-Dot-Intubate”，DNI）的安排。

应该查看是否有其他相关的损伤，包括桡骨远端、肱骨近端、肋骨和脊柱（压缩骨折）等其他部位的脆性骨折。精神状态的检查用以寻找谵妄和痴呆的表现。另外，进行详细的用药评估以排除有害和会引起麻烦的药物。用药史的另一个重要方面是使用抗凝药物。如果是使用华法林（香豆素类药物），给予患者口服维生素K，然后在手术即将开始前输注新鲜冷冻血浆，取决于凝血酶原时间国际标准化比值（International Normalized Ratio，INR）。如果患者使用血小板抑制剂，如氯吡格雷（波立维），可能要避免使用椎管内麻醉。两组医生都必须评估和纠正患者的体液状况和贫血，以改善患者对手术室和术后阶段的生理应激反应。

为了帮助向患者及其家属就预后进行告知，老年病学医生对患者进行风险分级。其他的治疗组，包括手术医生和麻醉医生，将受益于低风险、中等风险、高风险或者非常高风险的分级。在治疗过程中，其他医疗专业的会诊由老年病学医生邀请，但是很少需要。补充的检查（例如超声心动图）仅在将改变对患者的治疗的特定情况下使用。美国心脏病学会和心脏病联合会发布了心脏病患者的围手术期管理指南。熟悉指南，能够避免对心脏病的过度会诊或要求进行术前超声心动图检查的倾向。

只有在所有这些方面的治疗完成后，包括治疗组间的沟通，才可以将患者送入手术室。

手术考虑

早期手术治疗是Rochester治疗模式的一个根本要素。在高地医院，78%的患者在24h以内接受稳定骨折的手术治疗，术前时间为17h。指定一间在每天工作开始时就可以使用的创伤手术室，将有助于缩短术前时间。如果可能的话，麻醉方式通常选择神经阻滞，因为这已经被证明降低了术后谵妄的风险。

手术目的是稳定地固定骨折和立即负重。手术时间应尽可能缩短，可以帮助尽量减少失血。由于会使老年患者恼怒和引起谵妄，应避免使用支架和引流管也很重要。

术后考虑

在术后阶段，使用标准化的术后流程集及标准护理计划，继续对髋部骨折患者进行共同管理。在术后第1天进行术后影像学评估后，开始负重。术后必须避免谵妄发生。Rochester模式使用无约束（restraint-free）计划，避免使用支架和其他束缚（例如引流管）。鼓励患者戴眼镜和助听器以降低谵妄的发病率。最好避免使用影响精神状态的药物，如中枢作用的抗组胺药、H_2受体阻止剂、安眠药、抗胆碱能和苯二氮草类药物等。常规进行疼痛评估，并且护理人员对于护理存在发生谵妄风险的脆弱患者有丰富经验。鼓励有风险的患者的家属向患者提供支持和再定向帮助。使用对乙酰氨基酚持续给药和小剂量吗啡进行疼痛治疗，从而尽量减少发生谵妄的机会；避免使用非甾体抗炎药（Nonsteroidal Anti-Inflammatory Drugs，NSAIDs），以避免发生胃肠道出血、急性肾功能损伤、谵妄、卒中和心血管事件等。最后，抗凝剂被用于预防深静脉血栓（Deep Vein Thrombosis，DVT）或者肺栓塞（Pulmonary Embolism，PE）。

患者通常在术后第3天出院，转入特殊护理机构。患者携带由骨科医生和老年病学医生审核过的一组标准化出院医嘱和药物整合，被转送至康复机构。

患者定期到门诊接受骨科医生和初级保健医生的随访。由于低能量的髋部骨折是脆性骨折，基本上，所有患者都应该被认为患有骨质疏松症。对所有患者都进行骨代谢的实验室检查（维生素D、甲状腺素、人血白蛋白和钙离子）。所有患者出院后都补充维生素D，并在出院时建议使用抗骨吸收治疗。

Rochester模式的结果

所有使用这个模式治疗的老年骨折患者均登记在一个质量管理记录中。一个专职的项目研究护士收集人口特征、医疗、手术、功能和结果评估等信息；许多信息从病历中获取。费用结果从财务部获取。死亡数据通过对社会安全数据库的询问，患者的医疗记录和对患者/家属或护理机构的电话随访收集。

表4.3和表4.4分别显示了最近的人口和结果信息。老年骨折治疗中心的患者的平均年龄为85岁，77%的患者为女性，并且平均Charlson合并症指数（Charlson Comorbidity Index）为2.9。就结果而言，患者在转入住院部之前，在急诊室平均停留2.8h。总的来说，75%的患者进入医院后，在24h内完成手术。如果从办理入院的时间开始计算，24h内完成手术的患者的数量上升至82%。99%的患者到达医院后，在48h内完成手术。院内死亡率为1.5%。

在美国，平均住院时间为6.4天，再入院率为14.5%；这代表了全美医院病床的有效使用。接下来是GFC的执行情况，高地医院的平均住院日为5天，30天再入院率为8.2%。在高地医院，总的直接支付费用平均为15 188美元，实质上，较全美的平均值

表4.3　2013年6月—2014年6月，老年骨折治疗中心的髋部骨折患者的特征

数量（例）	195
年龄（岁），平均（±SD）	85（±9.0）
女性	77%
入院前的主要居所	
住家	61.0%
生活协助机构	13.9%
养老院	25.1%
入院类型	
急诊室	87.7%
转院	11.3%
直接入院	1.0%
Charlson合并症指数，平均值（±SD）	2.9（±2.1）

表4.4　老年骨折治疗中心的结果

进入OR的平均时间（±SD）（hh:mms）	
从到达ER开始	21:03（±12:04）
	18:22（±12:00）
在ER消耗的时间	2:48（±2:31）
24h以内送入OR	75%
48h以内送入OR	98.5%
总体并发症发生率	53%
住院时间（天），平均数（±SD）	4.98（±2.67）
30天内再入院	8.2%
院内死亡率	1.5%

注释：ER（emergency room）急诊室；OR（operating room），手术室
75%的患者在到达医院后24h以内被送入手术室。从办理入院到送入手术室的时间在24h以内的患者比例上升至82%

（42 000美元）低。使用低成本的方式有效地治疗髋部骨折，有助于节省医疗健康资源给其他患者，并且减少社会成本。

除了这些经济上的成果，共同管理模式也有利于患者。与常规治疗相比，即使根据基线差异进行调整后，共同管理模式也具有更好的结果。与常规治疗相比，患者提前了半天进行手术，并且并发症发生率更低：共同管理模式为31%，常规治疗为46%。这些改进产生了更短的住院时间，并且使患者的恢复更加顺利。

采用Rochester模式的共同管理项目，包括治疗方案驱动的治疗和总体质量管理原则，可以帮助减少发生在老年髋部骨折患者中的并发症和功能减退。

其他类型的骨折

这个项目中使用的原则也适用于其他类型的老年人骨折。事实上，治疗图示中的流程集通常对老年人群中的任何下肢骨折和重要的上肢骨折是有用的。治疗原则是相同的。然而，骨折治疗将有区别。在一些骨折中，因为缺乏结构的稳定性，也许负重是不可能的。在一些情况下，例如某些关节面骨折和假体周围骨折，不可能对骨折进行牢固的固定。但是，如果被规范和深思熟虑地应用，上述6个原则将很好地满足患者及治疗团队的要求。

实施Rochester模式的项目

当决定是否实施Rochester治疗模式时，应该考虑几个因素。首先，为了发展专业知识，一所医院必须要有一定数量的髋部骨折患者。尽管没有精确的数据，Kate等认为大概每年100例患者足以使项目具有成本效益。除了具有足够的患者外，还必须有足够的住院医生或者老年病学医生愿意参与合作管理项目。取决于不同的地区，项目的实施可能是一项挑战，因为相对于不断增长的患者，只有数量有限的老年病学医生。目前，美国大概有7100位执业的老年病学医生。如前所述，在共同管理项目中使用医院医生可能是这种模式的一个重要变化。其他的研究表明，使用内科医生或者医院医生共同管理医疗，与常规医疗模式相比，显示出改进的结果。

项目的实施要求具有强烈的意愿，因为项目实施将需要相当大的努力。强有力的领导能力是必需的，应该选择一流的外科医生和内科医生领导项目；这些个体间应该有良好的沟通，并致力于实施项目和解决任何可能出现的障碍。至关重要的是，与医院管理层之间是一种信任、坦诚、共同体和相互信任的关系。除此之外，项目的领导们必须认识到他们正在改变医院的传统，有时会遇到一些阻力。除了骨科手术和老年病学部门外，手术医生和老年病学医生将需要来自其他部门和公共机构的支持，如麻醉、护理、社工、理疗和药物咨询机构。当与其他部门或者公共机构探讨时，强调流程化治疗、标准化治疗和尽力简化流程是讨论的重要方面。

常见的障碍包括医生的领导能力问题，需要一个临床病例管理员，缺乏可用的手术间和麻醉科的支持，缺乏医院管理层的支持，以及术前很难排除有关心脏方面的禁忌证等。当与医院管理层讨论这个项目时，应该是作为已存在问题的解决方案，而不是将其自身作为一个问题。在现行的按次付费的医疗费用支付模式中，一个管理有序和高效的项目将几乎毫无疑问地提高医治每一例患者的净利润。在美国健康医疗中很快就要出现的用于改善医疗的捆绑支付同样如此。减缓这些障碍中的剩余部分的特殊方法，先前已有报道。

精益企业模式使用数据驱动决策的执行；应该使用一个质量全面提升的数据库来评价流程及临床和财务结果。这将允许针对需要改善的领域，及增强项目对医院管理者的价值。必需的基础数据包括住院时间、从入院到手术的时间，院内死亡率，30天再入院率和死亡率，住院费用，以及提供患者出院后的骨质疏松治疗建议等。这些数据大部分都可以获取，因为通常都已经作为绩效指标上报。一旦数据库建立，收集和随访这些数据可以评估项目的执行情况。使用这个数据库进行评估，高地医院的Rochester模式显示出更短的住院时间，这一点很重要，因为髋部骨折患者医疗费用的44%是住院费。这种影响结合再入院率下降，带来了医院利润空间的提升，因而增加了医院管理层对于执行这个项目的支持。这一章的第一作者帮助了遍及北美和全球的其他医院实施这种治疗模式。

结论

总的来说，Rochester老年髋部骨折治疗模式给患者、医生和健康医疗系统提供了许多好处。这种可以高度复制的模式导致了医疗的改善和费用减少。Rochester老年髋部骨折治疗模式已被证明带来了住院时间的缩短，归因于术前时间缩短和社工早期介入以安排出院计划。术前时间缩短，促进了急诊入院的不良结果的减少和总体的并发症发生率降低。

髋部骨折患者是一个对治疗方案驱动的治疗反应良好的同质人群。广泛使用这种模式，能够大大提高发生脆性骨折的老年患者的治疗质量和降低治疗费用。

参考文献

[1] Barrett, M., et al. 2007 HCUP Nationwide Inpatient Sample (NIS) Comparison Report. HCUP Methods Series Report # 2010-03. 2010. Available from: http://www.hcup-us.ahrq.gov/reports/methods/2010_03.pdf (accessed 2013 June 15).

[2] Dennison, E., et al. Epidemiology of osteoporosis. Rheum Dis Clin North Am, 2006; 32(4): 617–629.

[3] Federal Interagency Forum on Aging-Related Statistics. Older Americans: Key Indicators of Well-Being. 2008. Available from http://www.agingstats. gov/Main_Site/Data/2008_Documents/OA_2008. pdf (accessed 2008 December 2015).

[4] Brauer, C.A., et al. Incidence and mortality of hip fractures in the United States. JAMA, 2009; 302(14): 1573–1579.

[5] Kates, S.L., et al. Comparison of an organized geriatric fracture

program to United States government data. Geriatr Orthop Surg Rehabil, 2010; 1(1): 15–21.

[6] Braithwaite, R.S., et al. Estimating hip fracture morbidity, mortality and costs. J Am Geriatr Soc, 2003; 51(3): 364–370.

[7] Magaziner, J., et al. Recovery from hip fracture in eight areas of function. J Gerontol A Biol Sci Med Sci, 2000; 55(9): M498–507.

[8] Friedman, S.M., et al. Impact of a comanaged Geriatric Fracture Center on short-term hip fracture outcomes. Arch Intern Med, 2009; 169(18): 1712–1717.

[9] Baranzini, F., et al. Fall-related injuries in a nursing home setting: Is polypharmacy a risk factor? BMC Health Serv Res, 2009; 9: 228.

[10] Giusti, A., et al. Optimal setting and care organization in the management of older adults with hip fracture. Eur J Phys Rehabil Med 2011; 47(2): 281–296.

[11] Friedman, S.M., et al. Geriatric co-management of proximal femur fractures: Total quality management and protocol-driven care result in better outcomes for a frail patient population. J Am Geriatr Soc, 2008; 56(7): 1349–1356.

[12] Vidan, M., et al. Efficacy of a comprehensive geriatric intervention in older patients hospitalized for hip fracture: A randomized, controlled trial. J Am Geriatr Soc, 2005; 53(9): 1476–1482.

[13] Fisher, A.A., et al. Outcomes for older patients with hip fractures: The impact of orthopedic and geriatric medicine cocare. J Orthop Trauma, 2006; 20(3): 172–8; discussion 179–180.

[14] Hempsall, V.J., et al. Orthopaedic geriatric care—Is it effective? A prospective population-based comparison of outcome in fractured neck of femur. J R Coll Physicians Lond, 1990; 24(1): 47–50.

[15] Elliot, J.R., et al. Collaboration with orthopaedic surgeons. Age Ageing, 1996; 25(5): 414.

[16] Smith, D.L. The elderly in the convalescent orthopaedic trauma ward: Can the geriatrician help? Health Bull (Edinb), 1984; 42(1): 36–44.

[17] Boyd, R.V., et al. The Nottingham orthogeriatric unit after 1000 admissions. Injury, 1983; 15(3): 193–196.

[18] Amatuzzi, M.M., et al. Interdisciplinary care in orthogeriatrics: A good cost-benefit model of care. J Am Geriatr Soc, 2003; 51(1): 134–136.

[19] Barone, A., et al. A comprehensive geriatric intervention reduces short- and long-term mortality in older people with hip fracture. J Am Geriatr Soc, 2006; 54(7): 1145–1147.

[20] Thwaites, J.H., et al. Shared care between geriatricians and orthopaedic surgeons as a model of care for older patients with hip fractures. N Z Med J, 2005; 118(1214): U1438.

[21] Thwaites, J., et al. Older patients with hip fractures: Evaluation of a long-term specialist orthopaedic medicine service in their outcomes. N Z Med J, 2007; 120(1254): U2535.

[22] Shyu, Y.I., et al. A pilot investigation of the short-term effects of an interdisciplinary intervention program on elderly patients with hip fracture in Taiwan. J Am Geriatr Soc, 2005; 53(5): 811–818.

[23] Khasraghi, F.A., et al. The economic impact of medical complications in geriatric patients with hip fracture. Orthopedics, 2003; 26(1): 49–53; discussion 53.

[24] Zuckerman, J.D., et al. Hip fractures in geriatric patients. Results of an interdisciplinary hospital care program. Clin Orthop Relat Res, 1992; (274): 213–225.

[25] De Jonge, K.E., et al. Hip Fracture Service – An interdisciplinary model of care. J Am Geriatr Soc, 2001; 49(12): 1737–1738.

[26] Graban, M. Lean Hospitals: Improving Quality, Patient Safety, and Employee Satisfaction. 1st ed. New York: Productivity; 2008.

[27] Womack, J.P., et al., eds. The Machine that Changed the World. 1st ed. Vol. 1. New York: Rawson; 1990.

[28] Chalice, R. Improving Healthcare using Toyota Lean Production Methods. 2nd ed. Vol. 1. Milwaukee, WI: ASQ Quality Press; 2007.

[29] Chowdhury, S.D. Strategic roads that diverge or converge: GM and Toyota in the battle for the top. Bus Horiz, 2014; 57(1): 127–136.

[30] Zidel, T.G. Lean Guide to Transforming Healthcare. 1st ed. Vol. 1. Milwaukee, WI: ASQ Quality Press; 2006.

[31] Kates, S.L. Lean business model and implementation of a geriatric fracture center. Clin Geriatr Med, 2014; 30(2): 191–205.

[32] Covinsky, K.E., et al. Improving functional outcomes in older patients: Lessons from an acute care for elders unit. Jt Comm J Qual Improv, 1998; 24(2): 63–76.

[33] Irvine, R.E. Rehabilitation in geriatric orthopaedics. Int Rehabil Med, 1985; 7(3): 115–120.

[34] Hay, D., and M.J. Parker. Hip fracture in the immobile patient. J Bone Joint Surg Br, 2003; 85(7): 1037–1039.

[35] Novack, V., et al. Does delay in surgery after hip fracture lead to worse outcomes? A multicenter survey. Int J Qual Health Care, 2007; 19(3): 170–176.

[36] Zuckerman, J.D., et al. Postoperative complications and mortality associated with operative delay in older patients who have a fracture of the hip. J Bone Joint Surg Am, 1995; 77(10): 1551–1556.

[37] Rogers, F.B., et al. Early fixation reduces morbidity and mortality in elderly patients with hip fractures from low-impact falls. J Trauma, 1995; 39(2): 261–265.

[38] Bottle, A., and P. Aylin. Mortality associated with delay in operation after hip fracture: Observational study. BMJ, 2006; 332(7547): 947–951.

[39] Creditor, M.C. Hazards of hospitalization of the elderly. Ann Intern Med, 1993; 118(3): 219–223.

[40] Morrison, R.S., and A.L. Siu. Medical Consultation for Patients with Hip Fracture. 2007. http://www. uptodate.com/contents/medical-consultation-forpatients-with-hip-fracture (accessed 2007 July 11).

[41] Cohen, H.J., et al. A controlled trial of inpatient and outpatient geriatric evaluation and management. N Engl J Med, 2002; 346(12): 905–912.

[42] Kates, S.L., et al. Co-managed care for fragility hip fractures (Rochester model). Osteoporos Int, 2010; 21(Suppl 4): S621–625.

[43] Gleason, L.J., et al. Anticoagulation management in individuals with hip fracture. J Am Geriatr Soc, 2014; 62(1): 159–164.

[44] Fleisher, L.A., et al. 2009 ACCF/AHA focused update on perioperative beta blockade incorporated into the ACC/AHA 2007 guidelines on perioperative cardiovascular evaluation and care for noncardiac surgery. J Am Coll Cardiol, 2009; 54(22): e13–18.

[45] Sieber, F.E., et al. Sedation depth during spinal anesthesia and the

development of postoperative delirium in elderly patients undergoing hip fracture repair. Mayo Clin Proc, 2010; 85(1): 18–26.

[46] Inouye, S.K. Delirium in older persons. N Engl J Med, 2006; 354(11): 1157–1165.

[47] Marcantonio, E.R., et al. Reducing delirium after hip fracture: A randomized trial. J Am Geriatr Soc, 2001; 49(5): 516–22.

[48] Goodman, D.C., et al. After Hospitalization: A Dartmouth Atlas Report on Post-Acute Care for Medicare Beneficiaries. Hanover, NH: Dartmouth; 2011.

[49] Retooling for an Aging America, National Academies of Science, 2008. http://iom.nationalacademies. org/~/media/Files/Report%20Files/2008/ Retoolingfor- an-Aging-America-Building-the-Health-Care-Workforce RetoolingforanAgingAmerica BuildingtheHealthCareWorkforce.pdf (accessed 2008 September 23).

[50] Batsis, J.A., et al. Effects of a hospitalist care model on mortality of elderly patients with hip fractures. J Hosp Med, 2007; 2(4): 219–225.

[51] Phy, M.P., et al. Effects of a hospitalist model on elderly patients with hip fracture. Arch Intern Med, 2005; 165(7): 796–801.

[52] Watters, C.L. and W.P. Moran. Hip fractures—A joint effort. Orthop Nurs, 2006; 25(3): 157–65; quiz 166–167.

[53] Kates, S.L., et al. Barriers to implementation of an organized geriatric fracture program. Geriatr Orthop Surg Rehabil, 2012; 3(1): 8–16.

[54] Liem, I.S., et al. Literature review of outcome parameters used in studies of geriatric fracture centers. Arch Orthop Trauma Surg, 2014; 134(2): 181–187.

[55] Barrett-Connor, E. The economic and human costs of osteoporotic fracture. Am J Med, 1995; 98(2A): 3S–8S.

5

骨髓炎的治疗

Bruce H. Ziran，Adam G. Hirschfeld，Jarrad A. Barber

简介

老年人的医疗保健在未来大多数医生的工作中将占据更大的比例，因此骨科医生必须更好地理解如何管理老年患者的独特病症。感染一直是所有侵入性外科疾病的重大并发症。老年人群的独特之处在于全身和局部的生理变化，使得老年感染的护理更具挑战性。使用Cierny-Mader标准对骨髓炎进行分类，患者表现为感染状态和宿主状态（图5.1，图5.2）。宿主状态反映了由于各种因素而导致的系统和局部的极端影响。由于血管和免疫系统的变化，老年患者几乎总是被定义为B-系统和B-局部宿主。尽管老年患者表现出愈合能力，但他们存在的问题、术后需求和限制使老年患者感染的护理充满挑战。

细菌是人类生存的重要组成部分，在任何时候，我们体内和体表都生活着数以万亿计的细菌。这种正常菌群代表了宿主和微生物世界之间的共生关系，并表明细菌的简单存在并不等同于感染过程。事实上，大多数细菌 - 宿主相互作用对两个实体都是有利的，只有当关系中存在某种不平衡或引入新的或改变的状态时才会出现潜在的问题。细菌对于适当的消化以及防御某些更强的毒株是必需的。宿主体内的细菌经常在这种共生关系中相互竞争。因此，几乎可以从身体任何部位很容易获得的阳性培养并不等同于感染或需要治疗。Moussa等进行的研究突出了这一现象，并发现在没有证据或感染症状的患者中，内固定物清除过程中采集的标本接近50%的培养物呈阳性。随着我们对感染以及人类和细菌之间的关系的理解不断深入，有助于增加老年人群他们的预期寿命。本章介绍了老年人群中的骨髓炎，突出了各种临床、实验室和影像诊断方法以及治疗这一难题所需的多学科治疗方法。

病理生理

骨科中的感染通常是由某种类型的创伤引起的，或者是由内固定或关节置换术后导致的医源性感染。细菌定植是必要的第一步，但不足以引起感染。定植是生物被膜细菌的典型特征，本节回顾涉及正常宿主防御机制、菌落形成以及从定植到感染的进化以及宿主对感染的响应的病理生理过程。

正常的宿主防御

宿主免疫系统不断地对可能威胁宿主生存的入侵作出反应。据估计，在任何时候都有数百万细菌的入侵被宿主防御机制抵消。例如，并且在任何时刻，在我们的皮肤表面有超过180种不同类型的细菌，大肠中都有超过400种细菌。这些宿主防御机制是复杂的，超出了本章的范围。总之，宿主主要利用B细胞防御细菌，T细胞防御病毒入侵，巨噬细胞系统防御异物。健康宿主能够抵御大部分进入和孤立存在的细菌（称为浮游状态，其类似于浮游在海洋中的浮游生物）。只要细菌处于浮游状态，它们就容易受到宿主防御，通过吞噬作用，氧化性酶破坏和许多其他机制攻击和中和细菌

- A型宿主
  - 免疫功能正常
  - 局部血运正常
- B型系统宿主
  - 营养不良
  - 免疫抑制
  - 摄入尼古丁
  - 肿瘤患者/进行术前化疗
  - 高龄
  - 多发伤
- B型局部宿主
  - 术后区域
  - 血管疾病
  - 有局部感染史
  - 局部放疗
- C型宿主
  - ASA四级及以上危险因素
  - 围手术期可能死亡的患者多重合并症

图5.1　显示骨髓炎类型的Cierny-Mader分类

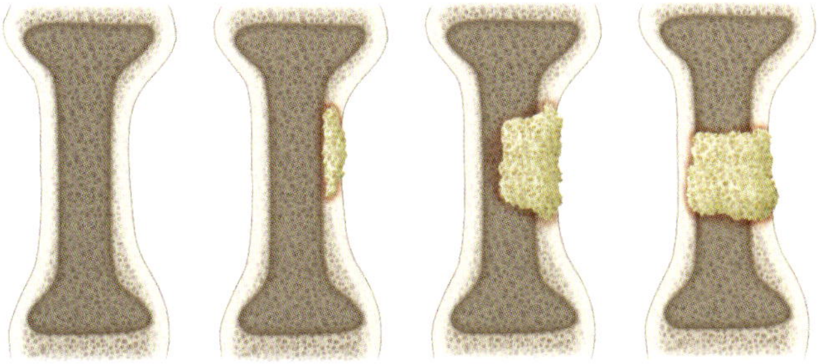

（a）　（b）　（c）　（d）

图5.2　显示骨病变类型的Cierny-Mader骨髓炎分类。（a）髓性骨髓炎；（b）浅表性骨髓炎；（c）保持轴向稳定性的侵袭性骨髓炎；（d）骨质疏松性骨髓炎，轴向稳定性丧失

入侵。如果细菌逃避宿主防御，那么它们必须找到合适的表面或位置，开始黏附，启动其生殖周期，并形成菌落以确保其持续生存。细菌黏附是第一步，但只能发生在惰性表面，如异物，或者不能存活或坏死的组织上。植入物和受创伤的组织是非常合适的表面，其可以包藏细菌并且允许通过在正常血管或活细胞间隙之外进行定植。它们也需要远离任何需要接触细菌才能发挥疗效的抗生素制剂。在动物模型以及人类中，异物的存在使金黄色葡萄球菌的最小脓肿形成数量要求降低至少10 000倍。许多现象和相互作用涉及细菌黏附，但菌落的形成通常需要长时间躲避宿主防御的细菌开始一个几何生殖循环。据报道，细菌的生殖周期是几何级数的，每20min发生一次，并以指数方式增加。

宿主防御将识别和攻击细菌并开始进行系统的破坏过程（氧化和酶促过程）以及招募其他宿主细胞（趋化性）以帮助破坏任何入侵。正如在消耗战中一样，导致宿主反应减弱（免疫抑制）或压倒性细菌入侵（接种）的不平衡可能会促使细菌种类平衡，并允许繁殖和集落形成。人类的免疫功能从出生到死亡都不尽相同，各种年龄段都存在脆弱性。在老年人中，免疫反应已有所下降，这将使老年人在细菌入侵和防御机制之间出现这种不平衡。老年人的免疫学变化包括正常淋巴细胞活性下降，称为免疫衰老。造血干细胞的容量减少，进而导致包括吞噬细胞和淋巴细胞在内的细胞系减少。淋巴细胞系的这种下降影响其功能和生产。除了免疫反应的变化之外，对于年轻的通常有益的炎症，在老年宿主中往往有害。应该进一步注意的是，淋巴样细胞系的变化并不仅仅是老年人免疫系统功能障碍的原因。尽管髓系细胞系在正常衰老时并未减少，但由于环境变化，巨噬细胞可能会受到不适当的调节。老年人中的所有这些变化都会导致免疫反应下降，为细菌定植和随后的感染提供更有利的环境。

黏附和定植

手术或创伤组织是细菌黏附和菌落形成的理想环境。然而，由于一种非常重要的宿主防御机制即组织整合，并不能确保菌落的形成。伴随宿主防御细菌入侵的系统是宿主对死亡组织或植入物惰性表面的反应。宿主细胞将尝试通过氧化过程根除死亡组织，并用完整的有活性的宿主组织代替死亡组织。具有生物相容性的植入物通常会覆盖一层非组织整合的新膜，这种膜不是惰性的，因此可抵抗细菌黏附。这是第一步。血管组织还可以为抗生素和更多宿主免疫细胞的输送提供通道，从而减少定植的机会。通过适应性代谢变化，被困或“隔离”的细菌要么慢慢死亡，要么变得静止，这种现象将解释了Moussa等先前的发现，因此，这样的“表面竞赛”的结果将会决定是否发生定植、潜在感染或者生物整合。在损伤与植入的间期，可以通过有效的干预措施来帮助宿主对抗细菌感染。

菌落形成始于一个复杂的过程，细菌可以转移并形成新的菌落单位。已发现菌落具有一些与原始信号传导机制“交流”的能力，并开发出针对宿主反应的自身防御。一旦发生定植，细菌就可以开始形成俗称为“黏液”的黏多糖、多糖-蛋白质复合物保护膜。这个保护层有多种用途，有助于定植，同时保护菌群免受宿主防御。多糖-蛋白质复合物膜将阻止宿主细胞及其氧化酶的渗透，也可以作为抗生素的扩散屏障。这种几乎不可渗透的基质非常强大，可能需要1000倍以上的抗生素浓度才能到达菌落生物膜中的细菌。即使抗生素到达细菌表面，它们的主要功能机制是导致细胞壁破裂或干扰生殖所需的核酸酶功能。成熟菌落的一个特点是被包囊的细菌的代谢状态较低。较低的代谢状态可能被认为是一种冬眠，导致出现所谓的“伪耐药性”。如果细菌没有活跃繁殖或具有代谢活性，对细胞壁的任何影响（例如营养物质输送或核酸酶产生）都不会实现，虽然细菌物种在其活跃状态下可能仍然对抗生素敏感，但它们缺乏活跃的繁殖将表现为抗药性，并使抗生素浓度下降。因此，在抗生素治疗停止后的短时间内，如果细菌进入更具代谢活性的状态，抗生素将被视为失败。这种现象有助于解释慢性感染和骨髓炎的特征。

生物膜干扰宿主反应的另一个影响是自身损伤。由于宿主免疫细胞对局部信号蛋白起反应并开始招募其他细胞，从而对被包囊的细胞进行“攻击”，其氧化酶的释放可能会对完整的局部宿主组织造成伤害。白细胞的积聚和局部组织损伤通常表现为感染的脓肿和炎症。虽然一些细菌还含有内毒素和可能造成组织损伤的毒素（例如坏死性筋膜炎的毒素），但活动性感染中的大部分局部组织损伤实际上可能是宿主试图清除被包裹的有机体的结果。随着病情变得更加慢性，宿主将被“隔离”，并将其定位，防止系统性扩散。死骨和窦道是扩散的结果，并表征慢性感染状态。尽管免疫系统努力隔离老年人的感染过程，但由于宿主的局部和全身状态受损，系统性传播可能难以预防。

分类

许多骨髓炎分类系统使用时间、病因、机制或管理作为分类的基础。根据起病快慢或持续时间，将骨髓炎描述为急性或慢性。急性骨髓炎可表现为在发病2周内出现水肿，小血管血栓形成和血管充血的感染。慢性骨髓炎定义为持续6周以上的骨髓炎或适当治疗后复发性感染。这种类型的骨髓炎通常伴有血管损伤，如外周血管疾病或糖尿病。这两种合并症在骨髓炎老年患者中并不罕见。虽然时间定义显得相当随意，而不是基于任何真正的科学，但其目的是帮助区分可能需要不同治疗方式的传染性过程。急性感染可能以较少侵入或退化的方法根除，而慢性感染需要更积极或分期的治疗。

骨髓炎的病因分类侧重于发生的机制，例如侵入途径。血源性病因是由血液途径导致的菌血症。口腔手术、创伤或外科手术可将细菌接种物引入血流中。任何逃离宿主防御机制的细菌都可能出现在身体的其他部分。这是主张对侵入性牙科手术进行经验性或预防性抗生素治疗的原因之一。虽然没有被绝对证明或反驳，但在没有其他解释的情况下，口腔科已知的菌血症和这种手术后感染的发生仍然是对其发生和治疗的经验性或非证据性解释。医源性和院内感染常常由葡萄球菌、链球菌或肠道生物体引起。由于通常认为医院获得性感染（HAI）和手术部位感染（SSI）是可以避免的，因此有许多监管和财政方面的努力来减少其发生。实际上，这种感染的发病率可能永远不会为零，而这些感染的发病率虽然可以接受，但可能会降低到标准基准水平。在监管机构获得对感染的这种合理理解之前，为缓解这种感染做出的努力是有目的的，但可能会使提供者和患者都感到困惑。

骨髓炎最常见的分类是Cierny-Mader分类，着重于描述骨病理和宿主或患者的状态（图5.1，图5.2）。在这个系统中，骨髓炎归类有4个主要考虑因素：宿主病症、由于受伤所引起的功能障碍、涉及的部位和骨坏死程度。 Cierny-Mader研究最突出的发现是，宿主的生理状态可能是影响结果的最重要因素。

在Cierny-Mader系统中，A型宿主具有正常的免疫状态，具有健康的局部和全身生理（图5.1）。B型宿主在一定程度上是免疫受损的，并进一步细分为B-系统和（或）B-局部受损群体。B-系统受损的例子包括血管疾病、恶性肿瘤、糖尿病、营养不良、肾或肝功能不全、尼古丁或物质滥用和免疫功能低下疾病或治疗。 B型局部损害的例子包括局部或既往肢体蜂窝组织炎、淋巴水肿、先前手术、放射治疗、外周血管疾病和任何包括轻微或重大损伤的创伤。 C型宿主是一种特定类型的宿主，这种宿主受到某种程度的损害，该研究将其描述为“治疗感染的治疗比感染本身更糟糕”。这些患者通常会发展为慢性压制、截肢甚至死亡。考虑到这种分类，老年人群可能会有极少数的A型宿主，而大多数将从B-系统和（或）B-局部受损开始，甚至呈现为“C”型宿主，可供选择的治疗方案寥寥无几。

Cierny-Mader系统也将骨损伤描述为4种不同类型（图5.2）。Ⅰ型骨髓炎是髓内骨髓炎伴骨内膜病变。骨骼轴向稳定，皮质不常渗透。其原因已被提出为血行播散或播种。它通常见于儿童和青少年，菌血症会在生长板的血管缺少区域的受伤部位接种。这种病变通常不需要任何形式的骨移植手术，许多可以单独使用局部治疗或抗生素治疗。Ⅱ型骨髓炎是影响骨外表面的浅表性骨髓炎。它不渗透皮层并且轴向稳定。这是典型的压疮或骨外接种。局部治疗和软组织覆盖通常会得到良好的治疗效果。Ⅲ型骨髓炎涉及皮质骨和髓质骨，但定义为保持骨的轴向稳定性或连续性的感染。这种类型的骨髓炎通常在切除后被标记，通常可能是由于Ⅱ型病变在治疗后变成Ⅲ型病变。轴向稳定性不一定足以承受负重，但不需要骨重建以产生轴向稳定的肢体，该肢体最终可以承受重量。Ⅳ型骨髓炎是渗透性破坏性病变，由于节段皮质和髓质受累而导致不稳定。这种损伤导致骨不连，需要进行某种类型的重建，无论是初始重建还是分期重建。通常，作为Ⅲ型病变出现或呈现的病变将在适当治疗后成为Ⅳ型病变。 Ⅲ型和Ⅳ型病变常见于骨折或创伤性损伤后（图5.1）。

该分类系统的主要优点之一是由Cierny和Mader提供的数据和结果。他们发现A型宿主即使是Ⅲ型和Ⅳ型病变也能达到98%的成功率。B型宿主的成功率从79%~92%不等，在这些患者中，诸如改善疾病状态或营养等准备性干预措施的影响最大。从他们的工作中可以得到的信息是，宿主的生理状况与正确治疗骨髓炎同样重要。在老年人群中，宿主的生理作用被放大了，在老年骨髓炎患者中生理优化的作用怎么强调都不为过。在老年人中，系统性和先前的局部受损几乎总是存在。即使在非常健康的老年人中，心血管和免疫功能无疑也必须考虑到一些系统性的损害。Cierny的工作中最引人注目的干预是改善宿主的状态。当老年人出现髋部骨折时，常常伴有电解质紊乱和异常脱水，并且患者常常患有糖尿病、心脏病、神经认知功能障碍或处于不良的生理状态。这样的患者永远不会被允许接受手术。相反，他们的生理状态被优化，以便进行必要的手术干预。对于感染，应该与髋部骨折同时治疗，但由于感染可能不是急性病，所以有机会进一步改善宿主状态。即使在老年人中，优化营养，使血清蛋白质正常化，改善组织氧合和抑制一些细胞毒性剂都相对容易实现。尽管这也是在非老年人群中完成的，但老年宿主获益更多。

诊断

可以使用现有的临床和实验室工具结合影像学对老年人群中的骨髓炎进行诊断。患者症状可能不明显，并且由于宿主反应迟钝，可能不存在明显感染迹象。患者可能会抱怨全身疲劳、不适、发热和嗜睡。局部症状如肿胀、发热、红斑和引流可能会或可能不会在受影响的区域出现。当老年患者在另一个部位有感染史（如蜂窝组织炎、肺部感染或泌尿感染），并伴有骨科损伤或疾病时，应该存在高度怀疑指数。特别是生殖泌尿问题在老年人中可能会导致暂时性菌血症或感染通过Batson氏丛进入脊柱。文献支持现有尿路感染与假体感染之间的关联。老年人牙齿不良也可能导致感染。有既往创伤史或免疫功能低下病史的患者应提示临床医生进一步调查。

最常见的筛查试验是寻找模拟感染的其他潜在疾病（如血液肿瘤疾病）的血沉（ESR），C-反应蛋白（CRP）和全血细胞计数（CBC）。除非出现全身症状，否则血培养不太可能有帮助，但它们仍常规用于骨髓炎检测。白细胞（WBC）计数、ESR和CRP升高提示感染，但仍然是非特异性炎症标记。当CRP和ESR结合时，特异性增加到90%~95%。如果两者均为阴性，则不太可能存在急性感染。Greidanus 等在评估感染性关节病的过程中观察了ESR和CRP，发现这些参数筛查效果差，但具有较高的特异性和阴性预测值，有助于做出治疗决策。但要注意，ESR和CRP的测量只是临床医生在老年人群中诊断骨髓炎时应该使用的工具之一。对于接受过最近一次手术的患者，这些值可以并且将会升高长达6个月，并且对于慢性感染患者它们可能是正常的。此外，ESR和CRP在诊断骨髓炎之后都有帮助，因为它们提供了治疗前、治疗期间和治疗后的基线值。

一旦决定进行手术治疗，应该进行活组织检查和培养以确定病原体。浅层组织培养不是有益的，甚至可能导致不适当的抗生素选择和促进抗生素耐药性。深部组织培养和骨活检是骨髓炎的首选诊断工具。Zuluaga等发现非骨标本产生52%的假阴性和36%的假阳性。这并不是说浅表性标本和非骨标本没有帮助。然而，他们应该评估更多个骨性标本，以最大限度地发挥正确诊断的潜力。即使获得了骨骼标本，在高达50%的病例中也没有发现有生物体。低回收率和鉴定率很可能是由于抽样误差或部分处理的原因。因此，建议使用多种培养物和标本。金黄色葡萄球菌仍然是最常见的感染因子，占所有感染的80%~90%。临床医生还必须意识到其他潜在病原体同时存在于更常见的物种中。例如，革兰氏阴性杆菌可以发生在与预期的金黄色葡萄球菌株相同的区域和相同的感染中。许多细菌可以共存于伤口和骨髓炎中，但是由于宿主能力降低，没有明显优势生物多微生物感染可能在老年人中特别具有挑战性。

影像学研究

影像研究的使用在不断发展，但它们通常涉及最初的X线片和其他形式。从急性骨髓炎发作开始，射线照相可能需要10天才能显示任何可见的感染迹象，这通常是渗透性病变或骨膜反应（图5.3）。最早的改变通常见于邻近的软组织中，伴有肿胀和正常脂肪以及肌层的潜在损失。在相邻关节也存在渗出物并不罕见。为了确定X线片上的骨性改变，骨髓炎必须延长至少1cm，并且损害骨头的30%~50%。其他特殊的变化包括骨膜反应、骨溶解、骨质疏松、骨结构丢失、区域性骨质减少、骨内皮剥落以及最终形成的死骨和窍隆。骨中的渗透性变化也被描述为“虫蚀状”外观。所有这些放射学特征由于其相对骨质减少而在老年人中更难诊断。这在创伤环境中尤其如此，因为硬件和骨痂的形成可以使这些骨质变化更难以评估。

计算机断层扫描（CT）仍然优于X线片，磁共振成像（MRI）可能是证明感染迹象的最佳调查方式。这两项测试都可以帮助确定死骨和周围穹隆的骨缘。CT扫描在骨髓炎的分期清创过程中是有用的，特别是在创伤后识别感染的不愈合。用于CT和MRI的软件操作程序使它们在金属硬件附近更加有用，并且它们在不断发展（图5.4，图5.5）。

MRI已经成为鉴别骨髓炎的最好方式，它可以描述感染骨与相邻软组织受累之间的关系。T1加权图像将特征性地显示低信号的中心分量，而T2加权图像将具有相对于周围解剖结构的中心高信号。MRI还有助于显示皮质骨破坏、脓肿边缘以及邻近软组织和骨膜积液。当在骨折部位或植入物附近时，MRI在

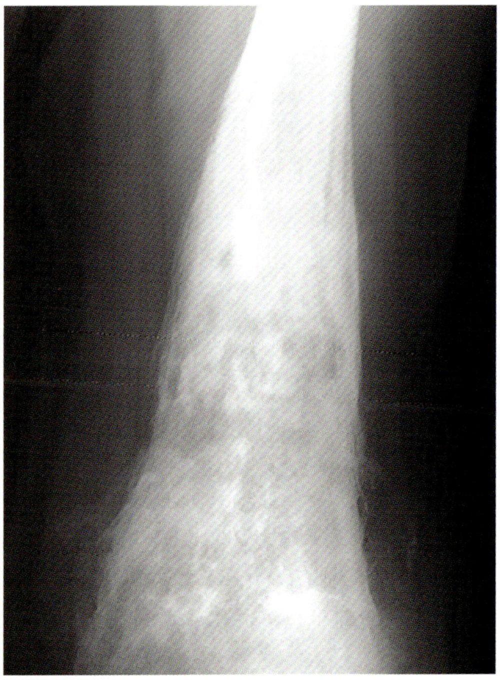

图5.3 显示骨髓炎征象，伴有骨膜反应和渗透性“虫蚀样”骨的特征性改变

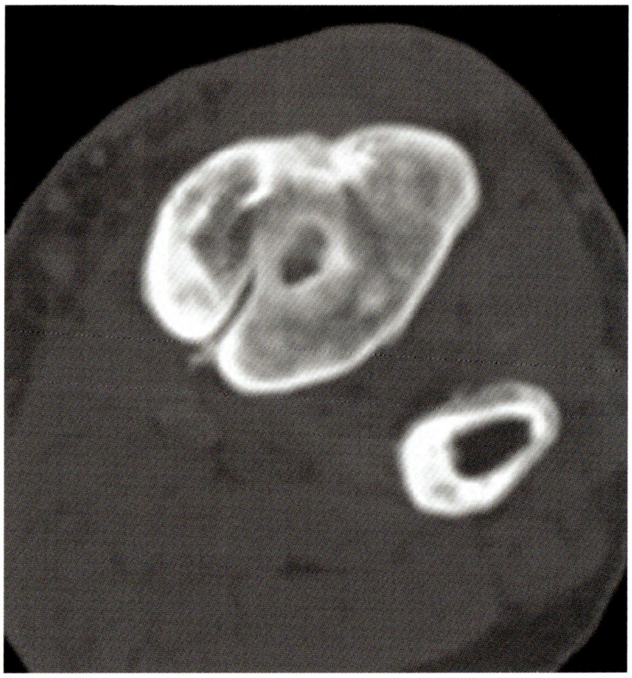

图5.4 CT显示骨髓炎伴有死骨和窦道

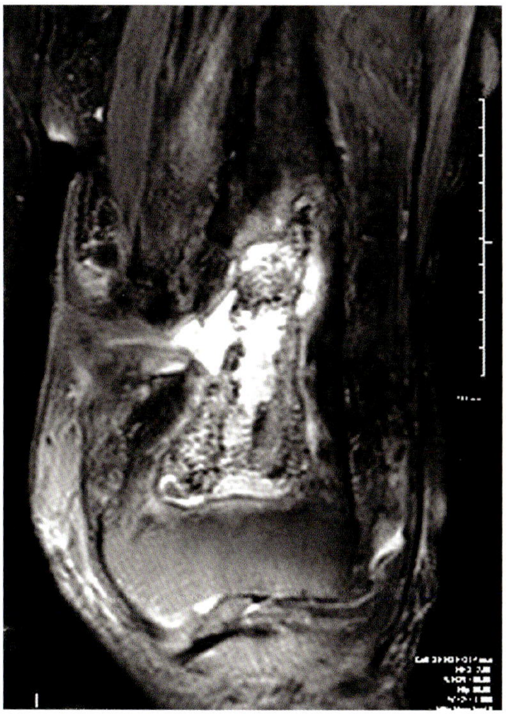

图5.5 MRI显示皮质破坏和骨髓炎情况下的脓肿边缘

确定骨髓炎方面具有较低的特异性，但在评估所需的骨性清创程度时，对于术前规划仍有帮助。软件方面的最新进展使得MRI更加有用，而碳纤维植入物的出现现在可以更好地诊断使用MRI（图5.6）。超声提供了对软组织的廉价且快速的检查，但无法在骨内可视化。如果超声用于骨髓炎检查，则可评估软组织脓肿和相邻关节积液，特别是在存在遮蔽MRI图像的内固定物的情况下。当患者不能进行更耗时的高级成像研究时，它在ER和ICU床边评估中也是一种有价值的工具。超声波的主要用途是识别可被抽吸以供进一步诊断的流体收集。

有多种核医学技术可用于检测骨髓炎，包括锝-99m骨显像，镓-67闪烁扫描和铟-111标记的WBC扫描。迄今为止的研究表明，使用这些模式检测骨髓炎的敏感性和特异性有很大差异。锝-99m扫描通常仅用于识别代谢活性骨。骨髓炎将在扫描的所有3个阶段中呈现为“热”或活跃区域，从而有时可以区分骨折和松动假体，在早期应该是“冷”的。然而，由于许多其他可能导致“热”扫描的情况，单独这种扫描对于骨髓炎的诊断很少有用。

标记的白细胞扫描显示理论上积聚在感染性病灶周围的白细胞活性。这些标记的白细胞扫描能够揭示活跃骨髓炎患者中白细胞的异常积累，这些患者在红细胞骨扫描上可能有“冷”活动区。它们

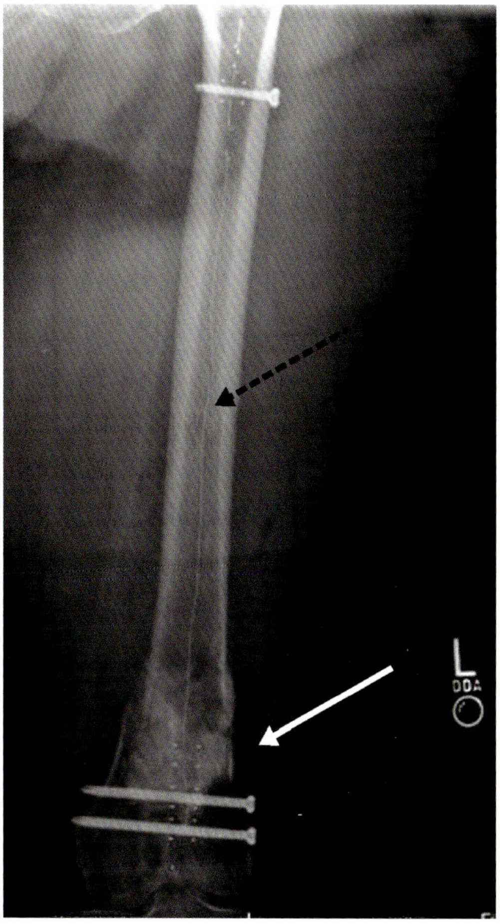

图5.6 碳纤维植入物的X线片显示了其成像优势。虚线是指甲中的X线照相标记。实线是病灶中的抗生素黏固剂。碳纤维显著改善了无金属遮蔽的射线照相成像，并允许使用CT和MRI

在检测椎体和糖尿病性骨髓炎方面也非常有用，但是也有很多报道其敏感性和特异性。不幸的是，较旧的镓标记扫描没有预期的那么成功，因此已被铟-111和锝标记的白细胞扫描所取代。使用现代药物，据报道结果具有97%的敏感性和82%的特异性，并且已经取代了用于检测感染的镓标记扫描。但是，覆盖软组织感染的患者仍然可能会出现假阳性结果。在这种情况下，伴随的骨扫描特别有用，可以帮助区分骨髓炎和软组织感染。当标记的药物扫描与锝-99m扫描结合使用时，它们的联合使用有更大的诊断特异性。Stucken等最近的一项研究已经对使用任何闪烁扫描术诊断骨髓炎提出了一些疑问。研究发现，当用于骨不连患者的术前评估时，它是揭示感染的最不具预测性的方法，因此不符合成本效益。由于这项孤立的研究没有得到可靠的再现，研究人员认为使用闪烁扫描仍然是一种有用的方式，并为复杂的临床状况提供了额外的信息，正

如我们下面所讨论的，使用其他闪烁扫描方式可以进一步改善诊断。

硫胶体扫描是骨髓活性的量度，并且通常对骨髓髓样损伤呈阳性，但对于通常会抑制造血和骨髓活性的感染无效。通常情况下，硫胶体扫描在感染的情况下是“冷”的，而红细胞和白细胞扫描是“热的”。研究人员利用了上述所有研究，并发现最可靠的组合是白细胞和硫扫描，但难点在于建立一个放射中心，对进行适当的培训，使他们能够解读扫描结果，并获得注射载体。这种诊断测试的效用还取决于阅读扫描的技能，而主观解释无疑会影响结果。

最后，正电子发射断层（PET）扫描是一种相对较新的技术，正在变得更加可用，目前被认为是诊断感染的最佳方式。PET扫描在诸如肉状瘤和肿瘤等病症中取得了广泛的成功，但由于成本问题，保险公司承保感染的情况一直很缓慢。然而，它在确诊或排除慢性骨髓炎方面诊断的准确性可能最高，并且在检测轴骨中的慢性骨髓炎方面被认为是优越的。在不久的将来，PET扫描可能成为检测老年人群中骨髓炎的首选方式，因为有更多关于其使用的研究。然而费用问题限制了其用于诊断骨科感染的用途。

治疗

老年骨髓炎的管理需要多学科方法，需要多科室合作，包括内科、放射科、骨科、整形外科和传染科。此外，应考虑让血管外科团队参与微血管病变或大血管病变患者的术前讨论，即使彻底清创，一些患者也可能出现创面不愈合，并且术前CT血管造影术或动脉多普勒超声可能有助于减少去手术室的次数。

医生应该根据患者个人情况进行治疗，为他们提供治愈、缓解和保证生活质量的最佳机会。当然，第一步是成功诊断骨髓炎。一旦诊断完成，应优化患者的营养和生理状态。在抗生素治疗开始之前应该尝试确定致病微生物，然后可以启动适当的手术和医疗干预措施，为患者提供最佳的治愈机会，或者在C型宿主的情况下开始抑制性治疗或肢体截肢。

在一个理想治疗体系中，治疗老年骨髓炎的最佳方法是预防感染。严格的无菌手术操作伴随着预防性抗生素的使用，对于所有的择期和骨折手术都是至关重要的。Boxma等表明单剂头孢曲松导致3.6%的感染率，而安慰剂组感染率为8.3%。随着医院中耐甲氧西林金黄色葡萄球菌（MRSA）感染率的增加，还应考虑将万古霉素作为预防性抗生素。它的使用将基于每个机构的医院实际情况。在开放性骨折的治疗中，常规的抗生素选择是第一代头孢菌素，在污染较重的伤口添加氨基糖苷类和（或）在土壤污染的伤口添加青霉素。通常老年患者会报告青霉素过敏，但可能是真的或者错误的。如果他们不报告呼吸系统或全身反应，但报告胃部不适或记忆不清，手术环境可能是尝试头孢菌素的最佳时间，因为青霉素和头孢菌素之间的交叉反应性非常低，并且如果存在的话可以容易地处理。此外，克林霉素的替代物可能会导致结肠炎和胃肠道问题，在持续时间、管理和患者感受方面这些胃肠道问题可能远远超过感染性问题。即使是头孢菌素也会引起老年人的结肠炎，应慎重使用。对于可能导致肾脏和耳毒性的氨基糖苷类药物也是如此，因此应该以适当的剂量和仅在规定的时间内使用。目前更多的每天一次的氨基糖苷类药物治疗方案应该在剂量标准的低端（3mg/kg）使用，以避免可能导致肾或听觉并发症的大单剂量（7mg/kg）。研究人员与他们的机构传染病专家进行了探讨，他们建议对MRSA携带者或过敏者、肾脏疾病或重度污染的高风险患者以及MRSA发生率高于平常的医院，应使用万古霉素和第二代或以后的头孢菌素，因为克林霉素有老年结肠炎的风险。抗生素的使用不能替代适当和积极的清创术，其使用可以被认为与在需要切除的肿瘤的情况下使用化学疗法类似。手术切除常常是边缘切除，随后的化疗旨在治疗留下的肿瘤负荷。

一旦确诊老年骨髓炎，骨科医生、内科医生和传染科医生之间的合作就显得尤为重要。传染科医生应通过选择具有最低并发症和毒副作用的有效抗生素来治疗。在研究中，骨髓炎成功清创后接着进行6~8周的抗生素治疗，并且继续观察ESR和CRP。当然，在抗生素治疗期间文献中没有普遍的共识，因此必须在个案的基础上加以考虑。然而，没有治疗是没有后果的，因为在选择抗生素治疗方案时必须考虑细菌耐药性、不良的患者依从性和耐受性以及财务问题。这是传染科医生成为治疗老年骨髓炎团队不可分割的一部分。关于口服抗生素，几乎不建议在老年骨髓炎中使用。虽然口服抗生素可以避免长期静脉治疗的一些缺陷，但应根据每位患者的特殊情况而定。

骨髓炎手术治疗的标志仍然是彻底的清创。应清除坏死和不可存活的组织以清除所有感染的物质。与年轻和健康的个体相比，老年患者为临床医生带来更大挑战。大型清创可以根除感染和骨髓炎，但也可能留下非常大的缺陷。年轻患者可以进行大量重建，但老年人可能无法忍受重复性外科手术，并且由于血管疾病，可能无法进行游离组织转移。因此，在老年人群中，可能需要对急性骨折护理采取更明确的方法，如截肢或分期关节成形术。开放性骨折仍然是关节置换术的一个相对禁忌证，但即使是较高的感染风险，也应该权衡与广泛重建手术相关的问题。如果选择截肢，术前血管研究如皮肤血氧测定或CT血管造影术可能有助于确定组织在截肢水平上的愈合潜力。尽管关节置换术相对于感染是禁忌的，且分期置换术会增加的持续感染风险，但其仍然是预期寿命较短的老年患者的最佳选择。在这些人中，保留活动能力可能比由截肢或大面积重建造成的不动性提供更好的临终质量。虽然这方面的老年骨髓炎的科学知识很少，但根据急性创伤的经验仍可推断。

老年人的治疗技术方面保持不变，类似于肿瘤手术。虽然广泛切除边缘干净的组织是理想的方法，但大量的组织和骨切除可能会导致一种不稳定的状况。另一个较好的选择是几乎完全的边缘切除，但可能在外围留下一些受影响的组织。这种类型的切除可能仍然是不稳定的，但可能是最常见的。使用局部的治疗方式，如抗生素珠子，加上系统治疗常常会带来成功的治疗。在某些情况下，例如关节周围的病变或神经血管结构，甚至可能无法进行边缘切除。在这种情况下，病变内切除联合长期抑制性抗生素可能会给患者提供充分的治疗。

有效的清创是理想的，不会完全破坏骨骼的稳定，也不会限制任何骨膜剥离。穹隆部可以保留，但必须移除整个死骨。如果骨髓炎主要是髓内的，那么应该考虑去骨，髓内再植术，根据骨是否愈合而定。扩髓器－抽吸器（RIA）系统在抽吸内容物和灌注长骨的长度时能清洁髓管。RIA对于此类病例非常有效，但需要一些专业知识才能了解其装配情况，选择正确的扩髓器尺寸并管理并发症。如果这种技术不可用，或价格不合理，那么标准的髓腔扩髓器将同样有效，并且有大量研究提倡使用髓内扩髓作为清创技术。Pommer等发现对感染的髓内管进行扩孔可以100%根除感染，相比之下，在扩髓和植钉之前进行过多次手术的患者根除率为62%。Ochsner和Brunazzi观察40例接受髓内扩髓的慢性骨髓炎患者，平均观察4.4年，只有4例患者感染复发。当治疗钉后感染时，习惯打开一个远端门静脉，在那里放置以前的互锁螺钉，可用于提取髓质组织并促进消毒液从近端到远端的充分流动。我们发现这种技术非常有用并且性价比高（图5.7）。

清创过程的关键在于收集无菌的术中培养物以正确识别有害微生物。这对老年人特别重要，因为他们更容易受到低毒力细菌的感染，并且对抗生素的有害副作用敏感性增加。对于一位患有椎体骨髓炎的老年患者，这是非常重要的，因为如果管理不善，硬膜外扩散可能导致截瘫。由于共同感染并不少见，因此外周血培养在这一年龄组中可能会引起误解。一旦椎体骨髓炎发展到脊髓病变或硬膜外受累等神经系统改变，那么以清创和（或）融合形式进行手术干预就是必要的。抗生素应该在合格的传

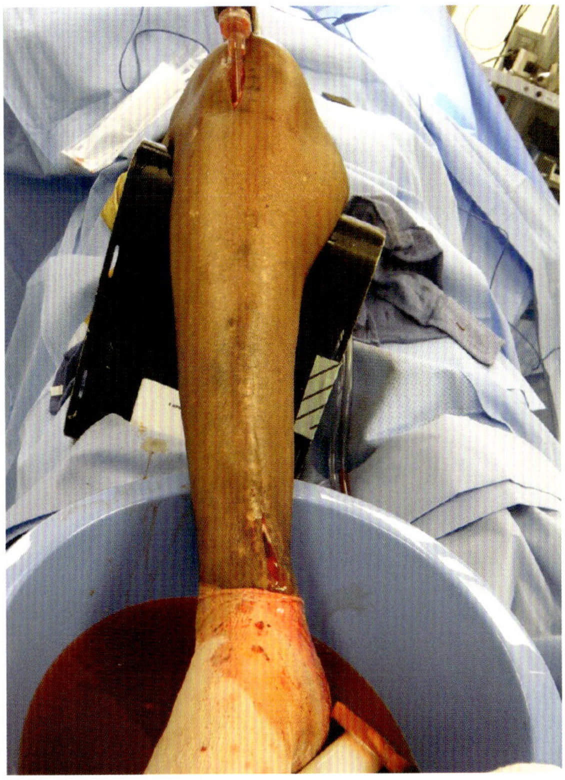

图5.7　髓腔扩髓和使用髓质灌洗后两种门静脉技术的临床照片，该方法允许冲洗材料和液体通过管道流出

染科医生指导下使用。不幸的是，尽管有更好的医疗保健，但脊髓性骨髓炎更为常见。过去常见的结核和梅毒病原体已经被在老年宿主中大量存在的其他微生物所取代。

最近，有关灌溉技术和方法的话题一直在争论。一些研究表明，脉冲式高压灌溉系统虽然能够在动物模型中除去更多的荧光标记细菌，但也可以破坏软组织，甚至可以将细菌深入到手术切口中。这一点在本已虚弱的老年患者中更为明显。最近的研究试图证实流体通过大孔管的重力流动的有效性。虽然这明显减轻了高压流动造成的理论损伤，但使用低压脉冲灌溉的好处是能够帮助“分离”附着的细菌而不损伤组织。在最近的研究中发现低压对组织的物理作用是安全的，并且可能比简单的重力流灌溉更好。从常识的角度来看，将细菌黏附于组织的事实与理论上对组织的损伤进行比较，表明脉冲灌溉是更合理的方式。

使用碘、聚乙烯吡咯烷酮和大多数防腐剂直接作用于创面与软组织和骨骼已知的组织毒性相关。事实上，使用这类有毒化学物质可能比脉冲灌洗引起更多的组织损伤。研究人员建议在冲洗溶液中加入Clorpactin（氧氯苯磺酸）进行低压脉冲灌洗，并严格避免伤口中的任何组织有毒化学物质。当溶解于液体中时，Clorpactin（氧氯苯磺酸）几乎没有组织毒性，最常用于间质性膀胱炎。其化学特性与用于暴露组织和灼伤的稀释Dakins（次氯酸钠）溶液非常相似。只有在最严重污染的伤口，如接触污染的牛粪或人粪尿，或严重污染的淡水，研究人员会考虑组织有毒防腐剂对完整的组织的直接应用，因为在这些情况下，解决伤口污染的问题比组织损伤问题更重要。

与全身性抗生素治疗一样重要的可能是在创面和老年患者骨髓炎区局部输送抗生素。局部抗生素输送系统在感染区域提供高浓度的抗生素，全身吸收最少。研究中分别使用含有万古霉素和庆大霉素的聚甲基丙烯酸甲酯（PMMA）抗生素珠，比例分别为1.4g和1.2~4.8g。使用较高的剂量（分别>1.0g和1.2g）导致抗生素环境的“结块”，但使用生理盐水（非单体）将有助于均衡粉末液比，并产生非常多孔的和有效的递送系统。这些局部水泥可以制成各种形状，包括球、长圆柱体和圆盘，根据它们所放置的组织平面的形状、大小和特征，它们可以放置在18号线上（图5.8）。类似地，可以使用相同的组合来塑造抗生素髓内棒。最近的一篇文章讨论了生物可吸收凝胶作为将抗生素递送到实验室制造的创面中的载体的功效。动物模型研究表明，凝胶传递可能优于抗生素珠传递，且具有可吸收性，因此无须后续的回收过程。这些都是早期的研究，重点是目前正在开发新的和更好的方法，将更高浓度的抗生素输送到创面或感染组织。

如果彻底清创后仍存在大的骨缺损，则需进行某些类型的暂时稳定，直至进行二次重建。在严重开放性骨折或Ⅲ型和Ⅳ型骨髓炎后经常出现这种情况。通常在外固定器内进行稳定。在复杂的病例中，或在具有节段性骨丢失的病例中，牵张成骨或骨搬运可成功用于骨延长。骨搬运的使用并不适合每一位患者，因为它对患者、医院工作人员和家人的身体和精神上造成了负担。即使老年患者在心理上往往较为坚强和适应力较强，但他们可能无法忍受如此复杂的治疗体系。其他替代方案包括血管骨转移或Masquelet技术，放置间隔物后大约4~6周，形成血管化的假膜其中含有高浓度的生长因子，包括血管化内皮生长因子、转化生长因子β和骨形态发生蛋白。其他替代方法包括血管化骨移植或技术，该技术涉及在水泥间隔物周围创建新的血管袖子，其通常与抗生素混合。其提供了一种形成层细胞层，一旦间隔物被移除并被骨移植形式的骨传导和骨诱导材料取代，该形成层细胞层就会促进成

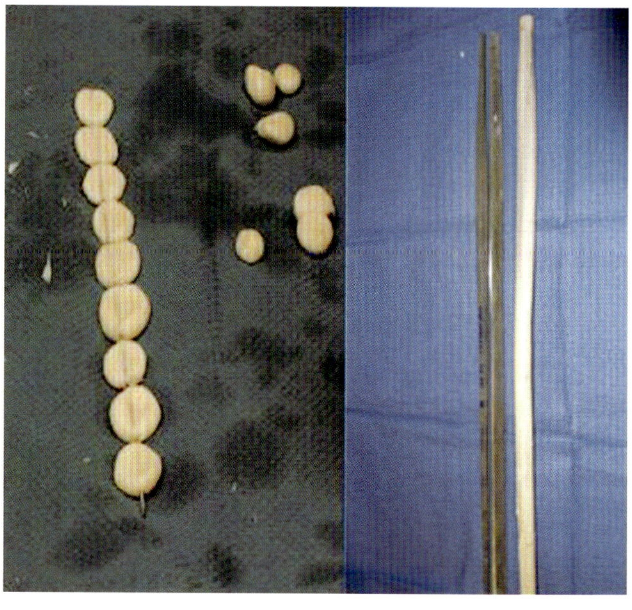

图5.8　几种抗生素珠

骨。当移除水泥间隔物且植骨取代空隙时，患者即可重新手术。与此类似的其他技术是圆柱形网状网技术，它使用结构类似于脊柱融合术中使用的钛丝笼，填充松质自体移植物。可以用髓内钉、内固定或外固定支撑。但是，所有这些手术都涉及多次手术，并且必须考虑其在老年人群中的风险和益处。

最后，关节成形术可能是唯一的非截肢、非抑制的选择。典型的情况是B型或C型宿主感染的关节周围骨折，或B型宿主的感染的假肢关节。大多数老年患者将接受两阶段手术，但不会太多。在开放或感染的关节周围骨折和感染的全关节中，整个关节在干骺端水平切除，以至少达到边缘切除。放置抗生素垫片，经过一段时间的治疗后，抽吸和实验室检查值可以确定治疗的有效性。然后，在知道复发性感染风险升高并且可能导致需要截肢的情况下进行肿瘤型或翻修型关节成形术。在这些病例中，我们用抑制性抗生素方案补充治疗，为生物组织整合留出时间。我们还用抗生素水泥涂覆了种植体表面的裸露体（图5.9）。有关这些类型案件成功的文献很少，而且不是确定性的，但我们认为适用合理原则是一种合理和审慎的方法。在C型宿主中，只有两个选项，即保守治疗和截肢。海湾战争后大量人员接受截肢，人工假体技术也因此取得了巨大的进步，截肢并不是一个完全坏的选择，但我们必须认识到，对老年人来说仍然存在重大的心血管负担，这可能是有害的。例如，膝盖以下截肢已被证明对步态的代谢需求增加40%，而膝盖以上截肢则增加68%。这些是老年人的重要问题，应予以考虑。保守治疗也是不适合截肢或分期治疗（C型宿主）的患者的可能治疗方法。有一些文献支持灌注和清创，然后是非常长期的抗生素抑制。Rao等在他们的系列中发现了86.2%的成功率。同样，相关研究很少，也没有确定性，但他们确实提供了处理疑难病例的替代方案。

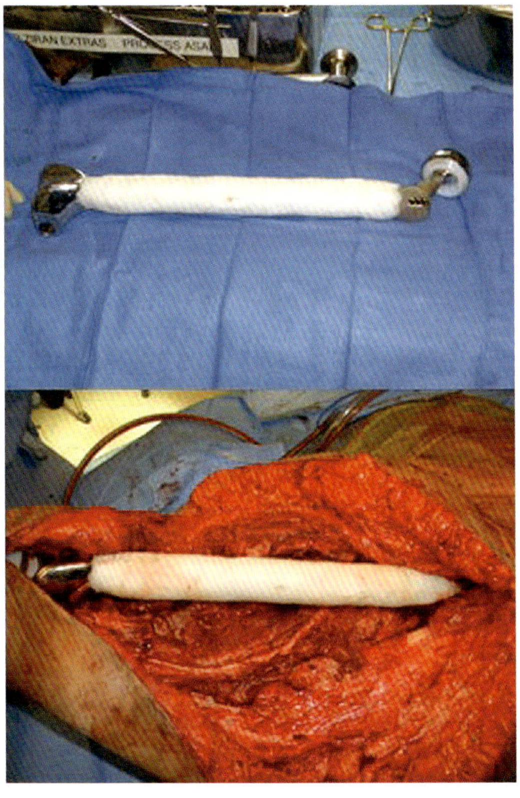

图5.9 用抗生素浸渍的骨水泥涂覆的关节成形术，以减少细菌黏附的可用表面，同时提供局部抗生素递送

结论

老年人群是一个独特而复杂的患者群，总数将会继续增长。由于婴儿潮和现代医学进步使人类能够长寿，所以包括骨科医生在内的所有医生将继续服务于越来越多的老年患者。老年骨髓炎是骨科护理中极其困难但重要的部分。虽然治疗原则可能与年轻患者保持一致，但必须慎重考虑优化老年患者术前和术后。应始终考虑负责任的手术管理和利用长期保守治疗来代替大型重建。健康、活跃的老年患者将会更多，如果他们能忍受的话，他们应该得到与年轻患者相同的重建和挽救尝试。这些困难的管理决策最好多科室联合制订，其中干预后的医生、患者及其家属之间会充分讨论干预后的期望、目标和生活质量。这将使最佳护理得以实现，同时最大限度地提高每个患者的预后情况。

参考文献

[1] Moussa FW, Anglen JO, Gehrke JC, Christensen G, Simpson WA. The significance of positive cultures from orthopedic fixation devices in the absence of clinical infection. Am J Orthop. 1997;26(9):617–620.

[2] Zimmerli W, Moser C. Pathogenesis and treatment concepts of orthopaedic biofilm infections. FEMS Immunol Med Microbiol. 2012;65(2):158–168.

[3] Gao Z, Tseng CH, Pei Z, Blaser MJ. Molecular analysis of human forearm superficial skin bacterial biota. Proc Natl Acad Sci U S A. 2007;104(8):2927–2932.

[4] Keller MA, Stiehm ER. Passive immunity in prevention and treatment of infectious diseases. Clin Microbiol Rev. 2000;13(4):602–614.

[5] Novick A. Growth of bacteria. Ann Rev Microbiol. 1955;9:97–110.

[6] Ito, K, Hirao A, Arai F, et al. Regulation of oxidative stress by ATM is required for selfrenewal of haematopoietic stem cells. Nature. 2004;431(7011):997–1002.

[7] Cambier J. Immunosenescence: A problem of lymphopoiesis, homeostasis, microenvironment, and signaling. Immunol Rev. 2005;205:5–6.

[8] Jefferson KK. What drives bacteria to produce a biofilm? FEMS Microbiol Lett. 2004;36(2):163–72.

[9] Cunha B. Osteomyelitis in elderly patients. Aging Infect Dis. 2002;35:287–293.

[10] Cierny G 3rd, Mader JT, Penninck JJ. A clinical staging system for adult osteomyelitis. Clin Orthop Relat Res. 2003;(414):7–24.

[11] Cierny G, Mader JT, Pennick JJ. A clinical staging system for adult osteomyelitis. Contemp Orthop. 1985;10:17–37.

[12] Sousa R, Muñoz-Mahamud E, Quayle J, et al. Is asymptomatic bacteriuria a risk factor for prosthetic joint infection? Clin Infect Dis. 2014;59(1):41–47.

[13] Wheat J. Diagnostic strategies in osteomyelitis. Am J Med. 1985;78(6B):218–224.

[14] Greidanus NV, Masri BA, Garbuz DS, et al. Use of erythrocyte sedimentation rate and C-reactive protein level to diagnose infection before revision total knee arthroplasty. A prospective evaluation. J Bone Joint Surg Am. 2007;89(7):1409–1416.

[15] Zuluaga AF, Galvis W, Jaimes F, Vesga O. Lack of microbiological concordance between bone and non-bone specimens in chronic osteomyelitis: An observational study. BMC Infect Dis. 2002;2:8.

[16] Kumar V, Abbas AK, Fausto N, et al. Robbins and Cotran pathologic basis of disease. Philadelphia, PA: WB Saunders, 2005.

[17] Pineda C, Espinosa R, Pena A. Radiographic imaging in osteomyelitis: The role of plain radiography, computed tomography, ultrasonography, magnetic resonance imaging, and scintigraphy. Semin Plast Surg. 2009;23(2):80–89.

[18] McCarthy K, Velchik MG, Alavi A, et al. Indium-111-labeled white blood cells in the detection of osteomyelitis complicated by a pre-existing condition. J Nucl Med. 1988;29(6):1015–1021.

[19] Stucken C, Olszewski DC, Creevy WR, Murakami AM, Tornetta P. Preoperative diagnosis of infection in patients with nonunions. J Bone Joint Surg Am. 2013;95(15):1409–1412.

[20] Palestro CJ, Mehta HH, Patel M, et al. Marrow versus infection in the Charcot joint: Indium-111 leucocyte and technetium-99m sulfur colloid scintigraphy. J Nucl Med. 1998;39(2):346–350.

[21] Chacko TK, Zhuang H, Nakhoda KZ, et al. Applications of fluorodeoxyglucose positron emission tomography in the diagnosis of infection. Nucl Med Commun. 2003;24(6):615–624.

[22] Pineda C, Vargas A, Rodríguez AV. Imaging of osteomyelitis: Current concepts. Infect Dis Clin North Am. 2006;20(4):789–825.

[23] Cavanaugh DL, Berry J, Yarboro SR, et al. Better prophylaxis against surgical site infection with local as well as systemic antibiotics. An in vivo study. J Bone Joint Surg Am. 2009;91(8):1907–1912.

[24] Boxma H, Broekhuizen T, Patka P, et al. Randomised controlled trial of single-dose antibiotic prophylaxis in surgical treatment of closed fractures: The Dutch trauma trial. Lancet. 1996;347(9009):1133–1137.

[25] Mader J, Shirtliff M, Bergquist S, et al. Bone and joint infections in the elderly: Practical treatment guidelines. Drugs Aging. 2000;16(1):67–80.

[26] Ochsner PE, Brunazzi MG. Intramedullary reaming and soft tissue procedures in treatment of chronic osteomyelitis of long bones. Orthopedics. 1994;17(5):433–440.

[27] Pape HC, Zwipp H, Regel G, et al. Chronic treatment refractory osteomyelitis of long tubular bones—Possibilities and risks of intramedullary boring. Unfallchirurg. 1995;98(3):139–144.

[28] Pommer A, David A, Richter J, et al. Intramedullary boring in infected intramedullary nail osteosyntheses of the tibia and femur. Unfallchirurg. 1998;101(8):628–633.

[29] Velan G, Leitner J, Gepstein R. Pyogenic osteomyelitis of the spine in the elderly: Three cases of a synchronous non-axial infection by a different pathogen. Spinal Cord. 1999;37:215–217.

[30] Svoboda S, Bice T, Gooden H, et al. Comparison of bulb syringe and pulsed lavage irrigation with use of a bioluminescent musculoskeletal wound model. J Bone Joint Surg. 2006;88(10):2167–2174.

[31] Penn-Barwell J, Murray C, Wenke J. Local antibiotic delivery by a bioabsorbable gel is superior to PMMA bead depot in reducing infection in an open fracture model. J Orthop Trauma. 2013;28(6):370–375.

[32] Boyd JI 3rd, Wongworawat MD. High-pressure pulsatile lavage causes soft tissue damage. Clin Orthop Relat Res. 2004;(427):13–17.

[33] Hassinger SM, Harding G, Wongworawat MD. Highpressure pulsatile lavage propagates bacteria into soft tissue. Clin Orthop Relat Res. 2005;439:27–31.

[34] Sato S, Miyake M, Hazama A, et al. Povidone-iodineinduced cell death in cultured human epithelial HeLa cells and rat oral mucosal tissue. Drug Chem Toxicol. 2014;37(3):268–275.

[35] Pelissier P, Masquelet AC, Bareille R, Pelissier SM, Amedee J. Induced membranes secrete growth factors including vascular and osteoinductive factors and could stimulate bone regeneration. J Orthop Res. 2004;22(1):73–79.

[36] Karger C, Kishi T, Schneider L, et al. Treatment of posttraumatic bone defects by the induced membrane technique. Orthop Traumatol Surg Res. 2012;98(1):97–102.

[37] Masquelet AC, Begue T. The concept of induced membrane for reconstruction of long bone defects. Orthop Clin North Am. 2010;41(1):27–37.

[38] Cobos JA, Lindsey RW, Gugala Z. The cylindrical titanium mesh cage for treatment of a long bone segmental defect: Description of a new technique and report of two cases. J Orthop Trauma. 2000;14(1):54–59.

[39] Rao N, Crossett LS, Sinha RK, et al. Long-term suppression of infection in total joint arthroplasty. Clin Orthop Relat Res. 2003;(414):55–60.

6

其他的骨科并发症

Margaret M. McQueen，Roger M. Atkins，Peter V. Giannoudis

老年人的急性筋膜间室综合征

Margaret M. McQueen

介绍

急性筋膜间室综合征（Acute Compartment Syndrome，ACS）发生在当容积有限的间室的内部压力升高至一定水平且持续超过一段时间，其中容纳组织的血供严重减少时。如果不紧急减压以改善组织缺血，可能将会导致坏死、功能损害甚至截肢。这是骨科创伤疾病中少数的真正紧急情况之一。

将ACS与其他相关疾病进行区分是很重要的。慢性筋膜间室综合征是在锻炼过程中出现间室内压力（Intracompartmental Pressure，ICP）升高，导致缺血、疼痛及偶尔出现神经症状和体征。慢性筋膜间室综合征一般通过休息缓解，但继续进行锻炼，可能会发展为ACS。Volkmann氏缺血性肌挛缩是被忽略的ACS的终末阶段，伴有不可逆性的肌肉坏死，导致肌肉挛缩。挤压综合征通常是肢体长时间受到外力压迫而造成的肌肉坏死的系统性结果。当出现明确的肌肉坏死时，ICP可能因为细胞内和间室内水肿而升高，导致叠加的ACS。

流行病学——谁处于风险中?

西方人口中的ASC的发病率为每年3.1/10^5。男性的年发病率为7/10^5，相较而言，女性的为0.7/10^5，男性的发病风险增加10倍。年龄和性别特异性发病率显示在图6.1中，显示为B型模式或者Buhr和Cooke描述的L型模式。平均年龄为32岁；男性的年龄中位数为30岁，女性为44岁。因此很明确，老年患者发生ACS的风险较低。考虑可能是因为较小的肌肉体积允许在一个筋膜室中有更多的空间容纳肿胀组织，联合高血压潜在的保护效应的共同作用。与年轻患者唯一不同的是，仅有软组织损伤的情况也是ACS中的一个危险因素。仅有软组织损伤的ACS患者的平均年龄为36岁，明显大于伴有骨折的ACS患者的平均年龄。

在69%的患者中，导致ACS的最常见基础疾病是骨折（表6.1）。胫骨干骨折最为常见，出现在36%的ACS病例中，并且在胫骨骨折患者中的患病率高达14%。第二常见的病因是软组织损伤，几乎占ACS病例的1/4。导致ACS的第二常见的骨折为桡骨远端骨折。ACS的其他病因列在表6.2中。尽管这些原因中的大部分并不常见，有一些可能与有合并症的老年患者相关。在跌倒后可能处于迟钝状态下平躺数小时的老年患者中，挤压综合征的发病率可能比认识到的更高。在这些情况下，应该监控肌酸激酶水平。合并症（例如糖尿病）和使用抗凝剂治疗常出现在老年患者中，负责治疗的外科医生应该清楚，这些情况可能会增加ACS发生的风险。

尽管一直以来认为高能量损伤是一个发生ACS的危险因素，但是没有证据支持这一点。在胫骨干骨折合并ACS的病例中，与低能量损伤相比，高能量损伤显示出微弱的数量优势（59%）。在对1995—2007年间就诊于爱丁堡骨创伤中心的1 403例胫骨干骨折患者的分析中，相较于开放性骨折，闭合性骨折发

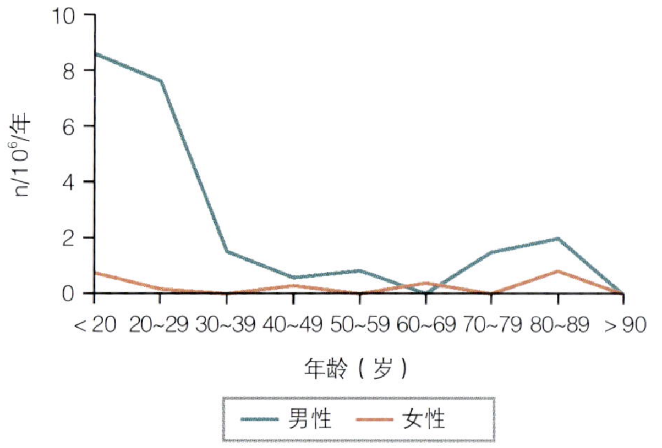

图6.1 急性筋膜间室综合征的年龄和性别相关发病率，显示在两种性别中，均随年龄增长而降低

表6.1 出现在骨科创伤治疗单元中的筋膜间室综合征的基本诱因

基础疾病	病例的百分比（%）
胫骨干骨折	36.0
软组织损伤	23.2
桡骨远端骨折	9.8
挤压综合征	7.9
前臂骨干骨折	7.9
胫骨平台/Pilon骨折	5.5
股骨干骨折	3.0
手部骨折（单发或多发）	2.5
足部骨折（单发或多发）	1.8
其他（足部、踝关节、骨盆、肱骨）	2.4

生ACS的风险增加（$P<0.05$）。这提示在低能量损伤之后，也许ACS的患病率更高，可能是因为低能量损伤不易破坏筋膜间室的边界，避免了“自减压”效果。

发生或者延误诊断ACS的危险因素列在表6.3中。与人口统计学危险因素相似，痛觉改变可能会延误诊断。如果患者具有神志改变、认知困难、使用蛛网膜下腔或硬膜外麻醉或患者自控镇痛，则会发生这种情况。合并症（例如糖尿病）及使用抗凝剂治疗常见于老年患者，负责治疗的外科医生应该清楚这些情况可能会增加发生ACS的风险。

诊断

ACS的及时诊断是获得成功的结果的关键。一直以来，诊断延迟被认为是ACS治疗失败的唯一原因。诊断延迟可能是因为经验不足和缺乏对ACS可能性的警觉，以及不明确和混淆的临床表现，或者掩盖临床征象的麻醉或镇痛技术。

表6.2 导致急性筋膜间室综合征的条件

增加筋膜间室内容物的条件
骨折
软组织损伤
挤压综合征（包括使用截石位）
缺血再灌注
体育锻炼
出血倾向/抗凝剂
液体灌注（包括关节镜）
动脉穿刺
腱鞘囊肿破裂/囊肿破裂
截骨术
蛇咬伤
肾病综合征
白血病细胞浸润
病毒性肌炎
急性血源性骨髓炎
减少筋膜间室容积的条件
烧伤
肌疝修补
合并症
糖尿病
甲状腺功能减退

ACS的治疗延误可能是灾难性的，导致严重的并发症，如永久的感觉和运动缺陷、挛缩、感染及有时甚至截肢。在严重的病例中，可能是再灌注综合征的系统性损害。为了避免这些并发症，负责治疗的外科医生应该清楚地了解进行早期诊断的必要临床技术。早期诊断和治疗ACS还可减少在可能的医疗事故索赔中赔偿的风险。

临床诊断

疼痛被认为是ACS的首发症状。患者所经历的疼痛是缺血性的，通常是很严重的，并且与临床表现不相称。然而，疼痛的强度可能是变化的，可能在合并神经损伤的ACS中缺失，或者在后侧深筋膜间室综合征中很轻微，因此疼痛可能是出现ACS的一个不可靠标志。在无意识患者或者使用局部麻醉的患者中，可能不会产生疼痛。痴呆的老年患者可能不会表达他们的疼痛的严重性，因此躁动、烦乱和焦虑，伴有使用止痛剂的要求增加，应该警惕ACS的出现。

疼痛已被证明在ASC诊断中的敏感性仅为

表6.3 发生或者延误诊断急性筋膜间室综合征的危险因素

人口统计学	痛觉改变
青年	意识改变
胫骨骨折	局部麻醉
高能量损伤性前臂骨折	患者自控镇痛
高能量损伤性股骨干骨折	儿童
出血倾向/抗凝剂	合并神经损伤
合并重度碱缺失和较高乳酸水平以及要求输血的多发性创伤	

19%，特异性为97%（例如假阴性或者疼痛缺失病例的比例较高，但是假阳性病例的比例较低）。然而清醒患者的疼痛（如果出现）被一致认为是ACS的一个相对早期的症状。受累肌肉的被动牵拉痛被认为是ACS的一个症状，但是并不比静息痛更可靠，因为上述关于疼痛不可靠的原因同样适用于被动牵拉痛。被动牵拉痛的敏感性和特异性与静息痛相似。

受累筋膜间室内的神经所支配区域的感觉异常或者感觉迟钝，通常是神经缺血的首发症状，但是感觉障碍可能由合并的神经损伤所致。根据Ulmer的报道，在ACS中，感觉异常的临床表现的敏感性为13%，特异性为98%，假阴性率排除了将其作为有效的诊断工具。受ACS影响的肌群的麻痹，被认为是晚期征象。用于预测ACS的出现时，肌肉麻痹与其他体征的敏感性一样低，可能是因为导致无力的根本原因是难以解释的，这些原因可能是疼痛抑制、直接的肌肉损伤或者相关的神经损伤等。如果发生运动障碍，完全的恢复是不太可能的，在一个系列的研究中仅有13%的患者完全恢复。

肿胀被认为是ACS的一个特征，但是肿胀的程度很难被精确地评估，因此这个指标是非常主观的。石膏和敷料常常覆盖患肢，容易掩盖病情，并且一些筋膜室是难以评估的，如小腿的后侧深筋膜室。

发生ACS后，外周动脉搏动和毛细血管回流通常是正常的，除非有大动脉损伤或血管疾病或在ACS的极晚期截肢不可避免时。如果怀疑存在ACS且动脉搏动消失，则有动脉造影检查的指征。相反，如果远端动脉搏动存在就排除ACS的诊断是危险的。

将临床症状与体征相结合，提高了它们作为诊断工具的敏感性。然而，为了达到超过90%的ACS被呈现出来的可能性，必须特别提出3个临床表现。临床表现可出现麻痹，为了得到一个准确的ACS的临床诊断，必须让麻痹发展到晚期。这显然是无法接受的，从而引起了对更早期和更可靠的诊断方法的探索。

筋膜室的压力监测

在确定ACS是由组织压力增加所致后，产生了ICP测量。因为组织压力增加是ACS中的初始事件，组织压力的改变先于临床症状和体征。大部分方法是将裂隙导管或者带芯导管插入相关的筋膜间室，通过盐水柱与压力转换器连接。可以通过轻微按压导管尖部以确认导管的通畅性，可以见到压力立即升高。为避免假性低读数，必须小心避免气泡出现在测量系统中。裂隙导管和带芯导管是同样精确的。也可将放入导管腔中或放在导管尖部的传感器导入筋膜室以测量ICP。对于持续测压，前者需要灌注盐水，有引起ICP增高的风险；后者较为昂贵且再次消毒困难。这些测量ICP的方法都是对肌肉血流及氧合的间接测量。近红外光谱法是通过将探头放在皮肤上来无创测量组织血氧饱和度，是一项有希望的技术，但是需要在受损伤的人群中得到进一步的验证。

通常监测小腿前间室的ICP，因为这是ACS最常累及的部位，并且易于测量。虽然有漏诊小腿后深间室ACS的风险，但是测量两个间室是更加复杂而费时的。如果单独监测前间室，在出现不可解释的症状而前间室压力正常时，应该测量后深间室的压力。测量肢体内的压力峰值很重要，通常出现在距骨折5cm的范围以内。

减压的阈值

出现了许多关于筋膜室压力阈值的争论，超过这个阈值，就要求进行ACS减压。既往将组织压力测定在30~50mmHg之间作为减压的阈值，但是，目前发现因为体循环血压的不同，对ICP 升高的耐受性有明显个体差异。Whitesides等首次提出了舒张压与组织压力的差值（ΔP）。他们阐述了当组织压力升高至低于舒张压10~30mmHg以内时，出现灌注不足及相应的组织缺血。来自实验研究的进一步证据或相似的观点也支持这一发现。这些观点认为平均动脉压与正常肌肉中的组织压之间的差值不能小于30mmHg，或者与受伤或缺血前的肌肉中的组织压差值不能小于40mmHg。一项关于116例胫骨干骨折患者的临床研究验证了实验研究的证据。研究人员总结了△*P*为30mmHg是ACS减压的安全阈值。

使用△*P*作为筋膜切开术的阈值也得到了其他研究的支持。

持续筋膜室压力监测的敏感性和特异性最近得到报道。使用压力阈值△*P*为30mmHg且持续超过2h作为850例患者筋膜切开术的指针，有11例假阳性和9例假阴性，提示敏感性为94%，特异性为98.4%。阳性预测值为92.8%，阴性预测值为98.7%。要通过使用临床症状和体征达到相似的精确性，3个体征都需要出现，其中包含麻痹。

为了充分受益于ACS的监测，诊断应该基于连续的压力差测量，而不是等待临床症状和体征的发展。监测压力的方法显示出减少了筋膜切开术的延迟和后遗症的发生，并且临床症状和体征的出现要晚于压力的改变。尽管还没有经过正式的研究，已推测这些压力阈值可以用于除小腿以外的其他解剖部位。

手术时机

时间因素对于做出切开筋膜的决定也是很重要的。通过实验和临床工作，已经确认压力升高的持续时间和严重程度均影响肌肉坏死和后遗症的发生。持续的压力监测可以清楚地记录组织压力测量的变化趋势。在△*P*降至30mmHg以下时，如果ICP在降低，而△*P*在上升，那么可以安全地观察患者，预计△*P*在短时间内回到安全水平。如果ICP在升高，△*P*在降低，并小于30mmHg，并且这种趋势已经持续了2h，那么应该进行筋膜切开。筋膜切开术的进行不能基于单次的压力读数，除非是在严重的病例中。使用这个原则，可以减少筋膜切开延迟和ACS的并发症，避免不必要的筋膜切开。因为ICP监测对于减少切开延迟最为有效，应该作为筋膜切开术的主要指征。

治疗

ACS唯一最有效的治疗是筋膜切开术，如果延迟切开筋膜，会导致严重的并发症。然而，对于即将出现的ACS，应该进行其他的初步检测。应该劈开和松开体外的限制性包裹物，如敷料或石膏，包括石膏下的衬垫。不应该将肢体抬高超过心脏水平，以避免减少动静脉压力梯度。低血压会降低灌注压力，所以应该对其进行纠正。应该开始氧疗，以确保最大的血氧饱和度。

筋膜切开术

任何筋膜室的筋膜切开术的基本原则均为完全和彻底地减压。应该沿着受累筋膜室的全长做皮肤切口（图6.2），并且有必要看见其中的肌肉的整体。在ASC中，不应该进行有限的或者皮下潜行的筋膜切开术。所有坏死的肌肉必须完全清除以避免感染。

应该使用双切口四间室筋膜切开术，减压小腿的4个筋膜室。使用沿2个间室之间的肌间隔表面的皮肤切口，对前间室和外侧间室进行减压（图6.2）。通过沿胫骨内侧缘后方2cm处的皮肤切口进入，对后侧的两个间室进行减压（图6.3）。在两个切口间留下足够的皮桥是非常重要的，特别是对于皮肤血循环可能受损的老年人。有对单皮肤切口切开所有4个间室筋膜的描述，但是双切口筋膜切开术更快，且可能较单切口方法更安全，因为筋膜的切口都是表浅的。使用单切口方法，可能不易看清后深间室的所有内容物。两种方法似乎对降低ICP同样有效。

在其他部位进行减压，通常简单地在受累及的筋膜室表面切开，以提供对肌群的良好显露。足部和手部是例外。在足部，有一些筋膜室需要得到减压，扎实的解剖学知识是必要的。在大部分病例中，背侧切口已经足够，但是在后足损伤，可能需要一个单独的内侧切口以减压跟骨间室。通常使用两个可以到达骨间间室的背侧切口对手部进行充分减压，但是当临床上怀疑或者ICP测量增高时，可以沿大鱼际或者小鱼际做切口，以切开这些间室的筋膜。

主要是因为可能会导致ICP的持续升高，筋膜的切口绝不能关闭。皮肤切口应该敞开和使用敷料覆盖，并且在筋膜切开术后48h左右，应该再次查看，以确保所有肌群的活力。除非所有的肌群有活力，否则不应该关闭切口或者覆盖创面。如果可能的话，应该使用延迟的一期切口缝合，但是皮缘不能有张力。通常这项技术可用于小腿内侧切口而不能用于外侧切口。应该小心应用皮肤牵拉技术或者逐步的切口缝合技术，因为可能会导致皮缘坏死和需要延长时间以达到切口闭合。老年患者较少需要中厚皮片植皮，可能是因为肌肉体积减小。尽管中厚皮片植皮可以很快提供皮肤覆盖，但是这项技术的

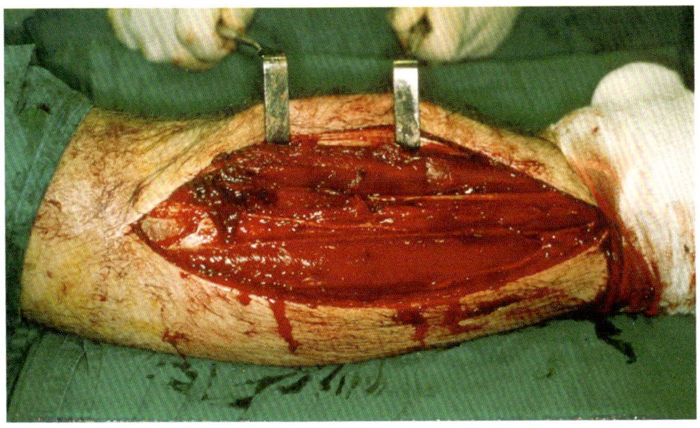

图6.2 使用外侧切口对小腿前间室和外侧间室进行筋膜切开术。注意切口的长度，应该可以看到筋膜室的全长，以明确肌肉的活力

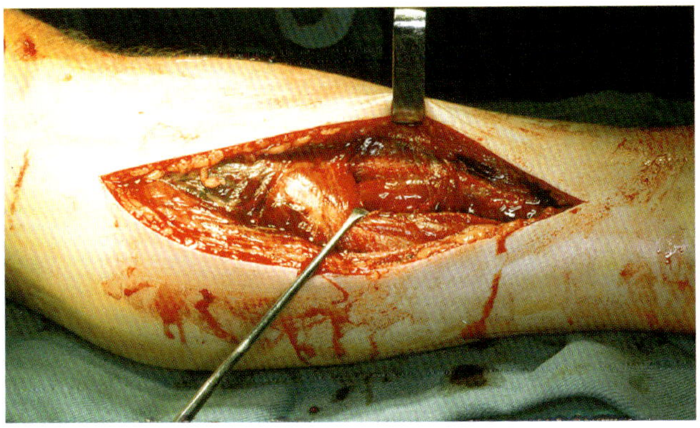

图6.3 使用内侧切口对小腿后浅间室和后深间室进行筋膜切开术。牵开后浅间室可以暴露后深间室。必须注意在外侧切口和内侧切口之间留有足够宽的皮桥

缺点在于长期损害的发生率较高。最近出现的负压辅助闭（Vacuum Assisted Closure，VAC）系统很可能是这个领域的一项显著进步，并且可能减少中厚皮片植皮的需要。

治疗相关的骨折

通常认为在进行ACS的筋膜切开减压术的同时，应该稳定骨折，尤其是长骨骨折。实际上，ACS的出现不应该改变骨折的治疗，但是在出现ACS的情况下，石膏固定胫骨骨折是禁忌的。为了避免减压的任何不必要的延迟，筋膜切开术应该在骨折固定前进行。骨折的稳定允许能够较易显露和保护软组织，促进其愈合。

ACS 的并发症

如果得到迅速的处理，ACS的并发症并不常见。筋膜切开术延迟6h以上，可能会导致严重的后遗症，包括肌肉挛缩、肌肉无力、感觉丧失、感染和骨折不愈合等。在严重的病例中，因为感染和缺乏功能，截肢可能是不可避免的。

参考文献

[1] McQueen MM, Gaston P, Court-Brown CM. Acute compartment syndrome. Who is at risk? J Bone Joint Surg Br, 2000;82:200–203.

[2] Court-Brown CM. The epidemiology of fractures and dislocations. In: Court-Brown CM, Heckman JD, McQueen MM, Ricci WM, Tornetta P, III, McKee MD, editors. Rockwood and Green' s Fractures in Adults. 8th ed. Philadelphia, PA: Wolters Kluwer; 2015. pp. 59–108.

[3] Buhr AJ, Cooke AM. Fracture patterns. Lancet, 1959;1:531–536.

[4] Hope MJ, McQueen MM. Acute compartment syndrome in the absence of fracture. J Orthop Trauma, 2004;18:220–224.

[5] McQueen MM, Court-Brown CM. Compartment monitoring in tibial fractures. The pressure threshold for decompression. J Bone Joint Surg Br, 1996;78:99–104.

[6] McQueen MM, Duckworth AD, Aitken SA, et al. The estimated sensitivity and specificity of compartment pressure monitoring for acute compartment syndrome. J Bone Joint Surg Am, 2013;95:673–677.

[7] Bhattacharyya T, Vrahas MS. The medical-legal aspects of compartment syndrome. J Bone Joint Surg Am, 2004;86-A:864–868.

[8] Kosir R, Moore FA, Selby JH, et al. Acute lower extremity compartment syndrome (ALECS) screening protocol in critically ill trauma patients. J Trauma, 2007;63:268–275.

[9] Ulmer T. The clinical diagnosis of compartment syndrome of the lower leg: Are clinical findings predictive of the disorder? J Orthop Trauma, 2002;16:572–577.

[10] Bradley EL, III. The anterior tibial compartment syndrome. Surg Gynecol Obstet, 1973;136:289–297.

[11] Duckworth AD, Mitchell SE, Molyneux SG, et al. Acute compartment syndrome of the forearm. J Bone Joint Surg Am, 2012;94:e63.

[12] McQueen MM, Christie J, Court-Brown CM. Compartment pressures after intramedullary nailing of the tibia. J Bone Joint Surg Br, 1990;72:395–397.

[13] Shakespeare DT, Henderson NJ, Clough G. The slit catheter: A comparison with the wick catheter in the measurement of compartment pressure. Injury, 1982;13:404–408.

[14] Heckman MM, Whitesides TE, Jr., Grewe SR, et al. Compartment pressure in association with closed tibial fractures. The relationship between tissue pressure, compartment, and the distance from the site of the fracture. J Bone Joint Surg Am, 1994;76:1285–1292.

[15] Whitesides TE, Haney TC, Morimoto K, et al. Tissue pressure measurements as a determinant for the need of fasciotomy. Clin Orthop Relat Res, 1975;(113):43–51.

[16] Heckman MM, Whitesides TE, Jr., Grewe SR, et al. Histologic determination of the ischemic threshold of muscle in the canine compartment syndrome model. J Orthop Trauma, 1993;7:199–210.

[17] Matava MJ, Whitesides TE, Jr., Seiler JG, III, et al. Determination of the compartment pressure threshold of muscle ischemia in a canine

model. J Trauma, 1994;37:50–58.
[18] Heppenstall RB, Sapega AA, Scott R, et al. The compartment syndrome. An experimental and clinical study of muscular energy metabolism using phosphorus nuclear magnetic resonance spectroscopy. Clin Orthop Relat Res, 1988;(226):138–155.
[19] Bernot M, Gupta R, Dobrasz J, et al. The effect of antecedent ischemia on the tolerance of skeletal muscle to increased interstitial pressure. J Orthop Trauma, 1996;10:555–559.
[20] Ovre S, Hvaal K, Holm I, et al. Compartment pressure in nailed tibial fractures. A threshold of 30 mmHg for decompression gives 29% fasciotomies. Arch Orthop Trauma Surg, 1998;118:29–31.
[21] White TO, Howell GE, Will EM, et al. Elevated intramuscular compartment pressures do not influence outcome after tibial fracture. J Trauma, 2003;55:1133–1138.
[22] McQueen MM, Christie J, Court-Brown CM. Acute compartment syndrome in tibial diaphyseal fractures. J Bone Joint Surg Br, 1996;78:95–98.
[23] Petrasek PF, Homer-Vanniasinkam S, Walker PM. Determinants of ischemic injury to skeletal muscle. J Vasc Surg, 1994;19:623–631.
[24] Matsen FA, III, Wyss CR, Krugmire RB, Jr., et al. The effects of limb elevation and dependency on local arteriovenous gradients in normal human limbs with particular reference to limbs with increased tissue pressure. Clin Orthop Relat Res, 1980;(150):187–195.
[25] Janzing HM, Broos PL. Dermatotraction: An effective technique for the closure of fasciotomy wounds: A preliminary report of fifteen patients. J Orthop Trauma, 2001;15:438–441.
[26] Fitzgerald AM, Gaston P, Wilson Y, et al. Long-term sequelae of fasciotomy wounds. Br J Plast Surg, 2000;53:690–693.
[27] Gelberman RH. Upper extremity compartment syndromes. In: Compartment Syndrome and Volkmann’ s Contracture, Mubarak SJ, Hargens AR, editors. 1st ed. Philadelphia, PA: WB Saunders, 1981.
[28] Gershuni DH, Mubarak SJ, Yaru NC, et al. Fracture of the tibia complicated by acute compartment syndrome. Clin Orthop Relat Res, 1987;(217):221–227.
[29] Rorabeck CH. The treatment of compartment syndromes of the leg. J Bone Joint Surg Br, 1984;66:93–97.
[30] Turen CH, Burgess AR, Vanco B. Skeletal stabilization for tibial fractures associated with acute compartment syndrome. Clin Orthop Relat Res, 1995;(315):163–168.
[31] Rorabeck CH, Macnab L. Anterior tibial-compartment syndrome complicating fractures of the shaft of the tibia. J Bone Joint Surg Am, 1976;58:549–550.
[32] Court-Brown, McQueen M. Compartment syndrome delays tibial union. Acta Orthop Scand, 1987;58:249–252.
[33] Gelberman RH, Szabo RM, Williamson RV, et al. Tissue pressure threshold for peripheral nerve viability. Clin Orthop Relat Res, 1983;(178):285–291.
[34] Hargens AR, Romine JS, Sipe JC, et al. Peripheral nerve-conduction block by high muscle-compartment pressure. J Bone Joint Surg Am, 1979;61:192–200.
[35] Karlstrom G, Lonnerholm T, Olerud S. Cavus deformity of the foot after fracture of the tibial shaft. J Bone Joint Surg Am, 1975;57:893–900.
[36] Finkelstein JA, Hunter GA, Hu RW. Lower limb compartment syndrome: Course after delayed fasciotomy. J Trauma, 1996;40:342–344.

复杂性局部疼痛综合征

Roger M. Atkins

介绍

复杂性局部疼痛综合征（Complex Regional Pain Syndrome，CRPS）由异常疼痛、肿胀、血管收缩和排汗神经功能障碍、挛缩及骨质疏松等构成。通常认为CRPS是创伤的罕见并发症，在精神不正常的患者中，由交感神经功能障碍所导致。现代研究彻底改变了这个观点。这一部分的回顾将在老年人骨科创伤手术的范围内探讨CRPS。因此，与国际疼痛研究协会（International Association for the Study of Pain，IASP）的出版物中出现的重点、描述和概念略有不同。

一些重要的定义

CRPS的一个主要特征是骨科医生不熟悉的疼痛感觉的异常。

- 触刺激诱发痛：应该不会引起疼痛的刺激导致疼痛感，例如轻抚受影响的部位
- 痛觉过敏：对疼痛的敏感性增加。用针轻触可产生不能忍受的疼痛
- 感觉过度：触刺激诱发痛或痛觉过敏在时间和空间上的累积。反复地刺激变得越来越不能耐受。疼痛持续，且可能被刺激加剧，例如突然出现的噪音或者一阵冷空气。这些是对疼痛的真实感受。这些患者不是诈病或者疯狂
- 伤害性疼痛产生于对外周痛觉感受器的直接刺激，例如骨折之后
- 神经病理性疼痛产生于神经自身，没有触发性刺激。常出现自发痛或灼痛、机械性或温度性痛觉过敏、触刺激诱发痛或感觉过度
- 交感神经维持性疼痛（Sympathetically Maintained Pain，SMP）包括疼痛、感觉过度和触刺激诱发痛，可以通过选择性交感神经阻滞来缓解

分型系统

在历史上，CRPS有许多具有不同诊断标准的相似疾病（表6.4）。为了排除由此所导致的混淆，IASP对这种疾病进行了重新分类，并提议使用“复杂性局部疼痛综合征”的名称，并且具有标准化的诊断标准。

表6.4 复杂性局部疼痛综合征的同义词

复杂性局部疼痛综合征
反射性交感神经营养不良综合征
Sudeck 骨萎缩
灼性神经痛
轻度灼性神经痛
Mimo灼性神经痛
痛性营养不良
痛性神经营养不良
创伤后疼痛综合征
创伤后痛性营养不良
创伤后痛性骨质疏松症
短暂游走性骨质疏松症

CRPS被分为两种类型，Ⅱ型CRPS（CRPS 2）由神经损伤所导致，Ⅰ型CRPS（CRPS 1）没有神经损害。它们的临床特点不相同。从外科医生的观点来看， CRPS 2的诊断应该提示作为病因的神经损伤易发生在手术干预后，例如跟腱手术后的腓肠神经卡压。

IASP分类仍然是有争议的，并且显示出其将疼痛归入医学处理的范围和过度诊断病情。

临床特点

CRPS包含两个阶段，早期表现为肿胀和血管收缩不稳定（图6.4），在经过相同的时间段后，由晚期的挛缩和关节僵硬取而代之（图6.5，图6.6）。手和足是最常被累及的部位，尽管膝关节的CRPS 被越来越多地诊断。肘关节很少受影响，但是肩关节发病很普遍，并且一些冻结肩可能是CRPS。

CRPS通常在一次诱发性的创伤之后长达一个月才开始，但是可能是自发的。当创伤的直接作用消退后，出现一种弥散的、神经病理性的疼痛。随着时间的推移，疼痛是持续性的（尽管可能不影响睡眠）、不断恶化的和放射性的，并且可能因肢体的依赖、身体接触、情绪低落及外部因素而加重。

CRPS的早期阶段

血管舒缩不稳定（Vasomotor Instability， VMI）和水肿为早期的主要表现，然而在更加靠近肢体近

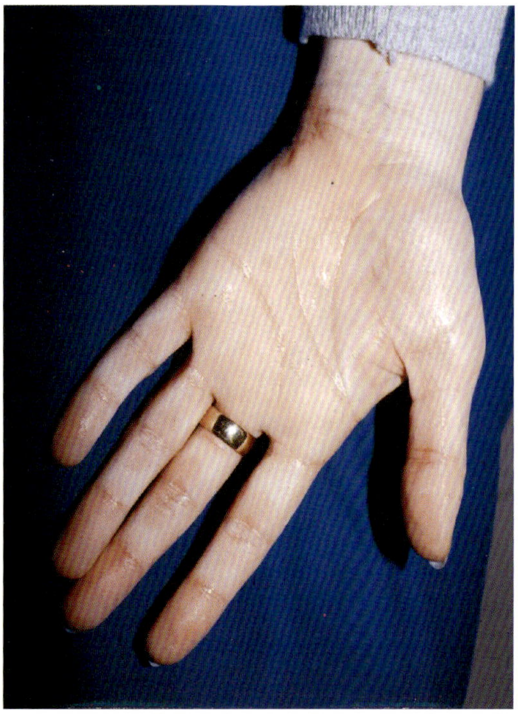

图6.4　处于CRPS早期阶段的手。皮肤过度出汗和皮肤呈浅蓝色

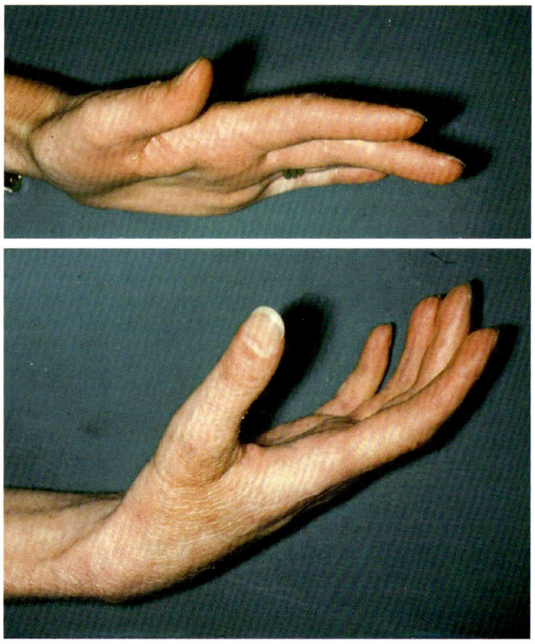

图6.5　CRPS 的晚期阶段，手部萎缩和手指变细，伸直挛缩和关节褶皱及皮下脂肪消失

端的CRPS中不太明显。经典的描述根据VMI的分型，将早期的CRPS 分为两个阶段。除了在严重的病例中，这些阶段很少见。一开始，肢体是干燥、发热和粉色的，但是经过数日或数周后，肢体变成蓝色、冰冷和多汗的（图6.4）。然而，VMI通常伴有温度敏感性增高和不同程度的出汗异常。

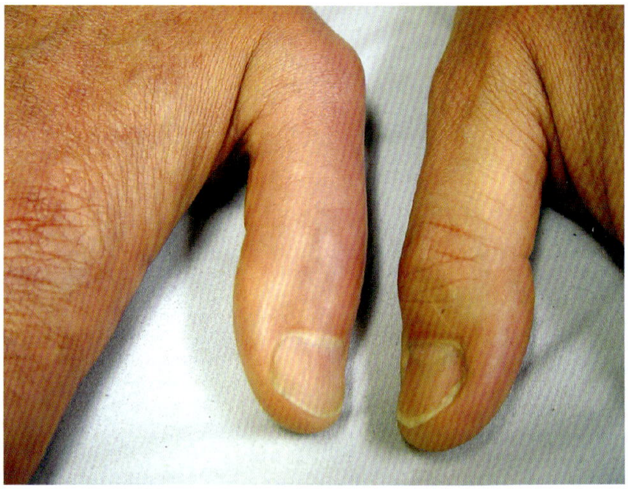

图6.6　晚期Ⅰ型CRPS患者的右手拇指。受累拇指的远端变细，尤其是末端，并且合并颜色改变和指甲出现隆脊

水肿很明显，特别是在肢体远端受到影响的部位，并且随着时间推移而变得更加固定，以及由于组织界面和结构融合而变硬。

关节活动度丧失是因为疼痛和肿胀合并不能发起动作。随着疾病的进展，挛缩使僵硬加重。只有在出现固定性挛缩之前，疾病能够停止，才可能完全治愈。

CRPS的晚期阶段

VMI消退，水肿消失，肢体萎缩影响所有的组织。皮肤变薄，关节处皮肤皱褶和皮下脂肪消失（图6.5，图6.6）。毛发变得纤细、浓密、不均匀及卷曲，同时指甲出现凹陷、隆脊、变脆和变为棕色。手掌和足掌的筋膜增厚，看上去像Dupuytren氏病。腱鞘变紧，导致扳机指和活动的阻力增加，合并肌肉挛缩和纤维化，导致肌腱的活动度减少。关节囊和侧副韧带短缩，增厚和粘连，导致关节挛缩。

在骨科实践中，大量显示出早期CRPS特征的患者不会继续发展为严重的挛缩。

骨改变

在早期CRPS中，骨受累是很普遍的，在延迟骨显像中可见到在受累部位的摄取增加。到后期，这种情况恢复正常，并且出现快速骨丢失的影像学特征：斑片状、软骨下或者骨膜下骨质疏松，干骺端条带状和严重的骨质疏松（图6.7）。尽管存在骨质疏松，骨折并不常见，可能是因为患者非常有效地保护疼痛的肢体。

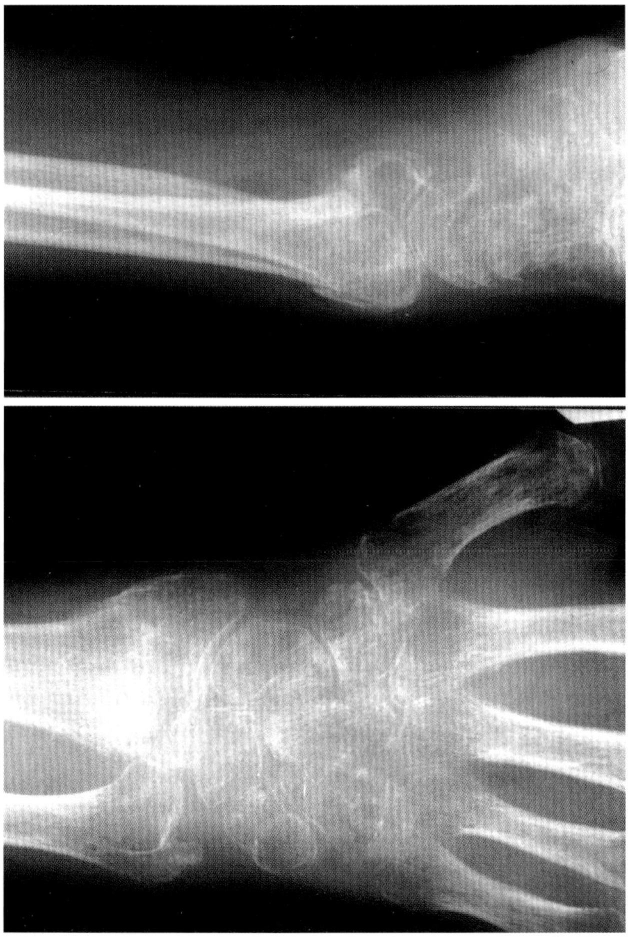

图 6.7 桡骨远端骨折合并晚期CRPS的影像学表现。有严重的骨质疏松表现

发病率

合并重度挛缩的严重CRPS并不常见，在回顾性研究系列中，患病率低于2%。基于人口学的研究显示，美国的年患病率为55/10^5，荷兰的年患病率为262/10^5。

一些前瞻性研究专门调查了CRPS的早期特征，在每一类骨折和手术创伤（例如全膝关节置换）之后，显示出高达30%的发病率。这些特征一起出现。这些常见的早期CRPS病例通常没有得到明确的诊断，并且一些诊断是有争议的。这些早期病例通过物理治疗和镇痛，基本在一年以内得到缓解。可能会残留僵硬，提示病情不严重的CRPS可能会产生显著的长期损害。

病因

CRPS的发病是随机的，不受治疗方法的影响，切开解剖复位和坚强的内固定不会消除CRPS。损伤的严重程度和骨折复位的质量均不是非常重要的。然而，一些类型的损伤（例如神经的刺伤）更可能与其发生相关，这似乎是合乎逻辑的。CRPS的发病与过紧的石膏相关，而且可能具有遗传倾向性。已经提出了以下病因。

心理异常

大部分骨科医生能够立即识别Sudeck骨萎缩患者，因为他们不能够配合进行活动，在创伤或者手术干预后似乎可能进展不佳。但是CRPS主要不是心理上的问题，没有一致的病前人格障碍。大部分患者的心理是正常的。就像在其他疾病中，先前的心理压力与之相关，可能会使CRPS中的疼痛恶化。似乎CRPS的疼痛会导致情绪低落，并且出现早期CRPS的Sudeck骨萎缩患者， 具有预后较差的风险，因为面对疼痛时，他们不能够活动。

躯体神经系统异常

疼痛是由有害的刺激触发疼痛感受器所导致，能够避免组织损伤。CRPS中的神经病理性疼痛是未受到适当的刺激就出现的，并且没有保护功能。在Ⅱ型CRPS中，受损的周围神经纤维经历细胞的改变，通常引起无害的触觉输入通过低阈值机械性感受器的A－β纤维传导，从而刺激后角神经元，导致触诱发痛和灼痛。在Ⅰ型CRPS中，由早期损伤释放和残留的炎症介质使痛觉感受器对正常无害的刺激过敏，导致触诱发痛。在来自CRPS患者的截肢标本中，有证据显示小神经纤维的异常，提示对这些神经的持续损伤可能很重要。

交感神经系统异常

在CRPS中，交感神经系统（Sympathetic Nervous System，SNS）功能障碍表现为皮肤血流、温度调节及出汗的异常和水肿，并且长期以来通过调控交感神经治疗CRPS。然而，最近的研究对调控交感神经是否能提高长期的结果产生怀疑。

交感神经系统活跃并不总是会引起疼痛。在CRPS中，一些疼痛是SNS依赖的，由交感神经阻滞所缓解，而去甲肾上腺素使其恢复。在CPRS中，不同肢体间的皮肤感觉阈值可能被交感神经阻滞所逆转，而增加交感神经活性则使疼痛恶化。

SMP可能是机体对损伤的反应的一部分。在部分神经损伤后，躯体神经轴突表达α肾上腺素受体，而在背根神经节中，交感神经轴突围绕感觉神经元胞体。这些临时的改变使躯体感觉神经系统对交感神经介质敏感。

异常炎症反应

CRPS与炎症改变相关，包括大分子物质外渗和耗氧量减少。与对照组相比，血清P物质和降钙素基因相关肽（CGRP）的浓度在CRPS患者中升高，导致增强的潮红反应和过度的蛋白质外渗。在CRPS影响的肢体中的细胞因子水平，比在对侧肢体或对照组患者中的更高。这提示过度的神经肽活性导致具有CRPS特征的外渗、肢体水肿和细胞因子表达增加。

在动物模型中，输注自由基导致类似CRPS的状态，并且CRPS患者的截肢标本显示基膜增厚，与过度暴露于自由基相符。这些发现提示CRPS是针对创伤的过度局部炎症反应，并且CRPS体现了严重创伤后的系统性自由基疾病的一种局部表现形式。这种概念得到了维生素C能够有效预防创伤后CRPS 的初步证据的支持。

在CRPS中，针对创伤的异常炎症反应不是由细胞介导的免疫应答所导致的，因为炎症的系统性检测是正常的，并且组织学研究显示极少的炎症细胞浸润。

自身免疫

抗神经元的自身抗体出现在CRPS中，并且随机对照研究提示免疫球蛋白治疗可以暂时缓解慢性CRPS患者的疼痛。这些发现提示可能的自身免疫基础，至少就慢性CRPS而言。自身免疫理论的障碍在于CRPS是一种局部疾病。

患肢失用

在大多数CRPS患者中，发现运动功能异常，从无力到不协调和震颤。在客观的测试中，CRPS患者的握力协调性、接近目标和抓持的能力受损。

与CRPS患者的交谈，显示出患者对患肢的感觉障碍，类似于在顶叶脑卒中后所见到的。CRPS患者做出诸如“感觉我的肢体与身体不相连”以及“我需要集中所有的注意力并注视肢体，以让它按我的需要活动”的陈述。CRPS患者对身体受累部分的知觉是异乎寻常的，伴有导致运动缺乏的中枢感觉混乱。

CRPS患者患肢的运动感觉出现障碍，发现很难开始或者精确地直接活动，以及存在感觉、知觉和运动之间的不协调。肢体失用似乎与此相关，而不是与对触刺激诱发痛作出反应的习惯性疼痛回避行为的传统观点相关。肢体的运动障碍可能是CRPS病因的核心，因为所有CRPS早期的临床表现，除了疼痛以外，都是由一段时间的石膏制动所引起，可能是因为正常的触觉和本体感觉输入对于校正中枢神经信号处理是必要的。

使用镜像视觉反馈（Mirror Visual Feedback，MVF）的治疗支持运动障碍的中心作用。MVF恢复了感觉和运动信息间的一致性。在早期CRPS中，MVF消除了或者从本质上改善了疼痛和VMI。

做出诊断

IASP对CRPS的工作引起了困惑。在1994年，新的CRPS 诊断体系是描述性和基于一致意见的。它提供了一套标准化的诊断标准以提高临床沟通和便于研究，更像是一个起点，而非成熟的诊断工具。在疼痛门诊的范围内，1994年的诊断标准是足够敏感的（例如极少漏诊一例真正的CRPS），然而其特异性非常差，在多达60%的病例中，存在CRPS的过度诊断。

进一步的分析表明，临床特点可被分为4个有明显统计学差异的类别，与10年前其他学者提出的相似：

1.症状和体征提示疼痛过程中的异常（触刺激诱发痛、痛觉过敏、感觉过度）。
2.皮肤颜色和温度改变，提示血管舒缩功能障碍。
3.水肿和出汗异常。
4.运动和营养的症状和体征。

1999年，研究人员提出了一系列改良的诊断标准。这些诊断标准被称作Budapest、 Bruehl或者改良的IASP诊断标准（表6.5），并且它们在临床上得到了广泛的应用，但是必须注意几个要点。表6.5中的统计资料适用于在疼痛门诊进行CRPS的诊断。因此，它们没有直接应用于骨科实践范围内的CRPS诊断。这个标准不是基于病理的；它们是一种统计关联。因此，如果一个患者符合诊断标准，仍然有可能不是这个诊断。最后，这个标准是基于共识的，并且因为IASP 希望“进行一个全新的开始”，许多关于这个主题的传统知识没有被纳入。例如，已知痛性肌萎缩与延迟骨扫描摄取增加相关，并且造成骨质疏松。这些客观标准不构成ISAP诊断标准的一部分。这些是将来需要讨论的议题。目前，1999年的改良IASP诊断依然是应用最广泛的诊断标准。

Atkins等提出了一套专门应用于骨科的CRPS诊

表6.5 改良的复杂性局部疼痛综合征的IASP诊断标准

复杂性局部疼痛综合征的一般定义

复杂性局部疼痛综合征（Complex Regional Pain Syndrome，CRPS）描述了一组疼痛，是以持续性〔自发的和（或）诱发的〕的局部疼痛为特征，这种疼痛似乎与已知的创伤或者其他损害在时间和程度上是不相称的。这种疼痛是局部的（不在特定的神经支配区域或者皮肤区域），并且通常具有以肢体远端为主的感觉、运动、排汗、血管舒缩和（或）营养异常的表现。随着时间推移，疾病表现出多变的病程进展。

为了做出临床诊断，必须符合以下的诊断标准（敏感性0.85，特异性0.69）：

1.与任何刺激事件都不相称的持续性疼痛。

2.必须在以下4组症状中的其中3组都报告至少1种症状：

感觉：感觉过敏和（或）者触刺激诱发痛的报告

血管舒缩：温度不均匀和（或）者皮肤颜色改变和（或）者皮肤颜色不均匀的报告

出汗/水肿：水肿和（或）者出汗改变和（或）者出汗不均匀的报告

运动/营养：活动度减少和（或）者运动功能障碍（无力、震颤、肌张力失常）和（或）者营养改变（毛发、指甲、皮肤）的报告

3. 在评估时，至少在以下4组体征中的2组或更多组中都显示出1种：

感觉：感觉过敏（针刺）和（或）触刺激诱发痛〔轻触和（或）温度觉和（或）深度按压身体和（或）关节活动〕的征象

血管舒缩：温度不均匀（＞1℃）和（或）皮肤颜色改变和/或者不均匀的征象

出汗/水肿：水肿和/或者出汗改变和/或者出汗不均匀的征象

运动/营养：活动度减少和/或者运动障碍（无力、震颤、肌张力失常）和（或）营养改变（毛发、指甲、皮肤）的征象

4. 没有其他的诊断能够更好地解释这些症状和体征。

为了研究的目的，诊断决策的规则应该是在所有4组症状类别中至少出现1种症状，并且在体征类别中的两组或更多组中至少出现1项体征（评估时所观察到的）（敏感性0.70，特异性0.94）。

表6.6 建议用于骨科范围内的复杂性局部疼痛综合征的诊断标准

通过发现以下相关的几组异常，进行临床诊断：

1.神经病理性疼痛。非皮肤的，没有诱因的，烧灼样的，有相关的触诱发痛和痛觉过敏。

2.血管舒缩不稳定和出汗异常。温暖发红和干燥，冰冷青紫和湿冷或者温度敏感性增加。与肢体间异常的温度差别相关。

3.肿胀。

4.关节活动度丢失及相关的关节和软组织挛缩，包括皮肤变薄和毛发及指甲营养不良。

这些临床上的发现得到以下检查的支持。

1. 在CRPS早期，延迟骨显像中的摄取增加。

2. 3个月后，出现骨质疏松的影像学证据。

存在其他与功能障碍的程度相关的疾病，则可排除CRPS的诊断。

断标准（表6.6）。类似于IASP的方法，这些标准也是源自经验推导的方式，但关键是来源于骨折治疗门诊而不是疼痛门诊。这些标准被设计得尽可能客观，但是患者的准确性是假定的，因此没有尝试区分他们对观察到的血管舒缩功能或者排汗神经功能障碍所进行的讲述。许多标准是可以定量的，这就允许它们能够有效地被应用于研究治疗。使用这些标准进行诊断，当使用在Colles骨折（桡骨远端骨折的一种类型）之后时，得到的信息几乎与Bruehl诊断标准一致。

骨科背景下的诊断

1.疼痛：引起过度疼痛的病史。寻找痛觉异常，包括触诱发痛和感觉过敏。通过在拇指和其他手指间挤压足趾（或手指），发现过度疼痛。

2.血管舒缩不稳定：VMI往往是短暂的，并且可能不会出现在检查的时候，如果患者是可靠的，病史能够证实VMI的存在。视诊是常规的诊断方法。可以使用热成像技术，但是在骨科领域没有得到证实，必须谨慎使用，因为骨折的炎症可能会改变结果。

3.异常出汗：这个特征也是变化无常的，因此可能有必要依赖病史进行诊断。过度出汗通常是显而易见的。在可疑的病例中，对轻划肢体的圆珠笔的阻力有助于诊断。

4.水肿和肿胀：通常在检查时较为明显。可以通过手部体积、皮肤褶皱厚度和手指周径测量进行定量。

5.关节活动度丢失和萎缩：关节活动度丢失通常是通过标准临床检查确诊。手指关节活动度可以精确

地量化。正如前面所概述的，萎缩可能影响肢体的每一种组织。

6.骨改变：X线片表现和骨扫描在前面已经讨论过。CRPS不会导致关节炎，并且关节间隙是保留的。Sudeck技术是通过将双侧肢体拍摄在同一个成像板内以评估骨密度，目前依然是有用的，但是骨密度测量通常是没有帮助的。不伴有影像学上的骨质疏松表现的正常骨扫描，实际上排除了成人CRPS。

其他的临床检查

感觉忽略能够通过在感觉检查中的差异进行描述，取决于患者是否能看到被检查的患肢。运动忽略通过让患者完成简单的任务进行检查，首先注视别处，然后注视肢体。如果患者注视肢体时，有明显的提高，则存在运动忽略。

常规的临床检查是正常的。

辅助检查

没有针对CRPS的诊断性检查。生化标记物和感染指标是阴性的。

MRI显示出早期的骨和软组织水肿，伴随晚期的萎缩和纤维化，但不是诊断性的。在Ⅱ型CRPS中，MRI扫描可能显示出神经受累。

在Ⅰ型CRPS中，肌电图和神经传导研究是正常的，但是在Ⅱ型CRPS中可能显示出神经损伤。

鉴别诊断

疼痛、肿胀和VMI通常与创伤和骨科手术相关。以下是常见的鉴别诊断：

1.软组织感染。

2. “机械”问题：例如全膝关节置换的尺寸不正确，过长的螺钉撞击关节或者关节内骨折复位不良。在做出CRPS的诊断前，必须排除引起症状和体征的所有机械原因（诊断标准4）。

3.有意识地夸大症状：这通常出现在有法律纠纷时，但是可能与病理性人际关系相关。在不诚实的患者中，由于IASP的CRPS诊断标准可以轻易地做出CRPS的诊断，使这个问题被恶化。互联网的兴起，意味着任何患者可以充分了解CRPS。IASP诊断标准是被设计用于鉴别CRPS与其他慢性疼痛性疾病的，不是用于处理患者诚实性的。CRPS是一种必然会导致营养不良的疾病，并且经过一段时间后，病情显著的CRPS患者应该会出现营养不良的客观表现，例如指甲和毛发的营养不良，皮肤和皮下组织萎缩，关节固定性挛缩，以及伴有骨扫描异常的显著骨质疏松的影像学特征。

4.精神疾病：躯体形式障碍或者转化症可能会导致患者无意识地夸大躯体疾病的影响。这些患者可能存在对多种轻微疾病的反应异常严重的病史，并且可能显示出“灾难化”生活事件的倾向。CRPS患者也可能因为慢性疼痛而出现抑郁，而精神疾病可能在这种情况下起到间接作用。

5.神经病理性疼痛：是CRPS的一部分，但是没有CRPS的患者也可能具有神经病理性疼痛。然而，神经病理性疼痛可能会导致CRPS。

治疗

一系列存在争议的治疗方式受到推荐，但是前瞻性随机盲法对照研究非常少，并且未控制混杂因素的研究在CRPS中特别不可靠。现代治疗强调肢体功能康复，以打断肢体废用的恶性循环，而不是控制交感神经系统。最初的骨科治疗是通过消除患者的疑虑、良好的止痛剂、加强和仔细的物理治疗方法等，以避免疼痛恶化。与阿片类药物相比，非甾体类抗炎药能够更好地缓解疼痛，并且中枢镇痛剂在早期常常是有效的，例如阿密曲替林。

在实现无痛的活动时，硬膜外麻醉可能有效。如果膝关节受累，麻醉应与持续的被动活动相配合。应该避免制动和夹板固定，但是如果使用了，关节必须被放置在安全的姿势，并且夹板固定只是活动的一个临时辅助手段。在僵硬但保持轴线的关节明显比活动度更大但挛缩的关节更加符合生理需求的病例中，制动最为有效，例如踝关节和腕关节。

脱敏治疗通常对痛觉异常有帮助。单纯的轻抚不会引起患者疼痛，脱敏治疗时必须反复轻抚患处，同时注视患处，且反复说“这不会引起疼痛，这只是轻微的触摸”。脱敏治疗开始得越早，疗效越好。研究表明本病早期关节活动度丢失的是由于疼痛而非挛缩。镜像虚拟治疗是脱敏治疗的一项有效辅助手段。

如果患者不能快速应对，疼痛治疗专家应该介入，并且治疗在共享的基础上继续。精神或心理干预可能是非常重要的。二线治疗通常是不成功的，因此许多患者带着疼痛和功能障碍离开。进一步的治疗包括中枢性镇痛剂治疗（例如阿密曲替林、加巴喷丁或者卡马西平、局部麻醉药、降钙素），使用膜稳定药物（例如美西律），交感神经阻滞和控制，使用辣椒素脱敏周围神经受体，经皮神经刺激或者植入脊髓后索刺激器等。

骨科医生通过研究确定在疼痛门诊治疗的骨科范围内的CRPS患者，并且确定不存在更能解释患者的症状且可治愈的骨科疾病（表6.4~表6.6）。

手术的治疗作用有限而且存在危险性。这些患者是非常脆弱和难以治疗的。他们对疼痛反应异常，并且因为感觉和运动缺失，他们恢复不良。当CRPS的原因是手术可以修复的神经损伤时，治疗应该谨慎地指向治愈神经损伤。应该找出隐匿的神经压迫并进行治疗。例如，在腕部减压正中神经可能中止CRPS，但在出现活动性疾病时，应该谨慎地进行。

手术很少适用于治疗通常累及所有软组织的固定性挛缩。因此手术松解是激进和预期效果有限的。手术治疗挛缩应该延迟至CRPS的活动期完全结束，并且理想的是间隔患者经历最后一次疼痛和肿胀的时间至少有1年。

应该非常慎重地对受到严重CRPS影响的肢体进行截肢。在Dielissen等报道的系列病例中，28例患者的31个肢体接受了34次截肢。手术通常是针对反复的感染或者提高残留功能。疼痛很少缓解且不能预测，并不总是能治愈感染或者都能够改善功能。如果截肢后有症状，CRPS常常在残肢断端处复发，在手术时也存在发病风险。因此，只有2例患者佩戴假肢。在另一篇含111例患者的文献综述中，也报道了同样糟糕的结局。

通常，手术代表了一种疼痛刺激因素，可能会使CRPS恶化或者促成新的损害。必须仔细权衡风险与预期的收益。在对处于疾病活动期且精神异常的患者的相同部位进行手术时，促成CRPS复发的概率最高，在没有这些情况时，手术促成的复发率最低。手术必须仔细地使用微创方法进行，并给予非常好和完全的术后镇痛。可以在手术全程使用加巴喷丁。最理想的是麻醉医生对治疗CRPS有特别的兴趣。

参考文献

[1] Merskey, H. and N. Bogduk. Classification of Chronic Pain: Descriptions of Chronic Pain Syndromes and Definitions of Pain Terms. 2nd ed. Seattle, WA: IASP Press; 1994.

[2] Stanton-Hicks, M., et al. Reflex sympathetic dystrophy: Changing concepts and taxonomy. Pain, 1995; 63(1): 127–133.

[3] Boas, R. Complex regional pain syndromes: Symptoms, signs and differential diagnosis. In Reflex Sympathetic Dystrophy: A Reappraisal, W. Janig and M. Stanton-Hicks, Editors. Seattle, WA: IASP Press; 1996. pp. 79–92.

[4] Bruehl, S., et al. Complex regional pain syndrome: Are there distinct subtypes and sequential stages of the syndrome? Pain, 2002; 95(1–2): 119–124.

[5] Bass, C. Complex regional pain syndrome medicalises limb pain. BMJ, 2014; 348: g2631.

[6] Del Pinal, F. Editorial. I have a dream … reflex sympathetic dystrophy (RSD or Complex Regional Pain Syndrome—CRPS I) does not exist. J Hand Surg Eur Vol, 2013; 38(6): 595–597.

[7] Doury, P., Y. Dirheimer, and S. Pattin. Algodystrophy: Diagnosis and Therapy of a Frequent Disease of the Locomotor Apparatus. Berlin: Springer Verlag; 1981.

[8] Cooper, D.E. and J.C. DeLee. Reflex sympathetic dystrophy of the knee. J Am Acad Orthop Surg, 1994; 2(2): 79–86.

[9] Cooper, D.E., J.C. DeLee, and S. Ramamurthy. Reflex sympathetic dystrophy of the knee. Treatment using continuous epidural anesthesia. J Bone Joint Surg Am, 1989; 71(3): 365–369.

[10] Steinbrocker, O. The shoulder-hand syndrome: Present perspective. Arch Phys Med Rehabil, 1968; 49(7): 388–395.

[11] Woolf, C.J. and R.J. Mannion. Neuropathic pain: Aetiology, symptoms, mechanisms, and management. Lancet, 1999; 353: 1959–1964.

[12] Schwartzman, R.J. and T.L. McLellan. Reflex sympathetic dystrophy. A review. Arch Neurol, 1987; 44(5): 555–561.

[13] Schwartzman, R.J. and J. Kerrigan. The movement disorder of reflex sympathetic dystrophy. Neurology, 1990; 40(1): 57–61.

[14] Veldman, P.H., et al. Signs and symptoms of reflex sympathetic dystrophy: Prospective study of 829 patients. Lancet, 1993; 342(8878): 1012–1016.

[15] Bickerstaff, D.R. and J.A. Kanis. Algodystrophy: An under-recognized complication of minor trauma. Br J Rheumatol, 1994; 33(3): 240–248.

[16] Galer, B.S., S. Butler, and M.P. Jensen. Case reports and hypothesis: A neglect-like syndrome may be responsible for the motor disturbance in reflex sympathetic dystrophy (Complex Regional Pain Syndrome-1). J Pain Symptom Manage, 1995; 10(5): 385–391.

[17] Galer, B.S. and R.N. Harden. Motor abnormalities in CRPS: A neglected but key component. In Complex Regional Pain Syndrome, R.N. Harden, R. Baron, and W. Janig, Editors. Seattle, WA: IASP Press; 2001. pp. 135–140.

[18] Butler, S.H. Disuse and CRPS. In Complex Regional Pain Syndrome, R.N. Harden, R. Baron, and W. Janig, Editors. Seattle, WA: IASP

Press; 2001. pp. 141–150.

[19] Livingstone, J.A. and J. Field. Algodystrophy and its association with Dupuytren' s disease. J Hand Surg Br, 1999; 24(2): 199–202.

[20] Atkins, R.M., et al. Quantitative bone scintigraphy in reflex sympathetic dystrophy. Br J Rheumatol, 1993; 32(1): 41–45.

[21] Bacorn, R. and J. Kurtz. Colles' fracture: A study of 2000 cases from the New York State Workmen' s Compensation Board. J Bone Joint Surg Am, 1953; 35A: 643–658.

[22] Lidström, A. Fractures of the distal end of radius. A clinical and statistical study of end results. Acta Orthop Scand Suppl, 1959; 41: 1–118.

[23] Sandroni, P., et al. Complex regional pain syndrome type I: Incidence and prevalence in Olmsted county, a population-based study. Pain, 2003; 103(1–2): 199–207.

[24] de Mos, M., et al. The incidence of complex regional pain syndrome: A population-based study. Pain, 2007; 129(1–2): 12–20.

[25] Atkins, R.M., T. Duckworth, and J.A. Kanis. Features of algodystrophy after Colles' fracture. J Bone Joint Surg Br, 1990; 72(1): 105–110.

[26] Atkins, R.M., T. Duckworth, and J.A. Kanis. Algodystrophy following Colles' fracture. J Hand Surg Br, 1989; 14(2): 161–164.

[27] Bickerstaff, D.R. The Natural History of Post-Traumatic Algodystrophy. MD thesis, Department of Human Metabolism and Clinical Biochemistry, University of Sheffield, 1990.

[28] Sarangi, P.P., et al. Algodystrophy and osteoporosis after tibial fractures. J Bone Joint Surg Br, 1993; 75(3): 450–452.

[29] Field, J. and R.M. Atkins. Algodystrophy is an early complication of Colles' fracture. What are the implications? J Hand Surg Br, 1997; 22(2): 178–182.

[30] Stanos, S.P., et al. A prospective clinical model for investigating the development of CRPS. In Complex Regional Pain Syndrome, R.N. Harden, R. Baron, and W. Janig, Editors. Seattle, WA: IASP Press; 2001. pp. 151–164.

[31] Harden, R.N., et al. Prospective examination of pain-related and psychological predictors of CRPSlike phenomena following total knee arthroplasty: A preliminary study. Pain, 2003; 106(3): 393–400.

[32] Sandroni, P., et al. Complex regional pain syndrome I (CRPS I): Prospective study and laboratory evaluation. Clin J Pain, 1998; 14(4): 282–289.

[33] Birklein, F., W. Kunzel, and N. Sieweke. Despite clinical similarities there are significant differences between acute limb trauma and complex regional pain syndrome I (CRPS I). Pain, 2001; 93(2): 165–171.

[34] Livingstone, J.A. and R.M. Atkins. Intravenous regional guanethidine blockade in the treatment of post-traumatic complex regional pain syndrome type 1 (algodystrophy) of the hand. J Bone Joint Surg Br, 2002; 84(3): 380–386.

[35] Field, J., D. Warwick, and G.C. Bannister. Features of algodystrophy ten years after Colles' fracture. J Hand Surg Br, 1992; 17(3): 318–320.

[36] Field, J., D.L. Protheroe, and R.M. Atkins. Algodystrophy after Colles fractures is associated with secondary tightness of casts. J Bone Joint Surg Br, 1994; 76(6): 901–905.

[37] Mailis, A. and J.A. Wade. Genetic considerations in CRPS. In Complex Regional Pain Syndrome, R.N. Harden, R. Baron, and W. Janig, Editors. Seattle, WA: IASP Press; 2001. pp. 227–238.

[38] Bruehl, S. Do psychological factors play a role in the onset and maintenance of CRPS-1? In Complex Regional Pain Syndrome, R.N. Harden, R. Baron, and W. Janig, Editors. Seattle, WA: IASP Press; 2001.

[39] Nelson, D.V. and D.M. Novy. Psychological characteristics of reflex sympathetic dystrophy versus myofascial pain syndromes. Reg Anesth, 1996; 21(3): 202–208.

[40] Van Houdenhove, B. Neuro-algodystrophy: A psychiatrist' s view. Clin Rheumatol, 1986; 5(3): 399–406.

[41] Geertzen, J.H., et al. Reflex sympathetic dystrophy of the upper extremity—A 5.5-year follow-up. Part II. Social life events, general health and changes in occupation. Acta Orthop Scand Suppl, 1998; 279: 19–23.

[42] Geertzen, J.H., et al. Reflex sympathetic dystrophy of the upper extremity—A 5.5-year follow-up. Part I. Impairments and perceived disability. Acta Orthop Scand Suppl, 1998; 279: 12–18.

[43] Field, J. and F.V. Gardner. Psychological distress associated with algodystrophy. J Hand Surg Br, 1997; 22(1): 100–101.

[44] Jensen, T.S. and R. Baron. Translation of symptoms and signs into mechanisms in neuropathic pain. Pain, 2003; 102(1): 1–8.

[45] Oaklander, A.L. and H.L. Fields. Is reflex sympathetic dystrophy/ complex regional pain syndrome type I a small-fiber neuropathy? Ann Neurol, 2009; 65(6): 629–638.

[46] Jadad, A.R., et al. Intravenous regional sympathetic blockade for pain relief in reflex sympathetic dystrophy: A systematic review and a randomized, doubleblind crossover study. J Pain Symptom Manage, 1995; 10(1): 13–20.

[47] Price, D.D., et al. Analysis of peak magnitude and duration of analgesia produced by local anesthetics injected into sympathetic ganglia of complex regional pain syndrome patients. Clin J Pain, 1998; 14(3): 216–226.

[48] Torebjork, E., et al. Noradrenaline-evoked pain in neuralgia. Pain, 1995; 63: 11–20.

[49] Field, J., C. Monk, and R.M. Atkins. Objective improvements in algodystrophy following regional intravenous guanethidine. J Hand Surg Br, 1993; 18(3): 339–342.

[50] Janig, W. CRPS 1 and CRPS 2: A strategic view. In Complex Regional Pain Syndrome, R.N. Harden, R. Baron, and W. Janig, Editors. Seattle, WA: IASP Press; 2001. pp. 3–15.

[51] Campbell, J., S. Raga, and R. Meyer. Painful sequelae of nerve injury. In Proceedings of the 5th World Congress on Pain, R. Dubner, G. Gebhart, and M. Bond, Editors. Amsterdam: Elsevier Science; 1988. pp. 135–143.

[52] McLachlan, E.M., et al. Peripheral nerve injury triggers noradrenergic sprouting within dorsal root ganglia. Nature, 1993; 363: 543–546.

[53] Oyen, W.J., et al. Reflex sympathetic dystrophy of the hand: An excessive inflammatory response? Pain, 1993; 55(2): 151–157.

[54] Goris, R.J. Conditions associated with impaired oxygen extraction.

In Tissue Oxygen Utilisation, G. Gutierrez and J.L. Vincent, Editors. Berlin: Springer Verlag; 1991. pp. 350–369.
[55] van der Laan, L. and R.J. Goris. Reflex sympathetic dystrophy. An exaggerated regional inflammatory response? Hand Clin, 1997; 13(3): 373–385.
[56] Schinkel, C., et al. Inflammatory mediators are altered in the acute phase of posttraumatic complex regional pain syndrome. Clin J Pain, 2006; 22(3): 235–239.
[57] Birklein, F., et al. The important role of neuropeptides in complex regional pain syndrome. Neurology, 2001; 57(12): 2179–2184.
[58] Marinus, J., et al. Clinical features and pathophysiology of complex regional pain syndrome. Lancet Neurol, 2011; 10(7): 637–648.
[59] Leis, S., et al. Substance-P-induced protein extravasation is bilaterally increased in complex regional pain syndrome. Exp Neurol, 2003; 183(1): 197–204.
[60] Uceyler, N., et al. Differential expression patterns of cytokincs in complex regional pain syndrome. Pain, 2007; 132(1–2): 195–205.
[61] van der Laan, L., et al. Clinical signs and symptoms of acute reflex sympathetic dystrophy in one hindlimb of the rat, induced by infusion of a freeradical donor. Acta Orthop Belg, 1998; 64(2): 210–217.
[62] van der Laan, L., et al. Complex regional pain syndrome type I (RSD): Pathology of skeletal muscle and peripheral nerve. Neurology, 1998; 51(1): 20–25.
[63] Goris, R.J. Treatment of reflex sympathetic dystrophy with hydroxyl radical scavengers. Unfallchirurg, 1985; 88(7): 330–332.
[64] Goris, R.J., L.M. Dongen, and H.A. Winters. Are toxic oxygen radicals involved in the pathogenesis of reflex sympathetic dystrophy? Free Radic Res Commun, 1987; 3(1–5): 13–18.
[65] Zollinger, P.E., et al. Can vitamin C prevent complex regional pain syndrome in patients with wrist fractures? A randomized, controlled, multicenter dose-response study. J Bone Joint Surg Am, 2007; 89(7): 1424–1431.
[66] Schinkel, C., et al. Systemic inflammatory mediators in post-traumatic complex regional pain syndrome (CRPS I)—Longitudinal investigations and differences to control groups. Eur J Med Res, 2009; 14(3): 130–135.
[67] Kohr, D., et al. Autoantibodies in complex regional pain syndrome bind to a differentiation-dependent neuronal surface autoantigen. Pain, 2009; 143(3): 246–251.
[68] Goebel, A., et al. Intravenous immunoglobulin treatment of the complex regional pain syndrome: A randomized trial. Ann Intern Med, 2010; 152(3): 152–158.
[69] Bhatia, K.P. and C.D. Marsden. Reflex sympathetic dystrophy. May be accompanied by involuntary movements. BMJ, 1995; 311(7008): 811–812.
[70] Marsden, C.D., et al. Muscle spasms associated with Sudeck’s atrophy after injury. Br Med J (Clin Res Ed), 1984; 288(6412): 173–176.
[71] Schattschneider, J., et al. Kinematic analysis of the upper extremity in CRPS. In Complex Regional Pain Syndrome, R.N. Harden, R. Baron, and W. Janig, Editors. Seattle, WA: IASP Press; 2001. pp. 119–128.
[72] Lewis, J.S., et al. Body perception disturbance: A contribution to pain in complex regional pain syndrome (CRPS). Pain, 2007; 133(1–3): 111–119.
[73] Harris, A.J. Cortical origin of pathological pain. Lancet, 1999; 354: 1464–1466.
[74] McCabe, C.S., et al. Referred sensations in patients with complex regional pain syndrome type 1. Rheumatology (Oxford), 2003; 42(9): 1067–1073.
[75] McCabe, C.S., et al. A controlled pilot study of the utility of mirror visual feedback in the treatment of complex regional pain syndrome (type 1). Rheumatology (Oxford), 2003; 42(1): 97–101.
[76] Ramachandran, V.S. and D. Roger-Ramachandran. Synaesthesia in phantom limbs induced with mirrors. Proc R Soc Lond B Biol Sci, 1996; 263: 377–386.
[77] Harden, R.N., et al. Validation of proposed diagnostic criteria (the “Budapest Criteria”) for Complex Regional Pain Syndrome. Pain, 2010; 150(2): 268–274.
[78] Bruehl, S., et al. External validation of IASP diagnostic criteria for Complex Regional Pain Syndrome and proposed research diagnostic criteria. International Association for the Study of Pain. Pain, 1999; 81(1–2): 147–154.
[79] Harden, R.N., et al. Complex regional pain syndrome: Are the IASP diagnostic criteria valid and sufficiently comprehensive? Pain, 1999; 83(2): 211–219.
[80] Galer, B.S., S. Bruehl, and R.N. Harden. IASP diagnostic criteria for complex regional pain syndrome: A preliminary empirical validation study. International Association for the Study of Pain. Clin J Pain, 1998; 14(1): 48–54.
[81] Atkins, R.M. and J.A. Kanis. The use of dolorimetry in the assessment of post-traumatic algodystrophy of the hand. Br J Rheumatol, 1989; 28(5): 404–409.
[82] Field, J. Measurement of finger stiffness in algodystrophy. Hand Clin, 2003; 19(3): 511–515.
[83] Field, J. and R.M. Atkins. Effect of guanethidine on the natural history of post-traumatic algodystrophy. Ann Rheum Dis, 1993; 52(6): 467–469.
[84] Thomson McBride, A.R., et al. Complex regional pain syndrome (type 1): A comparison of 2 diagnostic criteria methods. Clin J Pain, 2008; 24(7): 637–640.
[85] Atkins, R.M. Algodystrophy. In Orthopaedic Surgery. Oxford: University of Oxford; 1989.
[86] Moufawad, S., O. Malak, and N.A. Mekhail. Epidural infusion of opiates and local anesthetics for Complex Regional Pain Syndrome. Pain Pract, 2002; 2(2): 81–86.
[87] Goebel A, et al. Complex Regional Pain Syndrome in Adults: UK Guidelines for Diagnosis, Referral and Management in Primary and Secondary Care. London: Royal College of Physicians; 2012.
[88] Dielissen, P.W., et al. Amputation for reflex sympathetic dystrophy. J Bone Joint Surg Br, 1995; 77(2): 270–273.
[89] Bodde, M.I., et al. Therapy-resistant complex regional pain syndrome type I: To amputate or not? J Bone Joint Surg Am, 2011; 93(19): 1799–1805.

无菌性长骨骨折不愈合

Peter V. Giannoudis

介绍

骨折及其相关并发症的治疗，已成为老年人群的一个主要健康话题。骨折愈合障碍是最常见的并发症之一，表现为骨折延迟愈合或不愈合。这项并发症可能会导致肢体功能丧失、肌肉萎缩和邻近关节僵硬，以及肢体弥漫性骨质减少和最终的固定失败。对于已经脆弱的老年患者，会带来严重后果的翻修手术可能极具挑战性。

根据美国食品与药品监督管理局（the United States Food and Drug Administration，FDA）的定义，骨折不愈合是指在损伤后9个月内骨折发展为骨愈合失败，同时在连续3个月的过程中，一系列的X线片缺乏愈合进展的征象。

据估计，仅美国每年就有100 000例骨折发生不愈合。在苏格兰最近的流行病学研究中，人群中骨折不愈合的总体发病率为每年$18.94/10^5$，发病率峰值在30~40岁。胫骨和股骨是最常见的发生骨折不愈合的长骨。

众所周知，骨折不愈合的发病率也受到损伤的解剖位置、骨折类型及固定方法的影响。例如，在保守治疗之后，肱骨骨折不愈合的患病率非常低，估计大概为2.6%。

而手术治疗之后，骨折不愈合则更为普遍，且发生率取决于手术操作过程，例如在钢板固定后，骨折不愈合率为4.2%，顺行交锁髓内钉固定术后的骨折不愈合率为11.6%，逆行交锁髓内钉固定术后的骨折不愈合率为4.5%。

一项多中心前瞻性随机临床研究，被用于评估扩髓与非扩髓交锁髓内钉治疗胫骨骨折的效果，提供了一些关于胫骨骨折不愈合的患病率的有用数据。研究人员报道了非扩髓髓内钉治疗的骨折的不愈合率为7.5%，扩髓髓内钉治疗的骨折的不愈合率为1.7%。他们确定了不扩髓和使用直径相对较小的髓内钉，使骨折不愈合的相对风险增加了4.5倍。

交锁髓内钉治疗后的股骨干骨折不愈合并不常见。一些研究人员报道的愈合率高达99%。与顺行髓内钉相比，逆行股骨髓内钉被发现具有5.8%的总体不愈合率。据报道，使用其他固定技术（例如钢板和外固定支架）固定后，股骨骨折的不愈合率大约为12%。然而，最近使用这两项技术固定后的骨折不愈合率已经降低，可能归因于生物力学钢板固定理念的应用及最新一代外固定系统的使用。

老年患者长骨骨折不愈合的真实发病率是未知的，并且显然是被低估的。这可能归因于患者失访和这个患者人群中的死亡率增加。

骨折不愈合可以根据骨折部位是否存在细菌感染，分为无菌性或者感染性；而基于影像学表现，分为肥大性（骨折稳定性不足的结果，表现为大量的骨痂形成）或萎缩性（骨折稳定性通常是足够的，但是局部的生物活性异常导致很少或者没有骨痂形成）。萎缩性骨折不愈合说明缺乏血供，但实际情况并非如此，骨折不愈合部位的确显示有血管存在。然而，引起骨折修复失败的机制仍不明确。

这一节的重点是老年人的无菌性长骨骨折不愈合的治疗。

病因学

骨折愈合依然是最为复杂的组织修复的生理过程之一。分子介质、生长因子和细胞成分在不同时间点的相互作用，促进了正常骨骼的形成。当我们考虑到骨折愈合过程在结束时没有瘢痕形成的事实，这个过程是独特的。不同类型的愈合（一期愈合和二期愈合）中，骨祖细胞、信号分子和细胞外基质的不同分子间存在相互作用。如果这些事件中的任何阶段受到干扰，将可能导致愈合反应受损。

多年来，治疗这些患者的临床医生进行了许多关于导致骨折不愈合的病因的观察。虽然目前骨折不愈合被认为是一个多因素的过程（表6.7），但是潜在的危险因素已经得到报道，并且被分为4个大类：①患者相关因素，②环境因素，③损伤相关因素，④治疗方式相关因素。

可能的患者相关因素包括糖尿病、类风湿性关节炎、重要调节分子（例如Noggin，Smad-2）的特别基因类型、肥胖、骨质疏松和高龄。存在骨质疏松的老年患者可能发生骨折不愈合，因为骨质疏松骨骼固定后的力学不稳定，可利用的骨祖细胞减少，并且信号分子的表达和影响被削弱。环境因素包括服用药物或者喝酒及吸烟。损伤相关因素包括损伤的具体部位（因为不同于其他部位的血供分布特点，一些部位更容易发生并发症），造成骨折的

表6.7 骨折不愈合的相关因素

患者相关因素
年龄/性别
营养状况
激素
糖尿病
骨质疏松
药物
吸烟
遗传
骨折相关因素
开放性骨折
筋膜切开术
筋膜切开术——确切的骨质丢失
血供中断
广泛的软组织损伤
医源性因素
骨折复位不良
固定方法
骨折端缺乏接触
过度的软组织剥离
扩髓髓内钉与非扩髓髓内钉

能量类型及大小，以及损伤是开放性还是闭合性骨折。最后，治疗相关的因素包括骨折的初始移位程度、骨膜剥离、骨折端的分离、软组织嵌顿、筋膜间室综合征的出现和感染等。

治疗原则

老年患者的无菌性长骨骨折不愈合的治疗，应该遵循其他无菌性骨折不愈合的一般治疗原则。最初的评价必须包括精确地记录初始损伤和随后的干预措施的自然病史。必须询问患者合并症和服用药物的问题，并在即将执行的治疗计划中记录及仔细考虑。常规的血液及生化检查必须包括激素（例如甲状腺功能）和维生素水平（例如维生素D缺乏）。必须进行详细的临床检查以评估软组织的状况，腿的长度差异、旋转或者成角畸形的表现，任何肌肉废用及近远端关节的活动度等。影像学检查除了标准的X线片，还应该包括下肢全长X线片和CT扫描。如果不能确定是否存在低毒性感染，则可以考虑进行骨扫描、MRI检查和（或）骨活检，可以帮助进行诊断。

一个最近被提出的骨折不愈合的评分系统，被

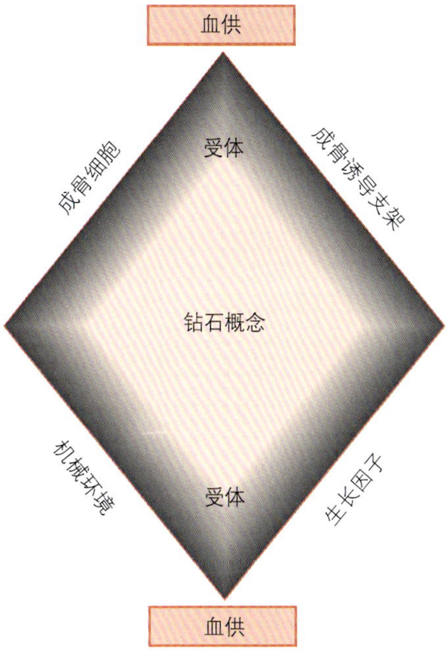

图6.8 骨愈合的相互作用的钻石概念

尝试用于辅助临床医生精确地评价引起骨折不愈合的相关因素，以及根据生物强化指引治疗。这个骨折不愈合的评分系统考虑到骨的状态，软组织条件及患者的特点、合并症和药物使用等。根据这个评分系统，0~25的评分，为不复杂的骨折不愈合，应该对标准的治疗反应良好。26~50的评分，要求特殊的护理。对于评分为51~75的患者，应该寻求特殊的护理和治疗。最后，对于评分高于75分的患者，可能应该考虑早期截肢。在评分高于26分的患者中，应该考虑以生物技术为基础的治疗。

所谓的“钻石概念”，最近显示出能够成功地治疗骨折不愈合和骨缺损（图6.8）。它显示出的理论框架，考虑到了在最适宜的力学环境中，成功的骨折愈合必需的所有生物学先决条件。其明确要求间充质干细胞（Mesenchymal Stem Cells，MSC）、骨传导支架和生长因子的植入，以重新形成被认为是对于启动和有效地完成骨折修复所必需的分子环境。

在进行任何基于生物技术的疗法前，就血供、包容性和维持充分的机械支持而言，应该最优化骨折不愈合的组织床，分子和生理过程将在此逐步发展，并及时促进成功的成骨。尽管钻石概念在临床环境中经过检验并取得成功，就生物学刺激〔信号、细胞、支架和（或）翻修内固定〕而言，是否总是需要应用概念的框架来获得成功的结果，同样

可以进行讨论。

可以通过仔细检查患肢的X线片来评估力学稳定性及翻修骨折固定物的必要性。应该评估以下问题：

- 是否有松动或现存内植物与骨的界面处存在骨溶解的迹象？
- 是否有金属内植物的断裂？
- 患者行走时是否感到疼痛？
- 内植物被植入了多长时间？
- 干预治疗后，在接下来的6~9个月，或者直到预计出现骨折愈合的时间，现存的内植物是否能够继续提供足够的力学支撑？

在骨量较低的老年人群中，常需进行内植物的翻修，而且选择合适的内植物也是必要的。就长骨不愈合的稳定性而言，交锁髓内钉依然是金标准。锁定钢板也取得了不同程度的成功。锁定钢板失败的原因包括较大的骨折间隙、骨折复位不良、工作力臂短、单皮质螺钉固定和内植物放置不当合并与钢度增加相关的形状（过分坚强）。专门用于治疗股骨粗隆下骨折不愈合的角度钢板也得到了成功的应用。

是使用“钻石概念”中的一种生物成分（单一治疗），还是同时使用所有的成分（细胞、信号因子和支架材料——联合疗法）的决定依然是令人困惑的。在众所周知的缺乏再生潜力的老年患者中，正确的决定是关键，并且不应该忘记这可能是唯一一次成功的机会。在老年患者中，不断的失败导致并发症发生率和死亡率增加。

通过提出以下问题，记录骨折不愈合的病史是非常重要的：

- 之前进行过几次干预治疗，并且失败了？
- 这个骨折不愈合是顽固性的吗？
- 周围的软组织条件如何？
- 是否有局部的肌肉萎缩？
- 是否有潜在的机体病变史（糖尿病、周围血管病变、吸烟）？

就生物刺激而言，自体骨移植是“成骨”刺激的一项极好的选择，因为其包含了骨移植材料需要的所有特性，包括骨诱导、成骨（获得骨祖细胞）和骨传导（基质支架的特性）。自体骨通常从髂嵴获取，并且具有良好的组织相容性和没有免疫原性，因此减少了使用同种异体移植物时，发生免疫反应和传播疾病的可能性。尽管髂嵴部位的髂骨是最常用的自体骨移植物（Autologous Bone Grafts，ABGs），其主要的局限性之一就是可以获取的量有限。这项技术可能会并发血肿（积液）、骨折、神经和血管损伤、供区的慢性疼痛、疝和不美观等。

在老年患者中，可以获取的骨移植物的量减少。因为骨量减少和骨质疏松后的骨髓腔扩大，红骨髓被黄骨髓（脂肪）取代，可获取的单纯松质骨有限。另外，医源性损害（例如骨折）的风险较高（因为骨质疏松的骨骼），并且来自供区的疼痛可能很严重。因此，应该探索其他形式的生物刺激，例如骨髓抽吸液（Bone Marrow Aspirate，BMA；获取间充质干细胞，代表了一种形式的细胞治疗）、牛松质骨条和（或）同种异体骨与生长因子［例如骨形态形成蛋白（Bone Morphogenetic Proteins，BMP）］和富血小板血浆（Platelet-Rich Plasma，PRP）。

扩髓—冲洗—吸引（Reamer－Irrigator－Aspirator，RIA）系统被证明是一种可获取股骨髓腔自体移植物的有用工具。值得注意的是，RIA一开始是被设计用于同时扩髓和吸引碎屑，以减少传统扩髓时所出现的髓腔压力增加，热量产生和全身反应等。然而使用抽吸入口顶端的收集过滤器，可以在髓腔外收集扩髓产生的碎屑。这种方法使收集大量的皮质-松质骨移植物（25~90 cm^3）成为可能。之前的文献已经详细地描述过安全地使用RIA及如何将发生并发症的风险最小化。在老年患者中，小心谨慎的手术技术是必要的，以尽量减少因为潜在的骨质疏松的骨骼而造成骨折的风险。

病例

病例1

60岁的老年女性在10个月前发生股骨骨折。使用了交锁髓内钉固定骨折。患者因为骨折愈合未见进展而被推荐至研究人员的治疗中心就诊。临床检查发现右侧股骨短缩1cm。患者生化检查是正常的。图6.9显示了第一次治疗后2周和10个月的骨折位置。通过RIA系统从对侧股骨获取植骨，同时也从髂

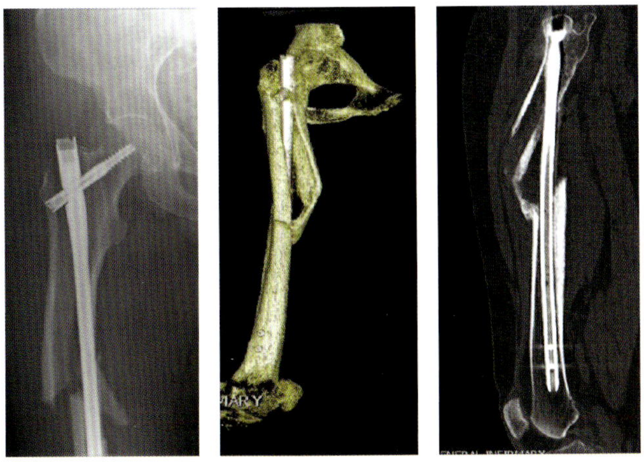

（a）（b）（c）

图6.9 （a）初次固定术后2周的前后位X线片；（b）术后10个月的3D影像；（c）CT影像

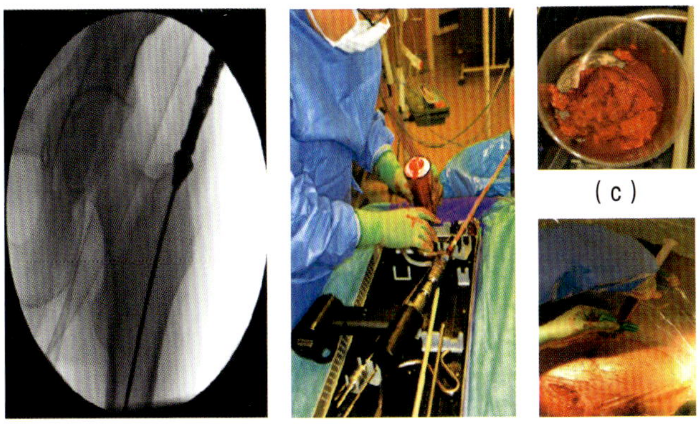

（a）（b）（c）（d）

图6.10 （a）左侧髋关节的前后位透视影像，显示放入RIA工具从股骨髓腔获取植骨；（b）取出经RIA系统滤过的移植物；（c）显示使用13mm的扩髓钻头进行一次扩髓所获取的植骨量；（d）从左侧髂嵴前部抽吸骨髓

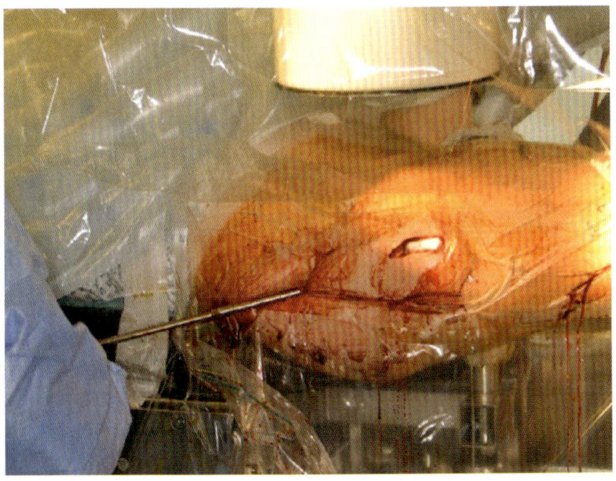

图6.11 从不愈合的右侧股骨取出髓内钉

嵴抽取骨髓（图6.10）。从不愈合的股骨取出髓内钉后（图6.11），可以看见不愈合的骨折间隙（图6.12）。使用骨凿将不愈合的部位松解和复位，接下

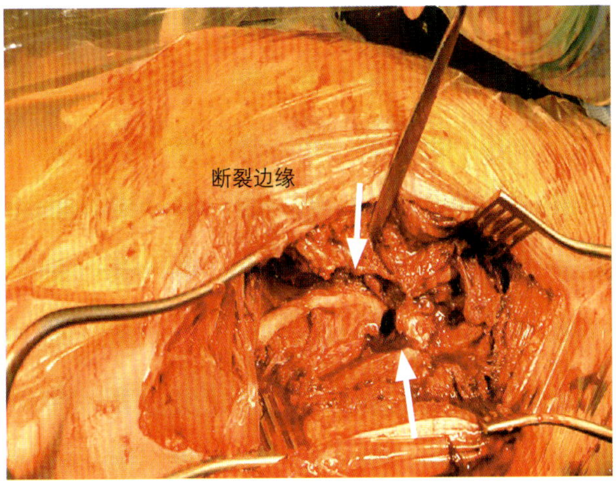

图6.12 术中影像显示骨折端之间的间隙

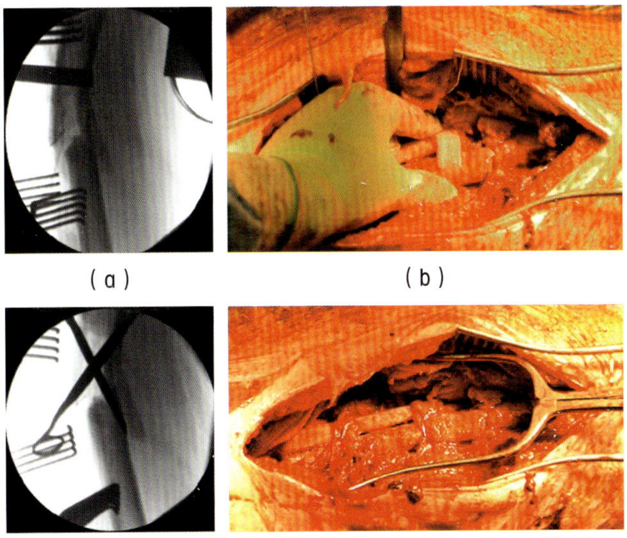

（a）（b）

（c）（d）

图6.13 （a，b）术中透视影像显示使用骨凿松解骨折端；（c）在松解和复位不愈合的骨折端后，将几片复合BMP-2的胶原海绵放在用于髓内钉植入前维持复位的环扎钢丝的部位；（d）使用环扎钢丝环绕复合BMP-2的胶原海绵

来将BMP-2复合至胶原海绵，以尽量减少接下来使用环扎钢缆对血供的破坏（图6.13）。骨移植后，插入头颈型髓内钉（图6.14）。随后的X线片显示骨折愈合的进展（图6.15，图6.16）。

病例2

68岁的老年男性，6个月前发生左侧股骨粗隆下骨折。使用了头颈型髓内钉固定骨折。患者因为进行性疼痛和患肢短缩1.5cm被推荐至作者就职的医疗中心就诊。患者既往没有其他病史，但是位吸烟者。患者的生化指标是正常的。X线片显示骨折不愈合，存在内翻复位不良（图6.17），并且CT扫描显

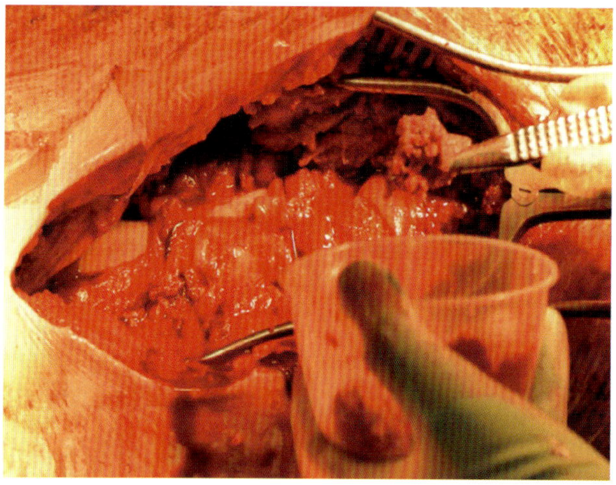

图6.14 术中影像显示在使用头颈髓内钉稳定右侧不愈合的股骨骨折后，进行植骨

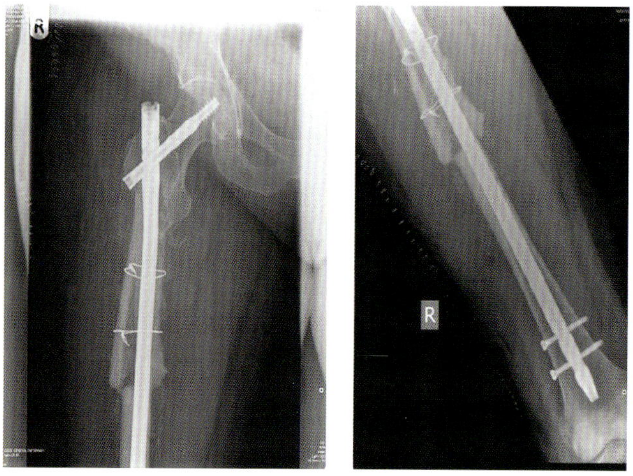

（a） （b）

图6.15 （a）右侧股骨的术后前后位片；（b）侧位片

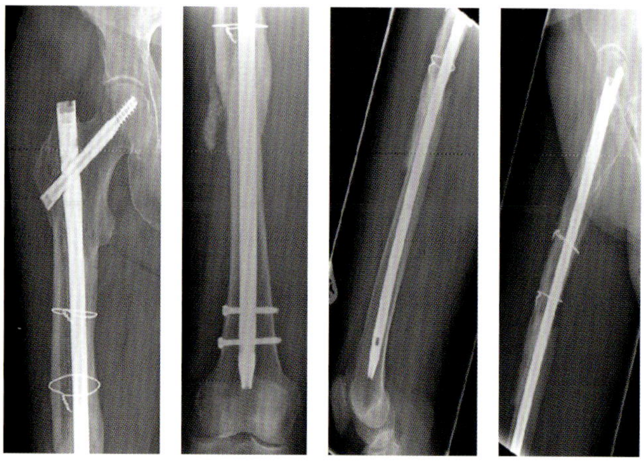

（a） （b） （c） （d）

图6.16 （a）术后6个月拍摄的股骨近端前后位X线片；（b）股骨远端前后位片；（c）股骨远端侧位片；（d）股骨近端侧位片显示之前的骨折不愈合部位已经愈合

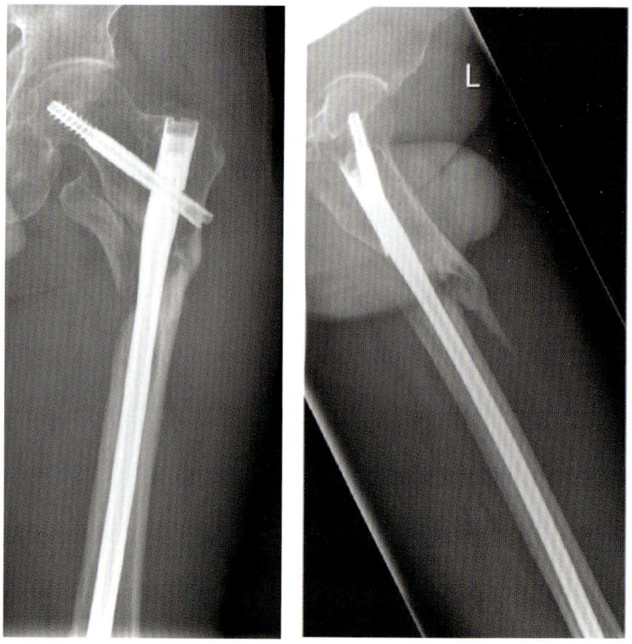

（a） （b）

图6.17 （a）前后位片；（b）侧位X线片显示内翻的骨折不愈合

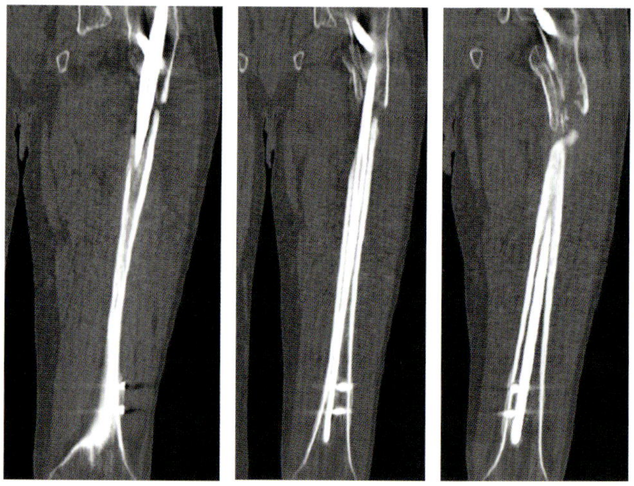

图6.18 CT影像显示不愈合的骨折间隙

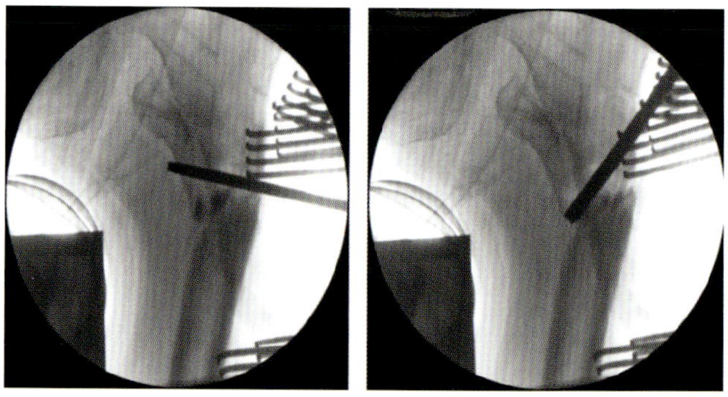

图6.19 术中X线透视影像显示取出髓内钉后，松动骨折不愈合部位

示不愈合的间隙（图6.18）。取出髓内钉后，松解不愈合的部位（图6.19）。从同侧股骨获取扩髓碎屑，使用角钢板固定骨折，因为内侧柱有缺损，所以增加放置前侧钢板（图6.20，图6.21）。关闭切口前，将RIA移植物植入不愈合部位。接下来的X线片提示骨折愈合的进展（图6.22，图6.23）。

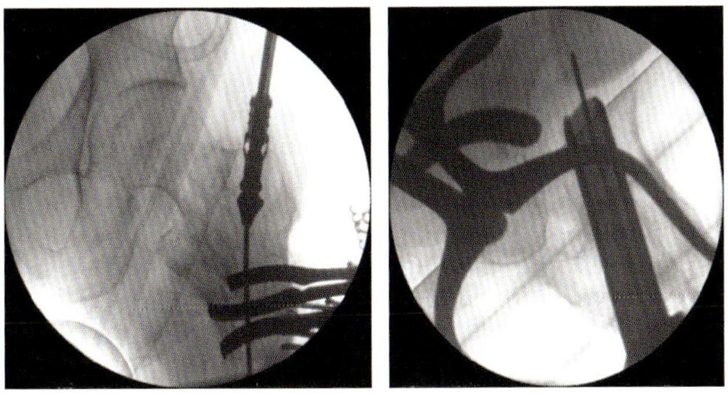

（a） （b）

图6.20 （a）术中X线透视影像显示使用RIA系统从左侧股骨髓腔获取自体移植物；（b）使用角钢板稳定骨折

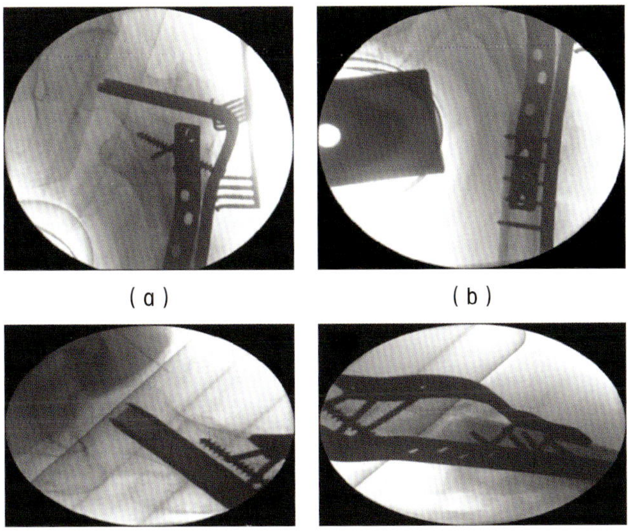

（a） （b）

（c） （d）

图6.21 左侧股骨的术中影像。（a，b）股骨近端前后位透视影像；（c，d）股骨近端侧位透视影像显示使用角钢板和前方钢板固定，以获得最佳的力学支撑

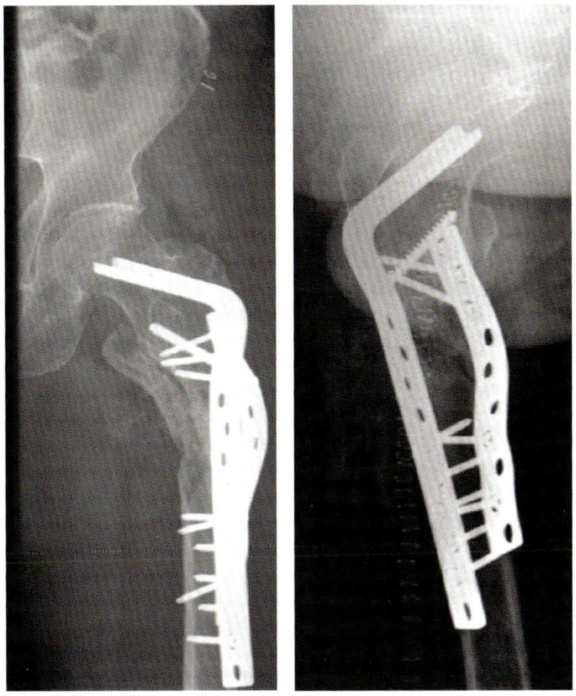

（a） （b）

图6.22 （a）术后 3个月的前后位片；（b）侧位X线片

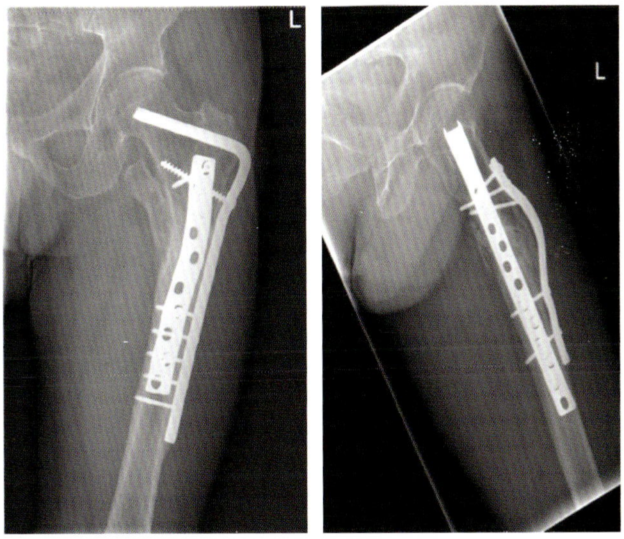

（a） （b）

图6.23 （a）术后6个月的前后位片；（b）侧位X线片显示左侧股骨以前的不愈合部位已愈合

病例3

75岁的老年女性，跌倒后发生股骨远端骨折。一块锁定钢板被用于固定骨折，术后在当地医院随访。在术后7个月，因为左侧股骨远端不愈合的疼痛，该患者被推荐至作者就职的部门就诊，临床检查发现股骨短缩1.6cm和外旋12°畸形。她的既往病史包括高血压和哮喘。其生化指标是正常的。伤后3个月的X线片显示骨折复位不良（图6.24），而6个月时的X线片显示锁定钢板固定失效（图6.25）。取出钢板并清理和松解骨折端（图6.26）。使用骨凿在骨折不愈合部位造成微骨折。对股骨髓腔进行扩髓以诱导成骨（图6.27），并使用一枚交锁髓内钉固定骨折。随后的X线片显示骨折愈合的进展（图6.28，图6.29）。

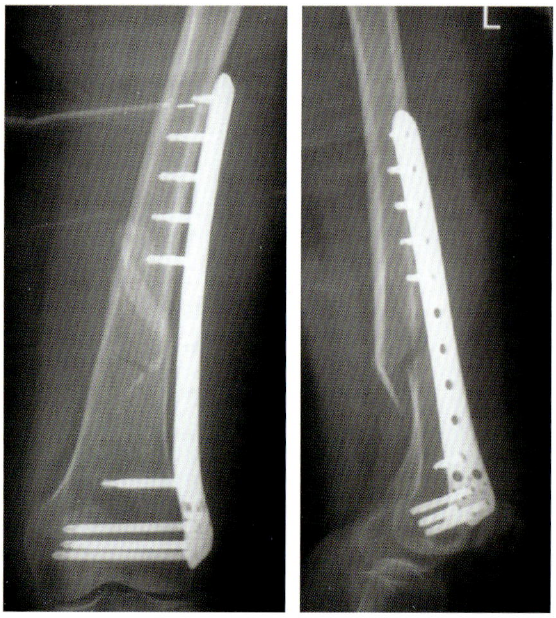

（a） （b）

图6.24 （a，b）术后3个月的前后位和侧位X线片，显示骨折复位不良

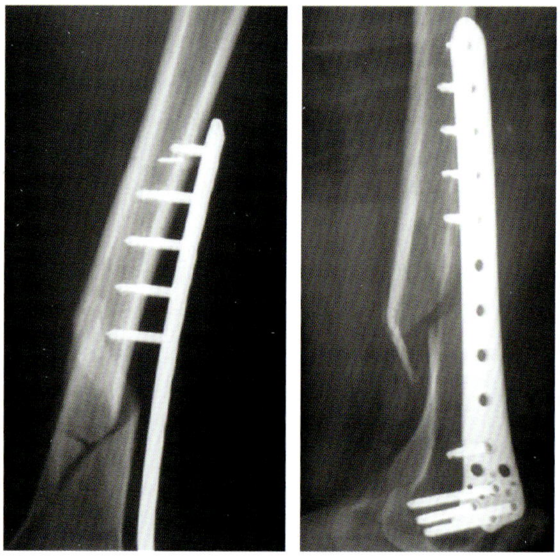

（a） （b）

图6.25 术后6个月随访时的前后位和侧位X线片，显示锁定钢板松动

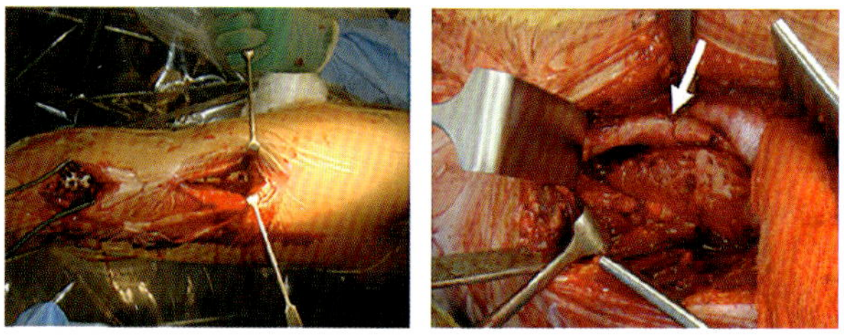

（a） （b）

图6.26 （a）术中影像显示取出锁定钢板的切口；（b）不愈合部位的骨折间隙

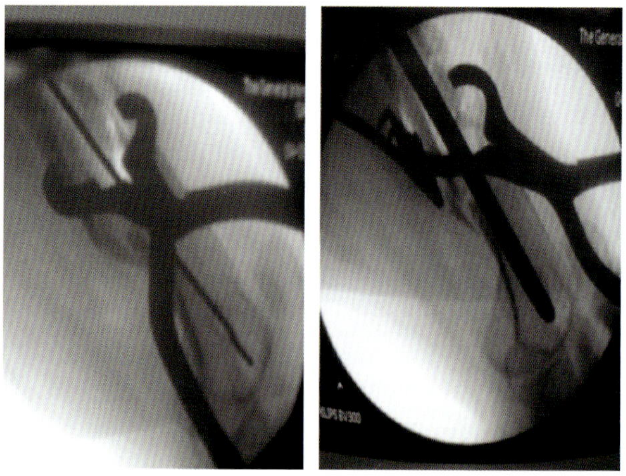

（a） （b）

图6.27 （a）术中股骨侧位透视影像显示导杆在股骨髓腔中心；（b）植入股骨髓内钉固定骨折

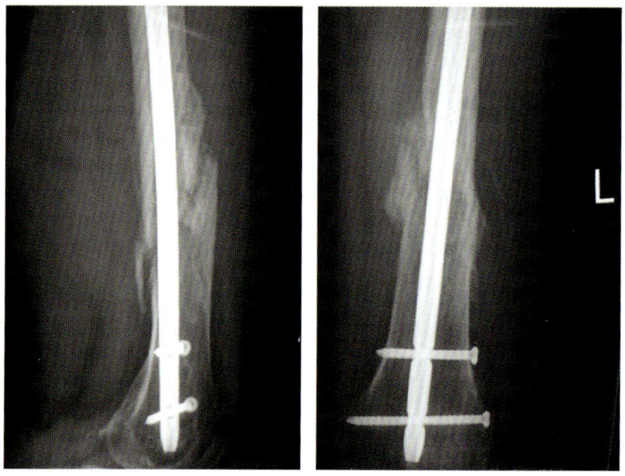

（a） （b）

图6.28 （a）术后3个月的前后位片；（b）侧位X线片显示局部的成骨反应

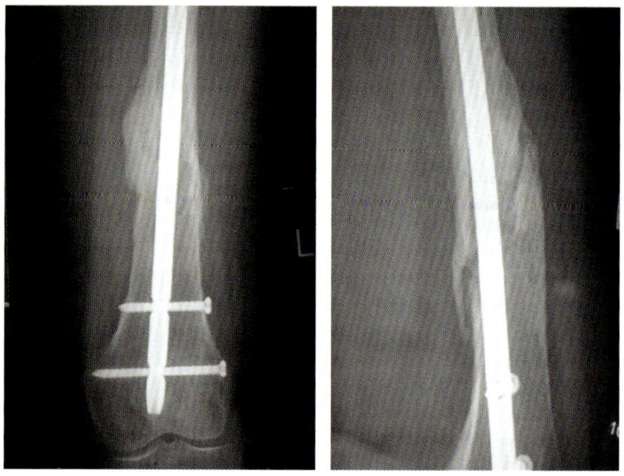

（a） （b）

图6.29 （a）术后5个月的前后位；（b）侧位X线片显示之前股骨远端骨折不愈合部位的骨性愈合

结论

骨折愈合是一个复杂、协调的生理过程。其包括骨传导（骨长入支架造成）、骨诱导（由细胞迁移、炎性细胞因子和生长因子所促进）和骨形成（骨祖细胞形成新骨）的交融。上述任何步骤的抑制均可能导致骨折不愈合。

因为长骨骨折不愈合的异质性，其治疗是复杂和具有挑战性的。为了解决这个问题的所有已确定的组成部分，理解骨折愈合的生物过程是必要的，并且治疗应该个性化。然而对于无菌性长骨骨折不愈合的最佳治疗没有统一的意见，根据钻石概念，总是应该考虑力学稳定性及恰当的生物增强。

就使用的生物增强类型而言，最近关于这个题目的系统回顾发现，尽管自体骨移植与BMP-7相比，有更高的成功率（95%：87%）。但30例接受BMP-7治疗的患者具有更大数量的先前失败的干预措施。研究人员认为，手术医生应该根据骨折不愈合的类型和特点及患者来决定最适合的治疗方式。

参考文献

[1] Bishop JA, Palanca AA, Bellino MJ, et al. Assessment of compromised fracture healing. J Am Acad Orthop Surg 2012;20:273–282.

[2] Miranda MA, Moon MS. Treatment strategy for nonunions and malunions. In Stannard JP, Schmidt AH, Kregor PJ, eds., Surgical Treatment of Orthopaedic Trauma. Vol. 1. New York: Thieme, 2007, pp. 77–100.

[3] Mills LA, Simpson HRW. The relative incidence of fracture non-union in the Scottish population (5.17 million): A 5-year epidemiological study. BMJ Open 2013;3:e002276.

[4] Tzioupis C, Giannoudis PV. Prevalence of long bone non-unions. Injury 2007;38(2):S3–9. Erratum in: Injury 2007;38(10):1224.

[5] Koch PP, Gross DF, Gerber C. The results of functional (Sarmiento) bracing of humeral shaft fractures. J Shoulder Elbow Surg 2002;11:143–150.

[6] Sarmiento A, Zaorski JB, Zych GA, et al. Functional bracing for the treatment of fractures of the humeral diaphysis. J Bone Joint Surg Am 2000;82:478–486.

[7] McKee MD, Seiter JG, Jupiter JB. The application of the limited contact dynamic compression plate in the upper extremity: An analysis of 114 consecutive cases. Injury 1995;26:661–666.

[8] Canadian Orthopaedic Trauma Society. Nonunion following intramedullary nailing of the femur with and without reaming. Results of a multicenter randomized clinical trial. J Bone Joint Surg Am 2003;85:2093–2096.

[9] Papadokostakis G, Papakostidis C, Dimitriou R, et al. The role and efficacy of retrograding nailing for the treatment of diaphyseal and distal femoral fractures: A systematic review of the literature. Injury 2005;36:813–822.

[10] Alonso J, Geissler W, Hughes JL. External fixation of femoral fractures. Indications and limitations. Clin Orthop Relat Res 1989;241:83–88.

[11] Papakostidis C, Grotz MR, Papadokostakis G, et al. Femoral biologic plate fixation. Clin Orthop Relat Res 2006;450:193–202.

[12] Iwakura T, Miwa M, Sakai Y, et al. Human hypertrophic nonunion tissue contains mesenchymal progenitor cells with multilineage capacity in vitro. J Orthop Res 2009;27:208–15.

[13] Giannoudis PV. Fracture healing and bone repair. Injury 2011;42:549–550.

[14] Dimitriou R, Tsiridis E, Giannoudis PV. Current concepts of molecular aspects of bone healing. Injury 2005;36(12):1392–1404.

[15] Dimitriou R, Kanakaris N, Soucacos PN, et al. Genetic predisposition to non-union: Evidence today. Injury 2013;44(Suppl 1):S50–53.

[16] Nikolaou VS, Efstathopoulos N, Kontakis G, et al. The influence of osteoporosis in femoral fracture healing time. Injury 2009;40:663–668.

[17] Papanna MC, Al-Hadity N, Somanchi BV, et al. The use of bone morphogenic protein-7 (OP-1) in the management of resistant nonunions in the upper and lower limb. Injury 2012;43(7):1135–1140.

[18] Santolini E, Goumenos SD, Giannoudi M, et al. Femoral and tibial blood supply: A trigger for nonunion? Injury 2014;45(11):1665–673.

[19] Copuroglu C, Calori GM, Giannoudis PV. Fracture non-union: Who is at risk? Injury 2013;44(11):1379–382.

[20] Calori GM, Phillips M, Jeetle S, et al. Classification of non-union: Need for a new scoring system? Injury 2008;39(Suppl 2):S59–63.

[21] Abumunaser LA, AlSayyad MJ. Evaluation of the calori et al nonunion scoring system in a retrospective case series. Orthopedics 2011;34(5):356.

[22] Giannoudis PV, Einhorn TA, Marsh D. Fracture healing: The diamond concept. Injury 2007;38(Suppl 4):S3–6.

[23] Giannoudis PV, Ahmad MA, Mineo GV, et al. Subtrochanteric fracture non-unions with implant failure managed with the "Diamond" concept. Injury 2013;44(Suppl 1):S76–81.

[24] Giannoudis PV, Kanakaris NK, Dimitriou R, et al. The synergistic effect of autograft and BMP-7 in the treatment of atrophic nonunions. Clin Orthop Relat Res 2009;467:3239–3248.

[25] Kanakaris NK, Giannoudis PV. Locking plate systems and their inherent hitches. Injury 2010;41(12):1213–1219.

[26] Goldhahn J, Jenet A, Schneider E, et al. Slow rebound of cancellous bone after mainly steroidinduced osteoporosis in ovariectomized sheep. J Orthop Trauma 2005;19(1):23–28.

[27] Dimitriou R, Mataliotakis GI, Angoules AG, et al. Complications following autologous bone graft harvesting from the iliac crest and using the RIA: A systematic review. Injury 2011;42(Suppl 2):S3–15.

[28] Kanakaris NK, Morell D, Gudipati S, et al. Reaming Irrigator

Aspirator system: Early experience of its multipurpose use. Injury 2011;42(Suppl 4):S28–34.

[29] Giannoudis PV, Tzioupis C, Green J. Surgical techniques: How I do it? The Reamer/Irrigator/Aspirator (RIA) system. Injury 2009;40(11):1231–1236.

[30] Pneumaticos SG, Panteli M, Triantafyllopoulos GK, et al. Management and outcome of diaphyseal aseptic non-unions of the lower limb: A systematic review. Surgeon 2014;12(3):166–175.

7

全身性并发症

Houman Javedan，Samir Tulebaev

简介

当看到全身性并发症这个标题时，通过年龄透镜来看待这个问题是非常重要的。正如第2章所描述的，老年患者的复杂性不仅通过他们的合并症来解释，而且也通过累及所有系统的与老化相关的复杂生理改变进行解释。

总结老化的累计效应的一个方法是生理储备损失。就动态平衡而言，生理储备丢失代表在受到损伤或者承受压力的情况下，维持动态平衡的能力下降。就这一章而言，我们将这种维持动态平衡的脆弱状态称为内稳态。这种维持动态平衡的脆弱状态的基线在任何时候均影响对作用于机体的压力作出反应。

创伤和手术将消耗大量有限的生理储备。因此，在每一个患者的治疗过程中都应评估并发症，并且尝试作出适当的治疗改变以预防并发症。尽量减少并发症可以为急性创伤保留大量的生理储备功能。这对术前和术后治疗均有影响。针对一项异常是需要对维持动态平衡的脆弱状态进行温和的支持，还是需要对新的疾病过程进行积极干预，需要精明的临床推理来作出决定。

认知储备也是维持动态平衡的生理系统之一，并且在整个临床护理路径中有其自身的特殊要求。可能需要对那些具有额外的神经系统退变性疾病患者的治疗进行更进一步的投入和思考。

老年骨创伤领域，不断演变为骨科手术医生、老年病学医生、麻醉师、物理治疗师、职业治疗师及其他人员合作以改进在这个领域内的治疗和认识。这意味着未必会有如何定义一项并发症的共识。我们尽力使用一致认同的定义，并且提供本书中涉及到的并发症发病率。跨学科的合作正在增加，通过预防和及时诊治，可能会影响这一章所提供的并发症的患病率。

在一个章节无法覆盖所有可能的全身性并发症，研究人员选择了一些最为常见的并发症，并选择了那些他们认为可能与治疗老年人肌肉骨骼创伤的临床医生和医学生相关的全身性并发症。

谵妄

定义

谵妄是一种由躯体疾病引起的明显的大脑功能异常所组成的临床综合征。最初被编撰在《精神疾病诊断和统计手册》（Diagnostic and Statistical Manual of Mental Disorders，DSM）中。在第一版诊断标准中，这个综合征被称为“急性脑病综合征”，而在第三版诊断标准中最终被命名为谵妄，并且具有非常特殊的诊断标准。至今，谵妄依然是一项纯粹的临床诊断，因此谵妄的参考标准是依照演进的DSM诊断标准的精神状态评估。现行的金标准是DSM第五版谵妄诊断标准（表7.1）。

表7.1 DSM第五版谵妄诊断标准

1.注意力障碍（例如定向能力减退，集中、保持和转移注意力的能力减退）和意识障碍（对环境的定向力减退）。
2.障碍在短时间内出现（通常为数小时至几天），代表来自基础注意力和意识的改变，并且在一天的过程中，严重性有波动的倾向。
3. 另外的认知障碍（例如记忆力缺失、定向障碍、语言、视觉空间能力或者知觉 ）。
4. 诊断标准1和2中的障碍不能很好地由另一项之前存在和确定的或者正在发展的神经认知疾病所解释，并且不会出现在觉醒水平严重降低的情况下，例如昏迷。
5.从来自既往史和体格检查或者实验室检查的证据中，发现这种障碍是另一种疾病，中毒或者撤退反应（例如由于滥用药物或者药物治疗），或者毒物暴露等的直接的生理结果，或者由多种病因所致。

生理危险因素/年龄相关改变

衰老本身是谵妄的一个危险因素。除了衰老，认知损害也增加了谵妄的风险，例如痴呆。与具有潜在认知功能障碍的患者相比，认知正常的患者需要更大的损害才会导致谵妄。

发病率/流行病学

谵妄是一种常见的术后并发症，增加了老年患者的死亡率和并发症的发病率。谵妄与增高的院内死亡率（4%~17%）和出院后死亡率（22.7个月的死亡率危险比率=1.95）相关。在骨科患者中，谵妄的患病率和发病率分别为17%和12%~51%。

预防

在发生谵妄的情况下，很难将预防措施与非药物治疗进行区分。一旦发生谵妄，预防措施则变成了治疗方法。这是由谵妄的多病因本质和对谵妄的病理生理学理解不足造成的。一种非药物治疗方法需要一个多学科团队同时尝试处理和治疗谵妄的多个危险因素。这种方法仅能由所有参与人员通过教育、再分配资源和重组对老年患者的治疗来实施。

鉴别诊断/诊断

遗憾的是，一个完整的精神评估是需要大量工作同时也是不适于广泛应用的。在一项研究中，精神评估平均需要90min。此外，就如此众多的谵妄患者而言，精神卫生资源是相对匮乏的。由于谵妄对死亡率、发病率、功能状态和住院时间的影响得到医疗界广泛认识，因此需要更有效的工具来诊断谵妄。这导致了筛查工具的激增，其中超过24种在已发表的研究中进行了描述。使用最为广泛的临床算法是混乱评估方法（Confusion Assessment Method，CAM），其本身发展基于DSM第三版诊断标准。CAM已被应用于4000个已发表的研究中，得到了广泛的验证，并具有94%的敏感性和89%的特异性，并且与研究人员进行的精神状态评估相比，同样具有很高的可信度。CAM在手术患者中已经得到证明（表7.2）。

表7.2 混乱评估方法（CAM）短表诊断标准

1.急性发作和波动的病程。
2.注意力不集中。
3.思维瓦解。
4.意识水平的改变。

提示：除了诊断标准3或4外，要求同时符合诊断标准1和2。一旦有至少3条标准，就可以确定谵妄的诊断

就谵妄的诊断而言，除了符合诊断标准3或4外，要求同时符合前两项诊断标准。一旦符合至少3条诊断标准，谵妄的诊断就可以确立。

关于急性发作及波动的病程的历史数据是从护理人员或者医务人员处获取。因此，对基础认知状态的了解是必要的。有时，在初次评估时，不能获得详细的病史，谵妄的诊断是推定的。然而，这就强调了临床医生应该尽力与最初的护理者或者曾诊治患者的医务人员联系的必要性。也在术后的日常临床评价中对波动的病程进行评估。

复杂注意力是神经认知领域的一部分，其描述了集中、保持、分散和转移注意力的能力。它同样描述了处理的速度。在问诊过程中，仔细的临床观察对于评估个人的注意力是很重要的。患者是否易于分心，或者因为患者的注意力不集中，问题需要重复，或者患者持续不断地回答前一个问题，而不是转移注意力。然而，简单的观察并不够。正式的注意力评估被用于减少观察者之间的差异。可以使用一项任务进行注意力测试，例如倒着说出一周中的每一天，或者一年中的每一个月。其他常用的方

法是正向数字广度（4个或者更多随机数字）或者从100开始连续减去7。这种测试应该与受试者的认知能力相一致。重要的是强调这种注意力可以存在于痴呆症中。

思维瓦解是以无逻辑性的想法、不相关或者杂乱无章的对话及频繁地从一个话题转换为另一个话题为特征。思维瓦解本身可能部分受复杂注意力及感知异常驱使，其中感知异常可能包括一种或更多的感官形式中的曲解、错觉和幻觉。没有量化思维瓦解的正式量表，因此主要基于临床医生的经验。

最后，鉴别意识状态改变的程度依赖于观察者的印象，包括患者看上去是否为警觉的（正常的）、警惕的（高度警觉的）、慵懒的（困倦的，容易被激怒的）、麻木的（很难被激怒的）或者无精打采的。Richmond躁动和镇静量表（Richmond Agitation and Sedation Scale，RASS）是一种经过验证的评估工具。意识水平的改变可以使用RASS进行正式的评估。另外，基于精神运动活动和意识水平，有3种不同类型的谵妄。活动亢进型谵妄是相对容易诊断的，并且是在提到谵妄时，大多数临床医生会想到的。活动亢进型谵妄是以精神运动性应激和情感状态障碍为特征，伴随着患者呼喊、尖叫、辱骂、抱怨、呻吟或者发出其他声音。精神运动性应激可能会明显影响患者的护理和安全，同样会影响医务人员的安全，而且是任意使用抗精神病药物或者镇静剂的一个常见原因。谵妄的一种认识较少的类型是活动抑制的变异类型，伴随意识水平的降低和冷漠。活动抑制型谵妄显示出具有更差的预后。最后，谵妄可能在活动亢进与活动抑制的类型间波动，被称为混合型谵妄。

治疗

谵妄的治疗目标是从谵妄的预防开始，最小化其持续时间和严重性（表7.3）。

非药物治疗策略

非药物方法总是作为谵妄治疗的基础。药物治疗包括抗精神病药物，主要是针对亢进型或者混合型谵妄的躁动症状。重要的是，强调抗精神病药物和苯二氮䓬类药物不能治疗谵妄潜在的原因，并且就苯二氮䓬类药物而言，实际上可能会诱发谵妄。

表7.3 谵妄的治疗目标

- 预防谵妄
- 最小化谵妄的持续时间
- 最小化谵妄的严重性

另一方面，非药物治疗通过早期诊断和消除危险因素，试图处理谵妄的多致病因素的本质。

多因素干预最早的里程碑之一，是Inouye等在全科医学病房进行的研究，其侧重的6项内容是因为已知与谵妄的风险相关且易于治疗而被选定。干预措施直接指向处理：

- 认知损害
- 睡眠不足
- 制动
- 视觉损害
- 听力损害
- 脱水

这个策略可以将谵妄的发病率降低40%及持续时间降低35%，但不能降低严重性和复发率。这个策略被称为医院老年人生活计划（Hospital Elder Life Program，HELP），并且在美国和国外得到传播，在各个机构进行了一些不同的修改。HELP要求一个多学科团队和职员致力于执行这个项目。

另一项由Marcantonio等进行的里程碑式的研究，对髋部骨折患者进行了积极主动的老年病学会诊，同样是针对多因素的。干预措施包括：

- 纠正水和电解质平衡
- 提供足够的营养摄入
- 积极停用可能诱发谵妄的药物
- 早期活动
- 适当的环境刺激

这项研究显示谵妄的发病率减少了1/3，而谵妄的严重性降低了1/2。

针对谵妄的预防，重组医疗、适当的资源再分配和职员教育等，也显示出在谵妄患者中，谵妄的持续时间缩短和死亡率降低。非药物治疗方法一般由接受过培训的医务人员进行；然而，即使是由接受过谵妄的某些方面的简单培训的家属进行干预，也显示为有效的。大部分非药物治疗的研究采用表7.4中给出的不同的变量及策略组合。

争议

在多元化干预中，输血至血色素达10g是有效的，但症状没有显示出任何改善。在术中输注超过1000mL的红细胞，可以观察到谵妄的进一步改善。请看贫血部分的进一步讨论。

药物治疗策略

谵妄的多致病因素的本质，使得药物治疗成为帮助解决许多促进因素和恶化因素的另一项工具。传统上认为，使用抗精神病药物是作为谵妄的药物治疗方法。在谵妄中，抗精神病药物不能治疗潜在的病因，而是控制症状。例如，躁动这种症状，会不断恶化至有害于患者以及威胁护理人员安全的程度。同时，使用适合的药物治疗疼痛和睡眠不足，处理了潜在的病因，且比抗精神病药物更为有效。

因此，药物及其使用时机和剂量需要根据特定的患者来确定，并进行持续监测和调整，因为所有这些药物都具有风险和副作用。长期使用抗精神病药物的风险是非常明确的，但是一些小规模的回顾性研究显示，在短期急性的情况下使用似乎是安全的。表7.5列出了使用药物治疗谵妄及其症状的药物治疗方法。

表7.4 非药物干预

- 停用诱发谵妄的药物
  - 常见的诱发谵妄的药物
    —抗组胺药物（例如盐酸苯海拉明）
    —有多巴胺作用的止吐药（例如盐酸甲氧氯普胺和甲哌氯丙嗪）
    —苯二氮䓬类（例如氯羟去甲安定和氯硝安定）
    —抗毒蕈碱药（例如奥昔布宁）
    —肌松药（例如巴氯芬）
- 认知刺激
  - 频繁再定向
  - 提供闹钟、日历，突出显示提供者的名字
  - 家庭成员出现在病床旁
- 改善感觉障碍
  - 提供眼镜
  - 提供听力辅助
  - 提供假牙
- 活动
  - 离床进食
  - 减少束缚（例如监测、导尿管和鼻饲管）
  - 早期物理治疗
- 纠正代谢异常
  - 保持足够的水分（鼓励饮水）
- 针对识别谵妄和实施预防措施的职员教育
  - 评估其他急性事件（例如感染、缺氧和尿潴留）

最大有效剂量

氟哌啶醇是使用时间最久的治疗谵妄的药物，研究显示其剂量大于3.0mg/24h时，药物的副作用增加，而没有为减少谵妄的持续时间和严重性带来额外好处。

没有足够的证据明确显示其他抗精神病药物的最大有效剂量。然而，基于老年人药物动力原则，最好使用研究人员推荐的最低有效剂量（表7.6）。

时机

研究人员建议全天评估躁动的模式，并在躁动开始且还未恶化前使用小剂量药物。这将防止躁动恶化至一定程度时，即便使用最大剂量的药物也将无效，并且将使整个24h的药物剂量能够保持在最低。

胆碱酯酶抑制剂

- 在治疗谵妄时，胆碱酯酶抑制剂没有效果

争议

- 没有足够的临床对照实验支持针对非酒精戒断性谵妄使用苯二氮䓬类药物
- Meta分析支持在围手术期合理地预防性使用抗精神病药物

心肌梗死

定义

根据2012年修订的第三版心肌梗死的统一定义，急性心肌梗死被定义为心肌细胞因为供血不足而发生坏死。这个定义将心肌梗死分为5个类型。然而，就术后阶段而言，Ⅰ型和Ⅱ型心肌梗死为最常见的类型，是由于术后应激以及老年患者的冠脉粥样硬化患病率增加和心脏储备功能降低。因为治疗方法不同，Ⅰ型和Ⅱ型心肌梗死的区分是很重要的。

Ⅰ型心肌梗死是一种自发的心梗，因为一支或者多支冠状动脉中的不稳定动脉粥样硬化斑块破裂，并在局部形成血栓，中断了通向心肌某一区域的血流。这些患者通常都具有潜在的冠状动脉疾病。

表7.5 药物干预

- 治疗诱因
  - 疼痛
    —持续使用对乙酰氨基酚处理疼痛，以及减少阿片类药物的需求
    —阿片的剂量很重要，因为过量的阿片会导致谵妄，而疼痛控制不佳也会导致谵妄
    —髋部骨折的回顾性研究强调24h的阿片类药物剂量的重要性（24h静脉注射的吗啡剂量为0.15mg/kg，与发生谵妄不相关）
  - 睡眠不足
    —考虑给予曲唑酮，剂量为25mg PRN QHS
    —如果谵妄中的躁动也需要治疗，考虑给予喹硫平，剂量为12.5~25.0mg QHS
    —避免使用苯海拉明或者苯二氮䓬类药物
  - 便秘
    —刺激性泻药
    —如果患者饮水足够，给予渗透性泻药
    —如果上述方法无效，使用栓剂
- 治疗症状
  - 躁动/幻觉
    —氟哌啶醇
      —优点：最古老和积累了最多历史证据的药物，IV/IM及PO
      —缺点：QT间期延长，静脉注射导致尖端扭转型室性心动过速的记载，每天剂量大于4.5mg时，出现锥体外系症状
    —喹硫平
      —优点：主要是镇静作用——帮助睡眠，在路易体痴呆症和帕金森痴呆症中，有安全应用的证据
      —缺点：不能以IV/IM/SL的形式给药，QT间期延长
    —奥氮平
      —优点：以SL/IM的形式给药
      —缺点：具有抗胆碱能作用，QT间期延长
    —劳拉西泮
      —优点：无QT间期延长，无活性代谢产物的苯二氮䓬类药物
      —缺点：本身可能诱发谵妄，导致认知障碍，增加跌倒风险，没有很好的证据支持将其用于非酒精相关的谵妄

注释：IM，肌肉注射；IV，静脉注射；PO，口服；PRN，必要时；QHS，每晚睡前；SL，舌下含服

表7.6 药物干预的给药方案

药物	剂量
氟哌啶醇	0.25~1.0mg PO/IM，需要时，每30~60min重复给药，24h最大药物剂量3.0mg，以最小化副作用
利培酮	0.25~0.5mg PO；需要时，每30~60min重复给药
喹硫平	12.5mg~50.0mg PO；需要时，每30~60min重复给药。考虑的最大剂量175mg/天
奥氮平	2.5~5.0mg PO/SL/IM；需要时，每30~60min重复给药
劳拉西泮	0.25mg~1.0mg PO/IM；需要时，每30~60min重复给药

注释：IM，肌肉注射；PO，口服；SL，舌下含服

研究人员建议将劳拉西泮作为最后的选择，因为除了在酒精戒断中的应用，没有得到很好的证据支持。如果必须使用苯二氮䓬类药物，建议使用没有活性代谢产物的短效制剂

发生Ⅱ型心肌梗死的原因是心肌血供与氧需求失衡。这些例子包括术后比较常见的状况，如心动过速、贫血、呼吸衰竭、低血压或者严重的高血压。

非心脏手术后的心肌损伤（MINS）是一个新兴的疾病诊断，定义为在非心脏手术后的30天内，因为缺血而出现的与预后相关的心肌损伤。以术后孤立的肌钙蛋白升高而没有缺血症状或心电图改变为特征。MINS的定义不适用于非缺血性肌钙蛋白升高，后者可能会出现在一些疾病中，例如肺栓塞、败血症或者慢性肾脏疾病。

生理危险因素/年龄相关改变

心血管系统的老化导致了左心室舒张功能障碍的恶化，增加了心脏后负荷和动脉僵硬度。另外，老年患者合并症患病率的增高，例如高血压、血脂异常、糖尿病和慢性肾脏疾病等，增加了术后冠状动脉并发症的风险。疼痛引起的心动过速或者术后儿茶酚胺水平上升，术后阶段常见的低血压或者高血压和贫血，进一步增加了冠状动脉不稳定粥样硬化斑块破裂和老年人心肌的氧供需不匹配的风险。

发病率

在老年患者的骨骼与肌肉损伤方面，缺乏关于术后心肌梗死发病率的数据。大部分研究报道了非心胸大手术或者髋部骨折术后的冠脉事件发生率。不同研究中的髋部骨折术后的心肌梗死发病率不相同，取决于用于确定诊断的标准。当诊断依赖于联合肌钙蛋白升高、缺血的心电图改变和临床症状时，髋部骨折术后第一周内的发病率高达10.4%~13.8%。值得注意的是，92%的冠脉事件发生在术后48h。

诊断

目前的心肌梗死诊断是基于第三版心肌梗死统一定义。

心脏生物标记物：心脏生物标记物的检测已成为心梗诊断的核心。应该有肌钙蛋白的升高和（或）降低（至少有一项值高于参考值上限的第99百分位）。

心电图改变：应该出现提示心肌缺血的改变，如新发现的ST段抬高或者左束支传导阻滞，或者ST段压低及T波改变。

临床症状：胸部不适依然是老年患者急性心梗最常见的表现。然而，老年患者可能也会首先出现呼吸困难（49%）、发汗（46%）、恶心和呕吐（24%）、以及晕厥（19%）。新发病的心律失常及充血性心力衰竭（Congestive Heart Failure，CHF）也可能指向潜在的冠脉事件。

在术后阶段，急性心肌梗死的诊断可能具有挑战性。因为麻醉、镇静或者术后镇痛治疗的效果，患者可能经历不典型的缺血性疼痛。合并认知障碍的患者可能难以表达他们的症状，或者随着谵妄的发展，甚至难以显示出他们的疼痛。进行诊断的另一个困难是，在具有术后心梗的老年髋部骨折患者中，75%可能是无症状的。在这种情况下，诊断可能建立在心肌肌钙蛋白升高和缺血的心电图改变的基础上。

应该进行的另外一个重要区分是在心肌梗死与非心脏手术后的心肌损伤之间。心肌损伤自身显示为孤立的肌钙蛋白升高，不伴有缺血症状或者心电图改变。在术后阶段，肌钙蛋白升高可能会发生于多达39%的老年患者。肌钙蛋白的水平通常只是轻微升高，而不具有急性心梗中的升高和降低的特征。然而，尽管没有心机梗死，升高的肌钙蛋白预示着住院时间延长、需要长期护理及全因死亡率增加。因此，心脏肌钙蛋白可以作为一项判断预后的因素。在术后阶段缺乏临床症状或者心电图改变的情况下，是否应该常规检测心脏肌钙蛋白的问题，是有争议的。

治疗

因为缺乏相关的研究，老年人术后心肌梗死的最佳治疗方法尚不清楚。在老年患者中，急性心肌缺血的治疗方法，应该在整体健康状况、合并症和大体生命预期的背景下确定。

非心脏手术后的心肌损伤（Myocardial Injury with Non–Cardiacsurgery，MINS）

具有MINS的患者，肌钙蛋白升高预示着在30天和1年内的心血管事件死亡率增加。一些专家建议使用阿司匹林和他汀类药物治疗MINS，因为这些患者可能患伴有固定阻塞的冠状动脉疾病。然而，一项关于治疗急诊手术后肌钙蛋白升高的老年患者的随机对照研究，未能显示出标准治疗与心血管专家参与的治疗间的死亡率差异。

非ST段抬高型心肌梗死（NON-ST Elevation Myocardial Infarction，NSTEMI）

NSTEMI是不稳定斑块破裂或者出现裂缝（Ⅰ型心肌梗死），或者心肌氧供需不匹配（Ⅱ型心肌梗死）的结果。治疗决策应该是跨学科的，因此应该包括一位骨科医生、一位心血管医生和一位内科医生（最理想的是老年病学医生）。治疗决策应该是以患者为中心的，并且反映他或她的治疗目标。老年人的特殊因素，例如多发的合并症、认知损害、脆弱和功能损害等，均应该考虑在内，并且将需要与患者和（或）医疗代理人商讨。其他因素应该被考虑到，例如药代动力学改变、出现急性或慢性肾功能衰竭和多重用药等。

阿司匹林和他汀类药物应该开始被使用。

增加使用一种P2Y12受体阻滞剂（例如氯吡格雷或者普拉格雷）。

如果没有禁忌证，应该使用普通肝素或者低分子肝素开始抗凝治疗。

开始使用β受体阻滞剂的决定应该根据个体情况，并且将取决于术后血压和存在的心律失常。

早期侵袭性治疗还是保守治疗将取决于血流动力学的稳定性，患者的风险及再次取决于反应患者整体健康状况的治疗目标。

ST段抬高型心肌梗死

如果不接受治疗，患者将面临极高的术后死亡风险，因此要求进行紧急经皮冠状动脉介入手术。因为近期的手术及出血风险，通常不选择溶栓治疗，但是最好同样是通过多学科合作进行治疗。

术后充血性心力衰竭

定义

充血性心力衰竭被定义为心脏不能泵出足够的血液满足机体的代谢需要，同时导致疲劳和运动耐受差的泵衰竭，及导致体液潴留和充血症状的神经内分泌激活。

生理风险因素/年龄相关改变

因为年龄相关的心血管改变和非心脏合并症的交集，充血性心力衰竭在老年患者中更加复杂。慢性肾脏疾病、贫血、体液容量调节能力改变、高血压及其他慢性疾病，容易诱发心力衰竭，并且给维持动态平衡的能力已经下降的心血管系统增加压力。心力衰竭在本质上是一种老年病综合征，并且需要被视为多因素疾病。

发病率/流行病学

据报道，髋部骨折患者在围手术期的充血性心力衰竭的患病率为6%~27%。充血性心力衰竭容易诱发老年人的肌肉骨骼创伤。有相当数量的充血性心力衰竭患者出现骨质减少或骨质疏松，并且与充血性心力衰竭的严重性相关，正如左室射血分数（Left Ventricular Ejection Fraction，LVEF）较低或纽约心脏联合会（New York Heart Association，NYHA）分级增高，以及骨密度测量（Bone Mineral Density，BMD）所展现的。在一个包括超过16 000例随访1年的老年患者的组别中，与具有其他心血管疾病诊断的患者相比，心力衰竭患者发生需要住院治疗的骨折的风险增加4倍。根据年龄、性别、正在使用的药物及与骨质疏松相关的疾病进行调整后，结果依然具有显著性。

诊断

在术后阶段，医务人员可能会遇到充血性心力衰竭的典型与非典型表现。充血性心力衰竭的一个早期标志是不能耐受运动，表现为在物理治疗期间的疲倦及呼吸困难。应该询问患者对物理治疗的耐受性。日常回顾物理治疗记录及与理疗师进行个人沟通，对于心力衰竭的早期发现是很重要的。然而，体力消耗后的疲倦和呼吸困难是相对非特异性的症状，并且可能出现在伴有肺部疾病、贫血或者其他常见功能失调的患者中。应该记住患者常常具有多重的医疗问题，而且一个症状可能是多种疾病的共同表现。例如，消耗体力后的呼吸困难，可能由贫血、慢性阻塞性肺病（Chronic Obstructive Pulmonary Disease，COPD）及心力衰竭恶化等共同导致。应该询问患者日常是否出现端坐呼吸。端坐呼吸是指在仰卧位时的呼吸短促，也表现为夜间咳嗽。端坐呼吸是通过坐直或将头部抬离床面进行缓解。骨科老年患者中出现夜间使用止咳药物治疗的需要时，应该立即评估其容量状态及日常的体液平衡。阵发性夜间呼吸困难（Paroxysmal Nocturnal Dyspnoea，PND）是使患者从睡眠中醒来的呼吸短促、咳嗽或者喘息，通常出现在睡眠开始后1~3h，而且是关于心力衰竭的Framingham标准（表7.7）中主要的诊断标准之一。具有认知损害的患者也许不能清楚地描述他们的疾病，因此在护理人员观察到患者睡眠差时，应该提醒临床医生可能存在端坐呼吸或者阵发性夜间呼吸困难。心力衰竭可能表现为胃肠道症状，例如厌食、恶心和肠道水肿导致的早饱。因为潜在的心力衰竭，可能会出现例如局促不安、定向力障碍和睡眠障碍等神经系统症状。因为在老年患者中，临床表现可能是多种多样及不典型性的，并且心力衰竭具有较高的发病率，临床医生应该高度警惕可能存在心力衰竭。

充血性心力衰竭最常见的临床症状是颈静脉怒张及肝颈静脉反流征、粗湿啰音、第三心音奔马律和双侧踝关节水肿。

表7.7 充血性心力衰竭的Framingham诊断标准

主要标准
主诉
夜间阵发性呼吸困难
体格检查
颈静脉怒张
肝颈静脉反流征
粗湿啰音
第三心音奔马律
其他
X线片显示心脏肥大（胸部X线片显示心脏体积增大）
急性肺水肿
中心静脉压升高（右心房压力为16cm水柱 ）
对治疗的反应为体重在5天内降低4.5kg
次要标准
主诉
一般活动后的呼吸困难
夜间咳嗽
体格检查
双侧踝关节水肿
肝肿大
心动过速（心率为120次/min）
其他
胸腔积液
肺活量比最大记录值降低1/3

治疗

非药物治疗

液体量限制在24h少于2000mL，限钠饮食，每日Na^+摄入量小于1.5~2.0g，并且应该执行日增重监测和严格的出入量控制。然而，这些限制不应该导致主动地阻止足够的饮食，注意到这一点是非常重要的，特别是在术后早期当食欲可能未完全恢复时。

药物治疗

1. 利尿治疗的目标是300~500mL/天的液体负平衡。利尿治疗应该个体化，并且应该避免过度利尿，因为可能会降低心脏收缩功能和使氮质血症恶化。
2. 在射血分数保留性心力衰竭的患者中，应该避免心动过速。使用β受体阻滞剂对于获得65~70次/min的心率是很重要的。这可以使心脏舒张期延长。疼痛和其他的不适，例如尿潴留和便秘，以及活动亢进型谵妄等，会引发心动过速。因此，心动过速的预防，不论是窦性心动过速或者其他合并快速心室率的心律失常，对于避免发生心力衰竭是很重要的。疼痛治疗对这一点也很重要。

术后心律失常

定义

房颤是最常见的心律失常，以杂乱无章的心房电生理活动引起不协调的心房收缩和“心房驱血”减少而导致心排出量降低为特征。

生理危险因素/年龄相关改变

老年患者心律失常的患病率增加，第一，是因为纤维化和心肌细胞减少使老化的心肌对电生理传导敏感性的异常增加。第二，充血性心力衰竭、缺血性心脏病和高血压等是术后发生房颤的危险因素，这些疾病在老年患者中的患病率增高。第三，由于围手术期的一些诱因，新的节律失常发生在敏感的心肌。

因为创伤或者手术本身导致的系统炎症反应，交感神经的兴奋性可能会增加。

由于血容量减少和术后疼痛，可能会出现反射性儿茶酚胺释放。低血压和低血容量合并贫血也能够导致心房细胞和传导组织缺血，从而改变心肌细胞的电生理特性和诱发心房及心室的节律异常。

围手术期输液过量所导致的高血容量，可能会拉伸心肌细胞，并且也会诱发心房和心室节律失常。

代谢异常常见于老年人，例如高血糖、低血糖、甲状腺功能障碍和电解质紊乱，特别是低钾和低镁，也会诱发心律失常。

发病率/流行病学

房颤是最常见的心律失常。房颤的患病率随年龄增加而上升，在60~69岁人群中，大概为2%，在70~79岁人群中，大概为4.6%，在80~89岁人群中，大概为8.8%。在进行非心胸手术的患者中，术后房颤的发病率为0.4%~12.0%。很少有关于术后房颤发病率的数据，尤其是在老年骨科创伤手术后，但是一项研究显示骨科手术之后的术后房颤的粗发病率为1.7%。心房纤颤与非心脏手术后增高的死亡率相关。在一项研究中，一组伴有心房纤颤的患者，接受了急诊或紧急骨科手术，其未校验的30天死亡率为10.2%。发生心房纤颤的患者也具有更长的住院时间和住院费用增加。

诊断

持续性心房纤颤可能没有症状，然而，在术后阶段，患者常发生房颤伴快速心室反应。这可能表现为焦虑、心悸、呼吸困难加重或者胸部不适。新发的心房纤颤可能表现出相似的症状，然而，因为心房驱血减少所致的血流动力学的突然改变，可能也会表现为头晕、眩晕或者晕厥。心脏听诊发现绝对不规整的心律。通过显示心律绝对不齐伴P波消失的心电图，建立房颤的诊断。

治疗

房颤的治疗，从评估患者的症状和血流动力学稳定性开始。如果患者的情况不稳定，即出现胸痛、呼吸困难或者低血压，那么可能需要立即进行同步电复律。如果患者的情况稳定，则应该考虑表7.8中描述的3种针对术后房颤的治疗。

表7.8 治疗术后房颤

鉴别和纠正潜在的诱发因素。
心率和心律的控制。
使用系统抗凝预防脑卒中。

医务人员在遇到新发的房颤或已有的伴快速心室反应的房颤恶化时，应该基于临床表现考虑心肌缺血及肺梗死的可能性。术后房颤的最常见诱发因素是疼痛，因此在转向其他诱因前，应该首先处理疼痛。一项关于胸部患者的前瞻性研究显示，由于疼痛控制不足导致房颤的发病率增加。因此，疼痛诱发房颤的机制很可能普遍存在于所有类型的手术中，那么疼痛控制在房颤的预防及治疗中，都变得很重要。通过谨慎的围手术期补液维持正常血容量可能也可以减少术后房颤的发病率。纠正代谢异常，例如低氧血症、低血糖或高血糖及电解质紊乱等，是房颤的预防和治疗的一部分。治疗的另一个方面是控制心率。间断静脉注射β受体阻滞剂能够快速控制心率。接下来，应该口服β受体阻滞剂，可以根据心率和血压对剂量进行调整。如果β受体阻滞剂无效，可以尝试使用钙离子通道阻滞剂。然而，静脉注射β受体阻滞剂后，不应该立即静脉注射钙离子通道阻滞剂，这一点很重要，因为可能会继发完全性房室传导阻滞。目标心率应该低于110次/min。快速心率可能会导致心动过速诱导的心肌病，并诱发心力衰竭。如果患者有左心室功能障碍的病史，或者在使用β受体阻滞剂或钙离子通道阻滞剂后出现低血压，则可以考虑使用胺碘酮静脉推注和滴注。值得注意的是，胺碘酮作为应避免老年患者使用的药物，被列入BEERs标准的名单中，因此仅应该短期使用。在老年患者中，长期使用胺碘酮的危害超过用药的好处。

静脉血栓形成和血栓栓塞

定义

静脉血栓形成是指在静脉中形成闭塞性的血凝块。血液淤滞、血管破坏和凝血功能障碍促进了静脉血栓形成，称为Virchow's三联征。静脉血栓通常发生在上肢或下肢的浅静脉或深静脉。浅静脉血栓是相对良性的病变。在深静脉血栓中，血凝块可能在小腿静脉或者近端的静脉中形成，也就是腘静脉、股静脉和髂静脉。肺栓塞发生在当一块血凝块脱落并沉积在肺血管床时。肺栓塞的结果从无症状至显著的低氧血症、血流动力学损害及死亡。大部分有症状的肺栓子来源于近端的静脉血栓。

生理危险因素/年龄相关改变

老年是高凝状态的一个独立危险因素。衰老是一种与凝血激活的标记物相关的血栓前状态。相较于非脆弱的个体，由于促凝因子及炎症因子的增高，脆弱老人的静脉血栓形成率更高。另外，在老年人中，易于诱发静脉血栓的情况有更高的发生率，例如恶性肿瘤、心力衰竭、慢性肾功能不全、动脉粥样硬化和制动等。在骨骼与肌肉损伤的老年患者中，有一些情况的联合，例如衰老的血栓前状态与制动及血管和组织损伤相结合，造成了类似“完美风暴”的效果，加速了静脉血栓栓塞。

预防

血栓预防的选择包括机械和药物方法。骨科手术患者静脉血栓栓塞预防指南最近得到修改。美国胸科医生协会推荐了骨科大型手术住院期间的抗血栓形成的双重预防措施，包括使用抗凝剂和间歇的气压装置。在接受髋部骨折手术的患者中，低分子肝素是首选药物。推荐的替代药物是小剂量普通肝素（Low Dose Unfractionated Heparin，LDUH）、磺达肝素、调整剂量的华法林或者阿司匹林。替代药物增加了出血的风险，例如磺达肝素或者华法林，或者降低功效，例如阿司匹林、LDUH。单独的机械性预防措施也不能达到所需的效果。在接受髋部骨折手术的患者中，血栓预防应该至少持续10~14天，并且推荐预防措施应该延长至术后35天。对于要求腿部制动的单侧下肢损伤的患者，不推荐进行血栓预防。

发病率/流行病学

已报道的髋部骨折后的静脉血栓栓塞的风险，取决于如何进行评估和何时结束研究。在缺乏预防措施的情况下，髋部骨折后静脉血栓栓塞的发生率可能高达46%~75%，但是许多病例是通过筛查发现和无症状的。如果只使用物理预防措施，则静脉血栓栓塞的发生率从骨盆骨折中的18%、桡骨远端骨折中的25.7%、多发骨折中的35%至股骨骨折中的50%。据报道，髋部骨折手术后的致死性肺栓塞的发生率为0.66%和7.5%，并且高于其他任何手术后的发生率。在血栓预防试验中，血栓栓塞率为1.1%~2.2%。

鉴别诊断/诊断

深静脉血栓（Deep Vein Thrombosis，DVT）的临床特征是腿痛、患肢肿胀增加、触痛及触及条索状物。这些临床表现是非特异性的，因此应该联合包括危险因素分析及临床体征和症状的临床预测标准。D-二聚体检测通常只在非手术患者中进行；然而，一个在下肢骨折患者中进行的小型研究（n=141）显示，D-二聚体的水平高于1000ng/mL具有100%的敏感性及71%的特异性，因此，如果很难进行超声检查，并且需要额外的风险分级，D-二聚体检测可能是有帮助的。深静脉血栓的最终诊断通过超声检查确定，或者在特定的患者中，通过静脉造影确定。

出现呼吸困难及呼吸急促、胸膜炎性胸痛和咯血时，应该怀疑存在肺梗死。胸部X线检查显示肺部浸润及胸腔积液。心电图可能显示非特异性节律异常，例如窦性心动过速或房颤。患者可能显示出多种症状和体征，从焦虑不安和混乱至晕厥与心血管性虚脱。症状是非特异性的，因此，将类似于在DVT中使用的临床预测标准与D-二聚体检测相结合，指导进一步的病情研究和治疗。在DVT和肺梗死中，评估临床验前概率是确定诊断的重要的第一步。客观的肺梗死诊断要求影像学检查。CT血管成像（CT Angiography，CTA）对肺梗死的诊断有83%的敏感性和96%的特异性。联合临床评估和CTA具有92%~96%的预测价值。当有较高的造影剂肾病风险时，通常使用在老年患者中非常有价值的肺部放射性核素扫描。高度可能扫描（High Probability Scan）具有85%的阳性预测价值。然而，不幸的是，大部分核素扫描是非确定性的，即具有较低或中等的概率，特别是在出现慢性肺部疾病时。在这些病例中，验前概率、D-二聚体及下肢超声检查被联合用于确定诊断。

治疗

一旦确定静脉血栓栓塞的诊断，或高度怀疑存在静脉血栓栓塞，治疗的选择为全身性抗凝。抗凝治疗的绝对禁忌证是恶性高血压、颅内出血、严重的活动性出血或者最近进行过脑、眼或脊柱手术等。考虑到完全抗凝的出血风险与即将进行的骨科手术，需要对抗凝治疗的时机进行临床判断。

抗凝治疗开始于使用低分子肝素、普通肝素或磺达肝素。华法林应该与肠外抗凝剂同时使用。肝素或者磺达肝素应该至少连续使用5天，直到国际标准化比值（INR）在2~3之间至少24h。在老年患者中，低起始剂量的华法林（我们推荐2~5mg的起始剂量）应该调整至维持INR在2~3。在继发性静脉栓塞的第一次发病期，抗凝剂的总体持续使用时间至少应该为3个月。在出现绝对的抗凝禁忌证时，有植入可取出的下腔静脉滤器的指征。

肺部并发症

定义

术后肺部并发症（Postoperative Pulmonary Complications，PPCs）被定义为由可以确认的疾病或者功能障碍导致，并对患者的临床病程产生不良影响的肺部异常。其中最常见的是肺炎、吸入性肺炎和慢性阻塞性肺病急性加重。

吸入性肺炎也被称为化学性肺炎，是因为刺激性炎症，通常缘于吸入胃部内容物。

感染性肺炎是由于病原微生物导致肺部间质性炎症。

慢性阻塞性肺病急性加重是由于支气管炎症加剧而使气道阻塞恶化。

生理危险因素/年龄相关改变

肺的弹性回缩减少和顺应性增加导致了在卧位时发生肺不张的更大的倾向。老年创伤患者因为制动而保持卧位，容易发生肺不张，加上老化引起的纤毛清除不良，造成了容易发生感染的肺部环境。

尽管吞咽困难不是老化的一个正常组成部分，但是在老年患者中，潜在的吞咽困难具有较高的发病率，而且可能因与住院相关的应急因素而恶化。

发病率/流行病学

据报道，2%的髋部骨折康复期的患者患有肺炎。一项对髋部骨折患者进行的研究发现，肺炎出现在4%的住院患者中。

预防

肺炎

早期活动是有效的肺部扩张动作，能够减少肺部并发症和降低死亡率，因此，有适当的途径运动和让患者下床活动是必要的。肺部扩张动作（诱发性肺活量训练，深呼吸训练和持续气道正压通气）被证实减少了PPCs，并且值得在具有认知能力去做这些动作的患者中执行。

应该对前面提到的吞咽困难进行评估，如果合适的话，在术后采取预防措施（例如升起床头和改变食物的平滑度）。下巴放低的姿势在吞咽时能够减少误吸的发生。严格的禁食与监管下用手进食相比，可能导致更严重的损害，特别是当患者伴有痴呆时。就谵妄及认知障碍的患者而言，味觉是重要的再定向方法。

慢性阻塞性肺病（CHRONIC OBSTRUCTIVE PULMONARY DISEASE，COPD）急性加重

预防措施的强度取决于COPD的初始严重程度。如果患者依赖氧气或者曾经住院治疗其COPD，这些就是严重COPD的征象，因此必须立即与麻醉医生沟通。支气管扩张剂和吸入性类固醇药物必须继续使用，且如果预计患者术后太过虚弱而不能使用吸入器，应该使用雾化器或者辅以储雾罐。

鉴别诊断/诊断

肺炎

肺炎的诊断是基于症状、体征和胸部X线片表现的结合。症状包括咳嗽、咳痰、发热、寒战和胸膜炎性胸痛等。体征包括呼吸频率增加，叩诊呈浊音，异常的支气管呼吸音、哮鸣音、湿啰音、干啰音和胸膜摩擦音等。胸部X线片表现为不是由其他疾病造成的新的模糊影像。

COPD急性加重

Winnipeg 诊断标准通常被用于诊断COPD急性加重。它基于3个症状：呼吸困难加重、痰液量增加和浓痰增加。Ⅰ型COPD急性加重的患者具有上述所有症状。Ⅱ型COPD急性加重的患者具有3个症状中的

2个，而在Ⅲ型COPD急性加重的患者中，至少具有这些症状中的1个。

治疗

肺炎

如果患者存在缺氧，适合给予吸氧治疗。

抗生素治疗是治疗感染性肺炎的一个核心部分。抗生素的选择应该得到所在机构的局部微生物检测结果的指导。这将提供一个基于局部病原微生物耐药性及流行性的更好的经验性治疗。

吸入性肺炎自身并不能证实在脆弱的老年患者中使用抗生素是合理的，特别是因为存在抗生素相关的腹泻及艰难梭菌感染的风险。如果出现了叠加的感染性肺炎，应该开始使用抗生素；否则最好首先进行观察。

COPD急性加重

短期（2周）全身应用糖皮质激素是COPD急性加重的一项有效治疗方法。然而，在老年患者中，可能会诱发谵妄，特别是在认知障碍的患者中，当开始使用激素时，应该监测谵妄的情况。

如果吸入性支气管扩张剂还未达到最大量，则应该加强。

抗生素仅适用于严重的COPD急性加重（Ⅰ型）。

急性低钠血症

定义

术后血钠急性降低至130mmol/L以下。

生理危险因素/年龄相关改变

老年人的体液平衡受身体结构成分改变，肾功能下降，下丘脑–垂体的口渴调节及精氨酸加压素分泌等的影响。这些改变降低了老年人对轻度容量改变及其他应激因素，如疼痛和药物（利尿剂和5–羟色胺重吸收抑制剂）等的反应。骨折患者受到这些应激因素中的大部分的影响；因此，在试图纠正低钠血症的过程中，开始积极纠正渗透压的干预之前，首先应该针对这些应激因素。因为纠正渗透压的干预措施，例如使用高渗盐水，可能会导致维持动态平衡的能力下降的老化系统进一步失代偿。

发病率/流行病学

在一项包括1131例接受手术治疗的骨科创伤患者的回顾性研究中，急性术后低钠血症（<130mmol/L）的发病率为2.8%。多达13%的骨折患者在入院时表现出一定程度的低钠血症（<135mEq/L），但是在撰写本书时，关于这种相关性的原因及影响仍不明确。

预防

关注入院时的容量状态是很重要的。许多患者在入院时有血容量减少，可以通过增加补充250~500mL液体进行纠正。当患者在术前禁食时，应该维持补液。应该避免过多地使用含糖的非电解质溶液。

关注药物是很重要的。如果患者正在接受利尿剂和（或）选择性血清素再摄取抑制剂治疗，则应该在围手术期监测钠离子。在优化容量时，应该停用利尿剂。

关注疼痛控制也是很重要的。在老年人患者中，疼痛是抗利尿激素分泌异常综合征（Syndrome of Inappropriate Antidiuretic Hormone，SIADH）的常见诱因。

鉴别诊断/诊断

其他原因导致血钠浓度<130mmol/L。

治疗

应该评估患者的容量状态，确定是血容量正常、血容量降低或血容量增高。低血容量的患者需要静脉补液，通常使用生理盐水。应该避免一开始就使用葡萄糖液。老年患者可能对急性容量改变的耐受性较差。因此，以每次250~500mL的很小增量进行补液，并且在继续补液前重新对容量状态进行临床评估，是非常有帮助的。

血容量正常的低钠血症患者，通常具有SIADH，因此需要限制补液。根据患者的临床表现，再次调整限制补液的强度。

高血容量的患者通常需要脱水。如果体内水分过多是诱因，通过停止或调整补液，能够进一步限制体内水分过多。负荷过重的患者常发生心力衰竭；请参考前面关于心力衰竭治疗的部分。

肾功能衰竭或肾功能不全

定义

一个最近关于髋部骨折疗效的国际共识小组将肾功能衰竭定义为血清肌酐浓度上升3倍，或者血清肌酐≥4mg/dL伴急性增高>0.5mg/dL，或者尿量<0.3 mL/kg/h持续24h，或者12h无尿。

生理危险因素/年龄相关改变

尽管许多关于肾脏老化的研究是基于啮齿类动物的，并且未必能转换到人类，但是就像在其他的生理系统中一样，一些已知的变化从功能上造成了相似的维持动态平衡的能力下降的状态。这些变化包括肾实质的质量减少、进行性肾小球硬化症、肾小管病、间质纤维化和发生入球-出球小动脉短路开放等。另外，像非甾体类抗炎药（NSAIDs）等药物，对于依赖前列腺素的衰老肾脏可能具有特别的毒性。在自由水排泄及肾血管灌注等方面，前列腺素对于老化的肾脏起到非常大的作用。因此，低血压和肾毒性药物能够在老化的肾脏中产生更大的损害。

发病率

在骨折患者中，文献报道的肾功能不全的发病率为8.9%~16.0%。在其中的一项大型回顾性研究中，82.5%的肾功能不全患者的肾功能恢复到术前的状态。

预防

预防老年患者的围手术期肾功能不全的核心在于避免低血压和长时间的肾脏低灌注。考虑在手术当天限制给予的降压药的数量，或者设置基于整个围手术期血压的控制参数。再次强调，重要的是围手术期液体的管理。与麻醉团队的沟通，对于明确在整个治疗路径中遵循这个目标是很重要的。

在避免低血压之后，下一个可能导致老年人肾脏损害的原因是肾毒性药物。对骨科患者的研究强调NSAIDs和具有肾毒性的抗生素具有统计学意义，同时，一项较小型的研究也质疑血管紧张素转换酶抑制剂（Angiotensin Converting Enzyme Inhibitors，ACEI）的作用。

治疗

一旦出现肾功能不全，那么应该更仔细地检查维持血容量的措施。最理想的是，完成这些措施并且不会因为过度的夜间干扰和侵入性操作而诱发谵妄。

药物剂量应该根据肾功能不全进行调整，并且应该停止具有潜在肾毒性的非关键用药。

最后，如果是严重的肾功能不全，谨慎的做法是肾脏病专家参与治疗。仔细的饮食限制（Na^+、K^+和蛋白质）及电解质的医疗管理对预防更为严重的系统并发症是必不可少的。

尿道感染与无症状性菌尿

定义

无症状性菌尿被定义为从无尿道感染（Urinary Tract Infection，UTI）症状和体征的患者的足量尿液标本内分离出细菌。尿道感染的症状包括尿频、尿急、排尿困难或者耻骨上疼痛。无症状性菌尿可能伴随脓尿。

发病率/流行病学

无症状性菌尿在老年人群中十分常见，从社区老年人的3.6%~19.0%的患病率至住院老年人的25%~50%的患病率。长期留置双腔气囊乳胶导尿管使菌尿的患病率上升至100%。

治疗

不应该对老年人群中的无症状性菌尿或者脓尿进行治疗。只有两类人群被证明能够受益于无症状性菌尿的抗生素治疗：孕妇和接受泌尿系统侵袭性治疗的患者。目前没有强有力的证据支持无症状性菌尿会增加人工关节感染的风险。另一方面，使用抗生素对无症状性菌尿的不当治疗，可能会增加艰难梭菌感染、筛选出耐药病原微生物及其他不良事件的风险。无症状性菌尿成为抗生素过度使用的一个主要原因。研究显示20%~52%具有无症状性菌尿的住院患者接受了不必要的治疗。减少髋部骨折患者中的艰难梭菌感染，降低了死亡率。

便秘

定义

Rome Ⅲ诊断标准被用于定义慢性便秘，不仅描述了排便的频率，还描述了排便的持续时间和症状。然而，对于术后便秘，各项研究将其简单地定义为连续3天未排大便。

生理危险因素/年龄相关改变

易于脱水、老化的肠肌层神经系统和肛门内括约肌功能失调等，使老年患者容易发生便秘。老年人的便秘会产生疼痛、诱发谵妄和引起尿潴留，因此应该在围手术期迅速处理。

发病率/流行病学

一项关于老年髋部骨折患者的小型研究，使用3天不排大便的标准，发现便秘的发病率为71.7%。积极主动地开始常规的肠道治疗方案，可能会降低发病率。

预防

大部分使用缓泻剂处理阿片类药物引起的便秘的预防性研究，来自姑息性治疗和肿瘤学研究；然而，一项关于髋部骨折患者的小型研究，也显示了使用缓泻剂预防阿片类药物引起的便秘的趋势，但是无统计学意义。每当老年人使用阿片类药物时，使用一种刺激性泻剂是合理的，因为饮用的液体可能不足以让渗透性泻剂起效。

鉴别诊断/诊断

护理记录应该记录患者的大便情况，这样容易发现便秘。如果没有记录，对于认知正常的患者，常规的提问是一个较好的识别方法。

治疗

非药物方法包括早期活动、足够的饮水和维持充足的体液量。如果刺激性泻剂直到术后第3天都不起效，栓剂通常能有效地处理随老化而发展的肛门括约肌功能障碍。如果栓剂不起效，可以尝试使用灌肠剂。如果灌肠剂无效，应该考虑进行直肠检查以寻找粪块嵌塞。

术后发热

定义

发热是由致热原引起的体温升高，通常与炎症、组织损伤和疾病相关。致热原包括白介素-1、白介素-6和肿瘤坏死因子-α等。

生理危险因素/年龄相关改变

脆弱老年个体的基础体温比通常认为的37℃（98.6°F）的正常体温要低。老年动物模型显示，对内源性致热原产生反应的体温上升的幅度，随年龄增加而减小。

由于对致热原的反应减弱及基础体温降低的可能性，一些研究人员建议将老年人发热定义为：①较基础体温高出至少1.1℃（2°F）的持续体温上升；②口温为37.2℃（99°F）或者在重复测量时更高；③肛温为37.5℃（99.5°F），或者在重复测量时更高。

发病率/流行病学

择期关节置换术后发热的发生率为15%~47%。在一项包括84例老年骨折患者的小型研究中，显示在术后4天内，对使用扑热息痛（对乙酰氨基酚）治疗、体温超过38℃的患者进行的血培养的阳性结果<1%，但是检查结果被认为是受到了标本污染的影响。

预防

在择期关节置换的患者中，有证据表明充分的疼痛控制能够避免对术后发热的不必要检查，而且不会掩盖严重的合并症。

考虑到充分的疼痛治疗对活动能力和谵妄的益处，以及它们与降低髋部骨折患者死亡率的关系，不应该担心使用对乙酰氨基酚（扑热息痛）进行充分的术后镇痛会掩盖发热。

鉴别诊断/诊断

在写作本书时，我们依然推荐使用口温和耳温>38℃来诊断发热，直到出现更好的老年髋部骨折的临床相关数据支持重新定义。

非常重要的是，在出现发热时，进行一个很好的临床评估以明确没有败血症的其他症状或体征。在术后第5天，发热不大可能单纯由术后的炎症负荷导致，因此应该考虑其他的原因。

治疗

在术后前4天，如果没有任何败血症的症状或体征，术后发热只需要简单的临床监测和补液、镇痛及早期活动等支持治疗。

术后第4天之后新出现的发热值得仔细寻找新发生的感染。常见的感染包括导管（尿道或者静脉）相关感染、手术部位感染、肺炎及艰难梭菌感染相关的腹泻等。基于临床表现，针对感染的检查可能包括血培养、尿培养、大便检查及胸部X线片等。

贫血

定义

贫血被定义为血流中的红细胞数量减少。世界卫生组织的定义包括女性血红蛋白＜1.2g/L，及男性血红蛋白＜1.3g/L。

生理风险因素/年龄相关改变

老化的骨髓具有迟钝的造血反应。具体的机制仍然在研究中，但是老化的骨髓不能及时对术中失血等应激因素产生反应。这可能可以解释老年髋部骨折患者中的术后贫血的较高患病率。

老化相关的左心室僵硬增加了射血分数正常的心衰的发病率，因此，在输血时，专家们推荐1次先输1个单位，并在进一步输血前，重新评估临床症状和（或）血红蛋白水平。这能避免和解释输血相关的循环负荷是髋部骨折患者输血的最大风险（1%~4%）。

发病率/流行病学

超过80%的髋部骨折患者术后的血红蛋白浓度＜11g/dL。

鉴别诊断/诊断

通常使用外周血标本进行血细胞计数，并且在术前和术后常规进行。

治疗

在一项大型研究中，2016例老年髋部骨折患者在术后随机接受了目标为血红蛋白浓度达到0.8g/L或1g/L的输血。两个组的30天死亡率和60天无辅助行走的能力没有差异。一项补充研究也发现两个组的谵妄的情况没有差异。

基于这些研究结果，以及在没有持续存在的活动性出血、低血压或者对输液无反应的心动过速或贫血导致的心脏症状的情况下，研究人员推荐的输血阈值为血红蛋白浓度为0.8g/L，并且因为通过老化来解释，谨慎地考虑1次输注1个单位的悬浮红细胞。

参考文献

[1] Cowdry EV. Problems of Ageing: Biological and Medical Aspects. 2nd ed. Baltimore: Williams & Wilkins; 1942.

[2] Lipowski ZJ. Delirium, clouding of consciousness and confusion. J Nerv Ment Dis 1967;145(3):227–255.

[3] Committee on Nomenclature and Statistics, American Psychiatric Association. Diagnostic and Statistical Manual of Mental Disorders. Washington, DC: American Psychiatric Association; 1952.

[4] Committee on Nomenclature and Statistics, American Psychiatric Association. Diagnostic and Statistical Manual of Mental Disorders. 2nd ed. Washington, DC: American Psychiatric Association; 1968.

[5] American Psychiatric Association. Work Group to Revise DSM-III. Diagnostic and Statistical Manual of Mental Disorders: DSM-III-R. 3rd ed. Washington, DC: American Psychiatric Association; 1987.

[6] American Psychiatric Association. DSM-5 Task Force. Diagnostic and Statistical Manual of Mental Disorders: DSM-5. 5th ed. Washington, DC: American Psychiatric Association; 2013.

[7] Inouye SK, Westendorp RGJ, Saczynski JS. Delirium in elderly people. Lancet 2014;383(9920):911–922.

[8] Witlox J, Eurelings LS, de Jonghe JF, et al. Delirium in elderly patients and the risk of postdischarge mortality, institutionalization, and dementia: A metaanalysis. JAMA 2010;304(4):443–451.

[9] Rudolph JL, Jones RN, Rasmussen LS, Silverstein JH, Inouye SK, Marcantonio ER. Independent vascular and cognitive risk factors for postoperative delirium. Am J Med 2007;120:807–813.

[10] Marcantonio ER, Goldman L, Mangione CM, et al. A clinical prediction rule for delirium after elective noncardiac surgery. JAMA 1994;271:134–139.

[11] Norkiene I, Ringaitiene D, Misiuriene I, et al. Incidence and precipitating factors of delirium after coronary artery bypass grafting. Scand Cardiovasc J 2007;41:180–185.

[12] Inouye SK. Delirium in older persons. New Engl J Med 2006;354(11):1157–1165.

[13] Inouye SK, van Dyck CH, Alessi CA, et al. Clarifying confusion: The confusion assessment method. A new method for detection of delirium. Ann Intern Med 1990;113(12):941–948.
[14] Ely EW, Truman B, Shintani A, et al. Monitoring sedation status over time in ICU patients: Reliability and validity of the Richmond Agitation-Sedation Scale (RASS). JAMA 2003;289(22):2983–2991.
[15] Meagher DJ, Leonard M, Donnelly S, et al. A longitudinal study of motor subtypes in delirium: Relationship with other phenomenology, etiology, medication exposure and prognosis. J Psychosom Res 2011;71(6):395–403.
[16] Javedan H, Tulebaev S. Management of common postoperative complications: Delirium. Clin Geriatr Med 2014;30(2):271–278.
[17] Inouye SK, Bogardus ST, Jr., Charpentier PA, et al. A multicomponent intervention to prevent delirium in hospitalized older patients. New Engl J Med 1999;340(9):669–676.
[18] Lundstrom M, Edlund A, Karlsson S, et al. A multifactorial intervention program reduces the duration of delirium, length of hospitalization, and mortality in delirious patients. J Am Geriatr Soc 2005;53(4):622–628.
[19] Martinez FT, Tobar C, Beddings CI, et al. Preventing delirium in an acute hospital using a non-pharmacological intervention. Age Ageing 2012;41(5):629–634.
[20] Marcantonio ER, Flacker JM, Wright RJ, et al. Reducing delirium after hip fracture: A randomized trial. J Am Geriatr Soc 2001;49(5):516–522.
[21] Gruber-Baldini AL, Marcantonio E, Orwig D, et al. Delirium outcomes in a randomized trial of blood transfusion thresholds in hospitalized older adults with hip fracture. J Am Geriatr Soc 2013;61(8):1286–1295.
[22] Behrends M, DePalma G, Sands L, et al. Association between intraoperative blood transfusions and early postoperative delirium in older adults. J Am Geriatr Soc 2013;61(3):365–370.
[23] Mittal V, Kurup L, Williamson D, Muralee S, Tampi RR. Risk of cerebrovascular adverse events and death in elderly patients with dementia when treated with antipsychotic medications: A literature review of evidence. Am J Alzheimers Dis Other Dement 2011;26(1):10–28.
[24] Hatta K, Kishi Y, Wada K, et al. Antipsychotics for delirium in the general hospital setting in consecutive 2453 inpatients: A prospective observational study. Int J Geriatr Psychiatry 2014;29(3):253–262.
[25] WHO. Cancer pain relief: with a guide to opioid availability. 2nd ed. 1996. http://apps.who. int/iris/bitstream/10665/37896/1/9241544821. pdf
[26] Tsang KS, Page J, Mackenney P. Can intravenous paracetamol reduce opioid use in preoperative hip fracture patients? Orthopedics 2013;36(2 Suppl):20–24.
[27] Morrison RS, Magaziner J, Gilbert M, et al. Relationship between pain and opioid analgesics on the development of delirium following hip fracture. J Gerontol A Biol Sci Med Sci 2003;58A:76–81.
[28] Marcantonio ER, Juarez G, Goldman L, et al. The relationship of postoperative delirium with psychoactive medications. JAMA 1994;272:1518–1522.
[29] Marino J, Russo J, Kenny M, et al. Continuous lumbar plexus block for postoperative pain control after total hip arthroplasty. A randomized controlled trial. J Bone Joint Surg Am 2009;91:29–37.
[30] Sieber FE, Mears S, Lee H, et al. Postoperative opioid consumption and its relationship to cognitive function in older adults with hip fracture. J Am Geriatr Soc 2011;59(12):2256–2262.
[31] Miura LN, DiPiero AR, Homer LD. Effects of a geriatrician-led hip fracture program: Improvements in clinical and economic outcomes. J Am Geriatr Soc 2009;57(1):159–167.
[32] Mittal V, Muralee S, Williamson D, et al. Review: Delirium in the elderly: A comprehensive review. Am J Alzheimers Disease Other Dement 2011;26(2):97–109.
[33] Lonergan E, Britton AM, Luxenberg J, et al. Antipsychotics for delirium. Cochrane Database Syst Rev 2007;(2):CD005594.
[34] Tahir TA, Eeles E, Karapareddy V, et al. A randomized controlled trial of quetiapine versus placebo in the treatment of delirium. J Psychosom Res 2010;69(5):485–490.
[35] Overshott R, Karim S, Burns A. Cholinesterase inhibitors for delirium. Cochrane Database Syst Rev 2008;(1):CD005317.
[36] Lonergan E, Luxenberg J, Areosa Sastre A. Benzodiazepines for delirium. Cochrane Database Syst Rev 2009;(4):CD006379.
[37] Teslyar P, Stock VM, Wilk CM, et al. Prophylaxis with antipsychotic medication reduces the risk of postoperative delirium in elderly patients: A meta-analysis. Psychosomatics 2013;54(2):124–131.
[38] Thygesen K, Alpert JS, Jaffe AS, Simoons ML, Chaitman BR. ESC/ACCF/AHA/WHF Expert Consensus Document. Circulation 2012;126:2020–2035.
[39] Botto F, Alonso-Coello P, Chan MTV, et al. Myocardial injury after noncardiac surgery: A large, international, prospective cohort study establishing diagnostic criteria, characteristics, predictors, and 30-day outcomes. Anesthesiology 2014;120(3):564–578.
[40] Kitzman DW, Taffet G. Effects of aging on cardiovascular structure and function. In: Halter JB, Ouslander JG, Tinettii, ME, Studenski S, High KP, Asthana S, eds. Hazzard' s Geriatric Medicine and Gerontology. 6th ed. New York: McGraw-Hill, 2009.
[41] Landesberg G, Beattie WS, Mosseri M, Jaffe AS, Alpert JS. Perioperative myocardial infarction. Circulation 2009;119(22):2936–2944.
[42] Huddleston JM, Gullerud RE, Smither F, et al. Myocardial infarction after hip fracture repair: A population-based study. J Am Geriatr Soc 2012;60:2020–2026.
[43] Gupta BP, Huddleston JM, Kirkland LL, et al. Clinical presentation and outcome of perioperative myocardial infarction in the very elderly following hip fracture surgery. J Hosp Med 2012;7(9):713–716.
[44] Sandhu A, Sanders S, Geraci SA. Prognostic value of cardiac troponins in elderly patients with hip fracture—A systematic review. Osteoporos Int 2012;24(4):1145–1149.
[45] Brieger D, Eagle KA, Goodman SG, et al. Acute coronary syndromes without chest pain, an underdiagnosed and undertreated high-risk group: Insights from the Global Registry of Acute Coronary Events. Chest 2004;126(2):461–469.
[46] Alexander KP, Newby LK, Cannon CP, et al. Acute coronary care

in the elderly, Part I: Non-ST-segmentelevation acute coronary syndromes: A scientific statement for healthcare professionals from the American Heart Association Council on Clinical Cardiology: In collaboration with the Society of Geriatric Cardiology. Circulation 2007;115(19):2549–2569.

[47] Shammash JB, Kimmel SE. Perioperative Myocardial Infarction after Noncardiac Surgery. UpToDate. http://www.uptodate.com/contents/perioperative-myocardial-infarction-after-noncardiac-surgery (accessed 7 Aug 2014).

[48] Chong CP. Does cardiology intervention improve mortality for post-operative troponin elevations after emergency orthopaedic–geriatric surgery? A randomised controlled study. Injury 2012;43(7):1193–1198.

[49] Ershler WB, Longo DL. Hematology in older persons. In: Kaushansky K, Beutler E, Seligsohn U, et al., eds. Williams Hematology. 8th ed. New York: McGraw-Hill; 2010, pp. 115–128.

[50] Forman DE, Ahmed A, Fleg JL. Heart failure in very old adults. Curr Heart Fail Rep 2013;10(4):387–400.

[51] Chan M, Tsuyuki R. Heart failure in the elderly. Curr Opin Cardiol 2013;28(2):234–241.

[52] Abou-Raya S, Abou-Raya A. Osteoporosis and congestive heart failure (CHF) in the elderly patient: Double disease burden. Arch Gerontol Geriatr 2009;49(2):250–254.

[53] van Diepen S, Majumdar SR, Bakal JA, McAlister FA, Ezekowitz JA. Heart failure is a risk factor for orthopedic fracture: A population-based analysis of 16 294 patients. Circulation 2008;118(19):1946–1952.

[54] Klein L. Heart failure with reduced ejection fraction. In: Crawford MH, ed. Current Diagnosis & Treatment: Cardiology. 4th ed. New York: McGraw-Hill Medical; 2014.

[55] Bhave PD, Goldman LE, Vittinghoff E, Maselli J, Auerbach A. Incidence, predictors, and outcomes associated with postoperative atrial fibrillation after major noncardiac surgery. Am Heart J 2012;164(6):918–924.

[56] van Diepen S, Bakal JA, McAlister FA, Ezekowitz JA. Mortality and readmission of patients with heart failure, atrial fibrillation, or coronary artery disease undergoing noncardiac surgery: An analysis of 38 047 patients. Circulation 2011;124(3):289–296.

[57] Falck-Ytter Y, Francis CW, Johanson MA, et al. Prevention of VTE in orthopedic surgery patients. Chest 2012;141(2 Suppl):e278S–325S.

[58] Marsland D, Mears SC, Kates SL. Venous thromboembolic prophylaxis for hip fractures. Osteoporos Int 2010;21(Suppl 4):S593–604.

[59] Friedman SM, Uy JD. Venous thromboembolism and postoperative management of anticoagulation. Clinics Geriatr Med 2014;30(2):285–291.

[60] Niikura T, Lee SY, Oe K, et al. Venous thromboembolism in Japanese patients with fractures of the pelvis and/or lower extremities using physical prophylaxis alone. J Orthop Surg (Hong Kong) 2012;20(2):196–200.

[61] Rosencher N, Vielpeau C, Emmerich J, Fagnani F, Samama CM. Venous thromboembolism and mortality after hip fracture surgery: The ESCORTE study. J Thromb Haemost 2005;3(9):2006–2014.

[62] McNamara I, Sharma A, Prevost T, Parker M. Symptomatic venous thromboembolism following a hip fracture. Acta Orthop 2009;80(6):687–692.

[63] Bakhshi H, Alavi-Moghaddam M, Wu KC, Imami M, Banasiri M. D-dimer as an applicable test for detection of posttraumatic deep vein thrombosis in lower limb fracture. Am J Orthop (Belle Mead NJ) 2012;41(6):E78–80.

[64] Lo IL, Siu CW, Tse HF, Lau TW, Leung F, Wong M. Preoperative pulmonary assessment for patients with hip fracture. Osteoporos Int 2010;21(Suppl 4):S579–586.

[65] Janssens JP, Pache JC, Nicod LP. Physiological changes in respiratory function associated with ageing. Eur Resp J 1999;13(1):197–205.

[66] Love AL, Cornwell PL, Whitehouse SL. Oropharyngeal dysphagia in an elderly post-operative hip fracture population: A prospective cohort study. Age Ageing 2013;42(6):782–785.

[67] Ahmed I, Graham JE, Karmarkar AM, Granger CV, Ottenbacher KJ. In-patient rehabilitation outcomes following lower extremity fracture in patients with pneumonia. Respir Care 2013;58(4):601–606.

[68] Lawrence VA, Hilsenbeck SG, Noveck H, Poses RM, Carson JL. Medical complications and outcomes after hip fracture repair. Arch Intern Med 2002;162(18):2053–2057.

[69] Siu AL, Penrod JD, Boockvar KS, Koval K, Strauss E, Morrison RS. Early ambulation after hip fracture: Effects on function and mortality. Arch Intern Med 2006;166(7):766–771.

[70] Yende S, Newman AB, Sin D. Chronic obstructive pulmonary disease. In: Hazzard WR, Halter JB, eds. Hazzard' s Geriatric Medicine and Gerontology. 6th ed. New York: McGraw-Hill Medical; 2009.

[71] Warner MA, Warner ME, Weber JG. Clinical significance of pulmonary aspiration during the perioperative period. Anesthesiology 1993;78(1):56–62.

[72] Tambe AA, Hill R, Livesley PJ. Post-operative hyponatraemia in orthopaedic injury. Injury 2003;34(4):253–255.

[73] Cowen LE, Hodak SP, Verbalis JG. Age-associated abnormalities of water homeostasis. Endocrinol Metabol Clin North Am 2013;42(2):349–370.

[74] Gankam Kengne F, Andres C, Sattar L, Melot C, Decaux G. Mild hyponatremia and risk of fracture in the ambulatory elderly. QJM 2008;101(7):583–588.

[75] Liem IS, Kammerlander C, Suhm N, et al. Identifying a standard set of outcome parameters for the evaluation of orthogeriatric co-management for hip fractures. Injury 2013;44(11):1403–1412.

[76] Wiggins J, Patel SR. Changes in kidney function. In: Hazzard WR, Halter JB, eds. Hazzard' s Geriatric Medicine and Gerontology. 6th ed. New York: McGraw-Hill Medical; 2009.

[77] Lamb EJ, O' Riordan SE, Delaney MP. Kidney function in older people: Pathology, assessment and management. Clin Chim Acta 2003;334(1–2):25–40.

[78] Macheras GA, Kateros K, Koutsostathis SD, Papadakis SA, Tsiridis E. Which patients are at risk for kidney dysfunction after hip fracture surgery? Clin Orthop Relat Res 2013;471(12):3795–3802.

[79] Kateros K, Doulgerakis C, Galanakos SP, Sakellariou VI, Papadakis SA, Macheras GA. Analysis of kidney dysfunction in orthopaedic patients. BMC Nephrol 2012;13:101.

[80] Bennet SJ, Berry OM, Goddard J, Keating JF. Acute renal dysfunction following hip fracture. Injury 2010;41(4):335–8.

[81] Nicolle LE. Asymptomatic bacteriuria in the elderly. Infect Dis Clin North Am 1997;11:647–662.

[82] Nicolle LE, Bradley S, Colgan R, et al. Infectious Diseases Society of America guidelines for the diagnosis and treatment of asymptomatic bacteriuria in adults. Clin Infect Dis 2005;40(5):643–654.

[83] Cordero-Ampuero J, Gonzalez-Fernandez E, Martinez-Velez D, et al. Are antibiotics necessary in hip arthroplasty with asymptomatic bacteriuria? Seeding risk with/without treatment. Clin Orthop Relat Res 2013;471(12):3822–3829.

[84] Trautner BW. Asymptomatic bacteriuria: When the treatment is worse than the disease. Nat Rev Urol 2012;9(2):85–93.

[85] Gulihar A, Nixon M, Jenkins D, et al. Clostridium difficile in hip fracture patients: Prevention, treatment and associated mortality. Injury 2009;40(7):746–751.

[86] Fenton P, Singh K, Cooper M. Clostridium difficile infection following hip fracture. J Hosp Infect 2008;68(4):376–377.

[87] Kurniawan I, Simadibrata M. Management of chronic constipation in the elderly. Acta Med Indones 2011;43(3):195–205.

[88] Davies EC, Green CF, Mottram DR, Pirmohamed M. The use of opioids and laxatives, and incidence of constipation, in patients requiring neck-of-femur (NOF) surgery: A pilot study. J Clin Pharm Ther 2008;33(5):561–566.

[89] Harari D. Constipation. In: Hazzard WR, Halter JB, eds. Hazzard’s Geriatric Medicine and Gerontology. 6th ed. New York: McGraw-Hill Medical; 2009.

[90] High KP. Infection in the elderly. In: Hazzard WR, Halter JB, eds. Hazzard’s Geriatric Medicine and Gerontology. 6th ed. New York: McGraw-Hill Medical; 2009.

[91] Sivakumar B, Vijaysegaran P, Ottley M, Crawford R, Coulter C. Blood cultures for evaluation of early postoperative fever after femoral neck fracture surgery. J Orthop Surg (Hong Kong) 2012;20(3):336–340.

[92] Pile JC. Evaluating postoperative fever: A focused approach. Cleve Clin J Med 2006;73(Suppl 1):S62–66.

[93] Karam JA, Zmistowski B, Restrepo C, Hozack WJ, Parvizi J. Fewer postoperative fevers: An unexpected benefit of multimodal pain management? Clin Orthop Relat Res 2014;472(5):1489–1495.

[94] Chaves PHM. Anemia. In: Hazzard WR, Halter JB, eds. Hazzard’s Geriatric Medicine and Gerontology. 6th ed. New York: McGraw-Hill Medical; 2009.

[95] Chatta GS, Lipschitz DA. Aging of the hematopoietic system. In: Hazzard WR, Halter JB. Hazzard’s Geriatric Medicine and Gerontology. 6th ed. New York: McGraw-Hill Medical; 2009.

[96] Willett LR, Carson JL. Management of postoperative complications: Anemia. Clin Geriatr Med 2014;30(2):279–84.

[97] Carson JL, Terrin ML, Noveck H, et al. Liberal or restrictive transfusion in high-risk patients after hip surgery. New Engl J Med 2011;365(26):2453–2462.

8

骨折后康复

Patrick Kortebein

简介

老年人口是美国及世界人口增长最快的部分，因此，老年人骨折的患病率及相关的医疗和社会成本会以相应的方式增长。因为老年患者的功能储备通常更为有限，这个患者群发生的骨折可能具有显著的不良后果，包括失去自理能力、需要住院治疗，甚至死亡的风险增高。髋部骨折是这种现象中的典型；在髋部骨折后的一年中，多达50%的老年患者可能需要住院治疗，据报道，死亡率为12%~35%。与并发症发病率和死亡率增高相关的其他脆性骨折，包括脊柱骨折、肱骨近端骨折和前臂远端骨折。然而，如果老人独居或者没有社会支持，即使是发生在其惯用手的相对轻微的骨折，也可能会对其独立生活能力产生巨大影响。

康复是恢复功能的过程，并且在遭受骨折的老年患者中，康复计划的首要目标是优化他们的功能恢复，如果不能超过，至少也要到达术前的水平。对于在社区生活的老人，这个目标应该包括重返他们之前的生活环境。

这一章的目的是介绍老年患者术后康复计划的关键原则和内容，包括针对老年患者的康复评估的主要组成部分和康复计划的关键内容。其中，康复计划的关键内容包括参与康复过程的医务人员、骨折后的继续康复治疗，并且包括能够进行骨折后康复治疗的康复设施、及其他康复治疗需要考虑的问题。本章不讨论所有类型骨折的康复计划，然而，回顾了骨折后康复计划的所有关键原则及内容。康复计划的制订应该个体化。也应该认识到，仅仅因为他们的年龄，一项正式结构的康复计划并不是对于所有老年患者都是必要的。然而，由于老年个体更容易发生功能损害，即使是一个轻微的骨折，也可能提供一个全面的老年病学评估和启动预防措施的机会（例如，骨质疏松评估和跌倒预防）。

康复评估

虽然只是最近才报道了老年病学专家与骨科医生共同治疗髋部骨折可以取得更好的疗效和减少医疗开销，但是针对其他老年骨折患者建立这种类型的治疗模式显然也是合理的。然而，因为没有足够的老年医学专家来管理所有此类患者，其他内科医生，包括初级保健专家，将需要熟悉这些管理计划。幸运的是，标准的康复评估方案通常包含了许多与老年人综合评估相同的要素。

尽管这种综合评估可能对遭受严重骨折（如髋部骨折）的个体是更加关键的，但是无论骨折的特定类型如何，接下来描述的康复评估中的关键内容，应该在所有老年骨折患者中得到考虑。

病前功能，认知及家庭/社会支持

骨折前的功能受损及认知障碍，已被证实对髋部骨折及其他老年人骨折的康复有负面影响。与此类似的是，具有较好的社会支持，例如家庭或者朋友能够提供身体上的帮助，与髋部骨折患者更好的预后相关。因此，重要的是确定老年人的基础躯体功能、认知状态及可能的家庭/社会支持。

躯体功能是通过询问个人在骨折前进行基本日常生活活动（Activities of Daily Living，ADL）的能力来评估。基本ADL包括进食、梳洗、洗澡、上卫生间、移动及行走等，而工具性ADL包括更进一步的活动，如购物、驾驶/使用社区交通工具及管理个人财务等。基本ADL可以通过Katz指数或者Barthel指数进行评估，而Lawton评估工具常用于评估工具性ADL。ADL功能的评估应该包括确定辅助工具的数量，如果使用了任何辅助工具，须询问每一项活动使用的辅助工具。这将包括确定行走辅助工具（例如手杖或助行架）是否必要，因为骨折后的行走功能可能会受到负面影响。例如，在骨折前使用助行器活动的患者中，上肢骨折后，暂时不负重将要求确定一个替代的活动方法（例如，电动踏板车）。由于功能评估是物理治疗或者职业治疗评估的一个标准部分，这个信息可以从这些治疗专家那里获取或得到确认。最后，功能评估也应该包括对患者的驾驶（例如，之前能够驾驶，计划恢复驾驶）及业余（或职业）活动的状况进行询问。重返这些活动的能力可以使许多个体感到特别的满足，因此许多患者迫切地要重返这项活动。

功能评估时须确定患者的实际居所，因为这对于理解患者回到他们从前的生活环境可能需要克服的障碍是非常重要的。这对于居住在社区的个体特别关键。例如，居住在多层居所的患者，骨折之后不能成功越过楼梯，必须确定患者将如何使用必要的生活空间（例如厨房、洗澡间和卧室）进行他们的基本日常生活活动。所有的选择都应该被考虑，并且可能包括：暂时的房间改造（例如卧室内的床旁座椅式马桶），来自家庭/朋友的协助（例如帮助移动患者或者提供食物）或者暂时居住在一个更不受限制的地方（例如，兄弟或姐妹家的单层居所）。同样，当假设患者将返回他们以前的生活环境时，这应该得到他们的家庭（或者其他社会支持系统）的确认。尤其对于已经认识到独立生活能力薄弱，而且最近已经考虑过护理机构（例如，生活辅助）的患者。

应该获取目前及骨折前的认知状态，作为康复评估的一部分，以确定是否存在任何的基础功能障碍，或者任何骨折以后的改变。骨折前，可能不会明显地识别轻微的认知损害，可能仅在通过患者的家属和（或）朋友来调查患者的认知状态时，才能发现。在老年住院患者中，谵妄是非常常见的，并且具有显著的不良后果。谵妄的症状（例如记忆障碍和思维瓦解）可能持续数周，并且对患者参加康复活动的能力产生不利影响。因此，应该积极主动地识别和治疗这个综合征。

骨折之后的当前功能与功能受限

为了确定什么功能要素需要提高，治疗者必须确定患者骨折之后的当前功能水平，及任何暂时的功能受限和长期的功能改变。如果暂时的负重或者关节活动度的限制计划已经制订，应该确定继续和（或）停止这些限制的时间安排。也应该明确预计骨科医生随访评估的时间安排。

在医院内，患者当前的功能状态通常由理疗或者职业治疗会诊确定。因为早期活动的优势得到了很好的认识，所以骨科医生在术后通常立即开始制订功能锻炼计划。骨科手术医生将列出相关的负重限制；然而，患者如果有任何疑惑，应该直接联系骨科医生以明确。最近的一项回顾性研究提示负重限制的依从性通常较差，但是早期负重可能会被很好地耐受，并且促成关节周围骨折患者的下肢功能较早得到恢复。

如果恰当的话，切口护理计划应该从骨科医生处获取，包括拆除缝线/皮钉的时间。与切口管理一致，压疮预防同样应该被考虑，特别是对于活动受限的患者。由于一些骨科手术医生有首选的术后治疗方法，患者的其他治疗问题，包括疼痛管理方案和静脉血栓（Venous Thromboembolism，VTE）的预防，可能也要向骨科手术医生明确。或者，如果老年病学专家正在协助治疗或者提供基本的医疗管理，则可以通过其获取这些信息。

合并症及药物治疗回顾

这包括对患者目前的活动性疾病及药物治疗的回顾。对几乎所有的老年骨折患者而言，这提供了一个机会以确定骨质疏松评估已经开始，以及如果有需要时的治疗（见第10章）。

正如前面所提到的，目前已经认识到，当老年医学专家与骨科医生共同治疗遭受骨折的老年患者时，治疗的效果更好。据报道，对这些老年骨折患者的联合治疗，可以提高疗效及减少费用。在这种情况下，当住院患者转至术后急性护理康复机构时，由原来的老年病学专家（或者老年病学团队）继续最初的医疗管理将是最佳方案。然而，如果最初的治疗团队不再继续管理患者，对于接收患者的康复机构来说，获取一个完整而精确的出院小结是非常关键的，其包括在住院期间治疗的相关疾病、并发症、目前的活动性疾病、既往的相关疾病及当前的药物清单等。其中药物清单应该包括所有的计划（例如停止VTE预防的日期/时间选择）。对于有医疗电子病历链接的机构，回顾这些信息可能更为方便，但是如果有任何关于治疗方案的问题，可能需要直接联系最初的治疗团队。

康复计划

如同其他骨折患者，在老年骨折患者中，无论手术修复是否必要，骨折后的康复与恢复应该在稳定骨折后立即开始。骨折后的康复过程对老年人特别重要，因为发生不良后果的风险更高。然而，确认生理年龄而不是实际年龄也是很重要的。显而易见的是，在不考虑骨折的类型时，一个生活在社区、经常进行激烈体育锻炼、具有独立生活能力的90岁老人，其功能储备和预后，显然要优于具有多种合并症、甚至在受伤前洗澡都需要帮助的65岁脆弱老人。一个个体化康复计划的制订，包括必要的治疗资源，通过康复评估来确定每一个患者的功能缺陷，及完全恢复功能的可能性。同时对他们的生活环境（例如，家或公寓）和可获得的社会支持（例如家庭）等条件进行评估。

每一个患者的功能缺陷及由此产生的康复治疗的需要，将在很大程度上取决于他们的损伤的范围与严重性和他们的功能储备。骨折的范围可能从轻微的单处骨损伤（例如掌骨或指骨骨折）至有高并发症发病率及高死亡率相关的骨折（例如髋部骨折），以及与严重创伤（例如汽车碰撞）相关的多发性骨折。对于具有很好的功能储备及很多家庭成员提供帮助的轻微骨折患者，康复治疗可能是一个非正式的过程。此外，遭受与严重创伤事件相关的多处或严重骨折的患者，从治疗科室转出后（例如转入住院康复部门），将常需要继续进行直接的医疗护理和多学科康复计划，并最终过渡到社区环境继续接受康复治疗和医疗管理。

要确定骨折患者的康复需求，就需要一份患者受伤前的全面功能史，以及一个对他们目前功能性能力的评估。从这个评估中，能够识别出患者的功能缺陷及最适合处理这些缺陷的康复治疗师。表8.1描述了物理治疗师、职业治疗师和言语治疗师的职能范围。物理治疗师主要关注下肢功能，包括活动和行走；而职业治疗师处理基础的ADL功能训练；具有手部功能康复专门技能的治疗师通常是职业治疗师，尽管一些物理治疗师也可能在此领域有专门的技能。

对于在医院中具有明显功能缺陷的患者，建议接受治疗师会诊，以确定患者目前的功能，并提供训练和（或）设备以提高他们的功能，以及评估如果被转送至急性处理后的康复机构之后，他们对治疗的耐受性，是一个考虑的因素。通常，最初开始的是物理治疗师的会诊，因为步行是患者和临床医生最关心的功能活动。然而，对于具有上肢骨折和明显的基础ADL功能缺陷的患者，职业治疗评估可能更为合适。在医院内，具有骨科专业康复技能的治疗师通常较易找到，并且治疗师评估可能是标准的骨折后流程设置的组成部分。对于考虑将在出院后转入急性治疗后的康复机构的患者，一个物理治疗学与康复医学（physical medicine and rehabilitation，PM&R）医生（例如物理治疗医生）可能会提供会诊，以确定适合特殊患者的最理想的机构。由于不总是能得到PM&R医生的会诊，替代的选择可能包括来自患者的理疗师和（或）职业治疗师的推荐，或者来自代表康复机构评估患者的护士的建议。在许多骨科诊所中，理疗师和职业治疗师就在这里协同工作，而且转诊患者也通常是标准治疗计划的一部分。

骨折康复计划的具体内容取决于每一个患者的功能缺陷。骨折康复计划的总体目标是恢复到患者受伤前的功能水平或者更好。然而，康复计划也必须考虑由进行治疗的骨科医生施加的任何限制或限度（例如关节活动范围、负重）；这些限制的具体持续时间应该向骨科医生确认，以避免影响骨折愈合。另外，应该考虑患者的实际生活环境。显然，居住在无障碍单层公寓的患者的功能训练，较居住在3层住宅，且厨房在一楼而卫生间在二楼的患者的功能训练的挑战性要小很多。

一张治疗处方应该包含几项关键因素，包括患

表8.1 物理治疗师、职业治疗师和言语治疗师的功能范围

物理治疗	职业治疗	语言病理治疗
活动训练	日常活动（ADL）训练	沟通
床上活动	（+/–适应性设备）	认知评估
移动（例如从床到座椅）	进食	进食（包括吞咽评估）
平衡训练（坐立/站立/步态）	梳洗	
步态/上下楼梯训练（+/–步态辅助）；	穿衣 上卫生间	
行走的耐力	洗澡	
坐轮椅/活动	工具性日常生活训练	
	手部精细活动功能训练	
	关节保护/节约能量	
	住宅安全评估	
	认知评估	
	移动	
肌肉力量/耐力训练	肌肉力量/耐力训练	
关节活动度/肌腱拉伸	关节活动度/肌腱拉伸	
（侧重于下肢）	（侧重于上肢）	

者的基本信息（姓名、出生日期）、治疗方式（例如物理治疗）、诊断（例如具体的骨折）、治疗目的（例如安全的步行，同时逐步恢复社区活动）、限制/限度（例如右下肢不负重4周）、相关的疾病及药物治疗、具体的治疗指令（例如使用限制最少的辅助步态训练器进行步态训练），以及要求的治疗方法的频率和持续时间（例如3~4周内两个疗程/周）等。当治疗处方应该描述具体要求的治疗干预时，治疗师也应该基于他们的培训和经验，谨慎地进行修改。

一个治疗计划通常包括关注被累及的骨折区域的肌肉力量和关节活动度，然而，更侧重于基本的功能活动，例如行走和完成基本的ADL。步态训练主要关注恢复正常的步态类型，并且如果步态类型是由于疼痛导致的减痛步态，则推荐使用辅助工具，或者对于那些需要限制下肢负重的患者，辅助工具可能是必不可少的。正规的抗阻训练已在髋部骨折后的老年患者中得到了评估。Binder等发现，在完成标准的康复治疗后，追加的6个月的康复训练，包括抗阻训练，相较于家庭训练项目，促进了力量、生理功能和生活质量的提高。最近，通过在完成了一个标准的骨折后康复计划的老年髋部骨折患者人群中，对一个与注意力控制训练相比较的6个月的功能性家庭训练计划的评估，对这种范式进行了扩展；显示出些许功能方面的优势，但是建议进一步的研究以确定它们的临床相关性。

对于跌倒所致骨折的患者，这提供了一个机会开始进行跌倒预防计划。这个计划可能包括下肢力量增强、平衡训练及其他显示出优势的方法（例如太极）；这个干预可能被延期或延迟，直到患者具备了基本的行走能力，并且特定的限制（例如负重）已停止。跌倒预防详见第12章。

对于因骨折不能走动的患者，不管是功能缺陷是暂时还是长期的，通常步态辅助工具是必要的。有许多可用的辅助工具，从手杖、拐杖和助行器至轮椅和小型摩托。最适合患者个体的行走辅助工具通常最好由熟练的物理治疗师决定。常用的行走辅助工具的关键特征总结在表8.2中 。

确定患者住宅环境中影响活动的物理障碍也是很关键的。例如，患者有一套两层住宅，而卫生间在二楼，因此练习上下楼梯是必要的，或者选择已确定的替代方案（例如在一楼放置床旁的座椅式马桶）。

基本的日常生活训练包括适应性技能和（或）适应性工具。一项适应性技能将包括当惯用手因为骨折失去功能时，使用非惯用手扣衬衣纽扣，当某

表8.2 骨折后使用的行走辅助工具

辅助工具	优点	缺点	典型的负重状态
单点手杖	辅助平衡和本体感觉；减少对侧负重	要求非常好的手部/上肢力量/功能；轻微减少负重；仅有一侧上肢能自由携物	PWB/单侧下肢
四脚（4个支点）手杖	比单点手杖提供更大的负重支撑；站起时不需帮助	要求非常好的手/上肢功能；比单点手杖重；因为更宽的支撑基座，有绊倒/跌倒的风险，	PWB/单侧下肢
拐杖	如果一侧下肢不能负重，允许活动；比使用手杖的步速快	要求优秀的双侧手/上肢力量/功能和好的协调性；双上肢不能自由携物；绊倒/跌倒的风险	PWB或NWB/单侧下肢
标准助行器（没有轮子）	由于宽基座的支撑而非常稳定；允许单侧下肢不负重的活动	要求好至非常好的上肢力量/功能；必须提起和向前放置；缓慢的步态类型	PWB或NWB/单侧下肢
两轮助行器	由于宽基座的支撑而稳定；滚动前进；与标准助行器相比，允许更为快速、流畅的步态类型	要求好的上肢力量/功能；因为有轮子，较标准助行器稳定性差	PWB/单侧
四轮助行器	由于宽基座的支撑而稳定；允许相对正常的步行速度；更好地进行社区活动；如果附带有篮子，可以携物；如果有椅子，允许间断休息	要求非常好的双侧握力/操作手刹的能力；因为有4个轮子，降低了前向/后向的稳定性	PWB/单侧
膝代步车	由于适度狭窄的基座的支撑而稳定；比手杖/助行器更快的移动速度	要求伤肢使用膝关节负重；要求双侧上肢和未受伤的下肢有好至非常好的力量/功能	PWB/单侧（下肢远端）
手动轮椅	非常好到优秀的活动能力（社区环境）	要求好至非常好的上肢力量/功能（或者护理人员帮助移动）；长距离的/社区的活动要求非常好至极好的心肺功能	PWB或NWB/双侧上肢或下肢
电动轮椅	非常好至极好的独立活动能力（社区环境）；没有显著的上肢力量/功能要求；护理人员的辅助不是必需的	要求足够的认知和视力/听力进行操作；要求足够的操作熟练性进行控制（或者操作备用控制系统的能力）；非常重；通常要求对住宅/车辆进行改造	PWB或NWB/双侧下肢（通常至少要求一侧上肢的功能无损害）
小型摩托车	与电动轮椅相同	除了要求足够的上肢功能和操作熟练外，其他与电动轮椅相同；比电动轮椅轻，且更容易运输	PWB或NWB/单侧

提示：NWB，不负重；PWB，部分负重

个工具能够让患者用一只手扣衬衣纽扣时，这就是适应性工具的一个例子。ADL训练中的隐晦含义就是对患者的住宅环境的了解；这是基于家庭的治疗计划的一个明显优势，因为功能训练能够在患者独特的物理环境中完成。

康复设施

在美国，对于骨折后进入急性医院住院治疗的患者，他们出院后的去向，有3个基本的选择：家、在特殊护理中心（Skilled Nursing Facility，SNF）进行亚急性康复，或者在住院患者康复机构（Inpatient Rehabilitation Facility，IRF）进行急性康复治疗。对于出院后回家的患者，治疗可以在患者家中或者在门诊机构进行。每一种可能的治疗后的康复环境的具体特征在表8.3中列出。

有许多因素决定了一个具体的患者出院后的最理想去处，关键因素都在表8.4中列出。关于出院选择的讨论，最好同患者及其家属共同进行。对于之前居住在养老院的患者，最常见的是直接被转送回他们的养老院或者一个附属的SNF。因为IRF特别侧重于让患者返回社区生活环境，来自机构环境（如养老机构）的个体，通常不被认为适合进入IRF。

康复过程中需要考虑的其他问题

当功能训练作为骨折后康复计划的重点，这个过程可能常常被疼痛所阻碍。尽管骨折相关的疼痛很普遍，老年患者可能存在的潜在疼痛性疾病（例如骨性关节炎），可能会妨害他们的功能训练。老年患者的“低起始剂量与缓慢加量”的标准用药原则，被推荐应用于老年患者疼痛的药物管理。正如第9章所讨论的，疼痛治疗的个体化方案最为适合。

许多老年患者存在营养不良，因此，全面的骨折后治疗项目，也可以提供一个解决营养不良的机会。这最好通过转诊给一名营养师来完成，由营养师鉴别营养缺乏的具体类型，并制订个体化的营养治疗计划。尽管营养干预对这个患者群的有效性是

表8.3 术后康复治疗选择的特征

环境	治疗协作要求	医疗覆盖	治疗服务	护理	保险
住院患者康复机构	多学科团队的患者治疗讨论会（每周）	24 h/天，7天/周能找到医生；通常医生进行评估的时间≥5天/周	能够进行PT、OT和言语治疗。患者要求每周≥2次的治疗服务并且至少15h	24h护理	医疗保险A部分：1~20天：100%；21~100天：80%加上共同支付；>100天：不覆盖
专业护理机构		医生管理；医生在入院2周内及每30天进行评估；紧急情况下能找到医生	能够进行PT和OT；通常每周进行3~5次治疗	24h护理	与住院患者康复机构相同
家庭保健		每60天，进行一次医生转诊和健康检测	能够进行PT、OT和言语治疗	家庭保健护理	在1~4周内，通常每周上门进行PT/OT服务1~3次
门诊（医院或独立门诊）		每30天，进行一次医生转诊及健康检测	能够进行PT、OT和言语治疗	—	在1~4周内，通常每周上门进行PT/OT服务1~3次 医疗保险B部分年度限制（2014年）：联合PT/言语治疗为13 438元，OT 为13 438元

提示：PT，物理治疗；OT，职业治疗

表8.4 决定出院后去向的因素

骨折前的功能状态和生活环境
家庭/社会支持
目前的活动性疾病
目前的物理和职业治疗的需求和对治疗的耐受性
功能恢复的可能性
认知/学习能力
患者的积极性
患者/家属的选择
资金来源/第三方补偿

显而易见，但是最近Cochrane的综述提示仅有微弱的证据支持老年髋部骨折患者补充蛋白质和热量。

除了补充营养外，一些研究者还评估了使用蛋白同化制剂提高骨折后的功能。在老年女性髋部骨折患者中，Hedsrom等发现使用同化激素诺龙、维生素D和钙剂治疗12个月，与单独使用钙剂相比，肌肉的体积得以保持，骨量丢失较少，步行速度得到提高。最近一项在发生髋部骨折的低体重女性患者中进行的研究，除了补充蛋白质还接受诺龙治疗的受试者中，骨密度没有显示出任何增加的迹象。然而，最近Cochran的综述指出，这些在髋部骨折患者中评估同化激素的少量已报道的研究存在研究方法上的不足。这篇综述还发现没有足够的数据就此项干预措施做出结论。虽然这些干预措施依然处于研究中，但是在髋部骨折患者中具有显著的意义，尤其是作为新研发的肌肉同化制剂的一个目标人群，因为这项疾病有很高的发病率和死亡率。

正如在康复评估部分中所提到的，参与治疗的骨科医生可能会处理VTE的预防。因为较高的发病率和死亡率，无论如何，实际上应该在每一个老年骨折患者中均须考虑VTE预防。美国胸科医生出版并定期更新关于该主题的循证指南。

结论

通常老年人在遭受骨折后，功能受损的风险更大，包括失去独立生活能力的可能性。为了优化功能恢复，术后康复计划的首要目的是提供一个个体化的治疗计划并结合持续的骨科和内科治疗。在理想的情况下，如果即使没有更好的功能独立性，一个全面的个体化康复计划将允许老年骨折患者至少恢复至他们受伤前的功能。

参考文献

[1] Ortmann JM, Velkoff VA, Hogan H. An aging nation: The older population in the United States. Current Population Reports, P25-1140. Washington, DC: US Census Bureau, 2014.

[2] United Nations, Department of Economic and Social Affairs, Population Division. World Population Ageing 2013. ST/ESA/SER. A/348. New York: Department of Economic and Social Affairs,

Population Division, 2013.

[3] Sanders S, Geraci SA. Outpatient management of the elderly patient following fragility hip fracture. Am J Med 2011; 124(5): 408–410.

[4] Roth T, Kammerlander C, Gosch M, Luger TJ, Blauth M. Outcome in geriatric fracture patients and how it can be improved. Osteoporos Int 2010; 21(Suppl 4): S615–619.

[5] De Rui M, Veronese N, Manzato E, Sergi G. Role of comprehensive geriatric assessment in the management of osteoporotic hip fracture in the elderly: An overview. Disabil Rehabil 2013; 35(9): 758–765.

[6] Kates SL, Mendelson DA, Friedman SM. Co-managed care for fragility hip fractures (Rochester model). Osteoporos Int 2010; 21(Suppl 4): S621–625.

[7] Stuck AE, Siu AL, Wieland GD, Adams J, Rubenstein LZ. Comprehensive geriatric assessment: A meta-analysis of controlled trials. Lancet 1993; 342(8878): 1032–1036.

[8] Beaupre LA, Binder E, Cameron ID, Jones CA, Orwig D, Sherrington C, Magaziner J. Maximizing functional recovery following hip fracture in frail seniors. Best Pract Res Clin Rheumatol 2013; 27(6): 771–788.

[9] Gill TM, Murphy TE, Gahbauer EA, Allore HG. Association of injurious falls with disability outcomes and nursing home admissions in community living older persons. Am J Epidemiol 2013; 178(3): 418–425.

[10] Katz S, Ford AB, Moskowitz RW, Jackson BA, Jaffe MW. Studies of illness in the aged. The index of ADL: A standardized measure of biological and psychosocial function. JAMA 1963; 185: 914–919.

[11] Mahoney FI, Barthel DW. Functional evaluation: The Barthel Index. Md State Med J 1965; 14: 61–65.

[12] Lawton MP, Brody EM. Assessment of older people: Self-maintaining and instrumental activities of daily living. Gerontologist 1969; 9(3): 179–186.

[13] Inouye SK, Wesendorp RG, Saczynski JS. Delirium in elderly people. Lancet 2014; 383(9920): 911–922.

[14] Haller JM, Potter MQ, Kubiak EN. Weight bearing after a periarticular fracture: What is the evidence? Orthop Clin North Am 2013; 44(4): 509–519.

[15] O' Malley NT, Kates SL. Co-managed care: The gold standard for geriatric fracture care. Curr Osteoporos Rep 2012; 10(4): 312–316.

[16] Binder EF, Brown M, Sinacore DR, Steger-May K, Yarasheski KE, Schechtman KB. Effects of extended outpatient rehabilitation after hip fracture: A randomized controlled trial. JAMA 2004; 292(7): 837–846.

[17] Latham NK, Harris BA, Bean JF, Heeren T, Goodyear C, Zawacki S, Heislein DM, et al. Effect of a home-based exercise program on functional recovery following rehabilitation after hip fracture: A randomized clinical trial. JAMA 2014; 311(7): 700–708.

[18] Brown CJ, Flood KL. Mobility limitation in the older patient: A clinical review. JAMA 2013; 310(11): 1168–1177.

[19] UpToDate. Overview of geriatric rehabilitation: Program components and settings for rehabilitation. Available from: http://www.uptodate.com/contents/overview-of-geriatric-rehabilitation-program-components-and-settings-for-rehabilitation?source=machineLearning&search=geriatric+rehabilitation &selectedTitle=1%7E150&sectionRank=1&anchor=H 4420023#H4420023 (accessed January 4, 2015).

[20] Avenell A, Handoll HH. Nutritional supplementation for hip fracture aftercare in older people. Cochrane Database Syst Rev 2010; 1:CD001880.

[21] Hedstrom M, Sjoberg K, Brosjo E, Astrom K, Sjoberg H, Dalen N. Positive effects of anabolic steroids, vitamin D and calcium on muscle mass, bone mineral density and clinical function after a hip fracture. A randomized study of 63 women. J Bone Joint Surg Br 2002; 84(4): 497–503.

[22] Tengstrand B, Cederholm T, Soderqvist A, Tidermark J. Effects of protein-rich supplementation and nandrolone on bone tissue after a hip fracture. Clin Nutr 2007; 26(4): 460–465.

[23] Farooqi V, van den Berg ME, Cameron ID, Crotty M. Anabolic steroids for rehabilitation after hip fracture in older people. Cochrane Database Syst Rev 2014; 10: CD008887.

[24] Vellas B, Fielding R, Miller R, Rolland Y, Bhasin S, Magaziner J, Bischoff-Ferrari H. Designing drug trials for sarcopenia in older adults with hip fracture—A task force from the International Conference onFrailty and Sarcopenia Research (ICFSR). J Frailty Aging 2014; 3(4): 199–204.

[25] Guyatt GH, Akl EA, Crowther M, Gutterman DD, Schuunemann HH, American College of Chest Physicians Antithrombotic Therapy and Prevention of Thrombosis Panel. Executive summary: Antithrombotic therapy and prevention of thrombosis, 9th ed: American College of Chest Physicians Evidence-Based Clinical Practice Guidelines. Chest 2012; 141(2): 7S–47S.

9

骨折的转归

Susan M. Friedman

简介

骨折能够成为老年患者的一个导致死亡或严重生理、精神损害的前哨事件。此类损伤可能诱发身体机能衰退，或能够在身体机能衰退的过程中伴随发生，同时可能需要大量的时间来康复。本章回顾了不同的结果，及它们的发生率和预测因素，描述了个体及环境危险因素，以及可能帮助改善结果的方法。这一章主要讨论出院后的结果；直接结果及骨折修复的并发症在第7章讨论。因为有许多类型的骨折，不便于讨论所有骨折的结果，我们致力于讨论最常见于老年人的骨折——股骨近端骨折、尺桡骨远端骨折、肱骨近端骨折和椎体骨折等，这些通常都被认为是脆性骨折（关于这些骨折的发病率详见第1章）。本章的讨论侧重于这些骨折中的每一类的死亡率、功能及与健康相关的生活质量，并且描述了其他临床关注的结果。

利益相关者，治疗目的及优先考虑的结果

有许多利益相关者，他们的目标是尽可能优化骨折的结果。这些利益相关者包括患者、非正式及正式的护理人员、医疗卫生专业人员、卫生保健系统及费用支付者等。为此，表9.1概括了一个最佳的治疗计划中的目标。最近，英国的一次共识会议支持将5个方面作为任何髋部骨折相关研究测量的核心结果：死亡率、疼痛、日常生活活动（ADL）、活动能力及与健康相关的生活质量等。

患者的意愿

理解患者的价值观和治疗目标对为所有患者提供最佳的治疗是很重要的，但是尤其是对老年患者而言，因为机体脆弱及多系统合并症，可能会涉及权衡利弊。在进行利弊评估时，尽管死亡经常被认为是“可能最糟糕的”结果，但其他的结果，例如功能状态、移动能力、疼痛控制和担心成为负担等，可能会在老年或更加脆弱的个体的价值观中优先考虑。

因此，为了权衡手术的风险及制订治疗计划，与患者讨论治疗目的是很重要的。对于因痴呆或其他疾病而限制他们权衡选择或表述意愿的能力的患者，这可能特别具有挑战性。但是在这种情况下，同患者家属或者与患者关系密切的人讨论，对于理解有意义的结果可能是非常有价值的。

结果间的内在联系

正如在第7章深入探讨的一样，脆弱患者或生理储备有限的患者，发生多种不良结果的风险较高。这些结果可能具有相互联系。举例来说，发生夜间行为混乱、躁动或者沮丧等神经精神症状的髋部骨折患者，面临着运动功能降低的危险。具有功能和认知减退的患者处于需要增加治疗级别的风险中。这除了对预后有影响，也对治疗有影响。首先，识别可能出现不良结果的高危患者有助于制订治疗计划。另外，在急性和康复环境中的针对性治疗，可

表9.1 优化治疗的目标

1. 尽可能快地恢复至骨折前状态。
2. 提高患者及家属的满意度。
3. 减少并发症、再入院率及死亡率。
4. 为医疗系统提供最佳的治疗价值。
5. 提供对二次骨折的预防。

以反过来促成多项结果的改善，并且当一个不良结果造成另一个不良结果发生时，可以防止将出现的恶性循环。

死亡率

骨折后的死亡风险主要取决于骨折的部位（图9.1），在下文进行讨论，但是同样取决于患者的特点。对于许多人而言，骨折是机体脆弱和存在多统合并症的标志。

骨质疏松性骨折总的来说与死亡风险增高相关。就髋部、椎体及其他严重的骨折而言，这对所有老年患者都是合乎事实的。在75岁及以上的个体中，即使轻微的骨折也可能与死亡风险增加相关。男性的标准化死亡率要高于女性，而且对于超过75岁的男性更是如此。

年龄和股四头肌力量是发生骨折的女性及男性的死亡预测因素，并且遭受继发的骨折也是死亡风险增高的一个标志。

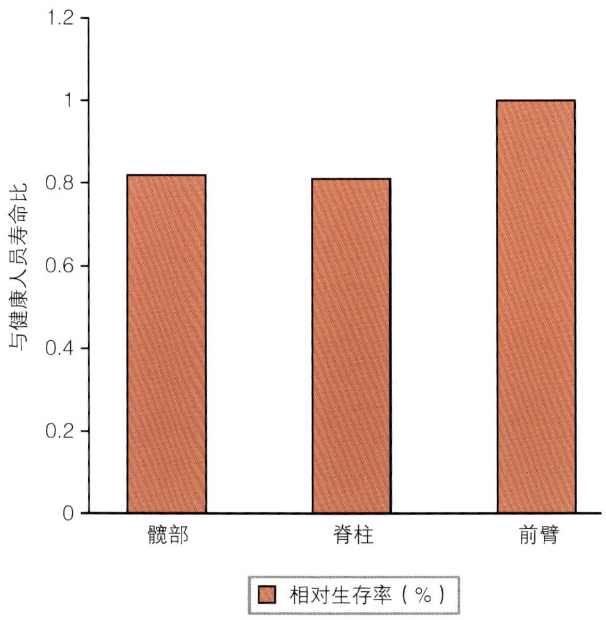

图9.1 5年相对生存率

髋部骨折

发生髋部骨折后，老年人的死亡率增加。髋部骨折后1年内的死亡率，很大程度上取决于患者人群，死亡率从居住在社区、认知正常及处于基线水平的患者人群中的12.7%，至居住在养老院的男性患者的58.3%。尽管髋部骨折患者的人口统计学特征在最近几十年已经发生改变，并且就诊年龄增高，但髋部骨折后1年内的总体死亡率并没有明显改变。

紧接髋部骨折之后的超额死亡率是最高的。在前3个月，与未发生骨折的对应人群相比，女性死亡的可能性增加5倍，而男性死亡的可能性增加8倍。在第1年，超额死亡率不断降低，但是就男性和女性而言，均持续至少10年。从另一方面观察，与年龄及性别匹配的人群相比，髋部骨折减少了1.8年或者大约25%的预期寿命。

据估计，髋部骨折后，不到1/3的患者死亡是与这次骨折有因果关系的，但是在髋部骨折患者中，大部分患者死亡是由于他们体质脆弱及合并病。这对临床治疗是有影响的。对于那些因骨折治疗结果及其不良后果而死亡的骨折患者，优化治疗的系统和细节以减少不良结果，是将降低死亡率的好方法。对于潜在的与机体脆弱相关的髋部骨折患者，减少合并症及改善功能，治疗骨质疏松和预防跌倒是减少骨折死亡率的有效途径。

预测髋部骨折后死亡率的因素概括在表9.2中，并且可以分为基线和事件危险因素。在骨折后的1年中，养老院的居住者处于特别高的死亡风险中。在基线方面，显著的预测因素包括人口统计学特征，例如年龄、性别和住所等。较差的基础认知和生理功能均预示着骨折后更高的死亡率。就事件预测因素而言，不断增加的证据显示手术延迟导致更高的死亡率，并且这一点在有功能障碍的患者中是特别重要的。术后发生谵妄或者压疮，会导致更高的1年内死亡的风险。在出院时，由功能独立性评定（Functional Independence Measure，FIM）评分测量的功能已被证明对1年死亡率有很好的预测作用。事件预测因素至少是可以部分改变的危险因素，如果减少了，能够改善死亡的结果。

肱骨近端骨折

尽管肱骨近端是发生脆性骨折的常见部位，但

表9.2 髋部骨折术后死亡率的预测因素

基线危险因素
男性
高龄
从养老院入院
吸烟史
基础活动水平较低
ASA分级/严重的合并症
认知状态差
基础活动能力差
股四头肌无力
事件危险因素
手术延迟
住院期间新发生的谵妄
住院期间新发生的压疮
出院时的功能

诠释：ASA，美国麻醉医生协会

是关于其结果的数据比其他部位少，如髋部或椎体骨折。肱骨近端骨折患者被发现具有较高的死亡率，大概是无骨折的人群死亡率的2倍。对男性的影响较对女性的影响要大得多，男性患者与对照组的半数生存期分别为6.5年与11.8年，而女性患者与对照组的半数生存期分别为9年与11.5年。

与其他的骨折部位一样，死亡率似乎是受潜在的机体脆弱及合并症影响。在一个包括100例肱骨近端骨折患者的病例系列中，具有严重的生理或者精神障碍的患者，例如痴呆或严重的心血管疾病，更可能在骨折后的1年内死亡，他们中的40%在此期间死亡，与之相比，具有非严重合并症的患者中的2%在此期间内死亡，无合并症的患者则未出现死亡。在之前的病例对照研究中，大部分患者死于心脏疾病或恶性肿瘤，换言之，他们死于严重的合并症。

椎体骨折

椎体骨折与男性及女性的死亡率增加均相关，其标准化死亡率（实际死亡率与预期死亡率之比）分别为1.8及2.1。与髋部骨折相似，额外死亡既是骨折自身造成，也是合并症和机体脆弱共同影响，但主要由后者所导致。椎体骨折患者的5年额外死亡率与在髋部骨折中见到的相似（图9.1），然而模式不同。紧接着骨折之后，髋部骨折患者出现较高的死亡率，然而在一个5年的周期内，椎体骨折患者的死亡率曲线持续背离预期死亡率曲线。与髋部骨折的结果相似，椎体骨折之后，与女性相比，男性具有更高的死亡率。年龄更大的患者同样具有更高的死亡风险。

遭受轻至中度创伤所致椎体骨折的患者具有增高的死亡风险，然而由严重创伤所致骨折的患者却没有增高的死亡风险。前面一组患者最常见的死因是心血管疾病，再次支持这个观点，即具有更多合并症和机体更加脆弱的患者死亡率更高。

前臂远端骨折

在前臂骨折患者中，额外死亡率没有出现增高，并且有证据表明，与正常人群相比，发生桡骨远端骨折的女性患者可能具有更低的死亡率。与其他类型的骨折相似，这可能反映出发生前臂骨折患者人群的特征；同具有其他骨质疏松性骨折的对应人群相比，这个人群往往更加年轻和活跃。发生前臂骨折的机制提示强大的前进动力和保护性反射动作，与更加活跃和强壮的个体相符合。

其他骨折

肋骨骨折也与死亡率增高相关，特别是在女性中。在肋骨骨折后的几个月，有显著增加的额外死亡率，但是在接下来的几年，死亡率曲线持续背离，提示持续增高的风险。

功能

功能涵盖许多方面，包括生理、认知、精神和社会等。老年人的生理功能状态一般通过ADL和工具性ADL（Instrumental Activities of Daily Living，IADL）进行全面测量。ADL覆盖的活动与自我照顾和独立生活能力相关，也就是穿衣、使用卫生间、移动、梳洗、洗澡和自己进食等。IADL包括更加复杂的任务，例如使用电话、管理药物、购物、管理家庭财务、洗衣物、准备食物、做家务事和出行管理等。

其他的测量方法被设计用于评估受累及的特定部位的相关功能。例如，Michigan手功能问卷通过37个问题测量6个方面的结果：功能、ADL、疼痛、工作表现、美观和患者满意度等。评分从0分（差）至100分（优异）。也可使用包括12个项目的简略版本，与原始问卷的响应性相似。

臂肩手功能障碍（Disabilities of the Arm，Shoulder and Hand，DASH）问卷，是另一个用于评

估上肢功能结果的自我报告式评分。其基于30个询问活动能力、活动度和症状的问题，提供了一项从0分（无障碍）至100分（完全功能障碍）的评分。10分的差别被认为是具有临床意义的。

Constant-Murley肩关节评分是评估肩关节功能的百分制评分，包括患者提供的信息和客观测量。其评估疼痛、ADL、力量及活动度等，更高的分值代表更好的功能。

骨质疏松性骨折对功能的影响巨大。据估计，在一个10年周期内，发生在美国的绝经后白人妇女的520万次髋部、脊柱和前臂远端的骨折，将导致每年200万人次的骨折相关功能障碍。任何骨质疏松性骨折的病史，对弯腰、提物、伸手取物、行走、上下楼梯等行为的困难度增加2~3倍，并且对穿衣、做饭、购物和进行繁重家务劳动等的困难度增加2~7倍。

髋部骨折

髋部骨折后功能恢复的轨迹取决于被评估的功能范围。大部分功能在骨折后的第1年内得到改善，其中抑郁症状、上肢功能及认知得到早期恢复（4个月），而社会功能、IADL和下肢功能的恢复时间更长，大概需要11个月。

可以理解的是，IADL中最容易受到影响的是依赖下肢功能的部分，例如打扫住宅和购物（对于那些之前生活独立的患者，在骨折后1年，分别有62%和42%的患者不能独立完成），然而那些不依赖于下肢功能的部分受到的影响较小，例如药物管理和使用电话（分别有28%与22%的患者不能独立完成）。髋部骨折后1年，功能受限的程度是相当大的（图9.2）；对于之前生活独立的患者，骨折后1年，患者不能独立完成躯体ADL的百分比从最低20%的患者不能独立穿裤子至最高90%的患者不能独立爬5阶楼梯。2/3的患者使用坐便器时，依然难以坐下和站起。这些功能障碍大部分将持续至髋部骨折后2年。

髋部骨折后，死亡的危险因素与功能损害的危险因素之间，有相当大的重叠（表9.3）。伴有痴呆、抑郁或其他严重合并症及较差基础功能的老年人，在髋部骨折后，发生功能障碍的风险较高。术后贫血、下床活动减少和功能独立性降低相关；然而，开放性输血方式（血红蛋白水平低于1g/L时的开放性输血与血红蛋白水平低于0.8g/L时的限制性输血的比较）没有显示出对功能结果的提高。

就事件危险因素而言，较长的住院时间和再入院与更差的术后功能相关。延长制动及延迟开始功能锻炼，会导致肌肉功能丢失及发生一些并发症的风险增高（见第7章），反过来促使功能恢复较差。允许能够耐受早期负重的手术治疗将促进理疗的开始和进展；此外，有认知损害的患者可能很难遵循限制性的规则（例如使用足趾触地的部分负重），因此，这些因素可能会阻碍治疗的进展。入院后，与个人的社会支持网络接触的多少，同样具有对功能恢复的预测作用。这一机制可能是多方面的。具有更多社会支持的患者可能有更多的机会锻炼身体，并且可能更不容易出现影响康复进展的抑郁情绪。

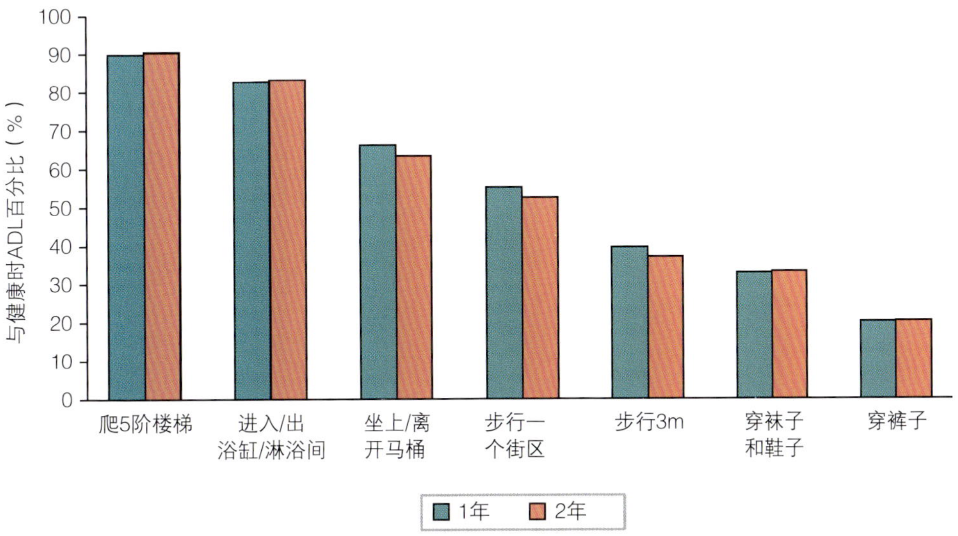

图9.2 在骨折前生活独立的患者中，骨折后不能独立完成的躯体ADL的百分比

表9.3 髋部骨折后功能恢复不良的预测因素

基线危险因素	
	高龄
	术前生理功能低下
	抑郁
	认知功能差，痴呆
	营养状态差
	多个合并症，ASA 3级或4级
	脆弱
事件危险因素	
	住院时间
	住院期间的物理治疗较少
	再入院
	与社会支持网络接触水平低

提示：ASA，美国麻醉医生学会

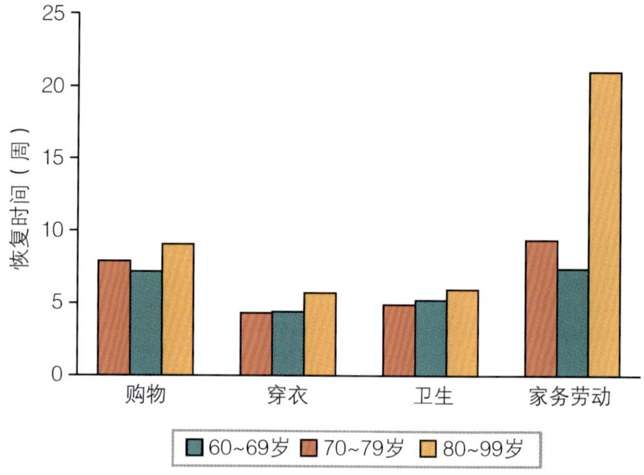

图9.3 按照年龄显示恢复功能的周数

有证据显示患者接受的治疗类型对于其功能恢复有相当大的影响。与接受常规治疗的患者相比，在一个由老年病学会诊服务、持续康复计划和出院计划服务组成的多学科治疗计划中，患者更可能得到好的恢复。加强和持续的康复也是有帮助的，以于住所内每周完成3次锻炼的计划作为对照，由一家康复中心制订6个月的计划。计划延长了患者的门诊康复锻炼（包括渐进性的抗阻力训练），相较而言，患者取得了更好的身体活动能力、功能状态、肌肉力量、行走速度和平衡。

肱骨近端骨折

肱骨近端骨折的治疗和康复，部分取决于骨折的移位程度、基础功能和合并症（见第20章）。就许多肱骨近端骨折而言，能够取得最佳功能恢复的治疗依然不明确。不管患者是否接受了手术干预，他们的负重状态和活动范围往往一开始就受到限制。物理治疗和职业治疗是针对功能恢复的重要的治疗组成部分。

总的来说，在肱骨近端骨折后的第1年内，由肩关节功能的Constant评分有所提高。但骨折的相关并发症，尤其是肩关节撞击综合征的Constant评分要比预测评分更低。第一年的DASH评分比基线值低10分，然而实际的临床病例评分要更低。

在一个包括507例轻微移位骨折的病例系列中，使用吊带悬吊制动2周之后开始物理治疗，功能的恢复取决于被评估的范围及患者发生骨折时的年龄（图9.3）。87%的骨折的恢复情况为优或良，从6周至1年逐步改善。理疗的持续的时间与更好的结果呈正相关，这个发现与最近的一篇Cochrane报道相一致。这篇报道发现，对于具有无移位骨折或稳定骨折的患者，立即开始的物理治疗与更好的功能恢复呈正相关。

在一项肱骨近端骨折患者的长期随访研究中，61%的患者在骨折后的13年内死亡。在骨折13年后的检查中，47例患者中的21例（45%）没有疼痛，并且保留了肩关节功能，而另外2例患者（4%）保留了肩关节功能，但伴有疼痛。在长期随访中，大部分在骨折后1年时有症状的患者仍然有症状，因此在骨折后1年时的功能恢复情况对长期随访的结果有预测作用。

椎体骨折

多达2/3的椎体压缩性骨折患者可能在临床上未被发现，并且大部分不需要住院治疗，然而骨折导致的畸形反过来可以引起功能障碍等相关并发症。这些并发症之间的相互作用是复杂和多方面的（图9.4），包括相互增强的双向结果和能够导致快速进展的功能障碍。相邻的椎体骨折能够导致胸椎后凸畸形和（或）腰椎前凸畸形的逐渐发展，可能会限制肺部功能，并导致早饱及体重降低。后凸畸形将患者置于发生多种并发症的风险之中，例如压疮、骨髓炎和肺炎。椎体骨折导致的功能障碍也受到急性和慢性疼痛的影响，可能会限制活动，影响食欲和睡眠，进而导致虚弱、功能失调和活动减少。偶尔椎体骨折也会导致神经系统的损害，包括脊髓或马尾神经损伤，进而导致无力、麻木或大小便失禁。

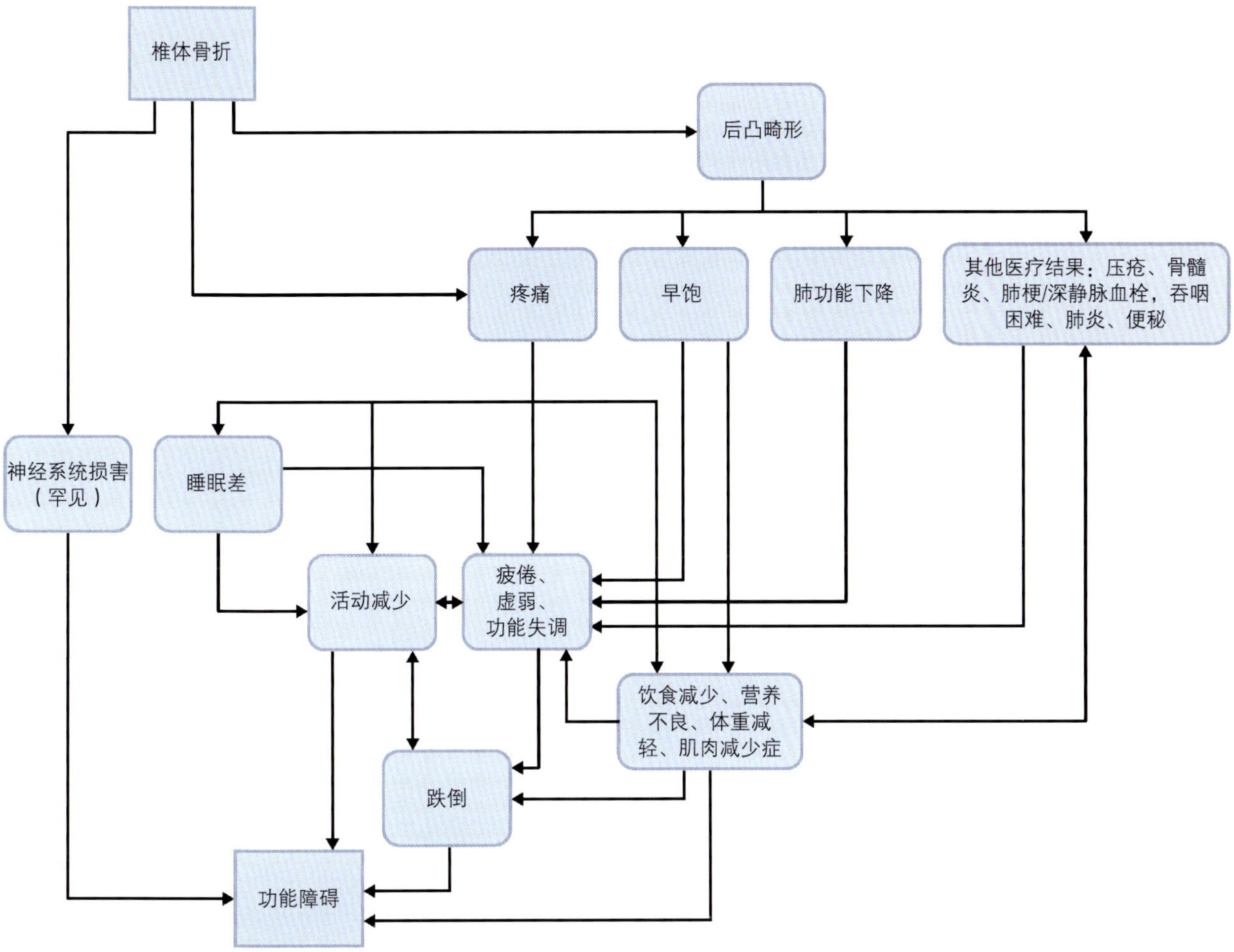

图9.4 椎体骨折导致功能障碍的结局

前臂远端骨折

大部分遭受前臂远端骨折的患者，最终有良好或可以接受的临床疗效。然而，大约有一半的患者在骨折后6个月对治疗效果不满意，包括手部疼痛、无力和创伤性关节炎。前臂远端骨折的物理治疗大概用于40%骨质疏松性骨折。依赖于上肢的功能任务，例如准备饮食和梳洗，受到前臂骨折的严重影响。影像学结果与临床指标评估（如握力、关节活动度及患者自述的结果）之间的相关性较弱。

尺桡骨远端骨折的具体治疗及结果在26章讨论。在一个随访时间为30个月，平均年龄为62岁的桡骨远端骨折病例系列中，随访期间的DASH评分中的75%为优秀或良好（0~15分），3%为差（>35分）。年龄、性别（根据其他特征进行调整之后）、接受手术的时间、外科医生的等级和制动的持续时间等，不影响功能恢复。一项对49例年龄为50~75岁的桡骨远端骨折女性的长期随访显示，在骨折后1年的平均DASH评分为14分，在2~4年时降低为8分，提示在骨折后的几年内，功能持续改善。对于那些伴有中度或者重度畸形的患者，在同样时间段DSAH评分从20分降到10分。

然而，似乎随着年龄的增加，腕部骨折可能对功能具有更多的影响。一项包括268例65岁及以上的腕部骨折女性患者（平均年龄71岁）的研究，随访了7年，发现15%的患者出现临床上重要的功能下降。即使根据年龄、体重指数、健康状态、功能状态基线、生活方式、共患病及神经肌肉功能等进行调整后，临床上重要的功能下降的相对风险也上升了48%。这个人群中的功能及功能减退的其他预测因素被列在表9.4中。

与健康相关的生活质量

与健康相关的生活质量是多方面的，并且与功能的概念相重叠。其围绕着能够影响生理或心理健

表9.4 腕部骨折患者功能下降的预测因素

年龄
收入
优势手
健康状况差或很好
帕金森病
中风
关节炎
糖尿病
体重减轻
力量差（髋部、握力或肱三头肌）
使用上肢辅助上、下楼梯或台阶等
合并髋部骨折

康的生活质量的各方面，由美国疾病控制和预防中心定义为“随着时间的推移，一个个体或者群体认为的生理或心理的健康”。其包含多个方面，包括生理、心理、情感和社会适应的良好状态。随着老年人口的增加和慢性病患病率的上升，以及对以患者为中心的结果的更大关注，在医疗过程中优化与健康相关的生活质量变得更加重要。评估与健康相关的生活质量融合了一些新的概念，如健康的全面自我评估、疲倦、疼痛、情绪不良、社会支持和参加工作与社会活动的能力等。

一些测量方法被设计用于评估健康相关生活质量。最常用的是治疗结果研究简表（Medical Outcomes Study Short Form）和生活质量评价量表SF-36（Medical Outcomes Study 36-Item Short-Form Health Survey，SF-36）。其他的量表包括疾病影响量表（Sickness Impact Profile）、健康指数量表EQ-5D（EuroQol-5D）和良好适应状态质量评估量表（Quality of Well-Being Scale）。

髋部骨折

髋部骨折对于与生理和心理健康相关的生活质量均有负面影响。在调查髋部骨折对老年人可能具有的影响时，80%的老年人宁愿死亡也不愿遭受导致他们进入养老院的髋部骨折。

在髋部骨折后1年，与无髋部骨折的匹配对照组相比，髋部骨折患者对于健康、生理角色、生理功能、疼痛、精力、情感性角色和心理健康等方面，具有总体恶化的感知。除了心理健康外，这些差异在骨折后持续2年。老年患者生理健康恶化的风险更高，而且患者具有的合并症越多，心理健康恶化的风险越高。在一项骨折7年后评估髋部骨折患者的长期研究中，生活质量在2~7年间没有进一步恶化。对于回到社区的患者，其生活质量被发现在SF-36中的各个方面要低于对照组，提示即使是那些独立性恢复到可以回家的程度的患者，也不能完全恢复基线生活质量。

有证据显示，治疗模式对于与健康相关的生活质量有影响。一项基于住所的物理治疗项目（包括肌肉力量锻炼、关节活动度、平衡和功能训练等），提高了精神和生理方面与健康相关的生活质量。

肱骨近端骨折

肱骨骨折后1年内，骨折恢复与功能改善相一致，与健康相关的生活质量也显示出提高。在骨折后的12个月内，显示出生活质量的逐步提高，并且大部分提高是在最初的6个月。心理生活质量组成部分的测量较生理生活质量组成部分的提高更快。在75岁及以上患者中，显示出缓慢的进展。

一项关于肱骨近端骨折患者的生活质量长期评估显示，在骨折后1年，大部分测量与那些没有发生骨折的患者相似。唯一的不同点在于同时具有合并症的患者的生理功能存在改变，那些没有合并症的患者在与健康相关的生活质量方面没有显著差异。

椎体骨折

椎体骨折对于与健康相关生活质量的影响是多个方面的。椎体骨折能够导致急性或者慢性疼痛。其导致的畸形引起椎体后凸和身高降低。除了生理功能外，椎体骨折可能影响身体形象、自尊和情绪。

在一项比较髋部骨折与椎体骨折患者7年内的健康相关生活质量的研究中，椎体骨折患者的躯体疼痛增加，且在此期间椎体骨折患者再次发生骨折的概率很高。与未发生骨折的患者相比，椎体骨折患者的生活质量降低，体现在生理功能、角色、躯体疼痛、精力、社会功能和情感角色等方面。这项研究提示，椎体骨折对生活质量的长期影响甚至可能比髋部骨折的影响更大，但是这可能是由于受试者内心脆弱造成的。

前臂远端骨折

在紧接骨折之后的1年，与髋部骨折和椎体骨折相比，腕部骨折对生活质量的影响较小。最初受影响最大的方面通常是活动、疼痛和自理能力，对行走能力、焦虑或抑郁情绪的影响较小。在骨折后3个月，大部分患者表述没有行走能力、焦虑或抑郁情绪、日常活动或自理障碍等问题，但是大部分患者需要6个月时间才能不感觉疼痛。

其他重要的结果

护理级别增加

骨折后接受治疗的场所在很大程度上取决于医疗系统，以及在不同的环境中能够提供的治疗类型和强度。如前所述，根据骨折类型，许多患者有新的治疗需要，不论是暂时的还是长期的。尽管在不同的环境中所提供的治疗类型可能有重叠，总的来说，治疗的需要越大，患者越可能需要住院治疗或者在特殊护理机构接受治疗。其他对治疗的场所有影响的因素，包括患者的基本生活状况、认知和社会资源及经济来源等。

总之，骨折及其结果是导致老年人进入养老院的首要因素之一。据估计，在目前美国50岁的白人妇女中，最终将有7.8%因为骨质疏松性骨折需要长期居住在养老院。在所有的骨质疏松性骨折中，髋部骨折与进入养老院的风险有最大的相关性。大概19%的髋部骨折患者需要长期在养老院接受护理。在美国，每年有140 000人次的养老院入院是因为髋部骨折。

再次骨折或其他骨折

尽管再次发生骨折可能不是上一次骨折的直接结果，发生骨折的患者遭受再次骨折的风险很大。锁骨、上臂、前臂、肋骨、髋部、骨盆和大腿及小腿等部位的骨折，增加了将来发生骨折的风险，并且具有一处骨折的患者，发生另一处骨折的风险增高了50%~100%。这种风险在前5年最高。椎体骨折的患者甚至具有更高的风险，相关的风险增高了4倍。

这提供了一个重要的机会来进行脆性骨折的二级预防。不幸的是，因为各种原因，脆性骨折的二级预防依然不理想。少于一半的骨质疏松性骨折患者接受二次评估与治疗。确定脆性骨折为骨质疏松性骨折是朝向进一步预防工作的第一步。

骨质疏松治疗的进一步讨论在第10章进行。有良好的证据证实包含专责人员和骨密度检测的系统措施，优化了治疗。

抑郁症

抑郁症常见于脆性骨折之后。对此有很多原因。首先，抑郁是骨质疏松症和骨折的危险因素。与那些没有抑郁症的患者相比，伴有抑郁症的患者具有较高的跌倒风险、低体重指数、更高的骨代谢率、更高的吸烟概率、更少使用钙剂和缺乏维生素D等高风险因素。

其次，在临床实践中常常会对抑郁症缺乏认识，并且可能在因为骨折的一次入院治疗中，通过长期的评估被发现。

第三，功能的改变可能会增加抑郁症的风险和调节障碍。

抑郁症可能从不同的方面使骨折的恢复复杂化。首要的是，抑郁症可能限制参与康复。并且可能导致饮食较差，从而可能影响营养状况和切口愈合。抑郁症可能损害睡眠。抑郁症可能改变疼痛感受，以至于患者要求更多的药物治疗；或者对疼痛感知不足，并因此对疼痛治疗不充分。反过来，对疼痛治疗不充分也与抑郁症症状加重相关。

认知

认知减退可见于骨折之后。首先，谵妄是手术后的常见并发性（见第7章）。尽管谵妄通常是一种持续数小时或者数天的并发症，但不断增加的证据证明一些症状可能会持续存在。在一项研究中，发生谵妄的髋部骨折患者，有32%在1个月时存在谵妄症状，而6%的患者在6个月时存在症状。持续的谵妄通过较低的康复参与度对恢复产生潜在的影响。同时，持续的谵妄对营养摄取和活动能力，以及再入院的风险等也具有潜在的影响。

对谵妄与痴呆之间的重叠的认识也不断增加。伴有痴呆的个体发生谵妄的风险较高，并且谵妄可能揭示在其发病前未被注意到的痴呆。

最后，早期的痴呆常常未被发现或未被确诊。

由于常常逐步进展，早期的认知改变可能被错误地归因于其他因素，包括压力或衰老。对于使用应对策略来弥补认知改变的患者，在离开他们熟悉的环境后，或者挑战新的任务时，可能不能使用这些应对策略，因此这也可以增加对他们的认知减退的认识。

跌倒及害怕跌倒

跌倒及害怕跌倒在骨折后是很常见的。在髋部骨折患者中，骨折后1年内跌倒的风险超过50%。对于此的原因是两方面的。首先，骨折通常是发生在跌倒的情况下，并且一次造成损伤的跌倒是将来再次跌倒的危险因素。对跌倒的进一步讨论、预测因素及预防途径将在第12章进行阐述。

其次，骨折及其并发症可能反过来让患者处于更高的跌倒风险之中。骨折后的“6D”增加了风险，也就是功能失调（Deconditioning）、脱水（Dehydration）、谵妄（Delirium）、药物（Drugs）、下肢不等长（Discrepancy in leg length）和维生素D缺乏（Vitamin D deficiency）等。

害怕跌倒越来越被认为是老年人心理压力的一个重要来源。尽管其可能发生于未跌倒过的个体，但更常见于那些经历过跌倒的人，而且特别是在那些因为跌倒而遭受损伤的患者。害怕跌倒与骨折的危险因素有许多重叠的内容，包括年龄、性别、女性、功能障碍、抑郁、认知、步态与平衡等。

骨折后的治疗方法影响将来跌倒的风险。Bischoff-Ferrar等在急性期将物理治疗延长至每天持续60min，接下来进行无监督的家庭物理治疗计划，在骨折后12个月内，使跌倒减少了25%。

疼痛

术后疼痛可以导致许多不良后果，包括谵妄、活动减少、睡眠及饮食差等。这些不良结果可能导致肺炎、在治疗中的参与度低、切口愈合不良、恢复活动延迟及术后6个月的功能较差（表9.5）等方面的风险增加。反之，标准化及积极主动的疼痛治疗，将改善结果和促进康复过程。疼痛常常未被认识，并且未被治疗或治疗不足。

表9.5　疼痛未被治疗或者治疗不足的潜在后果

谵妄
活动水平降低
睡眠差
胃口差
康复进展缓慢
功能减退
抑郁

就像在功能评估中一样，疼痛能够被全面地评估，或者通过针对损伤部位的量表进行评估。评估主要通过自我表述，因此可能受到患者的认知状态或感觉障碍的限制。认知障碍的患者可能通过其他方式表达疼痛，例如变得躁动不安、活动减少或进食少等。

全面评估疼痛的常用工具是疼痛数字评价量表（Numeric Rating Scale），要求患者指定一个数字表示其疼痛，0分代表无痛，10分代表可以想象的最严重疼痛。视觉模拟评分（visual analog scale）允许患者在一条线上使用一个0~10分中间的数字标记其疼痛。文字描述评估量表（Verbal Descriptor Scale）不需要数字评估，要求患者使用从“无痛”至“最严重的疼痛”来描述疼痛。对于使用数字或文字排序有困难的患者，可用面部表情疼痛量表修订版（Faces Pain Scale-Revised），要求患者使用面部表情匹配其疼痛的严重性。最后，脸、腿、活动、哭闹、安抚评估量表（Face，Legs，Activity，Cry，Consolability，FLACC）是一项生理评分，对于不能用语言作出反应的患者，提供从0分（低）至10分（高）的分值，客观评价疼痛的征象。

使用最佳实践的方法确保所有的患者都能得到疼痛评估和治疗。在一个标准化框架内，疼痛治疗方案可能需要基于具体的并发症，例如肾功能衰竭或谵妄，以实现个体化。密切监测患者对治疗的反应，包括评估疼痛控制及监测潜在的药物副作用，例如便秘、谵妄或尿潴留。

结论

脆性骨折常发生在一个伴有合并症和功能损害的老年患者群体中。骨折常导致并发症甚至死亡的风险，也反映了老年患者潜在的衰弱。对结果的优化首先取决于与患者及其看护人员讨论治疗的目标，其次取决于对患者的合并症及动态平衡储备缺乏的治疗。这些结果中的许多易被忽视，临床医生肩负针对这些临床综合征对患者进行筛查的任务。这是尤其重要的，因为结果之间往往具有相关性，并且发生一项不良结果后可能会导致另一项不良结果，从而导致发生并发症的风险增加。

参考文献

[1] Liem IS, Kammerlander C, Suhm N, Blauth M, Roth T, Gosch M, et al. Identifying a standard set of outcome parameters for the evaluation of orthogeriatric co-management for hip fractures. Injury. 2013;44(11):1403–1412.

[2] Haywood KL, Griffin XL, Achten J, Costa ML. Developing a core outcome set for hip fracture trials. Bone Joint J. 2014;96-B(8):1016–1023.

[3] Gialanella B, Ferlucci C, Monguzzi V, Prometti P. Determinants of functional outcome in hip fracture patients: The role of specific neuropsychiatric symptoms. Disabil Rehabil. 2015;37(6):517–522.

[4] Cooper C, Atkinson EJ, Jacobsen SJ, O' Fallon WM, Melton LJ 3rd. Population-based study of survival after osteoporotic fractures. Am J Epidemiol. 1993;137(9):1001–1005.

[5] Bliuc D, Nguyen ND, Milch VE, Nguyen TV, Eisman JA, Center JR. Mortality risk associated with low-trauma osteoporotic fracture and subsequent fracture in men and women. JAMA. 2009;301(5):513–521.

[6] Aharonoff GB, Koval KJ, Skovron ML, Zuckerman JD. Hip fractures in the elderly: Predictors of one year mortality. J Orthop Trauma. 1997;11(3):162–165.

[7] Rapp K, Becker C, Lamb SE, Icks A, Klenk J. Hip fractures in institutionalized elderly people: Incidence rates and excess mortality. J Bone Miner Res. 2008;23(11):1825–1831.

[8] Haleem S, Lutchman L, Mayahi R, Grice JE, Parker MJ. Mortality following hip fracture: Trends and geographical variations over the last 40 years. Injury. 2008;39(10):1157–1163.

[9] Haentjens P, Magaziner J, Colon-Emeric CS, Vanderschueren D, Milisen K, Velkeniers B, et al. Meta-analysis: Excess mortality after hip fracture among older women and men. Ann Intern Med. 2010;152(6):380–390.

[10] Braithwaite RS, Col NF, Wong JB. Estimating hip fracture morbidity, mortality and costs. J Am Geriatr Soc. 2003;51(3):364–370.

[11] Kanis JA, Oden A, Johnell O, De Laet C, Jonsson B, Oglesby AK. The components of excess mortality after hip fracture. Bone. 2003;32(5):468–473.

[12] Browner WS, Pressman AR, Nevitt MC, Cummings SR. Mortality following fractures in older women. The study of osteoporotic fractures. Arch Intern Med. 1996;156(14):1521–1525.

[13] Moja L, Piatti A, Pecoraro V, Ricci C, Virgili G, Salanti G, et al. Timing matters in hip fracture surgery: Patients operated within 48 hours have better outcomes. A meta-analysis and metaregression of over 190,000 patients. PLoS One. 2012;7(10):e46175.

[14] Pioli G, Lauretani F, Davoli ML, Martini E, Frondini C, Pellicciotti F, et al. Older people with hip fracture and IADL disability require earlier surgery. J Gerontol A Biol Sci Med Sci. 2012;67(11):1272–1277.

[15] Dubljanin-Raspopovic E, Markovic Denic L, Marinkovic J, Grajic M, Tomanovic Vujadinovic S, Bumbasirevic M. Use of early indicators in rehabilitation process to predict one-year mortality in elderly hip fracture patients. Hip Int. 2012;22(6):661–667.

[16] Dubljanin-Raspopovic E, Markovic-Denic L, Marinkovic J, Nedeljkovic U, Bumbasirevic M. Does early functional outcome predict 1-year mortality in elderly patients with hip fracture? Clin Orthop Relat Res. 2013;471(8):2703–2710.

[17] Olsson C, Petersson C, Nordquist A. Increased mortality after fracture of the surgical neck of the humerus: A case-control study of 253 patients with a 12-year follow-up. Acta Orthop Scand. 2003;74(6):714–717.

[18] Olsson C, Petersson CJ. Clinical importance of comorbidity in patients with a proximal humerus fracture. Clin Orthop Relat Res. 2006;442:93–99.

[19] Kanis JA, Oden A, Johnell O, De Laet C, Jonsson B. Excess mortality after hospitalisation for vertebral fracture. Osteoporos Int. 2004;15(2):108–112.

[20] Center JR, Nguyen TV, Schneider D, Sambrook PN, Eisman JA. Mortality after all major types of osteoporotic fracture in men and women: An observational study. Lancet. 1999;353(9156):878–882.

[21] Kelsey JL, Browner WS, Seeley DG, Nevitt MC, Cummings SR. Risk factors for fractures of the distal forearm and proximal humerus. The Study of Osteoporotic Fractures Research Group. Am J Epidemiol. 1992;135(5):477–489.

[22] Cummings SR, Nevitt MC. A hypothesis: The causes of hip fractures. J Gerontol. 1989;44(4):M107–111.

[23] Chung KC, Pillsbury MS, Walters MR, Hayward RA. Reliability and validity testing of the Michigan Hand Outcomes Questionnaire. J Hand Surg. 1998;23(4):575–587.

[24] Hudak PL, Amadio PC, Bombardier C. Development of an upper extremity outcome measure: The DASH (disabilities of the arm, shoulder and hand) [corrected]. The Upper Extremity Collaborative Group (UECG). Am J Ind Med. 1996;29(6):602–608.

[25] Constant CR, Murley AH. A clinical method of functional assessment of the shoulder. Clin Orthop Relat Res. 1987;(214):160–164.

[26] Chrischilles E, Shireman T, Wallace R. Costs and health effects of osteoporotic fractures. Bone. 1994;15(4):377–386.

[27] Greendale GA, Barrett-Connor E, Ingles S, Haile R. Late physical and functional effects of osteoporotic fracture in women: The Rancho Bernardo Study. J Am Geriatr Soc. 1995;43(9):955–961.

[28] Magaziner J, Hawkes W, Hebel JR, Zimmerman SI, Fox KM, Dolan M, et al. Recovery from hip fracture in eight areas of function. J Gerontol A Biol Sci Med Sci. 2000;55(9):M498–507.

[29] Tseng MY, Shyu YI, Liang J. Functional recovery of older hip-fracture patients after interdisciplinary intervention follows three distinct trajectories. Gerontologist. 2012;52(6):833–842.

[30] Magaziner J, Simonsick EM, Kashner TM, Hebel JR, Kenzora JE. Predictors of functional recovery one year following hospital discharge for hip fracture: A prospective study. J Gerontol. 1990;45(3):M101–

107.

[31] Kristensen MT. Factors affecting functional prognosis of patients with hip fracture. Eur J Phys Rehabil Med. 2011;47(2):257–264.

[32] Beaupre LA, Binder EF, Cameron ID, Jones CA, Orwig D, Sherrington C, et al. Maximising functional recovery following hip fracture in frail seniors. Best Pract Res Clin Rheumatol. 2013;27(6):771–788.

[33] Carson JL, Terrin ML, Noveck H, Sanders DW, Chaitman BR, Rhoads GG, et al. Liberal or restrictive transfusion in high-risk patients after hip surgery. N Engl J Med. 2011;365(26):2453–2462.

[34] Binder EF, Brown M, Sinacore DR, Steger-May K, Yarasheski KE, Schechtman KB. Effects of extended outpatient rehabilitation after hip fracture: A randomized controlled trial. JAMA. 2004;292(7):837–846.

[35] Handoll HH, Ollivere BJ, Rollins KE. Interventions for treating proximal humeral fractures in adults. Cochrane Database Syst Rev. 2012;12:CD000434.

[36] Price MC, Horn PL, Latshaw JC. Proximal humerus fractures. Orthop Nurs. 2013;32(5):251–8; quiz 259–260.

[37] Hanson B, Neidenbach P, de Boer P, Stengel D. Functional outcomes after nonoperative management of fractures of the proximal humerus. J Shoulder Elbow Surg. 2009;18(4):612–621.

[38] Gaebler C, McQueen MM, Court-Brown CM. Minimally displaced proximal humeral fractures: Epidemiology and outcome in 507 cases. Acta Orthop Scand. 2003;74(5):580–585.

[39] Olsson C, Nordquist A, Petersson CJ. Long-term outcome of a proximal humerus fracture predicted after 1 year: A 13-year prospective populationbased follow-up study of 47 patients. Acta Orthop. 2005;76(3):397–402.

[40] Alexandru D, So W. Evaluation and management of vertebral compression fractures. Perm J. 2012;16(4):46–51.

[41] Kammerlander C, Zegg M, Schmid R, Gosch M, Luger TJ, Blauth M. Fragility fractures requiring special consideration: Vertebral fractures. Clin Geriatr Med. 2014;30(2):361–372.

[42] Wilcke MK, Abbaszadegan H, Adolphson PY. Patient-perceived outcome after displaced distal radius fractures. A comparison between radiological parameters, objective physical variables, and the DASH score. J Hand Ther. 2007;20(4):290–8; quiz 299.

[43] Melton LJ 3rd. Adverse outcomes of osteoporotic fractures in the general population. J Bone Miner Res. 2003;18(6):1139–1141.

[44] Bentohami A, Bijlsma TS, Goslings JC, de Reuver P, Kaufmann L, Schep NW. Radiological criteria for acceptable reduction of extra-articular distal radial fractures are not predictive for patient-reported functional outcome. J Hand Surg. 2013;38(5):524–529.

[45] Phadnis J, Trompeter A, Gallagher K, Bradshaw L, Elliott DS, Newman KJ. Mid-term functional outcome after the internal fixation of distal radius fractures. J Orthop Surg Res. 2012;7:4.

[46] Brogren E, Hofer M, Petranek M, Dahlin LB, Atroshi I. Fractures of the distal radius in women aged 50 to 75 years: Natural course of patient-reported outcome, wrist motion and grip strength between 1 year and 2–4 years after fracture. J Hand Surg. 2011;36(7):568–576.

[47] Edwards BJ, Song J, Dunlop DD, Fink HA, Cauley JA. Functional decline after incident wrist fractures—Study of Osteoporotic Fractures: Prospective cohort study. BMJ. 2010;341:c3324.

[48] Morris NS. Distal radius fracture in adults: Self-reported physical functioning, role functioning, and meaning of injury. Orthop Nurs. 2000;19(4):37–48.

[49] Chung KC, Kotsis SV, Kim HM. Predictors of functional outcomes after surgical treatment of distal radius fractures. J Hand Surg. 2007;32(1):76–83.

[50] Beaule PE, Dervin GF, Giachino AA, Rody K, Grabowski J, Fazekas A. Self-reported disability following distal radius fractures: The influence of hand dominance. J Hand Surg. 2000;25(3):476–482.

[51] Salkeld G, Cameron ID, Cumming RG, Easter S, Seymour J, Kurrle SE, et al. Quality of life related to fear of falling and hip fracture in older women: A time trade off study. BMJ. 2000;320(7231):341–346.

[52] Rohde G, Haugeberg G, Mengshoel AM, Moum T, Wahl AK. Two-year changes in quality of life in elderly patients with low-energy hip fractures. A case-control study. BMC Musculoskelet Disord. 2010;11:226.

[53] Hallberg I, Bachrach-Lindstrom M, Hammerby S, Toss G, Ek AC. Health-related quality of life after vertebral or hip fracture: A seven-year follow-up study. BMC Musculoskelet Disord. 2009;10:135.

[54] Hall SE, Williams JA, Senior JA, Goldswain PR, Criddle RA. Hip fracture outcomes: Quality of life and functional status in older adults living in the community. Aust N Z J Med. 2000;30(3):327–332.

[55] Tsauo JY, Leu WS, Chen YT, Yang RS. Effects on function and quality of life of postoperative homebased physical therapy for patients with hip fracture. Arch Phys Med Rehabil. 2005;86(10):1953–1957.

[56] Inauen C, Platz A, Meier C, Zingg U, Rufibach K, Spross C, et al. Quality of life after osteosynthesis of fractures of the proximal humerus. J Orthop Trauma. 2013;27(4):e74–80.

[57] Hagino H, Nakamura T, Fujiwara S, Oeki M, Okano T, Teshima R. Sequential change in quality of life for patients with incident clinical fractures: A prospective study. Osteoporos Int. 2009;20(5):695–702.

[58] Chrischilles EA, Butler CD, Davis CS, Wallace RB. A model of lifetime osteoporosis impact. Arch Intern Med. 1991;151(10):2026–2032.

[59] Klotzbuecher CM, Ross PD, Landsman PB, Abbott TA 3rd, Berger M. Patients with prior fractures have an increased risk of future fractures: A summary of the literature and statistical synthesis. J Bone Miner Res. 2000;15(4):721–739.

[60] Sale JE, Beaton D, Bogoch E. Secondary prevention after an osteoporosis-related fracture: An overview. Clin Geriatr Med. 2014;30(2):317–332.

[61] Friedman SM, Menzies IB, Bukata SV, Mendelson DA, Kates SL. Dementia and hip fractures: Development of a pathogenic framework for understanding and studying risk. Geriatr Orthop Surg Rehabil. 2010;1(2):52–62.

[62] Marcantonio ER, Flacker JM, Michaels M, Resnick NM. Delirium is independently associated with poor functional recovery after hip fracture. J Am Geriatr Soc. 2000;48(6):618–624.

[63] Lloyd BD, Williamson DA, Singh NA, Hansen RD, Diamond TH, Finnegan TP, et al. Recurrent and injurious falls in the year following hip fracture: A prospective study of incidence and risk factors from

the Sarcopenia and Hip Fracture study. J Gerontol A Biol Sci Med Sci. 2009;64(5):599–609.

[64] Friedman SM, Mendelson DA, Kates SL. Hip fractures. In: Hirth V, Wieland D, Dever-Bumba M, editors. Case-Based Geriatrics. New York: McGraw-Hill, 2011, pp. 529–543.

[65] Scheffer AC, Schuurmans MJ, van Dijk N, van der Hooft T, de Rooij SE. Fear of falling: Measurement strategy, prevalence, risk factors and consequences among older persons. Age Ageing. 2008;37(1):19–24.

[66] Bischoff-Ferrari HA, Dawson-Hughes B, Platz A, Orav EJ, Stahelin HB, Willett WC, et al. Effect of high-dosage cholecalciferol and extended physiotherapy on complications after hip fracture: A randomized controlled trial. Arch Intern Med. 2010;170(9):813–820.

[67] Morrison RS, Magaziner J, McLaughlin MA, Orosz G, Silberzweig SB, Koval KJ, et al. The impact of postoperative pain on outcomes following hip fracture. Pain. 2003;103(3):303–311.

[68] Friedman SM, Mendelson DA, Kates SL, McCann RM. Geriatric co-management of proximal femur fractures: Total quality management and protocol-driven care result in better outcomes for a frail patient population. J Am Geriatr Soc. 2008;56(7):1349–1356.

10

骨质疏松症

Alexandra Stavrakis，Susan V. Bukata，Susan M. Friedman

简介

骨质疏松症一种以低骨量、微结构破坏、骨强度差和骨折风险增加为特征的疾病。世界卫生组织将骨质疏松症定义为髋部或脊柱的骨密度（Bone Mineral Density， BMD）较青年正常参考人群的均数低2.5个标准差或2.5个标准差以上。

流行病学

骨质疏松症是人类最常见的骨病。它是一个世界范围内的重大健康问题，估计影响了2亿人，而且在2000年导致了大概900万例骨折。据估计，超过40%的绝经后妇女和30%的男性最终将遭受与骨质疏松相关的脆性骨折。脆性骨折可导致并发症发病率、死亡率和治疗费用增加。骨质疏松症能够被预防、诊断及治疗。其通常没有特殊的临床表现，直到患者发生骨折。因此，早期发现骨质疏松症对于预防高危老年人群中的脆性骨折是至关重要的。

骨质疏松症有一些危险因素，包括人口特征及生活方式、合并症、药物、遗传多态性等（表10.1）。无论男性还是女性，脆性骨折的风险与低骨量、低体重指数、先前跌倒及先前骨折的病史都有紧密关联。

病理生理学

脆性骨折是由骨强度降低与跌倒风险增加联合导致。一些骨骼的特点有助于维持骨强度，包括BMD、骨结构、基质及矿物组成、骨转换等。其中最重要的是BMD。患者的BMD取决于峰值骨量及骨量丢失的速度。患者在20多岁和30岁早期骨量处于峰值，取决于遗传及环境的影响，通常在此之后骨量开始减少，这种骨量丢失是与年龄相关的。在女性群体中，雌激素相关的成骨细胞与破骨细胞活力失衡也导致骨量改变。另外，编码不同受体的基因，例如编码维生素D受体、雌激素受体和降钙素受体的基因，它们的多态性也与BMD相关，并且被认为影响了BMD丢失的速度。

骨代谢是骨形成与骨吸收之间的一个动态平衡的过程。骨形成主要是由活性成骨细胞完成的。骨吸收是通过活化破骨细胞来进行的，并且受RANK/RANKL信号通路控制。核因子-κB受体激活剂配体（Receptor Activator of Nuclear Factor Kappa-B ligand，RANKL）由成骨细胞分泌，与破骨细胞表面的RANK受体结合后，刺激破骨细胞活化。可以通过几个机制对这个旁路进行调控，例如骨保护素（Osteoprotegerin，OPG）和甲状旁腺激素（Parathyroid Hormone，PTH）。OPG由成骨细胞产生，结合并封闭RANKL，从而阻止破骨细胞激活。PTH 由甲状旁腺分泌，与成骨细胞表面的腺苷酸环化酶受体结合，刺激RANKL的分泌，从而刺激破骨细胞活化和骨吸收。其他通过刺激破骨细胞活性而促进骨吸收的因子，包括白介素-1、1，25-（OH）D和前列腺素E2。除OPG外，其他抑制破骨细胞活性的因子包括降钙素、雌激素、TGF-β 和白介素-10等。

表10.1 骨质疏松症的危险因素

人口特征/生活方式	合并症	药物制剂	遗传多态性
年龄	肝病	呋塞米	维生素D受体
女性	甲亢	糖皮质激素	雌激素受体
白种人	慢性肾功能不全	苯妥英	降钙素受体
北欧人	慢性阻塞性肺病	选择性5-羟色胺再摄取抑制剂	
酒精（每天饮酒3次或者更多次）	类风湿性关节炎	抗肿瘤药物	
家族史	吸收不良综合征	甲氨蝶呤	
停经过早	Ⅰ型糖尿病	奥美拉唑	
低体重指数	胃转流术	抗凝剂（依诺肝素、肝素）	
低钙饮食	维生素D缺乏	噻唑烷二酮类药物	
吸烟		抗逆转录病毒药物	
咖啡因		锂剂	
久坐的生活方式			

雌激素在正常的骨重塑中发挥作用。在停经后的妇女中，雌激素的缺乏导致不能对白介素-1和肿瘤坏死因子促进破骨细胞生成的过程进行抑制。另外，雌激素通常通过产生TGF-β直接促进破骨细胞凋亡，因此雌激素水平的降低将导致破骨细胞的活性增加。

表10.2 骨密度的诊断分类

类别	T值
正常	T值≥-1
骨量减少	-2.5~-1
骨质疏松症	≤-2.5
严重骨质疏松症	≤-2.5，并出现过脆性骨折

来源：美国骨质疏松基金会，骨质疏松症预防和治疗临床指南

骨质疏松症的诊断和筛查

影像学

双能X线吸收测量法（Dual Energy X-ray Absorptiometry，DEXA）被认为是诊断骨质疏松症的金标准。DEXA被用于评估检查部位的骨矿物质含量，即被扫描的具体部位的矿物质总量。然后将骨矿含量除以被测量区域的面积，就可以获取一个BMD值。髋部通常是用于诊断性分析的部位，因为髋部的测算结果对于髋部骨折及所有骨折的风险均具有最好的预测价值。另一个常用于评估的部位是L2~L4。使用年轻成年女性（年龄20~29岁）样本中的BMD分布作为参考，将一个患者的BMD与其进行比较。从这个参考范围获取的标准差（SD）值被称为T值。也可以获取一个Z值；这代表患者的BMD与同年龄组患者群的BMD相比的标准差值；然而，这个值并不用于骨质疏松症的诊断。

基于BMD，美国骨质疏松基金会有4个常规的诊断分类：正常、骨量减少、骨质疏松和严重骨质疏松（表10.2）。正常被界定为髋部BMD低于正常参考范围1个标准差以内（T值≥-1）。骨质减少被定义为-2.5<T<-1。当T值≤-2.5时，诊断为骨质疏松症。严重的骨质疏松症被界定为T值≤-2.5，并出现过一次或者多次脆性骨折。

美国预防服务工作组推荐使用DEXA对65岁及以上女性进行筛查。美国骨质疏松基金会也建议使用DEXA对70岁及以上男性进行筛查。应该指出的是，尽管骨量降低与骨折风险增加有关，但是没有明确数据来区分骨折患者与未骨折的患者。事实上，尽管骨质疏松症患者比骨质减少的患者更容易发生骨折，但是由于骨质减少有更高的患病率，因而更多的脆性骨折发生在骨质减少的患者。

实验室检查

现在实验中已经开发出几种血清和尿液骨转换标记物。最常用的标记物包括血清骨特异性碱性磷酸酶和Ⅰ型前胶原羧基端前肽（成骨标记物）、

尿液和血清胶原交联氨基末端肽（骨吸收的标记物）。尽管这些标记物通常不被用于诊断，但是可以被用于预测将来骨折的风险，或者用于监测治疗效果。另外，可以评估维生素D的水平以排除与发生骨质疏松相关的维生素D缺乏。

FRAX评分

骨折风险评估工具（The Fracture Risk Assessment Tool，FRAX）评分由WHO基于一些预测骨折风险的组别研究制订。FRAX基于患者的出生国和种族，有不同的计算方法，并在40~90岁的个体中得到验证。对于还未开始抗骨吸收治疗的患者，FRAX能够为医务人员提供患者在未来10年发生骨折或一次重大的骨质疏松性骨折（例如椎体、腕部、髋部或肱骨近端）的预测概率。这个工具可以用于确定哪些患者的骨折风险最高，并且最可能从治疗中获益。FRAX计算工具考虑以下因素：患者的种族、年龄、性别、体重、身高、先前骨折的病史、骨折的家族史、类风湿性关节炎病史、目前吸烟或饮酒情况、目前使用糖皮质激素、是否存在继发性骨质疏松症和股骨颈BMD等。虽然BMD可以被用于预测骨折风险，但是在使用FRAX预测时不是必需的。

脆性骨折

骨折如果发生于相对低能量的损伤（例如在健康年轻人不会导致骨折的高度跌倒），通常被考虑与骨质疏松相关。骨质疏松症患者发生任何类型的骨折的风险均增加，例如椎体骨折、股骨近端骨折、桡骨远端骨折和肱骨近端骨折。

椎体骨折

椎体压缩骨性折是最为常见的脆性骨折。在2000年，全世界约有140万例椎体骨折。大概25%的70岁以上患者及50%的80岁以上患者发生过椎体骨折。这类损伤仅有1/4是由跌倒所致，而大部分是由日常活动造成的，如弯腰或提起较轻的物体。一处椎体骨折的发生，即使是无症状的，发生其他骨折的可能性也至少增加了4倍。

椎体骨折可以使用X线片进行诊断。因为同时出现多个椎体骨折的概率较高，X线片应该包括脊柱全长，以确定其他平面的骨折。进一步的影像学检查，例如CT或者MRI，通常是没有必要的，除非患者表现出神经系统受损的症状，以确认是否存在脊髓受压。

尽管大部分的椎体骨折不会损伤椎管，但还是建议对遭受这些损伤的患者进行全面的神经系统检查，以排除严重的并发症。大部分患者可以进行非手术治疗，例如镇痛、支具制动等。美国矫形外科医生协会强烈推荐使用疗程为4周的降钙素治疗，并且已被证实如果在骨折后5天内开始使用，可以明显缓解疼痛。如果患者在接受非手术治疗后，严重疼痛仍然持续数周，他们可以接受经皮球囊扩张椎体后凸成形术。这个手术的过程包括使用球囊增加椎体的高度，随后在造成的腔隙中注入骨水泥。也可以使用椎体成形术，即不造成腔隙，直接将骨水泥注入松质骨。但是不推荐使用该技术，因为与经皮球囊扩张椎体后凸成形术相比，椎体成形术具有骨水泥溢出至椎管的巨大风险。如果患者有神经系统损伤的临床表现及椎管受损的影像学表现，则应该急诊进行手术减压及骨折固定。椎体骨折的进一步讨论将在第31章进行。

股骨近端骨折

股骨近端骨折被认为是最具破坏性的骨折，患者的并发症发病率及死亡率均较高。最近的一项回顾性研究评估了43 210例股骨近端骨折患者与年龄匹配的对照，发现股骨近端骨折与死亡风险较其他骨折超过2倍，与需要长期的养老院照护概率较其他骨折超过4倍。在发生股骨近端骨折之前能够行走的患者，在骨折后接近50%不能独立行走。早期的手术干预极为重要，因为许多研究发现如果在创伤后4天之内进行手术，患者能够具有明显更好的结果，因为这可以保证患者更早地活动。基于骨折发生的部位，股骨近端骨折被进一步定义，因为这决定了治疗方式。股骨近端骨折包括股骨颈骨折、股骨粗隆间骨折和股骨粗隆下骨折。每一种骨折的特点、治疗选择及并发症被总结在表10.3中。通常股骨粗隆间骨折患者年龄较股骨颈骨折患者的年龄更大。

尽管股骨粗隆下骨折通常被认为是高能量损伤，但是近期在骨质疏松人群中的发病率也有所增加，可能与双磷酸盐的使用相关。接近1%的使用双磷酸盐治疗的患者发生股骨粗隆下骨折。许多患者具有负重时大腿疼痛的前驱症状，以及在X线片上显

表10.3 股骨近端骨折

分类	股骨颈骨折	股骨粗隆间骨折	股骨粗隆下骨折
体格检查	短缩，外旋	短缩，外旋	短缩，内翻
患者人群	比股骨粗隆间骨折患者人群的年龄小	比股骨颈骨折患者人群的年龄大	与双磷酸盐相关
治疗	半髋关节成形术（非常虚弱的老年人） 全髋关节成形术（活跃的患者） 切开复位，内固定 空心螺钉固定	髓内钉 动力髋钢板螺钉	髓内钉 角钢板
并发症	14%~36%的1年死亡率 脱位 股骨头坏死	20%~30%的1年死亡率 骨折不愈合 内植物失效	内翻、前屈畸形愈合 骨折不愈合 内植物失效

示股骨外侧皮质增厚。出现这些表现时，应该密切随访患者任何大腿疼痛加重的临床表现，一些患者适合进行预防性手术以防止骨折发生。股骨粗隆下骨折将在第35章进一步讨论。

通常，如果股骨颈骨折无移位，可以使用空心螺钉固定。如果骨折发生移位，则通过半髋关节或全髋关节成形术治疗。通常全髋关节成形术适用于预计术后依然活动量较大的患者。半髋关节成形术适用于年龄较大或较虚弱的患者，这类患者不选择全髋关节成形术，主要是因为半髋关节成形术手术时间更短，有可能降低并发症发生的风险。另外，髋关节成形术后脱位是较为严重的并发症，在未遵照术后髋部预防措施或者术后跌倒的患者中，脱位的风险增加。通常半髋关节成形术有较低的脱位风险，因此被认为是老年患者更为安全的选择。半髋关节成形术的缺点主要在于对术后疼痛的控制不可靠，特别是如果患者在股骨颈骨折前就有关节炎改变的征兆时。通常可以使用髓内钉或髋部加压螺钉治疗股骨粗隆间骨折，手术方式取决于骨折类型、粉碎程度和移位程度。可以使用髓内钉或角钢板治疗股骨粗隆下骨折。髋部骨折治疗的进一步讨论见第34章和第35章。

桡骨远端骨折

女性桡骨远端骨折的发病率在绝经后迅速增加，可能继发于加快的绝经后骨量丢失，但是在接近75岁时达到平台期。这可能与步行速度下降及跌倒的轨迹（向前与向下）有关，在之前的步行速度下，个体在平地跌倒时伸出手臂以防止跌倒。相较而言，男性桡骨远端骨折的发病率较低。桡骨远端骨折主要发生在女性，男女比例为4：1，与其他脆性骨折相比，有很大差异。这些损伤通常累及桡骨远端部分和（或）尺骨茎突，能够通过X线片进行诊断。治疗方式取决于骨折类型、移位程度、粉碎程度及骨折线是否延伸至关节面。保守治疗通常包括闭合复位和石膏固定。手术治疗包括切开复位钢板螺钉内固定，之后使用石膏固定。在低速跌倒后损伤的老年患者中，尽管手术治疗通达得解剖复位，但没有证据显示手术固定能够取得更好的疗效。需要进一步研究老年人的桡骨远端骨折，以检测手术治疗在骨折前生理功能减退的患者中的作用。桡骨远端骨折将在第26章进一步讨论。

肱骨近端骨折

肱骨近端骨折是典型的骨质疏松性骨折，在中年之后，男性及女性的发病率均增加。与桡骨远端骨折不同，肱骨近端骨折的发病率随年龄增加而持续上升，90岁以上人群的肱骨近端骨折的发病率在男性和女性中均高于65~69岁人群。大部分肱骨近端骨折是由站立时高度跌倒所致，但是这些患者相对健康。对一组1027例平均年龄为66岁的肱骨近端骨折患者的分析显示，91.6%的患者能够自己穿衣，90.6%的患者居住在家中，并且79.5%的患者自己购物。

肱骨近端骨折的治疗依然是有争议的。就像桡骨远端骨折一样，肱骨近端锁定钢板开始使用后，增加了这类骨折手术治疗的比例。在此之前，大部分肱骨近端骨折是通过非手术方式进行治疗，而半肩关节和全肩关节置换仅被用于更严重的骨折。然而，最近的研究并没有显示出手术治疗提高了疗效。Rangan等进行了一项对比16岁及以上患者的手术与非手术治疗的随机临床试验。他们发现两个组的结果无差异。Okike等进行的一项回顾性研究，分析了207例接受手术治疗或非手术治疗的60岁以上患者。除了相较于31.8%的手术治疗患者，90.9%的非手术治疗患者发生畸形愈合的事实外，临床结果评分没有差异。然而，手术治疗组的并发症发生率更高。一些肱骨近端骨折患者通过手术治疗获得更好的功能恢复，但是需要进一步、更加复杂的研究来评估类型的骨折适合手术治疗，将在第20章进一步讨论肱骨近端骨折。

骨质疏松性骨折的流行病学变化

常见的骨质疏松性骨折的流行病学发生了相当大的变化。研究人员很难评估椎体骨折的流行病学变化，因为许多患者未就医。表10.4给出了65岁及以上患者中的股骨近端骨折、肱骨近端骨折和桡骨远端骨折的流行病学变化的信息。这些数据来源于苏格兰爱丁堡的皇家医院，这家医院是在该区域内唯一一家治疗骨科创伤的医院。表10.4记录了3种常见的骨质疏松性骨折在20年间发病率的变化。

表10.4记录了股骨近端骨折的发病率正趋于平稳。在20世纪90年代，总体发病率上升，但是现在已经开始下降。在老年女性中发病率下降，但是老年男性的股骨近端骨折的发病率仍持续上升，这可能与男性的平均寿命提高相关。对肱骨近端骨折的分析显示，在将近20年的时间内，男性和女性发病率均持续上升。在桡骨远端骨折中，情况似乎有所不同。在女性中，桡骨远端骨折的发病率持续上升，但已趋于平稳。在2000—2010年11月间的10年时间内，男性的发病率有所下降。前面已经指出，不同于肱骨近端骨折，桡骨远端骨折的发病率在75岁之后开始下降，表10.4中的数值可能体现了这一点。

表10.4　股骨近端骨折、肱骨近端骨折和桡骨远端骨折在一个20年周期内的发病率

	所有患者（%）	男性（%）	女性（%）
股骨近端骨折			
1991年	674.1	286.5	901.8
2000年	691.7	388.2	891.9
2010/2011年	679.2	425.9	862.7
肱骨近端骨折			
1993年	155.6	90.1	196.1
2000年	233.0	106.8	316.2
2010/2011年	265.5	139.6	356.8
桡骨远端骨折			
1991年	376.6	93.8	546.5
2000年	511.5	148.5	751.0
2010/2011年	507.1	127.8	782.1

来源：数字来自以1年为周期的分析，并表示为年发病率（每10^5人）

治疗

基于生活方式的治疗

骨质疏松症的治疗需要一个多模式的途径，包括饮食、锻炼和戒烟。饮食应该包括摄取足够的热量、钙和维生素D。最佳的钙与维生素D摄取方式依然不明确，不同的医疗组织有不同的推荐。钙元素的摄取应该每天接近1200mg，而总的维生素D摄取应该至少每天800个国际单位。应该避免大量饮酒。

锻炼有助于降低髋部骨折的风险，也降低了所有骨折的风险，相关的风险减少了51%。建议每周进行3次每次至少30min的负重训练。随着时间推移，持续的锻炼方法是重要的，因为当锻炼停止后，锻炼的收益会很快减少。因此，选择一个有乐趣、能长期坚持的训练方案是很重要的。此外，骨质疏松症治疗的一个主要目的是预防脆性骨折，预防跌倒是治疗的一个重要内容。平衡训练已显示为减少跌倒风险最有帮助的锻炼方法。

吸烟加速骨丢失，在男性和女性中，吸烟均与髋部骨折风险增加相关，19%的髋部骨折的风险归因于吸烟。

钙与维生素D

钙对于充足的骨矿化是必需的。随着机体老化，血清钙减少，肠道钙吸收降低，尿液钙排泄增加。维生素D通过增加肠道钙吸收、肾脏钙重吸收，以及增加从骨骼中吸收钙等，来维持血清钙浓度。随着机体老化，皮肤产生的维生素D减少，同时肾脏转化25-（OH）D为1，25-（OH）D的能力降低，导致继发的甲状旁腺功能亢进，以及低钙血症和骨吸收。

在一些研究中，联合补钙和维生素D被证实明显减少了绝经后妇女骨折的风险，其中髋部骨折的发生率大概降低了26%~43%，并且总的非椎体骨折的发生率降低了23%~32%。补充钙剂（与食物中钙明显不同）增加了患肾结石的风险，同时对心血管疾病的影响依然不明确。

药物治疗

除了前面列出的干预措施外，药物治疗适用于高风险的个体。在2013年，针对绝经后妇女和50岁及以上男性，美国骨质疏松基金会发布了更新的药物治疗指南，列在表10.5中。应该在医生与患者及代理人（如果可能）讨论之后，基于患者的目标、预期寿命及具体的合并症等，将这些指南个体化。

骨质疏松症的药物治疗通常可以分为两类：主要作用于骨吸收的抗吸收药物，及主要作用于骨形成的合成代谢类药物。抗吸收药物包括双磷酸盐、替代治疗的激素、狄诺塞麦、雷尼酸锶和降钙素等。特立帕肽是目前唯一被批准用于骨质疏松症治疗的合成代谢类药物。

抗吸收药物

双磷酸盐是常用于预防和治疗骨质疏松症的药物。因为其功效、费用及可获取的关于安全性的长期数据等，通常被用作一线药物。双磷酸盐主要是通过抑制破骨细胞的骨分解，降低破骨细胞的效能，减少破骨祖细胞生成及促进破骨细胞凋亡等途径发挥作用。

双磷酸盐显著降低骨折风险，其中非椎体骨折的风险降低了20%~40%，而椎体骨折的风险降低了40%~50%。口服双磷酸盐有每天服用、每周服用及每月服用的配方。双磷酸盐在胃肠道的吸收很差，因此必须空腹服用，至少同时饮用0.3L水。此药物也会造成黏膜损害，因此患者服药后的30~60min不能躺下，以避免反流。

表10.5 骨质疏松的药物治疗指征

髋部或者椎体骨折的病史
在股骨颈或脊柱，通过 DEXA获取的T值≤2.5
在股骨颈或脊柱，T值在-1~-2.5之间，并且在10年内发生股骨颈骨折的可能性≥3%，或者发生任何严重的脆性骨折的可能性≥20%

不能耐受口服双磷酸盐的患者可以使用静脉配方。唑来磷酸每年注射一次，伊班磷酸钠每3个月给药一次。

双磷酸盐的使用存在一种理论上的担忧，即双磷酸盐可能会妨碍骨折的愈合。因为骨折的愈合包括激活破骨细胞和成骨细胞进行骨痂重塑，一种抑制破骨细胞活性的药物，例如双磷酸盐，可能会妨碍这个过程。在骨折之后，等待4~6周再开始使用双磷酸盐治疗是合理的。

双磷酸盐治疗的最佳持续时间并不明确，已知被证实的是，仅在治疗开始后的前5年双磷酸盐有利于骨折的预防。另外，双磷酸盐与下颌骨坏死和股骨粗隆下骨折等少发但严重的并发症相关。这些并发症似乎随用药持续时间的延长而上升。

目前，停经后长期通过激素治疗预防骨质疏松症是有争议的，主要是根据已发表的女性健康启动项目（Women's Health Initiative，WHI）的研究结果。这项研究评估了使用雌激素或者联合使用雌激素与孕激素治疗的女性，发现骨质疏松性骨折的发病率降低。

然而在联合使用激素治疗的患者中，脑卒中、心血管病变及乳腺癌的发生率均增加。根据这些发现，通常在使用抗骨吸收药物时（例如双磷酸盐），应该避免使用雌激素；而且仅应该在停经前后，在具有骨折高风险和有症状的女性中使用雌激素。

选择性雌激素受体调节剂（Selective Estrogen Receptor Modulators，SERMs），例如雷洛昔芬，作为骨的雌激素受体激动剂，抑制骨吸收及促进BMD增加。相较而言，SERMs对乳腺和子宫的雌激素受体产生拮抗作用。SERMs增加了血栓栓塞事件及血管舒缩综合征的风险，但同时雷洛昔芬减少了椎体骨折的风险。此类药物可能有利于停经后妇女中的一些特殊群体，例如具有与荷尔蒙相关的恶性肿瘤的病史及有预防乳腺癌需要的患者。他莫昔芬也是一种SERMs，并且主要被用于预防和治疗乳腺癌，很少被用于预防骨质疏松症，但是可能对骨有一定的保护作用。

成骨与骨吸收之间的平衡通常由骨信号系统经过RANKL旁路进行控制。RANKL通常由成骨细胞分泌，是一个与破骨细胞表面的RANK受体结合的配体，能够激活破骨细胞进行骨吸收。狄诺塞麦是抗RANKL的单克隆抗体，因此它的作用机制是减少RANKL诱导的破骨细胞活化。狄诺塞麦已被证实绝经后妇女使用能增加BMD，及减少髋部骨折、椎体骨折及非椎体骨折的发病率。狄诺塞麦治疗每6个月皮下注射1次。最常见的副作用包括低钙血症、皮疹、肌肉和骨痛、感染等。有低钙血症的患者应该在使用狄诺塞麦之前纠正低钙血症。

雷尼酸锶是一种可以在欧洲较多使用的口服药。它在理论上可以增加基质矿化，在抑制骨吸收的同时，对成骨的影响较小。其已被证明减少了绝经后妇女椎体骨折的风险，而且较小程度地减少了她们的非椎体骨折的风险，并且在高风险人群中减少了髋部骨折的风险。

降钙素作用于破骨细胞而抑制骨吸收。它可以被用作鼻喷雾剂，并且已被证实减少了椎体骨折的发病率。与双磷酸盐及甲状旁腺素相比，降钙素对BMD的作用是适度的。降钙素尚未显示出对髋部骨折或非椎体骨折风险的影响，因此没有被考虑作为治疗骨质疏松症的一线药物。降钙素可以在椎体压缩骨折中改善疼痛控制。

同化制剂

特立帕肽包含了PTH的84个氨基酸序列中的前34个。它的作用机制在于通过激活腺苷酸环化酶模拟PTH的作用。当间断给药时，其对骨组织产生净合成代谢作用。它能够增加全身的BMD，以及增加椎体和股骨的BMD，并且减少椎体及非椎体骨折的风险。使用特立帕肽的主要禁忌证是合并Paget骨病，因为在这些患者中，特立帕肽的使用与骨肉瘤风险增加呈相关性。

氟化物被评估为一种有可能被用于治疗骨质疏松症的同化制剂。尽管它能够增加BMD，但是没有相应地显示出减少骨折发病率，因而未被推荐用于治疗。

对骨质疏松症的病理生理及骨代谢理解的增加，促成了许多针对骨质疏松症治疗的新目标及新方法的产生。一些新药正处于临床试验的不同阶段，并且可能在不久的将来增加可用于治疗的选择。

监测进展

帮助指导复筛无骨质疏松及未接受药物干预的个体的数据是非常少的。在最近一项包括近5000名BMD 正常或骨量减少的绝经后女性的研究中，在15年时间内，骨质疏松症出现在不到10%的骨量正常或轻度骨量减少的女性中，在骨量中度减少（T值在-1.5~-1.99）的女性中，在5年时间内出现相似的进展速度，而在骨量进一步减少（T值在-2~-2.49）的女性中，在1年时间内出现相似的进展速度。

有几项已出版的指南被用于监测已经接受治疗的患者对治疗的反应。美国骨质疏松基金会推荐在治疗开始后2年，再次进行髋部及脊柱的DEXA检查，之后每2年复查，对于明显高风险的人群，进行更频繁的检测。美国临床内分泌协会推荐每1~2年，进行髋部及脊柱DEXA检查，直到达到平稳，然后每2年或间隔更长时间再进行检查。

二级预防

遗憾的是，尽管已经证实了骨质疏松症治疗的有效性，但是对于已经发生骨折的患者，骨质疏松症的治疗率依然很低。既往发生过骨折的女性患者，再次发生骨折的风险是未骨折女性的2倍，使她们成为骨质疏松症治疗及减少多因素的骨折风险的理想目标人群。治疗得到的绝对风险降低到6%，也就是说，需治疗16例患者才可能有1例患者见效。在过去的20年，尽管治疗率已上升，但许多患者错过了二级预防的机会，而且实践模式大不相同。最近的一项Meta分析显示在发生骨折的患者中，1%~45%具有骨质疏松症的诊断，并且1%~32%的患者接受过DEXA扫描。另外，2%~62%的患者接受过补钙和（或）补维生素D治疗，并且1%~65%的患者接受过药物治疗。男性和年龄更大的患者接受治疗的可能性较小。一些国际上应用的模式试图提高治疗率，包括苏格兰的骨折联络服务系统（Fracture Liaison Services）、美国的Kaiser Permanente健康骨骼计划（Kaiser Permanente Healthy Bones Program）、加拿大的骨质疏松示范治疗计划（Osteoporosis Exemplary Care Program）、澳大利亚的微创骨折联络服务系统（Minimal Trauma Fracture Liaison service）和新加坡的骨质疏松症患者的积极生活的目标与综合管理（Osteoporosis Patient Targeted and Integrated Management for Active Living）。

结论

骨质疏松症是一项重大的公共健康问题，因为脆性骨折可能会导致非常严重的并发症。在过去的20余年，已经在筛查处于风险的人群及对有骨质疏松表现的患者实施治疗方案等方面取得巨大进步。这些治疗方案显著减少了脆性骨折的发病率。需要更多的研究以更好地理解骨质疏松症的病理、生理变化，可以帮助开发新的治疗方案。

参考文献

[1] Cooper C, Campion G, Melton LJ 3rd. Hip fractures in the elderly: A world-wide projection. Osteoporos Int. 1992;2(6):285–289.

[2] Johnell O, Kanis JA. An estimate of the worldwide prevalence and disability associated with osteoporotic fractures. Osteoporosis Int. 2006;17:1726.

[3] Office of Medical Applications Research, National Institutes of Health. Osteoporosis: Consensus conference. JAMA. 1984;252:799–802.

[4] Berg RL, Cassells JS. Osteoporosis. The Second Fifty Years: Promoting Health Preventing Disability. National Academies Press, Washington, DC, 1990, pp. 76–100.

[5] Abbott TA, Lawrence BJ, Wallach S. Osteoporosis: The need for comprehensive treatment guidelines. Clin Ther. 1996;18:127–149.

[6] Ray NF, Chan JK, Thamer M, Melton LJ. Medical expenditures for the treatment of osteoporotic fractures in the United States in 1995: Report from the National Osteoporosis Foundation. J Bone Miner Res. 1997;12:24–35.

[7] Ross PD. Osteoporosis: Frequency, consequences, and risk factors. Arch Intern Med. 1996;156:1399–1141.

[8] Nguyen TV, Eisman JA, Kelly PJ, Sambrook PN. Risk factors for osteoporotic fractures in elderly men. Am J Epidemiol. 1996;144:255–263.

[9] Sambrook P, Cooper C. Osteoporosis. Lancet. 2006;267:2010–2018.

[10] Miller MD, Thompson SR, Hart J. Review of Orthopaedics, 6th Ed. Elsevier, Philadelphia, PA, 2012.

[11] Kanis JA. Diagnosis of osteoporosis and assessment of fracture risk. Lancet. 2002;359(9321):1929–1936.

[12] Marshall D, Johnell O, Wedel H. Meta-analysis of how well measures of bone mineral density predict occurrence of osteoporotic fractures. BMJ. 1996;312:1254–1259.

[13] Kanis JA, Gluer CC, for the Committee of Scientific Advisors, International Osteoporosis Foundation. An update on the diagnosis and assessment of osteoporosis with densitometry. Osteoporos Int. 2000;11:192–202.

[14] Cummings SR, Melton LJ. Epidemiology and outcomes of osteoporotic fractures. Lancet. 2002;359(9319):1761–1767.

[15] Esses SI, McGuire R, Jenkins J, et al. The treatment of symptomatic osteoporotic spinal compression fractures. J Am Acad Orthop Surg. 2011;19(3):176–182.

[16] Center JR, Nguyen TV, Schneider D, Sambrook PN, Eisman JA. Mortality after all major types of osteoporotic fracture in men and women: An observational study. Lancet. 1999;353:878–882.

[17] Poór G, Atkinson EJ, O' Fallon WM, Melton LJ III. Determinants of reduced survival following hip fractures in men. Clin Orthop. 1995;319:260–265.

[18] Browner WS, Pressman AR, Nevitt MC, Cummings SR. Mortality following fractures in older women: The Study of Osteoporotic Fractures. Arch Intern Med. 1996;156:1521–1525.

[19] Cooper C, Atkinson EJ, Jacobsen SJ, O' Fallon WM, Melton LJ III. Population-based study of survival after osteoporotic fractures. Am J Epidemiol. 1993;137:1001–1005.

[20] Tajeu GS, Delzell E, Smith W, Arora T, Curtis JR, Saag KG, Morrisey MA, Yun H, Kilgore ML. Death, debility, and destitution following hip fracture. J Gerontol A Biol Sci Med Sci. 2014;69(3):346–353.

[21] Egol KA, Koval KJ, Zuckerman JD. Functional recovery following hip fracture in the elderly. J Orthop Trauma. 1997;11(8):594–599.

[22] Moran CG, Wenn RT, Sikand M, Taylor AM. Early mortality after hip fracture: Is delay before surgery important? J Bone Joint Surg Am. 2005;87(3):483–489.

[23] Puhaindran ME, Farooki A, Steensma MR, Hameed M, Healey JH, Boland PJ. Atypical subtrochanteric femoral fractures in patients with skeletal malignant involvement treated with intravenous bisphosphonates. J Bone Joint Surg Am. 2011;93(13):1235–1242.

[24] Court-Brown CM, Clement ND, Duckworth AD, Aitken SA, Biant L, Mcqueen MM. The spectrum of fractures in the elderly. Bone Joint J. 2014;96-B(3):366–372.

[25] Court-Brown CM, Garg A, McQueen MM. The epidemiology of proximal humeral fractures. Acta Orthop Scand 2001;72(4):365–371.

[26] Rangan A, Handoll H, Brearley S, Jefferson L, Keding A, Martin BC, Goodchild L, Chuang LH, Hewitt C, Togerson D. Surgical vs nonsurgical treatment of adults with displaced fractures of the proximal humerus: The PROFHER randomized clinical trial. JAMA. 2015;313(10):1037–1047.

[27] Okike K, Lee OC, Makanji H, Morgan JH, Harris MB, Vrahas MS. Comparison of locked plate fixation and nonoperative management for displaced proximal humerus fractures in elderly patients. Am J Orthop. 2015;44(4):E106–E112.

[28] Feskanich D, Willett W, Colditz G. Walking and leisure-time activity and risk of hip fracture in postmenopausal women. JAMA. 2002;288:2300.

[29] Kemmler W, Haberle L, von Stengel S. Effects of exercise on fracture reduction in older adults: A systematic review and meta-analysis. Osteoporosis Int 2013;24:1937.

[30] Rosen HN, Drezner MK. Overview of the Management of Osteoporosis in Postmenopausal Women. UpToDate, 2014.

[31] Hoidrup S, Prescott E, Sorensen TI, et al. Tobacco smoking and risk of hip fracture in men and women. Int J Epidemiol. 2000;29(2):253–259.

[32] National Osteoporosis Foundation. Clinician' s Guide to Prevention

and Treatment of Osteoporosis. http://nof.org/files/nof/public/content/file/917/upload/481. pdf (accessed 12 May 2015).

[33] Neer RM, Arnaud CD, Zanchetta JR, et al. Effect of parathyroid hormone (1–34) on fractures and bone mineral density in postmenopausal women with osteoporosis. N Engl J Med. 2001;344(19):1434–1441.

[34] Gourlay ML, Fine JP, Preisser JS, et al. Bone-density testing interval and transition to osteoporosis in older women. N Engl J Med. 2012;366:225–233.

[35] Watts NB, Bilezikian JP, Camacho PM, et al. American Association of Clinical Endocrinologists medical guidelines for clinical practice for the diagnosis and treatment of postmenopausal osteoporosis. Endocr Pract 2010;16(Suppl 3):1.

[36] Sale EM, Beaton D, Bogoch E. Secondary prevention after an osteoporosis-related fracture. Clin Geriatr Med 2014;30:317–332.

[37] Giangregorio L, Papaioannou A, Cranney A, et al. Fragility fractures and the osteoporosis care gap: An international phenomenon. Semin Arthritis Rheum 2006;35:293–305.

11

老年人的其他骨病

Stuart H. Ralston

简介

到目前为止，骨质疏松症是造成老年人脆性骨折的最重要原因，此外，导致肌肉骨骼疼痛、畸形和骨折的原因还包括转移性骨病、Paget骨病（Paget's Disease of Bone，PDB）、骨软化症等。肿瘤转移性骨病将在第16章论述。本章将论述PDB、骨软化症、CRPS、原发性甲状旁腺功能亢进（Primary Hyperparathyroidism，PHPT）和肾性骨病等疾病的临床表现、鉴别诊断及治疗。

Paget骨病

PDB是一种在具有欧洲血统的人群中常见的代谢性骨病。在细胞水平，以紊乱的骨组织局灶性区域为特征。这种异常的骨重建能够影响PDB患者骨骼系统中的一处或多处骨骼。Paget骨病主要影响中轴骨，最常累及的骨骼包括骨盆、股骨、胫骨、腰椎、颅骨和肩胛骨。Paget骨病通常是无症状的，并且有数据表明，估计仅有10%~20%的患者接受了医疗处理。然而在临床上出现的患者中，骨痛与该病的其他并发症很常见，导致一些患者具有较高的并发症发病率。

流行病学

Paget骨病在40岁以前是非常少见的，但是此后其发病率逐渐上升，到85岁时，已经影响了多达8%的英国人口。Paget骨病常见于来自西北欧与南欧的白种人，但是在斯堪的纳维亚人、中国人、日本人，以及其他部分亚洲人中是罕见的。种族差异在移民之后依然持续，支持了遗传因素在病因学中的重要性。然而，在过去的25年，PDB的发病率在大部分国家已经降低，提示环境因素也发挥了作用。已显示的诱发PDB的环境因素包括副黏病毒感染，儿童时期的食物中钙质不足，维生素D缺乏，反复的机械负荷及骨骼损伤和暴露于环境毒素。副黏病毒感染是唯一经过实验研究的因素，但是试图从Paget组织中分离病毒蛋白质及核酸的研究的结果仍存争议。

病理生理

PDB的最主要病变是破骨性骨吸收增加。PDB的破骨细胞较正常破骨细胞大，并且其中的一些含有核包涵体（图11.1）。过去认为这是副黏病毒的核衣壳，但是不断增加的证据提示，它们可能是自噬旁路缺陷所导致的蛋白聚集体。Paget骨病与成骨增加、骨髓纤维化及骨血管化增加相关。尽管受影响骨骼的密度由于骨硬化而增加，但由于骨板是以一种混乱的方式（编织骨）沉积，因此所形成的骨组织结构异常，从而降低了机械强度。

在过去的10余年，遗传因素在PDB的病理生理中的重要性已经变得很明确。许多患者具有该病的阳性家族史，并且患者的一级亲属的发病风险是无病史及家族史人群的7倍。PDB也能够以常染色体显性遗传方式遗传，并且该模式在15%~40%的家庭中被观察到。

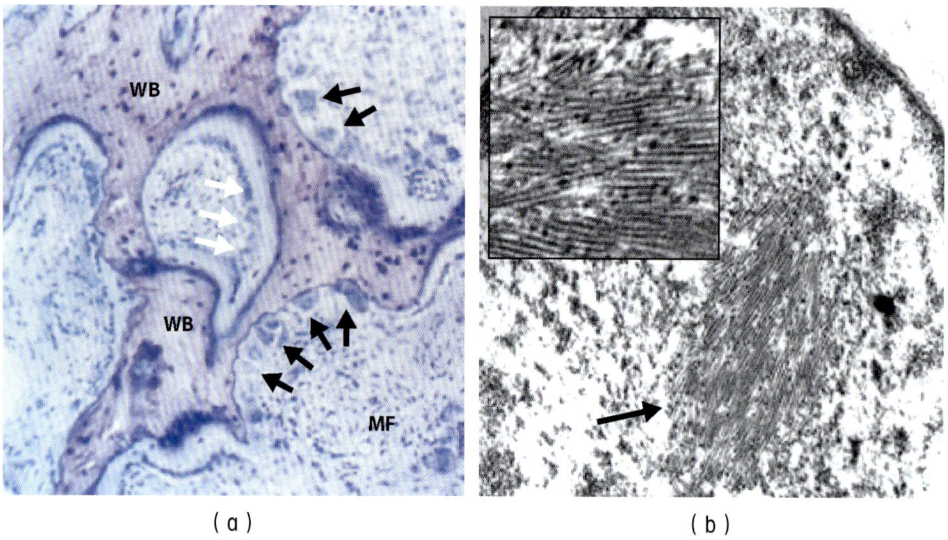

图11.1 PDB的组织学体征。（a）甲苯胺蓝染色的活动性Paget骨病患者的髂骨穿刺活检标本。钙化骨被染色为深蓝色，而骨样组织被染色为浅蓝色。有活动性PDB的典型特征，即破骨细胞数量明显增加，被侵蚀的边缘（黑色箭头）与成骨并存（白色箭头）。有广泛的骨髓纤维化（Marrow Fibrosis，MF）及编织骨（Woven Bone，WB）；（b）透射电镜下可见Paget骨病的破骨细胞内的核包涵体。嵌图显示了更高分辨率的核包涵体图像

全基因组关联分析（Genome Wide Association Studies，GWAS）证实了一些PDB的易感基因和位点。这些基因和位点被总结在表11.1中。大部分牵涉其中的基因对破骨细胞的分化和功能起作用。最重要的PDB 易感基因是位于5号染色体长臂3区5带（5q35）的SQSTM1基因。SQSTM1基因编码p62蛋白。这种蛋白作为RANK信号通路受体激活因子的支架，对破骨细胞的分化和活性起到关键作用。在PDB中，与疾病相关的突变聚集在蛋白的泛素相关（Ubiquitin Associated，UBA）区域，并通过各种不同的机制导致RANK信号通路的激活及促进破骨细胞生成。在一些罕见的类似PDB的综合征中，如家族性膨胀性骨溶解（Familial Expansile Osteolysis，FEO）、骨骼膨胀性高磷酸酯酶血症（Expansile Skeletal Hyperphosphatasia，ESH）和早发性家族性Paget骨病（Early-onset Familial Paget's Disease，EoPDB）等，编码激活RANK受体激活因子的TNFRSF11A基因发生突变。所有的这些疾病在青春期表现出早发而严重的类似PDB的表型。突变集中在信号肽，并导致破骨细胞活化。另外，在典型的PDB中进行的GWAS，证实了TNFRSF11A位点的常见变异与典型的PDB相关。其分子机制尚未被完全了解。编码骨保护素（OPG）的TNFRSF11B基因出现引起功能丧失的突变后，导致少年型PDB表现为儿童时期出现临床表现。VCR、hnRNPA2B1和hnRNPA1等基因的突变，导致罕见的包涵体肌病、Paget骨病和额颞痴呆。这些致病性突变引起了异常蛋白质在脑、肌肉和骨骼中聚集。

通过关联分析，位于10号染色体短臂1区3带（10p13）的OPTN基因，被认为是无SQSTM1基因突变患者的家族性PDB的一个病因，并且通过全基因组关联分析，OPTN基因被认为是非家族性PDB的一个病因。致病性变异与OPTN的mRNA表达减少相关。这提示OPTN是破骨细胞分化和（或）活化的抑制基因，并提示这种表达水平的降低通过引起破骨细胞活化而诱发PDB。到目前为止，OPTN 位点的致病性突变仍未被发现。GWAS已确定其他PDB的易感位点在CSF1、RIN3、DCSTAMP、NUP205、PML等基因中，或与这些基因相邻。CSF1基因编码的巨噬细胞集落刺激因子在破骨细胞的分化中起到至关重要的作用；DCSTAMP基因编码树突细胞表达的7种跨膜蛋白，这些蛋白在促进单核破骨祖细胞融合为多核破骨细胞中起到了尤为重要的作用。RIN3、NUP205及PML等基因在骨代谢中的作用至今仍不明确，但很可能这些基因将被证明（或者邻近的基因）对破骨细胞的分化或功能起作用。

临床表现

Paget骨病的发病方式多种多样，但最常见的是骨痛，出现在50%~70%的病例中。其他的表现形式

表11.1 Paget骨病的易感基因及位点

基因	位点	发现模式	表型	蛋白	功能
SOSTM1	5q35	连锁分析	PDB	p62	参与NF-κB信号通路和自噬的RANK下游支架蛋白
TNFRSF11A	18q21	连锁分析和GWAS	FEO、ESH、EoPDB、PDB	RANK	破骨细胞分化和活性的关键受体
TNFRSF11B	8q24	连锁分析和候选基因	JPD	OPG	抑制破骨细胞分化和活性的诱骗受体
VCP	9q21	连锁分析	IBMPFD	VCP	参与NF-κB信号通路、自噬及各种其他功能的细胞内蛋白
hnRNPA2B1	7p15	连锁分析和外显子组测序	IBMPFD	核不均一性核糖核蛋白A2/B1	RNA结合蛋白，沉默导致蛋白质自组装为聚集体
hnRNPA1	12q13	连锁分析和外显子组测序	IBMPFD	核不均一性核糖核蛋白A1	RNA结合蛋白，沉默导致蛋白质自组装为聚集体
OPTN	10p13	连锁分析和GWAS	PDB	Optineurin	信号分子
CSF1	1p13	GWAS	PDB	M-CSF	破骨细胞和巨噬细胞分化的关键细胞因子
TM7SF4	8q22	GWAS	PDB	DC-STAMP	破骨前体细胞融合形成成熟破骨细胞的关键受体
RIN3	14q32	GWAS	PDB	Rab - Ras interactor protein-3	参与囊泡运输，在骨骼中的作用尚不明确
NUP205	7q33	GWAS	PDB	核孔蛋白205 kDa	在核孔复合物组装中起作用，在骨骼中的作用尚不清楚
PML	15q24	GWAS	PDB	早幼粒细胞白血病蛋白	在基因转录中起作用，在骨骼中的作用尚不清楚

注释：EoPDB（Early-onset Familial Paget's Disease），早发性家族性Paget骨病；ESH（Expansile Skeletal Hyperphosphatasia），骨骼膨胀性高磷酸酯酶血症；FEO（Familial Expansile Osteolysis），家族性膨胀性骨溶解；IBMPFD［Inclusion Body Myopathy Associated with Paget's Disease of Bone and(or) Frontotemporal Dementia］，与Paget骨病或额颞痴呆相关的包涵体肌病；JPD（Juvenile Paget's Disease），少年Paget病；PDB（Paget's disease of bone），Paget骨病

包括骨骼畸形、耳聋及病理性骨折等。在最近的一个英国的病例系列中，50%的患者出现疼痛，18%的患者出现畸形，6%的患者出现耳聋，5%的患者出现病理性骨折。在同一系列中，大约20%的患者是真正无症状的，并且疾病是由于患者因为其他原因接受血液检测或X线检查时意外发现的。

PDB的临床表现包括骨骼畸形和膨胀、受累骨的温度上升和病理性骨折等。骨骼畸形在负重骨中最为常见，例如股骨和胫骨（图11.2），但是当颅骨受累时，患者会因为颅骨扩大而抱怨帽子不再合适。神经系统的问题，例如耳聋、颅神经缺损、神经根性疼痛、脊髓受压和椎管狭窄等，已经被认识到是由于受累骨扩大并侵犯脊髓或颅神经孔所导致的并发症。出人意料的是，耳聋很少由听神经受压造成，而是由于颞骨硬化导致的传导替代所致。据报道，Paget骨病的受累骨骼的血供增加，会使心脏储备功能有限的老年患者突然发生高排量的心力衰竭，但这却是极其罕见的。高钙血症可能会发生在制动的患者。骨肉瘤是一种罕见但严重的并发症，影响了不到0.01%的病例。其表现为不断恶化的疼痛和（或）受累部位的肿胀。

检查

PDB一般能够通过X线片进行诊断。X线片显示出骨膨胀伴有异常的骨小梁模式、骨皮质增厚、透光和硬化交互的区域等典型特征（图11.2）。通常血清碱性磷酸酶（Alkaline Phosphatase，ALP）升高，但可能是正常的，是因为仅累及一处骨骼，或是因为疾病是代谢不活跃的。PDB的其他常规生化检测是正常的，造成了PDB中ALP单独升高的一种典型模式。核素骨扫描是一种明确PDB诊断，及其病变范围的有效方法，因为骨转换增加的部位充分摄取同位素指示剂。骨扫描显示出受累骨连续、大量地摄取同位素指示剂的图像，具有实际的诊断价值（图11.2）。Paget骨病偶尔会与硬化性骨转移相混淆。尽管X线片和骨扫描的表现通常允许做出正确的诊断，但有时要求对受累部位进行骨活检。对于这一点，应该强调PDB可能与转移性骨肿瘤同时存在。

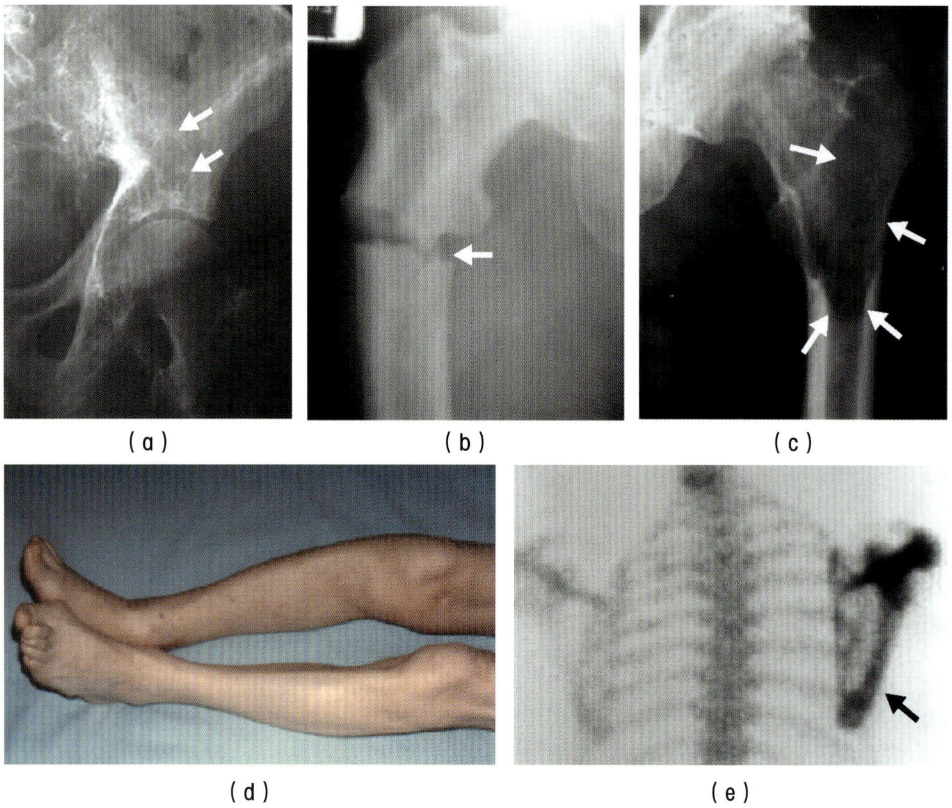

图11.2 PDB的临床与影像学特征。（a）PDB患者的X线片显示骨盆左侧异常的骨小梁结构，及骨硬化和骨溶解交互的区域（白色箭头）；（b）Paget 病患者右侧股骨的病理性骨折（白色箭头）；（c）Paget骨病患者左侧股骨干的溶骨性病变。同时存在股骨头硬化和髋关节继发性骨性关节炎；（d）PDB患者的胫骨畸形；（e）PDB患者的核素骨扫描显示受累及的肩胛骨强烈而均匀地摄取同位素指示剂（黑色箭头）

监测PDB骨代谢活跃水平的最简单和方便的方法是检测ALP。ALP在高骨转换的患者中增高，经过用于PDB的双磷酸盐和其他抗骨吸收药物治疗后下降。尽管ALP水平在PDB中显示了骨转换的水平，但是与一些症状（例如骨痛）没有很好的相关性，并且ALP仍未被作为并发症的预测因素。

治疗

治疗的主要目的是改善骨痛，可以通过抗骨吸收治疗或使用镇痛药物进行处理。仍然没有证据显示医学治疗能够预防或者逆转PDB的并发症，例如骨折、畸形、耳聋及骨性关节炎等。

可以通过破骨细胞抑制剂来治疗因患PDB而增加的骨转换。尽管各种各样的破骨抑制剂已被应用于PDB，但目前的治疗仍选用双磷酸盐。双磷酸盐是一类与焦磷酸盐相关的复合物，在焦磷酸盐中，磷酸酯基团通过一个碳原子相连，不同的侧链能够附着于该碳原子。一半的磷酸酯基团与钙结合，从而导致双磷酸盐与骨骼中的羟基磷灰石晶体充分结合。当被吸收骨组织的破骨细胞摄取时，双磷酸盐就特异性地靶向定位骨转换增加的区域。然后，双磷酸盐在破骨细胞内被释放，损害破骨细胞功能，导致其死亡，该机制使双磷酸盐成为治疗PDB的理想候选药物。

在PDB中，局限于一个受累部位且被认为是由增高的代谢活动所致的骨痛，是双磷酸盐治疗的主要指征。尽管双磷酸盐对于治疗继发于PDB的骨痛有效，但有时很难将这种类型的疼痛与其他疾病所致的疼痛进行区分，例如骨性关节炎或神经受压所致骨痛。因此，要求仔细的临床评估以确定PDB患者可能的致痛原因。但实际上，在一个最近来源于专科门诊的病例分析中，大概有1/3被认为具有由增高的代谢活动所致疼痛的患者，对双磷酸盐治疗无反应，提示可能其他的原因在起作用。

有几种双磷酸盐已获得用于治疗PDB的许可，其中使用最广泛的是含氮双磷酸盐，如帕米磷酸二钠、唑来磷酸、利塞磷酸等（表11.2）。相较于单纯的双磷酸盐，如依替磷酸、替鲁磷酸等，这些药物

表11.2 用于治疗Paget骨病的双磷酸盐

药物	方案	碱性磷酸酶正常化	作者
依替磷酸盐	口服 400mg/天，连续3~6个月	5%~17%	Roux等
替鲁磷酸盐	口服 400mg/天，连续3~6个月	17%	Roux等
帕米磷酸二钠[a]	60 mg静脉滴注，连续3天	56%	Walsh等
阿仑磷酸钠[b]	每天口服40 mg，连续3个月	63%~71%	Siris等
利塞磷酸钠	每天口服30mg，连续2个月	53%~60%	Reid等
唑来磷酸	单次静脉滴注5mg	88%	Reid等

[a]在一种或者多种情况下使用的其他不同的方案，包括15mg、30mg和45mg静脉滴注；

[b]阿伦磷酸钠在英国和欧洲未获准用于治疗PDB

抑制PDB的骨转换更为有效。唑来磷酸是特别高效的，可以使PDB的骨转换水平维持在正常，单次注射后，效果可以维持几年。应该强调的是双磷酸盐抑制骨转换的效果与对疼痛的反应之间的相关性较差。这很可能是因为疼痛可由代谢活动增高以外的其他原因造成，并且可能未完全发生骨转换时也存在疼痛的症状。降钙素偶尔用于有使用存在双磷酸盐禁忌时。然而，与双磷酸盐相比，降钙素不便于管理，并且价格较高和作用持续时间较短。如果疼痛症状复发，可再次给予抗骨吸收药物，特别是如果伴有骨代谢增高的证据时。

也可以使用镇痛药、非甾体类抗炎药（NSAIDs）和抗神经病理性疼痛药物对PDB的骨痛进行治疗。尽管这些药物没有在关于PDB骨痛的临床试验中得到过特别的研究，但是临床经验提示它们通常是有效的。实际上，在Paget骨病的加强治疗与对症治疗的随机对照试验（Paget’s Disease Randomized Trial of Intensive Versus Symptomatic Management，PRISM）中，使用2种或2种以上的镇痛药，并间断地使用双磷酸盐对未完全治愈的患者进行治疗。与使用加强的双磷酸盐治疗相比较，这种治疗方式对Paget骨病的骨痛有相同的疗效。

手术治疗

PDB的手术治疗有几项指征（表11.3），但最常见的3项是病理性骨折、骨性关节炎和椎管狭窄。

一般来说，PDB的手术治疗会是一项挑战，因为骨的血供增加、骨畸形和骨硬化均增加了手术难度。但是除了这些外，PDB手术治疗的疗效通常是较好的。特别是PDB的骨折愈合正常地进行，没有病例分析显示不愈合或延迟愈合的风险增加。

表11.3 手术治疗在Paget骨病中的作用

指征	手术技术
骨性关节炎	关节置换手术
骨折	使用髓内钉、钢针或钢板复位骨折
长骨畸形	截骨
椎管狭窄	椎管减压
即将发生骨折	预防性使用髓内钉、骨圆针或钢板
骨肉瘤	肿瘤切除或截肢

传统上认为，PDB患者在手术治疗前应该尝试使用破骨细胞抑制剂治疗以使骨代谢正常，但是没有很好的证据提示这样做有什么区别。事实上，唯一关注这一点的研究，仅以综述的形式发表过，没有证据显示使用双磷酸盐治疗的PDB患者与未使用者在失血上的差异。

发生骨肉瘤的患者可能需要骨科手术治疗，但是即使进行积极的手术治疗，预后也较差，5年的总体存活率大概为6%。

骨软化症

骨软化症是以骨的矿化缺陷为特征的一种综合征。到目前为止，老年人最常见的病因是慢性维生素D缺乏，但是在儿童及年轻个体中，其可能由一些参与维生素D活化和作用及肾小管磷酸盐重吸收的通路的遗传缺陷所致。一个非常罕见的原因是由于肿瘤异位分泌FGF23。骨软化症在临床上以骨骼和肌肉疼痛、肌无力、脆性骨折和假骨折为特征。

流行病学

骨软化症曾经是英国和其他北欧国家的一种常见疾病，但是现在非常罕见。很难估计骨软化症的发病率与患病率，因为诊断是结合临床表现和（或）病理报告得出的。

因此，患病率的信息主要来自因疾病的症状和体征而就诊的患者病例，或者接受骨活检的患者病例。在20世纪70年代，几项来自英国的研究显示骨软化症主要影响亚洲移民。例如，1975—1979年间，在伦敦皇家国立骨科医院就诊的45例骨软化症患者的病例系列中，44例（97%）为亚裔。在苏格兰格拉斯哥有相似的报道。亚裔人口中骨软化症的高发病率被认为是因为皮肤合成维生素D减少，以及一些妇女衣着覆盖皮肤的习俗所致。不能离家的老年患者同样具有骨软化症发病率增加的风险，并且这可能对一些患者的髋部骨折的发病机制有一定影响。在20世纪70年代，一项基于Leeds的研究报道了20%~30%的髋部骨折患者具有骨软化症的征象，然而大概在同一时间，另一项由Cardiff进行的研究，报道的患病率为5%。最大规模的病例分析来自Priemel及其同事的研究。他们分析了675例来自德国北部汉堡地区的研究对象的骨活检标本。这个研究组别包括401例平均年龄为58岁的男性和274例平均年龄为68岁的女性。这些研究对象是因创伤、自杀和其他原因而突然死亡的。这项研究使用骨样组织量/骨组织量大于10%定义骨软化症，是先前被建议用于进行诊断的阈值。研究者报道了该病例分析1%的患者具有骨软化症。

病理生理学机制

骨软化症的病因总结在表11.4中。骨软化症是由饮食差、吸收不良或缺乏阳光暴露、维生素D代谢的遗传缺陷等引起的维生素D（维生素D_3）缺乏，以及肾脏磷酸盐处理的遗传缺陷所造成。骨软化症可由一些药物引起，以及由肿瘤过度产生FGF23所致。不同原因的骨软化症将在下面讨论，传统的维生素D缺乏性骨软化症被认为是最常见的。对这些不同病因的相对频率的研究较少，但是在最近发表的一个包含28例骨软化症患者的病例分析中，提及在巴塞罗那一所教学医院20年期间就诊的患者中，大概一半具有维生素D缺乏相关的骨软化症，而这些患者中一半是因为高磷酸血症导致的骨软化症。因为老年人骨软化症的主要原因是维生素D缺乏，在本章中，病理生理的讨论将集中在维生素D缺乏性软骨病的机制。

维生素D代谢的关键步骤在图11.3中说明。循环中的维生素D有两个来源。内源性合成途径是紫外线（Ultraviolet Light，UV）作用于皮肤的结果，将7-脱氢胆固醇转化为胆钙化醇。其余的维生素D从食物中吸收。据估计，70%的维生素D来源于皮肤，30%来源于食物。一旦进入血循环，维生素D在肝脏进行25位置的羟化，产生25-（OH）D，并在肾小管进行二次羟化，产生活性代谢产物1, 25-$(OH)_2D$。如果皮肤产生或者肠道吸收维生素D下降，肝脏产生的25-（OH）D相应减少。依次导致肾脏产生1, 25-$(OH)_2D$的量减少。因为1, 25-$(OH)_2D$的水平低，肠道钙吸收减少，因而导致血清钙水平下降和PTH分泌增加。PTH水平上升导致骨转换增加，并促进肾小管的磷排泄，以试图提高细胞外的钙水平。最初，这些自我平衡反应足以维持正常血钙，但是如果维生素D缺乏长期持续地存在，会出现进行性的骨脱矿，伴随钙和磷从骨骼中共同丢失，导致矿化不良骨的堆积。

临床表现

在早期阶段，骨软化症可能没有症状或表现出非特异性症状，例如萎靡不振和虚弱。随着疾病进

表11.4 骨软化症的病因

病因	机制
维生素D 缺乏	缺乏阳光暴露，饮食差或者吸收不良
慢性肾病	因为肾功能衰竭，1, 25-$(OH)_2D$的合成减少
抗维生素D性软骨病	功能丧失性维生素D受体基因突变
维生素D依赖性软骨病	功能丧失性亲环素D（CYPD）基因突变
遗传性低磷酸盐血症性软骨病	肾脏磷排泄与低磷酸血症
铝	矿化的理化抑制
双磷酸盐	矿化的理化抑制
低磷酸酯酶症	功能丧失性组织非特异性碱性磷酸酶（TNALP）基因突变导致焦磷酸盐堆积，因而损害矿化

展，患者可能经历肌肉疼痛、虚弱、骨痛、全身不适和骨折等。尤其是肢体近端的肌肉受到影响，导致患者以鸭步行走和挣扎着爬上楼梯或离开座椅。在临床检查中，可能发现骨痛和肌肉压痛，肋骨和骨盆发生骨裂时，可能会出现局部骨痛。

检查

常规生化筛查的典型发现是ALP水平升高、血钙水平降低或者正常及血磷水平降低。在未经治疗的骨软化症中，25-（OH）D的血清水平是不能被检测到的，并且PTH水平升高。X线片的典型表现是骨量减少，并且随疾病进展，可能在肋骨、骨盆或者长骨中观察到假性骨折（图11.4）。可能会观察到椎体骨折。核素骨扫描可能在肋骨和骨盆发生假性骨折的部位出现多个热点，这种表现有时会与骨转移相混淆。可以通过髂骨穿刺活检明确诊断。活检显示骨样组织层增厚及范围变大（图11.4）的患者可以确诊，但是这对于具有该病典型临床表现和生化特征的患者不是必要的检查。

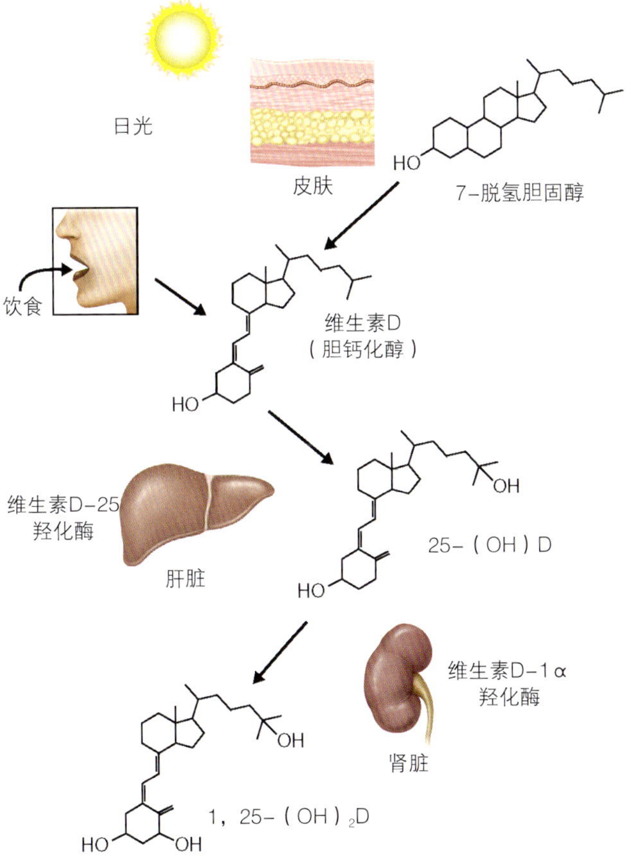

图11.3 维生素D的代谢。维生素D来源于食物，以及由皮肤中的7-脱氢胆固醇转化而来。然后在肝脏由维生素D-25羟化酶在25位进行羟化，且在肾脏由维生素D-1α羟化酶进一步羟化以产生活性代谢产物1，25-（OH）$_2$D。1，25-（OH）$_2$D与肠道的维生素D受体相互作用，增加钙吸收，并与骨骼中的维生素D受体相互作用，调节骨细胞的分化及功能

治疗

维生素D对维生素D缺乏性骨软化症的治疗效果显著。不同剂量的方案被用于治疗，但没有证据显示哪一个方案优于另一个。一种方法是每天给予3200单位的维生素D12~24周，之后减至每天400~800单位的维持量，减量时间及剂量取决于ALP的反应、血钙和血清磷酸盐等。另一种方法是每1周或2周给予更高的剂量（25 000~50 000单位），最多不超过10周，然后减至每天400~800单位的维持量。通常开始维生素D治疗后，症状及一般情况会随之快速好转。因为骨再矿化，血清ALP水平可能在开始时升高，但最终由于骨病治愈，ALP水平降至正常。患者在临床及生化方面对治疗无反应，提示是其他诊断，例如低磷酸盐血症性骨软化症。

具有低磷酸盐血症性骨软化症和慢性肾脏损害相关性骨软化症的患者，应该使用活性维生素D代谢产物1α羟化维生素D或1，25-（OH）$_2$D，每天1~3μg。肿瘤诱导性的骨软化症患者也可能需要补充磷酸盐。

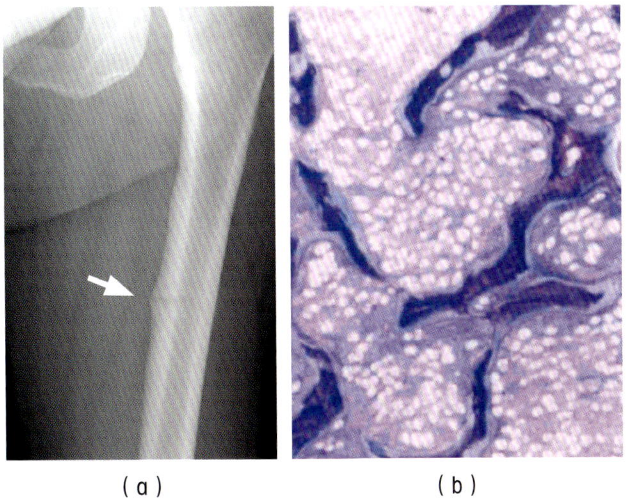

图11.4 骨软化症的影像学及组织学特征。（a）严重维生素D缺乏患者的假性骨折；（b）甲苯胺蓝染色的骨软化症患者的髂骨穿刺活检标本。钙化骨组织染色为深蓝色，骨样组织染色为浅蓝色。几乎所有的骨表面均由较厚的骨样组织覆盖，符合严重的骨软化症表现

肿瘤转移性骨病

肿瘤转移性骨病可能表现为不同形式的局部或全身进行性的骨痛、广泛的区域性疼痛、脊髓受压的症状或病理性骨折导致的急性疼痛等。常表现出系统性特征，例如体重减轻和厌食，以及与原发肿瘤相关的症状。最常见地转移至骨骼的肿瘤是骨髓瘤，以及来自支气管、乳腺、前列腺、肾脏和甲状腺的肿瘤。更多的细节在第16章详述。

复杂性局部疼痛综合征

CRPS也被称为反射性交感萎缩综合征或痛性肌萎缩，表现为逐步发病的局部疼痛、肿胀和压痛，通常影响肢端。CRPS同样会影响股骨近端，已知可表现为髋部的一过性骨质疏松。CRPS以受累骨局部的骨质疏松和自主神经功能障碍的表现为特征，伴随异常出汗、表面皮肤的颜色和温度的改变。病因尚不明确，但是交感神经的过度活跃被认为是造成CRPS的许多特征的原因。易导致骨折、软组织损伤等并发症。据估计，25%的Colles骨折患者可能会发生一定程度的CRPS，可能与软组织损伤、妊娠及其继发疾病相关，或者能够自发产生。

生化或血液检测没有异常，但是X线片显示受累部位的局限性骨质疏松。核素骨扫描显示出分布不均匀的局部指示剂吸收增加，而MRI 扫描可能显示局部骨髓水肿。鉴别诊断包括感染和恶性肿瘤。由于缺乏急性期反应或恶性肿瘤的其他全身症状，通常CRPS的诊断在临床上是明确的，但是如果有必要，可以对受累部位进行活检。在CRPS中，骨活检仅显示出典型的局部骨量减少。

治疗目的是控制疼痛和鼓励活动。已经尝试过多种治疗，包括镇痛剂、NSAID、抗神经病理性疼痛药物、降钙素、糖皮质激素、β受体阻滞剂、交感神经切除术和双磷酸盐等，但是没有一项是特别有效的。尽管许多患者具有持续的症状，不能恢复正常功能或活动能力，但在大部分病例中，疾病症状随时间推移而逐渐自行缓解。

原发性甲状旁腺功能亢进

PHPT影响了大概0.15%的人口。受影响的女性是男性的3倍，并且超过90%的患者年龄大于50岁。通常由一侧甲状旁腺的腺瘤导致。许多PHPT患者是无症状的，而且疾病是通过常规的生化检查偶然被发现的。典型的表现是高钙血症伴血清磷酸盐的水平较低或在正常范围内偏低，以及血清PTH正常或升高。PHPT患者发生骨质疏松症的风险增高，因为PTH的水平上升，刺激骨吸收超过骨形成，导致骨丢失，特别是在绝经后妇女中。因此PHPT最常见的骨骼表现是骨质疏松。骨质疏松症在第10章进行了详细论述。

PHPT很少会表现出的特殊骨骼异常，被称为甲状旁腺功能亢进性骨病。具有甲状旁腺功能亢进性骨病的患者往往具有较大的腺瘤或甲状旁腺癌，以及严重的高血钙及ALP 水平升高。血清磷酸盐水平较低，并且通常PTH水平显著增高。这些患者的骨活检显示明显的骨吸收及骨形成，并伴有骨髓纤维化——一种被称为囊性纤维性骨炎的表现。甲状旁腺功能亢进性骨病的典型影像学特征是骨膜下骨侵蚀，可以通过手部X线片检查被发现，尽管这种情况可能表现为局部溶骨性损害，被误认为是转移性骨肿瘤。甲状旁腺功能亢进性骨病容易与癌症相关性骨病相鉴别，因为事实上前者中的PTH水平增高，而后者中的PTH水平较低或检测不到。

对于同时患有PHPT和骨质疏松症的患者及患甲状旁腺功能亢进性骨病的患者，建议进行甲状旁腺切除术。对于不能进行甲状旁腺切除的患者，可以使用双磷酸盐或激素替代治疗。临床经验提示，在甲状旁腺切除后，轻度PHPT患者的骨质疏松常随之改善。相似的是，尽管在甲状旁腺切除术后，患者可能会因为“骨饥饿综合征”而发生低钙血症，但术后甲状旁腺功能亢进性骨病也可治愈。这被认为是由于骨骼快速矿化及细胞外间室的钙沉积于骨样组织中。实践经验提示可以通过在术前及术后几天给予钙剂和维生素D的活性产物，降低患病风险。

肾性骨病

慢性肾病（Chronic Kidney Disease，CKD）患者发生骨病的风险大大增加，并且可以表现为几种形式，包括骨质疏松症、骨软化症和继发性甲状旁腺功能亢进等。骨质疏松症是最常见的问题，因此

CKD患者与普通人群相比，发生骨折的风险明显增高。正如图11.5所描述的，潜藏于这些异常后的一系列事件是复杂的。1，25-（OH）$_2$D的产生减少部分是因为高磷酸盐血症对肾小管维生素D-1α羟化酶的抑制作用。骨细胞对高磷酸盐血症发生反应，产生磷酸盐尿激素FGF23，而且FGF23也对维生素D-1α羟化酶产生抑制作用。高磷酸盐血症使钙形成复合物，导致软组织钙化，并且1，25-（OH）$_2$D的水平降低导致肠道钙吸收减少，从而引起血清钙水平降低。这刺激甲状旁腺腺体分泌PTH。PTH增加骨转换而导致骨丢失，因而在一些病例中，发生纤维囊性骨病和骨软化症。

最常见的表现是继发于骨质疏松的骨折。肾性骨病的治疗很困难的，因为双磷酸盐对肾小球滤过率低于30的mL/min患者是禁忌的。狄诺塞麦是潜在的选择，但是对于晚期CKD的治疗经验有限。CKD相关的继发性甲状旁腺功能亢进，通常使用维生素D活性代谢产物（α骨化醇或骨化三醇）联合磷酸盐结合剂进行治疗，以防止高磷酸盐血症及异位骨化的产生。在一些患者中，由于甲状旁腺自主产生PTH，也许不能通过药物治疗控制甲状旁腺功能亢进。这被称为三发性甲状旁腺功能亢进。这通常要求进行甲状旁腺次全切除。使用拟钙剂治疗（例如西那卡塞），能够抑制甲状旁腺的腺体产生PTH，已经被开发为针对CKD相关的甲状旁腺功能亢进的一种药物治疗方法。

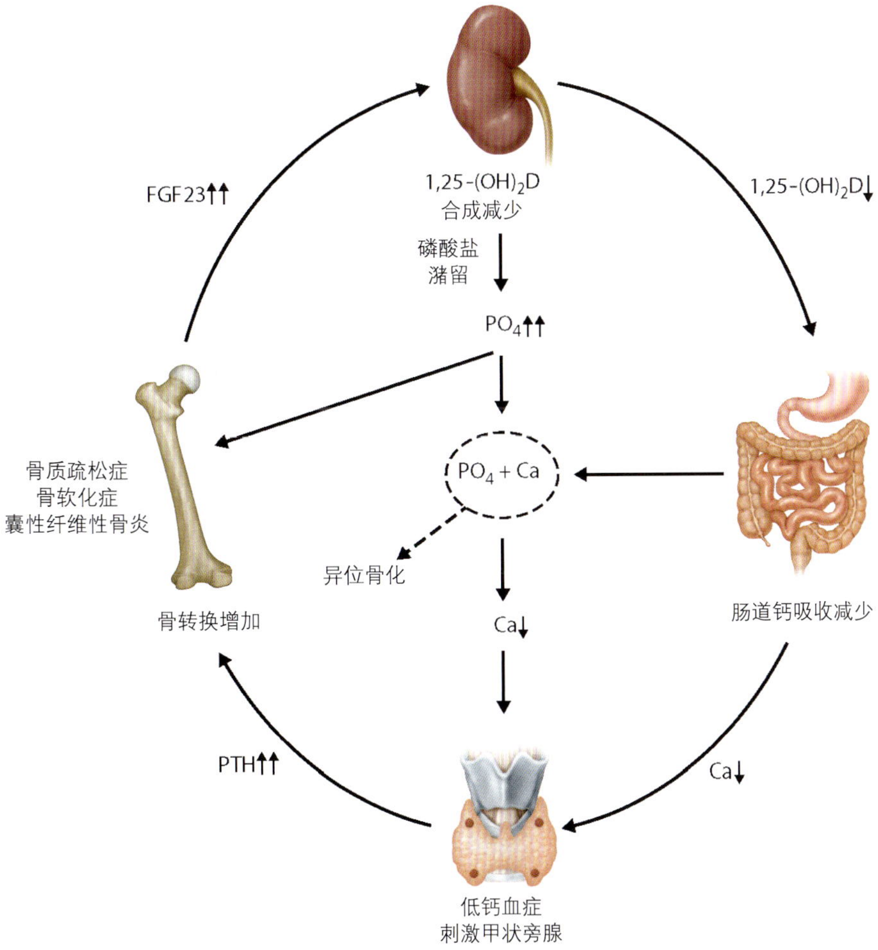

图11.5 肾性骨病中的代谢异常。随着CKD进展，高磷酸盐血症进一步发展，通过与钙形成复合物，以及降低1，25-（OH）$_2$D合成而减少肠道钙吸收，从而导致低钙血症。低钙血症刺激甲状旁腺腺体分泌PTH，增加骨转换，而诱发骨质疏松症、骨软化症和纤维囊性骨病等（见正文详述）。在CKD中，高磷酸盐血症导致骨骼中的骨细胞产生FGF23增加。尽管FGF23常导致磷酸盐尿，但FGF23在CKD中因为肾小管损害而不能发挥作用，并且通过抑制1，25-（OH）$_2$D的合成而促进了低钙血症

参考文献

[1] Ralston, S. H. Clinical practice. Paget' s disease of bone. N Engl J Med 368 (2013): 644–650.

[2] Langston, A. L., Campbell, M. K., Fraser, W. D., MacLennan, G. S., Selby, P. L., and Ralston, S. H. Randomised trial of intensive bisphosphonate treatment versus symptomatic management in Paget' s disease of bone. J Bone Miner Res 25 (2010): 20–31.

[3] van Staa, T. P., Selby, P., Leufkens, H. G., Lyles, K., Sprafka, J. M., and Cooper, C. Incidence and natural history of Paget' s disease of bone in England and Wales. J Bone Miner Res 17 (2002): 465–471.

[4] Rima, B. K., Gassen, U., Helfrich, M. H., and Ralston, S. H. The pro and con of measles virus in Paget' s disease: Con. J Bone Miner Res 17 (2002): 2290–2292.

[5] Siris, E. S. Epidemiological aspects of Paget' s disease: Family history and relationship to other medical conditions. Semin Arthritis Rheum 23 (1994): 222–225.

[6] Barker, D. J., and Gardner, M. J. Distribution of Paget' s disease in England, Wales and Scotland and a possible relationship with vitamin D deficiency in childhood. Br J Prev Soc Med 28 (1974): 226–232.

[7] Solomon, L. R. Billiard-player' s fingers: An unusual case of Paget' s disease of bone. Br Med J 1 (1979): 931.

[8] Lever, J. H. Paget' s disease of bone in Lancashire and arsenic pesticide in cotton mill wastewater: A speculative hypothesis. Bone 31 (2002): 434–436.

[9] Helfrich, M. H., Hobson, R. P., Grabowski, P. S., Zurbriggen, A., Cosby, S. L., Dickson, G. R., Fraser, W. D., et al. A negative search for a paramyxoviral etiology of Paget' s disease of bone: Molecular, immunological, and ultrastructural studies in UK patients. J Bone Miner Res 15 (2000): 2315–2329.

[10] Rebel, A., Malkani, K., Basle, M., and Bregeon, Ch. Particularites ultrastructurales des osteoclasts de la maladie de Paget. Rev Rhum Mal Osteoartic 41 (1974): 767–771.

[11] Ralston, S. H., and Layfield, R. Pathogenesis of Paget disease of bone. Calcif Tissue Int 91 (2012): 97–113.

[12] Siris, E. S., Ottman, R., Flaster, E., and Kelsey, J. L. Familial aggregation of Paget' s disease of bone. J Bone Miner Res 6 (1991): 495–500.

[13] Hocking, L., Slee, F., Haslam, S. I., Cundy, T., Nicholson, G., Van Hul, W., and Ralston, S. H. Familial Paget' s disease of bone: Patterns of inheritance and frequency of linkage to chromosome 18q. Bone 26 (2000): 577–580.

[14] Morales-Piga, A. A., Rey-Rey, J. S., Corres-Gonzalez, J., Garcia-Sagredo, J. M., and Lopez-Abente, G. Frequency and characteristics of familial aggregation of Paget' s disease of bone. J Bone Miner Res 10 (1995): 663–670.

[15] Laurin, N., Brown, J. P., Lemainque, A., Duchesne, A., Huot, D., Lacourciere, Y., Drapeau, G., Verreault, J., Raymond, V., and Morissette, J. Paget disease of bone: Mapping of two loci at 5q35-qter and 5q31. Am J Hum Genet 69 (2001): 528–543.

[16] Hocking, L. J., Herbert, C. A., Nicholls, R. K., Williams, F., Bennett, S. T., Cundy, T., Nicholson, G. C., Wuyts, W., Van Hul, W., and Ralston, S. H. Genomewide search in familial Paget disease of bone shows evidence of genetic heterogeneity with candidate loci on chromosomes 2q36, 10p13, and 5q35. Am J Hum Genet 69 (2001): 1055–1061.

[17] Albagha, O. M. E., Wani, S., Visconti, M. R., Alonso, N., Goodman, K., Cundy, T., Brandi, M. L., et al. Genome-wide association identifies three new susceptibility loci for Paget' s disease of bone. Nat Genet 43 (2011): 685–689.

[18] Albagha, O. M., Visconti, M. R., Alonso, N., Langston, A. L., Cundy, T., Dargie, R., Dunlop, M. G., et al. Genome-wide association study identifies variants at CSF1, OPTN and TNFRSF11A as genetic risk factors for Paget' s disease of bone. Nat Genet 42 (2010): 520–524.

[19] Jin, W., Chang, M., Paul, E. M., Babu, G., Lee, A. J., Reiley, W., Wright, A., Zhang, M., You, J., and Sun, S. C. Deubiquitinating enzyme CYLD negatively regulates RANK signaling and osteoclastogenesis in mice. J Clin Invest 118 (2008): 1858–1866.

[20] Chamoux, E., Couture, J., Bisson, M., Morissette, J., Brown, J. P., and Roux, S. The p62 P392L mutation linked to Paget' s disease induces activation of human osteoclasts. Mol Endocrinol 23 (2009): 1668–1680.

[21] Lucas, G., Riches, P., Hocking, L., Cundy, T., Nicholson, G., Walsh, J., and Ralston, S. H. Identification of a major locus for Paget disease on chromosome 10p13 in families of British descent. J Bone Miner Res 23 (2008): 58–63.

[22] Dobbins, D. E., Sood, R., Hashiramoto, A., Hansen, C. T., Wilder, R. L., and Remmers, E. F. Mutation of macrophage colony stimulating factor (Csf1) causes osteopetrosis in the tl rat. Biochem Biophys Res Commun 294 (2002): 1114–1120.

[23] Yagi, M., Miyamoto, T., Sawatani, Y., Iwamoto, K., Hosogane, N., Fujita, N., Morita, K., et al. DC-STAMP is essential for cell-cell fusion in osteoclasts and foreign body giant cells. J Exp Med 202 (2005): 345–351.

[24] Tan, A., and Ralston, S. H. Clinical presentation of Paget' s disease: Evaluation of a contemporary cohort and systematic review. Calcif Tissue Int 95 (2014): 385–392.

[25] Monsell, E. M., Cody, D. D., Bone, H. G., Divine, G. W., Windham, J. P., Jacobson, G. P., Newman, C. W., and Patel, S. C. Hearing loss in Paget' s disease of bone: The relationship between pure-tone thresholds and mineral density of the cochlear capsule. Hear Res 83 (1995): 114–120.

[26] Monsell, E. M., Bone, H. G., Cody, D. D., Jacobson, G. P., Newman, C. W., Patel, S. C., and Divine, G. W. Hearing loss in Paget' s disease of bone: Evidence of auditory nerve integrity. Am J Otol 16 (1995): 27–33.

[27] Russell, R. G. Bisphosphonates: The first 40 years. Bone 49 (2011): 2–19.

[28] Roux, C., Gennari, C., Farrerons, J., Devogelaer, J. P., Mulder, H., Kruse, H. P., Picot, C., Titeux, L., Reginster, J. Y., and Dougados, M. Comparative prospective, double-blind, multicenter study of the efficacy of tiludronate and etidronate in the treatment of Paget' s disease of bone. Arthritis Rheum 38 (1995): 851–858.

[29] Miller, P. D., Brown, J. P, Siris, E. S., Hoseyni, M. S., Axelrod, D.

W., and Bekker, P. J. A randomized, double-blind comparison of risedronate and etidronate in the treatment of Paget' s disease of bone. Paget' s Risedronate/Etidronate Study Group. Am J Med 106 (1999): 513–520.

[30] Siris, E. S., Weinstein, R. S., Altman, R., Conte, J. M., Favus, M., Lombardi, A., Lyles, K., et al. Comparative study of alendronate versus etidronate for the treatment of Paget' s disease of bone. J Clin Endocrinol Metab 81 (1996): 961–967.

[31] Walsh, J. P., Ward, L. C., Stewart, G. O., Will, R. K., Criddle, R. A., Prince, R. L., Stuckey, B. G., et al. A randomized clinical trial comparing oral alendronate and intravenous pamidronate for the treatment of Paget' s disease of bone. Bone 34 (2004): 747–754.

[32] Reid, I. R., Miller, P., Lyles, K., Fraser, W., Brown, J. P., Saidi, Y., Mesenbrink, P., et al. Comparison of a single infusion of zoledronic acid with risedronate for Paget' s disease. N Engl J Med 353 (2005): 898–908.

[33] Hosking, D., Lyles, K., Brown, J. P., Fraser, W. D., Miller, P., Curiel, M. D., Devogelaer, J. P., et al. Long-term control of bone turnover in Paget' s disease with zoledronic acid and risedronate. J Bone Miner Res 22 (2007): 142–148.

[34] Kaplan, F. S. Surgical management of Paget' s disease. J Bone Miner Res 14(Suppl 2) (1999): 34–38.

[35] Parvizi, J., Klein, G. R., and Sim, F. H. Surgical management of Paget' s disease of bone. J Bone Miner Res 21(Suppl 2) (2006): 75–82.

[36] Sharma, H., Jane, M. J., and Reid, R. Scapulohumeral Paget' s sarcoma: Scottish Bone Tumour Registry experience. Eur J Cancer Care (Engl) 14 (2005): 367–372.

[37] Stamp, T. C., Walker, P. G., Perry, W., and Jenkins, M. V. Nutritional osteomalacia and late rickets in Greater London, 1974–1979: Clinical and metabolic studies in 45 patients. Clin Endocrinol Metab 9 (1980): 81–105.

[38] Ford, J. A., Colhoun, E. M., McIntosh, W. B., and Dunnigan, M. G. Rickets and osteomalacia in the Glasgow Pakistani community, 1961–71. Br Med J 2 (1972): 677–680.

[39] Aaron, J. E., Gallagher, J. C., Anderson, J., Stasiak, L., Longton, E. B., Nordin, B. E., and Nicholson, M. Frequency of osteomalacia and osteoporosis in fractures of the proximal femur. Lancet 1 (1974): 229–233.

[40] Compston, J. E., Vedi, S., and Croucher, P. I. Low prevalence of osteomalacia in elderly patients with hip fracture. Age Ageing 20 (1991): 132–134.

[41] Priemel, M., von Domarus, C., Klatte, T. O., Kessler, S., Schlie, J., Meier, S., Proksch, N., et al. Bone mineralization defects and vitamin D deficiency: histomorphometric analysis of iliac crest bone biopsies and circulating 25-hydroxyvitamin D in 675 patients. J Bone Miner Res 25 (2010): 305–312.

[42] Gifre, L., Peris, P., Monegal, A., Martinez de Osaba, M. J., Alvarez, L., and Guanabens, N. Osteomalacia revisited: A report on 28 cases. Clin Rheumatol 30 (2011): 639–645.

[43] Atkins, R. M., Duckworth, T., and Kanis, J. A. Algodystrophy following Colles' fracture. J Hand Surg Br 14 (1989): 161–4.

[44] Langdahl, B. L., and Ralston, S. H. Diagnosis and management of primary hyperparathyroidism in Europe. QJM 105 (2012): 519–525.

[45] Silverberg, S. J., Shane, E., Jacobs, T. P., Siris, E., and Bilezikian, J. P. A 10-year prospective study of primary hyperparathyroidism with or without parathyroid surgery. N Engl J Med 341 (1999): 1249–1255.

[46] Nickolas, T. L., McMahon, D. J., and Shane, E. Relationship between moderate to severe kidney disease and hip fracture in the United States. J Am Soc Nephrol 17 (2006): 3223–3232.

[47] Nemeth, E. F., and Shoback, D. Calcimimetic and calcilytic drugs for treating bone and mineral-related disorders. Best Pract Res Clin Endocrinol Metab 27 (2013): 373–384.

12

跌倒

Oddom Demontiero，Derek Boersma，Gustavo duque

简介

由于世界人口老龄化，跌倒及相关损伤的发生率将对世界各地的卫生保健系统持续提出重大挑战。本章描述了在社区环境、急性环境和长期照护环境中，跌倒的流行病学、病因、后果及预防。

跌倒的定义

早期的跌倒研究在老年人群体中对跌倒使用了不一致的定义，但是最广为接受的定义之一是由Tinetti等定义的老年非住院患者中的跌倒，即“一个导致个体突然无意之中摔倒在地面上或者更低位置的事件，不是由重大的内在疾病（例如脑卒中）或不可抗拒的危险所引起的。”

一个相似的定义也被用于住院患者及长期需要被照护老年人。国际疾病分类第10修订版规定了跌倒的一些编码，每一个编码都具有反映发生跌倒的地方和活动的概括性描述，例如滑倒、绊倒或踉跄摔倒等在同一水平面上的跌倒（w01），以及包括撞到物体而摔倒和从坐便器上摔下的其他在同一水平面上的跌倒（w18）。

跌倒的流行病学

在过去30年，大量关于跌倒的研究报道了不同的发生率。其影响因素包括使用不同的跌倒定义、研究人群的显著异质性、数据收集方法的差异、对参与者的回访较差（尤其是在回顾性研究中）、在没有发生相关损伤的情况下未报告跌倒等。

社区环境

大概1/3的65岁以上的人群每年至少跌倒1次，而在大于85岁的群体中，每年至少跌倒1次的人数增加至超过总体的1/2。在1年内发生过跌倒的人，在随后的1年中，有1/2~2/3的人经历反复跌倒。大部分跌倒在白天发生于室内、个人通常居住的地方和经常使用的房间，例如卧室、厨房和餐厅。那些在室内跌倒的个体往往是年龄较大的女性，并且具有提示较差的健康状况和脆弱的各种指标，而在室外跌倒的个体是较年轻、身体相对有活力和健康的男性。美国的一项研究提示不同种族之间的跌倒发生率相似，但是最近的一项病例回顾性研究表明，与西方人群相比，东亚人群的跌倒发生率一直较低。

长期护理环境

护理机构中的个体的跌倒概率较社区中的高3倍，超过一半的住户1年至少经历1次跌倒。跌倒经常发生在住户的房间或者浴室（75%），移动过程中（41%），以及行走时（36%）。大部分跌倒被观察到发生在10：00~12：00和14：00~20：00之间。

男性比女性更频繁地跌倒，并且跌倒较少发生在需求低和护理等级高的人群中。

急性治疗环境

尽管跌倒的发生率随病房及医疗系统的不同而

变化，研究报道的老年住院患者每年的跌倒发生率较居住在社区的人群高2倍。接近一半的脑卒中康复病房患者在1次住院期间至少发生过1次跌倒，并且较高的跌倒发生率也同样出现在老年康复过程中。

近期出现过任何骨折的住院患者发生跌倒的概率也很高。在骨折后3个月之内，跌倒率为15%，逐渐升高至每人每年跌倒3.5次。发生髋部骨折之后，多达1/2的患者在亚急性康复后的2~12个月内至少再跌倒1次，并且28%的患者跌倒超过1次，导致在12%的病例中发生新的骨折，以及在5%的病例中再次发生髋部骨折。

损伤性跌倒的流行病学

在社区环境中，40%~60%的跌倒导致损伤：30%~50%导致轻微损伤，5%~6%导致除骨折之外的严重损伤，而5%导致骨折。在2011年，意外跌倒是65岁以上人群的第8大死亡原因，但却是美国医院急症部的损伤性死亡的最常见原因，以及在美国医院急诊部治疗的非致命性损伤的最常见原因。

与损伤性跌倒相关的危险因素很多，其中最重要的是下肢肌力弱、周围神经疾病、肺活量较小、行走困难、使用长效的苯二氮草类药物和心血管药物、认知损害等（表12.1，表12.2）。

在长期护理环境中，大概4%的跌倒（1%~10%）导致骨折，而其他的严重损伤，例如头外伤、软组织损伤和严重切割伤等，发生在11%的跌倒中（1%~36%）。这些损伤性跌倒的危险因素通常与跌倒的危险因素相同，然而一些危险因素，例如女性、功能依赖、跌倒的次数和使用机械制动等，显示出关联性。

在急性治疗环境中，30%的发生跌倒的住院患者遭受损伤。其中4%~6%损伤为严重损伤，包括骨折、硬膜下血肿、出血，甚至死亡。

病因/危险因素

社区环境

跌倒的许多危险因素已被证实，并且被分为内因和外因。内因通常包括与个体年龄相关、涉及平衡功能及可能使跌倒突然发生的系统衰退。而外因包括药物、环境危险因素和危险的活动等。还可以根据可能的诱因类别描述危险因素，例如环境、药物、疾病、年龄相关的生理改变、营养和缺乏身体锻炼等。

Tinetti对社区环境中超过65岁的成年人进行的早期重要研究，确定了许多危险因素：使用任何镇静、催眠药物或苯二氮草类药物，用多重用药（4种或更多的药物），体位性低血压，环境危险因素，肌肉力量和活动度受损等。另外，一半的跌倒发生在出现环境危险时，并且分别仅有5%和10%发生在危险活动与急性疾病中。然而，更重要的是，跌倒的风险随危险因素的数量增加而呈线性上升，从没有危险因素时的8%至具有4种或更多种危险因素组合时的78%。

随后的人口研究证实了许多其他的危险因素（表12.1），然而，就其本身而言，每一项危险因素可能不会单独增加跌倒的风险。最紧密相关的是跌倒史、步态问题、使用行走辅助工具、眩晕、帕金森病和使用抗癫痫药等。其他因素的相关性较小，并且一些传统的因素，例如体位性低血压，没有相关性（表12.2）。

一些更加确定的危险因素在下文中详细论述。

步态与平衡

步态障碍普遍存在于老年人中。随着老化，躯体定向反射能力、肌肉的力量与发达程度、步长和步高等方面的下降，产生僵硬和不协调并伴有较差的姿势控制的步态模式。转移重心或快速执行伸-抓反应（Reach-to-Grasp Reactions），或采取有效的跨步反应（Stepping Reaction），或在受干扰之后快速恢复平衡等方面的能力也受到了损害。行走速度较慢，伴有步长较短，全脚掌着地的倾向性较大，较小的侧方摆动，蹬地时踝关节跖屈和髋关节后伸幅度较小，跌倒风险较大。

较缓慢的步速是与增加的跌倒风险相关的最重要的步态参数，并且独立于其他因素，例如认知障碍及丧失。摆动相和双支撑相的功能较差、摆动时间和步长的不稳定性等，也是跌倒的预测因素。理所当然，神经系统损害性病理步态（例如偏瘫步态、额叶步态、帕金森病步态、不稳定步态、跨阈步态和痉挛性步态等）及更高级别的步态障碍与跌倒的风险增加相关。尤其是不稳定步态和跨阈步态

表12.1 流行病学研究中报道的跌倒的危险因素

内部危险因素	人口统计学	年龄
		性别
		种族
	系统	步态和平衡障碍
		力量减弱
		视力差
		认知损害
		ADL受限
		脆弱
		不能遵从建议
		跌倒史
	症状/疾病	害怕跌倒
		眩晕和头晕
		认知损害
		焦虑/沮丧
		晕厥
		糖尿病/糖尿病足溃疡
		脑卒中
		贫血
		老年痴呆
		帕金森病
		前列腺增生
		慢性肺病/哮喘
外部危险因素	药物	精神药物
		苯二氮䓬类
		镇痛剂
		洋地黄
	近期住院治疗	
	住所	光线较差和住所中的物件，例如松软的地毯
	鞋类	不合适（拖鞋与赤脚或穿系紧的鞋比较，赤脚或穿袜子与运动鞋或帆布鞋比较）
		后跟高于2.5cm的鞋

注释：ADL（Activities of Daily Living）日常生活活动

这2种步态亚型，可独立于功能障碍和认知状态之外预测跌倒的风险。

总的来说，单独的平衡损害仅会使在社区居住的老年人跌倒的风险中度增高。然而，跌倒的后果、随访时间及平衡测量工具的差异，可能低估了这些因素对跌倒风险的影响。

认知

对认知的全面评估与跌倒相关的损伤有关，并且痴呆的诊断给在社区和养老机构居住的老年人带来了发生任何跌倒和反复跌倒的较高风险。然而，即使那些仅有轻度认知损害的个体遭受跌倒的可能性是认知正常者的2倍。

4个认知领域被认为影响了跌倒的发生率：注意力（特别是双重任务）、执行功能、信息处理和反应时间。在注意力的亚型中，分散注意力，或双重任务，被发现与平衡、步态和跌倒风险的相关性最强。在要求对一项任务和步态都注意的情况下，注意力有限的研究对象显示出处理一项任务或同时处理两者的能力降低。与健康的老年人相比，在老年跌倒者及伴有脑卒中、阿尔茨海默病或帕金森病等神经系统疾病的患者中，这些缺陷是特别明显的。

另外，一些系统回顾也显示出一致的证据，即执行功能和双重任务操作独立于它们与步速降低的相关性之外，与跌倒或跌倒风险高度相关。

生理因素

平衡的维持依赖于机体对感觉和运动信息的采集，以及中枢神经系统对信息进行的整合。随着年龄增加，每一个感觉–运动组分的功能都在下降，并且每一种功能的损害都增加跌倒的风险。深度知觉损害、视觉对比敏感度降低、下肢本体感觉减退和触觉灵敏度较低、股四头肌力量下降、反应迟缓、静态和动态平衡损害等，预示着跌倒及多次跌倒。肌肉力量，特别是下肢的肌肉力量，随着年龄增长而下降，并且与跌倒相关。脆弱的老年人跌倒的概率是更强壮的同龄人的3倍。与行走速度在正常/快/非常快范围内的老年人相比，行走速度在缓慢/非常慢/不能步行范围内的老年人的跌倒风险加倍。事实上，慢的基础步速（<0.7 m/s）与将来的不良事件、入院治疗、新的跌倒和是否需要照顾等相关。

表12.2 社区环境中跌倒的危险因素及比值比

危险因素	跌倒	反复跌倒
跌倒史	2.8	3.5
使用助行器	2.2	3.1
帕金森病	2.7	2.8
步态问题	2.1	2.2
使用抗癫痫药	1.9	2.7
眩晕和头晕	1.8	2.3
害怕跌倒	1.6	2.5
生理功能障碍	1.6	2.4
工具性日常生活活动障碍	1.5	2
自觉健康状况	1.5	1.8
疼痛	1.4	1.6
抑郁	1.6	1.9
脑卒中病史	1.6	1.8
风湿性疾病	1.5	1.6
尿失禁	1.4	1.7
认知障碍	1.4	1.6
视觉损害	1.4	1.6
使用镇静剂	1.4	1.5
合并症（增加一种疾病）	1.2	1.5
听力损害	1.2	1.5
独居	1.3	1.3
性别（女性）	1.3	1.3
使用抗高血压药物	1.3	1.2
糖尿病	1.2	1.3
药物数量（增加一种药物）	1.1	1.1
年龄（增加5岁）	1.1	1.1
身体活动（受限）	1.2	ND

注释：跌倒（至少在6个月内跌倒1次）和反复跌倒（至少在6个月内跌倒2次）的比值比。ND：没有数据

药物

一些常用的药物显示出与跌倒相关，但是每一类药物带来了不同等级的风险（表12.3）。苯二氮䓬类药物、抗精神病药物（非典型及典型）和抗抑郁药物，特别是选择性血清素再吸收抑制剂（Selective Serotonin Reuptake Inhibitors，SSRIs）及三环类抗抑郁药（Tricyclic Antidepressants，TCAs），显著增加了跌倒的风险。精神类药物，包括用于痴呆的药物，使在社区居住的老年人跌倒的风险增加了47%。当两种或者多种精神类药物联合使用时，风险进一步增加。苯二氮䓬类药物在老年人群中的使用是很普遍的，其不良后果通常涉及长时间暴露于跌倒的风险中，但是影响跌倒风险的机制可能在不同的苯二氮䓬类药物间有所不同。只有当累积使用量和当前剂量的影响被共同考虑时（例如阿普唑仑在过去30天内的累积使用时间，前2周的氟西泮和替马西泮的使用情况），才与跌倒相关损伤的风险具有显著的统计学相关性。与累积使用替马西泮有关的跌倒相关损伤的风险，可能会受到撤退效应的影响，特别是在已长期使用该药的老年人中。

跌倒与其他的药物使用也相关，例如降压药。降压药使跌倒的概率增加24%，但是患者在使用不同的降压药治疗后，跌倒和骨折的发生概率不同。胰岛素治疗的患者与非胰岛素治疗的患者及非糖尿病个体相比，跌倒的风险增加。二甲双胍和胰岛素促泌剂与跌倒无关联，但使用噻唑烷二酮类药物治疗的患者在跌倒后更易于发生骨折。出乎意料的是，β受体阻滞剂和阿片类药物与跌倒风险增加无单独相关，除非出现体位性低血压。然而，其他心血管药物，包括地高辛、Ⅰa类抗心律失常药物和利尿剂等，与跌倒的风险有关联。在更换利尿药物或剂量增加后的第2天，跌倒的风险增加。

除了单个药物或同一类药物的作用，多种药物之间的相互作用，即多重用药，并且特别是多种与跌倒相关的药物，即增加跌倒风险的药物（Falls Risk Increasing Drugs，FRIDs）之间的相互作用，也是需要考虑的重要因素。跌倒的发生率，随着医生开出的药物总数、某些药物的联合使用（例如一种TCAs加任何造成低血压的药物）和多种FRIDs的使用而增加。特别是就其与跌倒的关系而言，

表12.3 药物种类及跌倒风险

药物种类	跌倒的比值比或风险比
任何精神类药物	1.8
抗精神病药物	1.5~1.7
抗抑郁药物	1.7
苯二氮䓬类药物	1.4~1.6
Ⅰa类抗心律失常药物	1.6
镇静剂和安眠药	1.3~1.5
阿片类药物	1.4
抗高血压药物	1.3
抗焦虑药	1.3
非甾体类抗炎药	1.2
地高辛	1.2
利尿剂	1.1

多重用药已被定义为同时使用4种或更多种药物。然而，这些合并用药不仅与跌倒相关，而且与脆弱、功能障碍和死亡相关，其最佳判别数量为5种或更多种。在一项研究中，患者出院时使用的药物数量及FRIDs与反复跌倒明显相关。更重要的是，在脆弱的个体仅使用1.5种FRIDs，以及强壮的个体使用2.5种FRIDs时，最可能发生反复跌倒。在这个研究中，抗抑郁药及抗焦虑药是使用最频繁的FRIDs。

眩晕和头晕

前庭功能障碍在老年人中是很常见的，其往往导致姿势与步态的损害，以姿势不稳和一种蹒跚的步态模式合并摇晃的转身为特征，使老年人反复跌倒的风险增加。然而，当视觉与外周感觉正常时，年龄增加而导致的前庭功能改变与跌倒之间没有明确的因果关系。

视觉损害

正常的视力，对于机体能够计划和协调动作，以对环境危险做出反应和帮助保持平衡，是必不可少的。从视觉系统、前庭系统及躯体感觉系统输入的信息，在中枢进行整合，然后将指令发送到运动系统，以维持平衡。光流提供了有关躯体前后方向摆动的信息，而来自眼球运动的信息提供了有关身体侧方摆动的信息。中枢及外周视觉系统对光流进行评估，从而控制姿势。因此，合并白内障、年龄相关的黄斑病变或青光眼的个体，对站立位姿势的控制较差。

通常是在1~2步之前，以及跨越台阶和上下楼梯时，视觉也被用于察看行进路线中的障碍物及地形变化，以使个体能够安全地步行通过所处的环境。特别是下方的外周视野提供了本体感觉之外（与环境相关的下肢位置）的信息，被用于微调步态。在这方面，视觉在成功地上下楼梯中起到了重要作用。

伴随年龄而增加的视觉损害，影响了3.1%的65~74岁的老年人、11.6%的75~84岁的老年人和35.5%的超过85岁的老年人。最常见的与年龄相关的原因是白内障、黄斑退变、青光眼和远视眼等。因为受限的视野和外周视觉的丢失，青光眼患者的感知有限。伴有年龄相关黄斑退变的个体，具有较差的视野、较慢的视觉反应时间、视觉运动和平衡缺陷等，并且容易导致跌倒的风险增加。

除了视力水平差以外，视野缺损、深度知觉受损、较低的对比敏感度、立体视力和视力的改变等，也显示出与跌倒甚至更强的关联。出乎意料的是，通过白内障手术改善视力，可能实际上增加了跌倒率。这种对跌倒率的影响，与在使用新的近视镜的患者中见到的相似。新的近视镜可能与放大率、光学中心、镜片类型［例如，渐变多焦点镜片（Progressive Addition Lens，PALs），而不是单光镜片］，及双焦点或多焦点的位置改变相关。而这些改变能够对跌倒风险产生不利影响。从远距单光镜片更换为PALs或者双焦点镜片，扭曲了PALs中的外周视野，并且在PALs和双焦点镜片中提供的焦点距离之外的下方视野图像是模糊和放大的。这影响了用于体位控制的周围光流信息，并且使判断下方视野中的障碍的位置变得较为困难，包括障碍物、台阶和楼梯边缘和（或）与这些环境障碍物相关的脚的放置等。因此，建议老年人的屈光矫正的改变应该是保守的，而且PALs或双焦镜片绝不应该推荐给习惯使用单焦镜片的老人，以及那些被分类为具有较高的跌倒风险的老人。

合并症

许多慢性疾病与跌倒独立相关（表12.1），且疾病的数量和类型均在跌倒中带来不良后果。跌倒的发生率随慢性病的数量增加呈线性上升，提示不论具体情况如何，慢性病对跌倒的风险均有累加效应。一些慢性病患者，包括高血压或慢性阻塞性肺病（Chronic Obstructive Pulmonary Disease，COPD）患者，往往具有更高的跌倒风险。就高血压而言，已知疾病自身及治疗的副作用均会诱发体位性低血压，这可能是潜在的机制。具有未控制的高血压及体位性低血压者，发生反复跌倒的概率是具有未控制的高血压而无体位性低血压者的2.5倍。

同样，COPD患者具有增加的跌倒发生率及与功能下降相关的跌倒危险因素，例如姿势控制受损。据推测，骨骼肌功能障碍及脑缺氧是影响因素。

急性与亚急性治疗环境

这些环境中的跌倒的危险因素包括高龄、躁动不安、精神错乱或定向障碍、全身性的肌肉和（或）腿部无力、步态不稳、尿失禁、之前跌倒的病史、视觉缺陷或使用某些药物（安眠药，镇静剂等）等。

医院环境自身，例如是否具有床栏，任何座位（包括马桶）或家具及设备的高度及稳定性，均可能成为新的障碍。住院治疗本身可能使老年患者的定向障碍加重或使其变得躁动不安，或使其发生功能减退，从而引起跌倒的风险增加。

出院时的状态，例如活动能力下降、使用辅助工具、认知受损和出院后混乱不安的自我感觉等，也是重要的跌倒危险因素。更重要的是，出院后具有功能依赖及需要专业帮助的患者，跌倒的发生率最高（20.2%）。

Deandrea等最近的一篇Meta分析显示了一些类似于社区环境中的危险因素（表12.4）。与社区环境相比，年龄的相关性较低，性别并未带来增高的风险。

最近发生过髋部骨折的患者表现为风险较高的群体。反复跌倒影响人群包括：行动不方便及活动量较小的老年人，慢性疾病及用药数量较多的老年人，具有较严重的骨折前功能障碍的老年人，具有慢性心力衰竭的老年人，维生素D较低水平的老年人，握力较小的老年人及生活质量降低的老年人等。

与社区中未发生髋部骨折的患者相似，使用带轮子的支架（带轮助行器）和夜间尿失禁，均与跌倒相关。髋部骨折前缺陷的评估（功能丧失、维生素D水平较低、久坐不动的生活方式），与术后持续的力量和平衡损害相结合，识别最容易再次遭受损伤性跌倒的个体。在这些危险因素中，术后髋部外展肌无力，与跌倒相关损伤的风险具有最紧密的联系。

值得注意的是，髋部骨折后的其他与跌倒相关的危险因素与没有发生髋部骨折的人群相似：年龄，女性，日常活动困难，体位性低血压和多重用药，较多的生理缺陷，较低的特异性活动平衡自信量表（Activities-specific Balance Confidence Scale）及跌倒效能量表（Falls Efficacy）评分，过度担心反复跌倒，之前发生过跌倒，5m计时起立和行走测试（5-metre Timed Up and Go Test）及10m计时行走和180°转向实验（Timed 10-metre Walk and the Turn 180° Test）表现差。

长期护理环境

前瞻性研究显示，髋部无力、平衡功能差和处方药等，是与机构中的研究对象的跌倒最密切相关的因素。其他文献中报道的因素包括年龄增加、男性、较高的护理等级、小便失禁、使用精神类药物、先前的跌倒和反应慢等。在一篇早期的Meta分析中，报道了使用行走辅助工具、出现中度的功能障碍、精神错乱的倾向、帕金森病和眩晕等，是其

表12.4 住院环境中跌倒的危险因素

内在危险因素	人口统计系统	年龄
		步态不稳
		躁动性精神错乱
		改变体位时需要帮助
		跌倒史
		认知损害
	症状/疾病	眩晕
		尿失禁
		睡眠障碍
		脑卒中
外在危险因素	医院环境	地板上覆盖有地毯
	药物	精神类药物
		镇静剂
		抗抑郁药
		抗惊厥药
		精神安定剂
		降压药

他独立的跌倒危险因素。然而，相对于社区居住环境，年龄、性别、视觉损害、抑郁、脑卒中和小便失禁等，与跌倒风险增加不相关。

痴呆是跌倒的另一项重要的独立危险因素。相较于没有痴呆的老年人，老年痴呆症患者发生跌倒的可能性是前者的2倍，并且更有可能发生损伤性跌倒。

跌倒的后果

由于合并症的患病率较高，老年人的损伤易感性增加。跌倒及相关的损伤导致个体发生重大的身体和社会心理疾病，并且导致卫生系统的成本增加。

骨折与其他损伤

据估计，在64~85岁的女性中，跌倒导致髋部骨折的概率为1%，导致其他骨折的概率为4%~10%。但是在这个人群中，跌倒出现在接近90%的非髋部、非脊柱骨折之前，及超过90%的髋部骨折之前，和接近一半的椎体骨折前。比例随年龄增长而增加，并且在所有的骨折中，多达92%为骨质疏松性骨折。实际上，既有跌倒又有骨质疏松或骨质减少的妇女发生骨折的概率，为仅有跌倒或仅有骨质疏松或骨质减少的社区居住的停经后妇女的7~9倍。

显著的死亡率及并发症发病率与骨折相关。髋部骨折及其他跌倒相关损伤，与损伤后6个月内更严重的功能障碍显著相关。并且患者出院后需要进入养老院的可能性是与跌倒不相关的原因入院的患者的3倍。髋部骨折后的第1年，老年患者中的25%发生死亡，76%出现活动能力降低，50%进行日常生活活动的能力降低，22%进入养老院。

在医院发生股骨近端骨折（Proximal Femoral Fractures，PFFs）的患者，结果甚至更差。与在社区发生的PFFs相比，在医院遭受的类似骨折，导致了3倍的死亡率。并且这类患者不能达到受伤前的基线步行能力的概率是社区发生PFFs患者的3倍，不能恢复受伤前的日常生活活动状态。

治疗/心理

大概1/2的跌倒的老年人不能自行站起，而瘫坐在地面上。这些“长躺”会导致脱水、横纹肌溶解、压疮和肺炎等。多达73%的近期跌倒者会对跌倒产生明显的畏惧，从而妨碍日常生活活动及工具性日常生活活动（Instrumental Activities of Daily Living，IADL），及身体和社会功能。即使没有跌倒，害怕跌倒影响了老年人群中的46%的个体，受影响个体中的40%给自己的日常生活活动施加限制。害怕跌倒也能抵消康复的成果，导致恶性循环，伴有体质的进一步下降、社会隔绝和沮丧，转而引起跌倒风险的进一步增加、日常生活活动减少、依赖增加、生活质量降低和住院治疗增加等。

费用

在世界范围内，跌倒消耗了医院资源和医疗预算的不相称的份额。因跌倒入院的老年患者的住院时间，几乎是因其他原因入院的老年患者的2倍。

在美国、澳大利亚、英国等国范围内，跌倒相关费用占总体医疗费用的比例为0.85%~1.50%。一篇比较国际上跌倒治疗费用的系统回顾性研究报道了跌倒费用的范围。美国的老年人跌倒相关损伤的总体直接医疗费用为233亿美元，英国的为16亿美元。对比全球数据，平均每次跌倒的费用范围，从每个跌倒者的3476美元，至每次跌倒性损伤的10 749美元及要求住院治疗的患者每次跌倒的26 483美元。

在美国，跌倒所致的直接医疗费用中，相当大的一部分是由骨折产生的，接下来为表浅损伤及挫伤。最近的一项关于跌倒的系统回顾性研究，估计2010年的跌倒相关的骨质疏松性骨折的费用范围是129亿~166亿美元。这项估计不包括因骨折后在养老院居住的费用，或者住院患者的非致命性跌倒的治疗费用。其他未列入计算的费用包括因为养老院安置而消耗的医疗系统成本，或害怕跌倒导致的额外的、通常是延长的康复所消耗的医疗系统成本。

功能状态/社会问题

跌倒，特别是那些导致损伤的跌倒，与进行重要的独立功能活动的能力减退独立相关，例如洗澡、穿衣、购物和做家务等，并与进入长期养老机构的风险独立相关。3项或更多的日常生活活动的依赖是养老院入院的最强预测因素之一。多达40%的养老院入院是由跌倒或情绪不稳定导致的。

跌倒相关的死亡

在发生髋部骨折的每4例老年患者中，有1例在受伤后6个月内死亡。超过50%的从髋部骨折中存活的老年患者出院后进入养老院，而在这些患者中，接近1/2的人1年后依然在养老院中。髋部骨折存活者的平均寿命减少10%~15%，并且总体生活质量出现一次显著的下降。

在长期照护机构的居民中，跌倒相关损伤占院内死亡率的15%，而存活率仅为66%。与发生相似骨折及年龄匹配的社区老年患者相比，在医院内发生髋部骨折的老年人已被证明具有较差的预后。

评估跌倒的老年个体

单次跌倒可能仅只是一个独立事件，而且并不总是代表随后的跌倒风险增加。然而，对于具有已知跌倒危险因素的老年患者，应该定期筛查跌倒。反复跌倒定义为在6个月之内跌倒超过2次，而反复跌倒的患者应该得到评估。目前有许多指南用于筛查和评估。来自美国老年医学会和英国老年医学会的此类指南之一，推荐了一连串的问题，随后是重点的病史收集、体格检查、功能和环境评估（表12.5）。这个指南及其他指南的内容来源于经社区环境、住院环境和养老院环境验证的风险评估工具。然而，即使在相似的环境中，这些工具并不适用于所有患者。这些工具在下面描述。

社区环境

对于居住在社区的老年人，其跌倒风险评估工具或是针对步态、力量和平衡的单纯功能灵活性评估（Functional Mobility Assessments，FMAs）工具［（例如，Tinetti平衡与步态量表（Tinetti Performance Oriented Mobility Assessment，POMA），Berg平衡量表（Berg Balance Scale），功能性前伸（Functional Reach），TUG或者步态动态指数（Dynamic Gait Index）］，或是结合临床危险因素制定的跌倒风险的多因素评估工具。一些FMAs已经在社区环境中得到测试及验证（表12.6）。

由于跌倒往往是多因素的，并且各因素之间的复杂相互作用决定了个体是否会跌倒，因而多因素评估工具是推荐的策略。最早和最广泛接受的评估工具之一，是由Tinetti等所推荐的。这个评价指标使用9个危险因素：灵活性、精神面貌、精神状态、远视力、听力、体位性血压、背部检查、药物及进行日常生活活动的能力。跌倒风险的范围从具有0~3个危险因素的零风险，至具有4~6个危险因素的31%的危险概率，到具有≥7个危险因素的100%的危险概率。据报道，此评估特异性为74%，而敏感性为80%。Graafmans等的研究表明活动性损害、站立时眩晕、脑卒中病史、精神状态不佳［简易精神状态量表（Mini Mental State Examination，MMSE）评分≤24分，及全面衰退量表（Global Deterioration Scale，GDS）评分≥10/30分］及体位性低血压等的结合，提示在28周内发生另一次跌倒的可能性为84%。

Tromp等提示任何2个独立性危险因素，例如之前的跌倒、尿失禁、视力损害、使用苯二氮䓬类药物及功能受限等，结合在一起，将产生超过25%的反复跌倒风险。相似的是，在Stalenhoef及其同事推荐的一个模型中，具有以下2项或更多的预测因素：抑郁、之前的跌倒、握力降低和异常摆动的姿势等，与60%~90%的反复跌倒风险相关。

在初级卫生保健机构中，一项简单和快速的工具，例如跌倒风险评估工具（Falls Risk Assessment Tool，FRAT），可能对初期筛查是非常有用的。这个工具使用5个危险因素：在过去1年任何跌倒的病史，4种或者更多种的处方药物，脑卒中或者帕金森病的诊断，报告平衡问题及不使用扶手不能从座椅中站起。出现3种或者更多危险因素的个体，在接下来的6个月内发生跌倒的阳性预测值为57%。出现少于3种危险因素的个体，其阴性预测值为86%，并且特异性为92%。

另一个风险预测来源于一项为期3年的前瞻性研究，也能被用于确定具有较高的反复跌倒风险的在社区居住的老年人。可以通过一些危险因素预测1~3年周期内的反复跌倒，并且所有9项预测因素均出现时，在接下来的1年和接下来的3年内，发生2次或更多次跌倒的可能性，正如该风险预测所预计的，分别高达90%与97%。

为了确定在社区居住并具有跌倒危险的年轻和相对健康的老年人，可能需要一项整合了FMAs与危险因素，并且具有一个反映危险因素累积效应的简单临床评分的工具。Bongue等推荐了这样一个模型，其显示性别、独居、使用精神类药物、骨性关节炎、之前跌倒和在单腿平衡试验中手臂位置的改变等，是跌倒的重要预测因素。

在患者就诊于急诊部的情况下，FROP-Com筛查工具显示出具有适合的跌倒预测能力，并可用于在时间有限的情况下区分那些跌倒风险较高，而且需要更详细的评估和治疗的患者。这个筛查的项目包括过去12个月内的跌倒情况，观察患者的平衡和进行日常生活活动时需要辅助情况。

与FROP-COM筛查略微不同，Amsterdam纵向加龄研究（Longitudinal Aging Study Amsterdam，LASA）跌倒风险预测，被用于预测跌倒后在急诊部就诊的老年人反复跌倒的风险。这项分析由9个项目构成，包括跌倒史、眩晕、功能受限、握力、体重、家中有狗或猫、害怕跌倒、饮酒和教育程度等，其预测效度为中等。

一项“生理的”而非“疾病相关的”评估，包括一系列有关视力、外周感觉、肌力、反应时间和重心动摇等的简单测试，可能也是有帮助的。生理状况评估（Physiological Profile Assessment，PPA）的测量正确地将研究者区分为多发跌倒组或非多发跌倒组，准确性为75%。

最后，尽管在伴有痴呆和执行功能障碍及步态改变的老年人中，有很好的证据证实了步态与平衡功能异常之间的相关性，并且这些证据提示执行功能和步态损害可能导致了痴呆患者跌倒风险增加，但执行功能测试不是常规的跌倒风险评估的组成部分。

表12.5 AGS/BGS临床实践指南：预防老年人跌倒的建议概要

筛查和评估	
1.所有老年个体应该被问及是否发生过跌倒（在过去1年）。	
2.报道了跌倒的老人应该被问及跌倒的频率及环境。	
3.老年个体应该被问及是否经历过行走或维持平衡困难。	
4.对于因为跌倒而就医的老年人，如果报道了在过去1年内多次跌倒，或报道了行走或维持平衡困难（伴有或者不伴有活动减少），则应该进行多因素的跌倒风险评估。	
5. 应该评估出现单次跌倒的老年人的步态和平衡。	
6.对于已经发生过跌倒的老年人，应该使用一种已有的评估工具进行步态和平衡评估。	
7.对于不能进行标准化的步态和平衡测试或者执行较差的老年人，应该给予多因素的跌倒风险评估。	
8.在步态和平衡评估中具有困难和显示出不稳定的老年人，需要接受多因素的跌倒风险评估。	
9.仅报道了1次跌倒，以及在评估步态和平衡时未报道或未显示出困难和不稳定的老人，不需要进行多因素风险评估。	
10.多因素风险评估应该由具有合适的技巧和经过训练的1名临床医生（或多名临床医生）实施。	
多因素风险评估	
主要病史	·跌倒史：详细地描述跌倒的环境、频率、跌倒时的症状、损伤、其他后果
	·药物治疗回顾：所有处方药和非处方药的剂量
	·相关危险因素的病史：急性或慢性疾病（例如骨质疏松症、尿失禁、心血管疾病）
体格检查	·步态、平衡、灵活性和下肢关节功能的详细评估
	·神经功能：认知评估、下肢外周神经、本体感觉、反射、皮质功能检查、锥体外系和小脑的功能
	·肌力（下肢）
	·心血管状态：心率和心律、体位性的脉搏改变、血压；可视情况对颈动脉窦进行刺激，观察心率和血压反应
	·视力评估
	·检查足部及鞋类
功能评估	·视情况而定，评估日常生活活动技能，包括使用适应性器材和助行器
	·评估个人的感知功能能力和与跌倒相关的恐惧［评估目前的运动水平时注意害怕跌倒的程度是保护性的（例如，适当的无意识行为），还是加重了功能失调和（或）降低了生活质量（例如，因为害怕跌倒，减少了个人参与他或她能够安全进行的活动）］
环境评估	·环境评估，包括住所安全

注释：AGS（American Geriatrics Society），美国老年医学会；BGS（British Geriatrics Society），英国老年医学会

表12.6 社区环境的跌倒风险评估工具

工具	内容	敏感性	特异性
Berg平衡量表（临界值45/56分）	1. 从坐到站起。 2. 无支撑地站立着。 3. 无支撑地坐着。 4. 从站立到坐下。 5. 改变体位。 6. 闭眼站立。 7. 并足站立。 8. 手臂伸直向前够。 9. 从地板上取回物品。 10. 转身看后方。 11. 转身360° 。 12. 将脚交替放到凳子上。 13. 双足前后站立。 14. 单足站立。	77%	86%
老年人跌倒筛查测试（临界值3/5分）	1. 上1年的1次或多次跌倒。 2. 上1年的1次损伤性跌倒。 3. 报告“几乎跌倒”。 4. 步行速度缓慢（步行 5m需要超过10s）。 5. 不稳定或不规则的步态。	93%	78%
动态步态指数（临界值19/24分）	1. 平整表面上的步态。 2. 改变速度时的步态。 3. 行走时头部垂直活动。 4. 行走时头部水平转动行走。 5. 行走时跨步。 6. 绕障碍物行走围绕。 7. 行走时绕身体轴心转动。 8. 步行上台阶。	85%	38%
计时起立行走测试（临界值14s ）	1. 从标准的扶手椅中站起。 2. 行走至地面上3m外的界线处。 3. 转身返回座椅。 4. 再次坐回座椅。	87%	87%
Tinetti平衡与步态量表（临界值18/28分）	1. 平衡部分 坐平衡，从座椅中站起，试图站起，快速站立平衡，站立平衡，轻推，闭眼，转身360° ，坐下（评分：/16分）。 2. 步态部分 步行特征，步长和高度，足廓清，步伐的对称性，行走的连续性，路线，躯干姿势，步行时间（评分：/12分）。	70%~80%	52%~74%
功能性步态评估（临界值≤22/30分）	正常速度、快速和慢速行走，行走时伴头部垂直运动和水平转动，闭眼行走，跨越障碍物，狭窄支撑面行走，倒退，以及上、下楼梯	100%	83%
FRAT（≥3个危险因素）	1. 前1年的任何跌倒史。 2. 使用2种或超过2种处方药。 3. 脑卒中或帕金森病。 4. 报告平衡问题。 5. 不使用扶手时不能从座椅中站起。	42%（NPV 86%）	92%（PPV 57%）

续表

工具	内容	敏感性	特异性
预测反复跌倒者的跌倒风险评估工具	1. 交替踏台阶试验。	70%	55%
	2. 坐至站立试验。	66%	55%
	3. 足串联（脚尖接触足跟）站立试验。	55%	62%
社区老年人跌倒风险筛查量表	1. 过去12个月内的跌倒（0~3分）。	67%	67%
	2. 功能：ADL状态（0~3分）。		
	3. 平衡（0~3分）。		
改良的步态异常等级量表	1. 变化性-测量行走和（或）手臂摆动的不一致性及无节律性。		
	2. 谨慎-犹豫，缓慢，推进力减弱，行走和手臂摆动不坚决。		
	3. 摇摆-突然和未意料到的部分失去横向的平衡。		
	4. 足部接触-在前足触地前，足跟触地的程度。		
	5. 髋关节ROM-在一个步态周期中，髋关节ROM的丢失程度。		
	6. 肩关节伸展-肩关节活动范围减少的测量。		
	7. 手臂-足跟-触地的同步性-对侧的手臂和腿的运动超出步态相位的程度。		

注释：ADL（Activities of Daily Living）日常生活活动；FRAT（Falls Risk Assessment Tool）跌倒风险评估工具；NPV（Negative Predictive Value）阴性预测值；PPV（Positive Predictive Value）阳性预测值；ROM（Range of Motion）活动度

长期护理环境

与在社区人群中相似，一些风险评估工具已在长期护理环境中得到研究（表12.7）。Morse跌倒评估量表（Morse Fall Scale，MFS）显示出较高的预测价值，并且能够在1min内完成，使其有可能成为长期护理机构中最有用的跌倒风险的护理评估工具。

半岛健康-跌倒风险评估工具（Peninsula Health-Falls Risk Assessment Tool，PH-FRAT）是一项预测效果中等、可靠及简易的方法，用于亚急性护理机构和养老院老年人群的筛查。PH-FRAT包括来源于一组已知的危险因素中的4个最重要的跌倒预测因素（表12.7）。因为易于使用和培训要求不高，PH-FRAT显示出良好的信度并取得了很高的应用依从率。

同样，Robbins及其同事推荐了一个由3项最紧密相关的危险因素（髋部无力，平衡功能差和处方药的数量）组成的跌倒预测模型。对于长期护理机构中的居民，预测的1年内跌倒风险的范围，从没有这些危险因素的12%，至具有所有3项危险因素的100%。

生理因素也被证明与跌倒相关，一连串的13项感觉运动、前庭功能和视觉测试，能够正确地将研究对象区分为多发性跌倒组（2次或多次跌倒）或非多发性跌倒组（没有跌倒或1次跌倒），精确性为79%。

最近，对短期跌倒风险更客观地评估引起较大关注。在一个短期研究中，改良的Berg平衡评估量表（modified Berg Balance Scale，mod-Berg）、简易体能状况量表（Short Physical Performance Battery，SPPB）和使用GaitRITE Walkway系统进行的步态时空测量，显示出作为居住在痴呆特异性辅助生活区的老年人的跌倒预测工具的可能性。在伴有中至重度痴呆的养老院居民中，使用一个电子步道系统测量到的速度减慢和平均跨步长减少，是跌倒的最佳步态预测因素。

急性医疗环境

已经开发出了许多跌倒风险评估工具，例如，Downton评估量表（Downton Scale），Morse跌倒评估量表（Morse Fall Scale，MFS），St. Thomas住院老年患者跌倒风险评估工具（St. Thomas Risk Assessment Tool in Falling Elderly Inpatients，STRATIFY），Tinetti平衡与步态量表（Tinetti Test），Conley评估量表（Conley Scale），Hendrich跌倒风险评估模型（Hendrich Fall Risk Model，HFRM）及其后期版本HFRM Ⅱ。这些量表的要素在表12.8中描述。然而，仅有MFS、STRATIFY和HFRM在跨越不同人群的多个研究中得到验证。

一些系统回顾性研究比较了这些工具，并且一些研究确认了MFS、STRATIFY和HFRM的实用性，其他研究发现它们显示出相对低的汇总特异度和敏感度，以及甚至更低的阳性预测值。一项Meta分析总结出MFS和STRATIFY与护士的临床判断相似，然而，另一项研究显示MFS具有最高的敏感度，STRATIFY具有最高的特异度，而HFRM是在当要求一项更加全面的评估时所选择的工具。然而，在最近的一项Meta分析中，STRATIFY被证实为因急病住院的老年患者最佳的跌倒风险评估工具，MFS和HFRM Ⅱ排在其后。STRATIFY产生了最佳的灵敏度值，并且具有与MFS相似的特异性和取得了最佳的诊断比值比。

总的来说，对急性治疗机构中跌倒风险评估工具的研究，表明它们并不起效，即使它们有效，除了识别跌倒的危险因素和做一些简单预防措施外，并不能为临床提供更大的帮助。例如，Wong Shee等最近将一个新修改的STRATIFY与另一个已在不同急性医院得到验证的STRATIFY版本进行了比较。两个预测工具仅显示出一般的预测准确性，但是在当地修改的STRATIFY工具联合相关的跌倒护理计划文件，显示出提高了预防策略对危险因素，如认知

表12.7 长期护理环境中的跌倒筛查工具

工具	内容	敏感性	特异性
老年人跌倒筛查测试（临界值3/5分）	1. 上1年报告的跌倒次数超过1次。 2. 上1年导致损伤的跌倒。 3. 偶尔或者经常报告“差点跌倒”。 4. 步行速度缓慢（步行5m需要超过10s）。 5. 不稳定和不规则的步态。	93%	78%
RISK跌倒风险评估工具	1. 不稳定步态/头晕/不平衡。 2. 虚弱。 3. 记忆能力或判断能力受损。 4. 跌倒史。 5. 使用轮椅。	ND	ND
居民风险评估工具		ND	ND
跌倒的高风险评估		ND	ND
Tinetti平衡评估子量表		ND	ND
护理依赖量表（≤54/75分）（项目评分：1分=完全依赖至5分=几乎不依赖）	1. 吃与喝。 2. 小便失禁。 3. 身体姿势。 4. 移动能力。 5. 白天/夜间方式。 6. 穿衣服和脱衣服。 7. 体温。 8. 卫生。 9. 避免危险。 10. 沟通。 11. 与其他人联系。 12. 规则意识和价值意识。 13. 日常活动。 14. 娱乐活动。 15. 学习活动。	60%~74%	60%~74%

续表

工具	内容	敏感性	特异性
Downton跌倒风险评价指数（评分3/11分=跌倒的高风险）	1. 感知之前的跌倒。 2. 药物治疗（巴比妥类镇静剂/苯二氮䓬类镇静剂，利尿剂，降压药，抗帕金森病药物，抗抑郁药）。 3. 感官缺陷（视觉障碍，听觉障碍，肢体感觉障碍）。 4. 精神状态（混乱不清或认知损害）。 5. 步态（不安全，需要/不需要助行工具）。	91%	39%
肢体活动–跌倒评价图	1. 测试行走能力，同时与一个人或一个客体有交互。 2. 视力测试。 3. 注意力评估。	43%	69%
Morse跌倒风险评估量表（临界值45~55/125分）	1. 跌倒史。 2. 医学诊断。 3. 助行器。 4. 静脉注射治疗。 5. 步态。 6. 精神状态。	78~83%	83%
Spartanburg跌倒风险评估工具	1. 感知之前的跌倒。 2. 药物治疗。 3. 步态。 4. 年龄。 5. 精神状态改变。 6. 认知损害。 7. 环境。 8. 活动能力受损。 9. 小便失禁。 10. 高血压。 11. 起立–行走试验。	100%	28%
PH–FRAT（临界值14/20分）	1. 最近的跌倒（过去的3~12个月）/8。 2. 药物治疗（苯二氮䓬类镇静剂、抗抑郁药、抗帕金森病药物、利尿剂、降压药）/4。 3. 精神状态（焦虑、抑郁、合作能力、洞察力下降，特别是有关于活动能力的）/4。 4. 认知状态（Hodkinson简易智力检测量表）/4。	69%	70%

注释：ND，无数据；PH–FRAT，半岛健康–跌倒风险评估工具

损害，小便失禁和活动能力受损等的针对性。实际上，Lee等最近发表的一篇对涉及所有护理环境的跌倒筛查工具的分析性研究，推荐结合对跌倒风险的总体临床评估，对不同的环境使用相应的工具。他们推荐对社区居住的老年人使用临界值＞12.34s的TUG测试及功能性步态评估；将St. Thomas风险评估工具用于小于65岁的住院治疗患者及接受手术的住院患者；将HFRM Ⅱ用于住院治疗患者；将10m步行测试用于脑卒中后康复的患者；而将Berg平衡评估量表或者步行实验用于在住院期间发生过跌倒的脑卒中后康复的患者。

然而，单独使用任何工具，显然难以对住院治疗的成年患者进行准确的跌倒风险预测，因为这些工具通常都不能充分考虑针对医院环境外部因素，及可能被急性住院过程改变的内部因素。对恰当工具的选择，被缺乏敏感度和特异度阈值的一致性而进一步复

杂化，因为这些评估工具的性能差异很大，取决于它们所处的人群和环境。因此，没有一个单一的工具能够被推荐用于所有的医院环境，除非之前在计划实施这个工具的医疗环境中测试过该工具。

预防跌倒

跌倒不是衰老的必然结果，现有的最佳证据表明预防干预可以减少跌倒。在澳大利亚、丹麦、挪

表12.8 住院环境中的跌倒筛查工具

工具	内容	敏感性	特异性
Morse跌倒风险评估量表（临界值45~55/125分）	1. 跌倒史。 2. 医学诊断。 3. 助行器。 4. 静脉输液 。 5. 步态。 6. 精神状态。	78%~83%	68%~83%
Stratify（临界值2/5分）	1. 跌倒史。 2. 躁动。 3. 视力受损。 4. 频繁使用卫生间。 5. 移动和行走的能力受损。	93%	88%
Hendrich跌倒风险评估模型（临界值6/25分）	最近的跌倒史，抑郁，排便方式改变，头晕或眩晕，原发性癌症的诊断，混乱不清和活动能力改变。	77%	72%
Hendrich跌倒风险评估模型II（临界值5/16分）	1. 混乱不清，定向障碍，冲动。 2. 亚综合征抑郁。 3. 排便改变。 4. 头晕或眩晕。 5. 男性。 6. 抗癫痫处方药。 7. 苯二氮䓬类处方药。 8. 计时起立-行走测试。	86%	43%
跌倒预测指数（临界值5/11分）		100%	44%
跌倒评估问卷（临界值3/10分）		73%	88%
跌倒风险评估工具（临界值3/5分）	1. 年龄、精神状态、排便、跌倒史、感觉受损、活动和药物治疗。 2. 活动能力、精神状态、排便、跌倒史和药物治疗。	93%	78%
Tinetti平衡与步态量表（临界值10/28分）	1. 平衡部分 坐平衡，从座椅中站起、尝试站起、立即站起、平衡、站平衡、轻推、闭眼、转身360° 、坐下（评分：/16分）。 2. 步态部分 步态参数、步长和步高、足廓清、步伐对称性、步伐连续性、路线、躯干姿势、步行时间（评分：/12分）。	80%	74%
Downton 跌倒风险评价指数（评分3/11分=跌倒高风险）	1. 感知之前的跌倒。 2. 药物治疗（巴比妥类镇静剂/苯二氮䓬类镇静剂、利尿剂、降压药、抗帕金森病药物、抗抑郁药）。 3. 感觉障碍（视觉障碍、听觉障碍、肢体感觉障碍）。 4. 精神状态（混乱不清或认知损害）。 5. 步态（不安全，需要/不需要助行器）。	92%	34%

续表

工具	内容	敏感性	特异性
护理依赖量表（≤54/75分）（项目评分：1分=完全依赖至5分=几乎不依赖）	1. 吃与喝。 2. 大小便失禁。 3. 躯体姿势。 4. 移动能力。 5. 白天/夜间方式。 6. 穿衣服和脱衣服。 7. 体温。 8. 卫生。 9. 避免危险。 10. 沟通。 11. 与其他人联系。 12. 规则意识和价值意识。 13. 日常活动。 14. 娱乐活动。 15. 学习活动。	75%	46%
Conley跌倒风险评估量表（临界值3/8分）	1. 跌倒史/2。 2. 判断力受损或缺乏安全意识/3。 3. 躁动/2。 4. 活动能力受损/1。 5. 头晕或眩晕/1。 6. 在去卫生间的路上尿失禁/1。	69%	61%

注释：Stratify，托马斯跌倒风险评估工具（Stratify量表）

威、中国的台湾地区和瑞典进行的超过8年的研究中，跌倒相关损伤相对减少了6%~75%。通过一些干预，例如超过80岁患者基于住所的训练，以及对之前跌倒的老人进行住所的安全评估和改善，和针对特殊危险因素的多因素计划等，能够节约费用。

社区

基于锻炼的干预

与其他多方面干预措施相比，作为单一干预措施，锻炼是减少老年跌倒者跌倒风险的最有效方法。Sherrington等发表的一篇Meta分析表明，一项平衡训练（中或高挑战强度）结合不包含行走的高剂量锻炼方案（6个月的周期，每周2h），导致跌倒减少了38%。然而重要的是执行正确的锻炼方式，因为不是所有的锻炼方式都能将平衡功能提高到确实能够预防跌倒的程度。而且，尽管一些包含平衡和肌力的锻炼干预已被证明可以减少跌倒，同样也有许多不成功的锻炼干预。这些锻炼的类型在表12.9中描述。

最近的一篇Cochrane综述发现不同的锻炼方式获得不同的跌倒结果。仅包括步态、平衡或者功能训练的群体及个体锻炼类型，减少了跌倒率而不是跌倒的风险，然而在一个群体环境中进行的力量/负重训练，似乎并没有减少跌倒率或跌倒者的数量，并且实际上可能导致一些损伤。没有充足的证据支持其他的单一干预措施，例如普通的体力活动（行走或骑自行车）、涉及计算机平衡项目及振动板的锻炼。

然而，同一篇Cochrane综述总结到，总的来说，包括多个组成部分的锻炼类型（例如，2种或2种以上的锻炼组合）减少了跌倒率及跌倒的风险。这种

表12.9 对平衡有积极影响的锻炼

锻炼	计时起立–行走测试	在地板上睁眼单腿站立	在地板上闭眼单腿站立	步行速度	Berg平衡评估量表
步态、平衡协调和功能性任务	↓	—	—	↑	↑
肌力锻炼	↓	↑	—	↑	—
3D锻炼（太极、气功、跳舞、瑜伽）	↓	↑	↑	—	↑
普通的体力活动（行走）	—	—	—	—	ND
普通的体力活动（骑自行车）	ND	ND	ND	—	ND
计算机辅助的平衡锻炼	ND	ND	ND	ND	ND
振动	—	ND	ND	ND	ND
包含多个组成部分的锻炼	↓	↑	↑	—	↑

注释：“—”提示锻炼组与对照组之间的结果没有差异性。ND，没有数据

表12.10 社区中的单一干预措施

干预措施及组成部分	效果	
	跌倒率	跌倒风险
群体锻炼：多种类型的锻炼与对照比较	↓	↓
个人在家中的锻炼：多种类型的锻炼与对照比较	↓	↓
群体锻炼：太极与对照比较	↓	↓
群体和个人锻炼：平衡训练与对照比较	↓	—
群体和个人锻炼：力量/负重训练与对照比较	—	—
个人锻炼：普通的体力活动（步行）与对照比较	—	—
锻炼与锻炼比较：多个组成部分的高强度锻炼与低强度锻炼比较	↓	↓
维生素D（补充或不补充钙剂）与对照/安慰剂/钙剂比较	—	—

注释：“—”提示锻炼组与对照组之间的结果没有差异性

干预对于跌倒风险较高的参与者（具有跌倒史或者在登记时有1个或者多个跌倒的危险因素）及跌倒风险较低的参与者（在登记时没有跌倒的危险因素）均有效。相似的是，基于住所并包括多个组成部分的锻炼，被发现减少了跌倒率及跌倒风险。然而，这些组成部分是变化的（表12.10），而且不是所有的组成部分都有效。太极拳可以减少跌倒的风险，但是对跌倒率的影响并不是决定性的。一种干预措施对跌倒率的影响越大，则似乎对最初跌倒风险不高的人群越有效。

尽管数量较少，但是关于锻炼是否影响骨折发生风险的研究，表明锻炼干预把发生跌倒相关骨折的风险降低了66%。

其他的单一干预措施

住所安全评估和改善的干预措施有效地降低了跌倒率和跌倒风险，特别是由职业治疗师实施时。这些干预措施在跌倒风险很高的患者中更为有效，包括那些视力严重受损者。然而，就环境或行为干预能否有效增加视力受损的社区老年人的体力活动而言，最近的一项系统回顾性研究无法得出任何结论，因为没有发现符合条件的研究。另外，尽管由治疗师进行的行为干预措施被证明减少了跌倒率，但是仍然不清楚是因为减少了活动限制（增加活动）还是减少了活动（减少了危险暴露）。评估提高生活质量的行为和环境干预有效性的研究，其结果也是不确定和相互矛盾的。

处理视觉问题的干预措施，对于跌倒率和跌倒风险显示出矛盾的结果。影响因素可能包括：常规寻求视光学治疗的患者可能在随机对照试验（Randomized Controlled Trials，RCTs）中占比过高，在视光学干预的RCTs对照组中的参与者无法避免视光学服务，并且通常被要求继续他们的常规治疗，而且对照组的一些参与者通过参与研究，已经意识到他们潜在的利益，可能会控制不住而获取常规治疗之外的眼科治疗。更有可能的是，这些干预措施导致的屈光矫正和镜片类型的重大变化，引起了放大倍数的改变，转而引起前庭眼动反射增益的改变，从而影响日常活动（例如跨过人行道边或障碍，或者上楼梯）。前庭眼动反射连接前庭系统与眼外肌，并在头部活动时，产生对维持关注物体的稳定视野所需的快速代偿性眼球移动。然而，当常规佩戴多焦点眼镜者被给予单焦点镜片眼镜时，那些参加户外活动的患者中，跌倒率明显降低。这是因为多焦点镜片对近侧的焦点距离外的下方视野产生不清楚及

放大的视图，从而影响了用于体位控制的周围光流信息，并且难以判断下方视野中障碍的位置，包括障碍物、台阶和楼梯边缘和（或）与障碍物的放置等。相似的矛盾结果发生在关于白内障手术的RCTs和观察性研究中。

精神类药物的逐渐减量减少了跌倒率，但并不是降低跌倒的风险。由药剂师（或护士或老年病学专家）实施的药物评估，以及被送给参与者的家庭医生执行和改进的关于修改的建议，未有效减少跌倒率或跌倒的风险。然而，一个针对初级保健医生的综合处方调整方案，包括由临床药师实施的面对面教育、开处方实践的反馈，及财务奖励与患者对用药的自我评估相结合，和随后的药物评估与调整等，明显降低了跌倒的风险。

文献中的实用建议也包括制订一个FRIDs列表，建立一个用于提示该在何时取消FRIDs处方的计算机警示系统，寻找一种跌倒风险较低的替代药物，如果有临床指征则停用FRIDs。FRIDs的使用不可避免时则采取有针对性的提醒措施，注意开出合适的药物，简化药物治疗方案，强化药剂师实施的临床药物评估，确定每一种分发药物的标签包含相应的警示标志。更换药物时要谨慎，增强用药依从性和对患者的药物治疗方案强制进行周期性评估等。

在有功能障碍的足痛患者中，包括足部和踝关节锻炼的多方面足部治疗，与标准的足部治疗相比，显著减少了跌倒率而不是跌倒风险。总的来说，在不考虑跌倒风险的基线状态时，单独补充维生素D，或者同时使用钙剂，不能减少跌倒率或跌倒风险。然而，在治疗前的维生素D水平较低的人群中，跌倒率和跌倒风险降低。高剂量的维生素D（2000IU/天）与低剂量（800IU/天）相比，对跌倒没有预防作用，但是却显示出降低骨折风险的趋势。没有证据表明，针对认知行为的干预措施，或关于增加跌倒预防认识/教育的干预措施，单独对跌倒率或跌倒风险有效。

就Tinetti身体平衡评分和TUG测试而言，全身震动（Whole Body Vibration，WBV）有明显的治疗效果。但是就其他的平衡/灵活性结果和跌倒率而言，WBV的效果仍未确定。在WBV中，一个产生垂直正弦震动平台上进行训练，产生对肌梭的刺激和诱导肌肉收缩。

多个组成部分和多因子的干预措施

一些干预措施的组合能有效减少跌倒率，但不能相应地有效减少跌倒风险，而且一些组合根本没有效果（表12.11）。大部分有效的组合包括提供中等或高等强度平衡挑战且剂量和持续时间足够的锻炼。

相似的是，包括个体风险评估的多因素干预措施，减少了跌倒率而不是跌倒风险。在这些试验中的一些干预措施的组成部分在表12.11中描述。然而，对老年痴呆患者跌倒的管理已被证实是很困难的，并且就减少跌倒率和跌倒风险而言，多因素干预措施未能显示出与在其他人群中相同的效果。然而，旨在通过锻炼、双重任务训练或认知增强药物来提高执行功能的研究，已显示出令人满意的效果。

长期护理

锻炼作为一种单一干预措施，不能减少跌倒率或跌倒风险。然而，似乎在提供高等级护理的机构中有跌倒率增加的趋势，而在提供中等级护理的机构中有跌倒率减少的趋势。这可能与人群的依赖程度相关，在这种情况下，锻炼减少了在中等级护理机构中不太脆弱人群的跌倒，而增加了在提供高等级护理的养老院中脆弱人群的跌倒。

一些类型的锻炼可能会带来有益的结果（表12.12）。在受到测试的不同锻炼组成部分中，只有在中级护理机构中使用机械装置的平衡训练减少了跌倒率。然而，与常规护理相比，通过躯体康复干预措施，ADL的独立性和执行得到增强，或者降低较少，而且可能对情绪、认知和害怕跌倒有一些正面影响。但是，这种影响的大小、持续时间、效果最好的特殊类型，及它们如何与居民特征相关等，仍然不明确。在其他的单一干预措施中，补充维生素D减少了跌倒率而不是跌倒风险。药物评估、教育和其他干预措施不影响跌倒率或跌倒风险。

跌倒率和跌倒风险提示护理机构中的多因素干预措施可能会带来好处（表12.13），但是证据并不确凿。一些研究各自表明多因素干预措施明显减少了跌倒率和跌倒风险。然而，这些多因素试验的研究设计并不允许对它们各自的组成部分进行评估。

由于组成部分的变化、人群的脆弱性、干预措

表12.11 社区中的多组分和多因素干预

干预和内容	跌倒率（RaR）	跌倒风险（RR）
锻炼+住所安全干预	↓（0.77）	↓（0.76）
锻炼+视觉评估	↓（0.72）	↓（0.73）
锻炼+住所安全干预+视力评估	↓（0.71）	↓（0.67）
锻炼+教育+住所安全干预与对照比较	↓（0.69）	—
锻炼+教育+住所安全干预与教育比较	—	—
锻炼+教育+住所安全干预+临床评估与教育比较	—	—
锻炼+教育与教育比较	—	—
锻炼+教育+风险评估与对照比较	—	—
锻炼+住所安全干预+多因素评估和转诊与多因素评估和转诊比较	↓（0.19）	ND
锻炼+补充营养+维生素D和钙剂与钙剂和维生素D比较	—	ND
锻炼+维生素D与没有锻炼/没有维生素D比较	—	—
锻炼+认知行为治疗与对照比较	—	—
锻炼+“个人跌倒预防建议”与对照比较	—	ND
体育锻炼+教育与对照比较	—	—
住所安全+视力评估	—	ND
住所安全+药物评估与对照比较	ND	—
教育+老年病学门诊免费就诊与对照比较	ND	↓（0.77）
基于康复中心的康复项目（锻炼+教育）与类似的基于住所的项目比较	↓（0.46）	↓（0.57）
多功能训练+全身振动与轻度的体育锻炼比较	↓（0.46）	ND
“多方面的足部医疗”（定制的矫形器、鞋类评估、足与踝锻炼、跌倒预防教育、“常规的足部治疗”）与单独的“常规的足部治疗”比较	↓（0.64）	—
多学科康复+住所安全访视与多学科康复（没有住所访视）比较	↓（0.46）	—

注释：ND，没有数据；RaR，Rate Ratio；RR，Risk Ratio；“—”提示锻炼组与对照组的结果没有差别

施的持续时间和强度及如何实施这些干预措施等，对这些多因素干预措施的解释是复杂的。在实际工作中，不同国家的护理机构提供的护理不相同，即使当干预措施显得有效时，也需要对其背景进行仔细考虑。在推广这些研究的成果时，文化和组织背景的因素也应该被考虑。

急性治疗环境

对于住院超过几周的患者，针对多个危险因素的干预措施，以及一些单一干预措施，均是有效的。在亚急性病房中，额外的物理治疗（有监督的锻炼）减少了跌倒风险。而由一个经过培训的专职研究护士负责、针对急性病房中跌倒风险较高的患者的个体跌倒危险因素的教育性会议，减少了这些患者的跌倒风险。病房中的病床有85%可以从护士站看到时，与仅有15%的病床可以从护士站看到时相比，跌倒率更低。当其他单一干预措施的效果有限时，地板上覆盖的地毯增加了跌倒率，并且潜在地增加了跌倒风险（表12.14）。

另一方面，医院中的多因素干预减少了跌倒率及跌倒风险，并且老年病学病房中的髋部骨折术后的多学科治疗，与在骨科病房中的常规治疗相比，减少了跌倒率和跌倒风险。不同的组成部分被显示在表12.15中。然而，与长期护理环境相似，因为组成部分的变化、样本的病例混合、干预措施的持续时间和强度，以及这些干预措施如何实施等，多因素干预措施在这种环境中的有效性的解释是复杂的。在不同的国家，医疗体系提供的护理不相同，并且即使干预似乎是有效的，也需要仔细考虑其背景。当把这些研究的成果应用于实践时，也需要将文化和组织背景的因素考虑在内。

骨折后的跌倒预防

在最近发生骨折的患者中，预防跌倒的策略应

表12.12 护理设施中的单一干预措施

干预措施	效果	
	跌倒率	跌倒风险
锻炼：全部的	—	—
有监督的锻炼与常规的治疗比较	—	—
使用机械装置进行平衡训练：使用双侧分离的脚踏式跑步机进行摄动步行锻炼	↓	—
使用带有视觉反馈屏幕的测力台进行平衡训练：单腿站立平衡训练	—	—
“功能性行走”项目，主要包括功能性平衡训练	↑	—
有一个老年医学护士进行“目标设定和个体化日常生活活动计划的活动”	—	—
太极干预	ND	—
联合锻炼	—	—
药物评估	—	—
单一的临床药物评估	—	—
患者第1次从医院出院至一个长期护理机构时，配备一个药剂师作为过渡协调员	—	—
药剂师引导延展项目的审查和回馈，并且针对药物治疗和跌倒风险对患者进行教育	—	—
GRAM软件对于开处方药实践的决策支持	—	—
维生素D+钙剂与钙剂比较	↓	—
职员训练/教育	—	—
由骨质疏松专科护士进行针对管理人员、护士、医疗助理员的跌倒和骨折预防半天教育项目	—	—
基于已有的指南，执行针对跌倒、尿路感染和压疮患者的安全项目教育	—	—
治疗模式改变	—	—
跌倒风险评估工具与护士单独的判断比较	—	—
薰衣草嗅觉刺激	↓	—
增加阳光暴露	—	—
在多感官治疗室的多感官刺激	—	ND

注释：ND，没有数据；“—”代表训练组与对照组之间的结果没有差异

表12.13 护理机构中的多方面干预措施

干预措施及内容	效果
所有的干预措施	可能有利于降低跌倒率和跌倒风险
有监督的锻炼+饮水+定时上卫生间	可能跌倒风险有一些减少，对骨折和跌倒率没有效果
增加阳光暴露+补充钙剂	跌倒率、跌倒风险和骨折风险没有的明显降低
针对患者和居民的跌倒预防计划： 针对危险因素和预防方法的患者培训（60min），关于跌倒和损伤的监管和每月回馈 76个环境危险的检查表（灯光、座椅和床的高度、地面等）。对患者和管理者的反馈 居民教育：所有接收到的书面信息，由研究护士或训练指导员提供个人咨询 75min的群体锻炼项目（逐步的平衡和抗阻力训练），每周2次 髋部保护装置	减少跌倒率和跌倒风险
多因素，多学科干预： 由理疗师、护士和职业治疗师进行基线评估，及基于这些评估的干预措施 锻炼：有监督的步态、平衡、协调性和功能+力量/负重+灵活性+常规的体育锻炼，每周3次，每次40min，持续3个月。根据个体制订的渐进性训练，且由理疗师支持的训练助理执行。在群体中进行，或当居民因为脆弱或认知损害不能参与群体训练时，则进行个人训练 职员教育 医疗评估：由老年病学专家审查的基线评估。关于医疗评估的建议、体位性低血压和骨质疏松的预防被送至参与者的GP，由GP执行 改善环境：助理职业治疗师访问机构以评估和报告跌倒的危险因素，提醒机构注意主要的危险因素 验光配镜师和足外科医生基于基线评估的推荐	减少跌倒率

续表

干预措施及内容	效果
多学科项目包括11周的常规和居民特定的干预措施：有监督的锻炼，药物评估，改善环境危险，弥补和补救的辅助，髋部保护装置，职员教育，跌倒后的问题解决讨论会和职员指导。个体化定制的有监督的锻炼（步态、平衡、协调性和功能性+力量/负重）每周2~3次。由注册护士、内科医生和理疗师提供的干预	减少跌倒率
持续12个月的跌倒风险管理计划 每一个住所的跌倒协调员（使用工具对所有居民进行跌倒风险评估，制订特殊的推荐及护理计划，协调其他的医疗护理专家，并且确保这些推荐能被遵从） 循证的风险评估工具+与活动能力损害、精神损害、药物、小便失禁、感觉损害相关的详细管理策略 基于评估定制的治疗方案+OT、PT、医疗和专家转诊 跌倒风险较高的居民的墙上标识+颜色编码的点提示跌倒预防策略 手册包括危险评估表，策略的信息，跌倒高风险标志，针对护士、医生、PTs和OTs的所有表格和教育信息	增加跌倒率
通过个体评估及针对环境与个人安全、轮椅使用、精神类药物使用、变换体位和步行等的建议，进行咨询服务。每一个位置的跌倒协调员。由研究组进行的干预	反复跌倒者的比例显著不同

注释：GP（General Practitioner），全科医生；OT（Occupational Therapist），职业治疗师；PT（Physical Therapist）理疗师

表12.14 医院环境中的单一干预措施

干预措施	效果
锻炼—康复病房中额外的物理治疗	减少跌倒风险 不减少跌倒率
补充维生素D和钙剂： 每天800IU口服维生素D_3加1200mg钙直到离开医院，相应的对照：每天口服1200mg钙直到离开医院或死亡	跌倒风险或骨折风险没有差异
地板上覆盖有地毯与乙烯基地板比较	增加跌倒率和潜在地增加跌倒风险
在急性和亚急性病房中，每12张床配1张能调整高度的床	没有减少跌倒率的作用
在亚急性医院设施中，高危患者佩戴蓝色识别手环	没有减少跌倒率或跌倒风险
离床报警	在坠床的数量上没有差异
患者培训	
多方面跌倒预防指南的实施与急性治疗医院的常规宣传比较	跌倒率没有显著差异
实施针对急性治疗医院病房护士的3项指南（跌倒、尿路感染、压疮）	跌倒率没有差异
服务模式改变	
基于计算机的跌倒预防工具包	跌倒率和跌倒风险没有差异
老年服务的急性护理与普通医疗病房的常规护理比较	跌倒率没有减少
对混乱不清者的行为咨询服务	跌倒者数量没有改变
知识干预 教育+常规护理：参与者接受一个基于识别跌倒因素的教育课程（不超过30min）针对增加对住院期间跌倒风险的了解及教授减少风险的策略的设计。混乱不清者的家属接受教育课程与对照（常规护理和包括常规的跌倒预防干预措施）相比较	减少跌倒风险
2种形式的多媒体患者教育（基于书面与视频的材料）加上一个经过训练的健康专业人员进行一对一床旁随访（完全项目）或者仅有教育材料，与急性和亚急性混合病房的常规护理相比较	在接受完全项目的认知正常者中，跌倒更少

表12.15 医院环境中的多方面干预措施

干预措施与组成部分	效果
基于识别跌倒风险的针对性跌倒预防项目（Peter James中心跌倒风险评估工具）。可能的干预措施为： 有监督的锻炼项目：45min一节，每周3次，从干预开始至出院。锻炼包含步态、平衡和协调性+力量/负重+3D（太极） 锻炼是个体化定制的 锻炼由物理治疗师实施 跌倒风险警示卡片 在参与个体的床旁，由OT讲授最多4次长达30min的教育课程 髋部保护装置	跌倒率降低（在观察45天后最为明显）但是跌倒风险未降低
针对有跌倒史或在住院期间有一次近期跌倒的患者、以减少危险因素为目标的护理方案。基于与以下因素相关的评估（及随后的转诊/措施）：视力（转诊至验光师）；针对镇静剂、抗抑郁药、利尿剂、多重药物治疗等的药物检查（医疗评估利益与危害）；卧位与站立血压（给参与者的建议和给医疗职员的推荐）；病房尿检（如果中段尿的亚硝酸盐、红细胞或蛋白阳性）；活动困难（转诊至理疗师）；研究床栏的使用；鞋类安全（更换的建议）；床的高度（保持在最低的高度）；在病房的位置（将高风险患者安排在离护士站最近的位置）；环境因素（纠正的行动）；护士呼叫铃（可以对讲和在伸手的范围内）	降低跌倒风险
多学科团队提供综合的老年病学评估、管理和康复	在出院时减少跌倒率和跌倒风险，即使是在痴呆患者中
有针对地多因素干预：一个护士或者理疗师各自在完全干预病房每周工作25h，持续工作3个月。提供跌倒风险评估、职员和患者教育、药物评估、床旁和病房环境的改善、一个锻炼项目，和针对选定患者的离床报警器（每个病房最多2个）	对跌倒率没有影响

注释：OT，职业治疗师

该被作为一个连续的过程来执行，从住院环境中的评估和干预开始，持续至社区或者门诊。应该在入院时评估基线跌倒风险和谵妄的任何危险因素及功能下降情况。随后的评估和治疗计划应该包含一个负责防止发生新的院内事件的多学科团队。这个团队也应该识别针对后续跌倒的所有潜在危险因素，在跌倒预防方案中整合一个骨折风险评估工具。一旦患者出院后，为了将有针对性的多组分干预作为一个有效的跌倒预防计划的构成部分来实施，应该继续进行多方面的评估。

结论

老年人群中的跌倒预防是所有医疗环境中的一个重要且需优先考虑的健康项目，鉴于人口老龄化，其将持续提出重大挑战。有充分的证据表明，在恰当设计的干预计划中，跌倒预防可以产生效果，并且是有成本效益的。这些项目应该在每一个医疗环境中由可以获得的最佳证据引导。

参考文献

[1] Tinetti M, Speechley M, Ginter S. Risk factors for falls among elderly persons living in the community. N Engl J Med. 1988;319(26):1701–1707.

[2] Kearney F, Harwood R, Gladman J, Lincoln N, Masud T. The relationship between executive function and falls and gait abnormalities in older adults: A systematic review. Dement Geriatr Cogn Disord. 2013;36(1–2):20–35.

[3] Woolcott J, Richardson K, Wiens M, Patel B, Marin J, Khan K, et al. Meta-analysis of the impact of 9 medication classes on falls in elderly persons. Arch Intern Med. 2009;169(21):1952–1960.

[4] Deandrea S, Bravi F, Turati F, Lucenteforte E, Vecchia CL, Negri E. Risk factors for falls in older people in nursing homes and hospitals. A systematic review and meta-analysis. Arch Gerontol Geriatr. 2013;56(3):407–415.

[5] Heinrich S, Rapp K, Rissmann U, Becker C, König H. Cost of falls in old age: A systematic review. Osteoporos Int. 2010;21(6):891–902.

[6] Davis J, Robertson M, Ashe M, Liu-Ambrose T, Khan K, Marra C. International comparison of cost of falls in older adults living in the community: A systematic review. Osteoporos Int. 2010;21(8):1295–1306.

[7] Morrison A, Fan T, Sen S, Weisenfluh L. Epidemiology of falls and osteoporotic fractures: A systematic review. Clinicoecon Outcomes

Res. 2013;5:9–18.

[8] Perell K, Nelson A, Goldman R, Luther S, Prieto-Lewis N, Rubenstein L. Fall risk assessment measures: An analytic review. J Gerontol A Biol Sci Med Sci. 2001;56(12):M761–766.

[9] Tinetti M, Williams T, Mayewski R. Fall risk index for elderly patients based on number of chronic disabilities. Am J Med. 1986;80(3):429–434.

[10] Graafmans W, Ooms M, Hofstee H, Bezemer P, Bouter L, Lips P. Falls in the elderly: A prospective study of risk factors and risk profiles. Am J Epidemiol. 1996;143(11):1129–1136.

[11] Tromp A, Pluijm S, Smit J, Deeg D, Bouter L, Lips P. Fall-risk screening test: A prospective study on predictors for falls in community-dwelling elderly. J Clin Epidemiol. 2001;54(8):837–844.

[12] Stalenhoef P, Diederiks J, Knottnerus J, Kester A, Crebolder H. A risk model for the prediction of recurrent falls in community-dwelling elderly: A prospective cohort study. J Clin Epidemiol. 2002;55(11):1088–1094.

[13] Nandy S, Parsons S, Cryer C, Underwood M, Rashbrook E, Carter Y, et al. Development and preliminary examination of the predictive validity of the Falls Risk Assessment Tool (FRAT) for use in primary care. J Public Health (Oxf). 2004;26(2):138–143.

[14] Pluijm S, Smit J, Tromp E, Stel V, Deeg D, Bouter L, et al. A risk profile for identifying communitydwelling elderly with a high risk of recurrent falling: Results of a 3-year prospective study. Osteoporos Int. 2006;17(3):417–425.

[15] Bongue B, Dupré C, Beauchet O, Rossat A, Fantino B, Colvez A. A screening tool with five risk factors was developed for fall-risk prediction in community-dwelling elderly. J Clin Epidemiol. 2011;64(10):1152–1160.

[16] Russell M, Hill K, Day L, Blackberry I, Gurrin L, Dharmage S. Development of the Falls Risk for Older People in the Community (FROP-Com) screening tool. Age Ageing. 2009;38(1):40–46.

[17] Peeters G, Pluijm S, van Schoor NM, Elders P, Bouter L, Lips P. Validation of the LASA fall risk profile for recurrent falling in older recent fallers. J Clin Epidemiol. 2010;63(11):1242–8.

[18] Lord S, Menz H, Tiedemann A. A physiological profile approach to falls risk assessment and prevention. Phys Ther. 2003;83(3):237–252.

[19] Robbins A, Rubenstein L, Josephson K, Schulman B, Osterweil D, Fine G. Predictors of falls among elderly people. Results of two population-based studies. Arch Intern Med. 1989;149(7):1628–1633.

[20] Lord S, Clark R, Webster I. Physiological factors associated with falls in an elderly population. J Am Geriatr Soc. 1991;39(12):1194–2000.

[21] Sterke C, van Beeck EF, Looman C, Kressig R, van der Cammen TJ. An electronic walkway can predict short-term fall risk in nursing home residents with dementia. Gait Posture. 2012;36(1):95–101.

[22] Aranda-Gallardo M, Morales-Asencio J, Canca-Sanchez J, Barrero-Sojo S, Perez-Jimenez C, Morales-Fernandez A, et al. Instruments for assessing the risk of falls in acute hospitalized patients: A systematic review and meta-analysis. BMC Health Serv Res. 2013;13:122.

[23] Wong Shee A, Phillips B, Hill K. Comparison of two fall risk assessment tools (FRATs) targeting falls prevention in sub-acute care. Arch Gerontol Geriatr. 2012;55(3):653–659.

[24] Lee J, Geller A, Strasser D. Analytical review: Focus on fall screening assessments. PM R. 2013;5(7):609–621.

[25] Sherrington C, Tiedemann A, Fairhall N, Close J, Lord SR. Exercise to prevent falls in older adults: An updated meta-analysis and best practice recommendations. N S W Public Health Bull. 2011;22(3–4):78–83.

[26] Gillespie L, Robertson M, Gillespie W, Sherrington C, Gates S, Clemson L, et al. Interventions for preventing falls in older people living in the community. Cochrane Database Syst Rev 2012;(9):CD007146.

[27] Pit S, Byles J, Henry D, Holt L, Hansen V, Bowman D. A quality use of medicines program for general practitioners and older people: A cluster randomised controlled trial. Med J Aust 2007;187(1):23–30.

[28] Chen Y, Zhu L, Zhou Q. Effects of drug pharmacokinetic/pharmacodynamic properties, characteristics of medication use, and relevant pharmacological interventions on fall risk in elderly patients. Ther Clin Risk Manag. 2014;10:437–448.

[29] Cameron I, Gillespie L, Robertson M, Murray G, Hill K, Cumming R, et al. Interventions for preventing falls in older people in care facilities and hospitals. Cochrane Database Syst Rev. 2012;12:CD005465.

[30] Demontiero O, Gunawardene P, Duque G. Postoperative prevention of falls in older adults with fragility fractures. Clin Geriatr Med. 2014;30(2):333–347.

13

开放性骨折

Lisa K. Cannada，Tina K. Dreger

简介

社会老龄化进程逐加剧，预计在2030年之前，美国超过65岁的人口将增至6000万，或者占人口总数的17%。与过去相比，这是一个寿命延长和更加活跃的人群，并且能更长时间地持续工作和维持其独立性。另外，2010年的美国人口普查发现45~64岁人口的增长率为32%，主要是因为婴儿潮。在接下来的几年，这种人口增长将在北美洲得到反映。

老年人口的增长，预计将导致65岁以上创伤患者数量的增加。目前，创伤是65岁以上人群的第5大死亡原因，并且占该人群入院总数的23%和住院总费用的28%。随着人口增长，老年人创伤将对未来的医疗费用产生明显影响。老年人通常具有较多的合并症，因此可以预测到创伤后的住院时间较长。

就一些类型的骨折而言，包括桡骨远端及髋部骨折，已经在老年人群中得到了充分研究。然而，老年人的开放性骨折并不是一个得到充分研究的创伤类别。尽管现在的文献不断增加对老年创伤性骨折的研究，但是过去很难记录足够的病例以评估这些损伤。随着老年人口的增长，这些骨折将影响许多医疗保健学科，包括创伤骨科的亚专业。

流行病学

尽管因为人口老龄化老年人群中的骨折频发，但关于这个患者群体中的开放性骨折的文献仍是有限的。与年轻人的开放性骨折不同，60%的老年人群中的开放性骨折是由低能量机制所导致，例如跌倒。最常见的开放性骨折位于桡骨远端、踝关节、手指和胫骨干。研究人员在流行病学方面的许多信息来自爱丁堡皇家医院的Court-Brown等进行的研究。他们在2年内收集了4786例65岁及以上接受门诊保守治疗和住院治疗的骨折患者的前瞻性数据。老年人群中的骨折主要发生在妇女（77%），并且仅有1.2%为开放性骨折，而开放性骨折中的13.6%为Gustilo Ⅲ型。由于高能量损伤机制的增加，通常可以意料到Gustilo Ⅲ型开放性骨折发病率增高的趋势，但是在老年人群中，Gustilo Ⅲ型开放性骨折可能发生在地面跌倒之后。

Court-Brown等研究了一个15年周期中的484例65岁及以上患者的开放性骨折，并将它们与65岁以下患者的开放性骨折进行了比较。研究人员注意到开放性骨折的发病率随年龄增加而上升。令人关注的是，15~19岁男性与90岁及以上女性显示出相似的开放性骨折发病率。这些结果来自英国，可能与其他地方不同。研究表明，在整个生命过程中，女性发生开放性骨折的概率不断增加，但是从60岁以后开始急剧上升。这可能是因为生理功能下降伴骨密度降低及身体活动减少导致保持恶性循环的平衡问题。在60%的患者中，主要的损伤机制是代表低能量损伤机制的跌倒，然而Gustilo Ⅲ型开放性骨折有较高的发病率。在女性中尤其是这样。在绝经后妇女中，开放性骨折有明显的增加。绝经后妇女的骨量降低也伴随着皮肤的改变。

动物研究显示，雄性的真皮层厚度是雌性的1.9

倍，而雌性小鼠的表皮更厚，这与人类中的情况相似。将这项研究应用于一次简单地面跌倒的结果，更高等级的开放性骨折可能是由于皮肤质量，而不是对损伤能量的反映。皮肤愈薄则可能愈容易被撕裂，伤口增大，则导致更高等级的开放性骨折（图13.1）。

Cox等比较了老年人胫骨干骨折的合并症与损伤机制。他们发现闭合性骨折患者与开放性骨折患者的合并症相似，损伤机制也是相似的，主要是地面跌倒及机动车碰撞行人事故。与具有低等级Gustilo分型的患者相比，Gustilo Ⅲ型开放性骨折患者具有更多的并发症、延长的住院时间和再次手术的需要等。

在他们的学术创伤中心，Keller等对一个5.5年周期中的65岁及以上患者的所有高能量损伤进行了回顾性研究。锁骨、中足、肱骨近端、骶髂关节和尺骨远端等部位的骨折，是老年患者死亡的高风险因素。研究强调，因严重创伤就诊的老年患者，其住院时间更长，出院后需要更多的资源，并且其死亡率比遭受高能量创伤的年轻人群高3倍。在这个包括597例患者的研究人群中，开放性骨折的影响或发生率没有得到研究。

在一项相似的研究中，Abdelfattah等回顾了在一个6年周期内入院的154例遭受高能量损伤的老年患者［损伤严重程度评分（Injury Severity Score，ISS）＞16分］。锁骨、肩胛骨、股骨等部位的骨折被发现会导致这个人群出现较差的愈后效果。在需要手术治疗的骨盆和髋臼骨折患者及保守治疗的脊柱骨折患者中，发现死亡率上升。对开放性骨折患者的评估未得到描述。

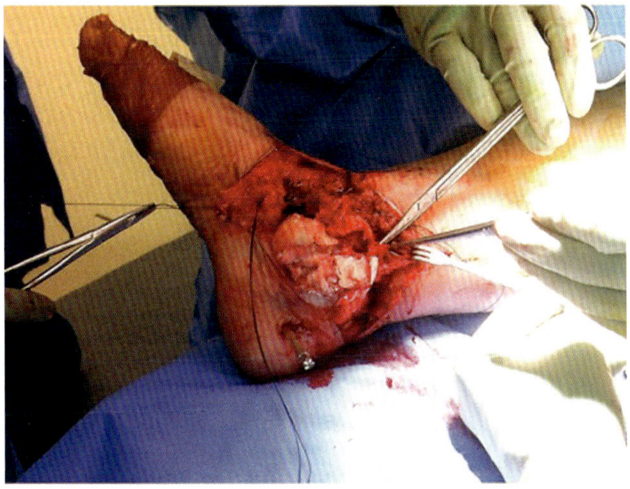

图13.1　老年人的开放性骨折，伴有皮肤撕裂造成的较大伤口

在本章中，我们希望引起对老年人开放性骨折这一重要问题的关注，因为很少有文献可被用于指导治疗。一些文章讨论了老年人的低能量及高能量损伤，但是开放性骨折经常未被提及或评估。

分型

开放性骨折的Gustilo分型，通常被用于对所有开放性骨折进行分级。在这个系统中，Ⅰ型开放性骨折具有1cm以内的清洁伤口，Ⅱ型开放性骨折具有超过1cm的伤口，但不伴有广泛的软组织损伤，而Ⅲ型开放性骨折具有更广泛的软组织破坏。

Ⅲ型骨折被细分为ⅢA、ⅢB、ⅢC骨折。ⅢA型是那些能够一期闭合伤口的骨折。ⅢB型是那些需要通过植皮、皮瓣或其他技术，二期关闭伤口的骨折。ⅢC型是那些伴有需要修复的血管损伤的骨折。

Gustilo分型已得到广泛应用。然而，在老年人群中，甚至引起开放性骨折的机制也与在年轻人中的不同。老年患者通常具有非常薄的皮肤，更容易形成较大的伤口。软组织的脆性随着年龄增长而增加。除了我们所知道地随着老年人的骨骼老化及骨密度降低而出现的变化外，老年人的皮肤胶原结构降低，使其更容易发生损伤。由于与下方的软组织没有明显的连接，皮肤失去弹性且感觉松弛。另外，皮肤肿胀也与年轻患者中的不同。因此，产生较大皮肤撕裂的较小骨损害可能造成老年患者皮肤损伤的蔓延。随着皮肤的撕裂，因为软组织损伤的范围较大，导致了更高等级的损伤。

一个常见的例子是踝关节骨折脱位。外翻型损伤机制较为常见。内踝骨折可能非常小，但伤口表现为10cm或更长的横形裂伤。这是因为皮肤非常脆，并且很容易被撕裂。开放性骨折的Gustilo与Anderson分型适用于年轻和高能量损伤的患者，但是在老年骨折患者中，其适用性可能非常有限。外科医生可能应该考虑一种评估多个因素的替代分型方法。

在下肢评估项目（Lower Extremity Assessment Project，LEAP）研究中，对毁损肢体分型系统的价值进行了评估。一些毁损肢体的分型方法考虑到皮肤、肌肉、神经的损伤、缺血、实际年龄、损伤能

表13.1 进一步评估老年人开放性骨折严重程度的因素

之前存在静脉淤血	是/否
凹陷性水肿	是/否
CHF/CVD	是/否
骨折粉碎	是/否
骨折污染	是/否
皮肤撕裂的长度	＜1 cm，1~5 cm，＞5 cm
近端蒂皮瓣	是/否

注释：CHF（Congestive Heart Failure），充血性心力衰竭；CVD（Cardiovascular Disease），心血管疾病

量及其他因素等。这些评分系统被用于预测截肢与保肢。各种评分系统预测结果不是完全准确的。在老年人的开放性骨折中，因为伤口过长，已经确定会导致高等级的开放性骨折。虽然文献有限，但是仍提示较高骨折等级的预后较差。

表13.1显示了其他一些研究人员认为在对老年人开放性骨折进行分类时应该考虑的因素。通过这些都是与损伤相关的问题，以帮助对老年人开放性骨折的治疗进行计划。在考虑老年人开放性骨折的严重性时，研究人员建议评估这些因素。

治疗

与任何开放性骨折一样，在手术固定前有几点考虑。第一点包括一个由气道-呼吸-循环（Airway-Breathing-Circulation，ABC）管理的基本原则构成的全面评估。早期治疗对于在这个脆弱的人群中减少死亡率是必不可少的。一旦患者稳定，即可对受伤肢体的活力、软组织损伤程度和污染程度进行全面评估。不能因为骨折是开放性的或是因为患者的年龄偏大，就排除筋膜间室综合征。如果怀疑存在血管损伤，踝肱指数（Ankle Brachial Index， ABI）应该被用作一个筛查工具。就骨折肢体的全面影像学评估而言，邻近关节的检查是必要的。在关节周围骨折中，髋关节外固定支架固定术后，CT扫描是非常有帮助的，因为与X线片相比，它们可以更好地显示骨折形态。这对术前计划是必不可少的。

一旦完成总体评估，具体的急诊室治疗应该针对骨折和软组织损伤。必须控制伤口出血。如果出血来自一条肢体，首选压迫止血，如果直接压迫不足以控制出血，最好使用止血带。如果是开放性骨

表13.2 推荐用于Gustilo-Anderson分型系统定义的不同骨折等级的抗生素

开放性骨折的类型	推荐使用的抗生素
Ⅰ型	第一代头孢菌素
Ⅱ型	第一代头孢菌素
Ⅲ型	第一代头孢菌素+氨基糖苷类+青霉素，被用于在农场的损伤

盆骨折，骨盆填塞是必要的。如果骨盆骨折是开书样骨折，可能需要使用骨盆固定带或床单经大粗隆固定以减少失血。

在急诊室的治疗中，使用抗生素也是非常重要的。抗生素的选择将取决于开放性骨折的初步分型。这历来是基于Gustilo-Anderson分型（表13.2）。然而，在肾功能障碍的风险增高及肌苷清除率可能降低的老年患者中，抗生素方案的选择和剂量可能需要调整。

然后，在患者被送入手术室之前，需要临时冲洗和复位骨折，随后将肢体放入一个适当的衬垫夹板中。在手术室中，应该在所有治疗组成员认为安全，及获得血流动力学稳定的情况下，尽快开始冲洗和清创（Irrigation and Debridement，I&D）。对损伤区域的仔细评估是很重要的，并着手进行系统性的清创。应该从最表浅的结构开始清创，然后逐渐深入至骨骼。任何失活组织及异物应该被切除。为了全面的评估，扩创通常是必要的。

清创之后，应该使用生理盐水冲洗。将抗生素溶液加入生理盐水中冲洗，未见明显差异。一直存在脉冲灌洗是否优于低流量冲洗的争论，就此争论，一些外科医生认为，与轻柔的大量液体冲洗相比，脉冲灌洗能够损伤组织，并且将异物进一步冲入伤口。在老年患者中，皮肤是较薄和较脆的，使其甚至难以耐受轻微的组织损伤，因此支持低流量冲洗。

在初次的I&D中，基于污染程度和损伤范围，必须作出关于关闭伤口还是再次清创的决定。高能量损伤后的软组织活性程度可能在初次清创时不是很明显，因此二次手术探查可能是有帮助的。老年患者脆弱的软组织及受伤前的潜在血管病变，可能造成即使是低能量损伤也最好通过二次手术探查进行治疗的情况。其他可能应用二次手术探查的情况是中至重度污染的伤口，及因为多发性创伤或合

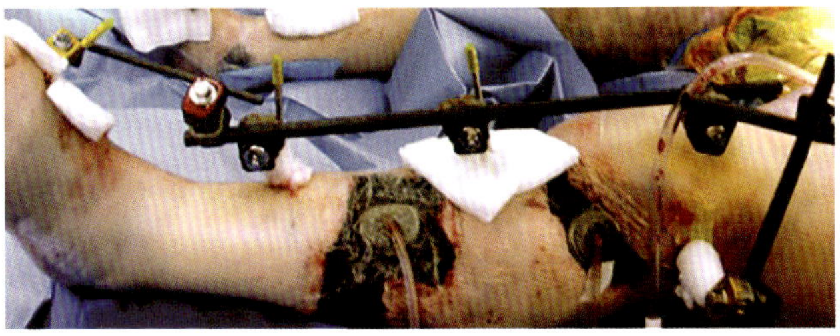

图13.2 对开放性骨折进行负压创面治疗

并症而延迟手术时，即使损伤控制的情况下，期手术治疗也可能将患者置于巨大的危险之中。在这些情况下，负压创面治疗（Negative Pressure Wound Therapy，NPWT）允许控制损伤部位的引流，提供一个无菌的环境，并且在返回手术室时易于暴露（图13.2）。当觉得伤口清洁及不考虑进一步处理时，可以将其关闭。使用连续穿过伤口的弹性血管阻断带加上皮钉固定，有助于确保创缘更接近，因为单独与装置中的海绵对和，往往会将皮缘进一步推开。负压装置具有一些可以保护老年人的脆弱组织的调整。压力可以低于通常使用的125mmHg，特别是如果放置在神经、血管或损伤的肌肉组织表面时。不同类型的海绵或海绵下的敷料提供额外的保护。负压装置的间断吸引与持续吸引模式一样具有组织保护的好处。

文献中存在一些关于是否应该进行冲洗后的伤口细菌培养的讨论。冲洗后的伤口细菌培养被用于指导抗生素治疗，以及预测开放性骨折在治疗后是否会发生深部感染。冲洗后的伤口细菌培养已被证实比冲洗前的更加准确。Lenarz等回顾性分析了一个一级创伤中心的346例开放性骨折。一个标准的治疗方案被用于决定关闭开放性骨折伤口的时机。纳入了Ⅱ型和Ⅲ型骨折，因为大部分Ⅰ型骨折在初次I&D之后，伤口被一期关闭。进行了冲洗后培养，并且使用了NPWT装置。如果在48h后，培养结果仍为阴性，再次进行伤口I&D，然后关闭伤口。如果培养结果在这个时间点为阳性，对伤口进行进一步I&D，并且更换NPWT装置。重复这个过程，直到培养保持阴性，在此时则可以关闭伤口。研究人员发现与历史对照相比，所有等级的开放性骨折的深部感染均减少。

如果适合一期关闭伤口，必须考虑许多因素。由于老年人的软组织容易出现肿胀，早期仔细的切口关闭可以避免后续的并发症及减少整形手术覆盖

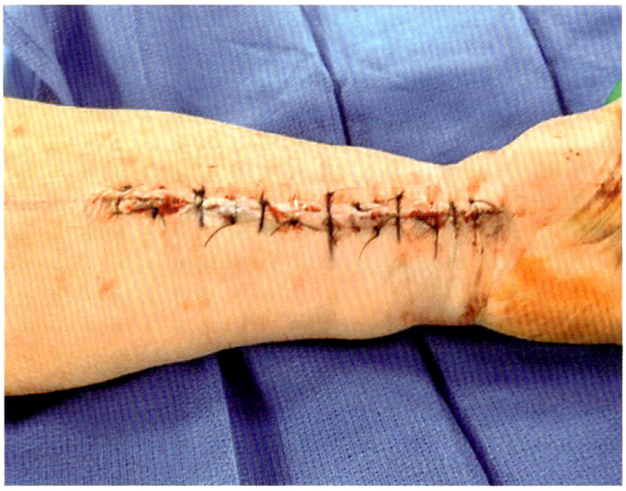

图13.3 多种缝合技术被用于关闭开放性前臂双骨折的伤口

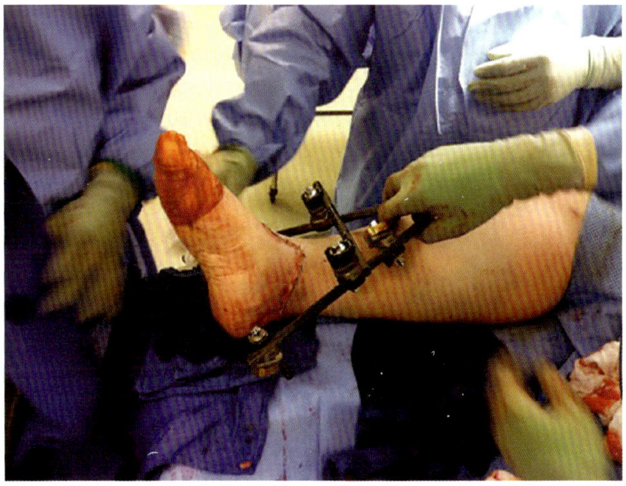

图13.4 使用褥式缝合技术关闭开放性骨折（图13.1所示病例）的伤口。这个图也显示使用三角形框架的外固定支架固定开放性骨折

创面的需要。基本的缝合原则在老年患者中甚至是更加重要的。手术医生应该预防组织边缘坏死。应该仔细地评估许多方面，以获得最佳的疗效。使用反三角缝合针，能够防止存在张力时，缝合线向伤口方向切割皮肤。同样，以90°角进入皮肤，可以最小化进针时对组织的损伤，并且允许皮缘的适当外翻。使用无齿镊与使用有齿镊相比，能够在缝合时，防止压坏组织。不同的缝合技术也可被用于辅助关闭伤口。有时需要联合多种伤口关闭技术，以获得最理想的伤口关闭（图13.3）。当伤口关闭困难时，沿伤口隔一定间距使用远-近、近-远减张缝合是有效的，并且能够减低任何一处缝合线的张力，防止它们撕裂脆弱的皮肤。减张缝合可以留置一段时间，直到张力减小，或者在最初缝合时，保留到

完成剩余的缝合。水平褥式缝合起到相同的分散皮肤和缝线张力的作用，同时能够外翻皮缘以改善愈合效果（图13.4）。

一旦完成开放性骨折的彻底清创后，需要固定骨折。固定的类型将依据软组织损伤的程度、骨折的严重性和部位，以及患者的健康状况和其他任何需要的干预措施。例如，由于合并损伤，患者可能需要剖腹探查或血管修复，从而不能为固定骨折留出充足的时间。

外固定支架可以被用于固定骨折，其不仅可以保护软组织免受进一步损伤，也可以减少出血和患者的不适，并且有助于护理员进行床旁护理。在发生骨盆环或者股骨骨折的情况下，外固定支架避免了骨牵引，从而有助于减轻骨突起处的负荷及防止压疮。在某些情况下，外固定支架被可以被用作确定性固定。有一些“诀窍”可以改善外固定支架的使用。首先，外科医生应该考虑最终固定所必须的手术入路。螺钉应该被放置在将摆放钢板的区域之外。这可以降低感染的风险，因为开放的钉道容易发生细菌污染。如果有可能，也应该将螺钉放置在损伤区域外，以防止进一步的损伤，同时减少细菌沿钉道进入骨骼的风险。C臂的使用是非常有价值的，可以避免螺钉放置不当及造成许多不必要的螺钉眼，从而避免因为进一步降低骨质疏松的骨骼的强度而带来骨折的风险。一旦完成外固定连接框架的放置，下一步应该构建一个坚强的结构，以防止复位不良。应该遵循基本的原则，例如使用多条连接杆，增加工作长度，及减少皮肤与连接杆间的距离。对于不稳定的开放性踝关节骨折，将1枚第一跖骨螺钉加入标准的三角框架中，能够帮助将足摆放在合适的位置并维持复位（图13.4）。

当长骨骨折合并软组织损伤时，髓内钉是一个非常好的选择。可以使用闭合复位技术，以及在受损区域外做小切口。开放性伤口也可经常被用于辅助骨折的复位。与标准切开复位内固定相比，这项技术将减少骨膜剥离，并且可以保留骨折部位的大量血供和成骨细胞。

当选择切开复位内固定稳定骨折时，治疗的外科医生必须确定什么类型的钢板固定能最好地平衡稳定与允许骨折愈合。如果是横形骨折，可以使用允许骨折一期愈合的方式进行固定。桥接钢板技术可以被用于粉碎性骨折。对于骨质疏松的骨骼，可以考虑锁定钢板固定技术。通过这些锁定技术，可以获得非常坚强的固定。然而，手术医生必须仔细平衡稳定与微动，以允许骨折二期愈合及防止骨折不愈合。

手术时机必须与患者的状态和对生理系统的损害相平衡，这是需要考虑的关键问题。对多发性损伤患者的仔细评估，及与普通外科、创伤和重症医学等工作组的团队合作，对于良好的预后是至关重要的。特别有价值的血清标记物是碱缺失与乳酸水平，碱缺失≤-6mmol/L与55岁以上个体显著增加的死亡率相关。即使在血压正常的老年钝挫伤患者中也是如此，这一点在最近的文献中得到证实。

早期手术应该以通过最小的软组织损伤来稳定骨折作为目标。这对允许活动和减少长期卧床及多次手术带来的并发症大有帮助。

老年人特定的开放性骨折类型

桡骨远端骨折

正如老年人的开放性骨折一样，只有很少的研究可用于指导老年人桡骨远端开放性骨折的治疗。在一篇最近发表的文献中，Kaufman等报道了立即切开复位内固定治疗这些骨折的良好疗效。在美国最大的创伤中心之一进行回顾性研究，老年人桡骨远端开放性骨折的数量非常少，8年内仅有21例患者得到充分随访。在这个群体中，仅提及1例深部感染和1例骨折不愈合。有4种要求再次手术的手术并发症。研究人员也完成了功能结果的评估。结论是通过立即切开复位内固定和一期关闭伤口来治疗桡骨远端开放性骨折的风险/收益比是可以接受的。

踝关节骨折

老年人踝关节开放性骨折存在许多问题，包括最佳的钢板固定。一向认为锁定钢板能够提供坚强的固定结构，而不容易在骨质疏松的骨骼中发生固定失败。然而，在生物力学或临床研究中，锁定钢板的使用并没有显示出优势。锁定钢板可能较厚，在软组织较薄且受到损伤的老年患者中，增加了内置物产生并发症的概率。

足部骨折

很难找到关于老年人足部开放性骨折的具体文献。Court-Brown等特别研究了成年人的足部开放性骨折。在23年期间，有348例足部开放性骨折。其中仅有41例骨折发生在65岁及以上患者（11.8%）中。这些数据是相当有意思的，因为68%的骨折为开放性趾骨骨折，19.5%为跖骨骨折，而9.8%为跟骨骨折。没有开放性距骨骨折。就骨折的等级而言，这些骨折可能是轻微的，仅有26.8%为Gustilo Ⅲ型。有17.1%的截肢率，其中71.4%为开放性趾骨骨折。这一点强调了通过及时清创来从速处理开放性骨折的重要性。同时必须考虑能够影响治疗和预后的先前存在的合并症。如表13.1所提示的，这就是为什么全面评估软组织损伤和开放性骨折是很重要的。

胫骨骨折

在文献中，尽管没有对老年人胫骨开放性骨折的具体治疗建议，或任何对不同治疗技术的比较，但是有2个观察疗效的研究。Cox等研究了英国利兹教学医院创伤数据库中的65岁以上胫骨干闭合性与开放性骨折患者。在一个2年的周期中，他们发现了28例开放性骨折和26例闭合性骨折。这些患者被随访了16~23个月。2个组的合并症之间没有显著差异。尽管平均年龄相同，但开放性骨折组的平均ISS更高，为18.9：10。每一个开放性骨折均立即接受了预防性抗生素治疗，并且在术后持续5天。如果需要任何关闭伤口的软组织手术，这些手术均在受伤后5天内进行。在开放性骨折组中，使用了几种固定方法。髓内钉被用于17例患者，钢板被用于8例患者，而Ilizarov架被用于3例患者。没有开放性骨折患者接受石膏治疗，相较而言，闭合性骨折组有3例患者接受了石膏治疗。开放性骨折组有54%的患者需要进行再次手术，明显高于闭合性骨折组。这对住院时间产生了直接的影响，平均住院日从17天上升至44天。另一方面，2个组的死亡率之间没有显著差异。这项研究也强调了团队合作对于老年人开放性骨折的重要性。在开放性骨折中，有10例被分为ⅢB型，并且需要软组织覆盖。与所有较低等级的开放性骨折亚组相比，ⅢB型开放性骨折亚组具有明显更高的并发症发生率，更高的接受ICU治疗的概率，以及更长的平均住院时间。

Clement等也试图评估老年人开放性胫骨干骨折的疗效。在一个10年的周期中，爱丁堡皇家医院有238例65岁及以上的胫骨干骨折患者，其中69例（30%）为开放性骨折。这些患者具有很高的并发症发病率和死亡率，其中2例患者需要在早期截肢，而8例患者在受伤后3天内死亡。他们随访了这一组患者1年时间，发现与闭合性骨折组相比，开放性骨折组在120天及1年的死亡率均增加。

并发症

最常被研究的老年人开放性骨折是踝关节骨折、胫骨骨折和桡骨远端骨折。显然，其他骨折也具有较高的开放性损伤的发生率，包括指骨骨折和前臂双骨折（见第1章）。应该在两个主要类别中对老年人开放性骨折的并发症进行研究，其中，骨骼并发症包括不愈合、畸形愈合和深部感染等，而软组织并发症包括术后伤口裂开、内固定物突出和需要软组织覆盖等。另外，当开放性骨折出现感染后，有发生系统性并发症的风险。

骨折不愈合

因为骨膜剥离增加、感染和骨破坏，任何患者的开放性骨折均可能发生骨折不愈合。在骨量减少和骨质疏松的患者中，即使骨膜剥离较少，骨折也很难愈合。然而，有一些方面的治疗，能够减少老年人骨折不愈合的发病率。我们将以胫骨为例。

老年患者的骨髓腔较宽，因此可能要求更大直径的髓内钉。由于可能伴随开放性骨折及更大直径的髓内钉所需的大量扩髓而出现血供减少，重要的是，术者应仔细考虑软组织条件及恰当地计划确定性固定。在胫骨骨折中，不论年龄，开放性骨折的不愈合率更高，主要是因为手术的和患者的因素。

许多研究报道横形骨折增加了不愈合的风险。其原因可能是横形骨折缺乏骨皮质的连续性。如果髓内钉被用于治疗胫骨开放性骨折，可以使用术中技术尽量减小这种风险。这些技术包括，在髓内钉固定前，通过一个使用2枚螺钉的外固定支架复位骨折（图13.5），以及在远端放置1枚锁钉并回击髓内钉，还有在髓内钉固定前，使用1块钢板临时固定。在一些情况下，钢板固定可以被作为胫骨远端开放性骨折的一个治疗选择（图13.6）。这些是尽量减少导致骨折不愈合的手术因素的一些有帮助的建议。

可能导致老年人开放性骨折不愈合的患者因素是非常多的（表13.3），研究人员分别描述这些因素。老年人的骨质量可能决定固定类型。在开放性骨折的确定性固定前，关于这些骨折愈合的重要危险因素，询问患者或家属是至关重要的。

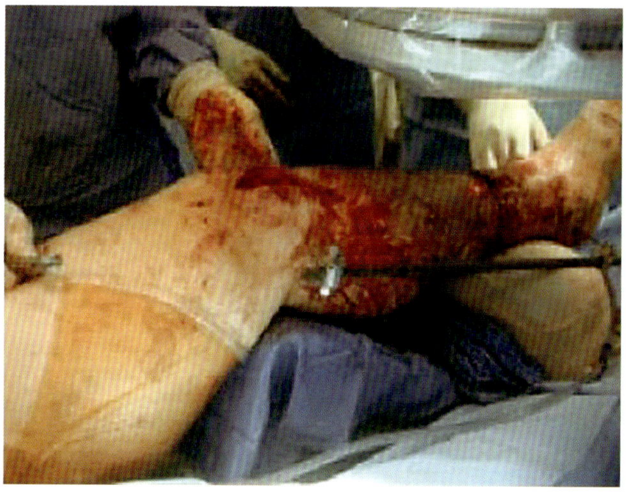

图13.5 通过使用2枚螺钉的外固定支架临时固定

老年人的骨质量通常是不理想的。询问骨质疏松或骨量减少的病史，并确定是如何进行诊断的，以及是否接受过DEXA检查。世界卫生组织将骨量减少定义为骨密度不正常，但并不是与骨质疏松的骨密度一样低。根据骨密度测定，骨质减少被定义为T值为-2.5~-1.0。骨质疏松被定义为，与正常对照相比，T值低于-2.5。重要的是，认识到骨质疏松可能是骨折的一个原因，因为已知其每年在全球导致890万例骨折。不仅只是老年髋部骨折属于这个范畴。桡骨远端骨折也是常见的骨质疏松性骨折，并可能在老年人群中发生开放性骨折。

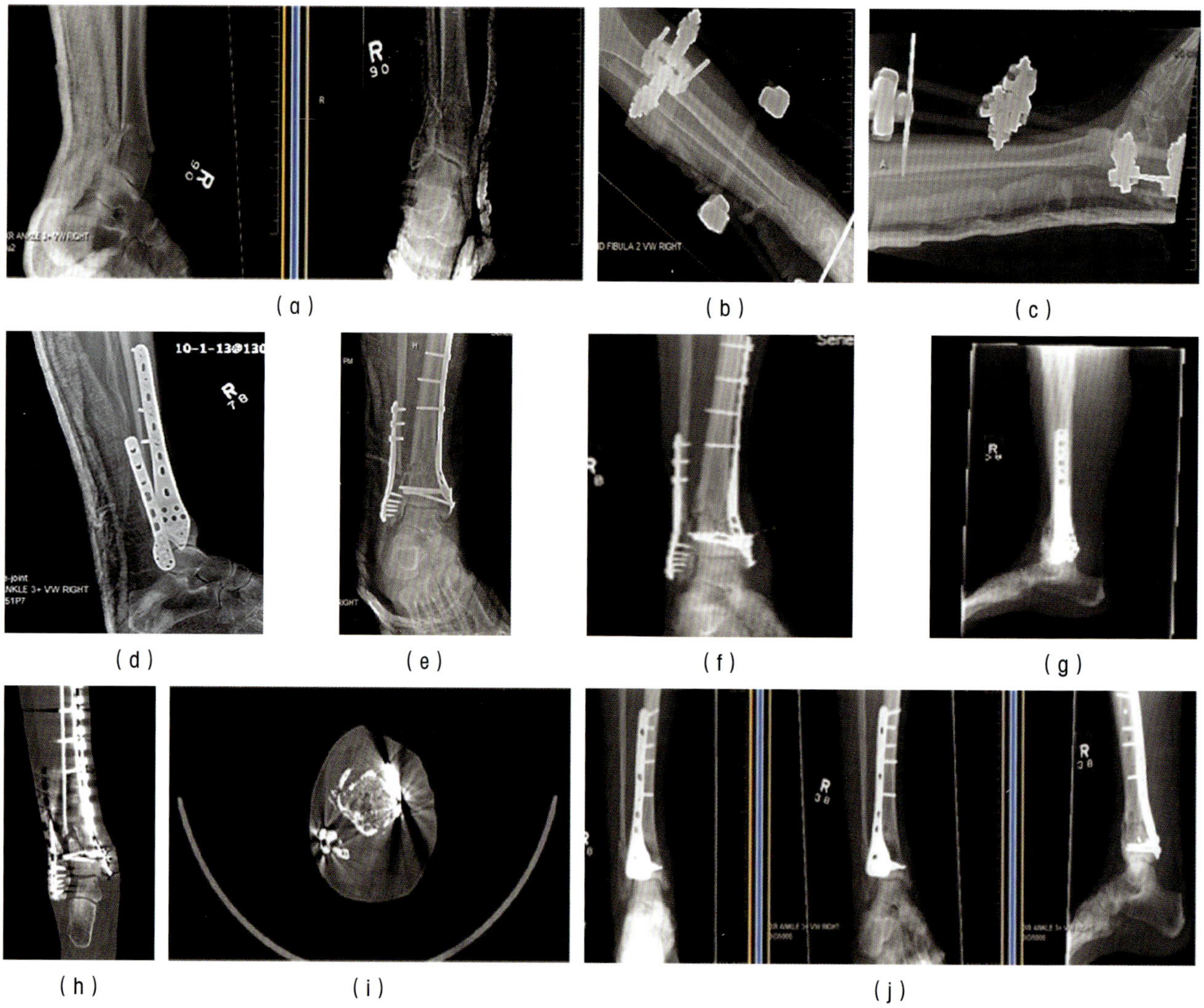

图13.6 73岁老年女性患者，胫骨远端开放性骨折发生骨折不愈合。（a）最初的正位及侧位X线片；（b，c）伤口清创术后临时使用外固定支架固定；（d，e）通过切开复位内固定（Open Reduction and Internal Fixation，ORIF）进行固定；（f，g）在9个月时发生骨折不愈合；（h，i）CT显示骨折不愈合；（j）通过ORIF及骨移植替代物进行翻修

表13.3 老年人开放性骨折不愈合的影响因素分析

骨质量
代谢性疾病
营养状况
药物治疗
合并症
个人嗜好
感染

在既往患有骨质疏松症的患者中，一个需要考虑的因素是他们是否正在使用可能影响骨折愈合的药物进行治疗。双磷酸盐被用于骨质疏松症的治疗。一项最近的Meta分析回顾了8项满足条件的试验，共包括2508例患者。通过查看双磷酸盐治疗后的外骨痂，研究人员发现没有可检测到的骨折愈合的延迟。然而，必须谨慎地解释这个结果。在被研究的病例中，没有高能量损伤或开放性骨折。另外，根据骨折的固定类型，可能是没有骨痂的一期骨愈合。

Ng等完成了一篇对使用双磷酸盐治疗的上肢骨折患者的综述。这篇综述包括6项研究。他们发现，骨折后使用双磷酸盐与不愈合的风险增加一倍相关。总的来说，他们认为不值得为了双磷酸盐治疗的好处而改变骨折治疗的模式。

在考虑开放性骨折的治疗选择及拟定适当的固定方式时，考虑患者的骨质量是很重要的。

我们知道骨质量降低能够影响骨折愈合，并且在本质上代表了代谢性骨病。然而，在发生开放性骨折的老年患者中，也许会伴发可能影响骨折愈合的代谢性骨病。代谢性骨病这一涵盖性术语，泛指一些影响骨骼的疾病。在老年患者中，可能有Paget骨病。这种情况更常见于老年人，并且可能是骨折的一个成因。在Paget骨病中，因为过多的骨破坏，而存在紊乱的骨塑形。如果X线片上存在Paget骨病的特征，在治疗骨折时，该因素应该被考虑到。

最常见的影响骨骼的代谢缺陷之一是钙和维生素D缺乏。其他矿物质缺乏，包括磷和镁。Brinker等建议评估骨折不愈合患者的潜在代谢异常，并认为，如果纠正代谢异常后，某些骨折不愈合可能不需要手术干预就能够愈合。在他的研究中，Brinker等发现84%的骨折不愈合患者具有未诊断的代谢或内分泌异常，并且70%是维生素D缺乏或不足。通过分析这些数据显示这是一个年轻，据认为更健康的男性人群。因此，代谢性骨病的发病率可能在老年人群中更高。

也可能因为患者的营养状态而发生并发症。在Dwyer等的一篇文章中，评估了43例平均年龄为28岁的患者，尽管患者年龄最高达74岁。Dwyer等对这些患者进行了为期40周的前瞻性研究，以明确人体测量、生物力学和血液等指标与创伤后伤口愈合的关系。令人关注的是，接近一半的患者在入院时具有营养不良。通过适当的膳食建议和更好的进食，在研究结束时，43例患者中仅有13例患者的营养状态有改善。

了解创伤患者的营养状态发生了什么，是很重要的。创伤后的应激状态产生分解代谢状态。人体总蛋白的丢失和过度的氮分泌与损伤程度呈正比。开放性骨折自身是一项对系统的显著损害，并且在许多等待手术治疗的情况下，因为患者可能要保持禁食，从而增加对系统的损害。骨折和伤口愈合所需的热量，给患者的营养状态施加了额外的负担。除了患者受伤后的生理改变外，疼痛和麻醉药也能够导致食欲降低和恶心。

可以对前白蛋白、白蛋白、总蛋白和总淋巴细胞计数等实验室检查指标进行评估，以确定患者的营养状况。营养学会诊可能会有帮助。在老年患者中，研究人员推荐在最初的创伤之后，评估患者的营养状态和代谢状态。在那种情况下，应该在出院前谨慎地预防那些影响愈合的因素。

药物治疗与合并症是明确影响骨折愈合的因素，但是很难由治疗的外科医生进行控制。通常不能更改慢性病的用药，但是因为老年患者对创伤的强烈应激反应，可能需要调整用药剂量。同样，不能通过改变已诊断的合并症来影响骨折愈合。然而，优化合并症的医疗管理，对于完善患者的术前准备是非常有帮助的，特别是在那些需要多次手术治疗的患者中。

美国麻醉协会（American Society of Anesthesiologists，ASA）评分是一项身体机能的评估工具。老年患者通常具有较高的ASA评分，为3分或更高。有几篇关于ASA评分与髋部骨折死亡率的文献，但是在老年开放性骨折人群中，它们并不是特别有用。然而，最近有一些关于ASA评分与骨创伤的文献。Kay等评估了ASA评分与常见的孤立骨科骨折后的住院时间，及因为住院时间产生的费用。研究人员发现ASA评分是住院时间的一个很强的预测因素，同样也是住院费用的一个显著预测因素。Sathiyakumar等通过国家手术质量提高项目（National Surgical Quality Improvement Program，NSQIP）数据库，使用ASA评分预测了30天再入院率。ASA评分被发现是骨科创伤手术后再入院的最强预测因素。与ASA评分为1分的患者相比，ASA评分为3分的患者，再入院的可能性增加2.77倍，而ASA评分为4分的患者，再入院的可能性增加12.7倍。因为ASA评分是在所有接受手术治疗的患者中收集的，无论什么医院或医疗服务机构参与了患者的治疗，ASA评分都可以被使用。在老年开放性骨折患者中，ASA评分作为一项有用的工具，可以帮助预测骨折治疗后的并发症及费用增加的风险。

老年创伤患者骨折愈合被认为不受个人嗜好影响，但这些患者仍需要恰当的询问及建议。经常使用烟草、酒精或违禁药物等，将会影响预后，因此在老年人群中进行筛查是势在必行的。他们的生活方式中需要被问及的另一个方面是体育锻炼。那些经常进行体育锻炼的老年患者，不管是行走、网球、水上健身操，或其他活动，术后都可以作为康复的训练项目。了解患者的生活方式，可以更详细地设定目标和预期管理。

对老年开放性骨折不愈合患者的治疗必须针对病因。必须评估任何没有愈合的骨折是否存在感染。应该检查白细胞计数和分类，同时检查感染相关指标，例如红细胞沉降率和C-反应蛋白。在已经发现感染，但没有全身感染反应的情况下，文献支持保留固定物至骨折愈合。在老年创伤患者中，感染可以使骨折愈合时间延长。另外，患者的生理储备较低，也许不能耐受感染引起的应激反应。抗生素治疗感染可能导致系统性并发症，包括来自梭状芽孢杆菌感染性肠炎的副反应，胃肠道症状和肾功能损害等。

如果确定感染不是引起骨折不愈合的原因，则可以着手制订治疗计划。正如前面所提到的，需要考虑患者因素，和手术因素。关于术后多长时间骨折不愈合可以被诊断为骨折不愈合，存在相当大的争议。以前，骨折不愈合被定义为骨折后9个月愈合失败。老年患者的骨折可能愈合较缓慢，特别是开放性骨折。因此，临床医生必须允许足够的时间以达到愈合。密切的影像学评估是有帮助的。不能通过2张连续的X线片画出一条明确的愈合曲线，但是可以通过3张或者更多连续的X线片开始对愈合曲线有所认识。在骨折不愈合的诊断中，CT检查也是一个有效的方式（图13.6）。

一旦骨折不愈合的诊断成立，可以开始治疗计划。手术医生应该密切评估不愈合的病因。生理因素是否足够允许愈合。如果不够，可以做些什么来改善生理因素？固定结构是否过于坚强而不能促进愈合？固定结构的大小或工作长度是否足以促进骨折愈合？是否存在能够使那些骨折通过一期骨愈合方式愈合的骨与骨接触？什么类型的植入物适合治疗骨折不愈合（图13.6）？术前计划是必不可少的。不能取出原来的固定物可能出现并发症，因此对取出内固定需要备用计划。另一个因素是需要生物学增强以促进骨折愈合。老年人骨折不愈合的治疗在第6章进行了深入的讨论。

软组织并发症

老年人的皮肤较薄，因此需要特别注意尽量减少并发症。研究人员在治疗部分讨论了特殊的软组织处理。影响软组织的并发症包括内植物突出（图13.7）、伤口裂开和感染等。伤口裂开在许多研究中没有被当作并发症报道，但是开放性骨折处于受损的软组织环境中，伤口裂开的确是一个问题。密切观察任何老年人开放性骨折的伤口，包括如果有持续的引流液时，应该延迟出院。老年患者通常被送到康复机构，在出院时，有渗出的伤口会变成一个非常大的问题。应该认真对待有渗出的伤口，并且应该仔细考虑病因。如果担心可能存在血肿，应该考虑冲洗和引流。有时伤口逐渐裂开，造成缝合处的裂隙。这种伤口可以使用湿-干敷料进行最佳处理。另一方面，可以使用NPWT。NPWT通常被设置为125mmHg。在皮肤敏感的老年人群中，可以使用更低的压力设置，仍然可以产生相同的疗效。

因为老年人的皮肤较薄和皮下脂肪减少，钢板突出也可能成为一个问题，使内植物取出成为必要。对内植物突出问题，建议仔细考虑被选择用于固定的钢板和内植物。虽然锁定钢板经常被用在骨质疏松的骨骼中，但是它们比非锁定钢板厚。对固定的稳定性和钢板厚度的考虑，是术前计划中试图

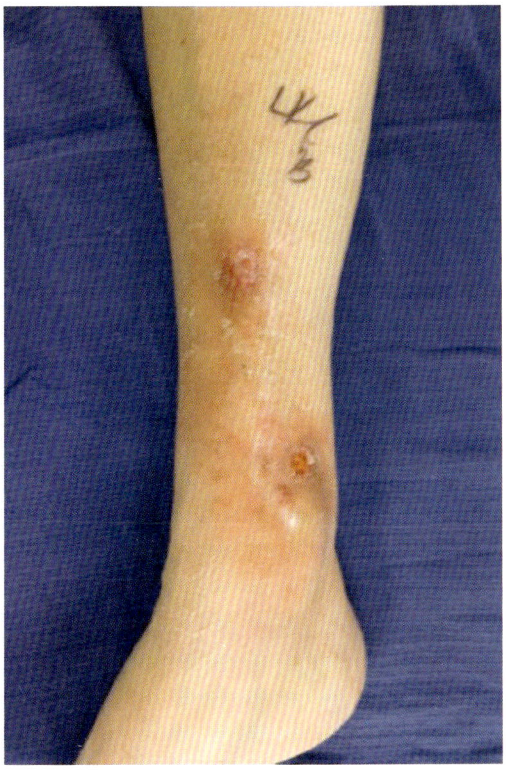

图13.7 钢板突出伴皮肤受损的病例

尽量减少术后并发症的一个因素。因为在骨折治疗中优先考虑充分的固定和稳定性，可能有部分患者不可避免地要求取出钢板，特别是开放性骨折患者的踝关节及肘关节周围的钢板。正常情况下，不应该在骨折愈合前取出钢板或者突出的内固定物。

一些老年人群的开放性骨折可能需要游离的组织移植。在严重的下肢损伤中应该考虑的问题是：保肢是否应该继续进行？在术后第7年，保肢与截肢的结果没有显示出差异。然而在LEAP中，超过55岁的患者易于出现较差的结果。应该恰当地向有严重软组织损伤的老年骨折患者提出建议，即使试图保肢，最终可能也会失败（图13.8）。

系统并发症

许多系统并发症可能会发生在老年骨折病例中。这些并发症在第7章讨论。

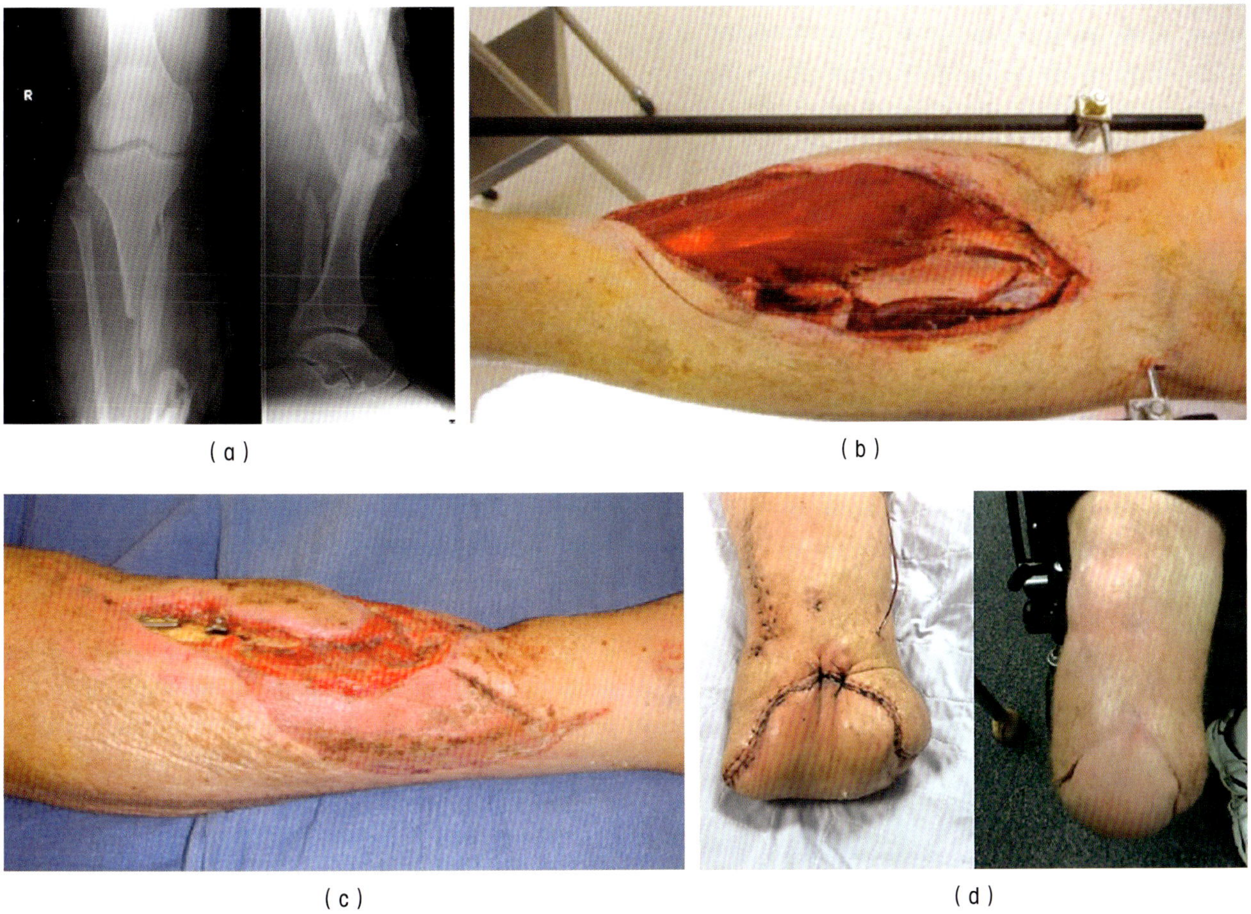

图13.8 65岁男性，胫腓骨开放性骨折后接受游离皮瓣治疗失败。（a）最初的Gustilo ⅢB型骨折的正位和侧位X线片；（b）游离皮瓣覆盖前的软组织；（c）伤后2月游离皮瓣治疗失败；（d）截肢后的残肢和准备装假肢时

结论

老年人开放性骨折代表了对患者的严重损伤。关于这个主题，可获得的资料有限。本章的目的是讨论流行病学、分类、治疗和预后。认识到软组织是影响结果的最重要因素是很重要的。因为老年患者具有随年龄增长而改变的脆弱皮肤，老年人开放性骨折经常在Gustilo系统中被“过度分型”。本章提供了辅助医疗执业者治疗老年人开放性骨折的知识。

参考文献

[1] Keller JM, Sciadini MF, Sinclair E, O’Toole RV. Geriatric trauma: Demographics, injuries, and mortality. J Orthop Trauma, 2012; 26(9): e161–165.

[2] Abdelfattah A, Del Core M, Cannada LK, Watson JT. Geriatric high-energy polytrauma with orthopedic injuries: Clinical predictors of mortality. Geriatr Orthop Surg Rehabil, 2014; 5(4): 173–177.

[3] Court-Brown CM, Clement ND, Duckworth AD, Aitken S, Biant LC, McQueen MM. The spectrum of fractures in the elderly. Bone Joint J, 2014; 96-B(3): 366–372.

[4] Court-Brown CM, Biant LC, Clement ND, Bugler KE, Duckworth AD, McQueen MM. Open fractures in the elderly. The importance of skin ageing. Injury, 2015; 46(2): 189–194.

[5] Azzi, L, El-Alfy M, Martel C, Labrie F. Gender differences in mouse skin morphology and specific effects of sex steroids and dehydroepiandrosterone. J Invest Dermatol, 2005; 124(1): 22–27.

[6] Makrantonaki E, Brink TC, Zampeli V, Elewa RM, Mlody B, Hossini AM, Hermes B, et al. Identification of biomarkers of human skin ageing in both genders. Wnt signalling—A label of skin ageing? PLoS One, 2012; 7(11): e50393.

[7] Cox G, Jones S, Nikolaou VS, Kontakis G, Giannoudis PV. Elderly tibial shaft fractures: Open fractures are not associated with increased mortality rates. Injury, 2010; 41(6): 620–623.

[8] Gustilo RB, Anderson JT. Prevention of infection in the treatment of one thousand and twenty-five open fractures of long bones: Retrospective and prospective analyses. J Bone Joint Surg Am, 1976; 58(4): 453–458.

[9] Bosse MJ, MacKenzie EJ, Kellam JF, Burgess AR, Webb LX, Swiontkowski MF, Sanders RW, et al. A prospective evaluation of the clinical utility of the lower-extremity injury-severity scores. J Bone Joint Surg Am, 2001; 83-A(1): 3–14.

[10] Cannada LK, Cooper C. The mangled extremity: Limb salvage versus amputation. Curr Surg, 2005; 62(6): 563–576.

[11] Lenarz CJ, Watson JT, Moed BR, Israel H, Mullen JD, MacDonald JB. Timing of wound closure in open fractures based on cultures obtained after debridement. J Bone Joint Surg Am, 2010; 92(10): 1921–1926.

[12] Davis JW, Kaups KL. Base deficit in the elderly: A marker of severe injury and death. J Trauma, 1998; 45(5): 873–877.

[13] Callaway DW, Shapiro NI, Donnino MW, Baker C, Rosen CL. Serum lactate and base deficit as predictors of mortality in normotensive elderly blunt trauma patients. J Trauma, 2009; 66(4): 1040–1044.

[14] Kaufman AM, Pensy RA, O’Toole RV, Egiseder WA. Safety of immediate open reduction and internal fixation of geriatric open fractures of the distal radius. Injury, 2014; 45(3): 534–539.

[15] Lynde MJ, Sautter T, Hamilton GA, Schuberth JM. Complications after open reduction and internal fixation of ankle fractures in the elderly. Foot Ankle Surg, 2012; 18(2): 103–107.

[16] Davis AT, Israel H, Cannada LK, Bledsoe JG. A biomechanical comparison of one-third tubular plates versus periarticular plates for fixation of osteoporotic distal fibula fractures. J Orthop Trauma, 2013; 27(9): e201–207.

[17] Court-Brown C, Honeyman C, Bugler K, McQueen M. The spectrum of open fractures of the foot in adults. Foot Ankle Int, 2013; 34(3): 323–328.

[18] Clement ND, Beauchamp NJ, Duckworth AD, McQueen MM, Court-Brown CM. The outcome of tibial diaphyseal fractures in the elderly. Bone Joint J, 2013; 95-B(9): 1255–1262.

[19] Vallier HA, Cureton BA, Patterson BM. Randomized, prospective comparison of plate versus intramedullary nail fixation for distal tibia shaft fractures. J Orthop Trauma, 2011; 25(12): 736–741.

[20] Schemitsch EH, Bhandari M, Guyatt G, Sanders DW, Swiontkowski M, Tornetta P, Walter SD, et al. Prognostic factors for predicting outcomes after intramedullary nailing of the tibia. J Bone Joint Surg Am, 2012; 94(19): 1786–1793.

[21] Fong K, Truong V, Foote CJ, Petrisor B, Williams D, Ristevski B, Sprague S, Bhandari M. Predictors of nonunion and reoperation in patients with fractures of the tibia: An observational study. BMC Musculoskelet Disord, 2013; 14: 103.

[22] Xue D, Li F, Chen G, Yan S, Pan Z. Do bisphosphonates affect bone healing? A meta-analysis of randomized controlled trials. J Orthop Surg Res, 2014; 9: 45.

[23] Ng AJ, Yue B, Joseph S, Richardson M. Delayed/non-union of upper limb fractures with bisphosphonates: Systematic review and recommendations. ANZ J Surg, 2014; 84(4): 218–224.

[24] Brinker MR, O’Connor DP, Monla YT, Earthman TP. Metabolic and endocrine abnormalities in patients with nonunions. J Orthop Trauma, 2007; 21(8): 557–570.

[25] Dwyer AJ, John B, Mam MK, Anthony P, Abraham R, Joshi M. Nutritional status and wound healing in open fractures of the lower limb. Int Orthop, 2005; 29(4): 251–254.

[26] Switzer JA, Gammon SR. High-energy skeletal trauma in the elderly. J Bone Joint Surg Am, 2012; 94(23): 2195–2204.

[27] Hu F, Jiang C, Shen J, Tang P, Wang Y. Preoperative predictors for mortality following hip fracture surgery: A systematic review and meta-analysis. Injury, 2012; 43(6): 676–685.

[28] Bjorgul K, Novicoff WM, Saleh KJ. American Society of Anesthesiologist Physical Status score may be used as a comorbidity index in hip fracture surgery. J Arthroplasty, 2010; 25(6 Suppl): 134–137.

[29] Garcia AE, Bonnaig JV, Yoneda ZT, Richards JE, Ehrenfeld JM,

Obremskey WT, Jahangir AA, Sethi MK. Patient variables which may predict length of stay and hospital costs in elderly patients with hip fracture. J Orthop Trauma, 2012; 26(11): 620–623.

[30] Ricci WM, Brandt A, McAndrew C, Gardner MJ. Factors effecting delay to surgery and length of stay for hip fracture patients. J Orthop Trauma, 2015; 29(3): e109–114.

[31] Kay HF, Sathiyakumar V, Yoneda ZT, Lee YM, Jahangir AA, Ehrenfeld JM, Obremskey WT, Apfeld JC, Sethi MK. The effects of American Society of Anesthesiologists physical status on length of stay and inpatient cost in the surgical treatment of isolated orthopaedic fractures. J Orthop Trauma, 2014; 28(7): e153–159.

[32] Sathiyakumar V, Molina CS, Thakore RV, Obremskey WT, Sethi MK. ASA score as a predictor of 30-day perioperative readmission in patients with orthopaedic trauma injuries: A NSQIP analysis. J Orthop Trauma, 2015; 29(3): e127–132.

[33] Berkes M, Obremskey WT, Scannell B, Ellington JK, Hymes RA, Bosse MJ. Maintenance of hardware after early postoperative infection following fracture internal fixation. J Bone Joint Surg Am, 2010; 92(4): 823–828.

[34] Cannada LK, Anglen JO, Archdeacon MT, Herscovici D, Ostrum RF. Avoiding complications in the care of fractures of the tibia. Instr Course Lect, 2009; 58: 27–36.

[35] MacKenzie EJ, Bosse MJ, Pollak AN, Webb LX, Swiontkowski MF, Kellam JK, Smith DG, et al. Long-term persistence of disability following severe lower-limb trauma. Results of a seven-year follow-up. J Bone Joint Surg Am, 2005; 87(8): 1801–1809.

14

老年人多发性创伤

Julie A. Switzer，Lisa K. Schroder

简介

创伤通常被公认为影响年轻人的疾病，而多发性创伤则尤其如此。年轻成年男性被普遍认为是受创伤影响最大的人群，因此对多发性创伤或多重损伤患者的研究一贯侧重于这个人群。然而，最近的研究认识到高能量损伤影响到所有人群。事实上，大概所有创伤患者中35%发生在65岁以上人群中。

老年人构成了人口统计中增长速度最快的部分。在2007年以前，人类历史上没有任何时候的65岁以上人口的数量会超过5岁以下人口的数量。然而，从2007年开始，在世界人口中，老年人的数量开始超过幼儿的数量。事实上，全球老年人（通常认为大于60岁）的数量预计将从2013年的8.41亿增加至2050年的16.82亿。

此外，老年人也处于遭受严重创伤的高风险之中，而这些严重创伤可能累及多个器官和系统。驾驶或乘坐汽车及驾驶摩托或参与高速或高能量活动的老年人的数量正在增加。显然，考虑到人口发展和行为的趋势，老年人多发性创伤的患病率将增加（图14.1）。

当老年人发生多发性创伤时，与年轻人群相比，其预后通常是较差的，并导致较高的并发症发病率及死亡率。这给内科和骨科的医务人员带来了特别的挑战。

流行病学

老年人构成了多发性创伤患者增长的部分。尽管最近的人口统计报告估计65岁及以上人群占美国人口的13%~14%，但是美国国家创伤数据库（National Trauma Data Bank，NTDB）在2014年的报告表明，65岁及以上患者构成了所有报告的创伤患者的28%。一项对同一数据的分析显示，30%的多发性创伤事件发生在这一高龄组。

在1986年，一项瑞士的研究重点关注了老年多发性创伤患者。在一个包括300例多发性创伤患者的组别中，多发性创伤被定义为任何一处内脏损伤合并严重骨折或至少2处严重的骨折，其中27例（9%）为70岁及以上患者。相似的是，在1988年，Broos等描述了416例比利时的多发性创伤患者，其中49例（12%）为65岁及以上患者。在这些报道之前，在英文文献中，仅有一小部分研究人员以老年人多发性创伤为主题进行了写作，并且报道老年人多发性创伤对骨科创伤治疗影响的文献更少。

在最近30年，从这些最初的报道开始，仅有数量有限的研究扩充了关于这些患者的流行病学数据。如表14.1中的文献总结所示，很少有研究人员专门将老年创伤患者作为一个可能要求特定的治疗方案，并且能够从特定的研究中受益的特殊患者组别来描述。正如前文所说明的，大部分研究人员将年龄为65岁或更大的患者定义为“老年人”。仅有少数报道对老年患者使用了“更老的”或者“更年轻的”的定义。

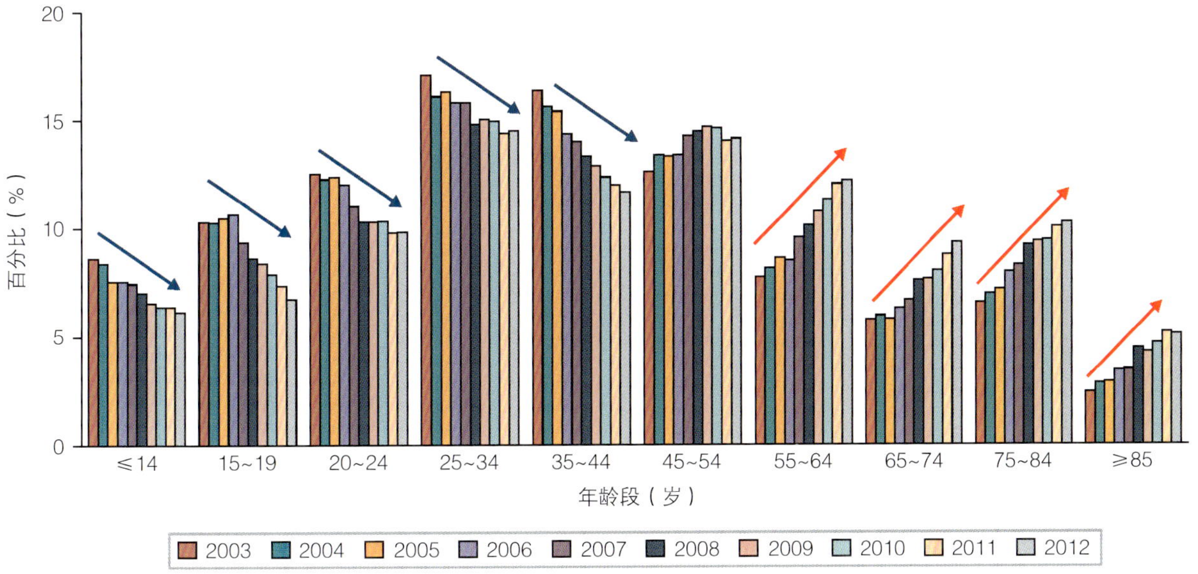

图14.1 一份来自美国国家创伤数据库的创伤入院率的加权估计的10年记录，显示了44岁及以下患者的创伤入院率呈明显下降趋势，但是对于55岁及以上患者中的所有年龄段，创伤入院率均呈上升趋势

大部分关于老年人创伤的报道，采用创伤严重程度评分（Injury Severity Score，ISS）最低为10~17分作为“多发性创伤”或“严重”损伤的纳入标准（表14.1）。一项研究发现，一所一级创伤中心入院的所有创伤患者中的5%为发生多系统创伤的老年患者（≥65岁）。从这些报道中，我们可以看到，老年患者构成已报道的多发性创伤组别的8%~30%，而一项来自澳大利亚的研究显示，在ISS评分>12分的创伤患者中，55岁及以上患者占41%。

在一篇关于所有创伤患者在过去几十年的变化特征的综述中，一项包括501例多发性创伤患者的研究，发现患病年龄每年增加0.75岁。也就是说，高龄变成了多发性创伤患者的一个越来越重要的特征。一项来自西班牙国立医院登记机构的报道，发现在2000—2010年的10年间，存在相似的趋势，当所有75岁以下创伤患者的发病率保持稳定时，75岁以上创伤患者的发病率显著增加。整个欧洲都注意到这种趋势；在一项来自瑞士的对大型前瞻性单中心数据库进行的分析中，研究数据显示，1996—2009年，75岁以上患者的比例从最初2年的6.5%上升至最后3年的11.8%。同样，一项来自美国德克萨斯的研究提示，在2005—2008年，一所一级创伤中心的老年人年入院率上升约3%（$P<0.001$）。这进一步显示，老年多发性创伤患者的人数增加是全球现象。

老年多发性创伤患者的两性比例，既不同于老年低能量创伤患者的两性比例，也不同于年轻高能量损伤患者的两性比例。老年多发性创伤患者的男女比接近50：50，而老年低能量创伤患者的男女比约为25：75。大部分关于年轻创伤人群的报道显示，男女比大概为75：25。

老年人多发性创伤的危险因素及机制

在所有的骨科创伤相关事件中，创伤的最重要预测因素是参与危险的活动。独立性增加、预期寿命延长和期待更积极的生活方式等，是使老年个体容易遭受多发伤的主要特征。

尽管老年多发性创伤患者的数量有所增加，关注这方面的报道显示，在过去的25年，这个患者人群中的损伤机制没有明显改变。与穿透伤相反，在老年患者人群中，钝挫伤被报道为99%的多发性创伤的原因。然而，老年人仍参与高能量活动，例如使用汽车、驾驶摩托车、攀爬或高空作业等。

从来自《美国国家非卧床患者医疗护理调查》（National Hospital Ambulatory Medical Care Survey）的数据显示，在2003—2007年期间，因为汽车相关损伤至美国医院急诊室就诊的老年个体（>65岁）的就诊次数，年均为240 000次。事实上，汽车碰撞

表14.1 老年人多发性创伤发病率的全球报道

作者	出版年限	国家	时间	人数	入组ISS评分标准（分）	入组年龄（岁）	老年患者的平均年龄（岁）	老年患者的男女比例	多发性创伤（%）	老年患者（%）	老年患者的死亡率（%）	非老年患者的死亡率（%）
Cox	2014	澳大利亚	2007—2011	7 461	＞12	＞55	NR	39%∶61%	2	41	25	6%
NTDB	2014	美国	2013	174 351	≥16	≥65	NR	41%∶59%	21	30	18	NR
Pfortmueller	2014	瑞士	2006—2010	780	NR	≥75	83	44%∶56%	12	16	10	3%
Adams	2012	德克萨斯，美国	2005—2008	6 013	≥16	≥65	NR	50%∶50%	39	14	NR	NR
Schonenberger	2012	瑞士	1996—2009	2 090	≥16	＞75	NR	49%∶51%	NR	8	64	37%
Grzaljia	2011	克罗地亚	2006—2010	381	≥17	≥65	74	58%∶42%	NR	14	31	11%
Labib	2011	加拿大	2004—2006	283	≥16	≥65	82	59%∶41%	NR	NR	27	NR
Giannoudis	2009	英国	1996—2001	2 667	≥16	≥65	75	48%∶42%	13	16	42	20%
Aldrian	2005	奥地利	1992—2001	466	NR	≥65	75	44%∶46%	NR	10	53	27%
Grant	2000	苏格兰	1996—1998	1 436	≥16	≥65	NR	NR	12	20	42	20%
Zietlow	1994	明尼苏达，美国	1991	94	≥10	≥65	79	45%∶55%	NR	5	23	NR
Broos	1988	比利时	1978—1986	416	多发性创伤	≥65	72	NR	NR	12	18	8%
Marx	1986	瑞士	1974—1980	300	多发性创伤	≥70	75	59%∶41%	NR	9	41	11%

注释：ISS（Injury Severity Score），损伤严重程度评分；NR（not reported），未报道

事故是老年人非致命性创伤的第二常见原因，最常见的原因是跌倒。Broos等在1993年首次关注老年多发性创伤患者时，发现汽车事故和跌倒是损伤的首要原因，在126例患者中，分别有57%和30%的比例。值得注意的是，研究人员查明这些病例中的44%是行人受到汽车撞击。同样，在Zietlow等1994年的研究中，59%的老年多发性创伤患者是因为跌倒而受伤，36%是因为汽车事故（图14.2）。

创伤机制（Mechanism of Injury，MOI）的这些共同特征也适用于全球。一项来自英国创伤审查和研究网络数据库的包括438例65岁及以上多发性创伤患者的研究，确定道路交通事故占创伤机制的42%。从较低处跌下是31%的老年患者的损伤原因，但是仅为8%的年轻成年患者的损伤原因。在来自苏格兰（苏格兰创伤审查组）和澳大利亚的登记报告中，汽车事故被确定为老年人创伤的主要原因，但是与由其他机制造成创伤的患者相比，从较低处跌下的患者被发现具有明显较高的平均年龄。

跌倒是老年人因创伤死亡的首要原因。许多研究表明，老年人因跌倒而遭受的创伤与年轻患者遭受的高能量创伤，具有相似的严重程度。因此，在将多发性创伤患者按年龄分层的研究中，与年龄增长相关的跌倒，成为一项越来越值得关注的创伤机制。一项同类研究发现，从较低处跌下占25~49岁创伤患者MOI的9.7%，占50~75岁患者MOI的19.7%，占75岁以上创伤患者MOI的37.3%。

老年多发性创伤患者的合并症

老年患者对创伤的生理反应减弱，继发于年龄相关改变和生理储备减弱。老年患者对创伤产生的血流动力学反应及代谢反应的类型，与年轻患者不同。另外，其他因素，例如药物的使用，将老年多发性创伤患者的救治复杂化，也使对他们的治疗具有挑战性。

可能导致多发性创伤个体的治疗面临挑战的特殊生理改变，列在表14.2中。这些特殊生理改变包括肾、肝和肺等器官的功能减退，心血管储备受损，不能对应激和休克产生适当的生理反应。一项关于65岁以上创伤患者的研究，分析了从超过33 000份病历中获取的数据，结果显示，在老年多发性创伤患者中，肝脏疾病、肾脏疾病和癌症会导致较差的预后。

老年人可能具有生命体征正常的假象，即使当他们已经出现低血容量甚至接近休克。一个正常成年人对创伤导致的低血容量性休克的反应，是心率增加和血压变化。当老年创伤患者表现出正常心率和（或）正常或低血压时，他们可能被误认为损

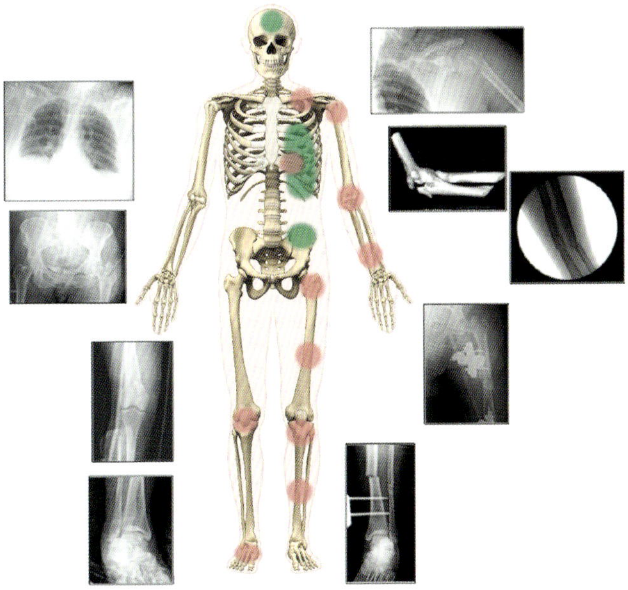

图14.2 一个遭到汽车正面撞击的64岁老年女性。这个患者遭受蛛网膜下腔出血、脾破裂、左侧多发肋骨骨折和气胸、右侧距下关节骨折脱位、右侧髌骨骨折、左侧胫骨骨折、左侧腓骨骨折、左侧胫骨平台骨折、左侧股骨骨折、左侧股骨粗隆间骨折、左侧前臂双骨折、左侧经尺骨鹰嘴的开放性骨折脱位和左侧锁骨骨折及左侧肱骨近端骨折

表14.2 老年多发性创伤患者中的生理因素及合并症

生理因素
心脏病和高血压
糖尿病
慢性阻塞性肺病 （类固醇治疗：切口愈合能力降低，肾上腺皮质功能不全）
老年痴呆 （抗精神病药物：影响神经系统检查）
癌症
慢性肾功能不全
肝脏疾病
药物 （β受体阻滞剂：掩盖真实的生命体征，对心动过速判断不足） （抗凝剂/抗血小板药物、华法林、血液稀释剂、心脏药物）（多重用药）
起搏器

伤较轻或者得到了较好的控制；高血压在老年人中是很普遍的，因此正常的生命体征可能提示低血容量。低容量和低灌注是老年人创伤后常见的临床表现，经常因为应激反应的能力降低，老年人常用处方药（例如β受体阻滞剂、ACEI、类固醇）的效果，和（或）老年人血液总量和心排出量较低等因素进一步复杂化。

在老年人创伤的情况下，疼痛报告不足及老化所致的精神状态改变也使评估和治疗复杂化。这些患者可能具有阿尔海默症、认知功能下降、帕金森病等的病史，或脑血管受损的病史，这些疾病能够导致沟通困难，从而造成诊断和治疗困难。在老年患者中，即使轻微的痴呆也会因创伤而急剧恶化，并且谵妄经常伴随应激和创伤，使得解读在多发性创伤的情况下可获取的信息变得具有挑战性。

损伤的类型和具体的合并损伤

鉴于缺乏关于老年多发性创伤患者的病例，很好地描述这个患者人群中常见损伤方式的特征是很困难的。然而，重要的损伤类型和损伤人群可能引导这个领域将来的研究。

Oreskovich等在1984年的报道中，研究了100例年龄超过70岁的患者，这些患者被收治于一所大城市的创伤中心，其中80%的患者被分类为“多发伤”，身体至少2个部位受损。在这个组别中，研究人员报道了身体最常见的损伤部位是肢体和骨盆，且1/3的患者具有需要手术的治疗的胸部和腹部创伤。在1994年，从一个包括94例研究对象的类似的单中心组别中， Zietlow等发现了57%的患者经历了胸部外伤，56%的患者经历了肢体骨折，以及13%的患者经历了腹部和骨盆的联合损伤。这个组别的平均ISS评分为18分。闭合性头外伤和骨折被认为是最常见的损伤。

两项侧重于老年行人创伤的研究，报道了与年轻患者相比，老年人特定骨折类型的出现增加。两项报道发现，老年人具有明显较高的骨盆和上、下肢骨折的发生率。在与年轻患者相比时，老年患者颅内损伤的发生率较高，但是肝脏损伤的发生率较低（图14.3）。这些报道与2009年的一项数据库分析截然不同。这项数据库分析对比了年轻与老年患者的严重和多发性创伤，发现创伤的解剖分布相似，与年龄无关。研究人员报道了63%的患者具有严重的头外伤，18%的患者具有严重的胸部或下肢创伤，而9%的患者具有严重的腹部创伤。一篇2011年的报道，发现在283例ISS评分≥16分和平均年龄为81.5岁的老年创伤患者中的损伤率包括：88.4%为脑外伤，22.8%为胸部创伤（肋骨骨折和连枷胸最常见），17%为脊柱创伤，而长骨、骨盆和髋部骨折分别为8%、7.6%和6.5%。最近，一项包括154例伴有骨科损伤的老年多发性创伤患者的单中心报告，发现脊柱骨折伴骨盆/髋臼损伤最为常见。因为这些研究人员排除了所有低能量损伤机制和简明损伤评分（Abbreviated Injury Scale，AIS）≥4分的最严重的创伤患者，所以结果的准确性将受到影响。

创伤导致的骨盆和髋臼骨折，在老年患者中显示的特征与在年轻患者中所显示的不同。骨盆侧方挤压骨折是最常见的老年人骨盆环损伤，并且当它们出现时，引起大量失血而需要输血，以及长期卧床和比年轻患者的死亡率更高。前柱、双柱、前柱并后半横行髋臼骨折也更常见于老年人。

发生在老年人的锁骨和（或）肋骨骨折，是钝挫伤的结果，当与年轻患者的相同损伤相比时，也显示出死亡率上升和并发症发病率增加。在一项对277例65岁以上患者的研究中，胸部钝挫伤的死亡率和并发症发生率也是如此的，即每增加1处肋骨骨折，死亡率增加19%，肺炎的感染风险增加27%。在Keller等进行的一项关于老年人高能量骨创伤的研究中，发现除了骨盆和脊柱损伤与死亡率增加高度相

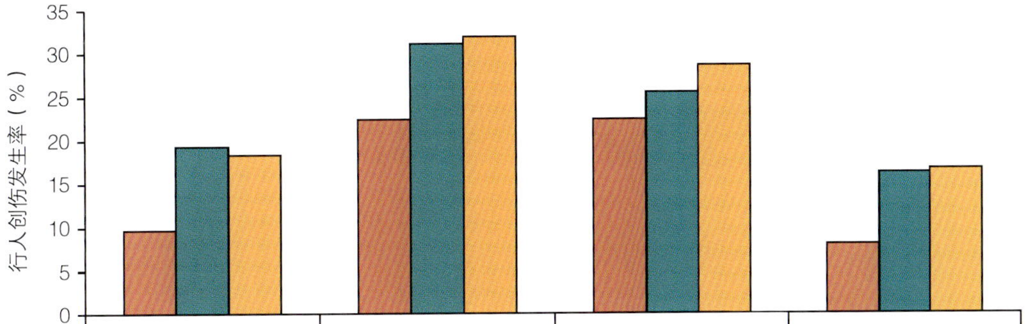

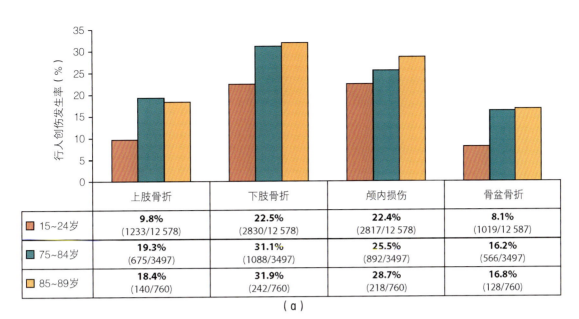

	上肢骨折	下肢骨折	颅内损伤	骨盆骨折
15~24岁	**9.8%** (1233/12 578)	**22.5%** (2830/12 578)	**22.4%** (2817/12 578)	**8.1%** (1019/12 587)
75~84岁	**19.3%** (675/3497)	**31.1%** (1088/3497)	**25.5%** (892/3497)	**16.2%** (566/3497)
85~89岁	**18.4%** (140/760)	**31.9%** (242/760)	**28.7%** (218/760)	**16.8%** (128/760)

(a)

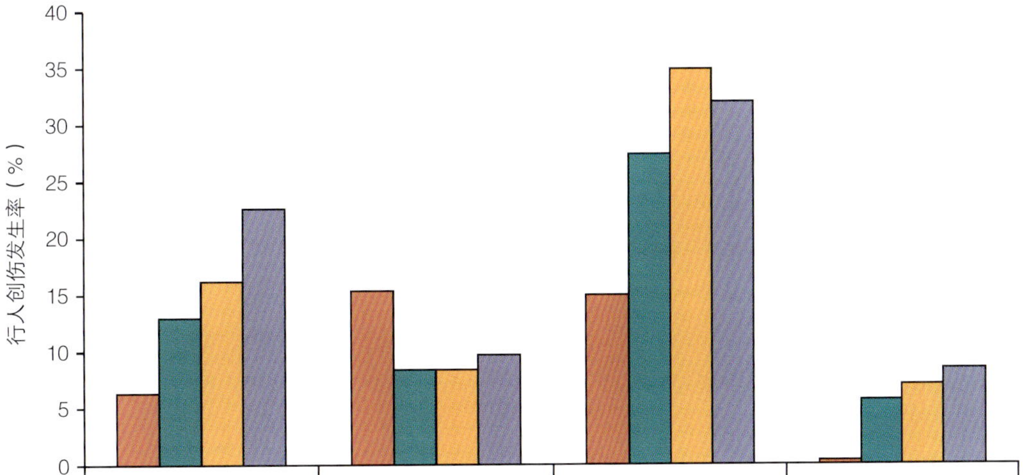

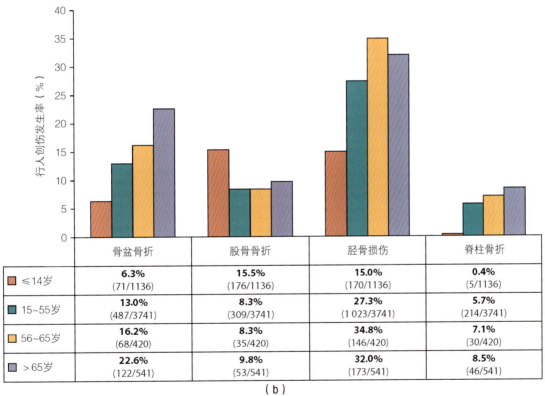

	骨盆骨折	股骨骨折	胫骨损伤	脊柱骨折
≤14岁	**6.3%** (71/1136)	**15.5%** (176/1136)	**15.0%** (170/1136)	**0.4%** (5/1136)
15~55岁	**13.0%** (487/3741)	**8.3%** (309/3741)	**27.3%** (1 023/3741)	**5.7%** (214/3741)
56~65岁	**16.2%** (68/420)	**8.3%** (35/420)	**34.8%** (146/420)	**7.1%** (30/420)
＞65岁	**22.6%** (122/541)	**9.8%** (53/541)	**32.0%** (173/541)	**8.5%** (46/541)

(b)

图14.3 （a）表格显示的数据来自Siram等的研究，按照年龄分组和损伤的部位说明了行人创伤的发生率；（b）表格显示的数据来自Demetriades等的研究，按照年龄分组和损伤的部位说明了行人创伤的发生率

关外，锁骨骨折也与死亡率增加相关。

评分系统

在关于创伤的文献中，ISS评分已被用作预测结果的标准决定因素。对创伤在老年人群中的影响、并发症发病率，及老年人的创伤耐受性等的理解，产生一个更为微妙的问题。一些研究者发现，与单独的ISS评分相比，ISS评分加上心脏和肺部疾病是老年患者中的一项更为可靠的预后预测因素。休克指

数（心率/收缩压）也被确定为老年患者创伤后的一个合理的结果预测方式。在1987年，研究者联合年龄、ISS评分、败血症和心脏并发症等，创立了一个老年创伤评分系统（Geriatric Trauma Scoring System，GTSS）。在他们的老年多发性创伤患者组别中，这项评分对耐受性的预测要优于对其他的单个变量的预测。也有一些工作被用于确定整合了损伤严重程度和合并症（公布在 ICD-9 或ICD-10编码系统中）的评分系统的有效性。最后，脆弱性作为老年多发性创伤患者结果的一项决定因素，最近已得到很大关注。在最近发表的一项关于老年创伤患者的研究中，脆弱性与死亡率、院内并发症和不利的出院安置等高度相关。

老年多发性创伤患者的检伤分类

遗憾的是，可获取的关于老年人多发性创伤的资料很少，同时对其认识较少，并且治疗缓慢。来自美国和加拿大的许多研究报道了，即使生理状况或损伤机制符合转诊至创伤中心的标准，老年患者也不太可能被送到这些创伤中心。对马里兰州创伤系统进行的一项研究发现，创伤患者的检伤分类不足（漏转创伤患者至国家指定的创伤中心）是从50岁开始。从70岁的患者开始漏转率将再度升高。在另一项报道中，当急诊医务人员被问及关于老年患者检伤分类不足的原因时，他们提及可能存在年龄偏见，创伤医疗人员仍缺乏负性反应及缺乏关于老年创伤的培训等。

不管其出现的原因是什么，老年创伤患者的检伤分类不足以被认为是老年多发性创伤目前的3个关键问题之一。研究表明，当老年多发性创伤患者被检伤分类至创伤中心时，他们的生存能力得到提高。在一项精心设计的研究中，纳入了336例被检伤分类至一所一级学术创伤中心的70岁及以上患者。这些患者的ISS评分大于15分，与使用常规的标准相比，在使用改良的标准进行治疗后，生存率具有相当程度的改善。另外一些报道显示，当老年患者被转送至创伤中心后，他们具有更好的生存机会。

老年多发性创伤患者的评估和治疗

老年多发性创伤患者的急性治疗原则与年轻创伤患者的治疗原则相似。对高级创伤生命支持（Advanced Trauma Life Support，ATLS）基本内容的关注，并且建立有效的静脉通道和监测，以及积极的治疗，被证明提高了老年创伤患者的结果。这个原则最适用于显示在表14.3中的老年创伤患者的目标导向治疗。

有创监测和积极的治疗

正如老年创伤患者更容易因检伤分类不足而未被送至创伤中心，患者也不大可能被转送至可能进行有创监测和干预的治疗单元。尽管研究表明早期有创血流动力学监测和定向干预（例如逆转凝血功能障碍）能够改善老年创伤患者的预后。Scalea等在1990年发表的一项研究，强调有创监测在老年创伤患者中的优势。采用侧重于在老年创伤患者中进行有创监测和积极的治疗方案，将存活率从7%提高至53%。

另外，老年人创伤之后的积极治疗和护理可能包括其他干预措施。避免低体温、酸中毒和凝血功能障碍；紧急手术控制出血或修复重要结构；尽可能地营养支持及至少临时稳定骨骼，均适用于老年多发性创伤患者。没有证据显示老年人不能像年轻患者一样从早期创伤控制和骨科干预方式中获益。实际上，由于老年创伤患者更加“脆弱”的生理，干预程度更大的治疗方式可能是有利的。在最近的一项对宾夕法尼亚州登记的创伤患者进行的回顾性研究中，一个特殊的方案被用于识别处于不良结果

表14.3 老年多发性创伤患者的目标导向治疗

治疗目标
积极的早期复苏
必要时的有创监测
监测和治疗合并症
如果必要，每4 h进行一次实验室检查
监测和对乳酸和（或）碱缺失水平作出反应
避免使用诱发谵妄的药物
有针对地二级和三级检查
适当的疼痛管理
治疗的特殊考虑，包括常规的药物 · β受体阻滞剂 · 抗凝治疗
不断考虑患者的治疗目标

表14.4 高风险老年患者的指标

高风险创伤	病史指标	评估指标
脑外伤	抗凝剂：香豆素类药物/氯吡格雷	入院时的格拉斯哥昏迷量表评分≤14分
≥2处肋骨骨折	心脏病病史：CHF/HTN /心律失常	需要血液制品
肺挫伤	慢性肝功能衰竭：肝硬化	PRBC/FFP
气胸	慢性肾功能衰竭：Cr≥1.8mg/dl 和（或）GFR ≤60mL/min	手术干预
血胸	肺部疾病：COPD	碱缺失＞－6 mmol/L
心脏钝挫伤		收缩压＜90 mmHg
腹腔出血		乳酸≥2.4 mmol/L
骨盆骨折		
长骨骨折		
开放性骨折		

表14.5 高危老年患者的监测和干预方案

立即进行ABG检查
如果碱缺失≥－6 mmol/L，每4h复查ABG，直到碱缺失≤－2 mmol/L
立即进行EKG检查
在上午进行基础代谢分析，及镁和磷离子的检验
在上午进行PT/PTT INR检验
收住ICU，并且每小时进行一次神经系统检查，持续24 h
对于不能解释的血流动力学不稳定，立即进行
超声心动图检查
老年病学会诊

注释：ABG（Arterial Blood Gases），动脉血气；EKG（Electrocardiogram），心电图；INR（International Normalized Ratio），国际标准化比率；PT，（prothrombintime）凝血酶原时间；PTT，（Partial Thromboplastin Time）部分凝血活酶时间

风险中的老年创伤患者，制订了一个包括适度积极监测和干预的方案（表14.4，表14.5）。

这种治疗方式是否有效，可以通过监测患者的碱缺失来确定，碱缺失对于复苏和创伤耐受性是一项相当可靠的指标。碱缺失为-6mmol/L已被发现与严重创伤和死亡率增加相关。在Davis和Kaups进行的一项研究中，碱缺失为-6mmol/L或更低的55岁以上患者，具有60%的死亡率，而那些碱缺失为-5mmol/L或更高的患者，总的死亡率为23%。

当患者的年龄大于65岁并具有一项高风险创伤、一项或更多的病史指标及一项或多项评估指标时，被登记进入“老年患者治疗方案”。

CHF（Congestive Heart Failure），充血性心力衰竭；COPD（Chronic Obstructive Pulmonary Disease），慢性阻塞性肺病；Cr（Creatinine），肌苷；FFP（Fresh Frozen Plasma），新鲜冷冻血浆；GFR（Glomerular Filtration Rate），肾小球滤过率；HTN（Hypertension），高血压；PBRC（Packed Red Blood Cells），压缩红细胞。

老年病学的共同管理

尽管与在非创伤指定医院治疗的患者相比，在创伤中心治疗的老年多发性创伤患者的疗效较好。在最近一次对美国地区性创伤中心进行的研究中，那些具有大量创伤患者的创伤中心，显示出老年创伤患者的疗效改善较年轻患者差。

老年病学专家参与对老年创伤患者的治疗，已被证明减少了这个患者人群的医院获得性并发症并提高了疗效。体质差和合并症多对老年创伤患者恢复存在影响，因此需要多学科协同治疗，起到了有利作用。Fallon等分析了来自于一项前瞻性描述性研究的数据，这项研究是关于老年病学专家会诊对老年创伤患者疗效的影响。适合的合并症治疗、药物选择和管理、出院后的合理安置等，可在大部分患者中见到积极的影响。其他研究者发现，老年病学会诊的老年多发性创伤患者并发症发病率和死亡率均有所降低。

许多研究显示，骨科医生通过与其他适合的医

疗服务人员的合作，如老年病学专家或医院其他医生、麻醉师、护士和照护管理师等，共同管理患者，减少了髋部骨折患者的并发症发生率和死亡率。在一个对一段时间内收集的数据进行研究的多元分析中，显示老年创伤患者在老年病学专家共同管理的方案下接受治疗，死亡率明显下降。有充分的理由相信，对老年多发性创伤患者的共同管理，将产生的积极疗效。

结果

死亡率

与年轻多发性创伤患者相比，老年多发性创伤患者具有较差的结果和更多的并发症，并且在较低能量的损伤机制中遭受较严重的损伤。年龄、之前存在的疾病、生理储备降低和更困难的治疗等，可能导致这些较差的结果。然而，因为缺乏前瞻性试验和循证研究，很难确定这些因素的独立影响。

然而，有一些已发表的关于老年多发性创伤患者的死亡率、并发症和结果的研究，大部分已由Jacobs等和Switzer与Gammon进行了总结。

在老年多发性创伤患者中，年龄增长、ISS评分增高、合并症和头部及颈椎损伤等，与死亡率相关。入院时的休克诊断及持续的Glasgow昏迷量表评分≤8分，已被证实能够独立预测老年创伤患者的死亡率。一些研究也显示老年人创伤后的死亡率增加，特别是头外伤，并且在入院后第一个24 h内死亡率最高。

并发症

尽管最近的一项研究发现相似类型的并发症，但是从45岁开始，并发症发生率随着年龄增加而上升，特定的负面结果和并发症与老年人的多发性创伤明确相关。在一个奥地利的患者组别中，Aldrian等发现老年人群中的多发性创伤导致了明显较高的多器官功能衰竭的发病率（P=0.02）。在另一个已发表的系列中，一个创伤患者组别显示出14%的并发症发病率，而老年创伤患者（≥65岁）具有34%的并发症发生率。在这项对来自创伤数据库的数据进行的研究中，许多已报道的并发症在本质上是感染性的。可能继发于老年人免疫反应受损，感染性并发症在老年创伤患者中是很普遍的。在2001年发表的一项研究中，Bochicchio等发现老年创伤患者的院内感染率为34%，相较而言，年轻患者的为17.4%。在这项研究中，发生感染的患者也具有较长的住院时间和ICU治疗时间。

因此，老年创伤患者更容易在出院后进入护理机构，而不是他们自己的家中。这种转送，可以理解为因恢复较差而必须的出院安置，其可能性随年龄增长而增加。除了这一点，值得注意的是，在随访老年创伤性患者一段时间后，一些研究人员报道了这些老年患者中有许多人在存活时具有程度相当高的独立性。

撤除治疗

优先考虑早期识别老年患者中的不可存活的创

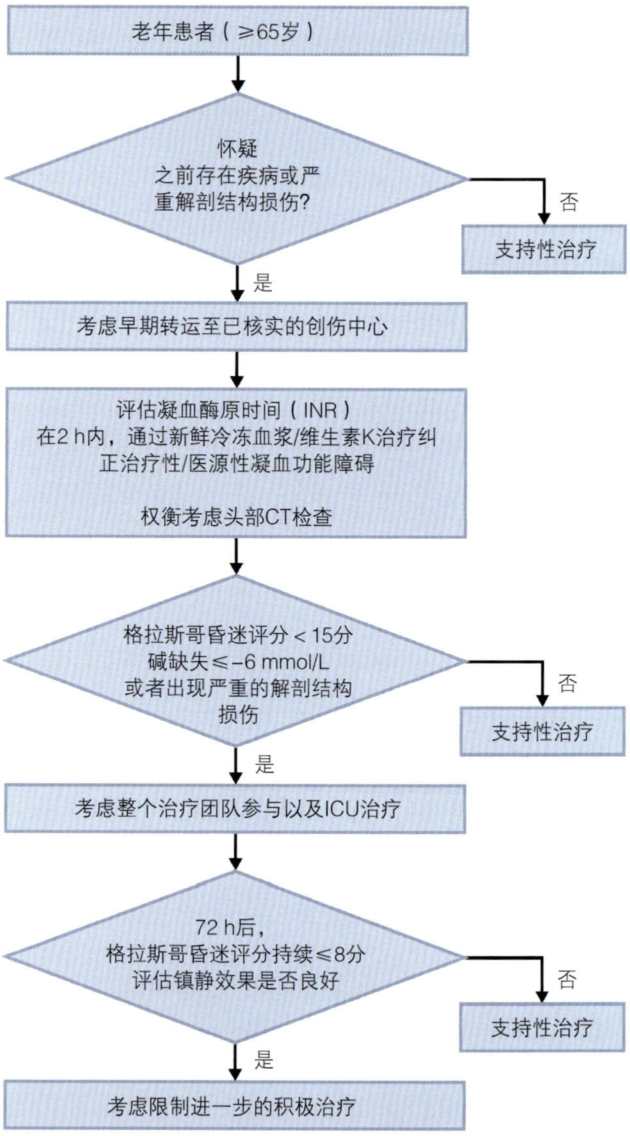

图14.4 老年创伤患者的治疗：循证流程图

伤。“不可存活”通常被定义为，对一个65岁以上患者进行了积极的复苏和治疗，但GCS≤8分持续72 h，并且碱缺失为-6mmol/L或更低。与患者家属讨论这些患者应该限制的活动及治疗方式，应该被认为是对患者个体关怀及体贴的管理（图14.4）。适当地撤除治疗，是东部创伤外科协会最近颁布的老年创伤执业治疗指南中强调的3个重点之一。

预防

随着对老年人多发性创伤的患病率及其对个人和社会的影响的深入了解，使我们认识到这个人群中的创伤预防是最重要的。关注跌倒预防和老年人安全操作汽车的项目应该得到支持。汽车碰撞的老年受害者更可能是女性，在使用安全带且行车速度＜96.5 km/h的情况下，在城市的十字路口被撞击。与年轻人的汽车损伤相比，老年人的汽车损伤影响到了一个不同的人群，对此的认识应该被用于了解预防策略。克服对老年人的偏见也是很重要的，这些偏见可能导致失去解决滥用药物或避免再次受到创伤的机会。在一个来自伊利诺伊州的研究中，将近50%的老年创伤患者的酒精测试为阳性，以及12%的老年创伤患者的其他违禁药物测试为阳性。另外，对来自“衰老的纵向研究”的数据显示，曾经因为创伤住院的患者，与无损伤的组别相比，具有超过3倍的可能遭受与入院治疗相关的后续损伤的概率。

结论

老年人中的多发性损伤正在变得更加普遍。这个人群中的合并症能够使诊断和治疗更具难度。然而，对老年创伤患者恰当地检伤然后分类至创伤中心和积极的复苏能够提高疗效。专门的合作治疗或者成立老年创伤治疗团队能够帮助减少这个患者人群中的并发症，及改善死亡率。由于老年创伤患者的入院数量增加，治疗应该得到提高，同时减少并发症。在这个不断增长的创伤患者群体中，有许多改善治疗的机会。

参考文献

[1] Switzer JA, Gammon SR. High-energy skeletal trauma in the elderly. J Bone Joint Surg Am. 2012;94(23):2195–2204. doi: 10.2106/JBJS.K.01166.

[2] Davidson GH, Hamlat CA, Rivara FP, Koepsell TD, Jurkovich GJ, Arbabi S. Long-term survival of adult trauma patients. JAMA. 2011;305(10):1001–1007. doi: 10.1001/jama.2011.259.

[3] US Census Bureau. 2012 National Population Projections: Summary Tables. Available from: http://www.census.gov/population/projections/data/national/2012/summarytables.html

[4] Stewart RM. National Trauma Data Bank 2014. 2014. Available from: https://www.facs.org/~/media/files/quality programs/trauma/ntdb/ntdb annual report 2014.ashx

[5] Marx AB, Campbell R, Harder F. Polytrauma in the elderly. World J Surg. 1986;10(2):330–334. doi: 10.1007/BF01658158.

[6] Broos PL, Stappaerts KH, Rommens PM, Louette LK, Gruwez JA. Polytrauma in patients of 65 and over. Injury patterns and outcome. Int Surg. 1988;73(2):119–122.

[7] Cox S, Morrison C, Cameron P, Smith K. Advancing age and trauma: Triage destination compliance and mortality in Victoria, Australia. Injury. 2014;45(9):1312–1319. doi: 10.1016/j. injury.2014.02.028.

[8] Pfortmueller CA, Kunz M, Lindner G, Zisakis A, Puig S, Exadaktylos AK. Fall-related emergency department admission: Fall environment and settings and related injury patterns in 6357 patients with special emphasis on the elderly. ScientificWorldJournal. 2014;2014:256519. doi: 10.1155/2014/256519.

[9] Adams SD, Cotton BA, McGuire MF, et al. Unique pattern of complications in elderly trauma patients at a Level I trauma center. J Trauma Acute Care Surg. 2012;72(1):112–118. doi: 10.1097/TA.0b013e318241f073 [doi].

[10] Schönenberger A, Billeter ATA, Seifert B, Neuhaus V, Trentz O, Turina M. Opportunities for improved trauma care of the elderly—A single center analysis of 2090 severely injured patients. Arch Gerontol Geriatr. 2012;55(3):660–666. doi: 10.1016/j. archger.2012.02.013.

[11] Grzalja N, Safti I, Marinovi M, Stigli D, Cicvari T. Polytrauma in elderly. Coll Antropol. 2011;35(Suppl 2):231–234.

[12] Labib N, Nouh T, Winocour S, et al. Severely injured geriatric population: Morbidity, mortality, and risk factors. J Trauma. 2011;71(6):1908–1914. doi: 10.1097/TA.0b013e31820989ed.

[13] Giannoudis PV, Harwood PJ, Court-Brown C, Pape HC. Severe and multiple trauma in older patients; incidence and mortality. Injury. 2009;40(4):362–367. doi: 10.1016/j. injury.2008.10.016.

[14] Aldrian S, Nau T, Koenig F, Vécsei V. Geriatric polytrauma. Wien Klin Wochenschr. 2005; 117(4): 145–149. doi: 10.1007/s00508-004-0290-y.

[15] Grant PT, Henry JM, McNaughton GW. The management of elderly blunt trauma victims in Scotland: Evidence of ageism? Injury. 2000;31(7):519–528.

[16] Zietlow SP, Capizzi PJ, Bannon MP, Farnell MB. Multisystem geriatric trauma. J Trauma 1994;37(6):985–988.

[17] Aldrian S, Koenig F, Weninger P, Vécsei V, Nau T. Characteristics of polytrauma patients between 1992 and 2002: What is changing? Injury. 2007;38(9):1059–1064. doi: S0020-1383(07)00174-X [pii].

[18] Cirera E, Pérez K, Santamariña-Rubio E, Novoa AM, Olabarria M.

Incidence trends of injury among the elderly in Spain, 2000–2010. Inj Prev. 2014;20(6): 401–407. doi: 10.1136/injuryprev-2014-041199.
[19] Vogel JAJ, Ginde AAA, Lowenstein SR, Betz ME. Emergency department visits by older adults for motor vehicle collisions. West J Emerg Med. 2013;14(6):576–581. doi: 10.5811/westjem.2013.2.12230.
[20] Broos PLO, D' Hoore A, Vanderschot P, Rommens PM, Stappaerts KH. Multiple trauma in elderly patients. Factors influencing outcome: Importance of aggressive care. Injury. 1993;24(6):365–368.
[21] Sterling DA, O' Connor JA, Bonadies J. Geriatric falls: Injury severity is high and disproportionate to mechanism. J Trauma. 2001;50(1):116–119.
[22] Spaniolas K, Cheng JD, Gestring ML, Sangosanya A, Stassen NA, Bankey PE. Ground level falls are associated with significant mortality in elderly patients. J Trauma. 2010;69(4):821–825. doi: 10.1097/TA.0b013e3181efc6c6; 10.1097/TA.0b013e3181efc6c6.
[23] Grossman MD, Miller D, Scaff DW, Arcona S. When is an elder old? Effect of preexisting conditions on mortality in geriatric trauma. J Trauma. 2002;52(2):242–246.
[24] Oreskovich MR, Howard JD, Copass MK, Carrico CJ. Geriatric trauma: Injury patterns and outcome. J Trauma Acute Care Surg. 1984;24(7):565–572.
[25] Siram SM, Sonaike V, Bolorunduro OB, et al. Does the pattern of injury in elderly pedestrian trauma mirror that of the younger pedestrian? J Surg Res. 2011;167(1):14–18. doi: 10.1016/j.jss.2010.10.007.
[26] Demetriades D, Murray J, Martin M, et al. Pedestrians injured by automobiles: Relationship of age to injury type and severity. J Am Coll Surg. 2004;199(3):382–387. doi: 10.1016/j. jamcollsurg.2004.03.027.
[27] Abdelfattah A, Core MD, Cannada LK, Watson JT. Geriatric high-energy polytrauma with orthopedic injuries: Clinical predictors of mortality. Geriatr Orthop Surg Rehabil. 2014;5(4):173–177. doi: 10.1177/2151458514548578.
[28] Dechert TA, Duane TM, Frykberg BP, Aboutanos MB, Malhotra AK, Ivatury RR. Elderly patients with pelvic fracture: Interventions and outcomes. Am Surg. 2009;75(4):291–295.
[29] Bulger EM, Arneson MA, Mock CN, Jurkovich GJ. Rib fractures in the elderly. J Trauma. 2000;48(6):1040–1047.
[30] Keller JM, Sciadini MF, Sinclair E, O' Toole RV. Geriatric trauma: Demographics, injuries, and mortality. J Orthop Trauma. 2012;26(9):e161–e165. doi: 10.1097/BOT.0b013e3182324460
[31] DeMaria EJ, Kenney PR, Merriam MA, Casanova LA, Gann DS. Survival after trauma in geriatric patients. Ann Surg. 1987;206(6):738–743.
[32] Joseph B, Pandit V, Zangbar B, et al. Superiority of frailty over age in predicting outcomes among geriatric trauma patients: A prospective analysis. JAMA Surg. 2014;149(8):766–772. doi: 10.1001/jamasurg.2014.296.
[33] Lane P, Sorondo B, Kelly JJ. Geriatric trauma patients—Are they receiving trauma center care? Acad Emerg Med. 2003;10(3):244–250.
[34] Ma MH, MacKenzie EJ, Alcorta R, Kelen GD. Compliance with prehospital triage protocols for major trauma patients. J Trauma. 1999;46(1):168–175.
[35] Lehmann R, Beekley A, Casey L, Salim A, Martin M. The impact of advanced age on trauma triage decisions and outcomes: A statewide analysis. Am J Surg. 2009;197(5):571–574; discussion 574–575. doi: 10.1016/j.amjsurg.2008.12.037.
[36] Calland JF, Ingraham AM, Martin N, et al. Evaluation and management of geriatric trauma. J Trauma Acute Care Surg. 2012;73(5):S345–S350. doi: 10.1097/TA.0b013e318270191f.
[37] Demetriades D, Karaiskakis M, Velmahos G, et al. Effect on outcome of early intensive management of geriatric trauma patients. Br J Surg. 2002;89(10):1319–1322. doi: 10.1046/j.1365-2168.2002.02210.x.
[38] Mann NC, Cahn RM, Mullins RJ, Brand DM, Jurkovich GJ. Survival among injured geriatric patients during construction of a statewide trauma system. J Trauma. 2001;50(6):1111–1116.
[39] McKinley BBA, Marvin RGR, Cocanour CS, Marquez A, Ware DN, Moore FA. Blunt trauma resuscitation. Arch Surg. 2000;135(6):688. doi: 10.1001/archsurg.135.6.688.
[40] Scalea TM, Simon HM, Duncan AO, et al. Geriatric blunt multiple trauma: Improved survival with early invasive monitoring. J Trauma. 1990;30(2):129–136.
[41] Davis JW, Kaups KL. Base deficit in the elderly: A marker of severe injury and death. J Trauma. 1998;45(5):873–877.
[42] Matsushima K, Schaefer EW, Won EJ, Armen SB, Indeck MC, Soybel DI. Positive and negative volume-outcome relationships in the geriatric trauma population. JAMA Surg. 2014;149(4):319–326. doi: 10.1001/jamasurg.2013.4834.
[43] Fallon WF, Rader E, Zyzanski S, et al. Geriatric outcomes are improved by a geriatric trauma consultation service. J Trauma. 2006;61(5):1040–1046. doi: 10.1097/01.ta.0000238652.48008.59.
[44] Friedman SM, Mendelson DA, Bingham KW, Kates SL. Impact of a comanaged Geriatric Fracture Center on short-term hip fracture outcomes. Arch Intern Med. 2009;169(18):1712–1717. doi: 10.1001/archinternmed.2009.321.
[45] Kates SL, Mendelson DA, Friedman SM. The value of an organized fracture program for the elderly: Early results. J Orthop Trauma. 2011;25(4):233–237. doi: 10.1097/BOT.0b013e3181e5e901.
[46] Bradburn E, Rogers FB, Krasne M, et al. High-risk geriatric protocol. J Trauma Acute Care Surg. 2012;73(2):1035. doi: 10.1097/TA.0b013e318274e87a.
[47] Jacobs DG, Plaisier BR, Barie PS, et al. Practice management guidelines for geriatric trauma: The EAST Practice Management Guidelines Work Group. J Trauma Acute Care Surg. 2003;54(2):391–416. doi: 10.1097/01.TA.0000042015.54022.BE.
[48] Min L, Burruss S, Morley E, et al. A simple clinical risk nomogram to predict mortality-associated geriatric complications in severely injured geriatric patients. J Trauma Acute Care Surg. 2013;74(4):1125–1132. doi: 10.1097/TA.0b013e31828273a0.
[49] Bochicchio GV, Joshi M, Knorr KM, Scalea TM. Impact of nosocomial infections in trauma: Does age make a difference? J Trauma. 2001;50(4):612–619.
[50] Bennett KM, Scarborough JE, Vaslef S. Outcomes and health care

resource utilization in super-elderly trauma patients. J Surg Res. 2010;163(1):127–131. doi: 10.1016/j.jss.2010.04.031 [doi].

[51] Battistella F, Din A, Perez L. Trauma patients 75 years and older long terms followup results justify aggressive management. J Trauma 1998;44(4):618–623; discussion 623.

[52] Clark DE. Motor vehicle crash fatalities in the elderly: Rural versus urban. J Trauma. 2001;51:896–900. doi: 10.1097/00005373-200111000-00011.

[53] Zautcke JL, Coker SB, Morris RW, Stein-Spencer L. Geriatric trauma in the State of Illinois: Substance use and injury patterns. Am J Emerg Med. 2002;20(1):14–17. doi: 10.1053/ajem.2002.30107.

[54] McGwin G, May AK, Melton SM, Reiff DA, Rue LW. Recurrent trauma in elderly patients. Arch Surg. 2001;136:197–203. doi: 10.1001/archsurg.136.2.197

15

多发性骨折

Nicholas D. Clement

简介

老年人群中的骨折发病率正在增加，并且大部分为低能量损伤的结果，通常发生在他们的住所。大部分关于老年人骨折的文献关注了单发骨折，特别是那些发生于股骨近端、肱骨近端和桡骨远端的骨折。尽管老年患者通常不止表现为一处骨折，但是关于老年人多发性骨折的流行病学和结果的文章很少得到发表。与单发骨折患者相比，这些老年多发性创伤患者应该得到不同的治疗，因为早期干预和康复治疗可能提高疗效。以优化生理状况和早期开展康复为目的的早期医疗评估，在目前对老年多发性创伤患者的治疗中得到认可。

尽管多发性骨折在老年人群中相对较少，仅出现在大约5%的骨折患者中，但创伤工作量的负担可能将随老年人口的增长和寿命延长而增加。无论是对急性治疗的医疗资源，还是对这些脆弱患者进行持续治疗所需的医疗资源，这都将产生重大的影响。

多发性骨折患者更可能入院治疗，并需要更长的住院时间，并且不太可能回到他们原来的住所。因此，这些患者的最佳治疗是减少创伤对他们的影响和优化治疗后个人功能。为此，有必要理解老年人多发性骨折的流行病学和当前的疗效。

本章介绍了老年人多发性骨折的患病率，并描述了损伤机制，常见损伤方式和社会经济状况的影响等。将讨论与入院率、手术干预、住院时间、康复和死亡率等紧密相关的证据。

流行病学

美国疾病控制与预防中心提示，在2020年，仅美国的跌倒所致费用可能达到549亿美元。费用增加的主要原因是西方国家不断增长的老年人口。据估计，到2030年，65岁及以上的人口将增加1倍。1/3的骨折发生在65岁以上患者，并且1/4发生在75岁以上患者。这些患者中的大多数所遭受的由低能量损伤机制造成的脆性骨折，分别占男性骨折的30%和女性骨折的66%。

患者人群

除了来自爱丁堡的文献外，分析多发性骨折的流行病学和疗效的文献相对较少。在本章中出现的许多数据将来自这篇文献，在可以使用时作为支撑性数据。

本章讨论的研究人群是基于2007年7月至2008年6月的一年期间，前瞻性记录的就诊于爱丁堡皇家医院的所有骨折患者。爱丁堡皇家医院是当地唯一一所收治成年人创伤的医院，其覆盖的人口数为780 000，以城市人口为主，65岁及以上人口占总人口的15.4%。为了本章的目的，将多发性骨折患者分为3个组：仅有上肢多发性骨折，仅有下肢多发性骨折，及累及上、下肢的联合多发性骨折。骨盆骨折被包括在下肢骨折中。

人口统计学和损伤类型

据估计，大约1/3的居住在家中的65岁及以上的老年人每年都会跌倒，而对于居住在养老院的65岁及以上的老年人，每年跌倒的人数则增加至总人数的2/3。接近10%的跌倒导致老年人严重损伤，并且最近一项来自瑞典的研究提示，7%的老年人中的跌倒会造成骨折。很可能跌倒相关骨折的发病率在未来将增加，导致医疗卫生系统的巨大支出。

发生单发骨折或者多发性骨折的患者，其平均年龄或性别比例没有显著差异。在来自爱丁堡的数据中，2335例至少65岁的患者在1年期间发生了2465次骨折，其中119例患者（5.1%）具有多发性骨折。在这些患者中，109例（91.6%）出现2处骨折，9例（7.6%）出现3处骨折，而1例（0.8%）出现4处骨折。多发性骨折常见于女性（78%），并且患者的平均年龄为79岁。正如所预测的，女性的平均年龄显著大于男性。表15.1显示了爱丁堡的老年患者的单发与多发性骨折的人口统计学特征比较。桡骨远端、肱骨近端和骨盆等部位的骨折，与发生相关骨折的风险增高有关（表15.1）。

多发性骨折的发病率受到社会经济原因的影响（图15.1），与第一至第四分位相比，多发性骨折的发病率在第五分位（最严重贫困）显著增加。这种模式也可见于老年人的单发骨折。在面对社会经济困济的患者中，也有证据显示跌倒所致骨折的发病率增加。从这一点可以推测多发性骨折与贫困相关。

损伤机制

发生在老年人的多发性骨折，可能是高能量或低能量损伤的结果。然而，认为汽车事故或高处坠落是多发性骨折的首要原因是不正确的。当然，某些骨折同时发生，提示它们遭受的损伤机制为高能量的，例如跟骨骨折合并脊柱骨折。反之，肱骨近

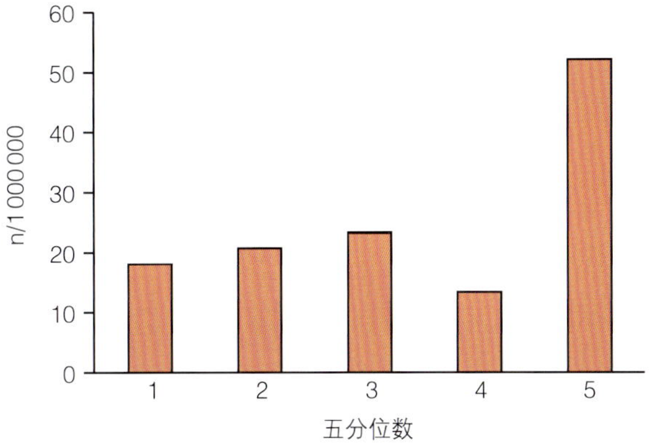

图15.1 显示社会经济贫困与骨折发病率的柱状图

表15.1 所有损伤方式导致的老年单发或多发性骨折患者的人口统计学特征

	单发骨折	多发性骨折	比值比	P值
患者（%）	2216（94.9）	119（5.1）	—	—
平均年龄（岁）				
总体	78.9	78.7	—	0.78[a]
男性	77.7	76.5	—	0.61[a]
女性	79.2	79.4	—	0.54[a]
男性/女性	23/77	22/78	1.0	0.9[b]
骨折患病率（%）				
股骨近端	30.6	32.8	1.1	0.34[b]
桡骨远端	21.1	37.0	2.2	<0.0001[b]
肱骨近端	9.9	35.3	5.1	<0.0001[b]
踝关节	6.7	9.2	1.4	0.19[b]
指骨	3.8	7.6	2.1	0.05[b]
骨盆	3.1	12.6	4.9	<0.0001[b]

注释：显示了最常见的6种骨折中某一种的患病率和发病风险

[a]曼-惠特尼秩和检验

[b]卡方检验

端骨折合并髋部骨折是相对较为常见的，大约在50例髋部骨折患者中就有1例，并且更可能是发生在简单的跌倒之后。

损伤机制影响了老年人多发性骨折的患病率和患者数（表15.2）。道路交通事故和高处坠落是发生率最高的，但是在老年人群中，这些损伤方式并不常见。尽管仅有5%的多发性骨折是由简单跌倒所致，但因为跌倒在老年人群中频繁发生，这种损伤机制导致了老年人所有多发性骨折中的81%。与其他损伤方式相比，简单跌倒后发生多发性骨折的一个危险因素是女性。股骨近端骨折合并上、下肢骨折更可能发生在简单的跌倒之后（表15.3）。

简单跌倒

最常涉及与跌倒相关的双处骨折的是那些累及股骨近端、桡骨远端、肱骨近端或骨盆的骨折（表15.4）。具有上肢复合骨折的老年患者显然比下肢复合骨折组和联合骨折组中的患者年轻多。桡骨远

表15.2 不同损伤方式导致的多发性骨折的数量和百分比

	患者数量（例）	多发性骨折（例）	百分比（%）	平均年龄（岁）	男性/女性（%）
简单跌倒	2111	96	4.5	79.0	16/84
高处跌落	11	3	27.3	72.0	67/33
从楼梯跌下	80	10	12.5	77.0	30/70
汽车事故	22	8	36.4	80.2	75/25
直接打击/殴打	45	2	4.4	77.5	0/100
运动	17	0	–	–	–
自发性	24	0	–	–	–
其他	25	0	–	–	–
总计	2335	119	5.1	78.7	22/78

注释：同样显示了平均年龄和性别比例

表15.3 跌倒与其他损伤方式所致的双处骨折的人口统计学特征的比较

	跌倒	其他损伤方式	比值比	*P*值
患者数量（例）	90	19	–	–
骨折（例）	180	38	–	–
平均年龄（岁）	79.1	77.9	–	0.4[a]
男性/女性（%）	16/84	42/58	3.8	0.03[b]
骨折组合				
上肢骨折（%）	32.2	47.4	1.8	0.29[b]
下肢骨折（%）	12.2	31.6	3.4	0.04[b]
联合骨折（%）	55.5	21.0	4.6	0.007[b]
骨折类型				
股骨近端（%）	21.7	5.3	5.0	0.01[b]
桡骨远端（%）	21.1	18.4	1.0	0.59[b]
肱骨近端（%）	18.8	10.5	2.0	0.16[b]
骨盆（%）	8.9	10.5	1.2	0.47[b]

[a] 曼–惠特尼秩和检验

[b] 卡方检验

端骨折涉及66%的复合骨折，肱骨近端骨折则涉及38%。股骨近端骨折合并肱骨近端骨折或桡骨远端骨折，占所有与跌倒相关的双处复合骨折的31%。仅有10%的上肢复合骨折不包括桡骨远端或肱骨近端骨折。仅有12%的患者遭受下肢复合骨折（表15.5）。

超过50%的老年患者发生上、下肢联合骨折，其中股骨近端骨折合并肱骨近端或桡骨远端骨折是最为常见的（表15.5）。来自爱丁堡的数据显示了16种不同的联合形式，但是仅有7种在1年内发生超过1次。股骨近端骨折出现在2/3以上的复合骨折中。

这些类型的跌倒相关损伤可能反映脆性骨折的流行病学特点，单独的桡骨远端骨折、肱骨近端骨折和股骨近端骨折的平均年龄分别为56岁、65岁和81岁。上肢脆性骨折出现的年龄较早，可以解释观察到的上肢多发性骨折组与下肢多发性骨折组和联合骨折组之间的年龄差异。

表15.4 与跌倒相关的双处复合骨折中最常见骨折的流行病学数据

骨折	数量（例）	平均年龄（岁）	男性/女性（%）
股骨近端	39（21.7%）	81.4	21/79
桡骨远端	38（21.1%）	77.6	13/87
肱骨近端	34（18.8%）	79.7	15/85
骨盆	11（6.1%）	88.4	9/91

从楼梯上跌下

总体上，13%的多发性骨折是发生在患者从楼梯上跌下之后（表15.2）。其中70%的患者具有双处骨折，30%具有3处骨折。对双处骨折患者的分析显示，43%表现为上肢复合骨折，其余的患者具有上肢和下肢联合骨折。

表15.5 根据骨折组合分组的双处复合骨折

骨折组合	数量（例）	平均年龄（岁）	男/女（%）
上肢			
桡骨远端/桡骨远端	8（27.6%）	74.7	25/25
桡骨远端/肱骨近端	4（13.8%）	79.5	0/100
桡骨远端/指骨	3（10.3%）	74.6	0/100
桡骨远端/桡骨近端	2（6.9%）	73.0	50/50
肱骨近端/肩胛骨	2（6.9%）	80.5	0/100
肱骨近端/指骨	2（6.9%）	74.5	0/100
所有组合	29（100%）	75.1	17/83
下肢			
踝关节/跖骨	3（27.3%）	75.3	0/100
骨盆/股骨近端	3（27.3%）	92.3	0/100
所有组合	11（100%）	83.4	18/82
上、下肢联合			
股骨近端/肱骨近端	17（34.0%）	80.9	18/82
股骨近端/桡骨远端	11（22.0%）	80.1	18/82
骨盆/肱骨近端	4（8.0%）	87.5	25/75
骨盆/桡骨远端	3（6.0%）	85.0	0/100
桡骨远端/髌骨	2（4.0%）	76.5	0/100
桡骨远端/跖骨	2（4.0%）	74.5	0/100
髌骨/前臂近端	2（4.0%）	74.5	0/100
所有组合	50（100%）	80.5	14/86

注释：显示了每种组合的数量、百分比、平均年龄和性别比例

康复

大部分遭受多发性骨折的患者需要住院治疗，尽管很大一部分不需要手术固定，但超过一半的患者在出院前需要更高级别的护理。查看来自爱丁堡的数据，发现在老年多发性骨折患者的所有类型的治疗中，入院治疗的比率超过80%（表15.6）。这种较高的入院率不仅是因为需要手术固定骨折，仅有24%的上肢复合骨折需要手术治疗。但与单一骨折相比，复合骨折手术率明显上升，80%的上、下肢联合骨折需要手术治疗。正如所预测的，上肢骨折的住院时间明显较短（表15.6）。对于进行手术固定的患者，住院时间或出院后回到原住所的比例没有差异。上、下肢联合骨折组中少于50%的患者及下肢复合骨折组中20%的患者回到他们原来的住所（表15.6）。

关于多发性骨折的创伤后康复效果的文献是有限的。Weatherall描述了一个老年骨创伤康复单元收治的9例（6%）多发性骨折患者的治疗结果，这些骨折均发生在跌倒之后。他们的所有患者均为女性，平均年龄为83岁。平均住院时间为37天，比在爱丁堡观察到的长7天。与爱丁堡的研究组别相比，这组病例中大部分患者不能回到她们自己的住所。另外，研究人员提到，从自己家中入院的患者中的30%在出院时对陪护人员有更严重的依赖性。与在爱丁堡所观察到的一样，最常见的是股骨和肱骨骨折。心血管和神经系统疾病是最普遍的合并症，神经系统疾病是1/3的患者跌倒的原因。Weatherall最后阐述了“这些患者的康复比单发骨折患者的康复更加困难，因此需要多学科参与”。这个结论不仅用于患者的功能恢复，也将潜在地提高生存率。

与Weatherall的研究相比，Di Monaco等来自意大利的研究人员发现，如果患者遭受髋部骨折伴上肢单处骨折，即使接受持续的治疗住院时间也没有差异。Di Monaca等评估了586例连续性的住院患者的髋部骨折，其中24例（4%）合并上肢骨折。他们使用Barthel指数评分评估了功能恢复。Barthel指数评分是评估日常生活活动的一种顺序量表。在调整混淆变量后，与单发骨折患者相比，多发性骨折患者的Barthel指数评分在入院时就有显著降低。住院时间与伴发的上肢骨折的出现无显著相关性。这个组别中的大部分患者伴发的桡骨远端骨折，而爱丁堡的数据提示，相较于其他的骨折组合，伴发桡骨远端骨折的患者组具有较好的生理功能和更低的标准化死亡比（standardized mortality ratio，SMR）。

Shabat等为髋部骨折伴发桡骨远端骨折难以解释的效果提供了证据，他们证实了这类患者受伤前的合并症发病率较低。他们在一个10年周期内跟踪随访46例合并桡骨远端骨折的65岁以上的髋部骨折患者。他们评估了年龄、性别、跌倒前的功能、药物的使用、慢性及急性合并症、跌倒的环境、住院时间、治疗、并发症与康复等。其中18例（39%）为生活完全自理的患者，而其余的患者需要一些日常生活活动的辅助。在28例转入老年康复中心的患者中，26例患者（57%）在平均60天后恢复到受伤前的活动水平。在剩下的18例患者中，11例获得完全恢复，而7例有轻微的日常生活活动能力减退。作者总结了“受到两处创伤，代表患者在同年龄人群中具有更好的受伤前状况，因此可作为成功康复的预测因素”。较短的住院时间支持这一结论，这一组患者的住院时间为5~23天，相较而言，爱丁堡的双处复合骨折患者的住院时间为30天。

表15.6 每一个双处复合骨折组的入院率、手术干预、双处骨折的固定、住院时间和出院后回到原住所的比率（针对入院患者）

结果	上肢	下肢	上、下肢联合	*P*值
入院（%）	24/29（82.8）	11/11（100）	46/50（92.0）	0.14[a]
手术干预（%）	7/29（24.1）	5/11（45.5）	40/50（80.0）	<0.001[a]
固定双处骨折（%）	2/29（6.9）	1/11（9.1）	6/50（12.0）	0.75[a]
住院时间（%）	8.3	32.8	29.3	0.002[b]
回到原住所（%）	21/24（87.5）	2/11（18.2）	21/46（45.6）	<0.001[a]

[a] 卡方检验

[b] 方差分析

表15.7 具有累及踝关节、桡骨远端、耻骨支、股骨近端和肱骨近端的单发及多发性骨折的65岁及以上患者的1年标准化死亡比和*P*值

骨折	单发骨折（95% CI）	*P*值[a]	多发性骨折（95% CI） 所有年龄	*P*值[a]	65~79岁	*P*值[a]	≥80岁	*P*值[a]
踝关节	1.085（1.03~3.10）	0.02	1.95（0.34~6.61）	0.32	2.66（0.33~6.61）	0.31	无死亡	—
桡骨远端	0.75（0.50~1.08）	0.13	1.43（0.64~4.82）	0.15	2.18（0.33~6.61）	0.31	1.07（0.16~3.30）	1.0
骨盆	2.28（1.35~3.63）	<0.001	10.50（2.43~13.50）	<0.001	11.64（5.38~19.22）	0.03	3.45（1.27~9.65）	0.003
股骨近端	3.41（2.99~3.87）	<0.001	4.66（2.66~7.64）	<0.001	8.39（1.83~11.08）	<0.001	3.53（1.46~5.51）	<0.001
肱骨近端	2.06（1.47~2.80）	<0.001	4.95（2.66~7.64）	<0.001	6.64（1.83~11.08）	<0.001	4.34（2.19~8.25）	<0.001

[a]卡方检验

死亡率

来自爱丁堡的数据表明，累及骨盆、股骨近端和肱骨近端的单发和多发性骨折受伤后1年的SMR明显增高（表15.7）。然而，死亡率明显增高仅与遭受骨盆（*P*=0.04）和肱骨近端（*P*=0.008）单发骨折的患者相关。亚组分析发现，相对于65~79岁间的老年患者的SMR，更高龄的老年多发性骨折患者（80岁及以上）具有更低的SMR（表15.7）。在65~79岁间的这个年龄较小的老年患者亚组中，与具有单发的股骨近端骨折的患者相比，双侧股骨近端骨折患者具有显著增高的死亡风险。另外，相对于单发的股骨近端骨折（47%），股骨近端骨折合并肱骨近端骨折受伤后1年的死亡率明显增加。相比之下，如果合并了桡骨远端骨折（18%），则股骨近端骨折患者的死亡率下降。

与股骨远端骨折合并桡骨远端骨折的1年死亡率（18%）相比，最常见的股骨近端合并肱骨近端的双处骨折的1年死亡率（47%）增高，但原因尚不清楚。Allum等在所有年龄组中研究了针对与年龄相关的跌倒过程中平衡校正和手臂动作，发现有利于在跌倒过程中进行自我保护的补偿动作的效果随年龄增长而减弱。由于保护反射减弱，患者更可能发生近端肢体骨折，因此遭受肱骨和股骨近端骨折。保留保护性反射的患者更容易发生桡骨远端骨折，反映了较好的生理状况。这可能解释了观察到的合并桡骨远端骨折的股骨近端骨折有更高的生存率。

之前的一项研究评估了具有轻度和中度损伤（ISS评分<16分）的老年患者中的多发性创伤，例如多发性肢体骨折，显示出在那些之前存在与损伤相关的合并症的患者晚期死亡的风险增加。ISS评分较高的患者在入院后更可能发生早期死亡（<48 h），相较而言，ISS评分较低的患者更可能在入院后发生晚期死亡（>13天）。早期死亡组的死因是由ISS评分较高所反映的创伤损害，但是那些晚期死亡患者的死亡是因为并发症。已知老年患者中的死亡率是通过ISS评分和并发症进行预测。感染和胸部并发症比正常高2倍，并且心律失常比正常高5倍。年龄被证实为死亡率的独立危险因素。同样，之前存在的合并症导致骨折后并发症的概率增加高3倍。年龄和之前存在的合并症的结合呈相加作用，具有增高的死亡风险。

Hollis等证实了之前存在合并症和年龄增加是创伤后死亡的独立危险因素。然而，这种增高的风险随ISS评分增高而降低，并且在评分>24分时，不再有统计学意义，这可能说明创伤损害在发生并发症之前导致死亡。这种趋势可能是因为在遭受轻至中度损伤后，这些危险因素使患者易于发生与创伤损害无直接相关的并发症。

Clement等的研究支持这个理论。他们报道了遭遇严重创伤损害之后，不分年龄，大部分死亡的患者是在48 h之内发生。但是对于之前存在并发症的老年患者，在具有预计可能存活的较低的ISS评分（图15.2）和较高的预测生存评分时，在受伤后住院后可能死于与最初的创伤损害无直接相关的并发症。这种类型的住院晚期死亡风险增加，也见于一些损伤较严重的老年患者（ISS评分>15分）。可能早期的干预能够逆转这些由并发症导致的晚期死亡，并且之前存在合并症的65岁以上患者可以作为早期多学科治疗的目标。

对老年患者早期的严密监测、评估和复苏可以提高创伤后的生存率。这种帮助可以通过出院时较少的患者需要养老院护理，及大部分患者回到原住所的事实所证实。首先由Richmond等提出老年会诊服务应该成为创伤治疗团队的重要补充，以优化之前存在的合并症和治疗出现的并发症。这由Fallon等确认，他证实了在内科医生复查之后，老年患者的治疗得到改善，解决了新的和现存的医疗问题，并且减少了医院获得性并发症，例如功能减退、跌倒、瞻望和死亡等。

一项研究比较了遭受严重损伤（ISS评分>15分）的65岁及以上患者与65岁以下患者的差异，发现年龄较大组的院内死亡风险增高，尽管在入院时的生理指标是正常的。因为这种现象，研究人员提示可能很难预测哪一个老年患者将从仅使用生理指标的积极监测和治疗中受益。研究人员推测观察到的不一致可能与之前存在的合并症相关，这在他们的研究中没有进行分析。一项小样本回顾性研究支持这个理论，确定之前存在合并症的患者具有增高的院内死亡风险，并且不依赖于年龄，因此需要在生理参数的统计学分析中进行解释。

如何能够早期识别那些住院晚期死亡风险增高的多发性骨折患者的问题依然存在。Skaga等描述了使用美国麻醉医生协会生理状态分级［American Society of Anesthesiologists（ASA），Physical Status classification］预测死亡率，发现它是一个独立预测因素。Clement等为12例受伤后超过13天死亡的ISS评分<6分的患者回顾性地分配了受伤前的ASA评分。除1例患者外，所有患者的ASA评分为Ⅲ级，与死亡风险增高相关（调整后的比值比为2.25）。对于ISS评分<16分的患者，死亡率从ASA Ⅰ级者的<1%增加至ASA Ⅲ或Ⅳ级者的接近8%。与其他死亡风险因素结合，ASA分级能够被用于识别那些高风险个体，并且早期的医疗干预和生理优化能够降低晚期死亡风险。

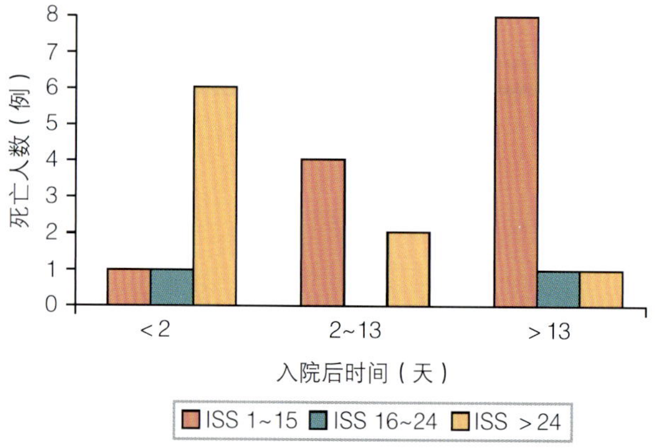

图15.2 65岁及以上患者与入院时间和创伤严重性评分相关的死亡

从证据来看，双处骨折患者的脆弱性可以通过受伤后1年相应的SMR增高来确定。相对于80岁以上的患者，年龄稍小一些的患者反而具有更高的死亡风险，反映了这个群体在遭受低能量损伤引起的多发性骨折后的脆弱性。这个研究结果为前面的观点提供了证据。相对于单发骨折，就累及骨盆或肱骨近端的所有老年患者的多发性骨折，或累及股骨近端的65~79岁的老年患者的多发性骨折而言，死亡风险明显增加。然而，这种增高的死亡风险随年龄增加而降低，因此80岁以上的患者具有较低的风险。肱骨近端与股骨近端联合骨折与受伤后1年极高的死亡风险相关。应该识别具有这些多发性骨折组合的患者，并且应该尽力优化内科及外科治疗，以提高他们的治疗结果。

结论

文献显示老年人中的大部分多发性骨折发生在低能量创伤之后，并且主要发生在女性。桡骨远端、肱骨近端和骨盆等部位的骨折与发生多发性骨折的风险增高相关。最常见的多发性骨折类型是那些累及上肢和下肢的联合骨折。

随着寿命延长，可能低能量创伤后的多发性骨折的患病率将增加，并且为将来的创伤工作增加更多的负担。由于较高的入院率、住院时间延长和出院后的护理级别增加等，将会出现与管理和持续治疗这些老年多发性骨折患者相关的经济问题。

这些患者中的很大一部分接受了保守治疗和康复治疗。因此，这些死亡风险增高和康复时间延长的患者，可以从早期诊断和医疗优化中获益。应该采取多学科方式以利于康复和潜在地满足更多的治疗需求，及努力改善功能结果、生存率和缩短住院时间。

参考文献

[1] Court-Brown CM, Aitken SA, Forward D, O' Toole RV. The epidemiology of fractures. In: Bucholz RW, Heckman JD, Court-Brown CM, Tornetta P, editors. Rockwood and Green' s Fractures in Adults. 7th ed. Philadelphia, PA: Lippincott Williams & Wilkins; 2010. pp. 53–77.

[2] Kannus P, Parkkari J, Koskinen S, Niemi S, Palvanen M, Jarvinen M, et al. Fall-induced injuries and deaths among older adults. JAMA 1999;281(20):1895–1899.

[3] Clement ND, Green K, Murray N, Duckworth AD, McQueen MM, Court-Brown CM. Undisplaced intracapsular hip fractures in the elderly: Predicting fixation failure and mortality. A prospective study of 162 patients. J Orthop Sci 2013;18(4):578–585.

[4] Clement ND, Duckworth AD, McQueen MM, Court-Brown CM. The outcome of proximal humeral fractures in the elderly: Predictors of mortality and function. Bone Joint J 2014;96(7):970–977.

[5] Clement ND, Duckworth AD, Court-Brown CM, McQueen MM. Manipulation of displaced distal radial fractures in the superelderly: Prediction of malunion and the degree of radiographic improvement. Adv Orthop 2014;2014:785473.

[6] Court-Brown CM, Caesar B. Epidemiology of adult fractures: A review. Injury 2006;37(8):691–697.

[7] Clement ND, Aitken S, Duckworth AD, McQueen MM, Court-Brown CM. Multiple fractures in the elderly. J Bone Joint Surg Br 2012;94(2):231–236.

[8] Weatherall M. Rehabilitation of elderly patients with multiple fractures secondary to falls. Disabil Rehabil 1993;15(1):38–40.

[9] Clement ND, Tennant C, Muwanga C. Polytrauma in the elderly: Predictors of the cause and time of death. Scand J Trauma Resusc Emerg Med 2010;18:26.

[10] Switzer JA, Gammon SR. High-energy skeletal trauma in the elderly. J Bone Joint Surg Am 2012;94(23):2195–2204.

[11] Ray NF, Chan JK, Thamer M. Medical expenditures for the treatment of osteoporotic fractures in the United States in 1995: Report from the National Osteoporosis Foundation. J Bone Miner Res 1997;12:24–35.

[12] Johnell O. The socioeconomic burden of fractures: Today and in the 21st century. Am J Med 1997;103(2A):20S–25S.

[13] Centers for Disease Control and Prevention. Cost of falls among older adults. 2010. http://www.cdc. gov/homeandrecreationalsafety/falls/fallcost.html (accessed 10 October 2010).

[14] Office of National Statistics. http://www.dft.gov.uk/pgr/statistics (accessed 10 October 2010).

[15] National Records of Scotland. http://www.nrscotland. gov.uk/

[16] Masud T, Morris RO. Epidemiology of falls. Age Ageing 2001;30(Suppl 4):3–7.

[17] Tinetti ME, Speechley M, Ginter SF. Risk factors for falls among elderly persons living in the community. N Engl J Med 1988;319(26):1701–1707.

[18] Von Heideken P, Gustafson Y, Kallin K, Jensen J, Lundin-Olsson L. Falls in the very old people: The population based Umea study in Sweden. Arch Gerontol Geriatr 2009;49:390–396.

[19] Court-Brown CM, Aitken SA, Ralston SH, McQueen MM. The relationship of fall-related fractures to social deprivation. Osteoporos Int 2011;22(4):1211–1218.

[20] Di Monaco M, Vallero F, Di MR, Mautino F, Cavanna A. Functional recovery after concomitant fractures of both hip and upper limb in elderly people. J Rehabil Med 2003;35(4):195–197.

[21] Shabat S, Gepstein R, Mann G, Stern A, Nyska M. Simultaneous distal radius and hip fractures in elderly patients – Implications to rehabilitation. Disabil Rehabil 2003;25(15):823–826.

[22] Allum JHJ, Carpenter MG, Honegger F. Age-dependant variations in the directional sensitivity of balance corrections and compensatory arm movements in man. J Physiol 2002;542:643–663.

[23] Rankin JK, Woollacott MH, Shumway-Cook A. Cognitive influence on postural stability: A neuromuscular analysis in young and older adults. J Gerontology A Biol Sci Med Sci 2000;55:M112–119.

[24] Tornetta P III, Mostafavi H, Riina J, Turen C, Reimer B, Levine R, et al. Morbidity and mortality in elderly trauma patients. J Trauma 1999;46(4):702–706.

[25] Schiller WR, Knox R, Chleborad W. A five-year experience with severe injuries in elderly patients. Accid Anal Prev 1995;27(2):167–174.

[26] Taylor MD, Tracy JK, Meyer W, Pasquale M, Napolitano LM. Trauma in the elderly: Intensive care unit resource use and outcome. J Trauma 2002;53(3):407–414.

[27] Richmond TS, Kauder D, Strumpf N, Meredith T. Characteristics and outcomes of serious traumatic injury in older adults. J Am Geriatr Soc 2002;50(2):215–122.

[28] Hollis S, Lecky F, Yates DW, Woodford M. The effect of pre-existing medical conditions and age on mortality after injury. J Trauma 2006;61(5):1255–1260.

[29] Giannoudis PV, Harwood PJ, Court-Brown, Pape HC. Severe and multiple trauma in older patients; incidence and mortality. Injury 2009;40(4):362–367.

[30] Demetriades D, Karaiskakis M, Velmahos G, Alo K, Newton E, Murray J, et al. Effect on outcome of early intensive management of geriatric trauma patients. Br J Surg 2002;89(10):1319–1322.

[31] DeMaria EJ, Kenney PR, Merriam MA, Casanova LA, Gann DS. Aggressive trauma care benefits the elderly. J Trauma 1987;27(11):1200–1206.

[32] Fallon WF Jr., Rader E, Zyzanski S, Mancuso C, Martin B, Breedlove L, et al. Geriatric outcomes are improved by a geriatric trauma consultation service. J Trauma 2006;61(5):1040–1046.

[33] Skaga NO, Eken T, Sovik S, Jones JM, Steen PA. Pre-injury ASA physical status classification is an independent predictor of mortality after trauma. J Trauma 2007;63(5):972–978.

16

转移性骨折

Wakenda K. Tyler

简介

随着年龄的增长，癌症的发病率呈指数增长，使得老年人群最容易发生癌症，并且不幸的是癌症即使被控制也将遗留许多后遗症。2/3因癌症死亡的患者发生在65岁以上人群。老年人最常见的癌症形式是肺癌、乳腺癌、前列腺癌和造血系统癌症，都很容易累及骨骼。总体而言，70%~80%的转移性前列腺癌或乳腺癌患者以40%的转移性肺癌患者将患有骨侵犯。不幸的是，对于转移性疾病的老年患者，发生骨受累在与年龄相关的骨质减少或骨质疏松症相关。许多患有转移性癌症的患者正在接受全身性治疗，这些治疗可能会进一步影响骨质量。这些疗法包括使用激素阻断剂和频繁的类固醇。

一半以上的转移性乳腺癌，前列腺癌或肺癌患者会发生骨骼相关事件，如压缩性骨折或长骨骨折。对于癌症患者而言，病理性骨折常常是一种破坏性事件，因为它不仅会显著影响患者的功能状态，同时也会干扰治疗。不符合某些功能状态标准的患者通常不能参与许多可用的化疗方案。如果没有全身治疗，重要器官和骨骼中的癌症进展往往会大大加速。一旦发生病理性骨折，生存时间就会大大减少。与癌症相关的转移性骨折后存活率下降的现象部分是由于治疗中断和活动能力降低，但也往往表明疾病过程已经到了更晚期的状态，可能不再对系统和可用的局部治疗有反应。

某些实体器官癌症更容易发生骨转移。这是由于肿瘤细胞与其宿主环境之间复杂的相互作用。有证据表明肿瘤细胞无论在原发部位还是在血液循环中都能诱导骨骼环境更好地适应肿瘤细胞在该环境中的黏附和生长。肿瘤细胞能分泌大量蛋白质，增强其黏附和侵入骨微环境的能力。一旦进入该环境，它们就可以复制并进一步诱导局部细胞增加或减少骨形成并激活一系列事件，从而形成适合肿瘤繁殖的环境。最可能诱发这一系列事件的实体器官癌症是肺癌、乳腺癌、前列腺癌、肾癌和甲状腺癌。虽然这些常被报道是传播到骨骼的最常见的癌症，但应该指出的是，其他实体器官癌症，例如肝脏、结肠、直肠、胰腺和子宫发生的原发癌症都可以扩散到骨头并导致病理性骨折（图16.1）。造血系统癌症通常涉及骨骼，在某些情况下，如多发性骨髓瘤，骨骼受累是癌症发病机制的重要组成部分。任何患有造血系统癌症的患者都应密切监测其骨骼疾病，以发现病理性骨折的早期风险。

一旦癌细胞进入骨骼环境，它们通常会诱导破骨细胞和（或）成骨细胞活化，这取决于细胞内的基因表达。骨骼中绝大多数肺癌，甲状腺癌和肾癌都是溶解性的（图16.2），这意味着它们已经诱发了骨吸收，而98%的前列腺癌在骨中是成骨性的（图16.3），细胞诱导骨形成异常。乳腺癌可以呈现多种形式，但大多数骨骼中的乳腺癌是溶解性和成骨性的混合。骨肿瘤形成的损伤类型与骨折风险相关，因为更大程度的骨溶解会导致骨折风险增加。成骨性损伤也会增加骨折的风险，因为在这种情况下诱导形成的骨骼结构和强度都不正常。

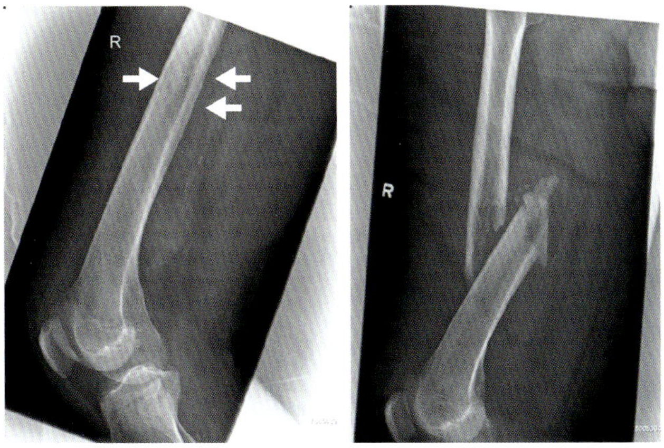

（a） （b）

图16.1 （a）患有右腿疼痛的转移性结肠癌患者。已经进行了X线检查，但由于该患者转移性骨病的发生率低，所以没有仔细检查。白色箭头显示关注区域；（b）3个月后，患者出现了骨折，遂到医院就诊

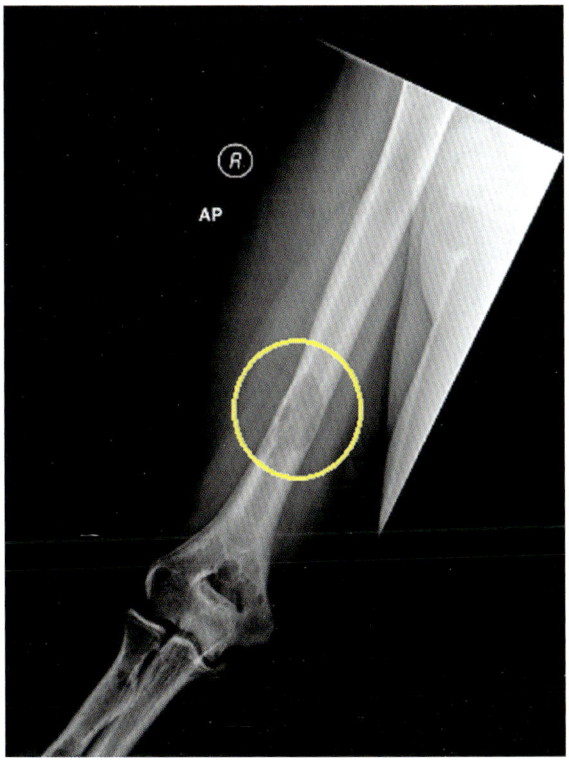

图16.2 多发性骨髓瘤患者肱骨远端骨溶解性骨损伤（圆圈）。注意皮层的变薄和损伤周围的骨密度的损失

最近的趋势表明，晚期癌症患者的越来越长，因此老年骨转移疾病患者的患病率有增加的趋势。尽管癌症转移到骨骼通常被认为是患有癌症患者病情加重，但转移性骨癌患者在确诊骨侵犯后经常可以生活多年。并非所有转移性骨病患者都有发生病理性骨折的风险。因此，确定谁处于危险中非常重要，这样就不会发生过度医疗。对于骨转移的癌症

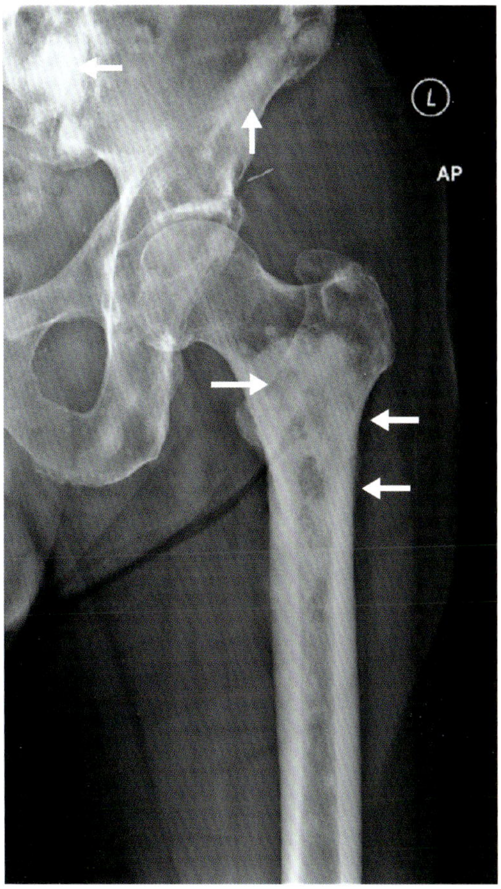

图16.3 转移性前列腺癌患者股骨干和骨盆中的骨质病变（白色箭头）。请注意X线片上的密度增加，说明由前列腺癌细胞诱导的异常骨形成

患者的治疗的目标是：①改善或维持功能，②减轻疼痛，③尽可能延长生存期。确定每位患者的最佳治疗方案可能是一项艰巨的任务。在治疗后恢复基本功能的患者中预防病理性骨折是必要的。病理性骨折的发展并非像以前一样被认为是最终的终点事件，对这些患者需要最大限度地提高他们的生活质量。

最近的几项分析研究了转移癌患者发生骨骼事件的成本，并发现医疗系统的负担非常高。脊髓压迫后手术干预的需求在成本中排名最高，每个患者在脊髓受压治疗上花费20 000美元。同时约18 000美元用于手术治疗病理性骨折。但脊髓压迫治疗后预期寿命也并不理想。减少这两种灾难性事件的可能性将大大降低医疗成本，但更重要的是能提高患者的生活质量。

转移性骨折对老年人群的健康构成严重威胁。识别有骨折危险的患者并在事件发生之前对其进行治疗是理想的。然而，尽管研究人员尽了最大的努

力，患者仍然会发生骨折。对于伴有转移性骨折的患者需要及时发现并采取适当的治疗措施，同时也要考虑到患者的生活质量。

诊断和临床表现

具有转移性骨折风险的患者通常会出现以下3种情况之一：①已知的转移性疾病和通常已知的骨受累，②癌症的病史和新发现的骨骼病变，③没有已知的癌症病史和新骨病变。这些方案中的每一个都需要不同的治疗和管理骨损伤的方案。所有这些情况的首要任务就是确定骨损伤是什么，然后确定骨折风险。如果确定骨折危险性高，下一个重要步骤是确定骨骼特定部位的骨折是否会导致功能严重丧失，因为这最终会影响治疗。对于患有转移性疾病的患者，具有多个骨骼受累部位并不罕见。在这种情况下，可以假设骨损伤是由转移性癌症引起的，因此没有必要进行重大检查来确定病变的病因。如果一个特定的部位引起疼痛，这应该引起对骨折风险的担忧。骨痛通常表现为与负重相关的疼痛，通常发生在骨骼内的相关部位，也可表现为休息时的深度疼痛。

骨痛是即将发生转移性骨折的患者最常见的症状。在某些情况下，患者在骨折前不会报告疼痛，但是极低的能量事件，例如打开门或从坐姿站起来就会导致骨折。疼痛并不总是即将发生骨折的迹象，因为伴有神经根压迫的背痛可能伴有腿部疼痛，但没有股骨或胫骨骨折的风险。像这样的神经根性疼痛通常起源于臀部区域并且沿着腿部的整个长度辐射，缺乏对离散区域的定位。

两种分类系统经常用于帮助确定患有已知骨转移疾病的患者的骨折风险。这些系统是帮助指导决策的好工具，但不应该用作绝对规则。表16.1和表16.2包含用于确定即将发生的骨折风险的Mirels和Harrington分类系统。在Mirels分类的情况下，等于或大于9的分数是高风险的骨折并且可能需要固定。在Harrington分类中，任何一个标准都应该考虑预防性固定。两者都使用临床表现以及普通X线检查结果。X线被认为是评估骨骼结构完整性的金标准，因此也是评估骨折真正风险的标准。CAT扫描也可用于评估骨骼的结构完整性，但不是确定骨折的必要条件。磁共振成像（MRI）对于观察软组织受累和骨髓空间内肿瘤累及的程度是有用的，但缺乏评估骨皮质结构的能力，因此不是确定骨折风险的好工具（图16.4）。Technitium-99和正电子发射断层扫描（PET）可用于定位骨受累部位，但不会提供关于骨结构完整性的信息，因此不应将其用作评估骨折风险的唯一方法。PET扫描和骨扫描有助于确定特定部位的代谢活性和细胞活性，这可能是肿瘤细胞毒力的替代指标，但不能提供该部位肿瘤细胞对骨骼实际作用的细节。当拍摄X线片时，应拍整个肢体的全长正侧位片。对于在骨头上端有骨侵犯的转移性疾病的患者，在同一骨的下端也存在显著的损伤是很常见的。在治疗计划方面缺少这一点可能造成严重的后果（图16.5）。

Harrington在20世纪80年代初首次描述了一种相当简单的评估骨折风险的方法。他的系统经受了时间的考验，并且对于那些不能每天治疗或即将发生骨折的患者来说，容易记住（表16.1，图16.6）。另一个常用的分类系统是Mirels分类系统（表16.2）。与Harrington系统不同的是，它考虑了转移病灶的类型溶骨和之后成骨的位置。对于Harrington系统，如果符合任何一个标准，则认为患者有高度骨折风险。对于Mirels系统（表16.2），患者被分配了1~3的数字，用于4项标准中的每一项评估。对骨折风险进行评估：部位、活动性疼痛（功能性疼痛）、病变类型和病灶大小（相对于骨区域直径）。然后将数学加在一起。当评分<7分时被认为骨折风险较低（<4%），而评分>9分时被认为具有相当高的骨

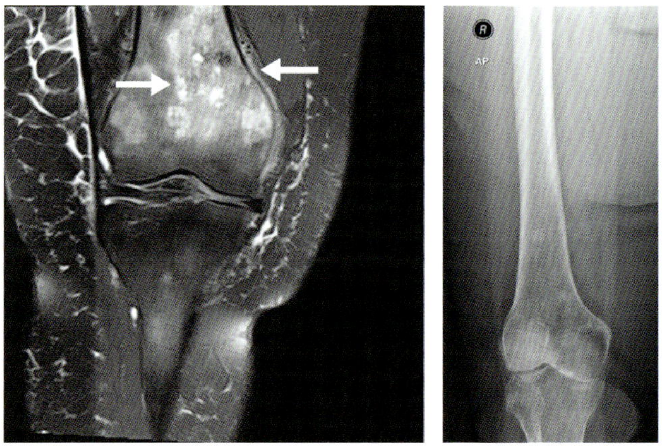

（a） （b）

图16.4 （a）转移性乳腺癌患者的膝关节T2加权MRI。白色箭头表明在骨内MRI上观察到明显的水肿，但没有平坦的膜；（b）不能准确地确定骨结构的损失程度。在这种情况下，骨架结构完好无损

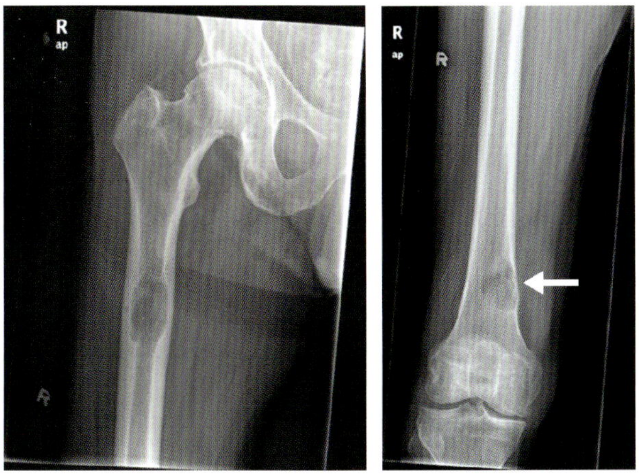

（a）（b）

图16.5 转移性肾癌患者股骨的前后位（AP）视图。（a）首先在股骨近端识别损伤；（b）显示骨头远端的病变（白色箭头）。髓内植入物不应该在远端病变的位置结束，否则会产生应力集中

折风险（未来6个月状骨折可能性高达33%或更高）。

以图16.6中的图像为例，患者在股骨转子周围有一个病灶。它是溶解性的，直径超过2.5cm，大约是股骨直径的2/3。患者仰卧在床上时有明显的疼痛感，基于这种临床情况和图像显示，Mirels评分为12分，表明未来6个月状骨折风险非常高。根据Harrington的标准（>2.5 cm和持续性功能性疼痛），患者也被认为具有高度骨折风险。假设没有其他缓解因素，可能会推荐预防骨折治疗。

对于有癌症病史且呈现新骨病变的患者，以及没有已知癌症病史和骨病变的患者，在进行治疗前确定所述病变的病因是至关重要的。原发性骨肉瘤倾向于存在于2个患者群体中。首先是21岁以下的患者，他们易患有横纹肌肉瘤、尤因肉瘤和骨肉瘤等肿瘤。其次是65岁以上的患者，他们易患有软骨肉瘤、高级别多形性肉瘤和骨肉瘤。错误地治疗可导致肢体丧失（截肢）或更严重的后果甚至丧失生命。这种情况在65岁以上的患者中最常见，部分原因是人们错误地认为原发性骨肉瘤只是一种儿科疾病。因此，任何患有新骨病变并且没有已知转移性骨病史的患者应适当检查以排除原发性骨肉瘤。该检查应该包括胸部、腹部和骨盆的CT扫描（寻找癌症起源的主要部位），骨扫描（寻找其他骨性侵犯部位），血清蛋白电泳和尿蛋白电泳（看对于多发性骨髓瘤）并且经常进行活组织检查。如果CT扫描，骨扫描和实验室检查结果没有显示明显的转移性疾病或明显的原发病灶，则需要进行活检。在大多数情况下，活检可以通过一种不需要全身麻醉的图像引导技术。这些活检通常通过介入或肌肉骨

表16.1 用于确定骨折风险的Harrington系统

50%或更多的皮质骨破坏；股骨近端2.5cm或更多的损伤；小转子病理性撕脱骨折；持续性应激性疼痛（功能性疼痛）

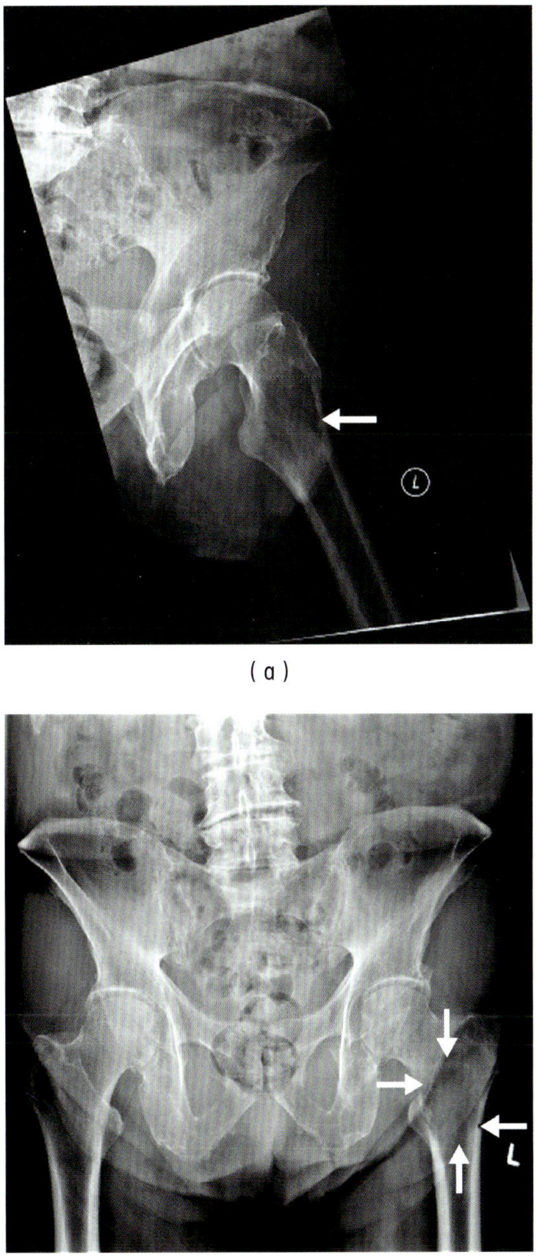

（a）（b）

图16.6 左侧股骨近端转移性肺癌患者骨盆X线片。（a）AP视图；（b）髋侧。注意髋侧和AP视图上的皮质侵蚀（白色箭头）。比较对侧髋关节可以发现更多的内侧位置侵蚀。使用Harrington和Mirels的标准，该患者有非常高的转移性骨折风险

表16.2　用于确定病理性骨折风险的Mirels算法

	1	2	3
部位	上肢	下肢	转子间疼痛
	轻度	中度	
功能性损伤	爆裂性	混合性	裂解性
	2/3	1/3~2/3	＞2/3

注：2/3是指AP或侧位X线片上骨的直径

骼放射科团队进行协调。如果针穿刺活检未能确定诊断，或者病变具有提示可能需要更高量的组织以确定诊断的特征，就需要开放式活检。

一旦确定并证实了转移性病变，就可以作出适当治疗的决定。转移性疾病最常见的骨侵犯部位是脊柱（腰＞胸＞颈）、肋骨、骨盆、颅骨和近端长骨。在任何转移性癌症患者中，应对这些部位进行监测。值得注意的是，转移性癌症患者因其癌症而可能出现多种疾病。对于有骨累及的患者，主治医生应该意识到高钙血症的可能性，所有患有转移性骨病的患者中有5%~10%会发生高钙血症。高钙血症是转移性骨病的潜在致命性并发症，如果早期发现可以治疗。建议任何正在接受转移性骨折或转移性骨病评估的患者也应通过基础实验室检查或监测高钙血症症状(神志不清、嗜睡、过度口渴和排尿、恶心、呕吐和弥漫性骨痛)来评估是否有高钙血症。不幸的是，高钙血症的症状也是与化疗后的症状，因此更需要良好的临床判断。高钙血症的一线治疗是补水，如果口服或静脉补水不足以使钙水平接近正常，则使用静脉注射双膦酸盐（Ⅳ）。

治疗

治疗转移性和即将发生的转移性骨折的方案是由多种因素决定的，需要考虑恶性类型、病变部位和预期寿命。绝大多数转移性骨病变不需要任何直接干预，即使是那些骨折风险增加的人，干预也不一定是手术治疗。转移性骨涉及的前4个最常见部位（脊柱、肋骨、骨盆和颅骨）很少需要手术治疗转移性骨折。大多数转移性骨病患者不希望接受广泛的外科手术，并且在制订治疗计划时，患者及其家人都不会考虑这一点。在为转移性或即将发生转移性骨折患者确定合适的治疗方案时，应同时考虑手术和非手术干预措施（专栏16.1）。

放射和放射性核苷治疗

放射治疗在治疗转移性骨病患者中有几个重要的作用。它是减少癌症相关骨痛的非常有效的方式。它还可以减少手术治疗转移性骨折后再转移或疾病继续进展的可能。它也是预防和治疗脊髓压迫的有用工具。50%~80%的患者在放射治疗伴有疼痛的转移性骨病后会有一定程度的疼痛缓解，而高达35%的患者会在治疗部位报告疼痛完全缓解。在骨病变部位不适合手术干预，可考虑在其他区域进行手术，但放射线或临床表现尚不能保证干预的程度。放射治疗应该应用于有骨折危险或有明显疼痛的患者，因为身体某一特定区域接受的辐射量有限。如果在疾病过程的早期达到这个限度，那么当患者对其有更大的需求时，放疗就不能再用作治疗方式。

颅骨、肋骨、胸骨、肩胛骨、锁骨和骨盆（身体的扁平骨骼）等部位手术被认为疗效欠佳。这些区域没有通过骨骼直接承重，或负载的分布使得一个区域的骨折不会显著改变重量分布的生物力学（如在骨盆中）。这些骨骼中的疼痛性损伤甚至完全骨折应用放射治疗进行治疗。但骨盆的髋臼周围区域除外，这个区域的小骨折和小病灶通常是可以忍受的，因为周围的髂骨、坐骨和耻骨有一定的负荷。但是，如果该区域的骨损伤达到临界尺寸和骨破坏水平，它们可能会对活动能力产生重大影响。

用于转移性骨病变的外部放射治疗通常通过两种方法中的一种来进行。传统的方法是在2~3周的时间内总共约30Gy递送较小剂量的辐射。一种在过去几年获得普及的新方法是在1天内给予一次大剂量（4~10Gy）。多项研究表明，两种方法可为患者带来明显的疼痛缓解。一次性给药方便的患者的益处是显而易见的。一次性给药也显著降低了医疗系统的成本。缺点是有更大比例的患者被证明需要一次性给药后仍需要进行第二次治疗。

控制患者转移性骨相关疼痛的另一种方法是使

专栏16.1：治疗转移性骨折

- 手术
- 放疗和放射性核苷酸治疗
- 化疗
- 冷冻、射频消融、栓塞
- 辅助器械（手杖、步行器、吊带）

用放射性核苷酸试剂，如锶-89，钐-153和镭-223。这些放射性核苷酸将聚集在快速骨形成的视域并引起肿瘤细胞死亡。这些药物作为单次输液给予，可重复使用，骨髓毒性是这种方法可以使用的次数的限制因素。患者通常会在超过6个月的时间内缓解疼痛，通常在2~4周后开始治疗。治疗后约6周，他们的血液计数也降至最低点，这需要密切监测。这些药物对发生快速骨形成的急变性损伤最有效。因此这种方法在前列腺癌和更多乳腺癌形式中最为有用。对于患有多个骨骼部位疼痛的患者来说，这通常是最有益的，因为这样的患者用外部光束辐射进行治疗会更具挑战性。在这些情况下，在放射性核苷酸治疗前应首先给予预防骨折的适当治疗。

许多患者在放疗开始后的几天内会报告疼痛缓解，但可能要到治疗后2个月才能完全感受到好处。因此，在某些情况下，耐心使用这种治疗方式非常重要。放射治疗开始后，也可能出现短暂放射引起的骨痛增加的不良事件，但这通常是短暂的，可以采取适当的急性疼痛管理方式。在转移性骨癌患者的放射治疗中需要注意的另一个重要问题是，在治疗期间和治疗后的几个月内，病理性骨折的风险可能会增加。另一方面，通常杀死肿瘤细胞的辐射剂量也可以抑制或导致负责恢复骨骼结构（成骨细胞）的骨内细胞的死亡。作为辐射的直接结果，骨本身也可以发展其机械性质的变化。出于这个原因，放射肿瘤学团队经常需要外科医生对他们正在考虑进行放疗的长骨部位进行评估。如果对骨的完整性有任何疑问，则应考虑在放疗之前进行预防性固定。尽管放射治疗是治疗转移性骨折的关键方式，但有些癌症可能具有很强的放射耐受性，放疗后疼痛或功能几乎没有改善。

化疗

化疗，包括新的靶向分子疗法和激素受体拮抗剂，是治疗转移性骨病和病理性骨折患者的关键组成部分。在许多情况下，治疗转移性骨折的主要目标是使患者恢复到可以继续接受化疗的状态。虽然骨骼是一个重要的器官，但对肺部、肝脏和脑部的转移性癌症通常最好用化疗来治疗。化疗还可以大大降低转移性骨折的可能性，并且可以减少治疗转移性骨折后骨中的疾病进展。在几种被认为对化疗敏感的癌症中，单靠使用化疗病理性骨折才能完全愈合。这在许多形式的淋巴瘤中是一种常见的现象，在激素敏感乳腺癌中也是。肿瘤学专家对转移性患骨折的患者进行评估这点很重要。外科医生、放射肿瘤学家、全科医生和医疗肿瘤医生之间的频繁交流也是至关重要的。外科医生和放射肿瘤医生应明确指出治疗转移性骨折后可以重新开始化疗。他们还应该考虑在干预措施类型的决定中恢复系统治疗的重要性。

手术治疗

转移性骨折和即将发生的转移性骨折的手术干预对于患者是非常有价值的。在最理想的情况下，术后的恢复具有挑战性。对于一个既受年龄因素影响，又受癌症因素影响的老年患者来说，这是一项更加艰巨的任务。大多数转移性骨病患者不需要手术，因为骨折风险较低或骨折位于不会严重阻碍功能的部位。

长骨是最有可能需要手术干预的部位，因为这些部位的骨折会极大地降低患者的活动能力和功能。受肿瘤影响的髋臼周围区域也可能需要手术，但手术干预通常范围较大，需要3~6个月的恢复。有手术指征，应该对涉及的骨骼进行放射疗法，以防止疾病进展和治疗失败。

在确定手术干预是否合适时，必须考虑预期寿命。如果患者的活动时间不足以从手术中恢复，那么手术是禁忌的。在外科手术计划之前，应该对医疗团队和外科医生进行仔细的讨论，以确保所有成员均了解预计的生存期。这些信息对于确定某些情况下用于手术的内植物的类型也很重要。表16.3提供了手术类型和预期寿命的一般要求。这些标准仅作为指导原则使用。如果认为手术缓解疼痛的益处比手术风险更大，即使患者在其寿命结束时不能从手术中完全恢复，或预期寿命被认为是短暂的时候，也存在手术的情况。在这些情况下，治疗目标是尽量减少在医院的时间。例如，用于转移性骨折的股骨髓内钉可以减少镇痛的需要并且允许更容易的转

表16.3 手术干预和预期寿命指南

骨折部位	预期寿命
下肢长骨骨折	> 6周
上肢长骨骨折	> 3个月
脊柱稳定（不包括脊髓压迫）	> 6个月
髋臼骨折	> 3个月

移，从而允许在家照顾。在这种情况下，即使预期寿命只有几周，也应该考虑这个治疗方式。

有几种不同的方式可以用于治疗转移性骨折。为患者选择的手术干预措施通常应该遵循-骨一术手术的矫形原则，这会降低再次住院率和再次手术率。为了遵守这一规则，植入物应保护骨骼的长度，并应足够耐用，足以支撑患者的体重几个月，甚至在他们的可能是他们的余生，因为病理性骨折很少痊愈。由于这些原因，对于转移性骨折患者，髓内钉固定优于钢板内固定（图16.7）。髓内钉是重量分担，并且在数月内负载正常体重也不太可能破裂。他们还可以通过经皮手术方式保护整个骨骼。他们的技术要求不高，可以由非专业矫形外科医生进行，相对容易。在有些情况下，钢板固定是唯一可用的选择，例如桡骨和尺骨骨折，在这种情况下，可以使用钢板，通常还需补充甲基丙烯酸甲酯（骨水泥）（图16.8）。手术治疗转移性骨折的另一个重要原则是所选择的外科手术应该能够在手术后立即承受负重。虽然患者很少有这种要求，但是为了实现这个目标应该作出所有的尝试。负重能力有限可能极大地影响机体功能，并且使患者在家中独立生活非常困难。

当接近关节表面发生骨折或即将发生的骨折时，应考虑关节置换手术（图16.9）。当癌症侵蚀了正常的骨骼结构时，在关节面附近的干骺端骨骼中进行充分的固定常常是非常困难的。即使经过良好的放疗和化疗，也有可能因为这些区域的肿瘤进展导致固定失败。在这些区域进行关节置换可以消除该区域的肿瘤，从而改善化疗和放疗的效果。通过关节置换治疗转移性骨折，疼痛缓解通常更快。在进行关节置换手术时，保护骨的整个长度仍然很重要，因此经常使用长柄植入物（图16.10）。外科医生有时会在转移性骨折的情况下避免关节置换手术，主要是因为置换手术范围更大，技术要求更高，麻醉时间更长，失血更多，术中和术后并发症的风险更高。术前栓塞有时可以减少失血。

在极少数情况下，涉及髋臼承重穹隆的髋臼周围病变可以行手术干预。当肿瘤累及延伸到关节表面或邻近关节表面时，患者经常出现负重时疼痛。通常最好用放射疗法治疗，小而不直接靠近关节面的肿瘤一般最好用放射治疗或者如果是孤立的肿瘤，经皮消融有时可能有帮助。为了在该区域进行

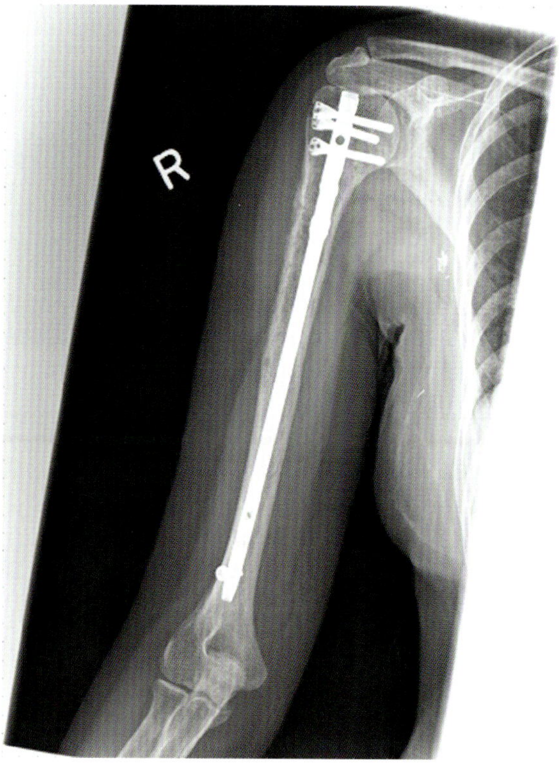

图16.7 肱骨髓内钉治疗转移性乳腺癌。种植体延伸骨头的整个长度，并可通过肩部和肘部的小切口放置

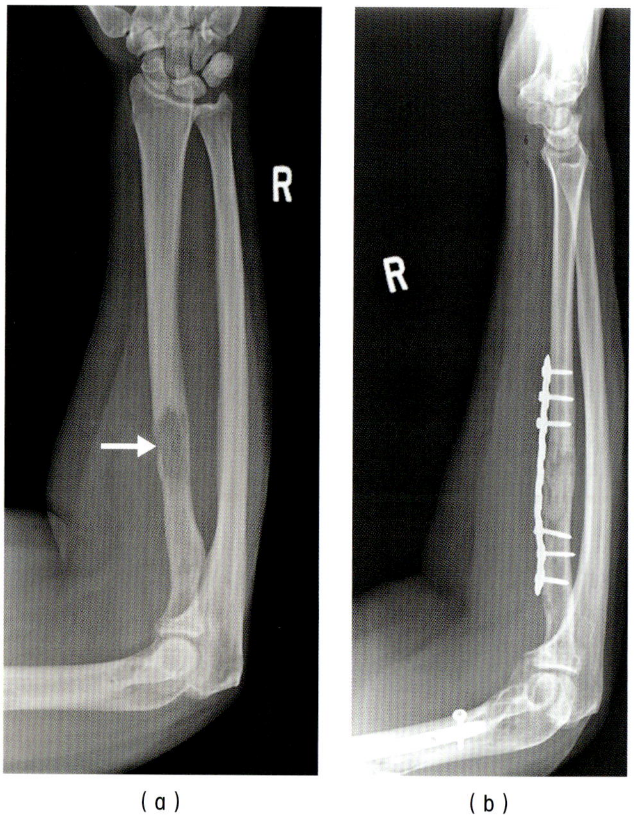

图16.8 （a）多发性骨髓瘤患者术前；（b）术后桡骨板固定的X线片。肿瘤刮除术后已用骨水泥填充骨空隙

适当的手术干预，患者需要在髂骨内有足够的骨骼，而骨骼不广泛与肿瘤相关。这一点很重要，因为该手术需要在髂骨内充分固定。患者的预期寿命也应该超过3个月，以便从手术中恢复。此区域的手术通常需要切除肿瘤，通常包括切除大部分髋臼，然后创建一个新的内植物系统替代丢失的骨的支架（图16.10），然后用全关节置换术完成重建。

椎体是转移癌最常见的骨位点。因此，在转移性骨病患者中，椎体压缩性骨折、脊柱不稳和肿瘤导致的脊髓损伤是常见的。脊椎压缩性骨折是转移性

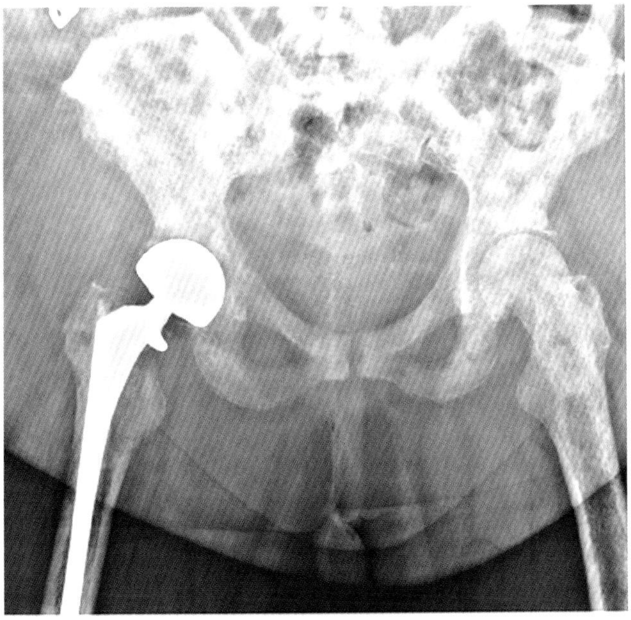

图16.9 长柄假体、骨水泥半髋置换术治疗右侧股骨颈转移性乳腺癌

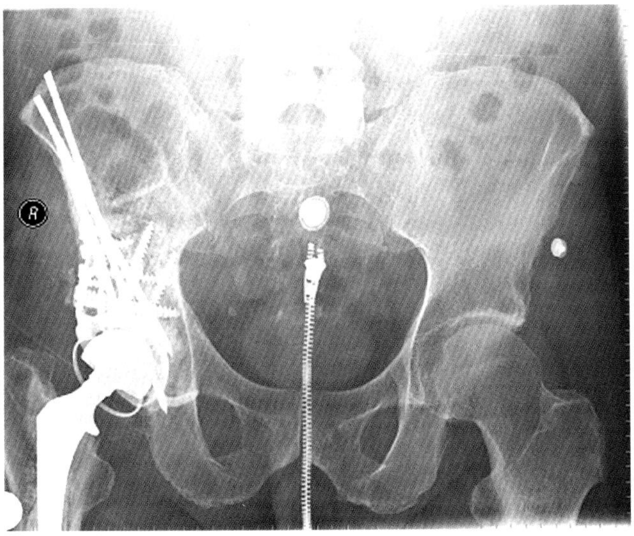

图16.10 对孤立转移性肺癌患者进行Harrington手术的骨盆X线AP视图。螺钉和骨水泥被用来重建骨盆。该初始手术12年后，患者仍然存活

脊柱疾病最常见的后果。这些压缩性骨折可能伴有疼痛，偶尔会导致神经症状。一般而言，如果没有主要的神经损害，并且没有证据表明骨碎片或肿瘤有明显的神经根或脊髓损伤，则不需要开放脊柱手术。外束放射治疗通常是减少不伴神经功能缺损的转移性压缩性骨折疼痛的最佳方法。最近的随机试验表明，在非肿瘤相关的压缩性骨折中，安慰剂手术和椎体成形术之间的临床差异很小。由于这些发现，许多临床医生正在减少在急性骨折中使用椎体成形术或椎体后凸成形术，特别是对于癌症患者来说，因为涉及椎体的癌症患者骨水泥被挤出的风险更高。

椎体成形术仍然可用于尚未发展成压缩性骨折但具有很高风险的患者。这种情况常见于广泛椎体骨髓受累的骨髓瘤患者。在这种情况下，经皮椎体成形术可以用来增强放射治疗前骨的强度。

由于肿瘤累及脊柱后部和前部而导致的脊柱不稳定性很少，但是当它发生时，几乎任何类型的脊柱运动都会表现为剧痛和持续的疼痛。随着时间的推移，症状逐渐出现，仰卧和静止时疼痛较少，脊柱的负重或旋转运动会加剧疼痛。脊椎的屈曲和伸展视图通常可以检测到脊柱不稳定的水平。如果患者不能忍受屈曲和伸展的X线检查，那么该区域的MRI可能会非常有帮助。对于预期寿命大于6个月且功能状态接近正常的患者，如果不是因为他们的脊柱不稳定，则需要对显著的脊柱不稳定性进行手术治疗。脊柱稳定涉及广泛的手术并且充满了并发症，特别是骨质量可能不足以固定的老年癌症患者。因此在手术前脊柱外科医生，肿瘤科医生应该仔细考虑患者情况。如果放疗和外固定可以解决问题，那么应该考虑保守治疗。

脊髓压迫是转移性骨病的破坏性并发症。患者通常会自诉排空膀胱越来越困难或突然出现失控排尿，这通常代表充盈性尿失禁。他们还会报告腹泻或严重便秘的情况。治疗脊髓压迫的关键是早期发现。不幸的是，诸如膀胱和肠功能障碍的症状是老年人群中的常见表现。因此，患者的主诉往往不被认为是早期的脊髓损害。早期诊断后允许启动类固醇治疗，这可以极大地减少最终的神经损伤。在很多情况下，如果发现较早，可以进行紧急脊髓减压手术以防止进一步的神经损失。但是，如果该过程继续加重直到运动和感觉神经完全损伤，手术也无法恢复补经功能。这些患者中的许多会有永久的神

经损伤，这是该事件导致预期寿命大大缩短的原因之一。

辅助设备

作为治疗考虑的一部分，有必要讨论下辅助装置(支具和吊索)的使用。在下肢和骨盆骨折且不适合手术的患者中，向患者提供拐杖或助行器以减轻骨骼上的负重可能是非常有益的。这种方法可以用于那些被医学上认为不稳定而不能手术的患者，因为这些患者的下肢长骨可能有骨折风险。上肢吊索同样可以保护肢体，减少可能导致疼痛的动作并提醒患者限制用那只手臂举起重物。这些简单的方法对于患者在他们的生命末期时可以是非常有益的。

冷冻消融、射频消融和栓塞

其他应该被认为是手术或放疗的替代品或作为这些治疗的补充的方式是一些侵入性较小的方案，如射频消融术（RFA）或冷冻消融术。这些技术适用于疼痛的病变，一般较小（5cm），控制良好，以及手术效果不佳的部位(如骨盆或肩胛骨)。它们可以清除肿瘤细胞，并允许在没有重大手术干预的情况下在某个区域进行骨愈合。

预防

治疗转移性骨折的理想方法是防止其发生。与癌症治疗前的患者相比，完全骨折的患者通常不会恢复到基线功能状态，他们的癌症治疗延迟显著延长，预期寿命也缩短。在发生骨折之前检测即将发生的转移性骨折，提前通过放疗或手术稳定为患者提供最佳诊疗效果。任何患有已知转移性癌症的患者都应由其医疗团队进行监测，以确定可能即将发生骨折的症状。活动和负重疼痛是即将发生转移性骨折的最常见指标。有症状的区域通过X线鉴定骨折风险。

防止转移性骨病患者骨折的另一种主要方法是使用双磷酸盐或地诺单抗这两种药物都能抑制破骨细胞活性，从而减缓肿瘤细胞诱导的骨转换和破骨细胞的骨破坏。含氨基的双磷酸盐，如唑来磷酸是抑制蛋白质异戊烯化的焦磷酸盐类似物，最终导致破骨细胞活性降低和凋亡。他们通常每月30min以静脉输液的形式给予。地诺单抗是针对RANK–配体的抗体，其抑制内源性RANK–配体与破骨细胞上其受体（RANK）的结合。这个关键的步骤是破骨细胞活化所必需的，如果没有它，破骨细胞活性受到很大阻碍。地诺单抗每月皮下注射给药。这两种药物都能有效减少转移性骨癌患者的骨骼相关事件。数据显示，老年人口中的地诺单抗比唑来磷酸更具临床和成本效益。对于静脉注射双磷酸盐，肾功能不全的患者肾小球滤过率（GFR）低于30mL/min被认为是使用这些药物的相对禁忌证。老年患者通常具有边缘肾功能，这些边缘肾功能已经受到来自他们接受的化学治疗的显著压力。临床实践中的趋势是在老年转移性骨疾病患者中使用地诺单抗。

结论

早期发现和预防性治疗即将发生的转移性骨折是老年骨转移癌患者功能改善、疼痛减轻和生存期延长的关键。老年人群发生转移性骨癌的风险大大增加，与此相关的主要并发症风险最高。所有患有转移性疾病的患者都应考虑用抗骨吸收药物治疗（静脉输液双磷酸盐或皮下注射）以减少骨骼事件的可能性。放疗、化疗、支具、辅助器械和手术都是应该考虑预防转移性骨折的手段。通常这些应该结合使用。如果确实发生了骨折，重要的是要注意患者在这样的事件之后通常可以存活很长时间和高质量的生活。内科、外科和放射肿瘤学团队之间的良好协调对这一患者群体的护理极其重要。

关键点

- 癌症患者伴随晚期疾病存活得很长时间
- 转移性癌的骨受累很常见
- 确定哪些骨骼受累的患者将从预防骨折干预中受益，这对于适当照顾这些患者至关重要
- 并不是所有的干预措施都是手术治疗，手术应该留给那些从中受益的人
- 护理目标是防止骨折并从而保持功能
- 次要目标是改善疼痛并延长生存期
- 地诺单抗和唑来磷酸是预防转移性骨折的重要药物

参考文献

[1] Howlader N, Noone A, Krapcho M, Neyman N, Aminou R, Altekruse

S, et al. SEER Cancer Statistics Review, 1975–2009 (Vintage 2009 Populations). National Cancer Institute, Bethesda, MD, 2011. http://seer.cancer.gov/csr/1975_2009_pops09/, based on November 2011 SEER data submission, posted to the SEER web site, 2012.

[2] Coleman RE. Clinical features of metastatic bone disease and risk of skeletal morbidity. Clin Cancer Res 2006;12(20 Pt 2):6243s–6249s.

[3] Weilbaecher KN, Guise TA, McCauley LK. Cancer to bone: A fatal attraction. Nat Rev Cancer 2011;11(6):411–425.

[4] Oster G, Lamerato L, Glass AG, Richert-Boe KE, Lopez A, Chung K, et al. Natural history of skeletalrelated events in patients with breast, lung, or prostate cancer and metastases to bone: A 15-year study in two large US health systems. Support Care Cancer 2013;21(12):3279–3286.

[5] Ratasvuori M, Wedin R, Keller J, Nottrott M, Zaikova O, Bergh P, et al. Insight opinion to surgically treated metastatic bone disease: Scandinavian Sarcoma Group Skeletal Metastasis Registry report of 1195 operated skeletal metastasis. Surg Oncol 2013;22(2):132–138.

[6] Kaplan RN, Riba RD, Zacharoulis S, Bramley AH, Vincent L, Costa C, et al. VEGFR1-positive haematopoietic bone marrow progenitors initiate the premetastatic niche. Nature 2005;438(7069):820–827.

[7] Habib MJ, Merali T, Mills A, Uon V. Canadian health care institution resource utilization resulting from skeletal-related events. Hosp Pract (1995) 2014;42(1):15–22.

[8] Luftner D, Lorusso V, Duran I, Hechmati G, Garzon-Rodriguez C, Ashcroft J, et al. Health resource utilization associated with skeletal-related events in patients with advanced breast cancer: Results from a prospective, multinational observational study. Springerplus 2014;3:328. eCollection 2014.

[9] Lorusso V, Duran I, Garzon-Rodriguez C, Luftner D, Bahl A, Ashcroft J, et al. Health resource utilisation associated with skeletal-related events in European patients with lung cancer: Alpha subgroup analysis from a prospective multinational study. Mol Clin Oncol 2014;2(5):701–708.

[10] Carter JA, Ji X, Botteman MF. Clinical, economic and humanistic burdens of skeletal-related events associated with bone metastases. Expert Rev Pharmacoecon Outcomes Res 2013;13(4):483–496.

[11] Harrington KD. Impending pathologic fractures from metastatic malignancy: Evaluation and management. Instr Course Lect 1986;35:357–381.

[12] Mirels H. Metastatic disease in long bones: A proposed scoring system for diagnosing impending pathologic fractures. Clin Orthop Relat Res 1989;(249):256–264.

[13] Coleman RE. Skeletal complications of malignancy. Cancer 1997;80(8 Suppl):1588–1594.

[14] Lazaretti-Castro M, Kayath M, Jamnik S, Santoro IL, Tadokoru H, Vieira JG. Prevalence of hypercalcemia in patients with lung cancer. Rev Assoc Med Bras 1993;39(2):83–87.

[15] Lutz S, Lo SS, Chow E, Sahgal A, Hoskin P. Radiotherapy for metastatic bone disease: Current standards and future prospectus. Expert Rev Anticancer Ther 2010;10(5):683–695.

[16] Chow E, Harris K, Fan G, Tsao M, Sze WM. Palliative radiotherapy trials for bone metastases: A systematic review. J Clin Oncol 2007;25(11):1423–1436.

[17] Lutz ST, Chow EL, Hartsell WF, Konski AA. A review of hypofractionated palliative radiotherapy. Cancer 2007;109(8):1462–1470.

[18] Price P, Hoskin PJ, Easton D, Austin D, Palmer SG, Yarnold JR. Prospective randomised trial of single and multifraction radiotherapy schedules in the treatment of painful bony metastases. Radiother Oncol 1986;6(4):247–255.

[19] Gainor BJ, Buchert P. Fracture healing in metastatic bone disease. Clin Orthop Relat Res 1983;(178):297–302.

[20] Harrington KD. Orthopedic surgical management of skeletal complications of malignancy. Cancer 1997;80(8 Suppl):1614–1627.

[21] Rock MG, Harrington K. Pathologic fractures of the acetabulum and the pelvis. Orthopedics 1992;15(5):569–576.

[22] Kallmes DF, Comstock BA, Heagerty PJ, Turner JA, Wilson DJ, Diamond TH, et al. A randomized trial of vertebroplasty for osteoporotic spinal fractures. N Engl J Med 2009;361(6):569–579.

[23] Henry D, Vadhan-Raj S, Hirsh V, von Moos R, Hungria V, Costa L, et al. Delaying skeletalrelated events in a randomized phase 3 study of 狄诺塞麦 versus zoledronic acid in patients with advanced cancer: An analysis of data from patients with solid tumors. Support Care Cancer 2014;22(3):679–687.

[24] Mathew A, Brufsky A. Bisphosphonates in breast cancer. Int J Cancer 2015;137(4):753–764.

[25] Lothgren M, Ribnicsek E, Schmidt L, Habacher W, Lundkvist J, Pfeil AM, et al. Cost per patient and potential budget implications of 狄诺塞麦 compared with zoledronic acid in adults with bone metastases from solid tumours who are at risk of skeletal-related events: An analysis for Austria, Sweden and Switzerland. Eur J Hosp Pharm Sci Pract 2013;20(4):227–231.

[26] Balla J. The issue of renal safety of zoledronic acid from a nephrologist’s point of view. Oncologist 2005;10(5):306–308; author reply 311–312.

17

假体周围骨折

Adam Sassoon，George Haidukewych

简介

髋关节和膝关节的假体周围骨折在老年人群中有着很高的发病率。这些骨折往往继发于骨质疏松症、骨溶解或二者并存，因此也进一步增加了重建的复杂性和挑战性。随着初次全关节置换术和翻修的需求不断上升，假体周围骨折的发生率也在增加。本章讨论髋关节和膝关节假体周围骨折的表现、治疗和分类，强调治疗这些损伤的技术考虑和原则，并对关于假体周围骨折手术治疗的结果和并发症报道进行综述。

髋关节和膝关节周围骨折的临床表现和初步评估

全髋关节或膝关节置换术的假体周围骨折可以发生在术中组件植入期间，也可以由术后高或低能量的创伤引起。本节重点介绍手术后发生的情况，但关于这些骨折的手术治疗的技术原则是普遍适用的。

在对由于高能量创伤引起的假体周围骨折的患者进行评估时必须首先遵循的原则是应把重点放在患者的气道、呼吸和循环的复苏上。彻底的二次评估对于排除相关的损伤相当重要。老年患者中低能量损伤（如地面跌倒）引起骨折后，应当进行适当的处理，包括恰当的头颈部影像学检查。此外，必须排除跌倒的其他非机械性原因，如心肌梗死或脑卒中等。在此期间，夹板临时的固定/支撑或者牵引以获得稳定对患者也是有益的。

当完成初步治疗，并且患者病情稳定后，必须收集既往史里可能影响植入物的重要细节。当患者本人不能提供时，可能需要从家属或之前就诊的医疗机构收集。这份关于既经史的病例主要包括受累关节的疼痛史、感染史或切口愈合并发症和包含植入物型号及规格的手术记录。如果考虑既往存在假体周围感染，应当在进行关节重建前抽取关节液进行有核细胞分类计数和细菌培养。术中活检结合穿刺结果也可提高合并假体周围感染诊断的敏感性和特异性。血清中的炎症指标也可能因骨折而升高，因此不能作为指导治疗的独立依据。

影像学是假体周围骨折进行准确分型，从而制订合适治疗策略的关键。所有的髋关节假体周围骨折均应进行髋关节和股骨全长的X线检查。应该预估到，髋关节周围发生的长骨骨折将极大地影响外科医生进行重建手术的选择。反过来，股骨的影像也在检测全髋关节置换术（Total Hip Arthroplasty，THA）后假体周围骨折（部位在全膝关节置换术的股骨周围）中十分重要。应当仔细检查所有的影像学资料中是否有假体移位、同轴透光、骨水泥覆盖或假体下沉等引起的假体松动的迹象。髋臼假体周围骨折检查应包含Judet视图，以确定骨盆环的完整性而排除不连续性的可能。这种情况下，计算机断层扫描三维重建也有帮助，并且还可在评估骨盆骨溶解的程度时起着重要的作用。

不受影响的假体组件的状态也必须通过X线来详细检查。对于髋关节来说，通常是髋臼组件和内衬需要进行检查。通过手术干预治疗假体周围的股骨骨折，外科医生有机会将原本稳定的髋臼后面的骨质溶解区域移植到骨中，更换偏心磨损的内衬，加大重建股骨头的尺寸，并增加术后稳定的可能。对于膝关节假体周围骨折而言，两个部件的关系更为紧密，为了使关节更加匹配，一个部件的更换往往会影响另一个部件的更换。

大多数的假体周围骨折发生在老年骨质疏松症患者，因此，这些老年患者的综合护理应包括对其骨骼状况的评估。包括维生素D的摄入水平、骨密度测量，以及骨代谢的专科评估。通常，为预防病理性骨折，由外科医生、内分泌专家或其他基础内科医生共同为这些患者制订可靠的双磷酸盐治疗方案是至关重要的。

发病率、分型和治疗

髋关节

髋关节假体周围骨折在股骨和髋臼均可发生。股骨骨折的翻修一般情况是因为未使用骨水泥胶粘柄。梅奥诊所报道的术中骨折的风险中，骨水泥型为0.3%，非骨水泥型柄为5.4%。经研究分析初次和翻修的全髋关节置换术后，假体周围骨折的累积发病率分别为1%和4%。报道的术中压力性髋臼骨折发生率为0.4%，且在椭圆形杯设计中更为常见。假体周围的髋臼骨折可能是髋臼周围骨溶解或者骨质疏松的沉降造成的。最近的研究表明，假体周围骨折的发病率正在不断增加，给医疗系统带来巨大的负担，增加了相关的继发复杂损伤的护理成本。

THA的假体周围骨折存有多种分型方案；然而，最被广泛使用和接受的是温哥华分型系统。该系统关注于股骨周围发生的骨折，有助于指导治疗。它根据位置划分骨折，A型为转子水平上发生骨折，B型为骨折线在假体内（通常包括柄的顶部），C型为骨折位于柄的远端。A型进一步分为累及大转子的AG型和累及小转子的AL型两种亚型。根据骨折部位柄的稳定性和周围骨质对B型进行细分。B1型为稳定的假体周围发生骨折，而B2型要么骨折直接由假体松动引起，要么骨折发生在已经松动的假体周围。B3型骨折为松质骨骨量少引起（骨质疏松症、广泛性骨溶解等）。

A型骨折（AG型和AL型）的治疗通常是利用辅助负重装置进行一段时间的保护。如果AG型骨折有明显移位，导致外展功能受限，有跛行或关节不稳定症状，则有切开复位内固定（Open Reduction Internd Fixation ORIF）的指征。假体周围孤立的小转子骨折比较罕见，要仔细阅读影像检查结果以确保其他部位的骨折不漏诊。大多数A型骨折发生在晚期溶骨性区域，提示翻修时应充分评估以减少骨折碎片的产生。

B型骨折的治疗主要取决于股骨假体的固定状态。稳定的股骨假体周围骨折（B1型）可采用切开复位内固定治疗。在对这些骨折修复时，使用锁定钢板来进行股骨近端和远端的平衡固定尤为重要。为实现固定常常需要加以皮质骨锁定螺钉和近端节段钢丝的合理使用。一些带有偏置螺钉轨迹的可以在柄的周围放置螺钉的钢板在生物力学上是有利的。如果假体植入物本身具有双锥形设计（图17.1），就会更容易实现。

发生在松动的柄周围的骨折或骨折导致的柄移位（B2和B3型）需要结合股骨ORIF和THA翻修做进一步的重建。推荐对长柄的翻修避开骨折部位2个皮质直径。累及股骨粗隆或粉碎性的骨折类型，也可在翻修柄周围增加钢丝或锁定钢板固定。如果骨折线长度超过了柄的长度，则建议加用股骨远端锁定钢板。

翻修柄的类型选择取决于可用的骨量（图17.2）。在任何情况下都应依靠骨干固定，当然如果不能在超过骨折远端4cm处加压或者骨折块已受到破坏（B3型），则优先选用有槽的假体（图17.3）。如果近端的骨量完全不能够支撑翻修假体，建议行近端股骨头置换（图17.4）。

由于B型骨折的治疗取决于结构的稳定性，因此准确地判断各部件固定状态对于治疗这些损伤至关重要。术前需要仔细检查影像学结果判断有无松动的迹象。对于骨水泥粘柄，松动的迹象包括水泥覆盖物断裂、部件周围同轴透光或在X线片上的部件系列位置偏移。对于无水泥型柄，它包括同轴透光、部件的位移和沉降。即使在没有这些影像学征象，术中也应进行评估和测定，因为柄的松动没有识别出可能导致早期内固定和重建的失效。

C型骨折应采用切开复位内固定治疗。骨折近端的假体限制了髓内固定的应用。远端和近端骨折段

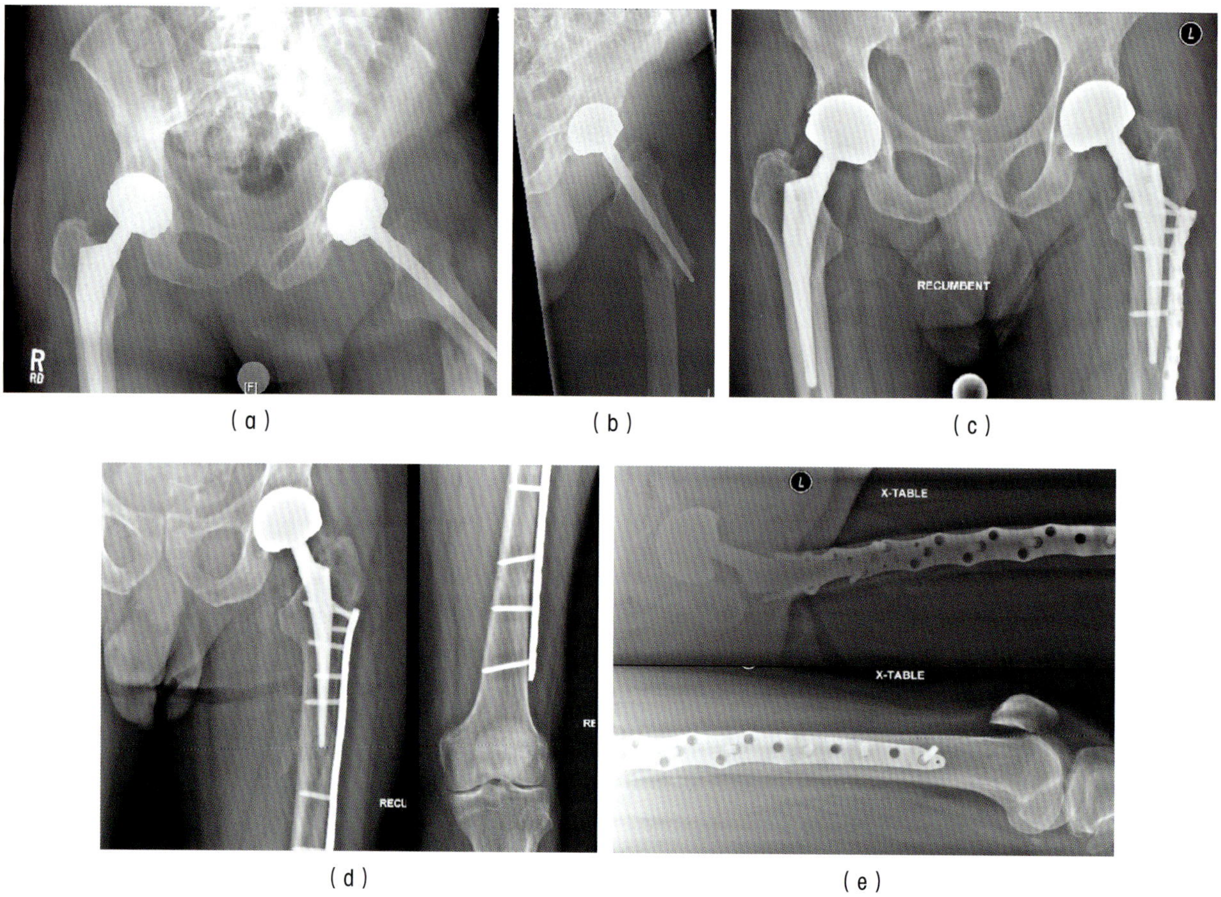

图17.1 术前（a，b）和术后（c~e）锁定钢板固定温哥华分型B1型假体周围骨折的影像。螺钉钉孔实现了对近端和远端的双皮质固定，有利于平衡固定和提高机械强度

间使用锁定钢板可达到良好的平衡固定效果。绕过近端的长结构来实现机械稳定性的优化。在C型骨折没有松动症状的患者中，可以考虑长柄的翻修结合骨折的ORIF，特别是当骨折靠近近端能够避开翻修柄的时候。

膝关节

全膝关节置换术（Total Knee Arthroplasty，TKA）的假体周围骨折可发生在股骨、胫骨或髌骨，股骨是最常受到影响的部位。这些骨折发生在术中和术后，更常见于TKA翻修期间或之后。报道的TKA假体周围骨折的发生率在0.3%~2.5%，并且占报道翻修TKA的4.7%。

TKA的假体周围骨折存在多种分型系统，根据骨折发生部位可大致分为股骨型、髌骨型。这些骨折大部分发生在老年人，继发于股骨骨质疏松的干骺端和部件之间的应力失配区。对于这些髁上假体周围骨折，最常用的分类系统是Rorabeck分型。它将骨折分为稳定假体周围的非位移型（1型）、稳定假体周围移位型（2型，最常见）和松动假体周围骨折（3型）。

与股骨的发生机制类似，胫骨假体周围骨折比股骨假体周围骨折少见。胫骨假体周围骨折采用Felix分型，分型取决于骨折的位置，Ⅰ型指骨折发生在胫骨平台，Ⅱ型骨折发生在胫骨部分的柄周围，Ⅲ型骨折发生在假体远端，Ⅳ型骨折累及胫骨结节。该系统还根据假体固定良好（A型）、松动（B型）或术中骨折（C型）的情况对骨折进行亚分型。

髌骨假体周围骨折很罕见。尽管发生率不高，但已经有几种分型方案。这些分型系统之间在伸肌腱的完整性和髌骨假体部件的稳定性方面存在细微的差异，但骨折的分型决定了不同治疗方案。Berry和Ortiguera分型系统将骨折分为假体稳定和伸肌完整的周围骨折（1型），假体稳定、有伸肌结构破坏（2型），假体松动（3型）。根据剩余髌骨是否良好（3A）或较差（3B）对3型骨折进行亚分型。

对于假体周围股骨骨折的治疗，大多数假体稳

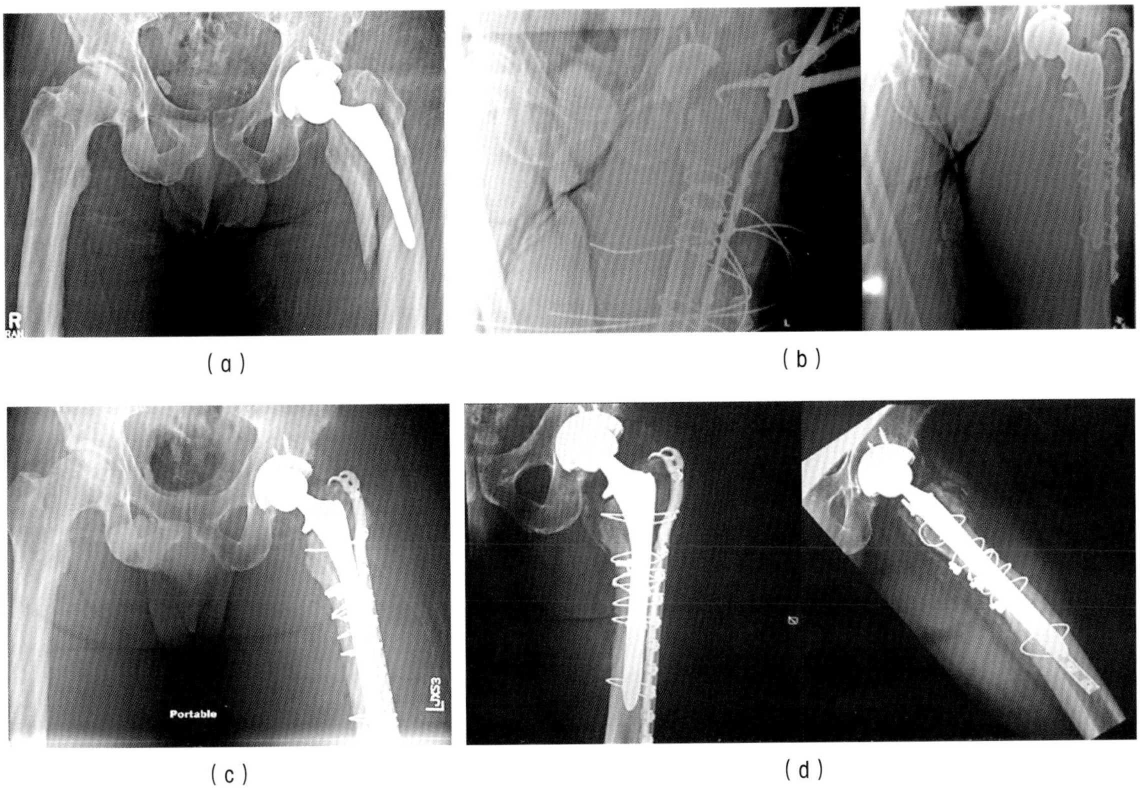

图17.2 （a）术前；（b）术中；（c，d）切开复位内固定（ORIF）治疗股骨骨折和修正型全髋关节置换术（THA）。请注意手术中影像，显示股骨柄更换前股骨的解剖重建

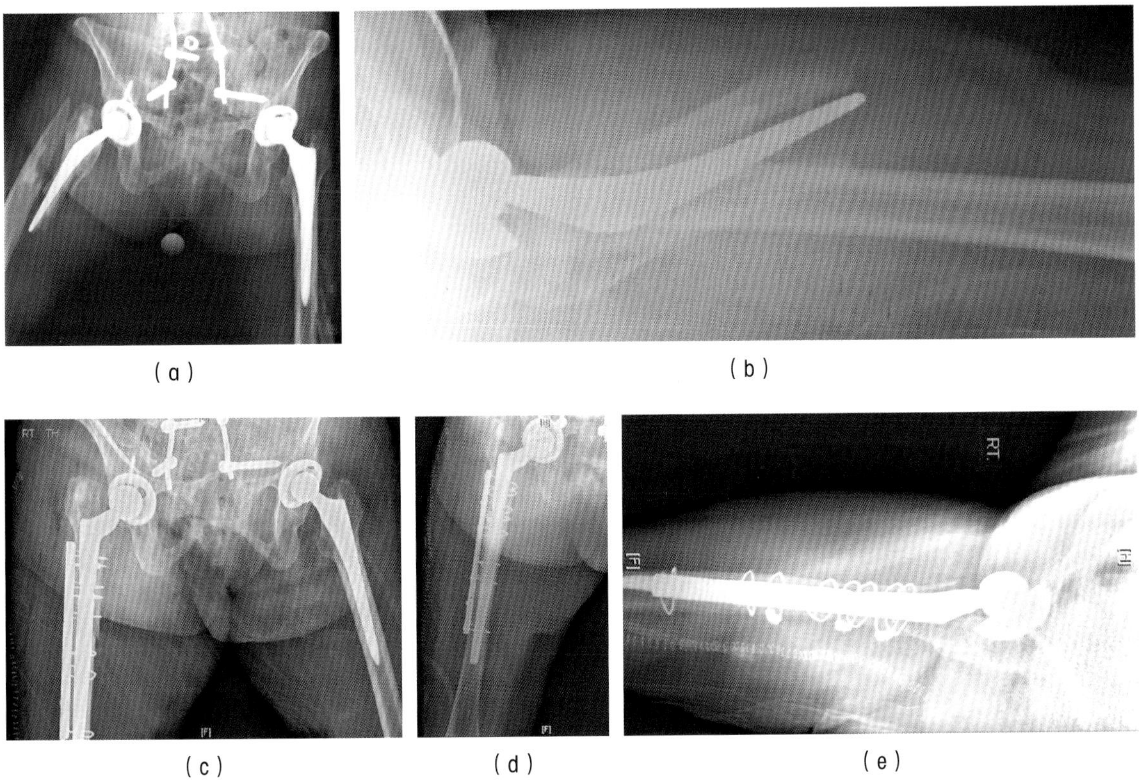

图17.3 （a，b）温哥华B3型假体周围骨折的术前；（c，d，e）术后的X线片。骨折发生在胶合柄周围，被更换为有凹槽的、锥形的、模块化的柄。骨折远端的准备，安装髋臼，骨折近端柄的组装，然后将近端骨折碎片缠绕在柄的近端以便于其复位。髋臼内衬也进行了更换，使得36mm的头部可以获得最大的稳定性

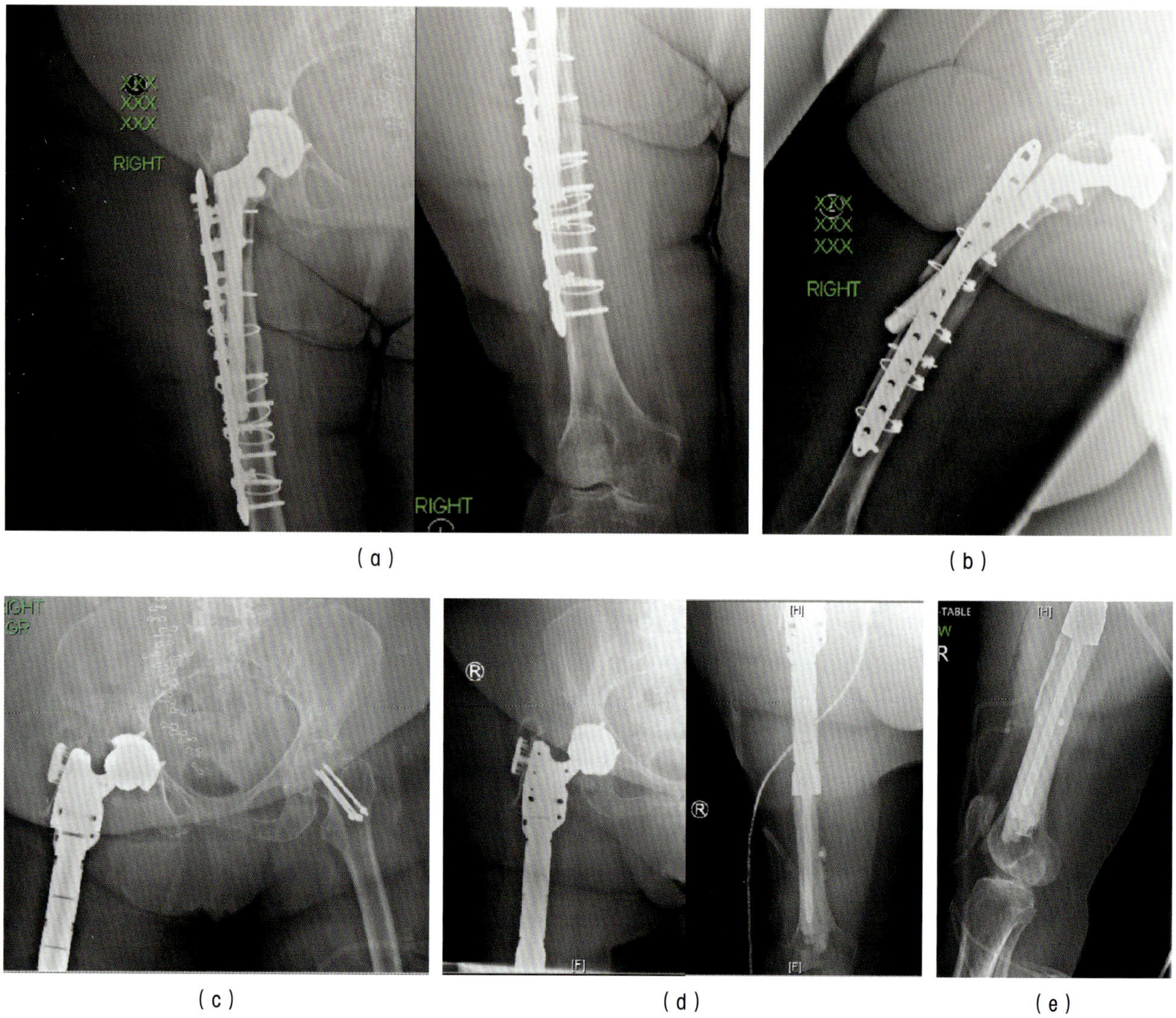

图17.4 （a，b）在外院因假体周围B3型骨折两次行ORIF失败的患者术前；（c，d，e）术后的X线片。骨折近端与随后发生的柄沉降和先前的皮质孔不一致，随后将手术更改为股骨近端置换

定的骨折可以通过非手术或ORIF来实现。如果骨折不移位，可以尝试以避免负重和支具支撑的形式进行非手术治疗，并密切随访。骨折位移时优先考虑ORIF，可采用钢板或逆行螺钉固定。螺钉可分散应力，使骨折部位的血供不受干扰，实现早期活动。研究人员不建议用短髓内钉（IM）固定，应限制螺钉固定在THA近端的使用。内植假体的部件设计可能与螺钉钉道不匹配，限制了螺钉的使用。此外，如果因假体迫使IM钉起始点相对于股骨的解剖轴线太远，则会导致远端节段屈曲畸形。最近出版的通用指南可以帮助指导膝关节假体周围骨折应用IM钉固定。钢板有与假体相适应的优点，并且最大限度地帮助实现远端固定。微创接骨钢板（MIPO）已经得到发展，减少了骨折部位周围软组织剥离。术后早期复位可比髓内钉固定更好地完成，但在骨折愈合过程中有发生内翻的可能。

应当考虑到松动的假体周围股骨骨折、骨折不愈合，以及发生短期内远端粉碎性骨折或骨质疏松的可能性。在这些情况下，患者可以受益于股骨远端翻修置换（DFR）（图17.5）。可以实现早期负重，降低褥疮、血栓、肺炎和其他围手术期并发症的风险。对DFR的翻修也降低了骨折不愈合并发症发生的风险。

TKA假体周围胫骨骨折应仔细检查假体有无松动。假体稳定的骨折可以通过ORIF的方式使用内侧或外侧锁定钢板治疗。MIPO技术也可应用，以减少骨折部位软组织的剥离（图17.6）。TKA松动的假体翻修时，应使用长柄穿过骨折部位。如果干骺端发生粉碎性骨折，钢板支撑可能需要套筒或锥体辅助。在干骺端骨缺失的情况下，也可以进行胫骨近端置换。

假体周围髌骨骨折在伸肌完整和假体稳定情况下，非手术治疗是首选。在假体部件稳定性存疑（即存在X线透照）和伸肌结构保持完整的情况下，手术治疗的方案取决于外科医生是否认为髌骨假体存在断裂的风险。在伸膝装置完整的情况下，外科手术应取出假体。骨折治疗应继续通过闭合的方式达到支撑或塑形。因翻修效果欠佳，应避免进行髌骨的翻修，对骨折的髌骨进行切除的关节成形术已被证明是有效的。

对伸膝装置受损但是骨量满意的患者，若假体稳定，保留髌骨可以采用ORIF，若松动，则予以切除。固定通常采用空心螺钉和改进的“8”字钢丝张力带技术。如果因继发骨缺损，或者髌骨碎片太小，不能使用螺钉固定，那么优先选择髌骨部分切除术。可通过钻孔缝合肌腱对残余髌骨进行修复。

伸膝装置损坏并且ORIF尝试失败时，假体周围髌骨骨折的治疗可以采用髌骨切除术并同种异体骨移植，也可以使用骨块上的Achilles同种异体骨移植重建伸膝装置。此外，经报道，网状聚合物合成材料的使用也取得了良好的效果。

操作原则与注意事项

对损伤治疗所有的技术进行讨论超出了本文的范围。因此，我们选择重点关注涉及骨折复位和关节成形术相关的技术。有关MIPO钢板和人工假体置换的进一步讨论，请参阅其他有关这些技术的资料。

髋臼假体周围骨折的切开复位内固定

髋臼假体周围骨折的钢板固定成功的关键是确保假体的稳定和固定的平衡，以免已骨折部位再次受到损伤。如果假体稳定性存在任何问题，研究人

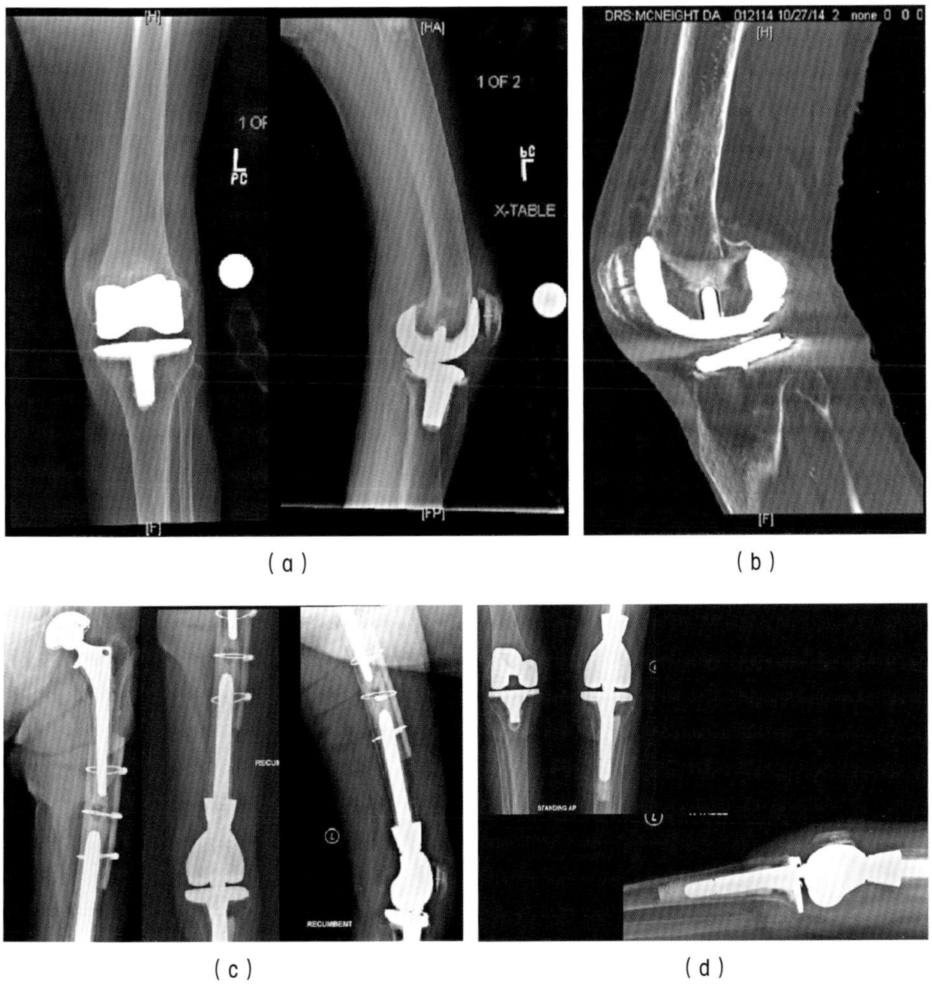

图17.5 （a）术前X线片；计算机断层扫描图像；（b）表示骨质疏松性假体远端骨折；（c，d）将手术更换为股骨远端置换，并放置异体移植物支撑，以帮助减轻股骨柄之间产生的上升应力

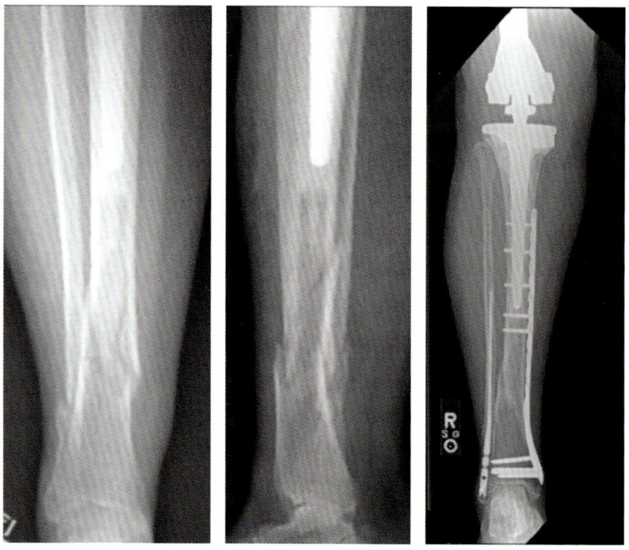

图17.6 伴有腓骨骨折的假体周围胫骨骨折的术前和术后X线片。采用微创钢板内固定（MIPO）胫骨钢板内固定技术和髓内钉治疗成功

员倾向于在术中对股骨柄进行严格测定。如果可以通过骨折部位进入，可以自下而上进行机械测定。或者，可以在关节切开和骨折近端脱位之后进行这种测定。钢板的选择应该足够长，一般跨越整个股骨。通常应避开骨折区以保护血供；跨越粉碎区域可使用桥接技术。必须在适当的固定和建立一个足够刚性的结构之间找到平衡，从而增加骨折部位的适应能力。此外，必须注意在骨折的两侧有相同数量的固定点，因为在柄下方进行密集的固定和柄周围稀疏固定可能会增加失败率。

多向锁定钢板或带偏置螺孔的钢板有助于近端周围螺钉的固定，并实现骨折近端双皮质固定的可能（图17.1）。如果不能实现双皮质固定，则应采用单皮质锁定螺钉和钢丝结合固定。应避免使用钢丝环扎，因为这可能影响骨折部位的血液供应。由于锁定钢板的使用已被认为是一项成熟的技术，股骨头支撑的坚强固定这项技术已很少再进行，同时支撑和固定作用可能影响骨折部位的血液供应而影响愈合。

THA假体周围股骨骨折的翻修

可以通过复位或临时固定骨折或通过将近段复位至假体来完成THA的翻修。如果选择全长柄用于重建（骨质好的年轻患者），骨折通常会减少，用2~3根钢丝环扎临时固定。然后对股骨进行扩髓以放置所需的柄（图17.2）。在植入柄之后，可以进行以钢丝附加固定。如果用全长柄的压力不能实现4cm的骨干闭合，或存在广泛的近端粉碎骨折，则应选择锥形柄用于重建。在近端粉碎且近端碎片不能形成完整的管腔的情况下，通常容易准备股骨骨折远端、植入假体、重建骨折近端，然后减少股骨假体周围近端的碎片（图17.3）。处理骨折远端骨块之前，钢丝捆扎股骨以防止骨折线蔓延。最大限度地增加干-体交界处的骨质覆盖，这些植入物对机械支撑和防止失效有重要作用。

假体周围股骨髁上骨折的IM钉内固定

逆行螺钉固定通过常规的关节切开术，从而完全可视化，并有助于防止医源性损伤。与X线结合的关节切开术可以保证起始点与股骨的轴线一致，而不是偏后。研究人员倾向于最大限度地对骨折远端进行固定。一些螺钉设计具有锁定螺钉的结构，允许进行多个远端螺孔的静态锁定。此外，两个近端锁定螺钉在靠近小转子的水平上增强了固定。对这些患者不使用短的螺钉，因为仅依赖于对干骺端的固定是不可靠的。

结果和并发症报道

假体周围股骨骨折的复位与内固定

关于稳定的假体周围骨折内固定的文献报道中，结果都是令人满意的。Ricci等报道了41例B1型骨折，采用间接复位和锁定钢板技术治疗，术后3个月全部愈合。这与瑞典数据形成对比，瑞典的这项研究报道的B1型骨折手术固定失败率34%，并提到了1例柄松动的漏诊病例。Bryant等报道了对B1型骨折的独立锁定钢板的治疗结果，10例患者的愈合率为100%，平均愈合时间为17周，无并发症的发生。ORIF的并发症包括但不局限于感染、假体逐渐松动、骨不连和畸形愈合。使用较长的能够跨越股骨全长的柄，已经被证明可以降低器械失效、骨折不愈合和固定器械远端骨折的发生率。

THA假体周围骨折的翻修

THA假体松动的假体周围的骨折（B2/B3型）的翻修效果也是令人满意的。根据瑞典的报道，这种治疗后的翻修率约为18%，相比之下，经ORIF治疗后的髋关节假体周围骨折的翻修率为34%。此外，翻修后的THA的死亡率（12%）低于ORIF治疗后（33%）的死亡率，这可能与早期负重有关。Garcia-Rey等报道了B2、B3型骨折THA翻修后的临床结果，35例骨折的完全愈合率为100%。本组并发症包括：在6~12周，48%患者的柄有1cm的下沉。此外，15%的患者表现出与此沉降有关的肢体长度显著的差异。其他并发症包括术后血肿、术中股骨粗隆间骨折和股骨远端骨折。另一项对21例B2和B3型骨折患者相似治疗的研究显示，并发症发生率为33%，表明在治疗这些损伤时存在着技术难度。

具有模块化的柄在THA翻修中可以轻易调整长度、偏位和型号。此外，在圆柱形柄于翻修中不能实现4cm压力的情况下，这一类型的柄就成为了首选。尽管已经有少数关于一些柄的设计和模块化交界处结合失效是一腐蚀的源头的报道，这类柄还是由于其易用性而迅速流行起来。Abdel等最近的一项在44例患者中研究显示，98%的骨折出现愈合，平均随访4.5年，Harris髋关节平均评分为83分。Munro等在54例骨折中的研究，也出现了98%的骨折愈合率，其中只有2例柄需要翻修。两个系列研究中均指出的并发症为柄沉降、感染和不稳定。

切开复位内固定治疗TKA假体周围股骨及胫骨骨折

在文献中，使用锁定钢板技术治疗TKA假体稳定的假体周围髁上骨折的结果各不相同。Ricci等报道22例骨折使用这项技术得到愈合，愈合率为86%。本组所有的不愈合患者均被发现患有糖尿病。此外，他们发现22例骨折中有20例术后骨折对线满意，17例患者恢复到基本的运动状态。尽管有满意的愈合率，但其他研究发现这些患者的并发症发生率很高。Ebraheim等报道了27例中的37%发生了并发症，包括不愈合、延迟愈合和器械失效。另一个纳入螺钉和钢板固定在内的假体周围骨折的研究显示骨折愈合成功率仅为75%。该研究指出，治疗失败最常见的原因是患者死亡，发生率为17%。此外，研究人员还指出，锁定钢板治疗的不愈合率为9%，畸形愈合率为9%，感染率为6%。

应用髓内钉固定治疗股骨髁上骨折，具有良好的临床效果。Lee等报道，25例患者用长髓内钉治疗，愈合率为100%。最终随访时，膝关节屈曲度平均为111°，膝关节平均评分为81.5分。总体而言，16%的患者术后出现畸形，但屈膝大于90°。也有其他比较IM钉固定和钢板固定的研究。近期的一个对连续95例骨折治疗的回顾性研究表明，使用螺钉固定（$n=29$）或钢板固定（$n=66$），钢板固定的失败率是螺钉固定骨折的2倍。对数据的一种可能解释是，本回顾性研究引入了选择偏倚，使得骨折类型和能够使用IM钉固定假体的患者倾向于出现更好的结果。Horneff等曾报道了另一个相反数据的比较研究。63例接受螺钉固定（$n=35$）和钢板固定（$n=28$）的患者中，经钢板治疗的患者在36周愈合率均较高。此外，接受钢板固定的患者再手术率较低。

假体周围发生的胫骨骨折比股骨髁上骨折概率低很多，因此文献报道较少。Felix等曾对102例假体周围胫骨骨折采用避免负重、ORIF和TKA翻修等技术进行分型和报道。研究人员认为，假体稳定的骨折可以遵循骨科创伤的一般原则来治疗。由于这一研究在锁定固定术流行之前已发表，并且也没有进行接受ORIF治疗的患者亚组分析，使得该研究难以应用于目前的治疗方法。由于这种损伤类型的相对不常见，尚未见关于锁定钢板治疗假体周围胫骨骨折大量病例研究的发表。

TKA假体周围骨折的翻修

在所有文献中，TKA假体周围骨折的翻修结果差异过大，其分析超出了本文的范围。Abbas和Morgan-Jones报道了一项关注假体周围骨折ORIF失败的TKA翻修的研究。6例患者平均随访4.5年，达到100%结合率和84° 的平均活动度。另一个系列研究假体周围股骨骨折伴骨缺损的患者初步治疗病例中，100%的假体存活率而不需要翻修，平均随访33个月，牛津大学膝关节评分平均为22.5分。

假体周围髌骨骨折

假体周围髌骨骨折的治疗效果表明，应尽可能避免手术，因为这些患者发生并发症的风险很高。Berry和Ortiguera回顾分析了85例假体周围髌骨骨折病例，其中38例为假体稳定和伸膝装置完整。37例非手术治疗患者中97%疗效良好。11例伴有伸膝装置断裂的骨折采用ORIF（$n=6$）或髌骨部分切除加肌腱修复术（$n=5$）。术后并发症的发生率为55%。另有12例骨折在骨质良好的基础上存在松动的髌骨部件，其中4例行非手术治疗，而8例接受手术。髌骨切除和内固定治疗的5例膝关节病例中有2例需要再次手术。16例骨折与骨量较低的髌骨松质成分有关。12例患者接受手术治疗，大多数患者存在持续性疼痛、髌骨或伸肌不稳或无力症状。

结论

假体周围骨折需要兼顾骨科创伤和髋膝关节置换的原则。此类骨折几乎全部发生于患有骨质疏松及其并发症的老年患者，这些因素在固定的选择中起着举足轻重的作用，并且须尽快调整治疗促进下地活动。锁定钢板技术的发展使得许多此类骨折可以在不进行翻修术的情况下进行治疗，但对于患者ORIF适应证的选择，需要非常谨慎，因为假体松动的漏诊可能导致早期固定的失效。

参考文献

[1] Kurtz, S.M., et al. Impact of the economic downturn on total joint replacement demand in the United States: Updated projections to 2021. J Bone Joint Surg Am, 2014; 96(8): 624–630.

[2] Preston, S., et al. Are nucleated cell counts useful in the diagnosis of infection in periprosthetic fracture? Clin Orthop Relat Res, 2015; 473(7): 2238–2243.

[3] Meermans, G. and F.S. Haddad. Is there a role for tissue biopsy in the diagnosis of periprosthetic infection? Clin Orthop Relat Res, 2010; 468(5): 1410–1417.

[4] Chevillotte, C.J., et al. Inflammatory laboratory markers in periprosthetic hip fractures. J Arthroplasty, 2009; 24(5): 722–7.

[5] Berry, D.J. Epidemiology: Hip and knee. Orthop Clin North Am, 1999; 30(2): 183–190.

[6] Kavanagh, B.F. Femoral fractures associated with total hip arthroplasty. Orthop Clin North Am, 1992; 23(2): 249–257.

[7] Haidukewych, G.J., et al. Intraoperative fractures of the acetabulum during primary total hip arthroplasty. J Bone Joint Surg Am, 2006; 88(9): 1952–1956.

[8] Berry, D.J. Periprosthetic fractures associated with osteolysis: A problem on the rise. J Arthroplasty, 2003; 18(3 Suppl 1): 107–111.

[9] Duncan, C.P. and B.A. Masri. Fractures of the femur after hip replacement. Instr Course Lect, 1995; 44: 293–304.

[10] Brady, O.H., et al. The reliability and validity of the Vancouver classification of femoral fractures after hip replacement. J Arthroplasty, 2000; 15(1): 59–62.

[11] Hoffmann, M.F., et al. Biomechanical evaluation of fracture fixation constructs using a variable-angle locked periprosthetic femur plate system. Injury, 2014; 45(7): 1035–1041.

[12] Berry, D.J. Treatment of Vancouver B3 periprosthetic femur fractures with a fluted tapered stem. Clin Orthop Relat Res, 2003; (417): 224–231.

[13] Sporer, S.M. and W.G. Paprosky. Revision total hip arthroplasty: The limits of fully coated stems. Clin Orthop Relat Res, 2003; (417): 203–209.

[14] Yasen, A.T. and F.S. Haddad. The management of type B1 periprosthetic femoral fractures: When to fix and when to revise. Int Orthop, 2015; 39(9): 1873–1879.

[15] Froberg, L., et al. Periprosthetic Vancouver type B1 and C fractures treated by locking-plate osteosynthesis: Fracture union and reoperations in 60 consecutive fractures. Acta Orthop, 2012; 83(6): 648–652.

[16] Kubiak, E.N., et al. Does the lateral plate need to overlap the stem to mitigate stress concentration when treating Vancouver C periprosthetic supracondylar femur fracture? J Arthroplasty, 2015; 30(1): 104–108.

[17] Rorabeck, C.H. and J.W. Taylor. Periprosthetic fractures of the femur complicating total knee arthroplasty. Orthop Clin North Am, 1999; 30(2): 265–277.

[18] Sharkey, P.F., et al. Why are total knee arthroplasties failing today—Has anything changed after 10 years? J Arthroplasty, 2014; 29(9): 1774–1778.

[19] Felix, N.A., et al. Periprosthetic fractures of the tibia associated with total knee arthroplasty. Clin Orthop Relat Res, 1997; (345): 113–124.

[20] Ortiguera, C.J. and D.J. Berry. Patellar fracture after total knee arthroplasty. J Bone Joint Surg Am, 2002; 84-A(4): 532–540.

[21] Thompson, S.M., et al. Periprosthetic supracondylar femoral fractures above a total knee replacement: Compatibility guide for fixation with a retrograde intramedullary nail. J Arthroplasty, 2014; 29(8): 1639–1641.

[22] Adigweme, O.O., et al. Periprosthetic patellar fractures. J Knee Surg, 2013; 26(5): 313–317.

[23] Rosenberg, A.G. Management of extensor mechanism rupture after TKA. J Bone Joint Surg Br, 2012; 94(11 Suppl A): 116–119.

[24] Browne, J.A. and A.D. Hanssen. Reconstruction of patellar tendon

disruption after total knee arthroplasty: Results of a new technique utilizing synthetic mesh. J Bone Joint Surg Am, 2011; 93(12): 1137–1143.

[25] Ricci, W.M., et al. Indirect reduction and plate fixation, without grafting, for periprosthetic femoral shaft fractures about a stable intramedullary implant. J Bone Joint Surg Am, 2005; 87(10): 2240–2245.

[26] Lindahl, H., et al. Risk factors for failure after treatment of a periprosthetic fracture of the femur. J Bone Joint Surg Br, 2006; 88(1): 26–30.

[27] Bryant, G.K., et al. Isolated locked compression plating for Vancouver Type B1 periprosthetic femoral fractures. Injury, 2009; 40(11): 1180–1186.

[28] Moloney, G.B., et al. Treatment of periprosthetic femur fractures around a well-fixed hip arthroplasty implant: Span the whole bone. Arch Orthop Trauma Surg, 2014; 134(1): 9–14.

[29] Lindahl, H., et al. Three hundred and twenty-one periprosthetic femoral fractures. J Bone Joint Surg Am, 2006; 88(6): 1215–1222.

[30] Bhattacharyya, T., et al. Mortality after periprosthetic fracture of the femur. J Bone Joint Surg Am, 2007; 89(12): 2658–2662.

[31] Garcia-Rey, E., et al. Increase of cortical bone after a cementless long stem in periprosthetic fractures. Clin Orthop Relat Res, 2013; 471(12): 3912–3921.

[32] Sheth, N.P., et al. Operative treatment of early periprosthetic femur fractures following primary total hip arthroplasty. J Arthroplasty, 2013; 28(2): 286–291.

[33] Abdel, M.P., et al. Periprosthetic femur fractures treated with modular fluted, tapered stems. Clin Orthop Relat Res, 2014; 472(2): 599–603.

[34] Munro, J.T., et al. Tapered fluted titanium stems in the management of Vancouver B2 and B3 periprosthetic femoral fractures. Clin Orthop Relat Res, 2014; 472(2): 590–598.

[35] Ricci, W.M., et al. Locked plates combined with minimally invasive insertion technique for the treatment of periprosthetic supracondylar femur fractures above a total knee arthroplasty. J Orthop Trauma, 2006; 20(3): 190–196.

[36] Ebraheim, N.A., et al. High complication rate in locking plate fixation of lower periprosthetic distal femur fractures in patients with total knee arthroplasties. J Arthroplasty, 2012; 27(5): 809–813.

[37] Herrera, D.A., et al. Treatment of acute distal femur fractures above a total knee arthroplasty: systematic review of 415 cases (1981–2006). Acta Orthop, 2008; 79(1): 22–27.

[38] Lee, S.S., et al. Outcomes of long retrograde intramedullary nailing for periprosthetic supracondylar femoral fractures following total knee arthroplasty. Arch Orthop Trauma Surg, 2014; 134(1): 47–52.

[39] Meneghini, R.M., et al. Modern retrograde intramedullary nails versus periarticular locked plates for supracondylar femur fractures after total knee arthroplasty. J Arthroplasty, 2014; 29(7): 1478–1481.

[40] Horneff, J.G., 3rd, et al. Intramedullary nailing versus locked plate for treating supracondylar periprosthetic femur fractures. Orthopedics, 2013; 36(5): e561–566.

[41] Abbas, A.M. and R.L. Morgan-Jones. Revision total knee arthroplasty for failure of primary treatment of periprosthetic knee fractures. J Arthroplasty, 2014; 29(10): 1996–2001.

[42] Jassim, S.S., et al. Distal femoral replacement in periprosthetic fracture around total knee arthroplasty. Injury, 2014; 45(3): 550–553.

[43] Keating, E.M., et al. Patella fracture after post total knee replacements. Clin Orthop Relat Res, 2003; (416): 93–97.

[44] Parvizi, J., et al. Periprosthetic patellar fractures. Clin Orthop Relat Res, 2006; 446: 161–166.

18

肩胛骨骨折

Jan Bartonicek

简介

与大多数老年人骨折不同，肩胛骨骨折通常与骨质疏松不相关。根据报道的数据，肩胛骨骨折仅占所有肩胛带损伤的3%~5%，并且占所有骨折的大概1%。原因是肩胛骨被较厚的肌肉保护，具有高度的活动性，并且位于有弹性的胸壁。肩胛骨骨折主要由高能量损伤导致，因此常见于年轻患者。

流行病学

没有关于肩胛骨骨折的详细流行病学研究，并且显示它们占骨折总数比例的数据已经是将近80年前的过时数据。直到今天，大多数研究人员还在使用来过往研究的关于患者年龄、性别比及骨折类型分布的数据。然而，对这些研究的一项详细分析显示，它们现在不能被认为具有代表性。它们的主要缺陷是患者数量较少，以及基于X线片而非CT数据的具体骨折类型的诊断并不完全可靠。因此，这里提出的流行病学数据是基于研究人员重新收集的一组250例肩胛骨骨折患者的信息。

这一组患者由199例男性（80%）和51例女性（20%）组成。全组的平均年龄为45岁（15~92岁），男性的平均年龄为43.5岁，而女性的平均年龄为52.4岁。对204例患者进行了CT检查，并且100例患者接受了手术固定。基于以前的流行病学研究经验，特别是对股骨近端骨折的，当整个组别被细分为60岁以下与60岁以上2个小组时，各小组的基本特征发生了改变。在60岁以下患者组，男女比例为84：16，而在60岁以上患者组，男女比例为64：36（表18.1）。

60岁以上患者占全组的17%。其中男性患者占所有男性的12%，女性患者则占研究人群中女性的38%。男性的骨折发病率峰值在40~60岁，而女性的骨折发病高峰则在50~70岁（表18.2，图18.1）。

总体上，52%为肩胛体骨折，29%为肩胛盂骨折，11%为喙突骨折，8%为肩胛颈骨折。在超过60岁的患者中，肩胛盂骨折和喙突骨折的比例略有上升，但没有肩胛颈骨折的记录（表18.3）。同时，合并肱骨近端骨折的患者明显增加，可能是因为进行性的骨质疏松导致。

研究人员通过对肩胛骨骨折、踝关节骨折、桡骨远端骨折、肱骨近端骨折或股骨近端骨折等患者群体的比较，发现肩胛骨骨折患者群体的平均年龄最小，并且男性比例最高（表18.4）。女性的比例随年龄增加而上升，并且最终在80岁以后超过男性。由于这些原因，肩胛骨骨折在逻辑上不能被认为是骨质疏松性损伤。

解剖

肩胛骨是肩胛带的一部分。其通过锁骨经肩锁（Acromioclavicular，AC）和胸锁（Sternoclavicular，SC）关节与中轴骨相连。这个关节链在肩胛骨与胸骨之间保持了一段恒定的距离。肩胛骨位于胸壁后方第二肋至第七肋之间，并且通过附着肌肉的弹性

表18.1 患者分组

患者分组	所有患者（例）	男性（例）	女性（例）	男女比例
60岁以下	204	171	33	84：16
60岁以上	46	28	18	64：36
所有患者	250	199	51	80：20

表18.2 肩胛骨骨折的年龄分布

年龄（岁）	总数（例）	男性（例）	女性（例）	占比（%）	男性占比（%）	女性占比（%）
20	11	8	3	4.4	3.2	1.2
30	32	27	5	12.8	10.8	2.0
40	60	55	5	24.0	22.0	2.0
50	53	45	8	21.2	18.0	3.2
60	51	40	11	20.4	16.0	4.4
70	32	20	12	12.8	8.0	4.8
80	8	3	5	3.2	1.2	2.0
90	2	1	1	0.8	0.4	0.4
100	1	0	1	0.4	0	0.4

张力维持在这个位置，主要是斜方肌上部和肩胛提肌。肩胛骨与冠状面的夹角大概为30°。肩胛骨主要在手臂处于不同位置时，负责对肱骨头提供有效的支撑。肩胛骨在胸壁表面的平滑运动，可能是由于填充于覆盖在肩胛骨前方的肌肉与胸壁肌肉之间的滑动纤维脂肪组织的作用。

骨骼解剖

肩胛骨是一块扁平的三角形骨骼，由上缘、内侧缘和外侧缘，及三个角构成其轮廓。其包括两个扁平的角：上角和下角，以及由肩胛颈和肩胛盂形成具有三维结构的外侧角。在肩胛骨的后表面，肩胛体和盂的分界以冈盂切迹为标志。肩胛颈的前上表面支撑喙突的基底部。肩胛盂具有梨形的关节面，在其较宽的边缘有突起的纤维软骨环——盂唇。肩胛骨的前表面为凹面。肩胛骨的后表面被骨嵴（肩胛冈）分为冈上窝和冈下窝。肩胛冈在其外侧延伸部分升高很多，并终止于牢固的骨性突起，呈扁平状并靠向前方的肩峰。

肩胛骨的骨量分布非常不均衡。当被举起对着亮光时，肩胛骨显示出在肩胛盂、肩胛颈包括喙突基底部、肩胛冈外侧缘等部位的骨量最高。肩胛外

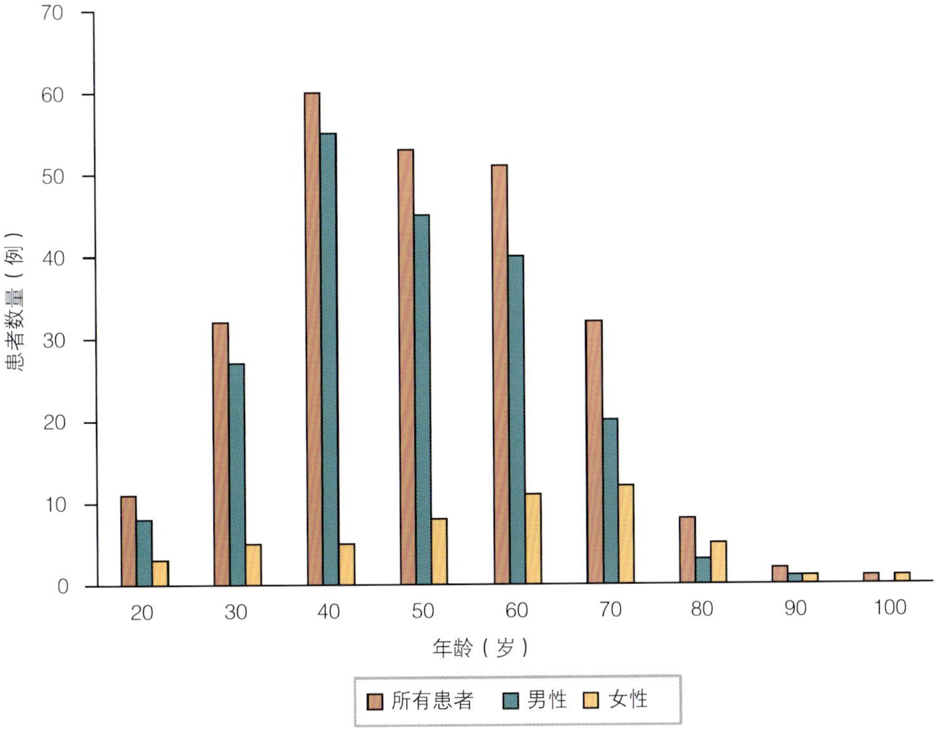

图18.1 肩胛骨骨折的年龄分布

表18.3 肩胛骨骨折的类型

骨折类型	所有患者（例）	占比（%）	＜60岁（例）	＜60岁（%）	＞60岁（例）	＞60岁（%）
所有骨折	250	100	204	100	46	100
体部	131	52	107	52	24	52
肩胛盂	73	29	58	28	15	33
喙突	27	11	20	10	7	15
肩胛颈	19	8	19	10	0	0
Sca+PH	8	3	4	2	4	9

注释：PH（Proximal Humerus），肱骨近端；Sca（Scapular），肩胛骨

表18.4 肩胛骨骨折、踝关节骨折、桡骨远端骨折、肱骨近端骨折和股骨近端骨折等的患者群体的比较

骨折类型	患者数（例）	男性（例）	女性（例）	男女比例	总体平均年龄（岁）	男性平均年龄（岁）	女性平均年龄（岁）	男性–女性年龄差异（岁）
肩胛骨	250	199	51	80：20	45	44	52	8
踝关节	1 195	665	660	50：50	49	43	55	12
桡骨远端	2 514	723	1 791	29：71	59	46	65	19
肱骨近端	1 464	441	1 023	30：70	67	59	71	12
股骨近端	3 340	911	2 429	27：73	78	72	80	8

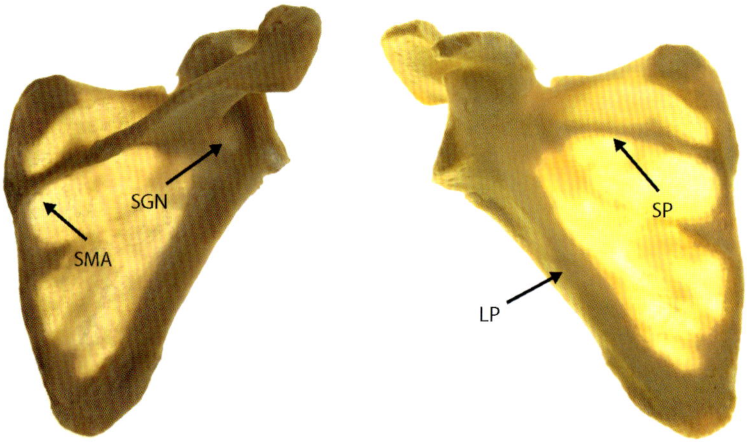

图18.2 肩胛骨的解剖。（a）前面观；（b）后面观。LP（Lateral Pillar），外侧柱；SGN（Spino–Glenoidal Notch），冈盂切迹；SMA（Spino–Medial Angle），肩胛冈–内侧角；SP（Spinous Pillar），肩胛冈柱

侧角仅能发现松质骨。

两个经肩胛盂至肩胛体的骨性支柱传导来自肩胛盂窝的压力。外侧柱等同于肩胛体外侧缘，其连接肩胛盂下缘与肩胛下角。肩胛冈柱起自肩胛盂的中部，然后继续向内侧延伸成为肩胛冈基底部的一部分。可以对着亮光，从肩胛骨标本前方更好地观察其走行方向（图18.2）。肩胛冈柱与肩胛体内侧缘形成一个展开的肩胛冈–内侧角。从后面观察，显而易见的是，两个柱与它们经过明显较薄的内侧缘形成的连接构成了肩胛体的基本三角负重结构。这个三角实际上是肩胛骨的生物力学体部，因为肩胛上角和冈上窝的邻近部分仅构成一个附件，作为肌肉附着或起始的表面，但是并不传导来自肩胛盂的压力。因此，有必要区分肩胛骨的解剖体部与生物力学体部。

肩胛骨的薄弱区域主要是冈上窝和冈下窝的中部，这里的骨质只有几毫米厚。肩胛骨生物力学体部周缘最薄弱的区域是肩胛冈内侧角，事实证明，

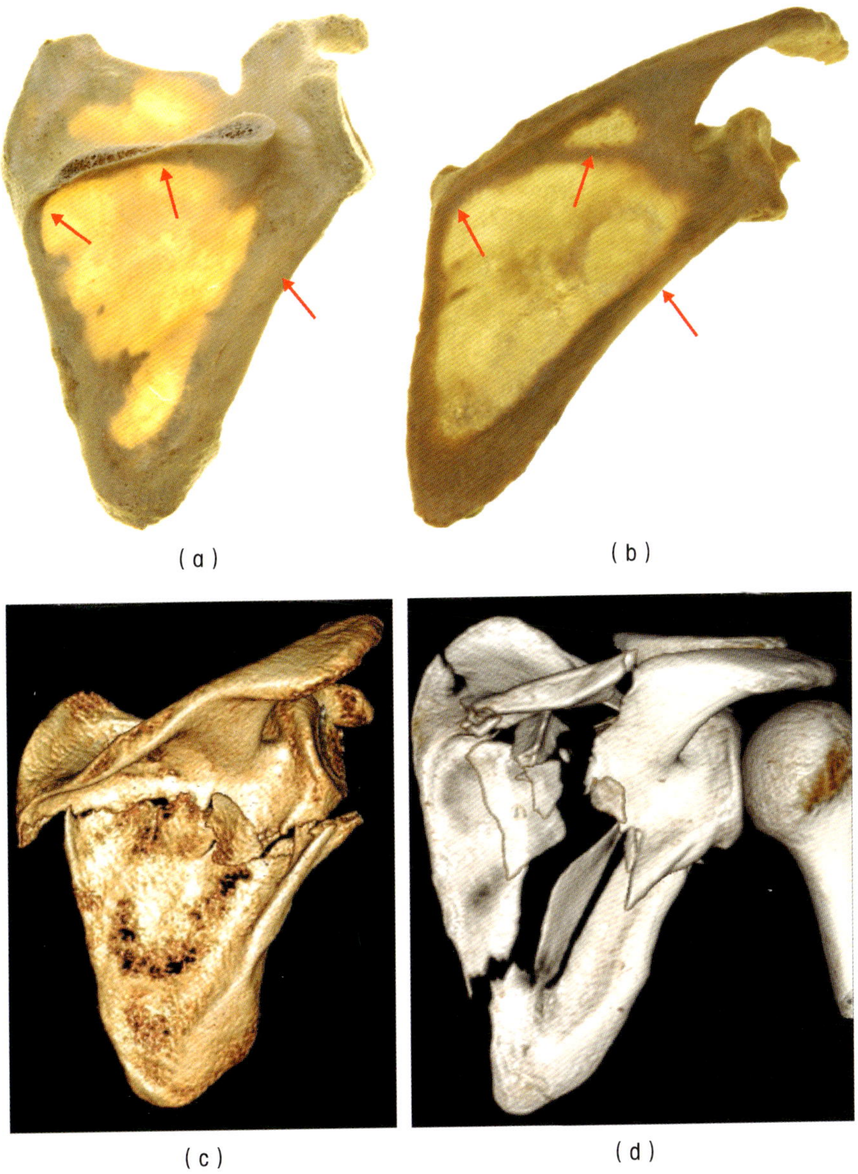

图18.3 肩胛骨骨性结构的关键区域（箭头）。（a，b）肩胛冈-内侧角，肩胛冈中部，外侧缘；（c）肩胛（生物力学）体部两部分骨折，骨折线从外侧缘至肩胛冈-内侧角；（d）肩胛（解剖）体部粉碎性骨折，骨折线经过体部外侧、肩胛冈-内侧角和肩胛冈中部

在大部分肩胛体骨折中，主要骨折线中的一条经过此区域。肩胛骨的另外一处薄弱区域是肩胛冈中部，正如对骨折线走行方向的分析所显示的，在这个区域也可经常见到骨折线（图18.3）。

肌肉

肩胛骨的肌肉可以分为两个系统。首先，肩胛骨-中轴系统将肩胛骨了连接至中轴骨，特别是连接至脊柱和胸壁。这个系统负责肩胛骨在胸壁上的运动。另外一个是肩胛骨-臂系统，由起始于肩胛骨并止于上肢自由活动部分的骨骼表面的肌肉所构成，更具体地说，就是止于肱骨、尺桡骨近端的肌肉。它的作用是控制肩胛骨与上肢自由活动部分之间的运动，也就是说，控制盂肱关节活动及小幅度的肘关节活动。

总共有18条肌肉附着于肩胛骨。其中仅有3条肌肉，也就是肩胛下肌、冈上肌和冈下肌，起自肩胛骨宽阔表面各自对应的窝内；其余的肌肉附着于肩胛骨边缘或突起处。其他肌肉通过它们的附着点增强肩胛骨的某一边缘、角和突起，也就是肩胛提肌位于肩胛上角，小菱形肌位于肩胛冈水平的内侧缘后方，大菱形肌直接位于其下方，而背阔肌位于肩胛下角。大圆肌起自肩胛下角和肩胛骨外侧缘，而小圆肌位于肩胛骨外侧缘的上半部分。前锯肌沿肩胛骨内侧缘前方的全长部分附着；斜方肌附着于肩胛冈及肩峰前缘；三角肌起自肩胛冈外侧缘及肩峰后缘。肱二头肌长头起自盂上结节，而肱三头肌长头起自盂下结节。附着于喙突中部的是胸小肌，而喙肱肌和肱二头肌短头起自喙突尖端。

神经和血管

肩胛上神经从肩胛上横韧带下方通过，并且与肩胛上动静脉共同沿冈上窝走行。这一条血管神经束从肩胛下横韧带下方穿行，并在肩胛颈后表面进入冈盂切迹。肩胛上神经发出运动支至冈上、下肌。大概在肩胛盂远端2~3cm处，肩胛上动脉于肩胛骨外侧缘与旋肩胛动脉吻合。

损伤机制和合并损伤

由于其较厚的肌肉封套和相当大的活动度，以及位于有弹性的胸壁，肩胛骨得到很好的保护以防止损伤。据报道，大部分肩胛骨骨折由高能量损伤所致，但是这并不完全正确。从损伤能量的角度来看，患者可以被分成3组。

第1组由受到高能量损伤的患者构成，损伤机制包括遭受交通事故、高处坠落或被较重的坠物砸伤。这组损伤大部分在多发性损伤的患者中被发现，这些患者其他不同器官、系统有一定程度的损伤，特别是胸部（肋骨、肺）、头部、脊柱和腹部等部位的损伤。肩胛骨的损伤通常是在诊断后期及治疗中无意间被发现。

第2组由受到中等能量损伤的患者构成，通常是从自行车或者慢速行驶的摩托上跌落所致。肩胛骨和肩胛带的损伤通常占主导地位，有时合并脑挫伤或其他损伤（例如胫骨骨折）。

第3组主要由老年患者构成，这些患者的肩胛骨骨折是由简单的站立位水平跌倒、从楼梯跌下，或者一个较小的坠物击中肩胛骨所致。在大多数患者中，肩胛带遭受的是孤立损伤。

肩胛骨骨折由外源性和内源性机制造成。在外源性（外部）机制中，撞击直接作用于肩胛骨的某一部分，或者通过肱骨头传导。在直接撞击的情况下，肩胛骨撞击在周围的物体上（例如，当胸部撞击在车身上时），或者当重物击中肩胛骨时。结果通常是肩胛体或肩胛骨突起部位的骨折。在传导暴力的情况下，撞击物是肱骨头。骨折类型取决于受伤时上臂的位置。在上臂外展时，肱骨头撞击盂下部，产生分离的暴力，骨折块通常带有肩胛骨外侧缘的一部分。在上臂内收时，对肘部撞击的暴力沿肱骨干长轴向近端传导，使肱骨头脱位，并撞击肩峰或喙突。肱骨头向前或向后脱位，可能分别导致前、后盂缘的骨折。肩胛骨骨折最常见的内源性原因是电击伤或癫痫发作导致的肌肉强力收缩。

病理性肩胛骨骨折（例如骨囊肿、骨萎缩和肿瘤转移）很少见。已有在肩袖功能不全的情况下发生肩胛冈和肩峰疲劳骨折的报道。一个特殊的群体，是肩关节成形术后假体周围的肩胛骨骨折的患者。

60岁以上患者，往往由于站立高度跌倒、从楼梯上或自行车上跌下而遭受肩胛骨骨折。研究人员记录了1例转移性肿瘤导致的肩胛骨骨折。60岁以上患者没有1例被归类为多发性损伤患者。

诊断

肩胛骨损伤患者的诊断过程取决于他们的一般情况。在多发性损伤患者中，首要的是抢救生命。肩胛骨骨折的治疗，即使在早期检查中被发现，可能也要推迟到晚些时候，除非是开放性肩胛骨骨折。在一些多发性创伤患者中，肩胛骨骨折往往是在无意间被发现，例如，通过胸部X线片或者胸部CT扫描。

临床检查

能够沟通且一般情况不太严重的患者，可以进行标准的临床检查。肩胛骨骨折常合并其他损伤，因此，在关注肩关节前，有必要首先对患者进行一个全面和详细的检查。如果发现肩胛带的一处骨折（例如锁骨骨折），有必要排除其他可能的损伤。

病史

对确切的损伤机制的理解及患者的主诉，对于正确的诊断是必不可少的。向老年患者详细询问既往的肩关节问题（肩袖损伤、骨性关节炎）或者其他的系统性疾病（肿瘤、代谢性疾病）。

视诊

仔细地检查肩关节和整个胸壁，包括腋窝。肩关节可能因为锁骨骨折、肩锁关节脱位、肱骨头脱位、显著移位的肩胛骨骨折或明显肿胀而变形。检查皮肤覆盖的完整性是很重要的，因为皮肤擦伤部位可能代表撞击的部位。

触诊

很大一部分肩胛带的骨骼可以通过触诊进行检查，包括锁骨、胸锁关节、肩锁关节、肩胛冈和肩峰、喙突尖端和肱骨头等；在通常肌肉不发达的老年患者中，肩胛下角和肩胛骨内侧缘也可被触及。触诊可以发现捻发音或异常活动。腋窝和邻近胸壁的触诊及腋动脉搏动的检查也是很重要的。因为骨折可能合并臂丛神经损伤，应该检查上肢的感觉以排除臂丛神经损伤。

活动度

在肩胛骨骨折患者中，活动度的检查，主要是主动活动，明显受到疼痛的限制。如果可能的话，仔细检查盂肱关节的被动活动。

外周

彻底评估同侧肢体的其他部分，包括外周神经支配和血供，以排除合并损伤，也是很重要的。

影像学方法

放射学检查对于肩胛骨骨折的诊断、确定骨折类型及治疗方法是必不可少的。其他影像学方法可以包括MRI和超声扫描，但是它们仅适用于特殊情况，并且它们的作用是有限的。当肩胛骨骨折发生在多发性创伤患者或者老年人，下面描述的影像学诊断程序必须根据患者的一般情况进行调整。

X线片

基础检查的一部分是一张全肩胛带的普通X线片，其覆盖了整个肩胛骨、肱骨近端和整个锁骨，包括肩锁关节和胸锁关节。肩胛骨骨折通常合并锁骨骨折或者肩锁关节脱位，并且在老年患者中合并肱骨近端骨折。在怀疑或发现肩胛骨骨折的病例中，如果患者的一般情况允许，应该联合使用两个Neer投照体位（图18.4）。

Neer Ⅰ投照位片，或肩胛骨标准正位X线片，被用于评估盂肱关节间隙、肩胛盂相对于肩胛骨外侧缘的移位，及测量盂极角（Glenopolar Angle，GPA）。在这个投照体位，肩胛骨平面平行于X线片盒。这可以通过相对片盒旋转患者，使患者的背向患侧旋转30°来实现。

NeerⅡ投照位片，也称为Y位片，是肩胛骨的标准侧位片。在这个投照体位，肩胛骨平面与X线片盒垂直。这个体位可以通过面对片盒，让患者向患侧旋转60°来实现。就水平移位、成角移位和骨折块

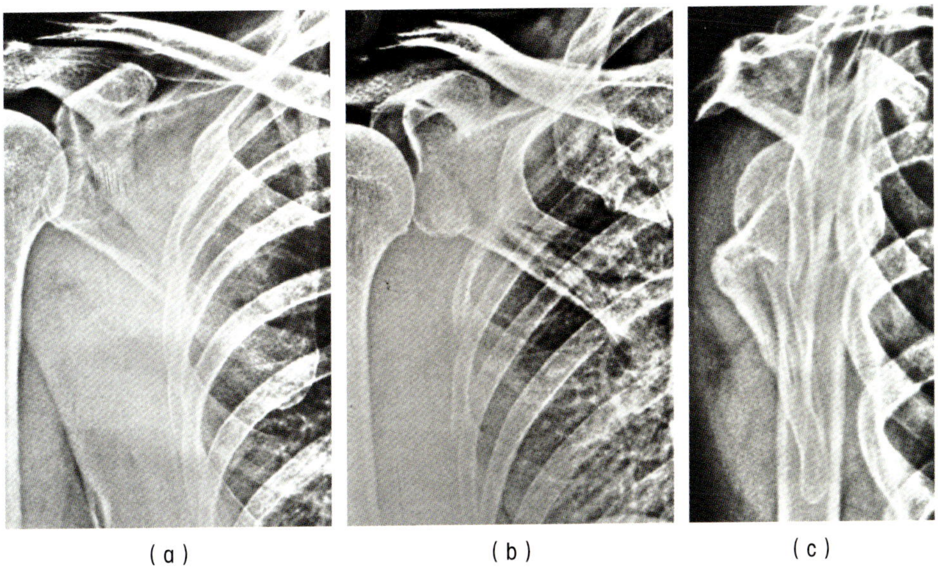

（a） （b） （c）

图18.4 肩胛骨骨折的X线检查。（a）肩关节前后位X线片；（b）Neer Ⅰ投照位片；（c）NeerⅡ投照位片

重叠而言，特别是外侧缘的移位，Y位片允许评估肩胛体的骨折。另外，它清楚地显示出喙突、肩峰和锁骨远端的关系，以及清楚地显示肩锁关节。Y位片可以识别肩胛盂前方的任何撕脱骨折。

在多发性患者中，适用于检查肺、心脏和胸壁的常规X线片，往往能够提供引导肩胛骨骨折诊断的第一线索。最重要的是评估双侧肩胛骨与脊柱的关系（肩胛胸壁分离）。

其他的特殊投照体位，特别是腋位片，被一些医生推荐作为补充影像以诊断肩胛盂、肩峰和喙突的骨折。然而，对大多数肩胛骨骨折和肋骨骨折患者而言，腋位投照是非常痛苦的，并且不应该被作为CT检查的替代。

肩胛骨的复杂形状及其在胸壁上的位置，造成对临床所见解释不清，以及单独使用X线片难以确定分型，或者甚至不能进行分型。因此，CT检查是非常重要的。

CT检查

CT检查从根本上改变了肩胛骨骨折的影像学诊断。当X线片检查不能显示确切的骨折类型及关节面受累情况或骨折块移位时，就有了CT检查的指征。

CT平扫在评估肩胛盂窝的情况时是很有价值的。它们同样有助于发现肩胛骨突起部位的无移位骨折，特别是肩峰和喙突的骨折。然而，它们不能提供骨折解剖结构的三维图像。

CT二维重建（2D CT），主要被用于在矢状面评估关节面，特别是在累及肩胛盂窝的喙突基底部骨折中。

CT三维重建（3D CT）是确定骨折类型的唯一可靠方法，特别是对于肩胛体和肩胛颈的骨折而言，尽管它们不能显示纤细的骨折线，尤其是在移位较小的骨块中。应该在3个基本的位置进行重建（图18.5），并去除肋骨、锁骨和肱骨近端的影像。

后面观图像可以评估有关肩胛冈的骨折线走行。覆盖整个冈上窝和冈下窝是非常重要的。

前面观图像在肩胛颈骨折中是必要的。这个图像有助于确定肩胛骨解剖颈和外科颈的不同骨折线走行。

肩胛盂骨折需要一个去除肱骨头影像的外侧观图像。这是获取骨折块数量和累及肩胛盂的骨折线走行的确切信息的唯一途径。在肩胛体外侧缘的骨折中，这个外侧观图像有助于评估短缩、成角和水平移位，或者较小的中间骨块的形状和移位。

在某些骨折类型中，获取其他角度观察的图像可能有助于评估骨折线走行，例如，冈上窝、冈盂切迹的重建图像，或内侧观图像。

肩胛骨骨折的分型

所有在文献中发表的分型系统具有一个共同缺点：它们仅仅是在X线片的基础上制订的，而且这些X线片通常是采用非标准的方式拍摄。事实上，一些之前提出的骨折类型与实际情况并不相符。尽管如此，它们可能仍然出现在新制订的分型中。

在最新收集的250例肩胛骨骨折中，204例具有CT三维重建图像，100例得到了手术治疗。基于对这一组骨折的研究，研究人员将肩胛骨骨折分为5个基本的类型。

肩胛骨突起部位的骨折

在这一组患者中，肩胛骨突起部位的骨折占所有肩胛骨骨折的11%，并且15%的患者超过60岁（表18.3）。这些骨折包括肩胛骨上角和上缘的骨折、肩峰和肩胛冈的骨折，及喙突骨折。这些骨折是由对肩胛骨上部的直接打击、肌肉和韧带的牵拉，或肱骨头撞击所导致（图18.6）。

肩胛体骨折

在人群中，肩胛体骨折大概占所有肩胛骨骨折的52%。研究人员将其分为两个基本类型，即生物力学骨折和解剖骨折（图18.7）。决定性标准是骨折线与肩胛冈的关系。

生物力学骨折仅影响冈下窝，并且总是伴有肩胛骨外侧缘的损伤。基于骨块的数量，研究人员将骨折分为两部分、三部分和多部分（粉碎性）骨折。

解剖体部骨折累及整个肩胛骨的体部，并且骨折线通过肩胛冈。大多数解剖体部骨折是由直接的高能量撞击引起，并且通常是粉碎性的。

肩胛颈骨折

肩胛颈骨折被定义为肩胛外侧角的关节外骨折，其将肩胛盂与肩胛体分离。在研究人员的这组

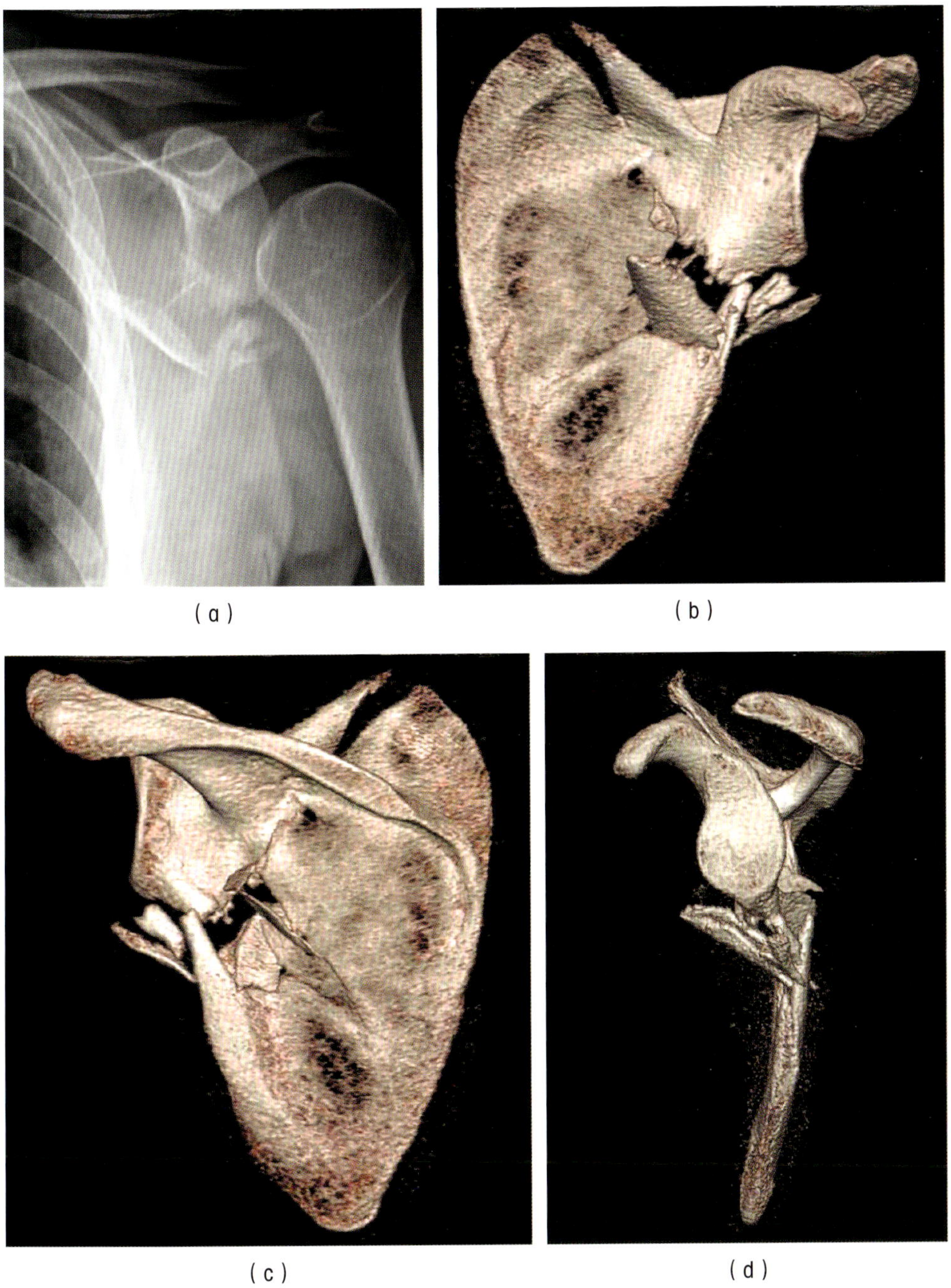

图18.5 肩胛骨骨折的标准CT三维重建图像：经肩胛冈的肩胛颈骨折。（a）肩关节前后位（AP）X线片；（b）CT三维重建前面观图像；（c）CT三维重建后面观图像；（d）CT三维重建外侧观图像

患者中，肩胛颈骨折占所有肩胛骨骨折的8%，但是没有1例发生在老年患者中。根据骨折线走行和肩胛盂骨块的形状，研究人员将其分为3种基本类型。

解剖颈骨折仅将肩胛盂从肩胛体分离。骨折线向上方从肩胛盂上缘与喙突基底部之间通过。这一少见的骨折是不稳定的，并且通常发生外翻畸形。

肩胛骨外科颈骨折是3种类型的肩胛颈骨折中最常见的一种。肩胛盂骨块的一部分是喙突。附着在这个突起上的肌肉（肱二头肌短头、喙肱肌和胸小肌）的牵拉可能使肩胛盂的骨折块向内下方移位。移位的决定性因素是喙肩和喙锁韧带的完整性。如果它们是完整的，骨折与肩峰和锁骨的关系是稳定的。喙肩韧带断裂影响肩胛盂骨块与肩峰的关系，但不影响与锁骨的关系；骨折后旋转不稳定。在喙锁韧带断裂的情况下，骨折是完全不稳定的，显示出喙突与锁骨的较大分离。

经肩胛冈的肩胛颈骨折很少见，并且对它们的了解很少。外侧骨块由肩胛盂、喙突和肩峰，及相

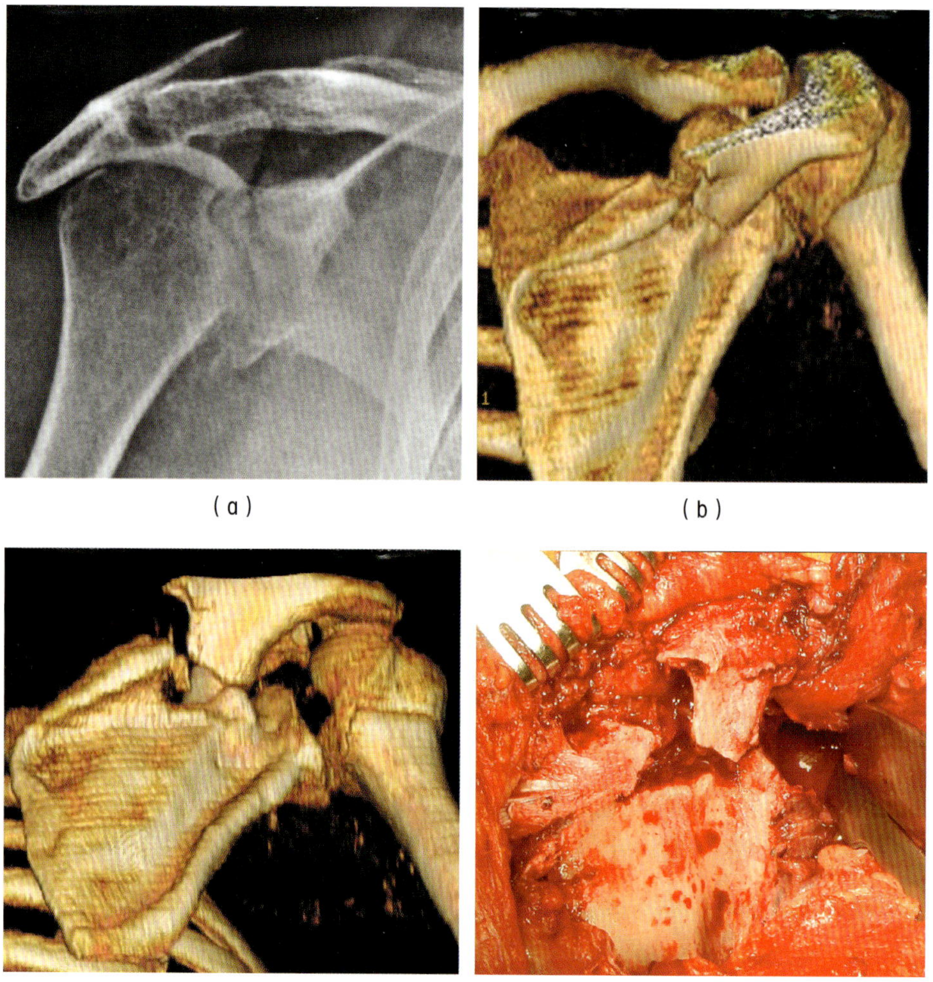

（a） （b） （c） （d）

图18.6 64岁老年女性的肩胛冈和肱骨头骨折。（a）肩关节前后位（AP）X线片；（b）CT三维重建后面观图像；（c）CT三维重建的后下方观图像；（d）术中所见

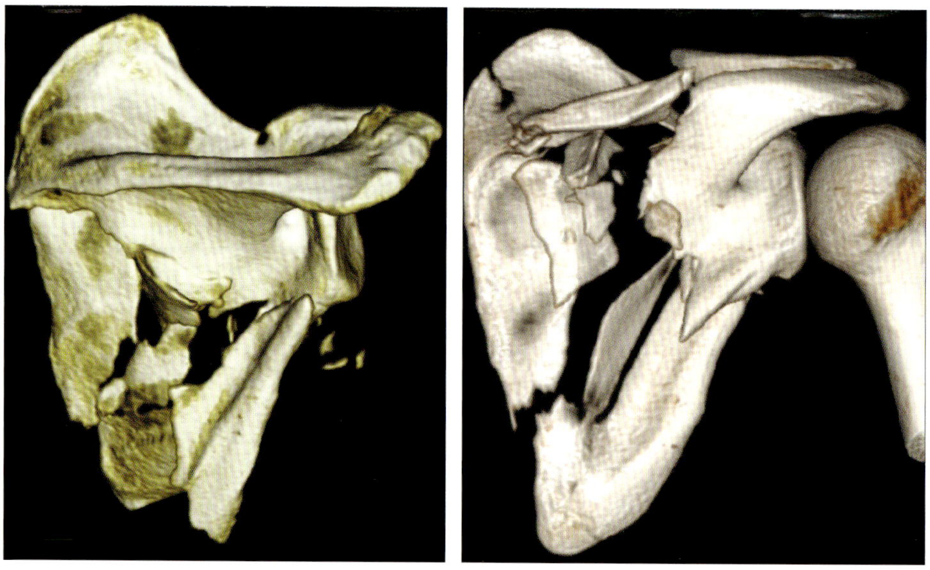

（a） （b）

图18.7 肩胛体部骨折。（a）生物力学骨折；（b）解剖骨折

邻的肩胛冈外侧部分构成。

肩胛盂的关节内骨折

肩胛盂的关节内骨折占病例组肩胛骨骨折总数的29%，并且在老年患者和年轻患者中的分布大体相同（表18.3）。它们可以被分为4个具有不同解剖结构的骨折基本类型，分型也取决于肩胛盂窝的受累程度。

肩胛盂窝的上极骨折实际上是喙突基底部的关节内骨折，这个骨折块也包括了肩胛骨上缘的一部分。它们可能是上臂在外展位时，肱骨头撞击喙突所导致。

肩胛盂窝前下缘的撕脱骨折是由盂肱关节脱位引起，并且常合并肱骨头的压缩骨折。盂肱关节前脱位导致的肩胛盂前缘骨折，比肩胛盂后缘骨折更为常见。肩胛盂窝前下缘骨折被累及的程度不同。当骨折块较大时，复位之后的肩关节是不稳定的（图18.8）。由盂肱关节后脱位导致的肩胛盂后缘的骨折是非常少见的，通常表现为几个较小骨折块。

肩胛盂窝下方的骨折是肩胛盂窝最严重的损伤。它们由上臂在外展位时肱骨头直接撞击肩胛盂窝所导致。这种撞击直接作用于肩胛盂窝的下半部分，并且最终也作用于肩胛体的外侧缘。肩胛盂窝撕脱部分的大小不同，通常包括关节面的1/3或1/2。骨折线也以不同的长度延伸至肩胛骨外侧缘。大部分肩胛盂下缘骨折合并了受累程度不同的肩胛体骨折。

肩胛盂窝的完全性骨折是非常少见的。在这一型骨折中，肩胛盂窝与肩胛颈完全分离，并且破碎为几个骨折块。

复合骨折

复合骨折被分为两组。第1组包括两处或更多处基本的肩胛骨骨折的合并，例如，肩胛体骨折合并肩胛颈骨折。第2组包括肩胛骨骨折合并肱骨近端（图18.9）、锁骨或肩锁关节的损伤。最常见的类型是肩胛体骨折合并锁骨干骨折。

治疗

肩胛骨骨折的治疗取决于骨折类型、移位程度、局部条件和患者的一般情况。

适应证

可以对无移位的肩胛骨关节内和关节外骨折进行非手术治疗；同样，当患者的一般情况或局部条件不允许手术治疗时，也可对移位的关节内或关节外骨折进行非手术治疗。

在移位的关节内骨折累及20%~30%的关节面，加上关节面台阶大于3mm的情况下，需要手术治疗来恢复关节面的平整和盂肱关节的稳定性。

移位的关节外骨折的治疗是目前激烈争论的主题。通常，在身体状态良好的患者中，如果局部条件和一般情况允许，首选手术固定严重移位的肩胛体或肩胛颈骨折。伴有以下移位方式的肩胛体和肩胛颈骨折，具有手术治疗指征：100%的肩胛体外侧缘骨折段的水平移位，外侧缘主要骨折段成角超过40°，肩胛体外侧缘骨折段自内向外的移位超过2cm，并且GPA小于20°。

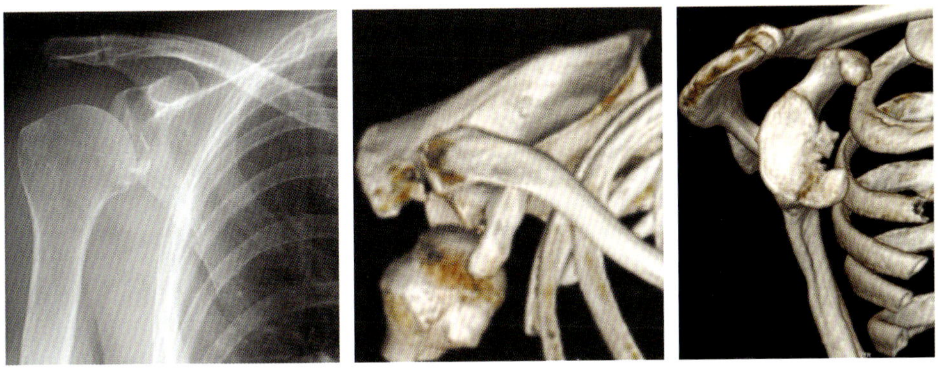

（a）　（b）　（c）

图18.8 77岁老年女性的肩胛盂窝前下缘骨折。（a）肩关节前后位（AP）X线片；（b）CT三维重建上面观图像显示肱骨头前方松弛；（c）肩胛盂窝的CT三维重建外侧观图像

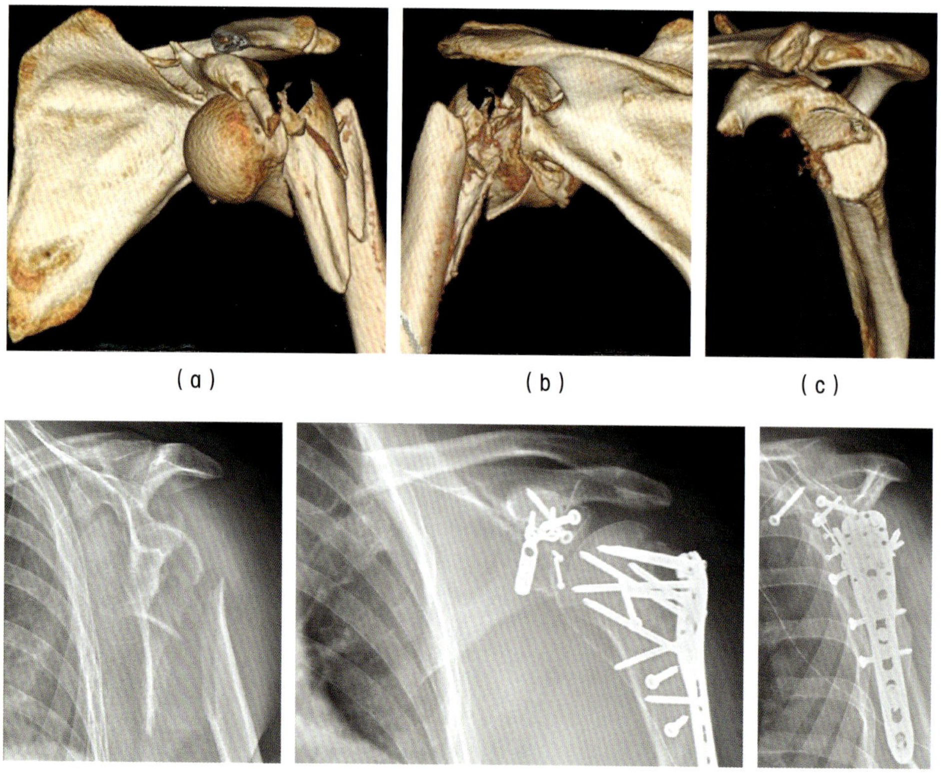

（a）　（b）　（c）

（d）　（e）　（f）

图18.9　70岁老年女性的肩胛盂窝上缘和前缘骨折合并肱骨近端骨折。（a）CT三维重建的前面观图像；（b）CT三维重建的后面观图像；（c）CT三维重建的外侧观图像；（d）受伤后的肩关节前后位（AP）X线片；（e）术后的NeerⅠ投照位片；（f）术后的NeerⅡ投照位片

在肩胛骨突起部位的移位骨折中，特别是有肌肉和韧带附着的喙突、肩峰和肩胛冈，治疗目的是获得在解剖位置的恢复，因为畸形愈合可能会损害肩袖。由于肌肉牵拉，这些突起部位的不愈合往往会引起疼痛。

必须慎重考虑老年患者骨折的手术治疗指征。有时，在患者处于健侧肩关节在下的半俯卧位下进行的肩胛骨骨折的切开复位内固定术，可能需要2h或更长时间。由于这些骨折往往合并肋骨骨折，并且老年患者可能具有受损的肺功能，这个体位不是最理想的。

在这组患者中，46例超过60岁的患者中的12例（26%）具有手术治疗的指征。仅有1例接受手术治疗的患者超过70岁（肩胛盂前缘骨折合并不稳定的肱骨头前脱位）。研究人员不仅总是仔细考虑骨折类型，也一直慎重考虑患者的一般情况和生理活动。其中8例患者为关节内骨折，即肩胛盂窝的骨折，3例患者为肩胛体部严重移位的骨折，而1例患者为肩胛冈骨折。

相比之下，204例60岁以下患者中的88例（43%）接受了手术治疗（表18.1）。

非手术治疗

非手术治疗包括缓解疼痛和接近2周的悬吊制动。然后可以开始被动活动度锻炼。应该在受伤后1个月内达到完全的被动活动度，应该在受伤后第2个月恢复完全的主动活动度。应该从第3个月开始肩袖肌肉和肩胛骨周围肌肉的力量训练，并且应该在第4个月解除所有的限制。

手术治疗

手术治疗的目的取决于骨折类型。在移位的关节内骨折中，手术治疗的目的是恢复盂肱关节的关节面平整和稳定性。移位的关节外肩胛骨突起部分骨折，特别是喙突、肩峰及肩胛冈，这些有重要肌肉和韧带附着的部位，治疗目的是获得在解剖位置的恢复，以避免肩袖的损害。因为肌肉的牵拉，这些突起的不愈合常常引起疼痛。肩胛体部和肩胛颈的关节外移位骨折要求恢复肩胛盂与肩胛体部的原始对线（GPA），主要是通过重建外侧缘的长度和完整性（图18.10）。这将恢复肌肉的正常走行，特别是肩袖肌肉的正常走行。从肩胛骨生理活动能力的角度来看，恢复其前缘与胸壁间的解剖关系也是很重要的，如果有必要，去除挤压向胸壁的肩胛骨骨折块。

肩胛骨闭合性骨折的手术治疗从来都不是一项急性手术治疗，因此应该延迟直到患者的一般情况和局部条件允许时，特别是在老年患者中。因此大部分患者在受伤后几天至几周再接受手术治疗。

手术入路

在肩胛骨骨折的手术中，以下手术入路中的一种可能被用到。

三角肌胸大肌入路适用于孤立的肩胛盂前下缘骨折和喙突骨折。

Judet后入路提供了对整个冈下窝、肩胛骨外侧缘和内侧缘、肩胛骨解剖颈和外科颈、肩胛盂后缘和下缘等部位的极好显露。Judet后入路被证实为肩胛体、肩胛颈和盂下缘的一种通用显露方法。有时候，可以仅做内侧和外侧肌肉旁切口，而不移动冈下肌。在外侧，仅在要求的区域将冈下肌从肩胛骨外侧缘剥离便已足够；在内侧，通常在肩胛冈-内侧角松解冈下肌。显露取决于骨折类型和手术医生的经验。冈下肌未被移动的患者经历较少的术后疼痛，并且恢复活动度更快。

后上方入路适用于肩峰和肩胛冈骨折，有时也被用于肩胛盂窝后缘骨折。其使用Judet切口的水平部分，并且经过肩峰后缘和肩胛冈外侧部分。必要时，这个入路可以被延长为完整的Judet入路。

内植物

在老年患者的肩胛骨骨折的手术治疗中，不需要特殊的内植物。大部分情况下，通过使用3.5mm DCP重建钢板、1/3半管型钢板或者被设计用于桡骨远端的3.5mm "T" 形钢板，就可以获得足够的稳定。目前，我们首选直形重建、"T" 形或 "L" 形的2.7mm钢板及标准的2.7mm皮质骨螺钉，并且仅在特殊情况下使用锁定钢板和螺钉。

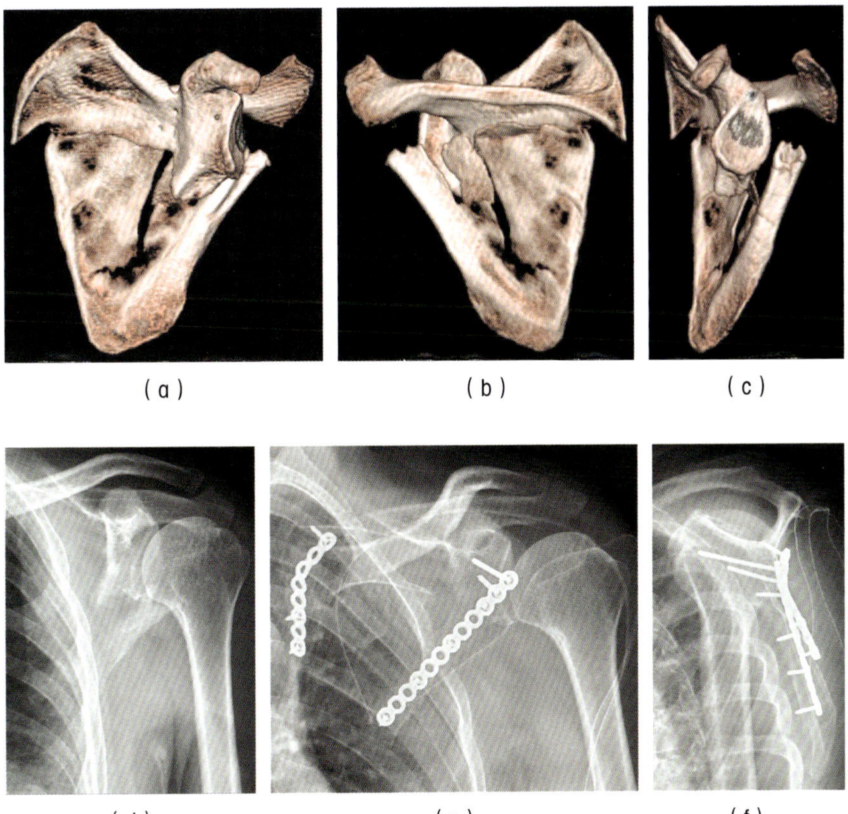

图18.10 68岁老年男性的肩胛骨生物力学体部三部分骨折。（a）CT三维重建前面观图像；（b）CT三维重建后面观图像；（c）CT三维重建外侧观图像；（d）受伤后的肩关节前后位（AP）X线片；（e）术后Neer Ⅰ投照位片；（f）术后Neer Ⅱ投照位片

不同骨折类型的内固定

内植物的充分抓持主要由肩胛体的外侧缘、肩胛冈、肩胛颈和肩胛盂提供。其他固定物的抓持可以在肩胛冈-内侧角或肩胛下角获得。

就手术治疗而言，肩胛盂窝骨折是一个异质性的损伤组群。盂肱关节脱位导致的肩胛盂前下方骨折，通常不会造成任何特殊问题。三角肌胸大肌入路被用于复位和通过拉力螺钉固定撕脱骨块，如果有必要，通过一块支撑钢板支持。检查盂唇的邻近部分，如果有必要，则进行处理。在合适的病例中，另一种选择是关节镜辅助复位和拉力螺钉内固定。

就复位和稳定而言，更加困难的是肩胛盂上部骨折，也需要三角肌胸大肌入路。因为附着在喙突上的肌肉牵拉，复位并不容易。这些骨折可以通过从喙突植入肩胛盂或肩胛颈的带垫片的空心螺钉进行固定。

几乎总是累及肩胛体的肩胛盂下部骨折，是最严重的肩胛骨损伤。通过Judet入路，复位和稳定骨折。肩胛盂下部骨折通常合并肩胛体骨折。如果后方关节囊和盂唇没有破裂，关节囊的切口应该平行于肩胛盂后缘和盂唇。这允许直视检查和触摸盂窝的复位情况。复位和固定取决于关节下部骨折块的形状。骨折块可能很小，而且仅带有肩胛骨外侧缘的一小部分，或者可能包括肩胛骨外侧缘的一大部分。复位和固定较短的骨折块通常更容易。必须沿骨折线全长对较长骨折块进行精确复位。这是关节面的解剖复位的唯一保障（图18.11，图18.12）。如果另外一个，通常是更小的骨折块从关节面分离，必须解剖复位，并且一般使用2.0mm或2.4mm的拉力螺钉固定。两个主要的骨折块可以使用不同的技术进行固定，常常联合使用不同的钢板，即3.5mm“T”形钢板，2.7mm“L”形、“T”形或直钢板，及拉力螺钉。重建肩胛盂关节面通常也将确保肩胛骨外侧缘回到原位。如果没有，在下一步重建肩胛骨外侧缘，而且，必要时在肩胛冈-内侧角和肩胛下角进行肩胛体骨折的复位和固定。

肩胛颈骨折在老年患者中很少见，但是如果遇到，则总是通过Judet入路显露；通常不必移动肩胛下肌。在外科颈骨折中，必须考虑到肩胛上神经可能会在冈盂切迹处的骨折线内受到卡压。为了防止穿入关节腔，在将螺钉植入肩胛盂骨块时，应该特别注意。因此，有必要准确识别肩胛盂后缘，并注意关节面的倾斜度。因为肩胛盂骨块的大小和不稳定性，有时稳定解剖颈骨折可能是困难的。因此，使用“T”形或“L”形钢板可能是有帮助的。在外科颈骨折中，推荐使用3.5mm皮质骨螺钉植入肩胛冈作为额外的固定。

肩胛体骨折要求恢复所谓的生物力学三角，即冈下窝的轮廓。从肩胛体骨折内固定的观点来看，第一步必须复位和固定的关键结构是肩胛骨的外侧缘。在内固定之前，必须识别和仔细清理所有肩胛体的主要骨折块。如果一个骨折的手术时间延迟至受伤后1周或更长，骨痂形成造成对骨折线的识别更为困难。大多数情况下，水平移位与外侧缘主要骨折段重叠移位同时存在，可导致相当程度的短缩。外侧缘可以使用不同的技术进行复位。已被证实的最简单方法是使用一个小骨锉插入外侧缘的两个骨段间谨慎地复位。另一个选择是在远折端植入1枚3.5mm的皮质骨螺钉，作为骨钩的支撑点。在更强健的骨骼中，钻一个经过双侧皮质且足以塞入骨钩尖端的孔，但是在骨量较差的老年患者中，这种方法可能不适合。Cole等推荐使用一个小型外固定支架复位，但是这可能妨碍手术切口内的视野和操作。

可以使用2枚螺钉，必要时使用3枚螺钉，将一块2.7mm DCP或者重建钢板固定在外侧缘的每一个主要骨段上，进行最终的稳定。在肌肉发达的个体中，或者在需要消除剪切力和弯曲力的情况下，最好使用3.5mm钢板。与外侧缘的内固定相比，第二重要的是在肩胛冈-内侧角稳定肩胛体的内侧缘骨折，但是仅在完成外侧缘内固定之后，如果骨折不够稳定的情况下进行。

可以使用环扎钢丝、拉力螺钉，或者2.7mm“L”形或者“T”形钢板对肩胛骨突起部位的骨折进行固定。对于移位的肩峰边缘小骨折块或喙突尖，应该首选切除和再附着肌肉。可以使用带垫片空心拉力螺钉稳定喙突的指状突起部分骨折。

术后治疗

术后，使用吊带制动上肢。术后48h内拔除引流。使用Neer Ⅰ和Ⅱ投照位获取肩关节X线片。在术后的最初2周，患者须至门诊接受检查，以确保切口愈合和按时拆线。在术后6周（Neer Ⅰ和Ⅱ投照

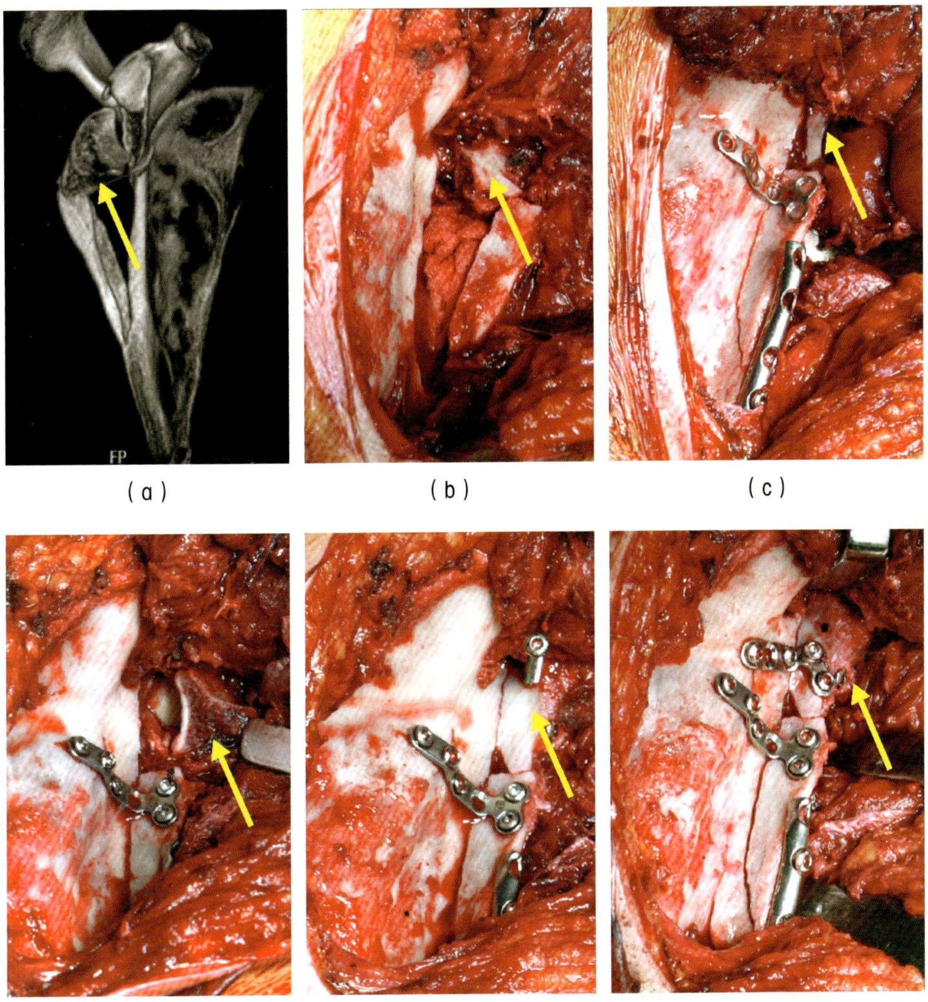

（a）（b）（c）

（d）（e）（f）

图18.11 68岁老年女性的肩胛盂下部骨折。（a）CT三维重建外侧观图像；（b）骨折重建之前的术中所见；（c~f）从下至上的逐步重建。黄色箭头指示关节盂下部的关节面骨折块

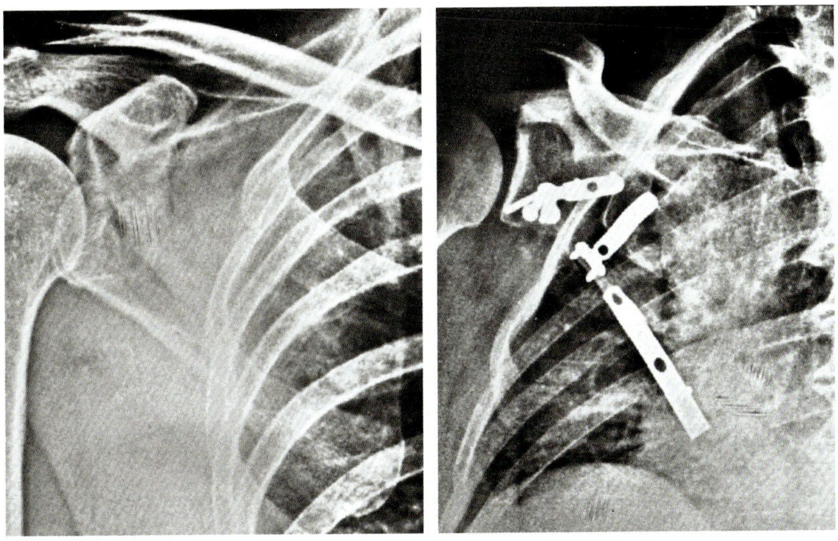

（a）（b）

图18.12 68岁老年女性的肩胛盂下部骨折（来自图18.11的病例）。（a）受伤后的肩关节正位（AP）片；（b）手术后的肩关节正位（AP）片

位）、3个月（Neer Ⅰ投照位）和1年（Neer Ⅰ和Ⅱ投照位）拍摄X线片。肩胛骨骨折通常在术后6~12周愈合。

对最终结果至关重要的是术后康复。肩关节被动活动度锻炼从术后第1天开始，持续大概6周。持续被动活动（Continuous Passive Motion，CPM）机在早期阶段会非常有帮助。大概在术后4~5周开始主动活动度锻炼，取决于手术入路的范围和其他合并损伤（锁骨骨折、肩锁关节脱位）。在术后6周评估活动度，并且如果不满意，则在全麻下检查活动度，必要时进行轻柔的手法松解。主动负重锻炼可以从大概术后8周开始。通常在术后3个月（图18.13，图18.14）解除所有的肩关节活动限制。至少要在术后1年评估手术的最终主观、客观和X线结果。

并发症

肩胛骨骨折的保守治疗和手术治疗均能够导致一些早期和晚期并发症，从而引起疼痛和活动度受限。

非手术治疗的并发症

这些并发症通常在受伤后一段时间表现出来。

畸形愈合

畸形愈合是肩胛骨骨折非手术治疗的最常见并发症。关节外骨折在非解剖位置的愈合有一些后果。其改变了肩胛盂与肩胛体的关系，并且，因此改变了肩袖肌肉的走行而影响它们的功能。主观上，它表现为无力感、疼痛和活动度受限。Pace等描述了这些病例中的继发性肩袖退变。畸形愈合可能导致撞击综合征。在移位的情况下愈合的关节盂骨折，导致关节面不平和不稳定，或者两者均出现，并且随后导致创伤性关节炎。

突起部位的骨折块在移位的情况下愈合，可能会引起疼痛。肩胛体表面的不规则，限制了肩胛骨

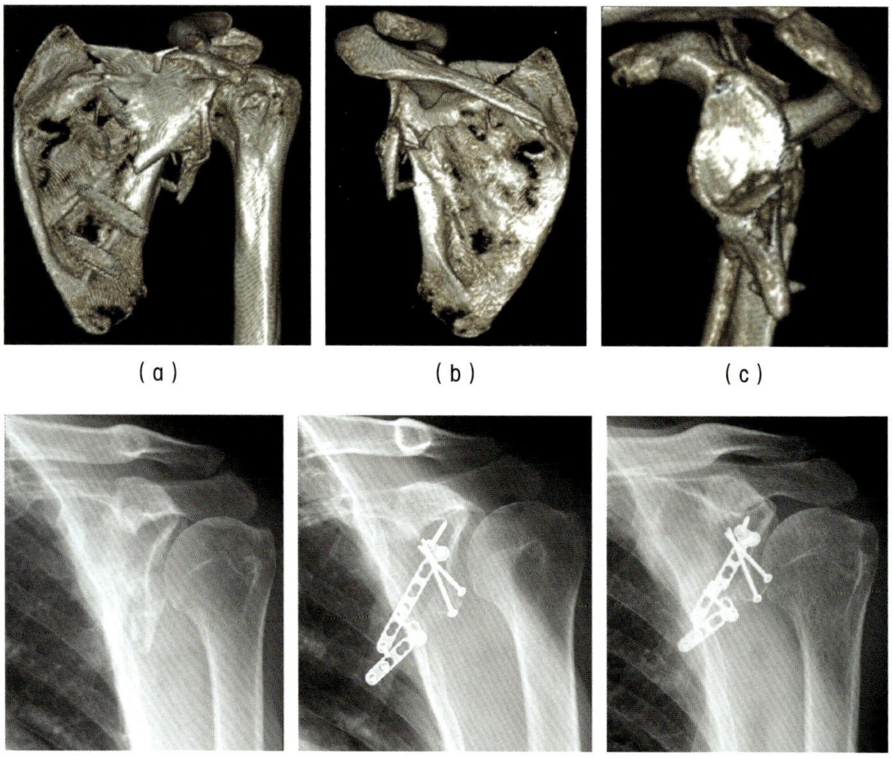

(a) (b) (c) (d) (e) (f)

图18.13 70岁老年男性的肩胛盂下部骨折和解剖体部骨折。（a）CT三维重建前面观图像；（b）CT三维重建后面观图像，（c）CT三维重建侧面观图像；（d）受伤后的肩关节前后位（AP）片；（e）术后的Neer Ⅰ投照位片；（f）术后3个月的Neer Ⅰ投照位片；骨折已愈合，但是由于患者不遵守术后计划，在术后3周开始高强度的健身，导致钢板断裂

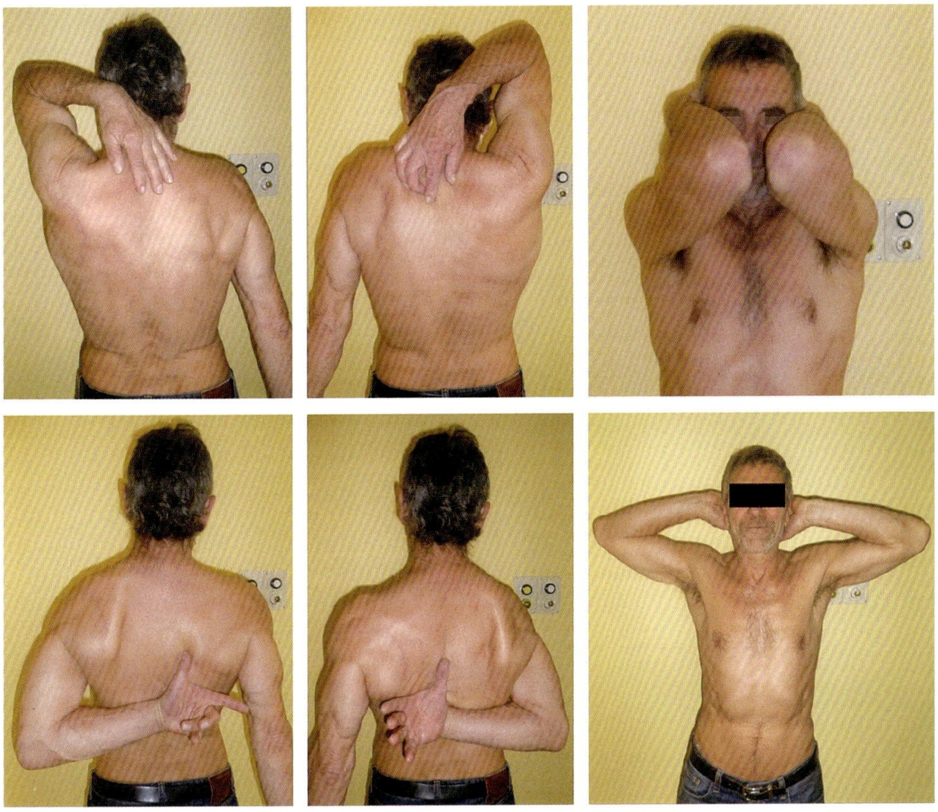

图18.14 图18.13所示患者的术后5个月的功能结果

在胸壁表面的平滑运动。解决的方法是切除骨的突出部分。

延迟愈合

延迟愈合在老年患者中是很少见的。但是Curtis等描述了发生在一个15岁运动员的肩胛颈无移位骨折的延迟愈合。在受伤后6个月，因为持续性疼痛，患者接受了CT检查，发现肩胛颈无移位骨折未愈合，在经皮电刺激治疗后愈合。

不愈合

肩胛体骨折不愈合很少见。在2009年，Marek等发现在英语文献中仅报道了15例，均出现在保守治疗之后。肩峰骨折不愈合也有报道。解决的方法是内固定或者切除不愈合的骨折块。

肩胛上神经损伤

在肩胛颈骨折中，肩胛上神经可能被卡压在骨折线内。这种损伤表现为冈下肌萎缩。

肋骨骨折不愈合

肋骨骨折不愈合可能是肩胛骨骨折后慢性疼痛的一个不常见原因。在报道的4个病例中，通过内固定对这种情况进行了成功的治疗。

手术治疗的并发症

这些并发症被可以分为术中并发症、术后早期并发症和术后晚期并发症。每个研究人员报道的数量均不同。

术中并发症

术中并发症包括肩胛上神经损伤、复位不良和螺钉穿入关节面。在一项包括212例患者的研究中，Lantry等发现了2.4%的患者出现肩胛上神经损伤，并且在术后发生冈下肌萎缩。很难区别是由原始损伤还是术中损伤导致。

在肩胛体粉碎性骨折或明显移位的肩胛颈骨折中，骨块的复位可能是很困难的，特别是如果手术在损伤后较长时间进行时。螺钉被植入关节腔是很少见的并发症，尤其可能发生在肩胛颈或肩胛骨骨外侧缘的内固定过程中。

术后早期并发症

术后早期并发症首先包括血肿、浅表感染和深部感染。必须手术引流和冲洗血肿。可以通过抗生素和局部护理治疗大部分浅表感染的病例。深部感染需要清创手术，必要时，取出任何不稳定的内植物。一个相对常见的并发症是肩关节活动度受限，如果在术后持续超过6周，则需要手法松解。

术后晚期并发症

晚期并发症得到了非常频繁的报道。在一些病例中，内固定失效需要再次手术治疗，内固定术后不愈合也是如此。

肩胛盂窝骨折块复位不良导致残余的不一致。为了关节的稳定性，Hardegger等不得不再次进行手术。Bartoníek等记录了肩胛下角的畸形愈合。一些异位骨化的病例得到报道，其中一例发生了肩胛上神经卡压，要求进行手术减压。肩胛盂内固定之后的肩峰撞击，不得不接受肩峰成形术治疗。需要通过取出内植物来治疗的内植物突出，是主要发生在肩峰、肩胛冈骨折或合并的锁骨骨折中的问题。一项报道也描述了1例晚期感染，发生在术后11个月，需要取出内固定物。另外，1例钢板断裂得到报道，发生在肩胛骨骨折愈合后几年。

创伤性关节炎发生在1.9%的肩胛骨骨折病例中。其中2例不得不通过关节融合术进行治疗。目前，此类病例的治疗选择是肩关节成形术。

结论

肩胛骨骨折通常不是骨质疏松性损伤；然而，与年轻患者的肩胛骨骨折相比，60岁以上患者的肩胛骨骨折显示出一定的不同。老年患者中的大部分损伤是由中等或低能量损伤机制所导致，通常是跌倒。肩胛盂骨折和突起部位骨折，及合并的肱骨近端骨折等的数量，有轻度增高，而几乎没有肩胛颈骨折。另外，也有必要考虑肩袖功能不全。对老年患者的治疗主要是保守治疗。手术指征主要是移位的关节内骨折伴盂肱关节不稳。关节外骨折的手术治疗仅适用于状态良好的老年患者，特别是有明显骨折移位者。可以使用标准的内植物固定骨折；锁定钢板通常不是必须的。老年患者一般需要更多的术后物理治疗，并且与年轻患者相比，通常功能结果较差。

参考文献

[1] Bartoníek J, Cronier P. History of the treatment of scapular fractures. Arch Orthop Trauma Surg 2010;130:83–92.
[2] Court-Brown C, McQueen MM, Tornetta P. Trauma. Philadelphia, PA: Lippincott Williams & Wilkins, 2006, pp. 68–88.
[3] Ideberg R, Grevsten S, Larsson S. Epidemiology of scapular fractures. Acta Orthop Scand 1995;66:395–397.
[4] Bartoníek J, Džupa V, Fri V, Pacovský V, Skála-Rosenbaum J, Svatoš F. Epidemiology and economic implications of fractures of proximal femur, proximal humerus, distal radius and fracture-dislocation of ankle. Rozhl Chir 2008;87:213–219.
[5] Tuek M, Bartoníek J, Fri V. Osseous anatomy of scapula: Its importance for classification of scapular body fractures. Ortopedie (Czech Orthopaedics) 2011;5:104–109.
[6] Goss TP. Fractures of the scapula. In: Rockwood CA, Matsen FA, Wirth MA, Lippitt SB (eds.). The Shoulder. 3rd ed. Philadelphia, PA: Saunders, 2004, pp. 413–454.
[7] Shindle MK, Wanich T, Pearle AD, Warren RF. Atraumatic scapular fractures in the setting of chronic rotator cuff tear arthropathy: A report of two cases. J Shoulder Elbow Surg 2008;17:e4–e8.
[8] Bartoníek J. Scapular fractures. In: Court-Brown CM, Heckman JD, McQueen MM, Ricci WM, Tornetta P III (eds.). Rockwood and Green’s Fractures in Adults. 8th ed. Philadelphia, PA: Wolters Kluwer, 2015, pp. 1475–1501.
[9] Cole PA, Marek DJ. Shoulder girdle injuries. In: Standard JP, Schmidt AH, Gregor PJ (eds.). Surgical Treatment of Orthopaedic Trauma. New York: Thieme, 2007, pp. 207–237.
[10] Chochola A, Tuek M, Bartoníek J, Klika D. CT diagnostics of scapular fractures. Rozhl Chir 2013;92:385–388.
[11] Ada JR, Miller ME. Scapular fractures. Analysis of 113 cases. Clin Orthop Rel Res 1991;269:174–180.
[12] Euler E, Habermeyer P, Kohler W, Schweiberer L. Skapulafrakturen—Klassifikation und Differentialtherapie. Orthopäde 1992;21:158–162.
[13] Orthopaedic Trauma Association. Fracture and dislocation compendium. Scapular fractures. J Orthop Trauma 2007;(Suppl 1): S68–71.
[14] Bartoníek J, Fri V. Scapular body fractures: Results of the operative treatment. Int Orthop 2011;35:747–753.
[15] Bartoníek J, Tuek M, Fri V, Obruba P. Fractures of the scapular neck: Diagnosis, classifications and treatment. Int Orthop 2014;38(10):2163–2173.
[16] Hersovici D, Roberts CS. Scapular fractures: To fix or not to fix? J Orthop Trauma 2006;20:227–229.

[17] Zlowodski M, Bhandari M, Zelle BA, Kregor PJ, Cole PA. Treatment of scapular fractures: Systematic review of 520 fractures in 22 case series. J Orthop Trauma 2006;20:230–233.

[18] Lantry JM, Roberts CS, Giannoudis PV. Operative treatment of scapular fractures: A systematic review. Injury 2008;39:271–283.

[19] Cole PA, Gauger EM, Schroder LK. Management of scapular fractures. J Am Acad Orthop Surg 2012;20:130–141.

[20] Hardegger F, Simpson LA, Weber BG. The operative treatment of scapular fractures. J Bone Joint Surg Br 1984;66-B:725–731.

[21] Bauer G, Fleischmann W, Dussler E. Displaced scapular fractures: Indication and long-term results of open reduction and internal fixation. Arch Orthop Trauma Surg 1995;114:215–219.

[22] Adam FF. Surgical treatment of displaced fractures of the glenoid cavity. Int Orthop 2002;26:150–153.

[23] Schandelmaier P, Blauth M, Schneider C, Krettek C. Fractures of the glenoid treated by operation. J Bone Joint Surg Br 2002;84-B:173–177.

[24] Cole PA, Gauger EM, Herrera DA, Anavian J, Tarkin IS. Radiographic follow-up of 84 operatively treated scapular neck and body fractures. Injury 2012;43:327–333.

[25] Martin SD, Weiland AJ. Missed scapular fracture after trauma. A case report and a 23-year follow-up report. Clin Orthop Rel Res 1994;299:259–262.

[26] Pace AM, Stuart R, Brownlow H. Outcome of glenoid neck fractures. J Shoulder Elbow Surg 2005;14:585–590.

[27] Curtis C, Sharma V, Micheli L. Delayed union of a scapular fracture—An unusual cause of persistent shoulder pain. Med Sci Sport Exerc 2007;12:2095–2098.

[28] Marek DJ, Sechriest VF, Swiontkowski MF, Cole PA. Case report: Reconstruction of a recalcitrant scapular neck nonunion and literature review. Clin Orthop Relat Res 2009;467:1370–1376.

[29] Anavian J, Guthrie T, Cole PA. Surgical management of multiple painful rib nonunions in a patient with a history of severe shoulder girdle trauma: A case report and literature review. J Orthop Trauma 2009;23:600–604.

[30] Cole PA, Talbot M, Schroder LK, Anavian J. Extraarticular malunions of the scapula: A comparison of functional outcome before and after reconstruction. J Orthop Trauma 2011;25:649–656.

19

锁骨骨折

Patrick D.G. Henry，Michael D. Mckee

简介

非手术治疗是大多数老年锁骨骨折的主要治疗方式。对老年患者进行手术治疗的决定受到医疗和社会因素的影响。也应该考虑与骨质疏松性骨骼的独特骨折类型相关的生理和技术因素。骨科手术治疗的目的通常是获得具有良好对线的骨折愈合，必须与对老年锁骨骨折患者进行的风险、需求和期望值的全面评估相平衡。

流行病学和骨折类型

锁骨骨折大约占所有骨折的2.6%~4%，并且占累及肩胛带的所有骨折的35%~44%，使其成为人体最常见的骨折之一。在1967年，Allman发表了一个将锁骨分为内侧1/3、中间1/3和外侧1/3的锁骨骨折的解剖分型系统。这个系统的一些变化形式已被提出，包括AO/OTA系统，用于描述更具体的骨折形态模式，例如粉碎及移位程度，但是都没有考虑患者年龄（儿童与老人）或骨质量（例如骨质疏松）的因素。

骨质量在30岁以后逐渐降低，并且骨质疏松最常发生在50岁以后。已知骨质疏松的骨骼具有较大的骨折倾向，并且老年患者具有较大的跌倒倾向。放在一起，似乎锁骨骨折将最可能发生在老年患者中。出人意料的是，这在实践并中未被观察到，因为锁骨骨折最常见于青年男性。然而，第二个峰值出现在老年患者中，并且这个较小的峰值具有几乎相等的男、女比例（图19.1）。在青年男性人群中，最常见的损伤机制是运动损伤或汽车碰撞，而老年患者中的最常见损伤机制是简单跌倒。

在18~30岁的患者中，内侧1/3骨折占所有锁骨骨折的2%，而中间1/3和外侧1/3骨折分别占80%和18%。在61岁及以上患者中，10%的锁骨骨折累及内侧1/3，67%累及中间1/3，以及23%累及外侧1/3。因此，虽然锁骨中间1/3骨折是最常见的类型，但是与年轻患者相比，老年患者中的外侧和内侧1/3锁骨骨折具有较高的比率。

对于锁骨中段骨折，与50岁以下患者相比，50岁以上患者发生粉碎骨折和移位骨折的概率较高。因为在老年患者中，较常见的骨折机制是低能量损伤，骨折形态的复杂性增加可能归因于较差的骨质量。

合并损伤及合并症

合并症和合并损伤常常使老年患者创伤的治疗和结果复杂化。锁骨骨折，特别是那些与高能量损伤相关的，往往合并其他损伤。老年患者对这些损伤的耐受能力较差，这通过骨科文献中的研究结果得到反映，也就是，因为严重程度相同的创伤事件，老年患者发生死亡的可能性是年轻患者的4.0~4.6倍，年龄超过65岁是创伤后死亡的一个独立预测因素。

锁骨骨折的出现，可能是较高能量损伤的老年患者的合并损伤，或这类损伤的后续不良结果的一

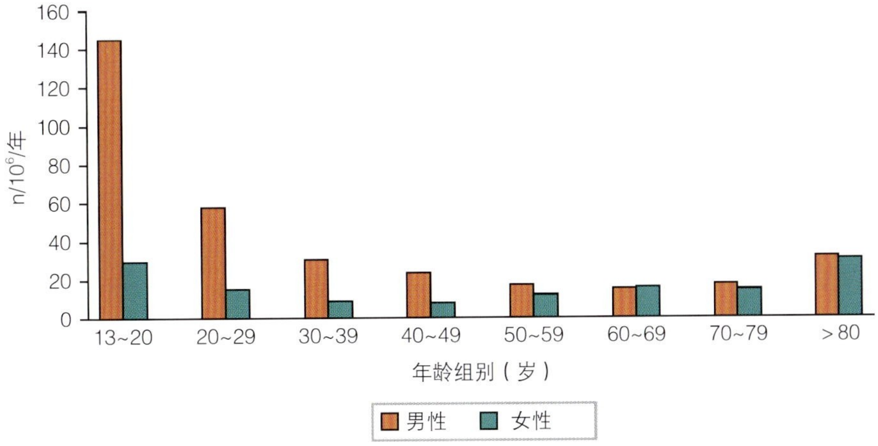

图19.1 根据性别和年龄统计的锁骨骨折的流行病学数据

个特殊征象。在所有长骨骨折中，锁骨骨折的出现是老年创伤人群中最强的死亡预测因素，那些患者中的死亡率为23%（相比之下，没有锁骨骨折的老年创伤患者中的死亡率为13%）。相较而言，伴有锁骨骨折的年轻严重创伤患者的死亡率仅为7%。

当发现合并损伤在老年高能量创伤患者人群中具有更高的发生率时，高能量损伤的锁骨骨折患者的情况可能并非如此。在Keller等最近的研究中，老年锁骨骨折患者入院时平均的创伤严重程度评分（ISS）、Glasgow昏迷量表评分，及脑、胸和下肢简略创伤评分等，比无锁骨骨折的老年或年轻患者的平均评分更糟糕，但是与年轻锁骨骨折患者的平均评分相似。研究人员总结为，老年锁骨骨折患者的死亡率上升是因为老年患者对合并损伤的耐受性较差，而不是老年患者中的合并损伤更严重。

老年锁骨骨折患者的临床评估

病史

应用于老年患者的病史采集原则与应用于年轻患者的相同，而且一些学者可能主张病史在老年患者中甚至更为重要。病史对于确定诊断和决定治疗都是很重要的。必须牢记因为骨质疏松很普遍，低能量损伤可能在老年患者中导致严重的骨折，因此对一次相对不严重的跌倒，也不应该减少外科医生对骨折的怀疑。同样，老年患者通常比年轻患者更能够较好地耐受锁骨骨折及其并发症，并且通常症状较少（以及在一些病例中是没有症状的），因此在老年患者中，没有彻底地检查病情前，疼痛的缺乏不应该引导外科医生排除骨折。

另外，应该记住老年人的跌倒可能是由于心脏或者神经系统病变，可能需要进一步的检查和治疗，特别是如果考虑手术治疗时。

尽管病史采集很重要，但如果患者出现痴呆或谵妄，病史采集会是有挑战性的。在这些病例中，目击者或者家属也许能够描述损伤以向医生指出受伤的身体部位。与识别受伤的身体部位同样重要的是确定患者的基线功能水平和日常生理需求，这对于决定最佳的治疗方案是至关重要的。

体格检查

老年患者锁骨的体格检查与其他人群的没有差异，包括观察皮肤异常（肿胀、擦伤、瘀斑和畸形），压痛，上肢神经系统检查，及彻底地评估肩关节（在患者的活动范围内）以排除肩胛带的伴发损伤。

不同的是，应该特别注意身体其他系统的一般体格检查。因为以下两个理由，这是很重要的。首先，可以排除身体其他系统的创伤，如果漏诊，可能导致比在年轻患者中更糟糕的后果。第二，可以识别更常见于老年患者的潜在合并症，这些合并症在确定恰当的治疗中起到重要作用。潜在合并症可能会被发现，如果考虑手术治疗，这些合并症能够改变手术治疗的风险收益率，以及影响继续手术的决定。

影像学检查

锁骨前后位（AP）X线片足以诊断锁骨骨折，并且应该在所有自诉受伤后肩关节疼痛的老年患者中拍摄。一张胸部X线片可能也可以满足要求，并且在一些病例中，通过包括对侧锁骨作为对照以提供更多的信息，而且如果考虑手术治疗的话，可以作为术前评估所需的部分。通过评估前后位X线片上的移位程度可以帮助作出手术治疗的决定；然而，这可能会被误导，因为移位发生在前后平面，所以真正的移位被骨的重叠所掩盖。专门的投照体位，例如Zanca投照位（头侧倾斜15°）可能在这方面是特别有帮助的，并且可以被用于锁骨远端骨折（以及肩锁关节的直接观察），以避免上位肋骨的遮挡。这就是我们评估这些损伤的标准部分。

像在年轻患者中一样，老年人也很少需要锁骨的进一步影像学检查，例如CT扫描，除非在锁骨近端骨折或者脱位的病例中，或者评估肩胛带的伴发骨折。然而，老年创伤患者常常在急诊部接受胸部CT扫描，应该通过这个扫描仔细查看是否存在锁骨骨折，因为锁骨骨折是老年创伤患者死亡风险增加的一个预测指标。

锁骨骨折的治疗选择：老年患者中的特殊考虑

非手术治疗

非手术治疗依然是老年人锁骨中段和远端的无移位及轻微移位骨折的主要治疗方式。何时考虑手术治疗的决定是复杂的，将在后面进行讨论，但即便是老年患者移位的锁骨骨折，也可以通过非手术方式而得到成功的治疗。对于接受非手术治疗的老年锁骨骨折患者，必须考虑一些特殊的要点。

锁骨中段或远端骨折的标准非手术治疗方案是使用传统的吊带悬吊4~8周，当骨折已经愈合时，开始进行自我辅助的主动功能锻炼。由于老年患者的皮下组织内的胶原和脂肪丢失，而容易发生已报道的与肩部吊带摩擦和压迫相关的皮肤损伤，因此，穿戴吊带必须使用足够的衬垫。另外，必须考虑吊带对老年患者独立功能的影响。

手术指征

锁骨中段移位骨折的手术目的依然面临争议。众多的前瞻性随机研究显示，某些通过手术方式来治疗锁骨中段移位骨折的患者亚群显示出功能结果的改善，以及不愈合和畸形愈合的发病率降低。但在最近的一项大规模人群研究中所观察到的，这种信息的传播，在过去10年导致了接受手术治疗的锁骨骨折患者的数量增加。这项研究排除了60岁以上患者，因此并不知道这种趋势是否也出现在老年患者中。

同样，对于所有年龄的患者中的锁骨远端骨折的恰当手术治疗指征，存在持续的争论。非手术治疗是无移位骨折的主要治疗方式，但是移位骨折具有很高的不愈合率。手术减少了移位骨折的不愈合风险，但是一些研究显示手术治疗及非手术治疗的患者具有相似的疗效（图19.2）。

选择手术治疗锁骨骨折（中段和远端）而不选择非手术治疗的问题，在老年患者中是相当复杂的。骨质疏松的骨骼可能更易于发生延迟愈合及不愈合。老年患者具有更多的并发症，并且麻醉带来更大的风险。老年患者也更易于出现术后瞻望和混乱。软组织较薄和易于裂开及发生切口并发症，反过来导致细菌定植或感染。骨骼较脆弱，因此更易于出现内固定失败。对身体活动的需求通常是非常小的，与从事体力劳动或进行体育锻炼的年轻人相比，使不愈合（或畸形愈合）具有更少的功能缺陷的问题。最终，与年轻患者相比，老年个体似乎对锁骨骨折不愈合有更好的耐受性（图19.3）。

在2004年进行的一项研究中，Robinson等随访一个由发生锁骨远端移位骨折的患者组成的组别，这个组别中的所有101例患者接受非手术治疗。在受伤后的7~24个月，14例患者具有严重的持续性症状，因而接受了延迟的手术治疗。剩下的87例患者未发展至需要手术治疗，并且这些患者中的骨折不愈合率为21%。出人意料的是，在接受延迟手术的患者、非手术治疗后发生不愈合的患者及非手术治疗后达到愈合的患者之间，Constant或SF-36评分没有差异。这些结果提示最初的非手术治疗的尝试，在大部分锁骨远端移位骨折患者中似乎是明智的选择，而手术治疗的指征应该是可以通过手术治疗解决的不能接受的症状，并且等待1年可能是明智之举。

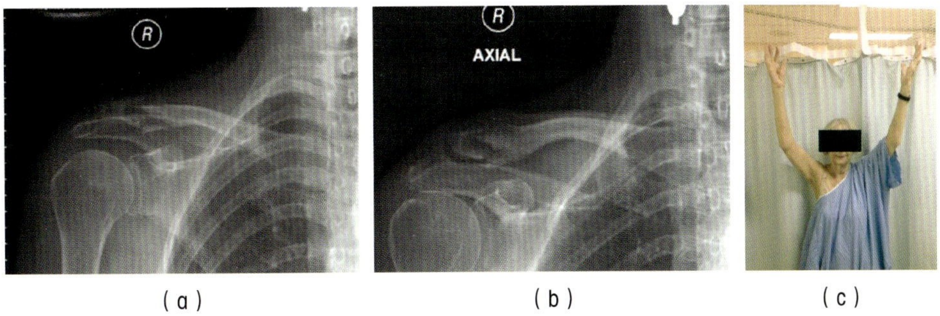

图19.2 （a）1例锁骨远端移位骨折。这名功能要求低的75岁患者，使用吊带保守治疗4周，随后进行积极的被动功能锻炼，然后进行主动活动度锻炼，在受伤后3个月恢复完全的活动；（b）在受伤后6个月，骨折显示不愈合；（c）尽管骨折不愈合，但患者没有疼痛症状，并且具有非常好的活动度

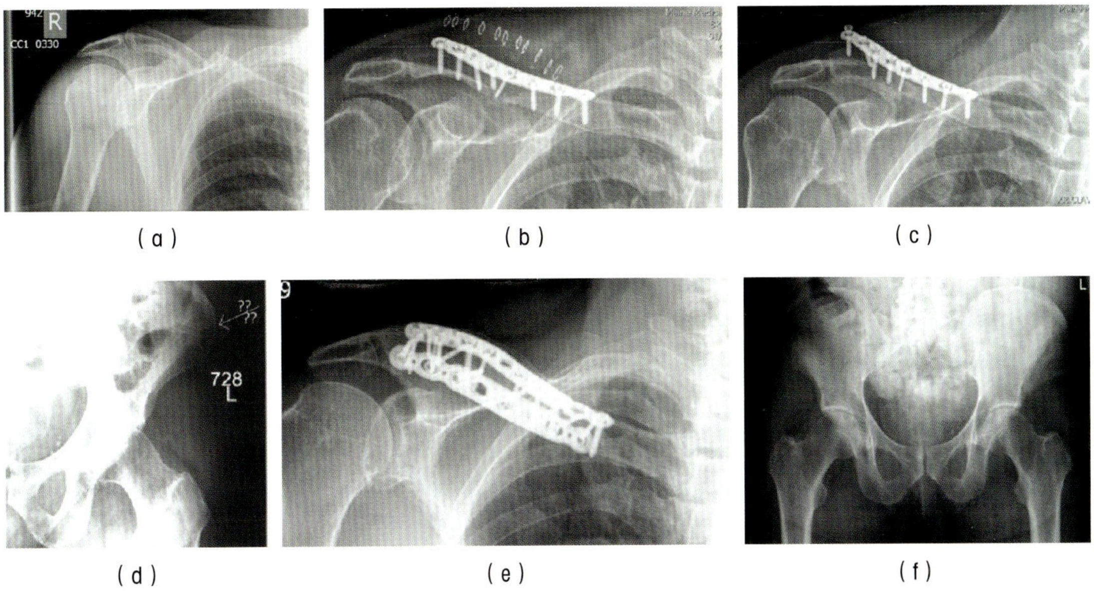

图19.3 （a）一名68岁的男性在受伤后9个月具有疼痛性的锁骨骨折不愈合；（b）这个患者接受了使用一块预塑形非锁定钢板的切开复位内固定和髂骨植骨治疗；（c，d）这个患者在术后第5周因为从椅子上站起时突然发作的髋部疼痛而就诊。另外，他诉说持续的肩关节不适。患者承认在术后2周使用上臂进行轻微活动，并且取下吊带，但是没有进行任何负重。X线片提示钢板松动和失效，并且在髂骨翼取骨部位发生轻微移位的骨折。上方钢板的远端部分松动伴轴向的螺钉拔出为典型特征；（e）使用2块钢板进行手术翻修以增加稳定性，并且严格要求患者在术后6周内使用吊带，之后4周进行被动活动度锻炼。在术后3个月，显示骨折完全愈合；（f）对骨盆骨折进行了对症治疗，并且骨折在受伤后3个月愈合

总的来说，对于老年患者，锁骨骨折的手术指征应该在很大程度上基于患者个体对身体活动的需求和目标，合并症，合并的软组织损伤和具体的骨折形态等。例如，开放性（图19.4）和即将开放（图19.5）的骨折是手术治疗的指征，即使是在老年患者中。

手术技术

如果选择手术治疗，有几种内植物可以被用于治疗锁骨中段骨折，包括非锁定钢板、锁定钢板、预塑形钢板和髓内装置（改良的粗直径骨钉，现代交锁锁骨髓内钉和钛质弹性钉）。在骨质疏松易于使老年患者发生锁骨骨折的同时，也是这些骨折的内固定治疗中的一个问题。外科医生面临的主要技术问题是在静息时也会承受明显应力的骨质疏松性骨骼，很难获得内植物的稳定固定。在骨-内植物界面传导的负荷常常超出骨质疏松性骨骼减弱的应力耐受性，并且这类骨骼也不能提供足够的抗拔出强度。这些特征导致加压钢板在骨量减少和骨质疏松的骨骼中更不可靠，因此在固定老年患者的锁骨骨折时，应该考虑使用锁定钢板、更长的钢板、多钢板（上方和前方）或者髓内固定等作为非锁定钢板的替代物。

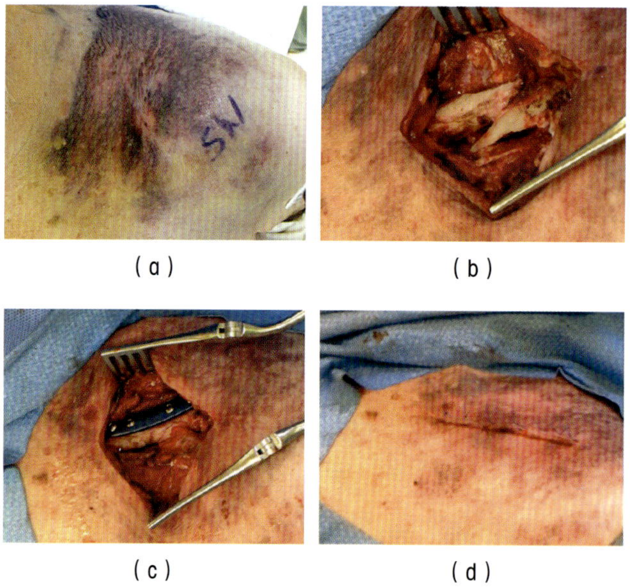

图19.4 （a）1例从楼梯跌下的老年患者的开放性骨折。伴有广泛的擦伤，小的穿刺伤，以及骨折部位邻近的软组织受到牵拉等；（b）将被卷入的皮肤松解、清创和彻底冲洗后的骨折部位的术中照片；（c）解剖复位骨折并使用预塑形锁骨钢板固定；（d）使用褥式缝合法双层关闭皮肤切口，外观得到很大改善。钢板提供的潜在稳定，增强了软组织的快速愈合，并获得了无感染的骨性愈合

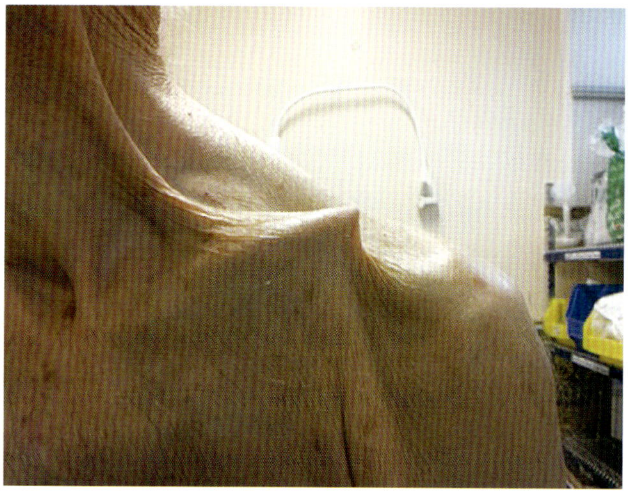

图19.5 1例即将发生皮肤破损的90岁患者的锁骨中段骨折。就像开放性骨折一样，软组织被顶起到这样的程度是手术固定的一个指征

一项在60岁以上患者中比较移位的锁骨中段骨折的非锁定与锁定钢板固定的研究，发现非锁定钢板固定组的内植物失败率为11%，而锁定钢板固定组的失败率为0。另外一项研究比较了非锁定钢板固定与Knowles钉髓内固定，发现钢板固定组具有更长的手术切口，更长的手术时间，更高的感染率，更多的术后症状，以及7%的内植物失效率，相比之下，Knowles钉组的内植物失败率为0。这些研究加强了这样的观点，即老年人的锁骨在生物学和力学方面较年轻人的脆弱。在治疗骨质减少的骨折时，与普通钢板相比，锁定钢板与髓内固定物具有生物力学上的优势，因此在固定这类患者的锁骨骨折时，应该考虑替代的技术。

研究人员对于移位的锁骨中段骨折的治疗选择是预塑形的锁定钢板，通常放置在锁骨上方。一般在骨折的近、远端最好各使用4枚螺钉。放置在前方的钢板被用于非常瘦而担心内植物突出的患者，或者被用于增强固定薄弱的上方钢板（图19.3）。

干骺端远侧骨折块较小，而且通常为粉碎性骨折，并接近肩锁关节，因而在所有年龄的患者中，

锁骨远端骨折的手术治疗可能都是一项挑战。这些问题在老年患者中更加复杂，因为较差的骨质量对固定造成额外的挑战。固定的选择包括锁骨钩钢板、远端锁定钢板和通过喙锁固定间接复位骨折的各种技术（坚强或弹性）。穿肩峰的克氏针固定会导致较高的并发症发生率，因此不推荐使用。至今为止，没有研究比较这些固定技术在老年患者中的疗效。在骨质疏松的骨骼中，与其他方法相比，锁骨钩钢板固定具有一些生物力学优势，因为这种固定能够覆盖锁骨的大片区域，钩钢板也可以使用锁定型钢板，并且肩峰可以被用作杠杆机制的一部分，提供额外的骨性支持。

对于老年人的锁骨远端移位骨折，我们的治疗选择是使用一块预塑形的锁骨远端钢板。这种钢板的远端有一个允许向干骺端骨折块植入多枚（锁定）螺钉的增宽部分。如果远端的固定不理想，也可以使用锁骨钩钢板进行固定。

疗效和并发症

普遍认为的是，锁骨移位骨折的治疗效果在成年和老年患者中的满意度，比在年轻患者中的差得多。正如前面所讨论的，在遭受高能量损伤的老年锁骨骨折患者中，死亡率显著增高，为23%，相较而言，年轻患者中的死亡率为7%。这通常与对合并损伤的耐受能力降低相关。在低能量骨折中，同样有证据显示老年患者中的结果有更差的趋势。

伴有轻微移位的简单骨折类型的非手术治疗，已被证明具有很好的愈合率及结果。即使是因为低能量损伤机制，老年患者中的锁骨骨折的粉碎和移位程度也比年轻患者中的严重，这可能反映了骨质疏松患者的骨质量下降和骨量减少。一些研究证实，粉碎性骨折和骨折移位是重要的因素，它们预示着骨折不愈合与畸形愈合的巨大风险。除了这些，因为局部和系统因素，老年患者的骨愈合能力降低，并且年龄也被证实为锁骨骨折不愈合的独立危险因素。这些特征放在一起提示，与年轻患者相比，老年患者中的锁骨中段骨折的手术或非手术治疗具有更大的失败和不愈合的可能性。

这些观察发现老年患者对锁骨骨折不愈合和畸形愈合的耐受性比年轻患者更好。老年患者对骨折不愈合及畸形愈合适应良好的现象，在其他的上肢骨折中也被观察到，包括桡骨远端骨折和肱骨近端骨折。这可能部分与活动水平降低有关，但是可能也有其他因素在起作用。

除了老年患者的活动水平较低，以及观察到的比年轻患者对不愈合的耐受性更好外，老年患者在从锁骨骨折恢复中处于不利地位，而这个结果是多方面的。第一，骨折类型较差的趋势，正如前面所述。第二，合并症的影响（例如心脏病和糖尿病）间接使治疗计划复杂化，并且能够在恢复过程中具有严重和不可意料的负面影响（图19.3）。第三，不论是否计划手术，对于任何锁骨骨折，几乎总是规定患者在一段时间内使用吊带和进行肩关节制动。许多老年人用于行走支持的手杖或者助行器，将被禁止使用。这尤其可能造成干扰，因为使用吊带和麻醉镇痛药可能会影响患者的平衡。即使不使用行走辅助工具，对于他们的日常生活活动，老年患者几乎没有能力仅使用一只手来完成。如果他们的独立生活能力受损，可能导致患者不能够继续独立生活，而需要护理机构护理。

结论

在过去10年，我们对锁骨骨折的理解和治疗经历了一个很大的转变。过去认为没有危害，并且通常保守治疗就可以得到预计的优异结果，但是锁骨现在被证实为在肩胛带中具有重要功能的复杂骨骼，如果受到损伤和治疗不当，容易发生并发症。非手术治疗依然是主要的治疗方式；然而，手术治疗适用于发生移位骨折的年轻的（小于60岁）、健康的患者。由于老年患者具有较高的手术并发症发生率和较低的生理需求，其手术治疗的适应证较严格。在老年患者中的特殊挑战，包括不愈合率较高的骨质疏松骨骼，固定失败和需要翻修的可能性较大，能够使决策复杂化的相关合并症，高能量损伤的死亡率增加和恢复期的无法独立生活等。一个基于具体情况的决策过程可以根据个体制订治疗方案和选择手术技术（如果需要）。获取愈合的方法应该通过评估手术风险和患者的需求来进行调整。

参考文献

[1] Khan LA, Bradnock TJ, Scott C, Robinson CM. Fractures of the

clavicle. J Bone Joint Surg Am. 2009;91(2):447–460.
[2] Nordqvist A, Petersson C. The incidence of fractures of the clavicle. Clin Orthop Relat Res. 1994;(300):127–132.
[3] Postacchini F, Gumina S, De Santis P, Albo F. Epidemiology of clavicle fractures. J Shoulder Elbow Surg. 2002;11(5):452–456.
[4] Allman FL Jr. Fractures and ligamentous injuries of the clavicle and its articulation. J Bone Joint Surg Am. 1967;49(4):774–784.
[5] Marsh JL, Slongo TF, Agel J, Broderick JS, Creevey W, DeCoster TA, et al. Fracture and dislocation classification compendium—2007: Orthopaedic Trauma Association classification, database and outcomes committee. J Orthop Trauma. 2007;21(10 Suppl):S1–133.
[6] Dennison E, Cole Z, Cooper C. Diagnosis and epidemiology of osteoporosis. Curr Opin Rheumatol. 2005;17(4):456–461.
[7] Mosekilde L. Age-related changes in bone mass, structure, and strength—Effects of loading. Z Rheumatol. 2000;59(Suppl 1):1–9.
[8] Sambrook P, Cooper C. Osteoporosis. Lancet. 2006;367(9527):2010–2018.
[9] van Helden S, van Geel AC, Geusens PP, Kessels A, Nieuwenhuijzen Kruseman AC, Brink PR. Bone and fall-related fracture risks in women and men with a recent clinical fracture. J Bone Joint Surg Am. 2008;90(2):241–248.
[10] Robinson CM. Fractures of the clavicle in the adult. Epidemiology and classification. J Bone Joint Surg Br. 1998;80(3):476–484.
[11] Stegeman SA, Nacak H, Huvenaars KH, Stijnen T, Krijnen P, Schipper IB. Surgical treatment of Neer type-II fractures of the distal clavicle: A meta-analysis. Acta Orthop. 2013;84(2):184–190.
[12] Keller JM, Sciadini MF, Sinclair E, O’Toole RV. Geriatric trauma: Demographics, injuries, and mortality. J Orthop Trauma. 2012;26(9):e161–165.
[13] Tornetta P 3rd, Mostafavi H, Riina J, Turen C, Reimer B, Levine R, et al. Morbidity and mortality in elderly trauma patients. J Trauma. 1999;46(4):702–706.
[14] Lehmann R, Beekley A, Casey L, Salim A, Martin M. The impact of advanced age on trauma triage decisions and outcomes: A statewide analysis. Am J Surg. 2009;197(5):571–4; discussion 4–5.
[15] Perdue PW, Watts DD, Kaufmann CR, Trask AL. Differences in mortality between elderly and younger adult trauma patients: Geriatric status increases risk of delayed death. J Trauma. 1998;45(4):805–810.
[16] McKee MD. Clavicle fractures. In: Court-Brown CM, Heckman JD, McQueen MM, et al., editors. Rockwood & Green’s Fractures in Adults. Part 2. Philadelphia, PA: Lippincott Williams & Wilkins; 2010. pp. 1427–1474.
[17] Lopez MJ, Edwards RB III, Markel MD. Healing of normal and osteoporotic bone. In: An YH, editor. Orthopaedic Issues in Osteoporosis. Boca Raton, FL: CRC Press; 2003, pp. 55–70.
[18] Radha S, Vaghela KR, Konan S, Radford W. Polysling skin pressure necrosis—A complication of shoulder immobilisation. BMJ Case Rep. 2012;2012. doi: 10.1136/bcr-2012-006671.
[19] Canadian Orthopaedic Trauma Society. Nonoperative treatment compared with plate fixation of displaced midshaft clavicular fractures. A multicenter, randomized clinical trial. J Bone Joint Surg Am. 2007;89(1):1–10.
[20] Kulshrestha V, Roy T, Audige L. Operative versus nonoperative management of displaced midshaft clavicle fractures: A prospective cohort study. J Orthop Trauma. 2011;25(1):31–38.
[21] Zlowodzki M, Zelle BA, Cole PA, Jeray K, McKee MD, Evidence-Based Orthopaedic Trauma Working Group. Treatment of acute midshaft clavicle fractures: Systematic review of 2144 fractures: On behalf of the Evidence-Based Orthopaedic Trauma Working Group. J Orthop Trauma. 2005;19(7):504–507.
[22] Evaniew N, Simunovic N, McKee MD, Schemitsch E. Cochrane in CORR®: Surgical versus conservative interventions for treating fractures of the middle third of the clavicle. Clin Orthop Relat Res. 2014;472(9):2579–2585.
[23] Leroux T, Wasserstein D, Henry P, Khoshbin A, Dwyer T, Ogilvie-Harris D, et al. Rate of and risk factors for reoperations after open reduction and internal fixation of midshaft clavicle fractures: A population-based study in Ontario, Canada. J Bone Joint Surg Am. 2014;96(13):1119–1125.
[24] Edwards DJ, Kavanagh TG, Flannery MC. Fractures of the distal clavicle: A case for fixation. Injury. 1992;23(1):44–6.
[25] Neer CS 2nd. Fractures of the distal third of the clavicle. Clin Orthop Relat Res. 1968;58:43–50.
[26] Flinkkila T, Ristiniemi J, Hyvonen P, Hamalainen M. Surgical treatment of unstable fractures of the distal clavicle: A comparative study of Kirschner wire and clavicular hook plate fixation. Acta Orthop Scand. 2002;73(1):50–53.
[27] Nordqvist A, Petersson C, Redlund-Johnell I. The natural course of lateral clavicle fracture. 15 (11–21) year follow-up of 110 cases. Acta Orthop Scand. 1993;64(1):87–91.
[28] Robinson CM, Cairns DA. Primary nonoperative treatment of displaced lateral fractures of the clavicle. J Bone Joint Surg Am. 2004;86-A(4):778–782.
[29] Rokito AS, Zuckerman JD, Shaari JM, Eisenberg DP, Cuomo F, Gallagher MA. A comparison of nonoperative and operative treatment of type II distal clavicle fractures. Bull Hosp Jt Dis. 2002;61(1–2):32–39.
[30] Giannoudis P, Tzioupis C, Almalki T, Buckley R. Fracture healing in osteoporotic fractures: Is it really different? A basic science perspective. Injury. 2007;38(Suppl 1):S90–99.
[31] Giannoudis PV, Schneider E. Principles of fixation of osteoporotic fractures. J Bone Joint Surg Br. 2006;88(10):1272–1278.
[32] Stromsoe K. Fracture fixation problems in osteoporosis. Injury. 2004;35(2):107–113.
[33] Gardner MJ, Demetrakopoulos D, Shindle MK, Griffith MH, Lane JM. Osteoporosis and skeletal fractures. HSS J. 2006;2(1):62–69.
[34] Pai HT, Lee YS, Cheng CY. Surgical treatment of midclavicular fractures in the elderly: A comparison of locking and nonlocking plates. Orthopedics. 2009;32(4).
[35] Lee YS, Lin CC, Huang CR, Chen CN, Liao WY. Operative treatment of midclavicular fractures in 62 elderly patients: Knowles pin versus plate. Orthopedics. 2007;30(11):959–964.
[36] Cornell CN, Ayalon O. Evidence for success with locking plates for fragility fractures. HSS J. 2011;7(2):164–169.

[37] Johanson NA, Litrenta J, Zampini JM, Kleinbart F, Goldman HM. Surgical treatment options in patients with impaired bone quality. Clin Orthop Relat Res. 2011;469(8):2237–2247.

[38] Tiren D, van Bemmel AJ, Swank DJ, van der Linden FM. Hook plate fixation of acute displaced lateral clavicle fractures: Mid-term results and a brief literature overview. J Orthop Surg Res. 2012;7:2.

[39] Ballmer FT, Gerber C. Coracoclavicular screw fixation for unstable fractures of the distal clavicle. A report of five cases. J Bone Joint Surg Br. 1991;73(2):291–294.

[40] Jackson WF, Bayne G, Gregg-Smith SJ. Fractures of the lateral third of the clavicle: An anatomic approach to treatment. J Trauma. 2006;61(1):222–225.

[41] Mall JW, Jacobi CA, Philipp AW, Peter FJ. Surgical treatment of fractures of the distal clavicle with polydioxanone suture tension band wiring: An alternative osteosynthesis. J Orthop Sci. 2002;7(5):535–537.

[42] Yamaguchi H, Arakawa H, Kobayashi M. Results of the Bosworth method for unstable fractures of the distal clavicle. Int Orthop. 1998;22(6):366–368.

[43] Kona J, Bosse MJ, Staeheli JW, Rosseau RL. Type II distal clavicle fractures: A retrospective review of surgical treatment. J Orthop Trauma. 1990;4(2):115–120.

[44] Van Houwelingen A, McKee M, Schemitsch E. Clavicular fractures: Open reduction internal fixation. In: Wiss D, editor. Master Techniques in Orthopaedic Surgery: Fractures. 2nd ed. Philadelphia, PA: Lippincott Williams & Wilkins; 2006.

[45] Nikolaou VS, Efstathopoulos N, Kontakis G, Kanakaris NK, Giannoudis PV. The influence of osteoporosis in femoral fracture healing time. Injury. 2009;40(6):663–668.

[46] Robinson CM, Court-Brown CM, McQueen MM, Wakefield AE. Estimating the risk of nonunion following nonoperative treatment of a clavicular fracture. J Bone Joint Surg Am. 2004;86-A(7):1359–1365.

[47] Wu CL, Chang HC, Lu KH. Risk factors for nonunion in 337 displaced midshaft clavicular fractures treated with Knowles pin fixation. Arch Orthop Trauma Surg. 2013;133(1):15–22.

[48] Arora R, Lutz M, Deml C, Krappinger D, Haug L, Gabl M. A prospective randomized trial comparing nonoperative treatment with volar locking plate fixation for displaced and unstable distal radial fractures in patients sixty-five years of age and older. J Bone Joint Surg Am. 2011;93(23):2146–2153.

[49] Court-Brown CM, Garg A, McQueen MM. The translated two-part fracture of the proximal humerus. Epidemiology and outcome in the older patient. J Bone Joint Surg Br. 2001;83(6):799–804.

[50] Zyto K. Non-operative treatment of comminuted fractures of the proximal humerus in elderly patients. Injury. 1998;29(5):349–352.

20

肱骨近端骨折

Stig Brorson

简介

最近的研究数据显示许多发生肱骨近端移位骨折的老年患者并不能受益于手术治疗，即使就复杂的骨折类型而言。在大部分老年患者中，不管骨折的解剖和治疗方式如何，都会有一定程度的肢体功能障碍。功能障碍的程度并不完全取决于损伤的复杂程度，一些具有轻微移位骨折的患者可能会出现疼痛和功能不佳的结果。受伤前的虚弱体质和合并症可能对术后的疗效有很大的影响。骨质量差和肩袖退变可能会进一步损害术后效果。肱骨近端骨折的一般患者或年轻患者的预后研究也许不适用于老年患者，并且在临床研究中用于评估患者的由观察者主导的肩关节功能测量方法（如Constant评分），可能会过度强调活动度和力量的重要性。一些老年患者对功能要求不高，只要疼痛被有效控制，可以接受力量减弱和活动度受限。

根据年龄的循证治疗建议很少，并且尚未确定老年肱骨近端骨折的最佳治疗。临床研究的方法学通常质量较低，并且所给出的建议不一致。目前最好的证据大部分为具有较高偏倚风险的非对照病例系列。系统性回顾未能从统计学和临床方面显示手术治疗移位骨折的明显优势。然而，近5年来许多从随机试验中获取的新数据出现在文献中，并且计划随机研究的报道得到发表。可能在下一版Cochrane综述中会包含一些循证治疗建议。

本章的内容是基于来自近期的临床随机对照试验、系统性回顾和大型流行病学研究的数据。只要有可能，老年患者（65~79岁）和更高龄的老年患者（80岁及以上）的数据是分开报道的。

流行病学

肱骨近端骨折占全身骨折的4%~6%。它们与高龄和骨质疏松相关。在大于65岁的患者中，94%的肱骨近端骨折是由站立高度跌倒所导致。肱骨近端骨折的发病率占全身骨折的第3位，仅次于桡骨远端骨折和股骨近端骨折。在50岁及以上的女性中，发生肱骨近端骨折的终身风险为13%。据报道，1970—2002年，肱骨近端骨折的年发病率从32/10万上升至105/10万。在80岁以上的老年女性中，肱骨近端骨折的年发病率从90/10万上升至294/10万。Kannus等报道了60岁以上女性的肱骨近端骨折的年发病率为298/10万，而Court-Brown等最近报道了65岁以上女性的肱骨近端骨折的年发病率为392/10万，80岁以上女性的肱骨近端骨折的年发病率为520/10万，与之相比，男性的肱骨近端骨折的年发病率分别为147/10万和261/10万。47%的患者至少之前发生过一次骨折。连同较低的骨密度和身高降低，之前的骨折是肱骨近端骨折的一个独立危险因素。肱骨近端骨折伴发其他骨折的比值比为2.2。在一个瑞典人群中，肱骨近端骨折后的半数生存期为9年，对照组为12年。在发生过肱骨近端骨折的60~79岁女性中，髋部骨折的终身风险大概为2.4。在一个包括629例老年患者的非特定人群中，27%的患者在肱骨近端骨折后1年报道了较差的功能结果（Constant评分<55分）。功能结

果与骨折严重程度不相关。

骨折类型分布

Neer在1970年发表的经典文献中提到，轻微移位骨折占所有肱骨近端骨折的85%，发患者群的平均年龄为56岁（图20.3）。最近的研究显示老年人群中的肱骨近端轻微移位骨折少于50%（表20.1）。Neer分型中的3种骨折类型：轻微移位骨折、外科颈两部分骨折、三部分骨折（外科颈骨折合并大结节骨折），占所有肱骨近端骨折的86%。骨折复杂程度具有年龄和性别特异性。总的来说，70%的三部分和四部分移位骨折发生在60岁以上患者，女性发生三部分和四部分骨折的概率是男性的1.72倍。

肩袖的完整性

Fjalestad等获得了76例非手术治疗的肱骨近端骨折患者受伤当时和伤后1年的MRI扫描资料，其中22例患者在受伤当时出现肩袖全层缺损，骨折后1年，又增加了10例肩袖全层缺损的病例。骨折后1年的Constant功能评分，与损伤当时就存在肩袖缺损相符。假设肩袖退变是人类老化的一个正常部分，仍不明确该研究中的肩袖损伤发生率是否高于正常老化的预计发生率。

Bahrs等使用超声检测了302例受伤后4年的肱骨近端骨折患者。他们在17%的患侧肩关节发现肩袖全层缺损，相较而言，对侧肩关节仅有4%出现肩袖全层缺损。提示四部分肱骨近端骨折与肩袖全层缺损具有显著相关性。

影像学检查

通常仅限于使用X线片对肱骨近端骨折进行术前评估。最实用的是一个包括前后位X线片、垂直侧位/肩胛骨侧位X线片和腋位X线片的系列。在一些机构中，因为可能会引起疼痛而不采用腋位X线片。这样可能是不明智的，因为腋位X线片是明确肩关节是否脱位的最佳影像，且能提供大结节移位的重要信息，还能提高同一研究中的观察者对骨折分型的统一性。大多数机构能够进行CT和CT三维重建扫描（图20.1，图20.2）。CT可能对术前计划和提高分型的可靠性有价值，但是没有研究报道CT有利于提高患者的疗效。在肱骨近端骨折患者中，通常影像学表现与功能预后的相关性有限。

表20.1 已报道的4组人群中的轻微移位骨折的患病率

研究	骨折（例）	轻微移位的骨折（%）	年龄（岁）（均数和范围）
Neer	300	85	56（22~89）
Court-Brown等	1027	49	66（13~98）
Tamai等	509	36	65（18~95）
Roux	329	43	70（16~97）

分型

分型的一致性

最常用的肱骨近端骨折分型系统是Neer分型（图20.3）和AO分型（图20.4）。它们均是基于对2~3张术前垂直位X线片的评估。

近20年来，超过20篇观察研究和系统性回顾报道了，骨科医生在使用Neer分型和AO分型时，会产生很大的分歧。他们一致报道了反映观察者间一致性的Kappa值较低（0.17~0.52）。一篇关于4种常用分型系统仅在经验丰富的肩关节外科医生间的一致性的综述，报道了Kappa值范围在0.15~0.44。可以通过分型缺乏一致性解释在科学论文中发现的治疗建议和效果的一些差异。

较低的一致性并不能通过选择有经验的观察者、仅使用高质量的X线片、简化分型系统，或者增加形象化的检查手段（如CT扫描或者CT三维重建等）而得到提高。然而，对观察者进行系统培训似乎可以提高一致性，尤其是在肩关节专家中。似乎复杂骨折类型的分型一致性更低。

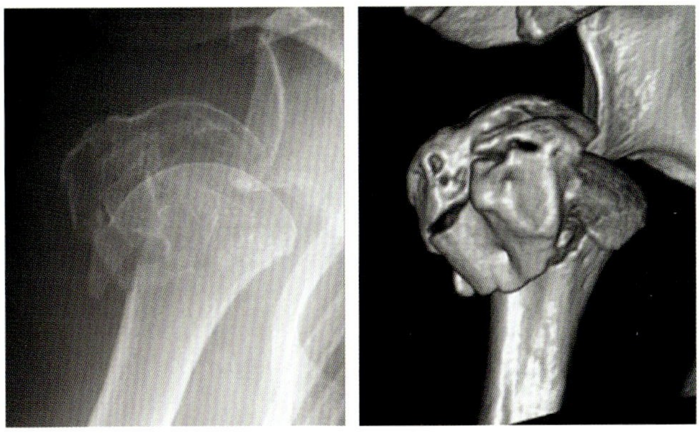

图 20.1 肱骨近端骨折的X线片（前后位）和CT三维重建

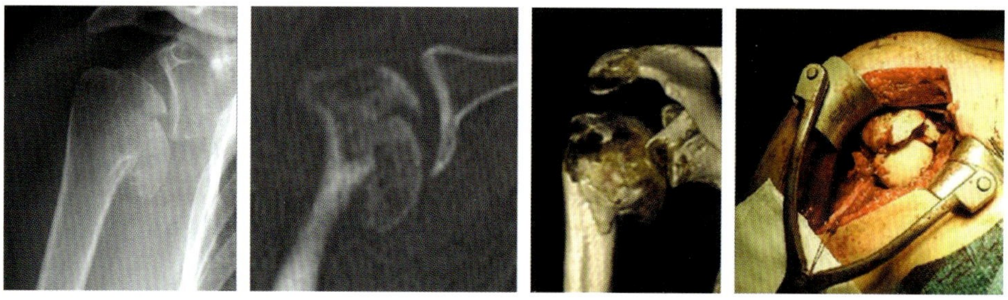

图 20.2 关节内骨折（AO-C3.3型）的影像学检查方法。X线片、CT扫描、CT三维重建和术中所见

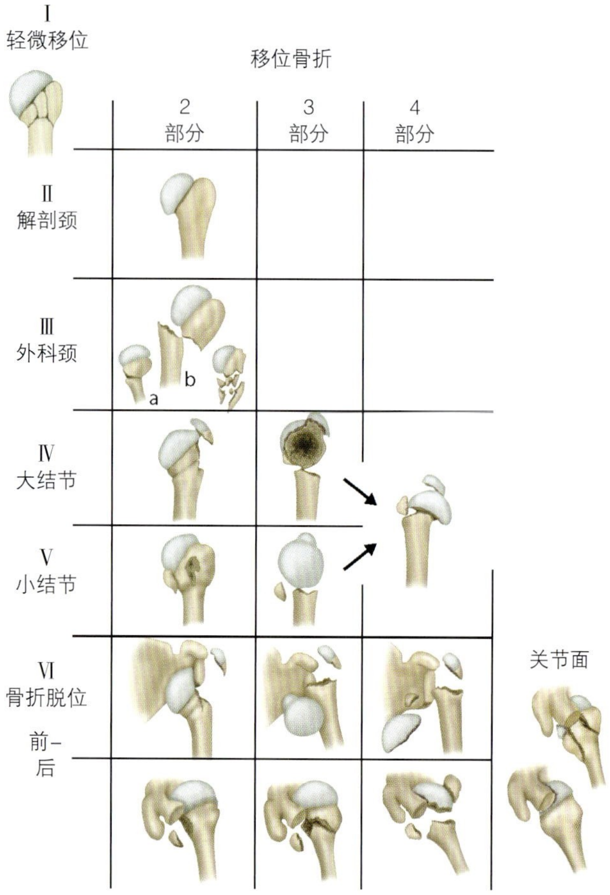

图 20.3 Neer分型系统的16个类型。在一个骨折中，当4个解剖结构（大结节、小结节、肱骨头和肱骨干）中的一个或者多个发生大于1cm的移位或者成角大于45°，则考虑有移位

治疗的一致性

一项研究发现，在一个包括193套来自急诊室和骨科病房的X线片的连续系列中，治疗建议的一致性明显高于分型的一致性。仅在1/3的分型改变之后出现治疗建议的改变。研究发现非手术治疗的一致性是最高的。结果表明，Neer分型系统较低的观察者间一致性的临床意义，可能没有过去认为的那么重要。

分型系统之间的转化

在关于肱骨近端骨折的科学论文中，缺乏通用的骨折定义，并且最常用的两个分型系统也是部分不一致的。结果就是很难比较临床研究的结果，以及很难将治疗建议应用至其他人群。例如，轻微移位骨折能够与AO分型系统中的15个亚型相对应，“经典”的四部分骨折（Neer-12型）可以归入至少8个不同的AO亚型，而AO-C型骨折在Neer分型系统中可能表现为一、二、三或者四部分骨折。

两个分型系统都遗漏了重要的临床信息。最重要的是，在Neer分型系统中没有发现内翻和外翻移位的区别，而在AO分型系统中缺乏对骨折移位的简要定义。建议研究者和外科医生报道来自两个分型系统的数据，并且交叉检查它们的代码。对于骨科的临床工作和科学研究来说，肱骨近端骨折的分型依然是一个挑战。

治疗

非手术治疗包括使用吊带悬吊患肢和立即进行肩关节钟摆样锻炼，或者后期的主动及被动锻炼。一些医生支持尝试手法复位（将肱骨干与肱骨头嵌插），然后进行保守治疗。手术治疗包括手法复位经皮骨圆针固定，及切开复位后，使用钢板螺钉、张力带钢丝、带锚缝线、克氏针、螺旋金属丝、穿骨缝合及髓内固定等进行内固定。关节成形术的选择包括半肩关节成形术和反式全肩关节成形术。

手术患者的比例在过去20年有所增长。Khatib等回顾了在1990—2010年期间，纽约州的50 100例65岁以上的肱骨近端骨折患者。在此期间，肱骨近端骨折的发病率上升了28%，但是手术治疗的骨折数量

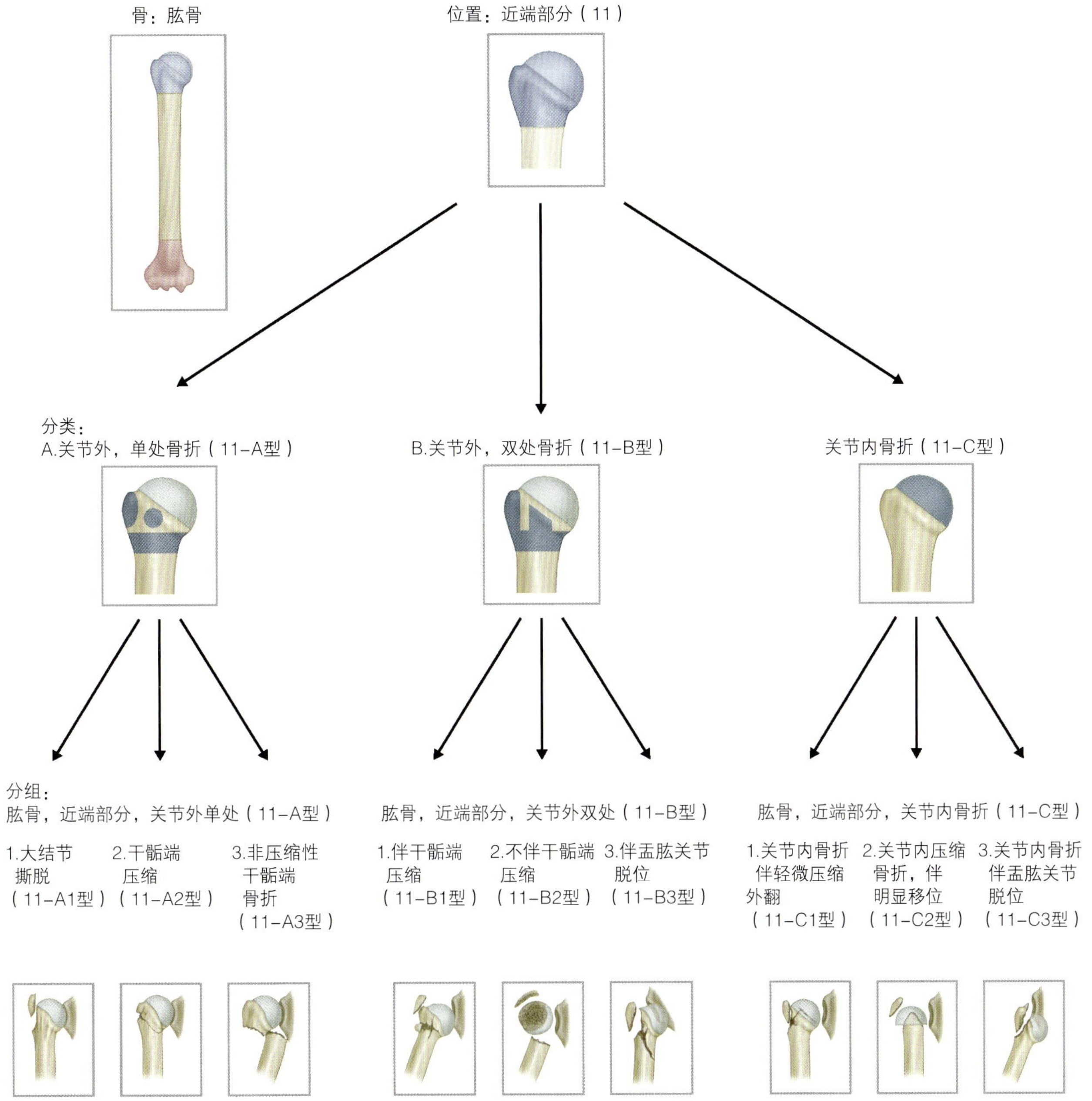

图20.4 AO分型系统的3个分型和9个分组（没有显示27个亚型）

上升超过40%。从2001—2010年，锁定钢板的使用增加，而从2006—2010年，反式肩关节的使用增加。从2000—2010年，半肩关节的使用相应减少。

治疗决策

提供手术治疗的决定是依据患者的年龄、合并症、术前功能、骨折解剖、骨质量、软组织损伤、外科医生的经验和患者的期望值等。

在一项对229例肱骨近端骨折（平均年龄为77岁）进行的回顾性研究中，Okike等报道了60岁以上患者中的与决定手术治疗相关的因素。与手术治疗相关的因素包括年龄较小、其他要求手术治疗的骨科创伤、AO-C型骨折、合并脱位、水平移位等，以及是由肩关节专家或上肢专家进行治疗，还是由创伤专家进行治疗。

合并症值得慎重考虑。每一项额外的合并症都增加了20%的手术后再入院的风险。据报道，在27 017例手术治疗的肱骨近端骨折患者中，90天再入院率为14%。3/4的再入院与内科诊断相关。手术因素导致的再入院中，锁定钢板接骨术的再入院率

（29%）明显高于半肩关节成形术（16%）和反式肩关节假体置换术（20%）。使用锁定钢板治疗后的机械性并发症所导致的再入院，占所有再入院的11%。锁定钢板接骨术后的感染也更加常见。

对老年患者进行手术治疗还是非手术治疗?

在老年患者中，影响移位骨折治疗决策的有力证据是有限的。一份Cochrane综述包括共有1238例患者的23个规模小且不均一的随机试验。其中具有270例患者的6个研究，比较了手术治疗与非手术治疗。得出的结论是目前的依据没有说服力，并且手术治疗没有显示出优势。9个手术患者中就有1个需要再次手术治疗。

Den Hartog等从33个随机和非随机试验中纳入了1096例患者。这些试验比较了非手术方法与半肩关节成形术治疗三部分和四部分骨折，发现手术治疗并无优势。

Kontakis等从16个随机和非随机研究中纳入了810例主要针对部分骨折的半肩关节成形术，总结为没有充分的证据支持一期使用半肩关节成形术治疗复杂肱骨近端骨折的有效性。

Jia等从7个随机实验中纳入了286例三部分和四部分骨折。他们发现手术治疗（半肩关节成形术或使用张力带或锁定钢板进行内固定）与非手术治疗临床上没有显著差异。

Nanidis等从比较手术与非手术治疗方法的2个随机实验和8个观察性研究中纳入了486例患者。结论是手术治疗和非手术治疗的结果无显著差异。

最近的一项大型临床随机试验，比较了非手术和手术治疗累及外科颈的移位骨折。250例被推荐接受手术治疗的患者被随机分为非手术治疗和手术治疗组。手术治疗组是根据外科医生的偏好来进行治疗。患者从英国的33个骨科招募，并且所有的患者遵从同一康复方案。24个月后，使用Oxford肩关节评分（Oxford Shoulder Score）对215名患者进行评估。没有发现两个组的结果存在显著差异。并发症率和二次手术也无显著差异，但是手术治疗的费用明显高于非手术治疗。

手术时机

没有对理想的手术时机达成共识。与患者相关和潜在可变的因素影响了手术的时间。

Menendez和Ring报道了从国家数据库获取的70 000例接受手术治疗的肱骨近端骨折。其中，87%的患者在2天内接受手术治疗，13%的患者在3天或者更长时间之后接受手术治疗。即使在对合并症和骨折复杂程度等非处理因素进行控制的情况下，延迟手术之后，住院患者的并发症发病率增加。延迟手术与院内不良事件（比值比为2.1）及术后住院时间延长（比值比为1.7）相关。在延迟手术组中，57%的患者出院后需转入康复机构或特殊护理机构，相比之下，仅有28%的早期手术患者需转入。由于没有手术医生或者可以使用的手术间，周末入院是手术延迟的最常见因素。

使用Constant评分对老年患者进行疗效评估

最常应用于肱骨近端骨折研究的功能评分是Constant－Murley肩关节功能评分（Constant－Murley Shoulder Score）。它是一个由观察者主导的肩关节特异性疗效评估工具，由4个部分组成：疼痛（15分），日常生活活动（20分），活动度（40分）和力量（25分）。最高分值为100分，表明肩关节没有功能障碍。

在老年人中使用Constant评分的一些问题需要注意。第一，Constant评分不能被调整，不可以根据年龄或者性别进行调整，或者与对侧肩关节进行比较。在一些研究中，不清楚使用的是哪一个版本，因此跨研究的对比就存在问题。第二，Constant评分随年龄增加而降低。预计年轻患者会有更好的力量和关节活动度，而未经调整的Constant评分可能会低估老年人的结果。第三，在肩关节外展小于90°的患者中，则不能进行力量评估。这意味着从总的Constant评分中被减去的25分加上由于受损的肩关节活动度而被扣除的分数。对疗效满意的老年人，具有一个无痛但是外展小于90° 的肩关节，可能因此得到一个具有误导性的较低的Constant评分。

非手术治疗

只有较少的几篇研究系统地收集了不同类型肱骨近端骨折非手术治疗效果的数据。

在一篇系统性回顾中，Iyengar等报道了从12个研究中获取的数据，这些研究覆盖了650例接受非手术治疗的骨折病例。49%是轻微移位骨折，25%是两部分移位骨折，21%是三部分移位骨折，5%是四部分移位骨折。平均年龄为65岁，平均随访时间为46个月。98%的患者达到影像学愈合，但是13%具有并发症。只有2%的患者发生肱骨头缺血性坏死。平均Constant评分为74分。

Court-Brown等报道了125例AO-B1.1型肱骨近端骨折的非手术治疗结果。这种骨折类型大概占肱骨近端骨折总数的15%，在Neer分型（图20.3）中，表现为轻微移位骨折、两部分肱骨大结节骨折、两部分肱骨外科颈骨折或三部分骨折（图20.5）。平均年龄为71岁，并且报道81%的患者非手术治疗的结果为良好至优异，总体的平均Constant评分为72分，而80~89岁患者的平均Constant评分为67分。疗效取决于年龄和骨折移位程度，但是通常可以对B1.1型骨折进行非手术治疗。

在一项前瞻性研究中，Hanson等随访了160例非手术治疗的肱骨近端骨折患者。根据Neer分型，有75例轻微移位骨折，60例两部分骨折，23例三部分骨折和2例四部分骨折。根据AO分型，有85例A型骨折，71例B型骨折和4例C型骨折。有4例患者接受了通过锁定钢板或螺钉固定的手术治疗，而5例患者因为撞击而在关节镜下进行了肩峰下减压。1年后，患侧与健侧肩关节的平均Constant评分的差异为8%。骨折延迟愈合和不愈合的风险为7%。

Gaebler等对376例非手术治疗的轻微移位骨折进行了为期1年的随访。按照AO分型，在研究最初纳入的507例轻微移位骨折中，大约76%为A型骨折，23%为B型骨折，1.8%为C型骨折。在随访1年时，87%的患者获得了良好或优异的结果。研究人员报道了年龄与结果间具有很强的相关性。在考虑年龄的影响后，不同骨折类型的结果没有差异。他们发现肱骨大结节的移位与结果没有相关性。

Olsson等报道了253例非手术治疗的肱骨近端骨折患者，随访时间为12年。患者组的半数生存期为9年，无肱骨近端骨折的对照组的半数生存期则为12年。在两个组中，心血管疾病和恶性肿瘤是最常见的死因。与匹配的对照相比，报道的累计生存率的差异为16%。

轻微移位骨折

AO分型系统（图20.4）将Neer分型系统（图20.3）中的轻微移位骨折进行了更为详尽的分析。根据Neer分型系统被划分为轻微移位的骨折，在AO分型系统中可以表现为15个不同的亚型。

Calvo等报道了从912位50岁及以上的绝经后妇女中获取的流行病学资料，这些患者在门诊接受了轻微移位骨折的非手术治疗。在受伤后6个月，对部分患者进行了电话随访，使用臂肩手障碍调查表（Disabilities of the Arm，Shoulder and Hand，DASH）（n=25）和EuroQol健康指数量表（EQ-5D）（n=46）对肱骨近端骨折进行了评估。总体上，67%的患者报告了疼痛和不适，以及明显的功能减退，特别是自理能力（45%）和日常生活活动能力（57%）的减退，33%的患者报告了焦虑和抑郁。

非手术治疗患者的康复

通常会推荐非手术治疗患者进行功能训练。少数几项随机试验研究了非手术治疗的肱骨近端骨折患者功能训练的最佳时机和疗效。

Lefevre-Colau等将74例肱骨近端嵌插型骨折患者随机分为3天后开始活动组和3周后开始活动组。发现早期活动是安全和更加有效的。受伤后3个月的随访提示差异具有显著的统计学意义，但是受伤后6个月和12个月的随访未显示差异。

Hodgson等将86例轻微移位的两部分骨折患者随机分为1周内开始训练组和制动3周后开始训练组。患者在受伤后，缓慢地恢复2年。发现接受早期理疗

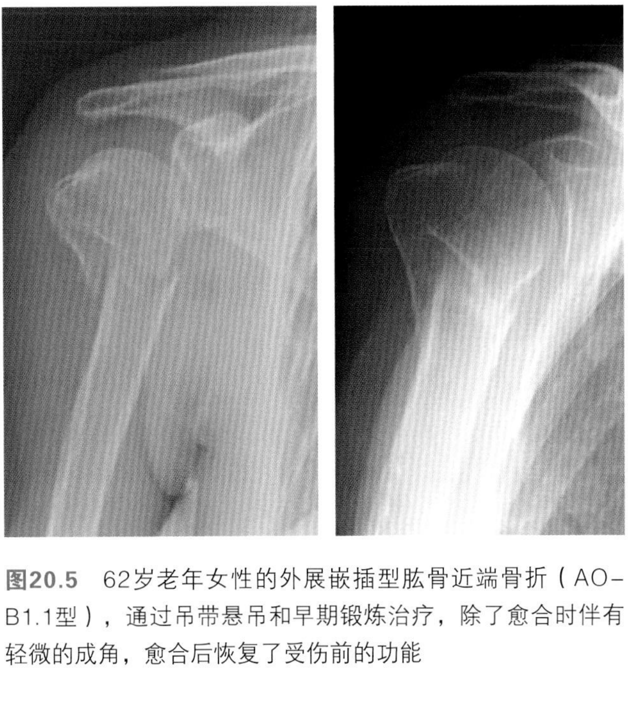

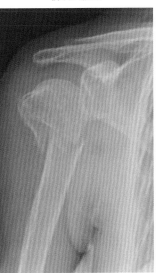

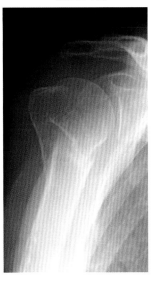

图20.5 62岁老年女性的外展嵌插型肱骨近端骨折（AO-B1.1型），通过吊带悬吊和早期锻炼治疗，除了愈合时伴有轻微的成角，愈合后恢复了受伤前的功能

的患者在受伤后1年获得了更好的恢复。在受伤后8周和16周，早期活动组的Constant评分明显高于晚期活动组，但是在1年时没有显著差异。

Kristiansen等将85例主要是无移位的骨折随机分为1周后或3周后训练。研究人员报道了早期活动后在3个月时疼痛明显减轻，但是6个月后不能发现这种效果。受伤后1年或2年，没有发现进一步的恢复。

手术治疗

锁定钢板接骨术

在过去的20年内，锁定钢板技术的问世，增加了手术治疗肱骨近端骨折的可能性。然而，在接受手术治疗的患者中，翻修手术的比例也随之增加。Bell等报道了在2000—2005年间，手术治疗的肱骨近端骨折增加了26%。手术治疗的肱骨近端骨折的绝对比例从13%上升至16%。接骨术增加了29%，相较而言，半肩关节成形术增加了20%。

一期半肩关节成形术

半肩关节成形术在半个世纪以前开始被用于治疗无法修复的肱骨近端骨折。在老年患者中，如果大结节能够愈合而不被吸收，并且肩袖没有损伤，则可以获得满意的功能结果。疼痛控制通常是令人满意的，但是平均活动度较差，特别是在合并肩袖功能不全时。Olerud等将55例具有新鲜四部分移位骨折的老年患者（平均年龄77岁），随机分为半肩关节成形术组和非手术治疗组。EQ-5D评分有显著差异，支持半肩关节成形术，但是Constant评分没有显著差异。对3例接受半肩关节成形术的患者及1例保守治疗患者进行了额外的手术。研究人员认为，EQ-5D和Constant评分间的差异可归结为自我感觉差异的结果，因此评估具有主观性。

交锁髓内钉接骨术

Zhu等在一项包括51例肱骨近端两部分骨折患者（平均年龄为55岁）的随机试验中，比较了交锁髓内钉接骨术和锁定钢板接骨术。术后1年，锁定钢板治疗组的美国肩肘外科医生（American Shoulder and Elbow Surgeons，ASES）评分稍高，但是Constant评分没有显著差异。锁定钢板治疗组的并发症发生率为31%，相比之下，髓内钉治疗组的并发症发生率为4%。在一篇包括8个观察性研究的系统性回顾中，纳入了215例接受交锁髓内钉治疗肱骨近端二部分、三部分和四部分骨折的患者，Giannoudis等报道了良好的功能结果，即使是在四部分骨折患者中。平均愈合率为96%，而平均并发症发生率为25%。然而，在所有的研究中，患者的平均年龄均小于70岁。还没有在随机试验中使用交锁髓内钉治疗老年肱骨近端骨折的报道，因此基于现有的文献，不能给出任何建议。

一期反式肩关节成形术

对于骨量较差的老年患者，也许不能将大小结节满意地固定至半肩关节假体相应的解剖位置。并且一些老年患者伴有肩袖缺损。在这些患者中，一期反式肩关节成形术可以作为一个选择。通过将旋转中心向外侧和远端移动，三角肌可以被调动，并且可以获得一些前屈和外展，但是付出旋转较差的代价。疼痛缓解和早期活动得到报道，但是鲜有对比反式肩关节成形术和半肩关节成形术及非手术治疗的随机试验。然而，反式肩关节成形术越来越多地被用于治疗新鲜的肱骨近端骨折。

Sebastia-Forcada等对61例年龄超过70岁的四部分骨折、三部分骨折并脱位或者头劈裂骨折的患者，随机进行了反式肩关节成形术和半肩关节成形术。随访2年后，与半肩关节成形术相比，Constant评分、加利福尼亚-洛杉矶大学评分（University of California-Los Angeles，UCLA）和DASH评分等，均显示反式肩关节成形术具有更好的功能结果，疼痛更轻，并且翻修率更低。在半肩关节成形术组，功能结果依赖于大小结节的愈合。

一篇关于反式肩关节成形术的观察性研究的系统性回顾，确定了18个观察性研究，这些研究共包括430例用于治疗新鲜骨折的反式肩关节成形术。有4项研究将反式肩关节成形术的结果与半肩关节成形术历史群体的结果进行了比较。在四部分骨折的治疗中，平均Constant评分为58分，与半肩关节成形术后的结果相似。另一篇系统性回顾纳入了9项研究，共包括247例平均年龄为78岁（57~94岁）的患者，平均随访时间为44个月。平均Constant评分为56分。第三篇系统性回顾分析了共包括377例患者的15项研究。其结果与504例匹配的半肩关节成形患者的结果相比较。研究人员报道了在430例反式肩关节成形术治疗的骨折中，前屈幅度增加和外旋减少。并发症发生率相似。第四篇系统性回顾包括7项研究，共有232例患者，在平均术后44个月，比较了反式肩关节成形术与半肩关节成形术。研究人员发现在反式肩关节成形术与半肩关节成形术治疗的患者间，Constant评分和ASES评分及活动度无差异，但是与半肩关节成形术相比，反式肩关节成形术并发症的比值比为4。反式肩关节成形术的费用是半肩关节成形术的2倍。

其他的手术治疗选择

最近，一些随机临床试验比较了不同手术技术的效果。Voigt等将56例大于60岁的三部分和四部分骨折患者随机分为两组，根据医生的偏好，分别使用具有肱骨头固定螺钉或者具有多向锁定螺钉的锁定钢板进行接骨术。研究人员发现结果和再次手术率没有差异。Smejkal等随机使用克氏针或锁定钢板治疗55例年龄为18~80岁的A2、A3、B1、C1型骨折患者。研究人员发现结果和并发症发生率没有差异。Liao等在70例三部分和四部分骨折患者（平均年龄62岁）中，随机使用克氏针张力带或螺钉、锁定钢板或半肩关节成形术治疗。研究人员报道了克氏针固定术具有更多的并发症。锁定钢板治疗组的平均Constant评分较高。

术后功能锻炼

Wirbel等将77例闭合复位经皮固定的患者随机分为制动1周和制动3周组。研究人员发现经过平均14个月的随访，Neer评分没有显著的统计学差异。Agorastides等比较了在半肩关节成形术后，进行早期活动（2周后）和晚期活动（6周后）的49例三部分和四部分骨折患者。他们发现两个组的Constant评分和Oxford肩关节评分（Oxford Shoulder Score）在术后12个月时没有显著差异。

两部分骨折的治疗

两部分外科颈骨折占所有肱骨近端骨折的28%。由于胸大肌的牵拉，移位的骨折表现为肱骨干向内侧移位，并且合并内翻或者外翻成角。Court-Brown等分析了126例Neer分型为外科颈两部分骨折的水平移位骨折（平均年龄为72岁）。发病率最高的人群为80岁以上的女性。研究人员发现手术组与非手术治疗组的1年功能结果之间没有差异。

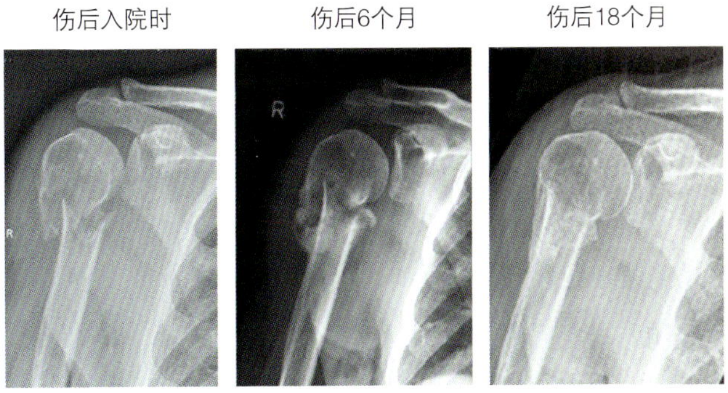

图20.6　1例62岁的老年女性，发生了移位的两部分肱骨外科颈骨折（AO-A3.2型）。受伤后6个月的X线片表现显示大量骨痂和持续存在的骨折线。受伤后18个月，功能完全恢复。患者没有疼痛，并且恢复了受伤前的功能

Court-Brown和McQueen进一步报道了287例两部分骨折患者的非手术治疗（不包括骨折脱位的闭合复位）结果。这些患者的两部分骨折分类为AO亚型中的A1.2型、A1.3型、A2.1型、A2.2型、A2.3型、A3.1型、A3.2型或A3.3型，占所有肱骨近端骨折的28%。总体上，30%的骨折发生在80岁以上患者。AO-A3.2型（图20.6）骨折是最常见的两部分骨折，且40%发生在80岁以上患者。最后的X线片上显示的对线与Constant评分和Neer评分评估的结果不相符。较差的结果出现在干骺端粉碎性骨折（AO-A3.3型）患者中。

在一项包括68例移位骨折的随机试验中，Zhang等发现增加内侧支撑螺钉对于两部分骨折并无益处。然而，他们发现，如果没有内侧的支撑螺钉，三部分和四部分骨折的复位失败率明显增加。

三部分和四部分骨折的治疗

Boons等将50例具有四部分骨折的老年患者随机分为半肩关节成形术组（平均年龄为80岁）和非手术治疗组（平均年龄为76岁）。他们发现在受伤后12个月随访时，两个组在功能、力量和疼痛等方面没有显著差异，认为与非手术治疗相比，半肩关节成形术没有显示出明显的优势。

Olerud等将60例发生三部分骨折的老年患者（平均年龄为74岁）随机分为锁定钢板治疗组和非手术治疗组。在受伤后2年随访时，两个组的Constant评

分、DASH或EQ-D5评分没有显著差异，但是对接受锁定钢板治疗的患者中的30%进行了手术翻修（2例深部感染，1例骨折不愈合，2例缺血性坏死，3例关节僵硬和2例肩关节撞击）。非手术治疗组的大部分骨折发生畸形愈合，但是活动度比预计的好。研究人员认为保守治疗对于功能要求不高的患者已足够。

Fjalestad等将50例具有三部分或四部分骨折（AO-B2型或AO-C2型）的60岁及以上患者随机分为非手术治疗组或锁定钢板接骨术组。他们发现在1年随访时，Constant评分和功能结果没有显著的统计学差异。功能改善出现在受伤后6~12个月，但是在受伤后1~2年没有改善。

在一项包括32例老年患者（平均年龄72岁）的四部分骨折的随机试验中，Cai等报道了在术后2年随访时，与锁定钢板接骨术相比，半肩关节成形术后的功能结果、疼痛控制和生活质量更好，但是没有显著的统计学差异。

并发症

并发症可能与患者自身、创伤或手术医生相关。

院内不良事件

Neuhaus等报道了867 282例肱骨近端骨折患者的入院登记数据。院内不良事件发生在20%的患者中，并且2.3%的患者在住院期间发生死亡。不良事件的危险因素包括酒精依赖（比值比为3.2）、手术治疗其他部位的骨折（比值比为2.5）、合并股骨骨折（比值比为2.5）等。出院后进入短期或长期护理机构的危险因素包括股骨骨折（比值比位2.9）、肺炎（比值比为2.5）、肥胖（比值比为2.3）、充血性心力衰竭（比值比为1.8）、老年痴呆（比值比为1.6）等。

Neuhaus等进一步报道了在132 005例65岁以上的老年患者（平均年龄79岁）中，肱骨近端骨折的手术治疗和非手术治疗的结果。总体上，61%的患者接受了非手术治疗，22%的患者接受了骨折复位固定治疗，17%的患者接受了半肩关节成形术治疗；21%的患者出现不良事件。与非手术治疗相比，不良事件的风险在半肩关节成形术后的比值比为4.4，在骨折复位固定后的比值比为2.7。考虑了合并症的影响之后，在具有孤立性肱骨近端骨折的老年中，患者手术治疗是不良事件和死亡的一个危险因素。研究人员认为手术治疗具有短期的医疗风险，在作出治疗决定时应该被考虑到。

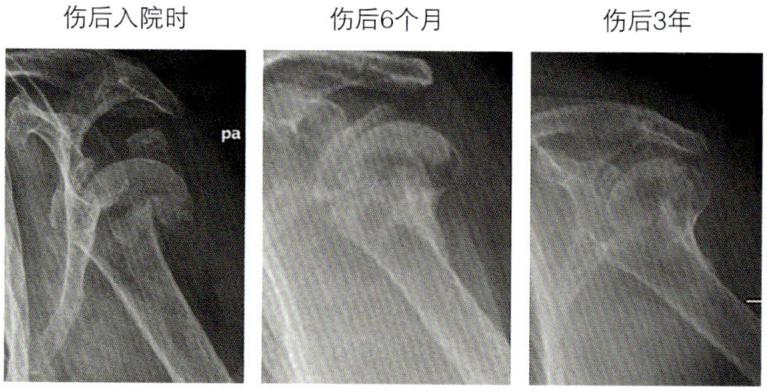

图20.8 1例77岁的体弱老年女性，具有移位的四部分骨折，接受了非手术治疗。合并症包括糖尿病、高血压和慢性阻塞性肺炎。骨折畸形愈合伴外展活动受限，前屈达40°，不能内、外旋。患者对功能结果较为满意，并且自诉只有轻微的疼痛

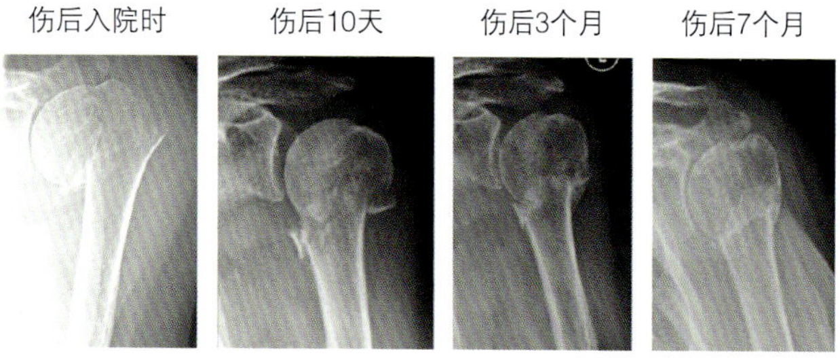

图20.7 1例71岁老年女性移位的两部分肱骨外科颈骨折（AO-A3.1型）。使用吊带悬吊和阿片类药物镇痛治疗后，内翻移位的骨折自行复位，获得了较好的功能结果

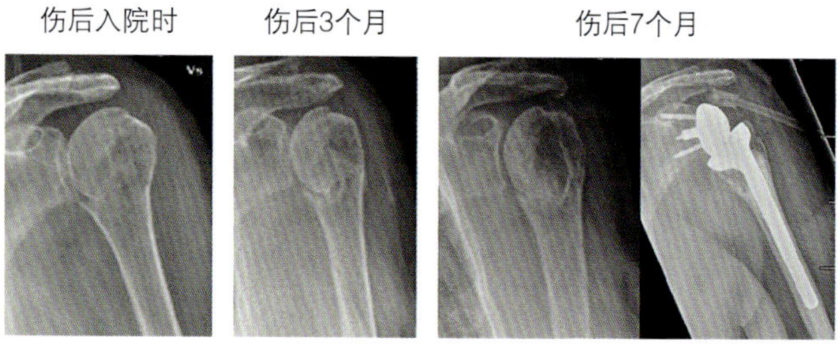

图20.9 1例67岁老年女性的内翻压缩型两部分骨折（AO-C1.2型），接受了吊带制动治疗。骨折在内翻位愈合并出现了肱骨头缺血性坏死。这个患者因为严重的疼痛，以及与严重的肩袖肌腱病变部分相关的关节活动受限，要求行反式全肩关节成形术

非手术治疗

关于非手术治疗后的并发症的资料很少。畸形愈合、关节僵硬、缺血性坏死、再次移位和骨折不愈合等，都应该被考虑到。畸形愈合在肱骨近端移位骨折的非手术治疗中难以避免（图20.5，图20.8，图20.10），并且可能有症状或者没有症状。关节囊挛缩和关节僵硬可能是因为制动时间过长或者在康复锻炼时不遵从医嘱。有些非手术治疗患者出现有症状的肱骨头缺血性坏死。缺血性坏死是由肱骨头失去血供所导致。可能会出现在轻微移位或完全移位骨折的非手术治疗之后（图20.9），或者出现在伴有复位或软组织剥离的手术治疗之后。部分患者发生肱骨头塌陷，但是一些骨折在缺血状态下愈合。Foruria等报道了一项前瞻性组别研究，93例非手术治疗的骨折中的8.5%发生肱骨头缺血性坏死。二次移位可能出现在受伤后第1周内，尤其是如果骨折累及肱骨大结节。最初的X线片会显示有一定程度的向下移位。通常在受伤后的2周内经疼痛控制和早期功能锻炼得到解决。非手术治疗的骨折不愈合风险似乎被夸大。Court-Brown和 McQueen发现在1027例肱骨近端骨折中，仅有1.1%出现不愈合。8%的干骺端粉碎性骨折发生不愈合。如果水平移位超过33%~100%，将有10%的骨折发生不愈合。Hanson等报道了160例经非手术治疗的肱骨近端骨折中的7%发生不愈合。

半肩关节成形术

半肩关节成形术通常能够较好地缓解疼痛，但是也会有一定程度的活动度受损和功能丧失。半肩关节成形术后的并发症大多与结节的固定不良相关，但是结节坏死或回缩可能出现在一些骨折类型中。结节的固定是获得良好功能的一个前提条件。结节的回缩将最终导致旋转功能受损，而留下反式肩关节成形术为唯一的手术选择。登记资料显示，骨折的半肩关节成形术后的翻修率，要低于其他指征的肩关节成形术。

在半肩关节成形术中，肱二头肌长头腱固定的重要性仍有争议。Soliman和Koptan等将37例四部分骨折、骨折脱位和肱骨头劈裂骨折的患者，随机分为肱二头肌长头腱固定组和非固定组。报道了在肌腱固定后疼痛明显减轻。

交锁髓内钉接骨术

一期植入交锁髓内钉能够在结节移位较小的骨折中达到坚强的固定，特别是在移位的两部分干骺端骨折中。并发症包括医源性肩袖损伤、肩袖功能障碍、外展丢失、内植物失效和畸形愈合等。通常需要取出内固定物。

锁定钢板接骨术

锁定钢板技术的问世被认为是骨质疏松性骨折治疗的一项重大进展。然而，新一代的内植物特异性并发症随之而来，包括一期或二期螺钉切出，最终导致关节盂破坏（图20.11）。其他锁定钢板接骨术后常见的并发症，包括固定失效、骨折内翻塌陷、结节移位和吸收、钢板撞击和钢板或螺钉断裂等。内翻塌陷是接骨术失败的一个征象，并且最终将导致螺钉切出。接骨术后预后不良的预测因素包括内侧柱破碎、干骺端与肱骨头相延续部位的短缩或粉碎，及内翻复位不良等。

在一篇系统性回顾中，Brorson等纳入了12项观察性研究，共包括282例经锁定钢板治疗的AO-C型骨折。平均Constant评分为53~75分。并发症包括肱骨头坏死（4%~33%）、螺钉切出（5%~20%）、内固定失效（3%~16%）、肩关节撞击（7%~11%）和感染（4%~19%）等。再次手术率为6%~44%。在另外一篇系统性回顾中，Brorson等纳入了14项观察性研究，共包括374例经锁定钢板治疗的四部分移位骨折。报道的并发症发生率为16%~64%之间，再次手术率为11%~27%。

Jost等报道了121例患者（平均年龄为59岁）因为锁定钢板接骨术治疗失败后，而在一家三级转诊中心进行翻修治疗的结果。在这个负面选择的组别中，每个患者平均出现3种并发症，包括复位不良（55%）、一期螺钉切出（12%）、畸形愈合（63%）、不愈合（13%）、缺血性坏死（68%）、感染（4%）、二期螺钉切出（57%）和关节盂破坏（33%）等。超过50% 的患者具有四部分骨折，并且20%的患者具有骨折脱位。只有不到一半的患者达到解剖复位。一半以上的翻修需要进行二期关节成形术。2年之后，平均Constant评分从24分上升至55分。

肩关节活动在翻修手术后通常受到严格限制。

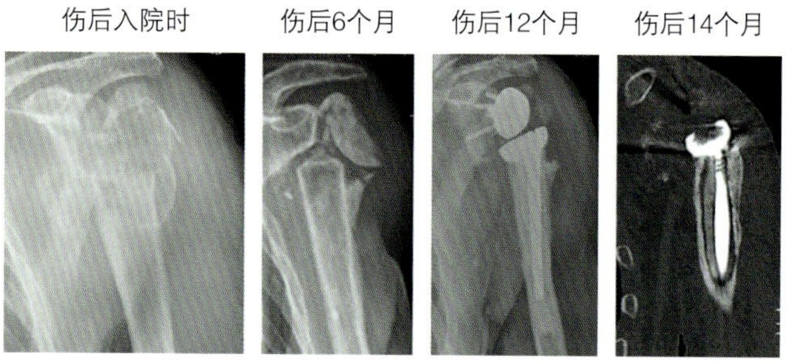

图20.10 1例严重滥用酒精的62岁老年女性的肱骨近端四部分骨折。骨折发生严重的畸形愈合，伴有疼痛和活动受限。患者接受了反式肩关节成形术，但是出现了感染和假体柄松动。经过一个阶段的清创治疗后，植入了新的假体及抗生素骨水泥，患者获得了外展及前屈70° 的功能，但是没有内、外旋。患者活动时感肩关节轻微疼痛，但是生活能够自理

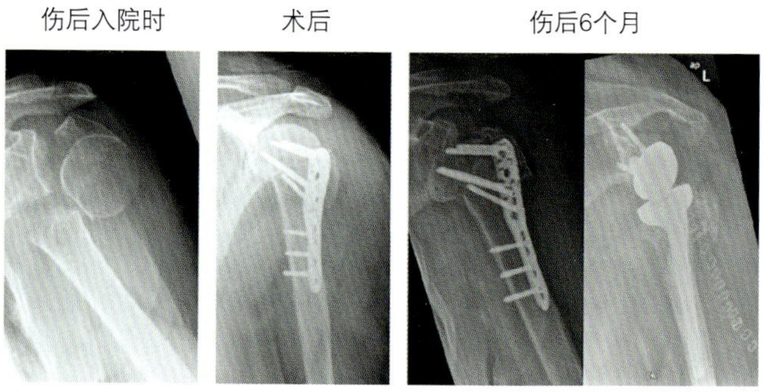

图20.11 1例具有移位的三部分骨折的68岁老年女性（AO-B2.2型），接受了锁定钢板内固定治疗。骨折愈合后出现肱骨头坏死，导致螺钉切出和严重的关节盂破坏，因此使用反式肩关节成形术治疗

然而，并非所有翻修都应该被认为是第一次手术的失败。早期取出切入肩关节的螺钉能够拯救关节盂，并且应该毫不犹豫地进行。如果发生肩峰下撞击，取出锁定钢板通常是成功的治疗方法。

反式肩关节成形术

反式肩关节成形术的生物力学导致了一些新的并发症。肩胛切迹是反式肩关节成形术的一个特有的并发症，据报道，有0~94%的患者存在这个并发症。肩胛切迹的长期后果仍需评估。一项前瞻性组别研究对反式肩关节成形术治疗的新鲜骨折患者随访了1~17年，研究人员总结反式肩关节成形术在临床上令人失望，影像学上令人担忧，还有较高的并发症发生率和再次手术率。需要比较反式肩关节成形术与半肩关节成形术或非手术治疗结果的进行长期随访的随机试验。反式肩关节成形术的并发症发生率较高，翻修手术具有挑战性。反式肩关节成形术失败后的治疗选择有限，因此，对这项手术的选择，应该非常小心地在临床规程之内进行。

首选的治疗

非手术治疗总是应该得到考虑。轻微移位的骨折应该使用吊带和止痛药进行治疗。被动锻炼应该在1周内开始，以便能够快速恢复和减少疼痛。应该在2周内再次对患者进行临床评估，并且具有稳定性骨折的患者开始在理疗医生指导下的主动锻炼和自行训练。10天后，通过X线片再次评估轻微移位的肱骨大结节骨折。对于活跃的老年人，如果肱骨大结节移位至肩峰下间隙或者后方，则应该考虑手术治疗。

移位的两部分大结节骨折（Neer Ⅳ型）往往合并盂肱关节脱位（Neer Ⅵ型）。如果闭合复位后大结节回到原位，患者就可以接受非手术治疗。对于活跃的老年患者，在2周内使用螺钉、经骨洞缝合或者带线锚钉等，对严重移位的肱骨大结节进行手术固定。

对两部份肱骨外科颈骨折（Neer Ⅲ型），甚至在那些移位较大者，采取非手术治疗。在使用简单的吊带和止痛剂治疗的患者中，骨折轴线有时能够在伤后2周内得到改善（图20.7）。就活跃的老年患者而言，如果骨折两端没有接触，可以考虑使用锁定钢板或者交锁髓内钉进行接骨术。

对于三部分外科颈和大结节骨折（Neer Ⅷ型），研究人员主张采取非手术治疗；然而，对于活跃的老年患者，如果骨折移位较严重，则考虑进行半肩关节成形术。反式肩关节成形术用于治疗新鲜骨折的优势未得到充分证明，因此，研究人员不在临床规程之外使用该技术治疗新鲜骨折。手术治疗的结果依赖于肱骨大结节的良好固定。因为存在螺钉一期切出的风险，或者肱骨头塌陷后，螺钉二期切出的风险，所以锁定钢板接骨术和髓内钉内固定术不被应用于移位的三部分骨折。四部分骨折采用非手术方式或者半肩关节成形术治疗。术后效果依赖于肱骨大结节的良好固定。外翻嵌插的四部分骨折通常采取非手术治疗。锁定钢板接骨术未被应用于移位的四部分骨折，因为在关节内骨折类型中，严重并发症的发生率较高。

除了大结节骨折的切开复位内固定术首选三角肌劈开入路外，内固定手术和半肩关节成形术通常使用三角肌胸大肌入路。反式肩关节成形术不在临床规程之外，被应用于新鲜的四部分骨折。

结论

- 在老年肱骨近端骨折患者中，非手术治疗总是应该被考虑到。
- 只要疼痛程度是有限的，一些功能要求不高的老年患者能够接受活动度受限。
- 关于老年人肱骨近端骨折治疗的数据，包含了大量具有较高偏倚风险的非对照病例研究系列。随机试验的数量正在增加，但是它们难以说明手术治疗优于非手术治疗。在术前评估中，观察者的一致性较低。
- 骨折在X线片上的对线与症状的强烈程度及功能障碍的严重程度之间的相关性较弱。
- 依赖观察者主观判断的肩关节功能评估，往往夸大了关节活动度和力量对老年患者的重要性。
- 如果不能通过锁定钢板达到解剖复位和固定骨折时，应该在术中考虑转换为一期半肩关节成形术。如果螺钉切出，锁定钢板固定失败会严重破坏盂肱关节。
- 大小结节愈合在良好的位置，对于重建手术后的良好预后是很重要的。
- 据报道，锁定钢板的并发症发生率较高。
- 除非有高质量的证据，不在临床规程之外推荐对复杂骨折进行锁定钢板固定术或一期反式肩关节成形术。

参考文献

[1] Bhandari M, Matthys G, McKee MD. Four part fractures of the proximal humerus. J Orthop Trauma 2004;18(2):126–127.

[2] Brorson S, Frich LH, Winther A, Hrobjartsson A. Locking plate osteosynthesis in displaced 4-part fractures of the proximal humerus. Acta Orthop 2011;82(4):475–481.

[3] Brorson S, Rasmussen JV, Olsen BS, Frich LH, Jensen SL, Hrobjartsson A. Reverse shoulder arthroplasty in acute fractures of the proximal humerus: A systematic review. Int J Shoulder Surg 2013;7(2):70–78.

[4] Den Hartog D, de Haan J, Schep NW, Tuinebreijer WE. Primary shoulder arthroplasty versus conservative treatment for comminuted proximal humeral fractures: A systematic literature review. Open Orthop J 2010;4:87–92.

[5] Handoll HH, Ollivere BJ, Rollins KE. Interventions for treating proximal humeral fractures in adults. Cochrane Database Syst Rev 2012;12:CD000434.

[6] Jia Z, Li W, Qin Y, Li H, Wang D, Zhang C, et al. Operative versus nonoperative treatment for complex proximal humeral fractures: A meta-analysis of randomized controlled trials. Orthopedics 2014;37(6):e543–551.

[7] Kontakis G, Koutras C, Tosounidis T, Giannoudis P. Early management of proximal humeral fractures with hemiarthroplasty: A systematic review. J Bone Joint Surg Br 2008;90(11):1407–1413.

[8] Lanting B, MacDermid J, Drosdowech D, Faber KJ. Proximal humeral fractures: A systematic review of treatment modalities. J Shoulder Elbow Surg 2008;17(1):42–54.

[9] Mao Z, Zhang L, Zhang L, Zeng X, Chen S, Liu D, et al. Operative versus nonoperative treatment in complex proximal humeral fractures. Orthopedics 2014;37(5):e410–419.

[10] Misra A, Kapur R, Maffulli N. Complex proximal humeral fractures in adults–A systematic review of management. Injury 2001;32(5):363–372.

[11] Namdari S, Horneff JG, Baldwin K. Comparison of hemiarthroplasty and reverse arthroplasty for treatment of proximal humeral fractures: A systematic review. J Bone Joint Surg Am 2013;95(18):1701–1708.

[12] Sproul RC, Iyengar JJ, Devcic Z, Feeley BT. A systematic review of locking plate fixation of proximal humerus fractures. Injury 2011;42(4):408–413.

[13] Boons HW, Goosen JH, van Grinsven S, van Susante JL, van Loon CJ. Hemiarthroplasty for humeral four-part fractures for patients 65 years and older: A randomized controlled trial. Clin Orthop Relat Res 2012;470(12):3483–3491.

[14] Cai M, Tao K, Yang C, Li S. Internal fixation versus shoulder hemiarthroplasty for displaced 4-part proximal humeral fractures in elderly patients. Orthopedics 2012;35(9):e1340–1346.

[15] Fjalestad T, Hole MO, Hovden IA, Blucher J, Stromsoe K. Surgical treatment with an angular stable plate for complex displaced proximal humeral fractures in elderly patients: A randomized controlled trial. J Orthop Trauma 2012;26(2):98–106.

[16] Fjalestad T, Hole MO. Displaced proximal humeral fractures: Operative versus non-operative treatment–A 2-year extension of a randomized controlled trial. Eur J Orthop Surg Traumatol 2014;24(7):1067–1073.

[17] Liao C, Wang P, Xie Y, Fan T, Li P, Liang W. Different surgical methods for treatment of senile osteoporotic comminuted proximal humerus fracture. Zhongguo Xiu Fu Chong Jian Wai Ke Za Zhi 2009;23(12):1443–1446.

[18] Olerud P, Ahrengart L, Ponzer S, Saving J, Tidermark J. Hemiarthroplasty versus nonoperative treatment of displaced 4-part proximal humeral fractures in elderly patients: A randomized controlled trial. J Shoulder Elbow Surg 2011;20(7):1025–1033.

[19] Olerud P, Ahrengart L, Ponzer S, Saving J, Tidermark J. Internal fixation versus nonoperative treatment of displaced 3-part proximal

humeral fractures in elderly patients: A randomized controlled trial. J Shoulder Elbow Surg 2011;20(5):747–755.

[20] Sebastia-Forcada E, Cebrian-Gomez R, Lizaur-Utrilla A, Gil-Guillen V. Reverse shoulder arthroplasty versus hemiarthroplasty for acute proximal humeral fractures. A blinded, randomized, controlled, prospective study. J Shoulder Elbow Surg 2014;23(10):1419–1426.

[21] Soliman OA, Koptan WM. Proximal humeral fractures treated with hemiarthroplasty: Does tenodesis of the long head of the biceps improve results? Injury 2013;44(4):461–464.

[22] Brorson S, Olsen BS, Frich LH, Jensen SL, Johannsen HV, Sorensen AK, et al. Effect of osteosynthesis, primary hemiarthroplasty, and non-surgical management for displaced four-part fractures of the proximal humerus in elderly: A multicentre, randomised clinical trial. Trials 2009;10:51.

[23] den Hartog D, Van Lieshout EM, Tuinebreijer WE, Polinder S, Van Beeck EF, Breederveld RS, et al. Primary hemiarthroplasty versus conservative treatment for comminuted fractures of the proximal humerus in the elderly (ProCon): A multicenter randomized controlled trial. BMC Musculoskelet Disord 2010;11:97.

[24] Handoll H, Brealey S, Rangan A, Torgerson D, Dennis L, Armstrong A, et al. Protocol for the ProFHER (PROximal Fracture of the Humerus: Evaluation by Randomisation) trial: A pragmatic multi-centre randomised controlled trial of surgical versus non-surgical treatment for proximal fracture of the humerus in adults. BMC Musculoskelet Disord 2009;10:140.

[25] Launonen AP, Lepola V, Flinkkila T, Strandberg N, Ojanpera J, Rissanen P, et al. Conservative treatment, plate fixation, or prosthesis for proximal humeral fracture. A prospective randomized study. BMC Musculoskelet Disord 2012;13:167.

[26] Verbeek PA, van den Akker-Scheek I, Wendt KW, Diercks RL. Hemiarthroplasty versus angle-stable locking compression plate osteosynthesis in the treatment of three- and four-part fractures of the proximal humerus in the elderly: Design of a randomized controlled trial. BMC Musculoskelet Disord 2012;13:16.

[27] Buhr AJ, Cooke AM. Fracture patterns. Lancet 1959;1(7072):531–6.

[28] Court-Brown CM, Garg A, McQueen MM. The epidemiology of proximal humeral fractures. Acta Orthop Scand 2001;72(4):365–371.

[29] Knowelden J, Buhr AJ, Dunbar O. Incidence of fractures in persons over 35 years of age. Br J Prev Soc Med 1964;18:130–141.

[30] Olsson C, Nordqvist A, Petersson CJ. Increased fragility in patients with fracture of the proximal humerus: A case control study. Bone 2004;34(6):1072–1077.

[31] Johnell O, Kanis J. Epidemiology of osteoporotic fractures. Osteoporos Int 2005;16(Suppl 2):S3–7.

[32] Palvanen M, Kannus P, Niemi S, Parkkari J. Update in the epidemiology of proximal humeral fractures. Clin Orthop Relat Res 2006;442:87–92.

[33] Kannus P, Palvanen M, Niemi S, Parkkari J, Jarvinen M, Vuori I. Increasing number and incidence of osteoporotic fractures of the proximal humerus in elderly people. BMJ 1996;313(7064):1051–1052.

[34] Court-Brown CM, Clement ND, Duckworth AD, Aitken S, Biant LC, McQueen MM. The spectrum of fractures in the elderly. Bone Joint J 2014;96-B(3):366–372.

[35] Clement ND, Aitken S, Duckworth AD, McQueen MM, Court-Brown CM. Multiple fractures in the elderly. J Bone Joint Surg Br 2012;94(2):231–236.

[36] Olsson C, Petersson C, Nordquist A. Increased mortality after fracture of the surgical neck of the humerus: A case-control study of 253 patients with a 12-year follow-up. Acta Orthop Scand 2003;74(6):714–717.

[37] Nguyen TV, Center JR, Sambrook PN, Eisman JA. Risk factors for proximal humerus, forearm, and wrist fractures in elderly men and women: The Dubbo Osteoporosis Epidemiology Study. Am J Epidemiol 2001;153(6):587–595.

[38] Clement ND, Duckworth AD, McQueen MM, Court-Brown CM. The outcome of proximal humeral fractures in the elderly: Predictors of mortality and function. Bone Joint J 2014;96-B(7):970–977.

[39] Neer CS. Displaced proximal humeral fractures. I. Classification and evaluation. J Bone Joint Surg Am 1970;52(6):1077–1089.

[40] Roux A, Decroocq L, El Batti S, Bonnevialle N, Moineau G, Trojani C, et al. Epidemiology of proximal humerus fractures managed in a trauma center. Orthop Traumatol Surg Res 2012;98(6):715–719.

[41] Tamai K, Ishige N, Kuroda S, Ohno W, Itoh H, Hashiguchi H, et al. Four-segment classification of proximal humeral fractures revisited: A multicenter study on 509 cases. J Shoulder Elbow Surg 2009;18(6):845–850.

[42] Bahrs C, Bauer M, Blumenstock G, Eingartner C, Bahrs SD, Tepass A, et al. The complexity of proximal humeral fractures is age and gender specific. J Orthop Sci 2013;18(3):465–470.

[43] Fjalestad T, Hole MO, Blucher J, Hovden IA, Stiris MG, Stromsoe K. Rotator cuff tears in proximal humeral fractures: An MRI cohort study in 76 patients. Arch Orthop Trauma Surg 2010;130(5):575–581.

[44] Bahrs C, Rolauffs B, Stuby F, Dietz K, Weise K, Helwig P. Effect of proximal humeral fractures on the age-specific prevalence of rotator cuff tears. J Trauma 2010;69(4):901–906.

[45] Sidor ML, Zuckerman JD, Lyon T, Koval K, Schoenberg N. Classification of proximal humerus fractures: The contribution of the scapular lateral and axillary radiographs. J Shoulder Elbow Surg 1994;3(1):24–27.

[46] Brorson S, Hrobjartsson A. Training improves agreement among doctors using the Neer system for proximal humeral fractures in a systematic review. J Clin Epidemiol 2008;61(1):7–16.

[47] Brorson S, Frich LH, Hrobjartsson A. The Neer classification for fractures of the proximal humerus: A narrative review. Minerva Ortop Traumatol 2009;60:447–460.

[48] Majed A, Macleod I, Bull AM, Zyto K, Resch H, Hertel R, et al. Proximal humeral fracture classification systems revisited. J Shoulder Elbow Surg 2011;20(7):1125–1132.

[49] Brorson S, Bagger J, Sylvest A, Hrobjartsson A. Improved interobserver variation after training of doctors in the Neer system. A randomised trial. J Bone Joint Surg Br 2002;84(7):950–954.

[50] Brorson S, Olsen BS, Frich LH, Jensen SL, Sorensen AK, Krogsgaard M, et al. Surgeons agree more on treatment recommendations than

on classification of proximal humeral fractures. BMC Musculoskelet Disord 2012;13:114.

[51] Brorson S, Eckardt H, Audige L, Rolauffs B, Bahrs C. Translation between the Neer- and the AO/OTAclassification for proximal humeral fractures: Do we need to be bilingual to interpret the scientific literature? BMC Res Notes 2013;6:69.

[52] Khatib O, Onyekwelu I, Zuckerman JD. The incidence of proximal humeral fractures in New York State from 1990 through 2010 with an emphasis on operative management in patients aged 65 years or older. J Shoulder Elbow Surg 2014;23(9):1356–1362.

[53] Okike K, Lee OC, Makanji H, Harris MB, Vrahas MS. Factors associated with the decision for operative versus non-operative treatment of displaced proximal humerus fractures in the elderly. Injury 2013;44(4):448–455.

[54] Zhang AL, Schairer WW, Feeley BT. Hospital readmissions after surgical treatment of proximal humerus fractures: Is arthroplasty safer than open reduction internal fixation? Clin Orthop Relat Res 2014;472(8):2317–2324.

[55] Zhang L, Zheng J, Wang W, Lin G, Huang Y, Zheng J, et al. The clinical benefit of medial support screws in locking plating of proximal humerus fractures: A prospective randomized study. Int Orthop 2011;35(11):1655–1661.

[56] Nanidis TG, Majed A, Liddle AD, Constantinides VA, Sivagnanam P, Tekkis PT, et al. Conservative versus operative management of complex proximal humeral fractures: A meta-analysis. Shoulder Elbow 2010;2:166–174.

[57] Rangan A, Handoll H, Brealey S, Jefferson L, Keding A, Martin BC, et al. Surgical vs nonsurgical treatment of adults with displaced fractures of the proximal humerus: The PROFHER randomized clinical trial. JAMA 2015;313(10):1037–1047.

[58] Menendez ME, Ring D. Does the timing of surgery for proximal humeral fracture affect inpatient outcomes? J Shoulder Elbow Surg 2014;23(9):1257–1262.

[59] Constant CR. Age related recovery of shoulder function after injury. Master thesis, University College, Cork, Ireland, 1986.

[60] Constant CR, Murley AH. A clinical method of functional assessment of the shoulder. Clin Orthop Relat Res 1987;(214):160–164.

[61] Constant CR, Gerber C, Emery RJ, Sojbjerg JO, Gohlke F, Boileau P. A review of the Constant score: Modifications and guidelines for its use. J Shoulder Elbow Surg 2008;17(2):355–361.

[62] Iyengar JJ, Devcic Z, Sproul RC, Feeley BT. Nonoperative treatment of proximal humerus fractures: A systematic review. J Orthop Trauma 2011;25(10):612–617.

[63] Court-Brown CM, Cattermole H, McQueen MM. Impacted valgus fractures (B1.1) of the proximal humerus. The results of non-operative treatment. J Bone Joint Surg Br 2002;84(4):504–508.

[64] Hanson B, Neidenbach P, de Boer P, Stengel D. Functional outcomes after nonoperative management of fractures of the proximal humerus. J Shoulder Elbow Surg 2009;18(4):612–621.

[65] Gaebler C, McQueen MM, Court-Brown CM. Minimally displaced proximal humeral fractures: Epidemiology and outcome in 507 cases. Acta Orthop Scand 2003;74(5):580–585.

[66] Marsh JL, Slongo TF, Agel J, Broderick JS, Creevey W, DeCoster TA, et al. Fracture and dislocation classification compendium–2007: Orthopaedic Trauma Association classification, database and outcomes committee. J Orthop Trauma 2007;21(10 Suppl):S1–133.

[67] Calvo E, Morcillo D, Foruria AM, Redondo-Santamaria E, Osorio-Picorne F, Caeiro JR. Nondisplaced proximal humeral fractures: High incidence among outpatient-treated osteoporotic fractures and severe impact on upper extremity function and patient subjective health perception. J Shoulder Elbow Surg 2011;20(5):795–801.

[68] Lefevre-Colau MM, Babinet A, Fayad F, Fermanian J, Anract P, Roren A, et al. Immediate mobilization compared with conventional immobilization for the impacted nonoperatively treated proximal humeral fracture. A randomized controlled trial. J Bone Joint Surg Am 2007;89(12):2582–2590.

[69] Hodgson SA, Mawson SJ, Saxton JM, Stanley D. Rehabilitation of two-part fractures of the neck of the humerus (two-year follow-up). J Shoulder Elbow Surg 2007;16(2):143–145.

[70] Kristiansen B, Angermann P, Larsen TK. Functional results following fractures of the proximal humerus. A controlled clinical study comparing two periods of immobilization. Arch Orthop Trauma Surg 1989;108(6):339–341.

[71] Maier D, Jaeger M, Izadpanah K, Strohm PC, Suedkamp NP. Proximal humeral fracture treatment in adults. J Bone Joint Surg Am 2014;96(3):251–261.

[72] Bell JE, Leung BC, Spratt KF, Koval KJ, Weinstein JD, Goodman DC, et al. Trends and variation in incidence, surgical treatment, and repeat surgery of proximal humeral fractures in the elderly. J Bone Joint Surg Am 2011;93(2):121–131.

[73] Zhu Y, Lu Y, Shen J, Zhang J, Jiang C. Locking intramedullary nails and locking plates in the treatment of two-part proximal humeral surgical neck fractures: A prospective randomized trial with a minimum of three years of follow-up. J Bone Joint Surg Am 2011;93(2):159–168.

[74] Giannoudis PV, Xypnitos FN, Dimitriou R, Manidakis N, Hackney R. Internal fixation of proximal humeral fractures using the Polarus intramedullary nail: Our institutional experience and review of the literature. J Orthop Surg Res 2012;7:39.

[75] Anakwenze OA, Zoller S, Ahmad CS, Levine WN. Reverse shoulder arthroplasty for acute proximal humerus fractures: A systematic review. J Shoulder Elbow Surg 2014;23(4):e73–80.

[76] Mata-Fink A, Meinke M, Jones C, Kim B, Bell JE. Reverse shoulder arthroplasty for treatment of proximal humeral fractures in older adults: A systematic review. J Shoulder Elbow Surg 2013;22(12):1737–1748.

[77] Voigt C, Geisler A, Hepp P, Schulz AP, Lill H. Are polyaxially locked screws advantageous in the plate osteosynthesis of proximal humeral fractures in the elderly? A prospective randomized clinical observational study. J Orthop Trauma 2011;25(10):596–602.

[78] Smejkal K, Lochman P, Dedek T, Trlica J, Koci J, Zvak I. Surgical treatment for proximal humerus fracture. Acta Chir Orthop Traumatol Cech 2011;78(4):321–327.

[79] Wirbel R, Knorr V, Saur B, Dühr B, Mutschler W. Minimalinvasive

osteosynthese dizlozierter proximaler Humerusfrakturen. Oper Orthop Traumatol 1999;11(1):44–53.
[80] Agorastides I, Sinopidis C, El Meligny M, Yin Q, Brownson P, Frostick SP. Early versus late mobilization after hemiarthroplasty for proximal humeral fractures. J Shoulder Elbow Surg 2007;16(3 Suppl):S33–38.
[81] Court-Brown CM, Garg A, McQueen MM. The translated two-part fracture of the proximal humerus. Epidemiology and outcome in the older patient. J Bone Joint Surg Br 2001;83(6):799–804.
[82] Court-Brown CM, McQueen MM. Two-part fractures and fracture dislocations. Hand Clin 2007;23(4): 397–414, v.
[83] Neuhaus V, Swellengrebel CH, Bossen JK, Ring D. What are the factors influencing outcome among patients admitted to a hospital with a proximal humeral fracture? Clin Orthop Relat Res 2013;471(5):1698–706.
[84] Neuhaus V, Bot AG, Swellengrebel CH, Jain NB, Warner JJ, Ring DC. Treatment choice affects inpatient adverse events and mortality in older aged inpatients with an isolated fracture of the proximal humerus. J Shoulder Elbow Surg 2014;23(6):800–806.
[85] Foruria AM, de Gracia MM, Larson DR, Munuera L, Sanchez-Sotelo J. The pattern of the fracture and displacement of the fragments predict the outcome in proximal humeral fractures. J Bone Joint Surg Br 2011;93(3):378–386.
[86] Court-Brown CM, McQueen MM. Nonunions of the proximal humerus: Their prevalence and functional outcome. J Trauma 2008;64(6):1517–1521.
[87] Annual Report 2013. Competence Centre for Clinical Quality and Health Informatics. The Danish Shoulder Arthroplasty Registry 2013.
[88] Brorson S, Rasmussen JV, Frich LH, Olsen BS, Hrobjartsson A. Benefits and harms of locking plate osteosynthesis in intraarticular (OTA Type C) fractures of the proximal humerus: A systematic review. Injury 2012;43(7):999–1005.
[89] Jost B, Spross C, Grehn H, Gerber C. Locking plate fixation of fractures of the proximal humerus: Analysis of complications, revision strategies and outcome. J Shoulder Elbow Surg 2013;22(4):542–549.
[90] Kirchhoff C, Braunstein V, Kirchhoff S, Sprecher CM, Ockert B, Fischer F, et al. Outcome analysis following removal of locking plate fixation of the proximal humerus. BMC Musculoskelet Disord 2008;9:138.
[91] Cazeneuve JF, Cristofari DJ. Long term functional outcome following reverse shoulder arthroplasty in the elderly. Orthop Traumatol Surg Res 2011;97(6):583–589.

21

肩部周围脱位

Sang-Jin Shin

简介

由于生活方式的改变和预期寿命的延长，老年人肩部外伤性脱位的发病率正在增加。然而，关于老年人肩部外伤性脱位的机制、临床表现和治疗方式通常来源于年轻患者的数据。

文献显示，肩关节脱位的老年人和年轻患者的临床表现和预后存在差异。老年人肩关节脱位通常是由于低能量损伤（如摔倒时伸撑地）所致，而不像年轻的患者，这种情况通常是由于较高的能量损伤引起的，例如在运动中。老年人的复发不常见，但肩关节脱位相关的肩袖撕裂，肱骨大结节骨折和（或）神经损伤引起的合并症有较高的发病率。

流行病学

Rowe报道了45岁以下患者肩关节脱位的发病率。最近的研究报道20%~44%的肩关节前脱位患者年龄超过60岁。肩袖撕裂是老年人创伤性肩关节脱位最常见的后遗症，发生率从34%至100%不等。

McLaughlin认为肩关节脱位可能是由于包括前下关节窝和盂唇的前部结构（前部机制）或后部结构包括后上部肩袖（后部机制）的失效所致（图21.1）。

在老年患者中，肩袖作为最薄弱的结构，首先发生退行性改变，而肩关节前部的盂唇-关节囊结构则保存的相对较好。与外伤性脱位的年轻患者相比，40岁以上患者的盂唇病变较少见，Gumina和Postacchini在所有患者中发现了盂唇撕裂，并得出结论：肩关节脱位患者盂唇-关节囊结构可能受损，并导致老年患者的复发性脱位。55岁以上复发性脱位的患者常常发现Bankart病变或关节盂边缘骨折，伴随着肩袖大部分撕裂。

伤害机制的范围可能会有所不同。一方面是肩袖已经存在退化的患者，由于脱位导致肩袖被破坏并导致撕裂。另一方面是肩袖相对完整但盂唇-关节囊结构受损。在一些患者中，肩袖撕裂和Bankart病变可能共存（图21.2）。临床医生必须意识到常见的相关病理并评估这些损伤是完整的临床评估的一部分。

临床表现

急诊患者可能会出现急性脱位或者曾经有过脱位史的亚急性肩关节脱位，这些患者表现出的疼痛、肩膀无力或神经功能损伤，可由于长期固定或者反复发生脱位而减轻。将严重脱位的肩关节复位后，应仔细检查患者的肩部和上肢。首要任务是排除神经血管损伤。评估桡动脉和肱动脉，如果脉搏不存在，须进一步的评估和治疗。神经学评估着重于对臂丛神经，特别是腋神经的彻底评估。在急性脱位情况下，腋神经可能难以检查，因为其支配的区域感觉不敏感而导致无法准确检查。

诊断成像

对于急性脱位的患者，应在复位前拍摄清晰的

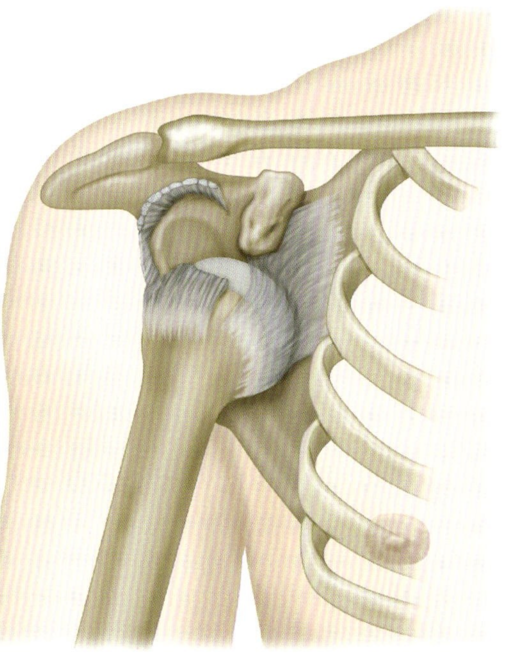

图21.1 后部损伤机制。肩关节脱位的老年患者容易发生肩袖撕裂（请注意错位的方向仍然在前方）

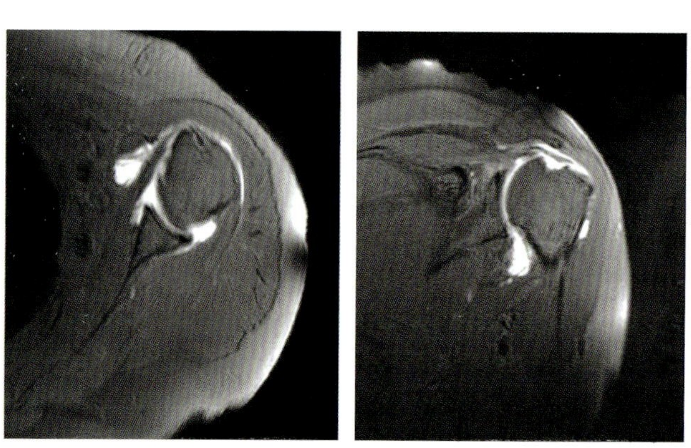

（a） （b）

图21.2 1例65岁的患者在主要前路肩关节脱位后的MRI检查。（a）轴位图像显示Bankart病变；（b）冠状位图像显示中等大小的全层肩袖撕裂

肩关节前后位及侧位X线片。应排除肩周围的相关损伤（例如大结节骨折）和其他上肢损伤。复位后必须重复以确认关节功能的恢复并进一步排除其也损伤。如果怀疑有相关骨折，应进行三维CT扫描。

进一步成像

超声可以帮助诊断肩袖撕裂。最近Cochrane评价认为，超声波诊断全层肩袖撕裂的敏感性和特异性与MRI相似，较深层面撕裂的诊断稍差。虽然超声可以评估结节骨折，但超声不便评估盂唇的损伤。

MRI有助于确定肩袖损伤、Bankart病变和（或）其他前部骨性或囊性结构（例如前囊撕裂）病变的大小（图21.3）。患者在成功的复位后仍表现出持续的肩部无力、疼痛或肩关节不稳定，建议进行MRI检查。如果MRI禁忌，例如患者有金属植入物，建议行肩关节CT进行肩袖评估，研究表明CT的评估准确性与MRI相当。MRI的使用时机是一个争议问题。一项研究建议在伤后7~10天评估患者，而其他研究人员建议在4周时进行MRI检查，复查MRI可以减少肩关节损伤后关节僵硬的发生率。

如果怀疑有神经功能缺损，则可在4周时进行肌电图－神经传导速度测试（EMG-NCV），如果未见改善，则可在3个月时重复进行。尽管神经功能损伤可能不会及时在肌电图中表现出来，但肌电图仍是评估神经功能损伤的基础。

相关伤害

外周神经损伤

一项前瞻性研究报道，65岁以上患者的相关神经损伤发生率为54%，高于年轻患者的26%。增加

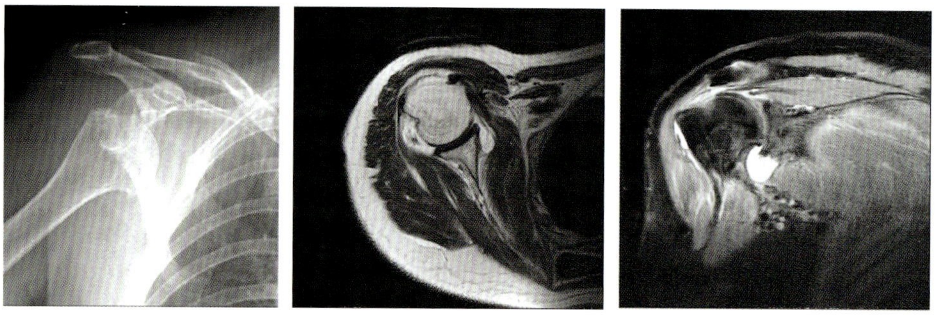

（a） （b） （c）

图21.3 （a）1例64岁的患者在原发性肩关节前脱位后；（b）MRI轴位图像显示前囊膜撕裂，盂唇结构完整；（c）冠状图显示中等大小的全层肩袖撕裂

的患病率可能是由于较低的肌肉张力，这使得肱骨头移位更多，因此导致周围软组织损伤更严重。神经损伤高发病率的另一个原因可能是由于与年龄相关的神经变性使得损伤更容易发生。

最常见的神经损伤是腋神经损伤。大型前瞻性研究中引用的患病率为9.3%，而年轻患者为4.6%。然而，对所有患者进行肌电图检查发现患病率增加。肌电图发现神经损伤的比例见表21.1。

腋动脉损伤

虽然罕见，但腋动脉损伤可导致严重并发症，特别是如果诊断延误时。对文献的回顾表明，在肩关节脱位后报道的腋动脉损伤中，有86%在50岁以上的患者中发现。大多数损伤发生在腋动脉胸小肌节段，其中68%表现为腋窝肿块。由于侧支血管的流动，远端脉搏减弱或消失很少出现，不应排除动脉损伤。任何患者发现腋窝肿块并在肩关节脱位后脉搏减弱的患者都应该使用动脉造影检查腋动脉损伤，并且需要早期输血。与胸小肌无力相关的动脉发生粥样硬化改变可能是造成老年患者这种损伤发生率增加的原因。

相关的骨折

大约15%~30%的前路肩关节脱位伴有肱骨大结节骨折。骨折发生的原因是剪切机制。剪切损伤是由于在脱位期间大结节抵靠关节盂和肩袖的偏心收缩。在103例患者的回顾性研究中，57%的骨折是由于前路肩关节脱位引起的。

表21.1 肩关节脱位后神经损伤的发生率

神经	受伤概率（%）
腋神经	37
肩胛上神经	29
桡神经	22
肌皮神经	19
尺神经	8

标准的正位X线片可能低估了大结节的位移，肩胛骨的位置更具指示性。这些骨折通常由于后上关节囊的完整附着从拉动大结节向上方和后方移位。CT扫描可以更好地描绘出这种骨折（图21.4）。在老年患者中，盂唇骨折不太常见，其中一项研究报道了52例患者中仅有2例发生了骨折。

肩袖撕裂

老年人的创伤性肩关节脱位常报道肩袖撕裂，发生率从34%~100%不等。Neviaser等报道他们的研究中所有31例患者都是超过35岁且在肩关节脱位后无法充分固定手臂合并肩袖撕裂，且腋神经损伤率为7.8%。

虽然一些研究人员发现肩关节脱位患者随着年龄的增长，肩袖撕裂的发生率增加，但其研究人员没有发现这种关联。一项比较肩袖撕裂发生率的前瞻性研究发现，肩关节脱位后老年患者肩袖撕裂率在老年患者中显著增加。 然而，与60岁以上的患者相比，这种增加仅在60岁以下患者中具有统计学意义。关于肩袖撕裂是否导致脱位或脱位导致肩袖撕裂存在相当大的争议。许多生物力学研究表明，肩袖是肩部重要的动态稳定器，大范围的撕裂已被证明会导致肩部不稳定（图21.5）。

一项尸体研究发现，肩袖损伤导致肩关节脱位造成的关节囊破坏更小。同样，肩袖撕裂是原发性脱位复位后第1周内重新移位的重要危险因素。 一项利用超声检查的研究发现，15.1%肩关节脱位患者存在较大的慢性肩袖撕裂损伤。基于人群的肩袖撕裂患病率研究发现，20.7%的患者肩袖撕裂其中16.9%的无症状患者出现肩袖撕裂。一项研究报道，95位60岁以上既往有肩部症状患者和无症状患者的肩袖

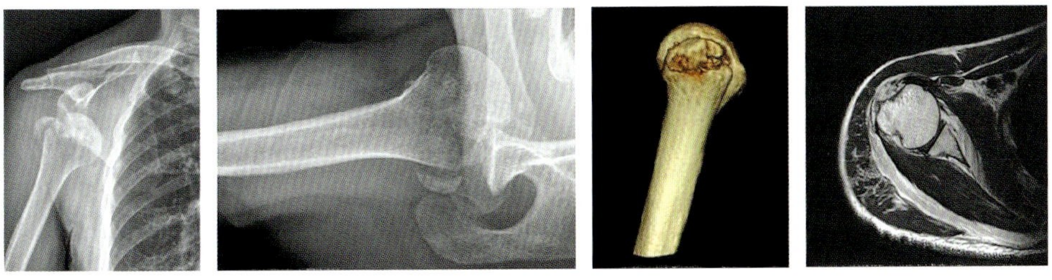

（a） （b） （c） （d）

图21.4 1例67岁的前肩关节脱位伴大结节骨折的患者，（a，b）X线片；（c）3D-CT；（d）MRI

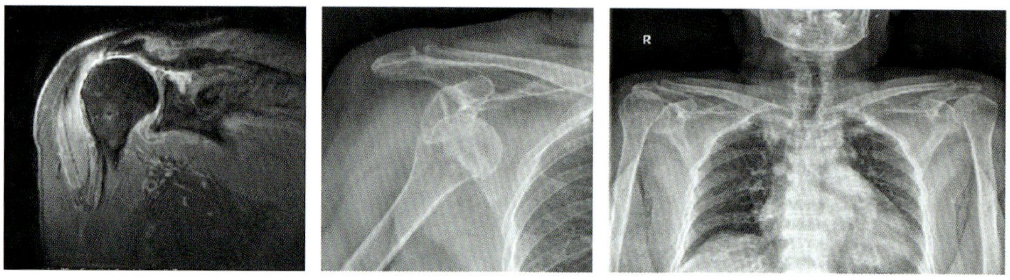

（a） （b） （c）

图21.5 （a）1例81岁的患者在站立高度下降后出现前肩关节脱位；（b）发现患者肩关节减压后出现肩袖关节病；（c）冠状MRI显示关节病变的巨大肩袖撕裂。这意味着，在基本无症状的患者中，大量的袖带撕裂可能使患者在轻微损伤后出现原发性脱位

撕裂发生率没有差异。

可以推断，大范围的肩袖撕裂容易导致不稳定，可能导致创伤事件后肩关节脱位。在这些患者中，肩关节脱位所需的创伤程度可能低于肩袖完好时所需的创伤程度。在肩袖退行性改变的患者中，肩关节脱位可能导致随后的肩袖撕裂。部分肩袖撕裂患者可能在脱位之前无症状，随后的创伤和脱位会使症状表现出来。

治疗

急性脱位

彻底检查后，应进行肩关节复位（图21.6）。这可以在镇静或全身麻醉下进行，具体取决于患者的合并症情况和预计的复位难度。需要温和的操作，避免过度牵引。复位以防止伴随的肱骨骨折。一项研究报道了5例在镇静下闭合性肩关节脱位后肱骨颈骨折的医源性骨折，但所有患者在复位前都伴有大结节骨折。

随后的固定持续时间是有争议的。一些研究人员建议较短的7~10天，而一些则建议3~4周。更长的固定时间可能会导致僵硬和关节功能康复困难；而更短的时间可能会导致持续的疼痛，持续的疼痛使得患者无法很好地遵从医嘱。谨慎的做法是将肩膀固定2周。在2周结束时，如果疼痛是可以忍受的，可以进行详细的临床和神经检查，超声检查可以检测到相关肩袖撕裂的存在。在没有疼痛的情况下，一旦肩部运动恢复，就可以开始从被动到主动运动的康复和强化运动。如果患者在2周后继续出现疼痛，则可以在进行进一步的彻底评估后使用进一步的2周固定并开始康复治疗。如果患者在4周结束时无明显不适，则开始康复。

肩袖撕裂

非手术治疗

对于没有肩袖撕裂并且对康复反应良好的患者，据报道79%的肩关节脱位患者经保守治疗效果良好（图21.6）。没有肩袖撕裂的患者接受保守治疗的结果好于手术修复肩袖撕裂的患者。无显著肩袖撕裂的肩关节脱位患者是保守治疗的理想人选。

一些肩关节不稳和肩袖撕裂的患者也可接受保守治疗。这些患者包括多种合并症和低功能需求的患者、手术风险大于益处、机体功能衰竭的患者、手术后不会配合康复治疗的患者以及拒绝手术的患者。此类患者的治疗旨在缓解疼痛并保证患者可以进行日常生活活动。

手术治疗

适应证

各种研究已经证明，大部分表现出症状的肩关节脱位患者会在伤后3~4周发现肩袖撕裂。在固定一段时间后，患者会出现一定程度的关节僵硬和疼痛。在这种情况下可以进行局部的类固醇注射并进行适当的康复锻炼。然而，持续的疼痛、僵硬、不稳定或无力可能需要进一步检查（如MRI）和可能的手术治疗（图21.6）。如果在这些患者中发现伴随的撕裂，则可以修复肩袖。即使存在小范围的撕裂，持续的症状和不稳定的临床表现也可以作为手术的指征。在肩袖撕裂范围极小，但肩关节不稳定的患者中，应仔细研究MRI检查是否存在关节囊前侧

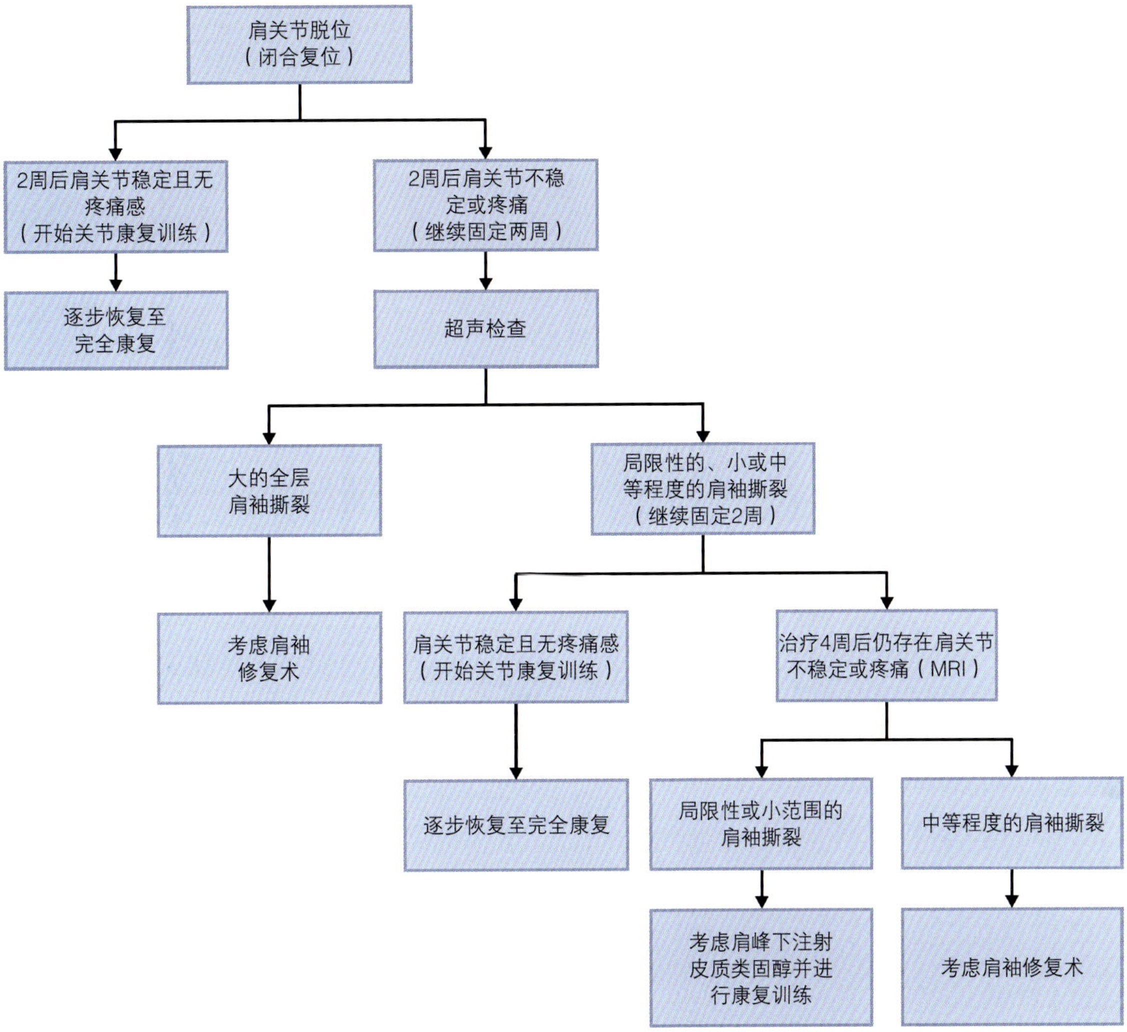

图21.6　老年患者有无肩袖撕裂的肩关节脱位后的治疗流程

损伤。

肩袖撕裂患者可能伴有虚弱或假性麻痹。这类患者应该排除臂丛神经损伤。治疗的适应证，预后和技术与治疗肩袖退行性改变导致的肩袖撕裂相同。如果认识到肩袖撕裂，应该就患者手术修复的利弊进行评估。

结局

对于在前脱位后肩袖撕裂的患者进行保守治疗效果较差。在肩关节不稳定和肩袖撕裂的患者中，已发现84%的患者手术修复肩袖撕裂效果较好，而保守治疗的结果为50%。与保守治疗相比，原发性肩关节脱位伴肩袖撕裂患者的手术修复效果显著。已经发现手术修复肩袖撕裂可降低老年患者的复发率。然而，临床结果评分和功能的改善并不像肩关节不稳定的年轻患者接受手术修复肩袖的效果显著。

Neviaser等报道31例肩关节前脱位患者手臂外展无力，研究对象平均年龄为58岁，平均随访时间为5年。在接受肩袖修复手术干预后，肩袖撕裂的19例患者中所有患者疼痛减轻（夜间均无疼痛），其中16例患者在治疗后恢复完全外展。Itoi等报道了12例年龄超过40岁的患者肩关节创伤性前脱位伴肩袖撕裂。11例患者进行了开放性修复，其中8例（73%）在手术后平均32个月肩关节恢复良好。对没有修复Bankart病变的患者，研究人员没有报告对Bankart病变的影响。

相关骨折

肩关节脱位后大结节骨折的治疗取决于患者骨折的具体情况。患者因素包括年龄，活动水平和相关合并症。骨折因素包括骨折处移位，关节活动水平，是否存在粉碎性骨折以及骨折碎片大小。Neer主张治疗位移在1cm以上的骨折。然而，一些人认为，骨折位移超过0.5cm会导致患者预后不佳。

非手术治疗

保守治疗的适应证是移位小于0.5cm的骨折和老年患者骨折移位，对于这类患者手术带来的并发症以及风险可能超越益处。对于许多患者来说，非手术治疗可能是主要治疗手段。

保守治疗患者肩膀固定不动2周，随着疼痛消退，开始在医学推荐的活动范围内进行主动和被动的运动康复锻炼，患者伤后4～6周内不允许做外展和外旋动作。

无移位骨折的保守治疗效果良好。Platzer等报道135例肩关节脱位合并肱骨大结节骨折的患者中，对于骨折位移小于5mm的患者在3~7年的平均随访过程中发现97%的保守治疗患者预后良好，关节功能恢复极佳。Rath等回顾性报道了69例非手术治疗的肱骨大结节骨折病例，所有患者骨折移位＜3mm。在受伤后平均恢复期31个月，平均Constant评分为95分，平均满意度评分 9.5分（满分10分）。在保守治疗过程中，患者疼痛感以及肩关节运动范围减小持续平均8个月。

手术治疗

骨折移位超过0.5cm或关节活动功能需求较大的成年人骨折移位超过0.3cm，或者移位的碎骨片影响骨折复位是手术的相对适应证。目前有两种手术入路：肩外侧三角肌劈开入路和三角肌胸大肌间沟入路。对于肱骨近端骨折，三角肌胸大肌间沟入路对于肱骨手术视野的暴露更佳是更为常见的手术入路，而肩外侧三角肌劈开入路则可以更好地观察肱骨后外侧骨折碎片，同时也可用于肩袖撕裂的修补。固定方式包括：螺钉固定、螺钉结合缝合固定、锚定螺钉固定等。关节镜技术也已广泛应用，但学习难度较大。

在一项针对骨折移位的非手术治疗（n=9）和手术治疗（n=52）治疗的回顾性比较研究中，在平均5.5年随访过程中手术治疗的患者（开放复位内固定或经皮X线闭合复位）比保守治疗的患者预后更好。Ji等回顾性分析了16例接受关节镜手术的患者，术后平均2年的随访发现采用双排缝合锚钉技术治疗肱骨大结节骨折。其中14例患者治疗效果良好，平均美国肩肘外科医生（ASES）肩关节功能评分为88分。

在17例接受ORIF（n=15）和关节镜手术（n=2）治疗的患者中，16例在手术后预后良好，平均ASES评分为82.9%和87%结合X线片。诸如存在伴随的肩袖撕裂需要修复，脱位病史，60岁或以上年龄以及延迟手术超过10天等因素并未显著影响患者的肩部活动或ASES评分。

并发症

神经血管损伤

外周神经损伤

腋神经损伤是肩关节脱位后最常损伤的神经。患者年龄较大、肩部出现瘀伤和肱骨近端骨折是神经损伤的危险因素。腋神经麻痹通常是短暂的，在脱位后6周到1年之间恢复。研究报道持续致残的神经功能缺损并不常见，一项研究报道，尽管4例腋下神经麻痹患者中有3例在脱位后并未完全康复，但所有患者最终随访时至少有4级肌力。

如果患者出现持续性运动功能障碍，应首先通过进一步影像学检查排除肩袖撕裂。在这样的患者中，应在伤后4周内行肌电图以判断损伤的程度，这有助于康复和判断预后。由于轴突损伤，伤害范围可以从神经障碍到去神经支配。F波缺失和正常正尖波与神经损伤后预后良好相关。这些患者可以观察长达6个月的自然恢复。如果6个月后没有恢复，根据患者的功能需求，可能需要进行神经探查进而决定是不进行修复还是神经移植。然而，即使肌电恢复完全，也不能保证肩关节功能正常，因为肌电恢复的患者也可能存在肩关节功能持续较差。

腋动脉损伤

除了缺少远端脉搏外，以下情况下也应怀疑存在腋动脉损伤：如局部腋窝肿胀或淤青，复位后神经系统功能缺损，尽管肩关节成功复位但仍存在神经功能缺损和疼痛加重。多普勒超声有助于诊断，CT动脉造影或MR动脉造影对于诊断非常有帮助，此类患者建议尽早转入血管外科进行修复。此类患者的治疗方案包括动脉内膜切除术，静脉修补术或切除撕裂段。

经常性脱位

与年轻患者相比，老年患者肩关节经常性脱位的发病率较低。一项研究报告95例患者肩关节经常性脱位的发病率为22.1%。Levy等报道60岁以上患者复发率为11%，而Rowe等发现60~70岁的复发率为16%，51~60岁的年龄组复发率为14%。

大部分肩关节再次脱位发生于原发性损伤复位后的2周内。发现早期脱位的危险因素包括：高能量损伤，相关神经功能缺损、肩袖大范围撕裂、关节盂骨折或骨折（最高风险）。发现大结节关节盂-肱骨骨折或肱骨大结节骨折患者的复发性脱位发生率并未增加，一些研究报道伴随着肱骨大结节骨折的肩关节脱位会降低再次脱位的发生率。

老年人反复肩关节脱位的发病机制存在争议。Levy等报道，所有比例55岁以上的患者反复出现肩关节脱位的患者都伴有大范围的肩袖撕裂，并伴有单一或涉及多骨的Bankart病变合并关节囊损伤。一项研究报道96%的复发性且肩关节不稳定的患者伴有大范围的肩袖撕裂，而另一些研究则认为，前囊膜撕脱是导致复发的主要原因。Kinnett等报道了6例平均年龄为64岁的患者，肩关节多次脱位，其中4例用前囊膜修复术治疗（Bankart）。然而，另一项研究发现11例老年患者复发性脱位时不伴随任何关节囊损伤，而是发现肩胛下肌撕裂并伴连接肱骨大结节与关节囊连接处撕脱。

治疗

所有患者都需要仔细评估盂唇-关节囊结构、肩袖和韧带是否松弛。如果忽略肩袖修复患者预后不佳。在一项对6例年龄在50岁以上且患者多次肩关节脱位史的研究发现，虽然所有患者的脱位是由第能量的创伤引起的，但所有患者均伴有严重的韧带松弛。在6例患者的手术过程中发现其中1例患者出现一个小的Bankart病变，同时所有患者的肩袖均完好无损。随后对这位患者的Bankart病变进行了修复且术后效果良好，最后研究人员得出的结论是，该研究表明老年患者肩关节脱位的治疗效果与年轻患者相当。

关于是否以及如何修复撕裂的肩袖和盂窝-关节囊结构，存在各种各样的观点。 Levy等报道了10例55岁以上且伴有复发性肩关节脱位的病例，其中包括大范围肩袖撕裂或盂窝-关节囊结构损伤形式的Bankart病变和骨性的Bankart病变。所描述的治疗手段包括前囊向后上方牵拉，通过三角肌和外侧联合入路缝合到冈下残端，不试图修复冈上肌腱或冈下肌腱。 此关节囊修复术实现了使肱骨头居中的固定作用，然而拥有保持完整的肩胛下肌肌腱是这个手术的先决条件。根据Rowe标准，所有患者平均随访52个月，其中7例回复非常良好，2例良好，1例一般，所有患者Constant的平均得分为83%，没有反复发作的情况出现。

在一项针对11位40岁以上患者的研究中，这些患者反复出现由于关节囊前侧和肩胛下肌从小结节撕脱导致的肩关节前脱位。随后所有患者关节囊前侧和肩胛下肌撕裂均得到修复，术后所有患者的疼痛均得到缓解、肩部功能恢复并且平均随访5年后未复发。在随后的研究中，尚未见到患者仍存在关节囊撕裂。一项研究报告表明，肩关节脱位的患者（n=12）中有1/3患有Bankart病变和肩袖撕裂，其中1/2的患者会发生复发性脱位。仅进行单独的肩袖修复和Bankart病变修复后，均获得满意的效果。但是作者建议在肩袖修复后肩膀保持不稳定时同时修复Bankart病变。

Jouve等报道了28例（平均年龄47岁）复发性肩关节前侧不稳伴全层肩袖撕裂的病例，作者发现92.5%的患者患有关节盂Bankart病变或骨性Bankart病变，其中19例（平均年龄59岁）仅接受肩关节固定治疗由于肩袖不能通过手术修复或者患者不能接受肩袖修复手术治疗，另外9例患者接受了Latarjet袖套修复手术（平均年龄40岁）。患者术后平均随访74个月，仅固定治疗组的3例患者发现复发（16%），而联合修复组无复发。总体上，全部患者的主观满意度为96%。

在一项回顾性研究中，研究者对11例大于40岁的复发性肩关节前部不稳定的患者进行了研究，研究人员发现其中2例伴有大范围肩袖撕裂的患者，另9例患者伴有Bankart病变和微小的肩袖撕裂。对于2例伴有大范围的袖带撕裂的患者仅修复了撕裂的肩袖，而其余9例患者进行了Bankart病变的修复和肩袖撕裂修复。随访表明所有患者均具有良好的预后，无复发且肩关节活动良好。对1例闭合复位后早期再度移位的患者的研究中，在修复了盂窝-关节囊结构后，经过一年随访患者无肩关节不稳定的表现。因此建议除修复肩袖外，应修复受损的盂窝-关节囊结构以取得更好的预后效果。

当存较大范围肩袖撕裂时，谨慎的方法似乎是修复肩袖，因为这样的撕裂本身具有破坏稳定作用。但是，如果出现较小范围的撕裂时（图21.6），则可能需要进行前侧盂窝-关节囊结构的修复。

肩锁关节脱位

老年人的肩锁关节脱位应通过考虑患者的症状和功能需求来解决。根据Rockwood分类（表21.2）对ACJ脱位进行分类。

处理ACJ脱位的目的是减轻疼痛和恢复肩关节的功能，同时恢复力量使患者可以进行日常活动。对Ⅰ型、Ⅱ型和Ⅲ型的患者进行常规非手术固定治疗，对Ⅳ型的管理暂时存在争议，而对Ⅴ型和Ⅵ型则需要对患者进行手术干预以恢复日常活动。大多数老年患者通过非手术干预进行治疗。

非手术治疗包括三角巾固定和物理治疗。手术治疗方法如下：

（1）关节内固定：克氏针，骨圆针，锁骨钩钢板。

（2）关节外固定：a.喙突锁骨螺钉固定；b.喙突和锁骨间环扎固定法；c.缝合锚钉锚定喙突固定肩锁关节。

（3）重建：a.许多手册已经介绍了肌腱重建及同种异体肌腱移植术；b.有必要重建喙锁关节和肩锁韧带。

结论

肩袖撕裂是老年患者肩关节脱位的主要病理病变。肩关节复位后，患者应在固定2～4周后接受康复训练。如患者出现持续疼痛、无力或肩关节不稳定时，则应复查肩关节超声和MRI。

对于没有症状的肩袖撕裂患者，可以通过保守治疗和康复计划来恢复肩关节功能。对于有症状和有明显肩袖撕裂的患者应予以修复，以改善临床症状并预防复发。其他的肩关节脱位相关损伤，例如明显的唇盂撕脱，骨折伴节结明显移位或肱骨近端骨折，应根据患者个人情况进行针对性的治疗。

表21.2 Rockwood分类肩锁关节脱位

分型	肩锁关节韧带	喙锁关节韧带	筋膜	脱位
1	扭伤	完好	完好	无
2	破裂	扭伤	完好	肩锁＜100% 喙锁＜20%
3	破裂	破裂	完好	肩锁＞100% 喙锁20%~100%
4	破裂	破裂	破裂	远端锁骨后移位
5	破裂	破裂	破裂	肩锁＞100% 喙锁100%~300%
6	破裂	破裂	破裂	远端锁骨下移位

参考文献

[1] Robinson CM, Shur N, Sharpe T, Ray A, Murray IR. Injuries associated with traumatic anterior glenohumeral dislocations. J Bone Joint Surg Am. 2012;94(1):18–26.

[2] McLaughlin HL, Cavallaro WU. Primary anterior dislocation of the shoulder. Am J Surg. 1950;80(6):615–621.

[3] Rowe CR. Prognosis in dislocations of the shoulder. J Bone Joint Surg Am. 1956;38-A(5):957–977.

[4] Gumina S, Postacchini F. Anterior dislocation of the shoulder in elderly patients. J Bone Joint Surgery Br. 1997;79(4):540–3.

[5] Kazar B, Relovszky E. Prognosis of primary dislocation of the shoulder. Acta Orthop Scand. 1969;40(2):216–224.

[6] Berbig R, Weishaupt D, Prim J, Shahin O. Primary anterior shoulder dislocation and rotator cuff tears. J Shoulder Elbow Surg. 1999;8(3):220–225.

[7] Hawkins RJ, Bell RH, Hawkins RH, Koppert GJ. Anterior dislocation of the shoulder in the older patient. Clin Orthop Relat Res. 1986;(206):192–195.

[8] Neviaser RJ, Neviaser TJ, Neviaser JS. Concurrent rupture of the rotator cuff and anterior dislocation of the shoulder in the older patient. J Bone Joint Surg Am. 1988;70(9):1308–1311.

[9] Sonnabend DH. Treatment of primary anterior shoulder dislocation in patients older than 40 years of age. Conservative versus operative. Clin Orthop Relat Res. 1994;(304):74–77.

[10] McLaughlin HL, MacLellan DI. Recurrent anterior dislocation of the shoulder. II. A comparative study. J Trauma. 1967;7(2):191–201.
[11] Maier M, Geiger EV, Ilius C, Frank J, Marzi I. Midterm results after operatively stabilised shoulder dislocations in elderly patients. Int Orthop. 2009;33(3):719–723.
[12] Levy O, Pritsch M, Rath E. An operative technique for recurrent shoulder dislocations in older patients. J Shoulder Elbow Surg. 1999;8(5):452–457.
[13] de Laat EA, Visser CP, Coene LN, Pahlplatz PV, Tavy DL. Nerve lesions in primary shoulder dislocations and humeral neck fractures. A prospective clinical and EMG study. J Bone Joint Surg Br. 1994;76(3): 381–383.
[14] Lenza M, Buchbinder R, Takwoingi Y, Johnston RV, Hanchard NC, Faloppa F. Magnetic resonance imaging, magnetic resonance arthrography and ultrasonography for assessing rotator cuff tears in people with shoulder pain for whom surgery is being considered. Cochrane Database Syst Rev. 2013;9:CD009020.
[15] Daenen B, Houben G, Bauduin E, Lu KV, Meulemans JL. Ultrasound of the shoulder. JBR-BTR 2007;90(5):325–337.
[16] Pevny T, Hunter RE, Freeman JR. Primary traumatic anterior shoulder dislocation in patients 40 years of age and older. Arthroscopy. 1998;14(3):289–294.
[17] Shin SJ, Yun YH, Kim DJ, Yoo JD. Treatment of traumatic anterior shoulder dislocation in patients older than 60 years. Am J Sports Med. 2012;40(4):822–827.
[18] Gates JD, Knox JB. Axillary artery injuries secondary to anterior dislocation of the shoulder. J Trauma. 1995;39(3):581–583.
[19] Rowe CR, Sakellarides HT. Factors related to recurrences of anterior dislocations of the shoulder. Clin Orthop. 1961;20:40–48.
[20] Bahrs C, Lingenfelter E, Fischer F, Walters EM, Schnabel M. Mechanism of injury and morphology of the greater tuberosity fracture. J Shoulder Elbow Surg. 2006;15(2):140–147.
[21] Simank HG, Dauer G, Schneider S, Loew M. Incidence of rotator cuff tears in shoulder dislocations and results of therapy in older patients. Arch Orthop Trauma Surg. 2006;126(4):235–240.
[22] Shin SJ, Yoo JC, McGarry MH, Jun BJ, Lee TQ. Anterior capsulolabral lesions combined with supraspinatus tendon tears: Biomechanical effects of the pathologic condition and repair in human cadaveric shoulders. Arthroscopy. 2013;29(9):1492–1497.
[23] Pouliart N, Gagey O. Concomitant rotator cuff and capsuloligamentous lesions of the shoulder: A cadaver study. Arthroscopy. 2006;22(7):728–735.
[24] Robinson CM, Kelly M, Wakefield AE. Redislocation of the shoulder during the first six weeks after a primary anterior dislocation: Risk factors and results of treatment. J Bone Joint Surg Am. 2002;84-A(9):1552–1559.
[25] Yamamoto A, Takagishi K, Osawa T, Yanagawa T, Nakajima D, Shitara H, et al. Prevalence and risk factors of a rotator cuff tear in the general population. J Shoulder Elbow Surg. 2010;19(1):116–120.
[26] Atoun E, Narvani A, Even T, Dabasia H, Van Tongel A, Sforza G, et al. Management of first-time dislocations of the shoulder in patients older than 40 years: The prevalence of iatrogenic fracture. J Orthop Trauma. 2013;27(4):190–193.
[27] Neviaser RJ, Neviaser TJ, Neviaser JS. Anterior dislocation of the shoulder and rotator cuff rupture. Clin Orthop Relat Res. 1993;(291):103–106.
[28] Itoi E, Tabata S. Rotator cuff tears in anterior dislocation of the shoulder. Int Orthop. 1992;16(3):240–244.
[29] Neer CS. Displaced proximal humerus fractures. Part I. Classification and evaluation. J Bone Joint Surg Am. 1970;52(6):1077–1089.
[30] McLaughlin HL. Dislocation of the shoulder with tuberosity fracture. Surg Clin North Am. 1963;43:1615–1620.
[31] DeBottis D, Anavian J, Green A. Surgical management of isolated greater tuberosity fractures of the proximal humerus. Orthop Clin North Am. 2014;45(2):207–218.
[32] Platzer P, Kutscha-Lissberg F, Lehr S, Vecsei V, Gaebler C. The influence of displacement on shoulder function in patients with minimally displaced fractures of the greater tuberosity. Injury. 2005;36(10):1185–1189.
[33] Rath E, Alkrinawi N, Levy O, Debbi R, Amar E, Atoun E. Minimally displaced fractures of the greater tuberosity: Outcome of non-operative treatment. J Shoulder Elbow Surg. 2013;22(10):e8–11.
[34] Platzer P, Thalhammer G, Oberleitner G, Kutscha-Lissberg F, Wieland T, Vecsei V, et al. Displaced fractures of the greater tuberosity: A comparison of operative and nonoperative treatment. J Trauma. 2008;65(4):843–848.
[35] Ji JH, Shafi M, Song IS, Kim YY, McFarland EG, Moon CY. Arthroscopic fixation technique for comminuted, displaced greater tuberosity fracture. Arthroscopy. 2010;26(5):600–609.
[36] Yin B, Moen TC, Thompson SA, Bigliani LU, Ahmad CS, Levine WN. Operative treatment of isolated greater tuberosity fractures: Retrospective review of clinical and functional outcomes. Orthopedics. 2012;35(6):e807–814.
[37] Visser CP, Coene LN, Brand R, Tavy DL. The incidence of nerve injury in anterior dislocation of the shoulder and its influence on functional recovery. A prospective clinical and EMG study. J Bone Joint Surg Br. 1999;81(4):679–685.
[38] Jouve F, Graveleau N, Nove-Josserand L, Walch G. [Recurrent anterior instability of the shoulder associated with full thickness rotator cuff tear: Results of surgical treatment]. Rev Chir Orthop Reparatrice Appar Mot. 2008;94(7):659–669.
[39] Araghi A, Prasarn M, St Clair S, Zuckerman JD. Recurrent anterior glenohumeral instability with onset after forty years of age: The role of the anterior mechanism. Bull Hosp Jt Dis. 2005;62(3–4):99–101.
[40] Kinnett JG, Warren RF, Jacobs B. Recurrent dislocation of the shoulder after age fifty. Clin Orthop Relat Res. 1980;(149):164–168.
[41] Epstein D, Day M, Rokito A. Current concepts in the surgical management of acromioclavicular joint injuries. Bull NYU Hosp Jt Dis. 2012;70(1):11–24.

22

肱骨干骨折

Amy S. Wasterlain，Kenneth A. Egol

简介

60岁以后，肱骨干骨折的发病率随生命每10年几乎增加1倍。老年人肱骨干骨折的治疗值得特殊考虑。一方面，老年患者或许更不能适应在保守治疗过程中限制使用患肢。他们也许不能独立生活。另一方面，手术固定必须考虑到在骨质疏松的骨骼中获得充分固定的挑战及医疗风险增加的可能性。

解剖

AO分型系统通过一个正方形来定义长骨的近端和远端部分，这个正方形的边长与骨骺最宽部分的长度相同；骨干是骨的剩余中间部分（图22.1）。肱骨干的每一面均被肌肉覆盖，有助于良好的血供和较高的愈合率。肩关节范围较大的活动度帮助患者代偿相对较大的肱骨干成角畸形。

流行病学

大部分老年患者的肱骨干骨折发生在跌倒之后。据估计，在美国的老年人群中，肱骨干骨折的年发病率为12/10万~23.5/10万。在欧洲的一项包括361例肱骨干骨折的研究中，Ekholm等报道了一个双峰的年龄分布，一个小的峰值出现在20~30岁，以遭受高能量损伤的年轻男性为代表，而第二个较大的峰值出现在70~80岁，归因于老年女性的低能量跌倒（图22.2）。然而大部分发生于50岁及以下患者的肱骨干骨折归因于高能量机制，在50岁以上患者中，超过75%的肱骨干骨折发生在女性，并且是由于从站立高度跌倒。

评估和分型

由相对较小的创伤引起的骨折，应该被怀疑为肿瘤导致的病理性骨折。意识丧失说明可能是晕厥或潜在心脏疾病的表现。

报道的损伤机制应该与骨折类型一致。例如，螺旋骨折通常由旋转暴力而不是直接打击所致。病史与实际所见不一致是家暴或虐待老人的标志。虐待和亲密伴侣暴力发生率的外科评估（Prevalence of Abuse and Intimate Partner Violence Surgical Evaluation，PRAISE）的研究最近揭示，就诊于骨科诊所的6个妇女中的1个在过去1年内具有受虐史，而50个妇女中的1个是由于亲密伴侣暴力的直接结果而就诊。尽管没有特定的骨折类型被考虑为虐待老人的特征性表现，患者或护理人员提供的不合情理或模糊的解释、就医延误、频繁就诊于急诊室，以及部分愈合的骨折等，可能会引起怀疑。

在合并高能量多发性创伤时，应该遵循高级创伤生命支持（Advanced Trauma Life Support，ATLS）指南，在处理肱骨骨折之前复苏和稳定创伤患者。在高能量损伤的情况下，肱骨干骨折可能合并腹腔脏器损伤。

评估上肢的肿胀、瘀斑、畸形、开放伤口、神经功能或血液循环障碍等，应该特别关注桡神经。

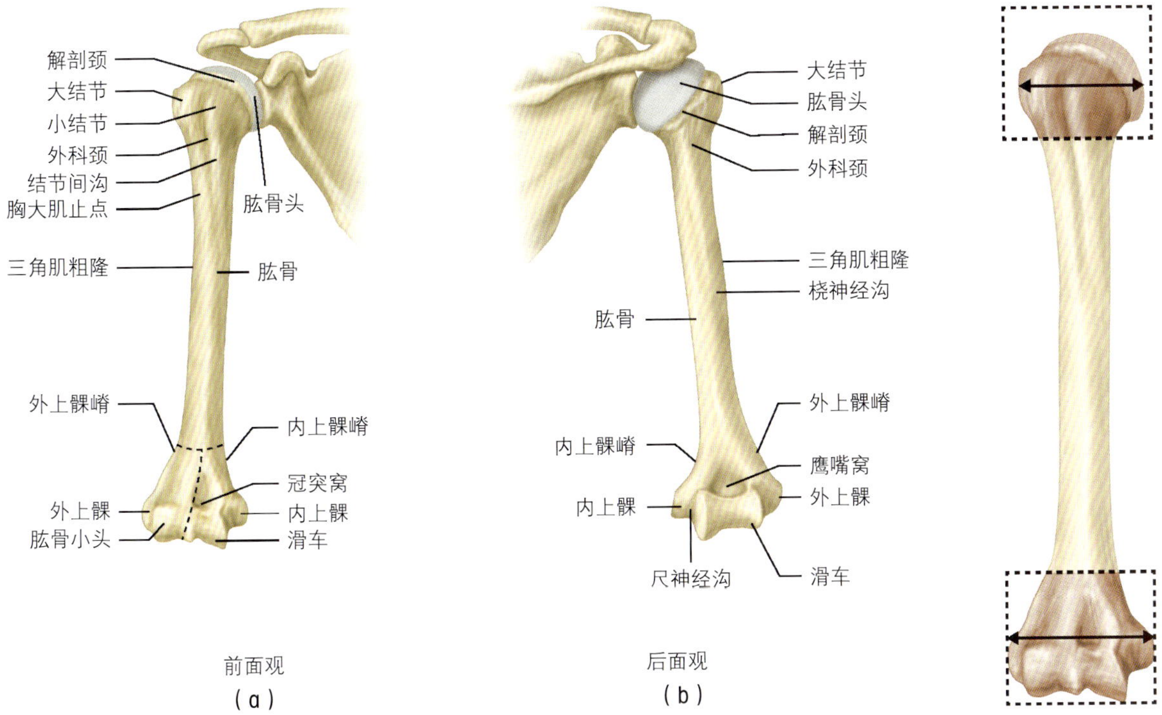

图22.1 （a）肱骨的解剖；（b）肱骨干的AO定义。通过一个正方形定义长骨的近端和远端部分，这个正方形的边长与骨骺最宽部分的长度相同

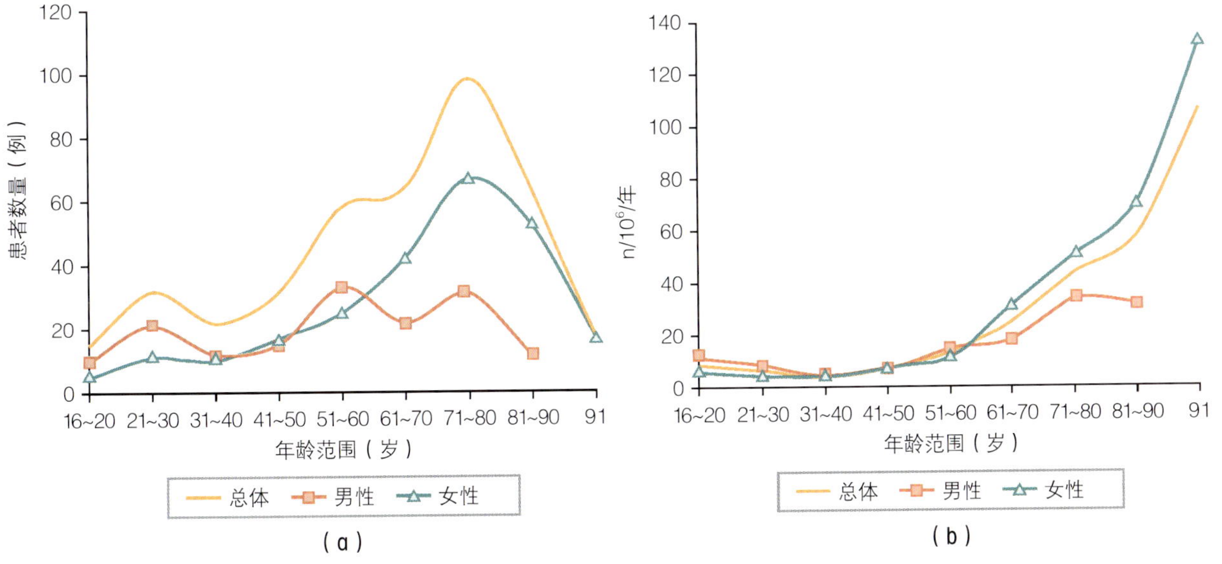

图22.2 Ekholm等的报道。（a）401例肱骨干骨折患者的年龄分布；（b）肱骨干骨折的年龄和性别特异性发病率

广泛瘀斑很常见，并且通常随出血向远端淤积而沿上臂向下蔓延。典型内翻畸形的出现是由于三角肌牵拉肱骨近端骨块外展，以及肱二头肌和肱三头肌牵拉肱骨远端内收并向近端移位。

应该在治疗前记录神经血管损伤；Sarmiento等报道的桡神经麻痹的发生率为11%。桡神经的运动部分最好通过测试桡侧腕长伸肌（Extensor Carpi Radialis Longus，ECRL）或者指总伸肌（Extensor Digitorum Communis，EDC）进行评估。可以通过让患者屈肘接近90°，然后测试腕关节抗阻背伸来检查ECRL。需要注意的是，由尺神经支配的蚓状肌可以伸直指间关节，因此不孤立地评估桡神经功能。

为了检查EDC的功能，让患者屈曲近侧指间关节，伸直掌指关节。所有这些测试，可能会受到与来自骨折疼痛相关的自我保护的影响。外科医生可能需要指导及安慰患者，以获得较好的运动功能检查。

尽管开放性肱骨干骨折不常见（2%~10%），任何表浅的伤口都应该引起对开放性骨折的怀疑，并且应该加速评估和治疗的过程（图22.3）。因为相对松弛的筋膜套，上臂前间室和后间室有较大的潜在空间，所以筋膜间室综合征很少见，特别是在老年人的低能量跌倒之后更少见。

影像学检查

至少应该在X线片的两个平面显示整个肱骨、肘关节和肩关节，以评估对线和旋转。在患者不能外展上臂拍摄肱骨侧位片的情况下，可以通过让患者站立，将对侧的上臂抬高至头部以避免双侧上臂重叠来拍摄穿胸侧位片（图22.3c）。有时，CT扫描可以帮助评估旋转畸形、延伸至关节内的骨折线，或者使用CT血管成像帮助评估潜在的血管损伤。

假性松弛是指肱骨头相对于肩胛盂的暂时性向下松弛，通常与肱骨骨折相关。这种现象的出现是由于三角肌和肩袖张力不足，通常是因为疼痛引起的三角肌功能抑制，但有时与并发的腋神经麻痹相关。在肱骨骨折的情况下，假性松弛是不需要大量检查、手法复位或手术治疗的暂时性和良性的表现，并且通常随时间推移而逐渐恢复。通过对三角肌、肱二头肌、肱三头肌等的主动等长刺激，配合吊带制动，92%的患者大概在6周内恢复肩关节的解剖结构。

分型

通常根据部位（上、中或下1/3）和形态（横形、蝶形、粉碎性、螺旋形、斜形）对肱骨干骨折进行分类。肱骨干开放性骨折的发病率相对较低，可归因为大部分肱骨干骨折的低能量损伤机制，以及肱骨干被大量的肌肉覆盖。可以使用Gustilo－Anderson分型系统对创口进行分型。

治疗目的

肱骨干骨折的主要治疗目的是骨折愈合伴有良好的肩、肘关节活动。因为肩关节的球形活动度，畸形对功能的影响是有限的，因此30° 的成角是可以被接受的。

非手术治疗

最初的夹板固定

肱骨干骨折的非手术治疗包括3个阶段：最初的夹板固定，功能性支具或石膏固定，及康复治疗。

最初时，通常使用接合夹板将上臂固定于屈肘90° ，夹板从腋窝内侧面开始，向下围绕肘关节，折返向上至肩关节外侧上方，然后至颈部（图22.4a）。接合夹板固定的目的是稳定骨折，并因此改善患者的舒适度。

接合夹板利用肢体和石膏的重力牵引作用及流体静压以维持骨折复位，因此适用于轻微短缩、短斜形或横形等骨折类型。接合夹板对患者而言是笨

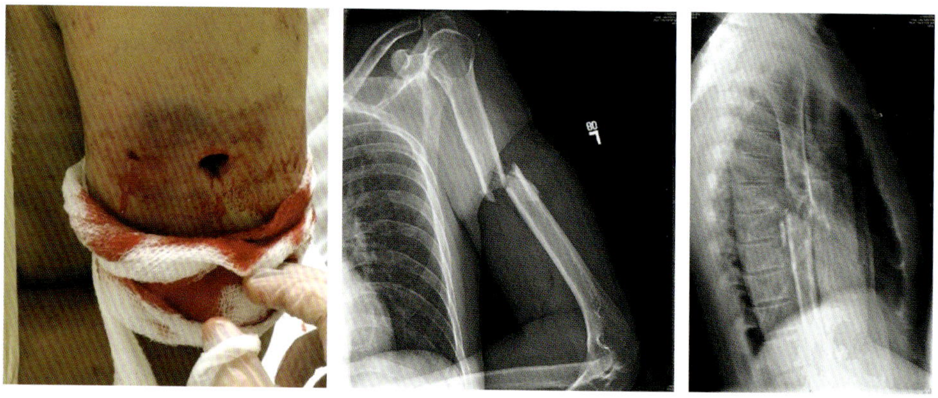

（a） （b） （c）

图22.3 肱骨干中段开放性骨折。（a）开放性伤口在上臂外侧；（b）前后位X线片；（c）穿胸侧位X线片

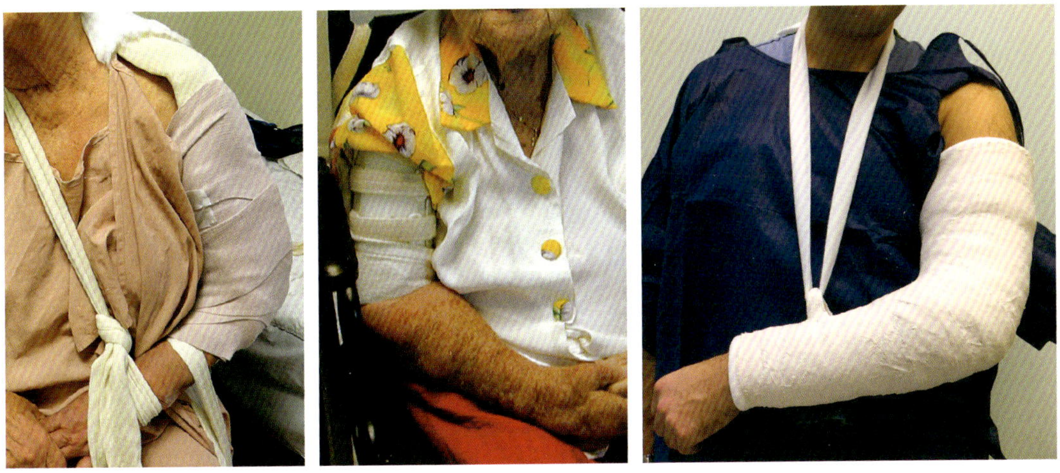

（a） （b） （c）

图22.4 肱骨干骨折的非手术治疗方法。（a）接合夹板；（b）功能性支具。注意在使用较长的支具固定时，可能出现前臂和手部的肿胀；（c）上肢悬吊石膏

重的，并且与压疮相关，因此，它们只应该被用于最初的治疗，作为功能性支具或悬吊石膏的过渡。

Caldwell首先在1933年描述了悬吊石膏。将石膏从肱骨近端延伸至腕部，同时肘关节屈曲在90° 及手腕处于中立位；将一条吊带绕过颈部，并通过环在石膏的远端进行悬吊（图22.4c）。悬吊石膏通过重力牵引，实现和维持骨折复位，在患者清醒时，上臂可随意悬吊。在肱骨干下1/3骨折中，悬吊石膏对内翻成角提供更好的控制。这种方法是一项可以被立即使用的确定性治疗方式，但是对老年人而言，可能是笨重的。因为担心肘关节僵硬，许多创伤骨科医生避免使用悬吊石膏，但是最近的数据提示，在使用石膏与使用功能性支具的患者之间，肘关节功能没有差异。

功能性支具

功能性支具首先由Sarmiento等在1977年进行介绍，并且目前仍然是肱骨干骨折的主要非手术治疗方式。“功能性支具”这个术语是指环绕上臂，并且因此允许肩关节和肘关节活动的预制支具（图22.4b）。理论上，功能性支具通过3个原理维持骨折复位。第一，主动的肌肉收缩纠正旋转和成角畸形。第二，软组织加压产生“液压效应”，能够辅助调整骨折段的对线。第三，并且可能是最重要的，重力辅助维持轴线。支具由两个环绕上臂的塑料套构成，并且通过两条可调整的Velcro尼龙搭扣带固定在需要的位置。患者在所有时间都使用支具，

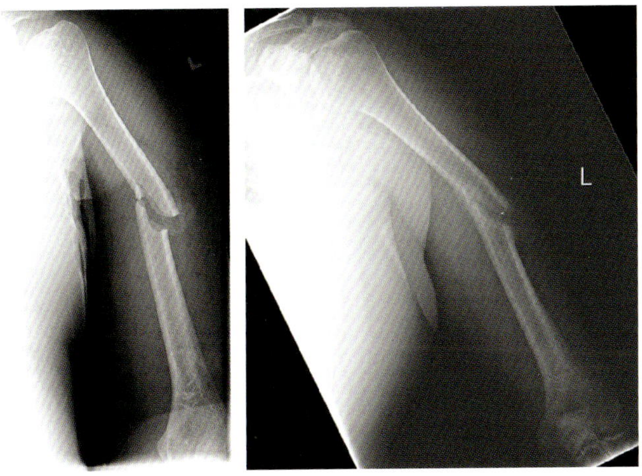

（a） （b）

图22.5 （a）使用功能性支具治疗单纯的斜形骨折；（b）在第10周出现桥接骨痂，并且骨折愈合

并在肿胀消退后收紧搭扣带。出现愈合的临床和影像学征象后，包括疼痛减轻和X线片上的连接性骨痂形成（图22.5），则可以取下支具。在感觉舒适的情况下，可以开始主动和自我辅助的肩关节和肘关节伸直锻炼。

在Sarmiento的最大病例系列中，620例肱骨干骨折患者接受了功能性支具治疗，超过80%的骨折愈合在内翻和向前成角小于16° 的位置，17%的骨折愈合在畸形更大的位置，3%的骨折发生不愈合而接受了手术治疗。分别在60%和76%的患者中，肩关节和肘关节的活动完全恢复。然而，这是一个来自城镇的年轻患者群体（平均年龄为36岁），并且许多患者在恢复初期失访（33%）。

据报道，在其他非手术治疗的患者人群中，孤立性肱骨干骨折的愈合率为80%~89%。Koch等报道了，在骨折愈合时（平均10周，范围为5~36周），肩关节和肘关节活动双侧对称和正常的患者分别占59%和88%。他们强调，40岁及以上患者更可能丢失肩肘活动能力，特别是外旋。

骨折位置对愈合率的影响仍有争议。Koch等发现在9例不愈合的肱骨骨折中，6例为横形骨折，非手术治疗的横形骨折仅有73%达到愈合。另外，在一项回顾性研究中，纳入了32例支具治疗后的肱骨干骨折不愈合，Ring等发现仅有4例（13%）横形骨折不愈合，然而发现27例（84%）螺旋形或斜形骨折不愈合。在32例骨折不愈合中，17例累及肱骨干上1/3，仅有1例累及肱骨干下1/3。

Neuhaus等证明了骨折间隙的大小是在6周时骨折不稳定和缺乏桥接骨痂的一个独立预测因素；佩戴支具拍摄的初始X线片上每增加1mm骨折间隙，增加大概40%的闭合治疗失败的风险。

康复

在非手术治疗的患者中，如果愿意的话，肩关节活动的钟摆锻炼可以在使用功能性支具后立即开始，但是没有证据显示这能提高最后的肩关节活动，而且会引起疼痛，并在锻炼时有些困难。自我辅助的腕关节和手部主动活动可以立即开始，并且在疼痛消退后鼓励患者进行肘关节活动。主动及自我辅助的肩关节外展和前屈被延迟至骨折愈合后。

一些骨科医生支持在急诊室立即使用功能性支具，而不在任何时期使用接合夹板。这种方法的主要优势是患者感觉舒适和具有独立性，因为接合夹板是笨重和难以管理的。

手术治疗

适应证

推荐对开放性骨折（除了低速枪弹骨折）、合并血管损伤的骨折及不稳定的肱骨与前臂联合骨折（所谓的“浮肘”），进行切开复位内固定（Open Reduction and Internal Fixation，ORIF）。也应该考虑对多发性创伤患者进行手术治疗，以允许患侧上肢负重并使用辅助工具行走。

就骨折本身而言，短缩超过3cm、旋转超过30°和内翻及向前成角超过20°等，有时被作为手术指征，虽然任何程度的畸形愈合似乎都不影响功能（图22.6）。Klenerman等指出，尽管保留了肢体功能，但是当向前成角和内翻畸形分别超过20°和30°时，就可以看到表面的畸形，特别是在较瘦的患者中。

应该在手术室对大部分开放性骨折和高速枪弹伤进行清创，随后进行内固定。向关节内延伸的骨折也可受益于手术，正如本书中其他部分所讨论的。由于发生筋膜间室综合征的风险增加，以及皮肤条件可能不适于石膏或支具治疗，应该考虑手术治疗表面有烧伤的骨折。

必须与患者讨论手术的风险和收益，并告知患者治疗决策。手术治疗通常允许早期恢复功能，然而，也具有神经损伤、感染、内植物失效及其他手术并发症的风险。手术固定的选择包括钢板固定、髓内钉固定和外固定支架固定。钢板固定的选择和技术包括切开复位传统钢板或锁定钢板螺钉固定术，及微创钢板接骨术（Minimally Invasive Plate Osteosynthesis，MIPO）。

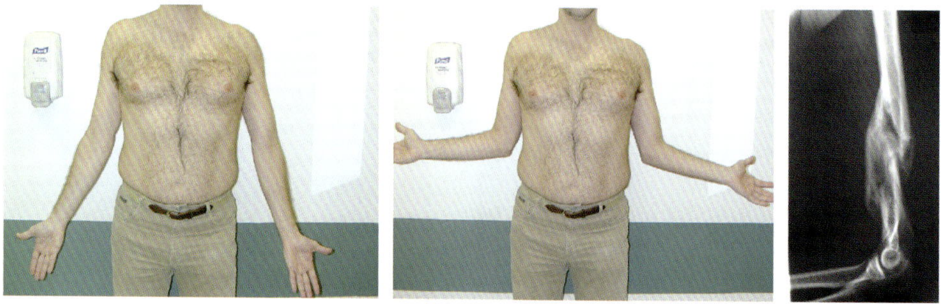

（a）（b）（c）

图22.6 虽然存在大于30°的畸形愈合，但是患者仍然具有优异的功能结果。与健侧比较，患侧（右侧）功能基本对称。（a）伸直和旋后；（b）外旋；（c）骨性愈合伴大量骨痂形成

在研究过程中，比较手术与非手术治疗的高质量前瞻性研究非常少。因此，2012年的一篇Cochrane综述总结到，对于支持或反对手术治疗孤立的肱骨干闭合性骨折，不能提出任何建议。肱骨干骨折恢复评估（HUMeral Shaft Fractures: MEasuring Recovery，HUMMER）研究组正在进行的一项前瞻性观察研究，对DASH评分测量的手术与非手术治疗肱骨干骨折患者的功能结果进行比较。在一项对功能性支具固定与加压钢板固定的回顾性比较中，Denard等发现愈合时间或骨折愈合后的最终活动度没有统计学差异。然而，非手术治疗的患者更容易发生不愈合（21%：9%）和畸形愈合（13%：1%）。

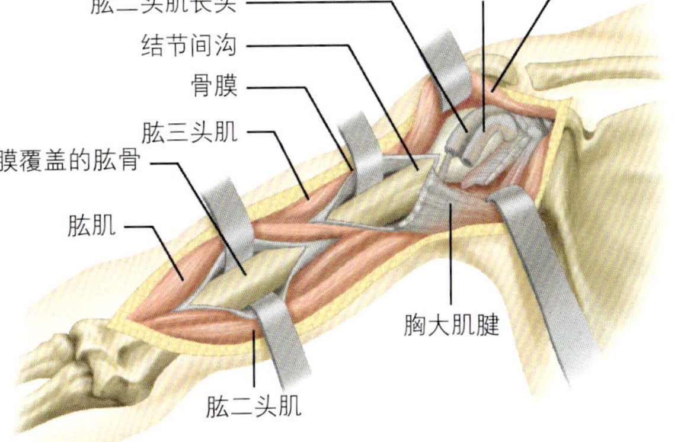

图22.7 肱骨前外侧入路。近端的间隙在三角肌和胸大肌之间，在肱骨中段沿肌纤维剖开肱肌

手术入路

大部分肱骨干骨折可以通过前外侧或后侧入路显露和进行钢板固定。可以使用直接内侧或外侧入路的情况不太常见。

前外侧入路

对于肱骨上和中1/3骨折的钢板固定，前外侧入路是较为理想的。优点包括容易摆放患者的体位，并且能够向近端延长切口，缺点是明显的瘢痕。在远端显露和固定内植物时，必须识别和保护桡神经，以及避免内植物进入冠突窝。

患者被置于仰卧位或者沙滩椅位。消毒整个上肢，以允许在需要时延长切口。皮肤切口以骨折为中心，向近端沿肱二头肌外侧缘和三角肌前缘，可以被延长至三角肌胸大肌间隙，向远端沿肱二头肌自由活动的肌腹之间的间隙，止于肘横纹近端5cm，或者当更远端的暴露有帮助时，斜行经过肘横纹。分离肱二头肌和肱肌表面的筋膜。在近端，可以通过找到头静脉和位于两块肌肉间相对表浅的脂肪来识别三角肌内侧和胸大肌外侧之间的平面。静脉通常被置于内侧，但是可以牵向外侧或内侧。

在近端，钢板将正好被放于肱二头肌结节外侧。掀起三角肌止点的前方以放置钢板。在肱骨干中1/3，肱二头肌被牵向内侧，并沿肌纤维纵向剖开肱肌，分离其外侧1/3（桡神经支配）和内侧2/3（肌皮神经支配）（图22.7）。肘关节屈曲，松弛肱肌及便于切开。切开肱肌直达骨膜，并将肌肉牵开，显露肱骨，保留骨膜和尽量多的肌肉附着点。桡神经在通过肱骨干中段后方的螺旋形桡神经沟，以及穿行于肱桡肌和肱肌之间下行至前间室时，容易受损。应该谨慎地在肱骨干中段从前向后植入螺钉，并确保神经未被卡压在钢板的外侧角下。振动钻可以通过避免将神经卷入钻头，而帮助保护神经。

后侧入路

后侧入路为肱骨干下3/4的骨折提供了非常好的显露，并允许钢板能够沿肱骨远端后方宽阔的表面放置。缺点是术中易于损伤神经及神经直接位于钢板表面，而且在多发性创伤的患者中，采用俯卧或侧卧位可能较为困难。

患者被置于俯卧或侧卧位，上臂被放置于支架上。在切开远端和识别桡神经时可以使用止血带，当在更近侧操作时，取下止血带。切口位于后正中线并以骨折为中心，可以将其从尺骨鹰嘴远端向近端延长至肩峰后外侧面。锐性切开肱三头肌及筋膜，注意识别和保护位于肱骨干中段螺旋形沟内的桡神经，以及与神经近端伴行的肱深动脉。这个入路沿肱三头肌长头和外侧头之间继续上行，直到腋神经和旋肱后动脉到达三角肌后缘处（图 22.8a）。如果要将一块钢板放置于肱骨远端内侧柱，需识别和保护尺神经。可以通过尺骨鹰嘴截骨和向近端掀起肱三头肌来显露肘关节。

改良后侧入路

在Gerwin等描述的改良后侧入路中，识别由桡神经分出的臂外侧下皮神经。然后向深部分离肌间隔，直到臂外侧下皮神经，向远端延长约3cm，以显

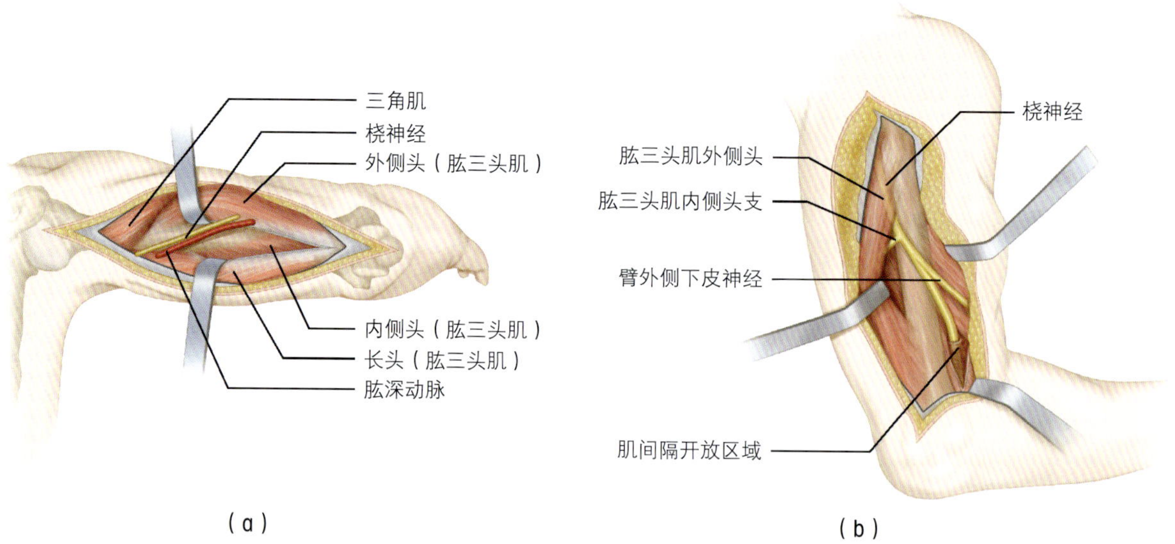

图22.8 （a）肱骨后侧入路。锐性分离肱三头肌内侧头，注意在近端保护桡神经和肱深动脉；（b）改良的肱骨后侧入路

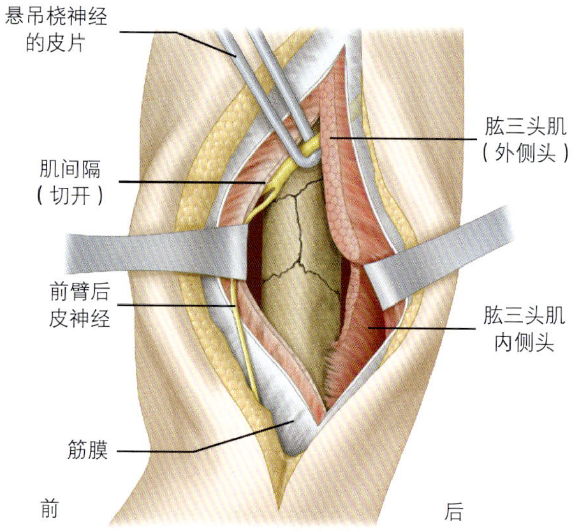

图22.9 肱骨外侧入路。从肌间隔掀起肱三头肌，并分离肌间隔以允许延长显露桡神经

露和允许游离桡神经（图22.8b）。从外侧肌间隔掀起肱三头肌内侧和外侧头，并牵向内侧，允许显露多达94%的肱骨干，相比之下，后侧经肱三头肌切开入路仅能显露76%的肱骨干。

外侧入路

外侧入路通过肌间隔平面允许显露肱骨下2/3，也允许延长显露桡神经（图22.9）。通过这个入路，钢板可放置于肱骨的前、后或外侧面。沿三角肌止点中点至外上髁做切口。在肌间隔后方约1cm处，切开肱三头肌外侧头表面的筋膜。从肌间隔锐性掀起肱三头肌外侧头，分离至肱骨。桡神经位于切口近端的包埋脂肪中。像在改良后侧切口中一样，对肌间隔的分离允许在远端游离桡神经，在远端可以沿肱肌与前臂桡侧伸肌群之间游离桡神经。在近端，可以在三角肌与肱三头肌外侧头之间寻找桡神经。

钢板固定

钢板接骨术通常被认为是首选的手术治疗方式，因为与髓内钉固定相比，其要求更简单的技术，具有更低的再次手术率和更少的肩关节问题。通常使用动力加压钢板和非锁定皮质骨螺钉固定肱骨干骨折。如果是横形骨折，则使用加压方式固定。或者在斜形和螺旋形骨折中，用作中和钢板，能够容纳一些骨折块间的加压螺钉。

在骨质疏松的骨骼中，锁定螺钉显示出生物力学优势；一项在骨质疏松的尸体上进行的肱骨干骨折的研究，显示出锁定钢板和螺钉与标准皮质骨螺钉相比，具有增强的循环扭转载荷。在一项回顾性研究中，22例肱骨干骨折不愈合接受了锁定钢板固定治疗，没有发生螺钉松动或断裂，即使是在持续显示为不愈合的病例中。锁定加压钢板允许在加压的同时增强固定结构的拔出强度。

Tingstad等证明，在肱骨钢板固定术后立即负重，与不愈合或畸形愈合的风险增加无相关性。因此，钢板固定依然是需要使用拐杖或由于任何原因需要负重的多发性创伤患者的有效选择。应该在考虑复位的充分程度、骨折类型的稳定性、对固定结构的信心及患者的需要和依从性之后，再作出允许通过肱骨干骨折负重的决定。

手术技术——钢板固定

通过上述的一种入路显示骨折。使用复位钳复位骨折。如果可能的话，应该放置1枚或者多枚穿过主要骨折线的拉力螺钉。如果已经完成拉力螺钉固定，还应该放置1块较大的接骨钢板及数枚螺钉，以保护拉力螺钉。最好使用持骨钳直接复位横形骨折，并且使用钢板的加压功能。在术前，确定钢板长度，在骨折的近端和远端至少允许6枚皮质骨螺钉固定。当使用跨过粉碎性骨折的桥接钢板时，更长的钢板和更少的螺钉可以增加受力长度，并且因此减少通过骨折部位的应力。注意出现在钢板界限处的应力梯级，可以通过延长钢板至比必要长度更长来最小化应力梯级。适合的钢板结构包括1块宽或窄的4.5mm钢板，或者在体形小的患者中使用1~2块3.5mm钢板。一项生物力学研究显示4.5mm钢板具有最强的后前向抗弯强度和抗扭强度，但是3.5mm双钢板提供最好的加压和内外侧抗弯强度。另一项针对肱骨干骨折不愈合的钢板结构的生物力学研究，也发现1块4.5mm加压钢板与1块3.5mm重建钢板垂直放置，比单钢板结构的强度更好。因此，双钢板可能对需要早期负重的患者是有帮助的，例如使用拐杖的患者。当将钢板贴附于骨面时，记住桡神经的位置，并且检查以确定神经没有滑入钢板的角落（图22.10）。

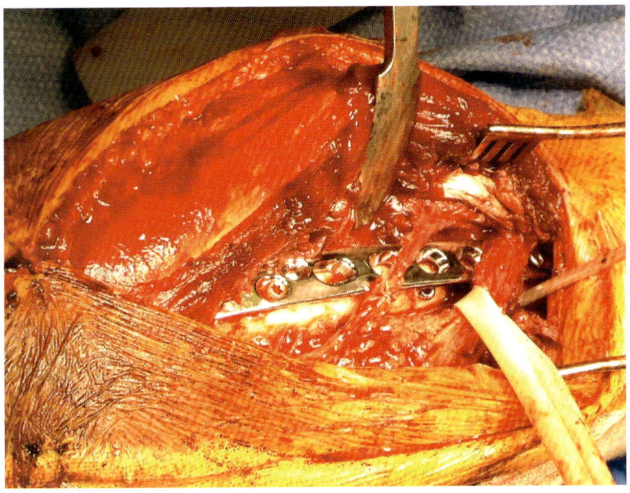

图22.10 动力加压钢板。必须仔细识别和保护桡神经，使用一条Penrose引流管标记，并且确保神经不被卡压在钢板远端外侧面的下方

微创钢板接骨术

MIPO是最近被引进的一种方法，其在有限切开的情况下，使用桥接钢板固定肱骨干骨折。这项手术在技术上具有挑战性，并且在钢板放置不理想的情况下，具有骨折不愈合和畸形愈合的风险，以及较高的桡神经损伤的潜在风险。这项技术可以通过前入路或后入路进行。前入路使用三角肌胸大肌间隙，因此最适合更近端的骨折。在前入路和后入路中，都应该识别桡神经（图22.11）。还没有将MIPO技术与传统的钢板或髓内钉固定技术进行过严格的比较的研究，MIPO技术主要的优势似乎是美观，但取决于切口的数量和大小。这种潜在的优势是有争议的，因为不管是传统开放入路的单个大切口或者

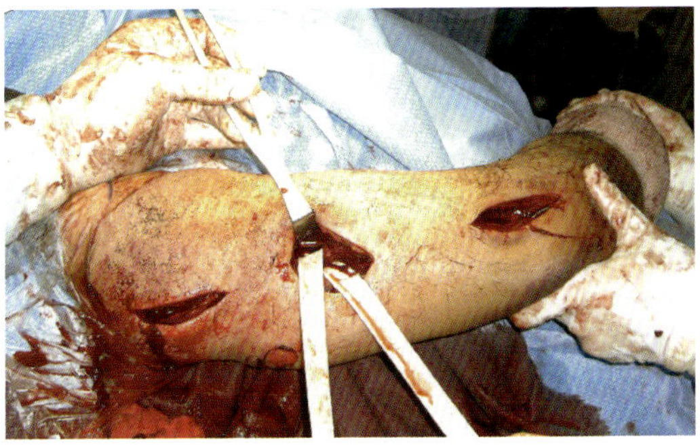

（a）

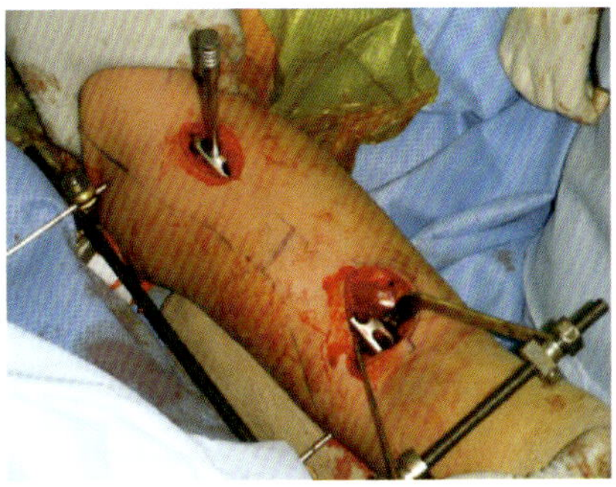

（b）

图22.11 微创钢板接骨术（MIPO）。（a）经后侧入路，在中间和（或）近端窗口识别桡神经；（b）一副临时外固定支架可以用于帮助骨折复位和放置钢板，这里显示的是前入路

2~3个较小的MIPO切口，大部分外科医生依然需要总长度大概为10cm的切口。目前没有研究证明由于这项技术的使用，出现了功能或满意度的提高。在老年患者中，由于不愈合或神经卡压而需要再次手术的风险，可能超过美观带来的好处，因此患者应该参与到关于手术入路的决策中。

手术技术——前路MIPO手术

患者仰卧于可透视手术床，从对侧放入X线影像增强器。选择1块4.5mm锁定加压钢板，钢板通常比开放技术所使用的钢板长1~2孔，并放置在上臂前方的皮肤上。标记近端和远端的手术窗口；近端的窗口是经三角肌胸大肌入路做一个3~4cm的切口，远端的切口为肱骨干远端的直接前入路。肱二头肌被牵向内侧，而肱肌被纵行剖开以显露肱骨前方皮质，注意从肱肌前内侧面出现的肌皮神经。使用骨膜剥离器钝性分离，做一个肱肌下的骨膜外隧道。从近端窗口插入钢板，通过肱肌下隧道，放置于肱骨前方，注意在远端窗口识别和保护桡神经。使用一个柱状物固定于钢板近端的锁定孔螺纹中，帮助操控钢板。当钢板被固定于近端骨折段后，可以间接复位骨折。经桥接骨折的钢板植入螺钉。或者，一些外科医生在手术开始时，使用一副临时外固定支架复位骨折，然后将钢板固定在骨骼上，最后取下外固定支架（图22.11c）。

髓内钉

可以使用顺行或逆行技术将髓内钉插入肱骨髓腔内，同时使用或不使用锁钉。与钢板固定相比，髓内钉固定的一个潜在优势为在骨折部位造成的软组织损伤较小。由于这项技术不依赖螺钉固定来稳定骨折，因此在骨质疏松的老年患者中，可以被作为首选。在具有大面积脆弱骨骼的病理性骨折患者中，髓内钉贯穿并因此保护整个肱骨干。髓内钉技术的一个缺点在于，髓内钉和锁钉在髓腔终止于冠突和鹰嘴窝上方的部位造成应力梯级。

肱骨交锁髓内钉的生物力学研究显示，当髓内钉从较短的骨折段进入较长的骨折段时，可以获得最理想的力学强度。因此，顺行髓内钉最适合肱骨干上和中1/3的骨折，而远端骨折应该使用逆行髓内固定方式。在鹰嘴窝上方的髓内钉入点处发生内植物周围骨折的风险，是逆行髓内钉固定的一个缺点。

现代髓内钉通过交锁螺钉提供远端锁定装置。生物力学研究显示，与界面装置相比，锁钉提供了更好的轴向和扭转稳定性。较小直径的髓内钉（7~9mm）将扩髓的需要最小化，并减少了在骨折端发生分离和医源性骨折的风险。

应该将肱骨扩髓最小化，因为扩髓可能会损伤骨内膜的血供而导致大范围的坏死区域。一些外科医生支持将肱骨大结节嵴远端1cm处作为关节外入点，以避免损伤冈上肌腱入点和肱骨头关节面。

术中并发症发生在多达47%的病例中。并且第一代髓内钉的术中并发症是第二代髓内钉的1.6倍。最常见的术中并发症为近端锁钉过长（8.1%）、髓内钉尾端埋入髓腔不充分（7.2%），及医源性的骨折延伸（6.3%）。骨折端分离是不愈合的一个常见原因。因为肱骨髓腔的远端逐渐变细形成盲端，如果髓内钉过长，将导致远侧尖端与髓腔的末端紧密接触，从而可能发生骨折端分离。或者，较长的髓内钉可能突出至肩峰下间隙。

由于对肩袖的侵犯及内植物突出导致的肩峰下撞击，而引起肩关节问题的发生率增加，在髓腔狭窄的患者中发生医源性肱骨远端骨折的可能性，术中远端锁钉断裂的可能性，在植入远端锁钉时损伤血管神经结构的风险，不能看见和保护桡神经，以及如果发生骨折不愈合，则较难重建等，均为顺行髓内钉的缺点。在使用顺行髓内钉治疗的患者中，接近16%经历过术后肩关节疼痛，归因于对肩袖和肱骨头关节面的侵犯，以及撞击。与钢板固定相比，髓内钉固定也与肩关节活动范围受限相关。顺行髓内钉固定会侵犯老年人已经退变的肩袖，并且使患者容易在髓内钉末端发生骨折，特别是在远端锁钉处。附加的损害可能会增加疼痛，及增加进行过顶活动的难度，例如梳头发或伸手开柜子。然而，在肱骨的较大部分被骨折涵盖的患者中，与钢板固定相比，髓内钉固定可能造成更小的软组织损伤（图22.12）。在老年患者中，与加压钢板固定相比，髓内钉固定可能产生更稳定的固定，因为其不依赖螺钉在骨质疏松骨骼中的抓持。

手术技术——顺行交锁髓内钉固定

患者被置于侧卧位、沙滩椅位或仰卧位，将术侧手臂置于患者胸前。以大结节为中心，做一个长

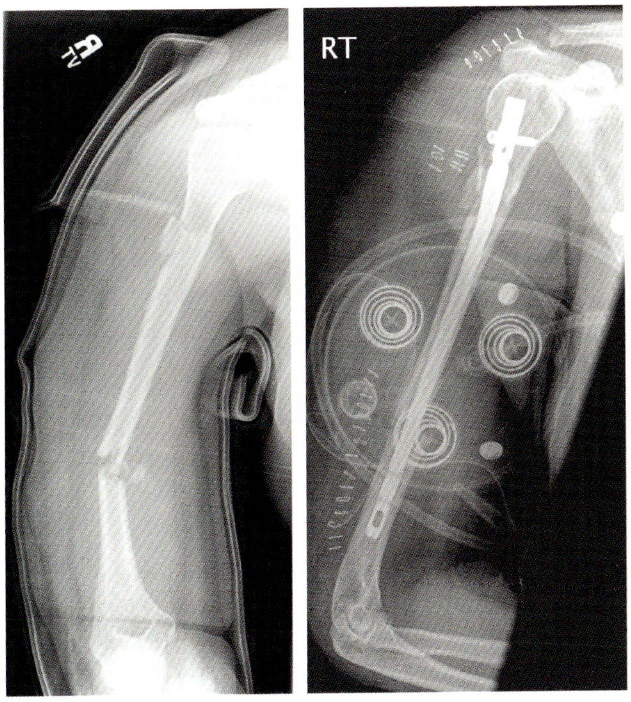

（a）　　（b）

图22.12　顺行髓内钉。（a）涵盖超过肱骨干一半长度的粉碎性骨折，被固定在接合夹板中；（b）顺行髓内钉固定后，解剖对线得到恢复

4cm的直切口。仔细劈开三角肌及冈上肌腱。在保护好肩袖的同时，使用一个5mm钻头在肱骨大结节内侧的沟内创建肱骨髓腔入点。闭合复位骨折后，将一根2.5mm导杆放入髓腔，并通过骨折端。必要时，以0.5mm递增进行扩髓，尽量少扩髓，并且要确保骨折加压以避免医源性桡神经损伤。可以在骨折部位做一个小切口以识别桡神经，并确保其在扩髓前得到保护。经导杆将髓内钉插入髓腔，直到髓内钉的头端完全埋入肱骨头内。在骨折部位施以手动加压，并使用X线透视确认复位情况。可以通过髓内钉的定位杆，从外至内放置1枚斜形或者2枚横形的肱骨近端交锁螺钉，注意避开关节面，并且确定螺钉穿出内侧皮质的部分不能过多。在消除骨折端的分离移位后，可以使用小切口技术放置远端锁钉，应在肱二头肌外侧操作以避免损伤桡神经。缝合肩袖及修复三角肌，关闭筋膜和皮肤。

手术技术——逆行交锁髓内钉固定

患者被置于俯卧位或者侧卧位，将上臂放置在一个支架上，从对侧放入影像增强器。切口从尺骨鹰嘴尖端开始，沿后正中线向近端延长4~5cm。切开肱三头肌腱并识别鹰嘴窝。选择两个入路之一：经典的后正中线鹰嘴窝上方2cm，或者通过鹰嘴窝上缘。按照与顺行髓内钉相同的原则，进行骨折复位、扩髓和放置髓内钉。髓内钉的近端应该距离肱骨头关节面大概1.5cm。髓内钉近端必须被锁定，以防止髓内钉从远端退出而发生疼痛和丧失肘关节功能。冲洗和清除骨碎屑后，间断缝合肱三头肌腱。早期开始肘关节的主动活动以防止关节僵硬。

钢板固定与髓内钉固定相比

证据不断显示，与髓内钉固定相比，钢板固定的相关并发症更少，但是差距可能正在缩小。一项2011年的Cochrane综述，纳入了包括260例患者的5项研究，发现与动力加压钢板固定相比，交锁髓内钉固定后，肩关节撞击的发病率明显增加，肩关节活动度减少及再次手术率增加。再次手术通常是为了处理肩关节撞击而取出髓内钉。最近的研究提示这两项技术的再次手术率相似：钢板为14.3%~14.5%，髓内钉为15.4%~16.3%。因为钢板的功能结果和翻修率与髓内钉的相似或优于髓内钉，并且因为钢板固定系统的价格仅接近髓内钉固定系统的一半，Chen等赞成钢板固定为更具有成本效益的技术。

尽管功能结果的数据是有限的，Cochrane综述发现，患者自诉功能、感染率或医源性桡神经麻痹没有显著差异。一篇纳入14项研究的Meta分析，包括727例患者，也证明髓内钉固定具有更高的肩关节相关并发症，但是强调钢板固定具有显著增高的感染率及更多的医源性桡神经麻痹。同样，Ouyang等在他们包括10项随机对照研究的Meta分析中，也发现了髓内钉固定后的肩关节运动障碍，但是不愈合率没有著差异。Heineman等在另一项Meta分析中揭示了钢板固定的总体并发症比髓内钉固定的少；当这项分析纳入3项新的研究而进行更新后，差异减小，但是依然有统计学显著差异。

外固定支架固定

外固定支架固定通常被专门用于严重的开放性骨折、多发性创伤或皮肤软组织毁损（例如烧伤或高速枪弹伤）的患者（图22.13）。当指征被扩展至包括所有移位的非病理性肱骨干骨折时，Catagni等发现，功能性肩、肘关节活动良好的病例分别为占

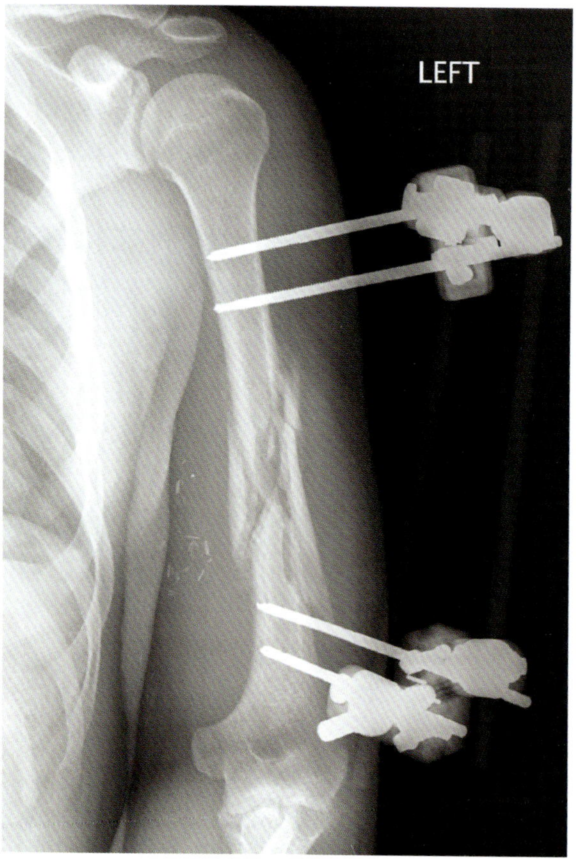

图22.13　外固定支架固定枪弹伤导致的开放性骨折

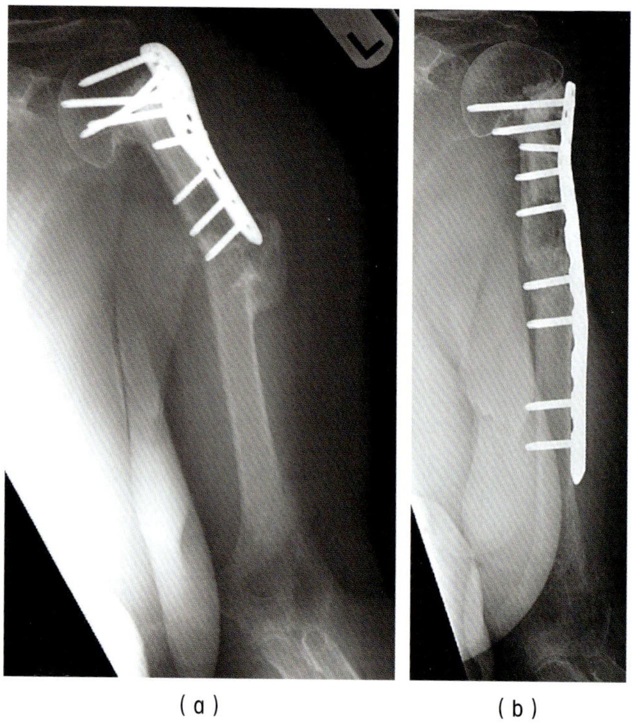

图22.14　（a）肱骨近端钢板远侧的假体周围骨折，伴肥大性骨折不愈合；（b）取出原来的钢板，使用10孔干骺端钢板进行替换，并在骨折不愈合处植入自体髂骨。在3个月时取得影像学和临床愈合

80%和95%。外固定支架固定需要穿过软组织放置骨钉，可能会导致钉道感染（12%），并且限制肩、肘关节的活动；使用这种方式治疗的老年患者，特别容易出现较差的活动能力。

特殊病因

假体周围骨折

肱骨干假体周围骨折包括肩关节置换假体、全肘置换假体或肱骨近端钢板周围的骨折（图22.14）。治疗目的是获得骨折愈合，维持假体的稳定性，并保留盂肱关节的活动和总体的肩关节功能。必须通过术前X线片及术中稳定性测试，评估内植物的稳定性。通常可以通过功能性支具对假体固定良好的轻微移位骨折进行非手术治疗。关节翻修术通常适用于假体已松动的假体周围骨折，而ORIF可以被尝试用于假体固定良好的假体周围骨折。关节翻修术需要一个超过骨折端的加长柄，结合或不结合结构性异体植骨加强。因为骨水泥假体存在骨水泥从骨折端漏出而妨碍骨折复位，及可能将桡神经或其他结构置于危险之中的风险，所以通常首选非骨水泥假体。ORIF可能需要联合钢板、环扎钢缆及结构性异体植骨以获得充分的固定。

并发症

桡神经麻痹

桡神经麻痹发生在接近2%~17%（平均11.8%）的肱骨干骨折中，并且最常见于肱骨干中1/3，及中、下1/3交界处的骨折中。桡神经容易在肱骨干中段受损，神经在此处位于肱骨的螺旋沟内，并且容易在肱骨干中、下1/3交界处受损，神经在此处穿过外侧肌间隔时受到束缚。桡神经功能障碍的手术探查适用于锐性穿透伤、高速枪弹伤和开放性骨折。患者在就诊时的桡神经功能检查是正常的，但接受闭合手法复位后出现桡神经功能损害，则应该通过一系列检查监测其神经功能；这不是手术干预的指征。

与闭合性肱骨骨折相关的桡神经损伤几乎总是

神经失用或轴索断伤（轴索断裂），而很少是神经断伤（神经和外膜完全断裂）。目前最佳的证据表明，手术探查可能是不必要的或者甚至是有害的。最近一项比较早期手术与非手术治疗急性桡神经麻痹的Meta分析，提示两个组的桡神经功能无差异，但是手术患者具有更多的不适。另一项比较手术与非手术治疗桡神经麻痹的Meta分析，也报道了相同的神经功能，并且发现71%的患者在无干预的情况下自行恢复。包括接受手术探查的患者在内，总体恢复率为88%。Ekholm等特别提到，在89%的非手术治疗患者及73%的手术治疗患者中，桡神经功能完全恢复，但是13%的手术治疗患者存在部分或完全的永久性神经麻痹。压迫性桡神经病变的完全临床恢复平均出现在受伤后3.4个月，但是可能需要6个月甚至更长时间。受伤后3周内（沃勒变性前）的神经传导检查（Nerve Conduction Studies，NCS）和肌电图（Electromyography，EMG）是没有帮助的，并且可能产生误导。此后，EMG/NCS也不能区分可恢复与不可恢复的神经损伤（例如神经断伤）。电诊断检查能够在体格检查可见前4~6周检测到肌肉功能的电信号。将对肌腱转移满意的患者，通常等待6个月，最好12个月，以观察改善的迹象，然后进行肌腱转移术。对于要求更精细的手部功能的患者，在受伤后3~4月，如果没有神经恢复的临床或电生理征象，则可以通过神经探查以进行可能的神经移植。

骨折不愈合

不愈合的发生是由于生理因素，例如血供受损、感染、吸烟、骨质疏松和畸形愈合等，以及机械因素，例如高能量损伤，固定不充分，或者越过骨折部位的牵张等。横形骨折被认为与不愈合相关，但是其他研究人员报道了不愈合与螺旋和斜形骨折的关联。因为三角肌和胸大肌止点的变形力，以及肱二头肌长头腱嵌入骨折端的风险，肱骨干上段骨折可能具有较高的不愈合率。

一项包括接近10 000例医保患者的回顾性研究提示，在遭受肱骨干骨折后，使用非甾体类抗炎药或阿片制剂60~90天，与骨折不愈合相关。然而，由于早期使用非甾体类抗炎药与不愈合无相关，观察到的关联可能反映了疼痛性骨折不愈合患者的镇痛药用量增加，而不是反映直接的因果关系。

肱骨干骨折在受伤后24周不能愈合，则符合骨折不愈合的传统诊断标准；最近，骨折不愈合被定义为在X线片上3个月无愈合进展，或者受伤后6周持续的骨折活动。尽管在Sarmiento等包括620例患者的综述中，报道了使用功能性支具治疗的患者仅有2%发生不愈合，最近的大型研究显示了10%~23%的骨折不愈合率。

多达15%的手术治疗的肱骨干骨折并发骨折不愈合。大部分（70%~90%）肱骨干骨折不愈合为萎缩性的，意味着它们缺乏足够的骨痂。肥大性不愈合与坚固的骨痂相关，但是缺乏机械稳定性。

骨折不愈合的影像学特征包括骨折端接触差，骨折段分离或成角，以及肥大的骨痂伴持续疼痛或不稳定。对于任何开放性骨折或手术治疗的骨折，都必须考虑感染。C-反应蛋白通常将在感染性不愈合的情况下升高，但是红细胞沉降率可能是正常的。

可植入骨刺激器已被FDA批准用于已确诊的受伤后持续9个月的骨折不愈合；然而，它们可能与感染风险增加相关，并且其疗效仍未得到确定。

在老年患者中，骨折不愈合的治疗应该针对患者的功能状态和疼痛。如果骨折不愈合患者没有疼痛或者具有可接受的功能，有时可以进行保守治疗（图22.15）。骨折不愈合的手术治疗目的是提供一个允许早期活动的稳定机械结构，以及提供一个有利于愈合的生理环境。通常使用4.5mm加压钢板对萎缩性不愈合进行切开复位内固定，同时使用或不使用自体植骨。

对于螺钉抓持力不足的骨质疏松性骨骼，锁定

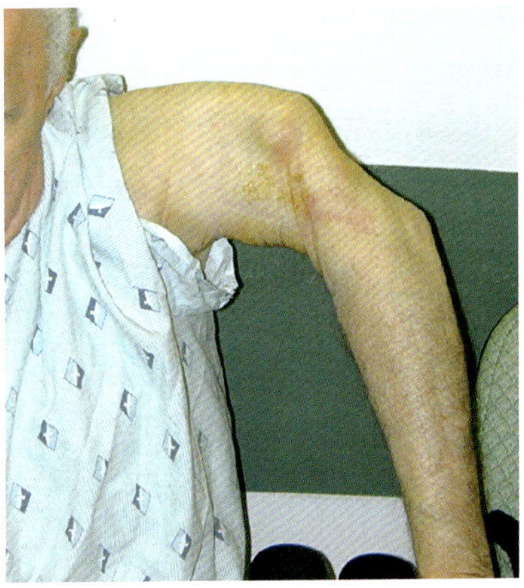

（a）

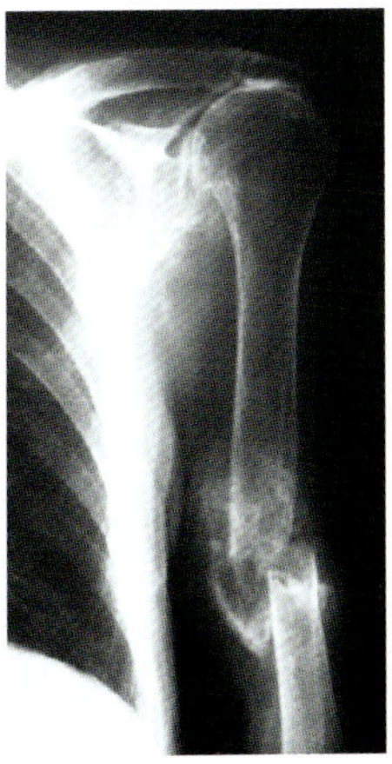

（b）

图22.15 （a）具有无痛的假关节和可接受的功能；（b）肥大性不愈合的X线片影像的非手术治疗患者

钢板为首选。自体髂骨植骨（Autologous Iliac Crest Bone Graft，ICBG）和脱钙骨基质（Demineralized Bone Matrix，DBM）均可产生较高的愈合率，但是在本次研究过程中，没有已发表的对两者进行直接和前瞻性比较的人体研究。一项关于治疗萎缩性不愈合的回顾性研究，提示DMB产生了与自体髂骨植骨相同的疗效，而没有与自体髂骨植骨相关的供区损害。对于不能耐受供区损害的患者，DBM是ICBG的一个有效的替代方法。

肥大性不愈合的发生是因为在缺乏机械性稳定的情况下，出现强烈的生物愈合反应。因此，可以单独使用钢板固定，而不进行植骨。将不愈合部位清理至健康、出血的骨质，并切除滑膜或者纤维组织。重建骨髓腔可以提供非常好的成骨祖细胞来源。如果存在感染、缺血或者死骨，可能需要切除多达3~4cm的骨质，以达到近侧和远侧有活力的骨质。骨折复位可以纠正成角畸形，达到良好的关节对线，并且达到最大程度的皮质接触，以提供立即的机械稳定并促进愈合。在骨折的每一端，至少需要达到6个点固定（3枚贯穿双侧皮质的螺钉）。

感染

感染可能出现在开放性骨折或手术治疗的骨折中，并且可能导致骨折不愈合。治疗包括首先根除感染，从而最终达到骨性愈合。如果可能，术前穿刺培养可以指导抗生素治疗。应该在彻底的冲洗和清创后，进行术中深部培养。直接内固定适用于具有单一的低致病性微生物（例如表皮葡萄球菌）感染及充分软组织覆盖的健康且无糖尿病的非吸烟者。在初次手术固定6周内发生深部感染的患者，通过手术清创、保留内固定物，以及使用根据细菌培养的敏感抗生素治疗及抑制感染，70%的患者将获得骨折愈合。发生开放性骨折或者使用髓内钉治疗的患者，通过保留内固定物，不太可能获得骨折愈合，并且可能需要进行ORIF翻修。可以使用含抗生素的硫酸钙或异丁烯酸甲酯水泥珠加强固定。基于微生物培养的药物敏感实验，开始长期静脉注射抗生素；感染性疾病专家推荐进行3~5次细菌培养以减少假阳性率。单阶段疗法在超过70%的临床无感染表现但培养阳性的骨干骨折不愈合中是有效的。

对于具有合并症、受到多种病原体或高致病性微生物（例如金黄色葡萄球菌）感染的患者，应该进行分阶段治疗。首先清创，并放置抗生素链珠，接下来，在红细胞沉降率（ESR）和C-反应蛋白（CRP）正常后（通常为6~12周后），使用动力加压钢板进行确定性固定。

参考文献

[1] Ekholm R, Adami J, Tidermark J, et al. Fractures of the shaft of the humerus. An epidemiological study of 401 fractures. J Bone Joint Surg Br 2006;88(11):1469–73. doi: 10.1302/0301-620X.88B11.17634.

[2] Chen F, Wang Z, Bhattacharyya T. Outcomes of nails versus plates for humeral shaft fractures: A Medicare cohort study. J Orthop Trauma 2013;27(2):68–72. doi: 10.1097/BOT.0b013e31824a3e66.

[3] Court-Brown CM, Caesar B. Epidemiology of adult fractures: A review. Injury 2006;37(8):691–7. doi: 10.1016/j.injury.2006.04.130.

[4] Tytherleigh-Strong G, Walls N, McQueen MM. The epidemiology of humeral shaft fractures. J Bone Joint Surg Br 1998;80(2):249–253.

[5] Chen AL, Koval KJ. Elder abuse: The role of the orthopaedic surgeon in diagnosis and management. J Am Acad Orthop Surg 2002;10(1):25–31.

[6] Sprague S, Bhandari M, Della Rocca GJ, et al. Prevalence of abuse and intimate partner violence surgical evaluation (PRAISE) in orthopaedic fracture clinics: A multinational prevalence study. Lancet 2013;382(9895):866–76. doi: 10.1016/S0140-6736(13)61205-2.

[7] Adili A, Bhandari M, Sprague S, et al. Humeral shaft fractures as predictors of intra-abdominal injury in motor vehicle collision victims. Arch Orthop Trauma Surg 2002;122(1):5–9.

[8] Sarmiento A, Zagorski JB, Zych GA, et al. Functional bracing for the treatment of fractures of the humeral diaphysis. J Bone Joint Surg Am 2000;82(4):478–486.

[9] Pritchett JW. Inferior subluxation of the humeral head after trauma or surgery. J Shoulder Elbow Surg 1997;6(4):356–359.

[10] Gustilo RB, Anderson JT. Prevention of infection in the treatment of one thousand and twentyfive open fractures of long bones: Retrospective and prospective analyses. J Bone Joint Surg Am 1976;58(4):453–458.

[11] Koch PP, Gross DF, Gerber C. The results of functional (Sarmiento) bracing of humeral shaft fractures. J Shoulder Elbow Surg 2002;11(2):143–150.

[12] Caldwell JA. Treatment of fractures in the Cincinnati General Hospital. Ann Surg 1933;97(2):161–176.

[13] Sarmiento A, Kinman PB, Galvin EG, et al. Functional bracing of fractures of the shaft of the humerus. J Bone Joint Surg Am 1977;59(5): 596–601.

[14] Neuhaus V, Menendez M, Kurylo JC, et al. Risk factors for fracture mobility six weeks after initiation of brace treatment of mid-diaphyseal humeral fractures. J Bone Joint Surg Am 2014;96(5):403–7. doi: 10.2106/JBJS.M.00089.

[15] Rutgers M, Ring D. Treatment of diaphyseal fractures of the humerus using a functional brace. J Orthop Trauma 2006;20(9):597–601. doi:

10.1097/01. bot.0000249423.48074.82.

[16] Ekholm R, Tidermark J, Tornkvist H, et al. Outcome after closed functional treatment of humeral shaft fractures. J Orthop Trauma 2006;20(9):591–6. doi: 10.1097/01.bot.0000246466.01287.04.

[17] Jawa A, McCarty P, Doornberg J, et al. Extraarticular distal-third diaphyseal fractures of the humerus. A comparison of functional bracing and plate fixation. J Bone Joint Surg Am 2006;88(11):2343–7. doi: 10.2106/JBJS.F.00334.

[18] Ring D, Chin K, Taghinia AH, et al. Nonunion after functional brace treatment of diaphyseal humerus fractures. J Trauma 2007;62(5):1157–8. doi: 10.1097/01.ta.0000222719.52619.2c.

[19] Broadbent MR, Will E, McQueen MM. Prediction of outcome after humeral diaphyseal fracture. Injury 2010;41(6):572–7. doi: 10.1016/j.injury.2009.09.023.

[20] Klenerman L. Fractures of the shaft of the humerus. J Bone Joint Surg Br 1966;48(1):105–111.

[21] Gosler MW, Testroote M, Morrenhof JW, et al. Surgical versus non-surgical interventions for treating humeral shaft fractures in adults. Cochrane Database Syst Rev 2012;1:CD008832. doi: 10.1002/14651858.CD008832.pub2.

[22] Denard A Jr., Richards JE, Obremskey WT, et al. Outcome of nonoperative vs operative treatment of humeral shaft fractures: A retrospective study of 213 patients. Orthopedics 2010;33(8). doi: 10.3928/01477447-20100625-16.

[23] Rockwood CA, Green DP, Bucholz RW. Rockwood and Green' s Fractures in Adults. 7th ed. Philadelphia, PA: Wolters Kluwer Health, 2010.

[24] Gerwin M, Hotchkiss RN, Weiland AJ. Alternative operative exposures of the posterior aspect of the humeral diaphysis with reference to the radial nerve. J Bone Joint Surg Am 1996;78(11):1690–1695.

[25] Mills WJ, Hanel DP, Smith DG. Lateral approach to the humeral shaft: An alternative approach for fracture treatment. J Orthop Trauma 1996;10(2):81–86.

[26] Davis C, Stall A, Knutsen E, et al. Locking plates in osteoporosis: A biomechanical cadaveric study of diaphyseal humerus fractures. J Orthop Trauma 2012;26(4):216–21. doi: 10.1097/BOT.0b013e318220edae.

[27] Ring D, Kloen P, Kadzielski J, et al. Locking compression plates for osteoporotic nonunions of the diaphyseal humerus. Clin Orthop Relat Res 2004;(425):50–54.

[28] Tingstad EM, Wolinsky PR, Shyr Y, et al. Effect of immediate weightbearing on plated fractures of the humeral shaft. J Trauma 2000;49(2):278–280.

[29] Wiesel SW, Miller MD, eds. Operative Techniques in Orthopaedic Surgery. Philadelphia, PA: Lippincott Williams & Wilkins, 2011.

[30] Kosmopoulos V, Luedke C, Nana AD. Dual small fragment plating improves screw-to-screw load sharing for mid-diaphyseal humeral fracture fixation: A finite element study. Technol Health Care 2015;23(1):83–92. doi: 10.3233/THC-140875.

[31] Rubel IF, Kloen P, Campbell D, et al. Open reduction and internal fixation of humeral nonunions: A biomechanical and clinical study. J Bone Joint Surg Am 2002;84-A(8):1315–1322.

[32] Shin SJ, Sohn HS, Do NH. Minimally invasive plate osteosynthesis of humeral shaft fractures: A technique to aid fracture reduction and minimize complications. J Orthop Trauma 2012;26(10):585–9. doi: 10.1097/BOT.0b013e318254895f.

[33] McKee MD, Pedlow FX, Cheney PJ, et al. Fractures below the end of locking humeral nails: A report of three cases. J Orthop Trauma 1996;10(7):500–504.

[34] Lin J, Inoue N, Valdevit A, et al. Biomechanical comparison of antegrade and retrograde nailing of humeral shaft fracture. Clin Orthop Relat Res 1998;(351):203–213.

[35] Baltov A, Mihail R, Dian E. Complications after interlocking intramedullary nailing of humeral shaft fractures. Injury 2014;45(Suppl 1):S9–15. doi: 10.1016/j.injury.2013.10.044.

[36] Zimmerman MC, Waite AM, Deehan M, et al. A biomechanical analysis of four humeral fracture fixation systems. J Orthop Trauma 1994;8(3):233–239.

[37] Blum J, Machemer H, Baumgart F, et al. Biomechanical comparison of bending and torsional properties in retrograde intramedullary nailing of humeral shaft fractures. J Orthop Trauma 1999;13(5):344–350.

[38] Garnavos C. Diaphyseal humeral fractures and intramedullary nailing: Can we improve outcomes? Indian J Orthop 2011;45(3):208–15. doi: 10.4103/0019-5413.67117.

[39] Ochsner PE, Baumgart F, Kohler G. Heat-induced segmental necrosis after reaming of one humeral and two tibial fractures with a narrow medullary canal. Injury 1998;29(Suppl 2):B1–10.

[40] Dimakopoulos P, Papadopoulos AX, Papas M, et al. Modified extra rotator-cuff entry point in antegrade humeral nailing. Arch Orthop Trauma Surg 2005;125(1):27–32. doi: 10.1007/s00402-004-0757-3.

[41] Kurup H, Hossain M, Andrew JG. Dynamic compression plating versus locked intramedullary nailing for humeral shaft fractures in adults. Cochrane Database Syst Rev 2011;(6):CD005959. doi: 10.1002/14651858. CD005959.pub2.

[42] Robinson CM, Bell KM, Court-Brown CM, et al. Locked nailing of humeral shaft fractures. Experience in Edinburgh over a two-year period. J Bone Joint Surg Br 1992;74(4):558–562.

[43] Lin J, Hou SM. Antegrade locked nailing for humeral shaft fractures. Clin Orthop Relat Res 1999;(365):201–210.

[44] Bono CM, Grossman MG, Hochwald N, et al. Radial and axillary nerves. Anatomic considerations for humeral fixation. Clin Orthop Relat Res 2000;(373):259–264.

[45] Denies E, Nijs S, Sermon A, et al. Operative treatment of humeral shaft fractures. Comparison of plating and intramedullary nailing. Acta Orthop Belg 2010;76(6):735–742.

[46] Dai J, Chai Y, Wang C, et al. Dynamic compression plating versus locked intramedullary nailing for humeral shaft fractures: A meta-analysis of RCTs and nonrandomized studies. J Orthop Sci 2014;19(2): 282–91. doi: 10.1007/s00776-013-0497-8.

[47] Ouyang H, Xiong J, Xiang P, et al. Plate versus intramedullary nail fixation in the treatment of humeral shaft fractures: An updated meta-analysis. J Shoulder Elbow Surg 2013;22(3):387–95. doi: 10.1016/j.jse.2012.06.007.

[48] Heineman DJ, Bhandari M, Poolman RW. Plate fixation or

intramedullary fixation of humeral shaft fractures—An update. Acta Orthop 2012;83(3): 317–18. doi: 10.3109/17453674.2012.695677.

[49] Wisniewski TF, Radziejowski MJ. Gunshot fractures of the humeral shaft treated with external fixation. J Orthop Trauma 1996;10(4):273–278.

[50] Catagni MA, Lovisetti L, Guerreschi F, et al. The external fixation in the treatment of humeral diaphyseal fractures: Outcomes of 84 cases. Injury 2010;41(11):1107–11. doi: 10.1016/j.injury.2010.09.015.

[51] Mineo GV, Accetta R, Franceschini M, et al. Management of shoulder periprosthetic fractures: Our institutional experience and review of the literature. Injury 2013;44(Suppl 1):S82–5. doi: 10.1016/S0020-1383(13)70018-4.

[52] Andersen JR, Williams CD, Cain R, et al. Surgically treated humeral shaft fractures following shoulder arthroplasty. J Bone Joint Surg Am 2013;95(1):9–18. doi: 10.2106/JBJS.K.00863.

[53] Shao YC, Harwood P, Grotz MR, et al. Radial nerve palsy associated with fractures of the shaft of the humerus: A systematic review. J Bone Joint Surg Br 2005;87(12):1647–52. doi: 10.1302/0301-620X.87B12.16132.

[54] Liu GY, Zhang CY, Wu HW. Comparison of initial nonoperative and operative management of radial nerve palsy associated with acute humeral shaft fractures. Orthopedics 2012;35(8):702–8. doi: 10.3928/01477447-20120725-10.

[55] Ekholm R, Ponzer S, Tornkvist H, et al. Primary radial nerve palsy in patients with acute humeral shaft fractures. J Orthop Trauma 2008;22(6):408–14. doi: 10.1097/BOT.0b013e318177eb06.

[56] Arnold WD, Krishna VR, Freimer M, et al. Prognosis of acute compressive radial neuropathy. Muscle Nerve 2012;45(6):893–5. doi: 10.1002/mus.23305.

[57] Kimura J. Electrodiagnosis in Diseases of Nerve and Muscle: Principles and Practice. 3rd ed. New York: Oxford University Press, 2001.

[58] Cadet ER, Yin B, Schulz B, et al. Proximal humerus and humeral shaft nonunions. J Am Acad Orthop Surg 2013;21(9):538–47. doi: 10.5435/JAAOS-21-09-538.

[59] Ward EF, Savoie FHI, Hughes JLJ. Fractures of the diaphyseal humerus. In: Browner BD, Jupiter JB, Levine AM, et al., eds. Skeletal Trauma: Fractures, Dislocations, Ligamentous Injuries. Philadelphia, PA: Saunders, 1998. pp. 1523–1547.

[60] Healy WL, White GM, Mick CA, et al. Nonunion of the humeral shaft. Clin Orthop Relat Res 1987;219:206–213.

[61] Prasarn ML, Achor T, Paul O, et al. Management of nonunions of the proximal humeral diaphysis. Injury 2010;41(12):1244–8. doi: 10.1016/j. injury.2010.04.002.

[62] Bhattacharyya T, Levin R, Vrahas MS, et al. Nonsteroidal antiinflammatory drugs and nonunion of humeral shaft fractures. Arthritis Rheum 2005;53(3):364–7. doi: 10.1002/art.21170.

[63] Jupiter JB, von Deck M. Ununited humeral diaphyses. J Shoulder Elbow Surg 1998;7(6): 644–653.

[64] Papasoulis E, Drosos GI, Ververidis AN, et al. Functional bracing of humeral shaft fractures. A review of clinical studies. Injury 2010;41(7):e21–7. doi: 10.1016/j.injury.2009.05.004.

[65] Rosen H. The treatment of nonunions and pseudarthroses of the humeral shaft. Orthop Clin North Am 1990;21(4):725–742.

[66] Foulk DA, Szabo RM. Diaphyseal humerus fractures: Natural history and occurrence of nonunion. Orthopedics 1995;18(4):333–335.

[67] Pugh DM, McKee MD. Advances in the management of humeral nonunion. J Am Acad Orthop Surg 2003;11(1):48–59.

[68] Nelson FR, Brighton CT, Ryaby J, et al. Use of physical forces in bone healing. J Am Acad Orthop Surg 2003;11(5):344–354.

[69] Marti RK, Verheyen CC, Besselaar PP. Humeral shaft nonunion: Evaluation of uniform surgical repair in fifty-one patients. J Orthop Trauma 2002;16(2):108–115.

[70] Hierholzer C, Sama D, Toro JB, et al. Plate fixation of ununited humeral shaft fractures: Effect of type of bone graft on healing. J Bone Joint Surg Am 2006;88(7):1442–7. doi: 10.2106/JBJS.E.00332.

[71] Amorosa LF, Buirs LD, Bexkens R, et al. A singlestage treatment protocol for presumptive aseptic diaphyseal nonunions: A review of outcomes. J Orthop Trauma 2013;27(10):582–6. doi: 10.1097/BOT.0b013e31828b76f2.

[72] Berkes M, Obremskey WT, Scannell B, et al. Maintenance of hardware after early postoperative infection following fracture internal fixation. J Bone Joint Surg Am 2010;92(4):823–8. doi: 10.2106/JBJS.I.00470.

[73] Fears RL, Gleis GE, Seligson D. Diagnosis and treatment of complications. In: Browner BD, Jupiter JB, Levine AM, et al., eds. Skeletal Trauma: Fractures, Dislocations, Ligamentous Injuries. Philadelphia, PA: Saunders, 1998. pp. 567–578.

23

肱骨远端骨折

Nathan Sacevich，George S. Athwal，Graham king

简介

老年人肱骨远端骨折的治疗目的是恢复一个稳定、有功能和无痛的肘关节，使他们能够恢复日常生活活动的独立性。尽管在治疗这一类损伤时，骨科的治疗原则，诸如解剖复位、坚强固定、保留软组织和早期活动等，依然是最为重要的，但是往往很难达到。肱骨远端的复杂解剖、骨质量降低、粉碎性骨折和关节面受累等，为实现成功的解剖重建带来许多挑战。

肱骨远端骨折治疗的进展，包括更好地评估非手术治疗的作用、更容易获得CT三维重建图像、对具有生物力学优势的固定策略的更好认识、关节周围预塑形锁定钢板的发展和选择性使用肘关节成形术等。

流行病学

肱骨远端骨折占成年人全部骨折的1%~2%。肱骨远端骨折呈双峰式年龄分布，表现为在12~19岁人群及80岁及以上人群中的发病率增加。骨折发病率的第一个峰值通常出现在青春期男性，并且一般都是高能量损伤的结果。第二个发病率峰值代表肱骨远端的脆性骨折，这些患者以女性为代表，而且骨折通常是低能量损伤的结果，例如从站立高度跌倒。

老年人肱骨远端骨折的总体发病率正在增加，平行于其他骨质疏松性骨折增加的发病率。老年人群的活动水平增加被认为是这一趋势的促进因素。一项于1965—1974年期间在美国进行的研究，确定了70岁以上人群的肱骨远端骨折的发病率为20/10万。随后，Sheps等在加拿大进行的一项研究中，报道了80岁及以上人群的发病率为54/10万，女性的发病率大概为男性的1.5倍。一项在芬兰女性中进行的骨质疏松性肱骨远端骨折的研究，报道了从1970年（12/10万）—1995年（28/10万），年龄调整发病率增加超过1倍，并且预计至2030年将再增加3倍。

在考虑治疗选择时，更应该强调患者的功能状态，而不是患者的实际年龄。一项大型前瞻性和回顾性联合研究指出，在发生孤立性肱骨远端骨折的老年患者中，80%以上居住在家中，并且具有较好的日常生活自理能力。总的来说，在这项研究的回顾性组别部分中，41%的男性和69%的女性显示出骨质疏松的影像学征象。89%的患者要求手术治疗，并且骨质疏松的出现，对临床和影像学结果均具有负面影响。

尽管肱骨远端骨折后的死亡风险尚未完全确定，但是未被认为像在其他老年骨折中所报道的那样高，例如在股骨近端骨折中。但是，这些损伤可能导致明显的功能损害，甚至残疾和丧失独立生活能力。这些损伤的经济影响，可以通过执行并发症较低且能产生成功和及时的功能结果的策略进行弥补。另外，应该采取一级和二级预防策略，例如预防跌倒和治疗骨质疏松症。

分型

最广泛应用于肱骨远端骨折的分型系统是AO/

OTA分型。在这个系统中，骨折被分为3个基本类型：A型（关节外）、B型（部分关节内）和C型（完全关节内）。A型肱骨远端骨折为关节外骨折，并且可能累及内、外上髁，或者发生在肱骨远端干骺端水平。B型骨折是部分关节内骨折，肱骨干与部分关节部位有一定程度的连续性。B型骨折包括单髁骨折，及关节面的矢状面或冠状面剪切骨折。C型骨折为完全关节内骨折，肱骨干与关节部位没有连续性。基于骨折线和连接的程度，AO/OTA系统将骨折类型进一步细分（1~3型）。AO/OTA-A型和AO/OTA-C型骨折被报道为老年患者中最常见的类型。

解剖因素

肱骨远端可以被考虑为由一个分叉的双柱结构支撑远端关节面。肱骨干远端的横截面为顶点指向前方的三角形。在冠状面上，内侧柱与肱骨干成45°角，而外侧柱与肱骨干大概成20°角。肱骨滑车在中间连接内、外侧柱，并与冠突和尺骨鹰嘴关节面形成关节。滑车的解剖类似于线轴。肱骨小头是外侧柱的最远端部分，与桡骨头形成关节。在冠状面上，肱骨滑车比肱骨小头更接近远端，导致4°~8°的外翻角。相对于外上髁，肱骨远端关节面内旋3°~8°，相对于肱骨中轴线向前成30°~40°角。外侧柱远端的后部没有关节面，因而能够放置预塑形的后外侧钢板（图23.1）。

外侧副韧带（Lateral Collateral Ligament，LCL）由外侧尺副韧带、桡侧副韧带和环状韧带构成。外侧尺副韧带起自外上髁，止于尺骨的旋后肌嵴。桡侧副韧带起自外上髁，在远端融入环状韧带。环状韧带附着于尺骨小乙状切迹的前缘和后缘，并且环绕桡骨头。LCL被认为是内翻和后外侧旋转最重要的软组织稳定结构。因此，在进行肱桡关节显露和应用外侧钢板的过程中，必须识别和保护LCL。

内侧副韧带（Medial Collateral Ligament，MCL）起自内上髁的前下表面，由截然不同的3束构成：前束、后束和横束。前束被认为是对抗外翻应力及防止后内侧不稳定的最重要韧带稳定结构。MCL的前束止于冠突前内侧面的高耸结节。扇形的后束止于

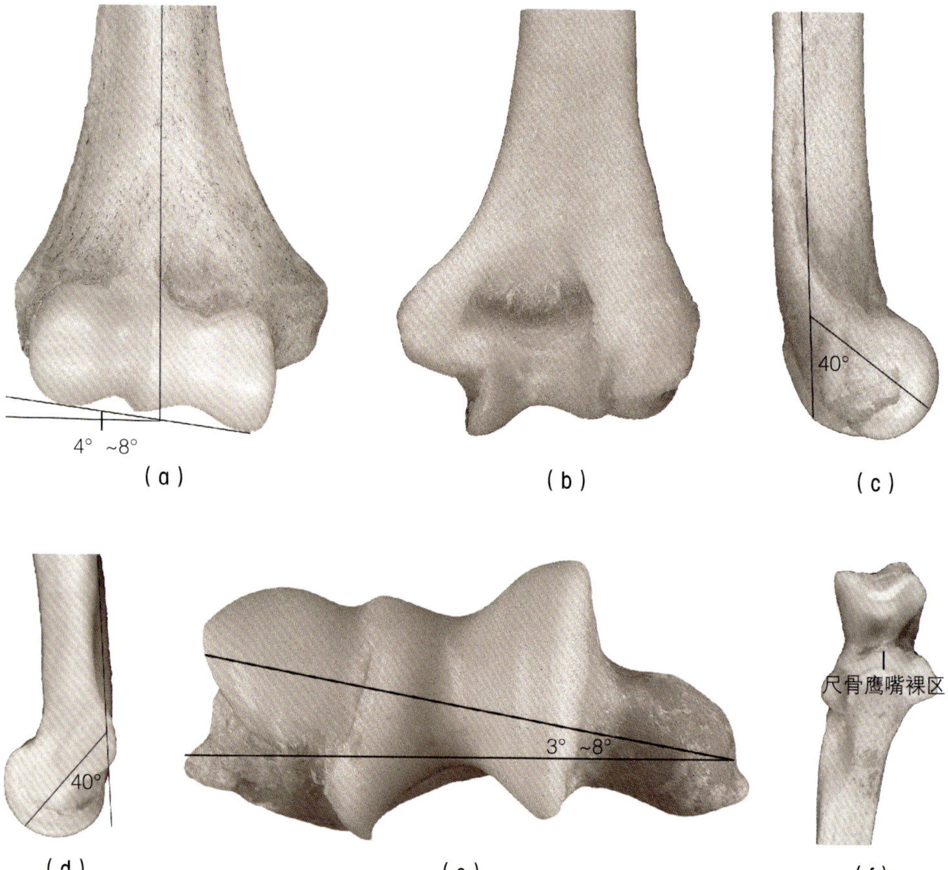

图23.1 （a~f）肱骨远端的解剖

滑车切迹的内缘，并且在更大的屈曲角度提供次级外翻稳定性。内侧柱和内上髁可以提供放置钢板的空间，而不撞击MCL的起点。

临床评估

在肱骨远端骨折的老年患者中，确切的病史应该能够准确地解释损伤机制，并且确定可能导致跌倒的心血管、神经系统和药物等方面的诱因。必须完成相关损伤的全面评估。应该通过病史发现可能影响治疗建议和围手术期风险的合并症及可逆性疾病。患者的认知状态和遵从康复的能力、功能状态、之前存在的肘关节病变和社会环境等，是治疗时需考虑的重要因素。

应该检查受伤肢体软组织损伤的体征，包括水肿、挫伤、擦伤、张力性水疱、皮肤隆起和开放伤口等。对于开放性肱骨远端骨折，应该及时开始标准的开放性骨折治疗方案。必须进行全面的神经功能检查并准确记录。

据报道，26%的C型肱骨远端骨折患者在就诊时，表现出不完全的尺神经病变。对于任何血管损伤的临床表现，均应该立即进行综合评估，包括肱-臂多普勒血压指数（Brachial-Brachial Doppler Pressure Index，BBI）和血管外科医生会诊。总是应该考虑筋膜间室综合征，特别是在高能量损伤的情况下，并且当临床检查不确定时，应该测量筋膜室压力。

影像学

应该拍摄标准的肘关节正位及侧位X线片。取下可能会妨碍骨折观察的固定夹板后拍摄的X线片，以及患肢牵引下的X线片，可能是有帮助的。

CT检查有助于展现复杂的骨折类型，例如冠状面的关节内骨折、粉碎性或多段性关节内骨折，以及低位关节外横形骨折。据报道，CT三维重建的应用，提高了观察者间及观察者自身的骨折分型的可信度，以及提高了观察者自身的治疗决策的可信度。在考虑使用微创手术入路进行切开复位内固定时，CT影像是特别有价值的，例如使用肱三头肌旁入路，而不是尺骨鹰嘴截骨。CT影像可以帮助识别老年患者高度粉碎的关节内骨折块，这类骨折最好使用一期关节成形术治疗。

治疗

非手术治疗

过去常常通过石膏制动、颈腕吊带或早期活动等，对复杂的肱骨远端骨折进行非手术治疗。许多研究显示，与手术治疗相比，ORIF产生了更好的疗效。一项对两个Ⅲ级研究进行的Meta分析，包括一个完全基于75岁及以上患者的研究，显示非手术患者出现不能接受的结果的可能性是手术患者的3倍。另一项回顾性研究报道了，非手术患者发生骨折不愈合和延迟愈合的可能性分别大概是手术患者的6倍和4倍。

而老年人肱骨远端复杂骨折的非手术治疗，通常仅应用于之前存在患肢功能受限的患者，或者当合并症阻碍手术治疗时，出于安全考虑应选择保守治疗。

石膏固定通常是首选的非手术治疗方式。使用一个有很好衬垫的石膏，将肘关节固定于屈曲90°，前臂保持在旋转中立位，维持6~8周。要求患者经常复诊，以确定石膏贴合恰当，并且没有发生软组织损害。一旦出现明显的骨性愈合，鼓励患者进行主动的活动度锻炼。在活动恢复缓慢的特定患者中，使用静态进展型夹板进行物理治疗。颈腕吊带制动作为一种非手术治疗方式，被推荐用于患者具有移位程度较大的骨折时，同样被推荐用于认知或沟通障碍的患者，可以防止因为他们不能告知石膏不贴合的症状，而导致压疮发生。尽管经常被要求延长固定时间以达到骨折愈合，但在这个患者群体中，肘关节僵硬并不常见。最近发表的一篇回顾性研究，包括19例接受非手术治疗的肱骨远端骨折患者，这些患者为健康状况不佳的老年人，在最终随访时，显示出81%的骨折愈合率，并且68%的主观感受为良好至非常好（图23.2）。平均屈伸弧度为22°~128°，平均梅奥肘关节功能评分（Mayo Elbow Performance Score，MEPS）为90分，而平均臂肩手功能障碍评分（Arm，Shoulder and Hand Score，DASH）为38分。1例肱骨远端骨折不愈合患者因为症状严重，进行了全肘关节成形术（Total Elbow Arthroplasty，TEA）。

切开复位内固定术

ORIF被推荐用于老年人移位或者成角的肱骨远

端骨折。坚强内固定允许骨折的解剖复位及早期活动度锻炼，对于预防创伤后肘关节僵硬是必要的。当不能达到稳定的固定时，关节面的解剖复位和肘关节轴线的总体恢复优先于早期活动。然而，在老年患者中，如果术中内固定稳定性差，应该考虑转换为一期关节成形术。与一期关节成形术相比，治疗内固定失效的二期关节成形术，具有更高的并发症发生率和更差的愈后功能。

体位和入路

可以将患者置于仰卧位，使用一个无菌垫枕或折叠的手术单置于胸前支撑肘关节。另一个选择是使用一个支撑袋将患者置于侧卧位，将肘关节支撑于关节镜臂部支架上。当缺少助手时，可以使用一个用于仰卧位的关节臂部支架。这个支架对患者的胸部没有压力，对有肺功能损害或在臂丛麻醉下进

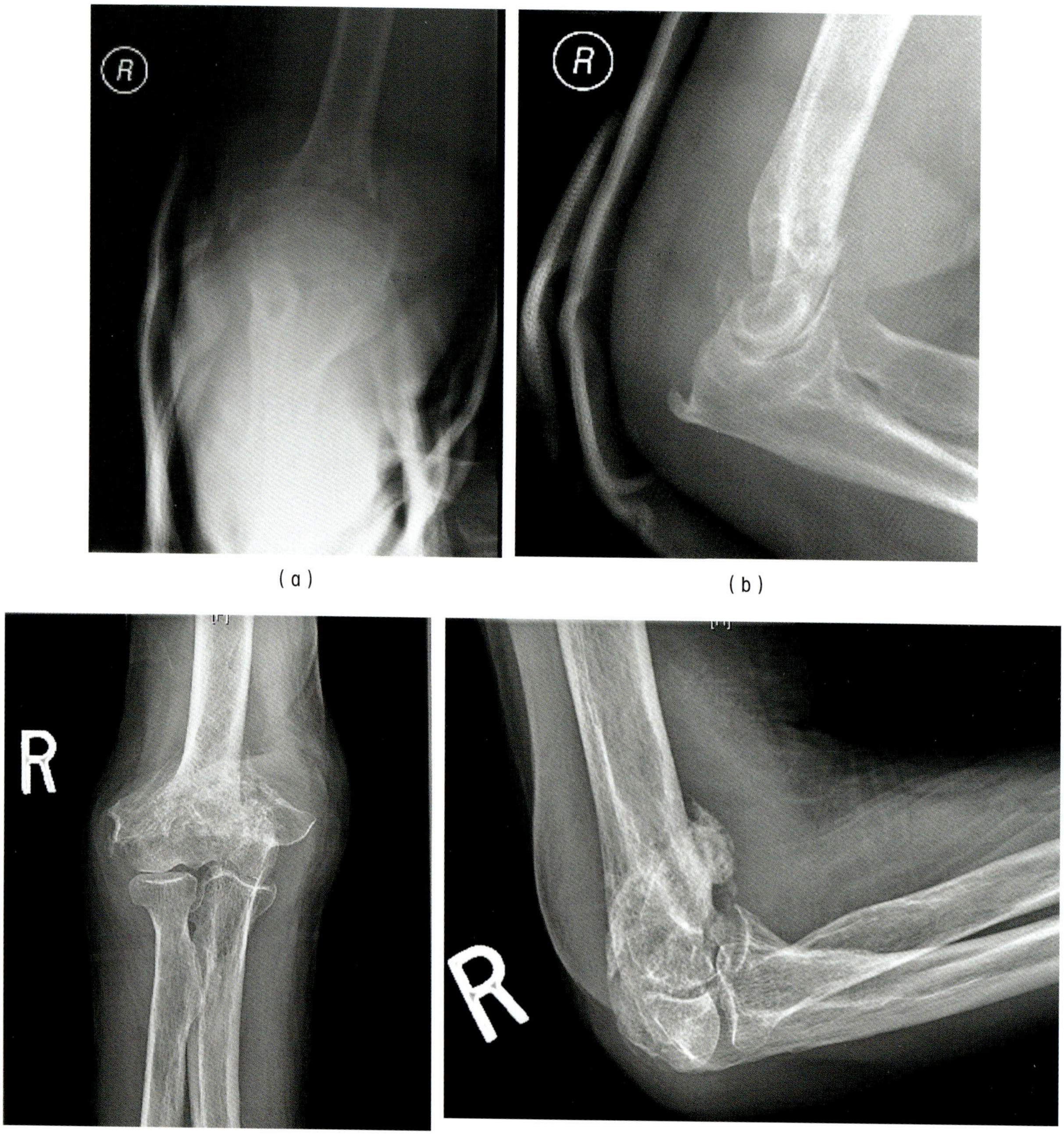

(a)　(b)　(c)　(d)

图23.2　（a~d）1例具有C型肱骨远端骨折的93岁老年男性，接受了非手术治疗，在最后一次随访时，肘关节无疼痛，并且活动度满足功能要求

行手术的患者很重要。

手术切口的选择取决于几个因素。手术切口必须提供足够的手术视野，以允许解剖复位和适当的固定，同时尽量减少软组织破坏。必须考虑骨折类型、关节面受累程度、相关的软组织损伤、康复计划、外科医生的偏好和术中可能转换为关节成形术等。

通常，使用一个掀起内侧和外侧全层筋膜皮瓣的后侧切口，通过后侧入路中的一个或通过内侧或外侧入路显露肱骨远端。虽然能够使用一个直接的外侧切口，通过Kocher间隙、Kaplan间隙或常规的伸肌腱切开来治疗肱骨小头骨折及简单的部分关节外侧柱骨折，但是直接后正中切口的优势在于其允许同时显露外侧柱和内侧柱，并且被证明降低了皮神经损伤的风险。另外，如果需要，这一切口还可在二期被用于挛缩松解及肘关节成形术。

在整个手术过程中，应该识别并保护尺神经。尺神经移位的必要性依然是有争议的。如果尺神经显示出不稳定，或者具有贴附在内侧钢板表面的趋势，则应该考虑前移尺神经。在术前就存在尺神经功能障碍的情况下，建议前移尺神经。由于缺乏确切的数据，在需要固定内侧柱的患者中，术者常规进行尺神经前移。

后侧入路包括尺骨鹰嘴截骨入路、肱三头肌旁“保留肱三头肌止点”和“不保留肱三头肌止点”入路。不保留肱三头肌止点入路包括肱三头肌翻转入路、切开肱三头肌入路和肱三头肌舌形瓣入路等。包括关节面受累的程度和复杂性的骨折特征，决定了最适合的手术入路。

每一个入路对肱骨远端关节部位的显露不同。尺骨鹰嘴截骨入路被证实能显露远端关节部位的57%，而肱三头肌切开和翻转入路分别可显露35%和46%的远端关节部位，后两个入路通常被用于简单的关节外骨折。不保留肱三头肌止点入路要求术后保护措施，可能不适用于老年人群。这些措施限制了肘关节屈曲和肱三头肌的活动，可能会损害患者使用助行装置活动和进行日常生活活动的能力。

与尺骨鹰嘴截骨相关的并发症包括畸形愈合、不愈合和有症状的内固定物等。8%的接受尺骨鹰嘴截骨的患者要求取出导致躯体症状的截骨固定物，不论是使用了何种类型固定物。Schmidt-Horlohé等报道了22.5%的并发症发生率，包括骨折延迟愈合、不愈合及螺钉松动等，在他们包括31例通过1/3半管状弧形钢板固定尺骨鹰嘴截骨的患者组别中，内固定取出率为48.4%。Ring等使用张力带固定尺骨鹰嘴截骨，术后半年的骨折愈合率为98%，27%的患者要求取出克氏针。Hewins等报道的使用钢板修复尺骨鹰嘴截骨的系列中，截骨的愈合率为100%，17例患者中仅有1例要求取出内固定物。Hewins等认为钢板固定术通过更多的固定点，可以提供更坚强和稳定的结构，增加对沿鹰嘴后表面的张力的抵抗力，并提高对沿截骨部位的剪切和旋转力的抵抗力。

尺骨鹰嘴截骨

尽管尺骨鹰嘴截骨能提供关节部位的最佳显露，但如果考虑一期关节成形术，则应该避免选择该入路。在骨折的可修复性须在术中确定时，肱三头肌旁入路为首选。

掀起全层筋膜皮瓣后，通过内侧和有限的外侧剥离，识别尺骨鹰嘴的裸区。“V”形截骨之前，提前钻孔和固定1块预塑形锁定钢板，以简化截骨的复位和固定。尖端朝向远端的“V”形截骨可提供内在的稳定性，然而在使用坚强的钢板固定时，其必要性存在争议。截骨时，应该使用电锯截断2/3的骨骼，在剩下的1/3使用克氏针预钻孔，然后使用骨刀完成截骨。这有利于达到骨折块的解剖复位和接触（图23.3）。

一些研究人员建议通过将肘肌的远端部分从尺骨上剥离，而不从肱三头肌上剥离，以保留肘肌的神经。尺骨鹰嘴截骨完成后，可以继续使用肱三头肌旁入路向近端延长显露。

肱三头肌旁入路

不损伤肱三头肌的肱三头肌旁入路，对关节部位的显露有限，因此，最适合被应用于关节外骨折或仅有轻微粉碎的简单关节内骨折（图23.4）。这个入路能够避免破坏伸肌结构，及避免尺骨近端骨架化和血供中断。因为肱三头肌的结构得以保留，所以不需要保护伸肌装置，在术后康复计划中，可以立即开始肱三头肌的主动功能锻炼。

研究人员首选尺骨鹰嘴旁外侧入路行TEA，因为相较于不剥离肱三头肌在鹰嘴上的主要止点的肱三头肌旁入路，其能够改善对尺骨的显露，以利于假体尺骨部分的放置前准备及假体安放。对于此入路的描述在后面简要介绍。

通过后侧入路形成内侧和外侧全层筋膜皮瓣

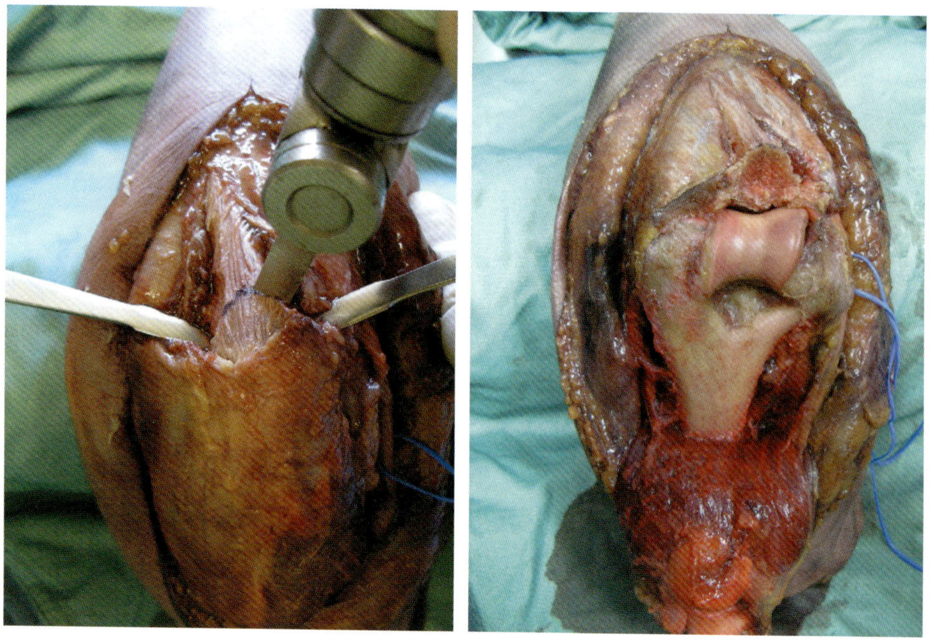

（a）　（b）

图23.3　尺骨鹰嘴截骨。（a）顶端朝向远端的“V”形截骨；（b）通过翻转鹰嘴截骨显露

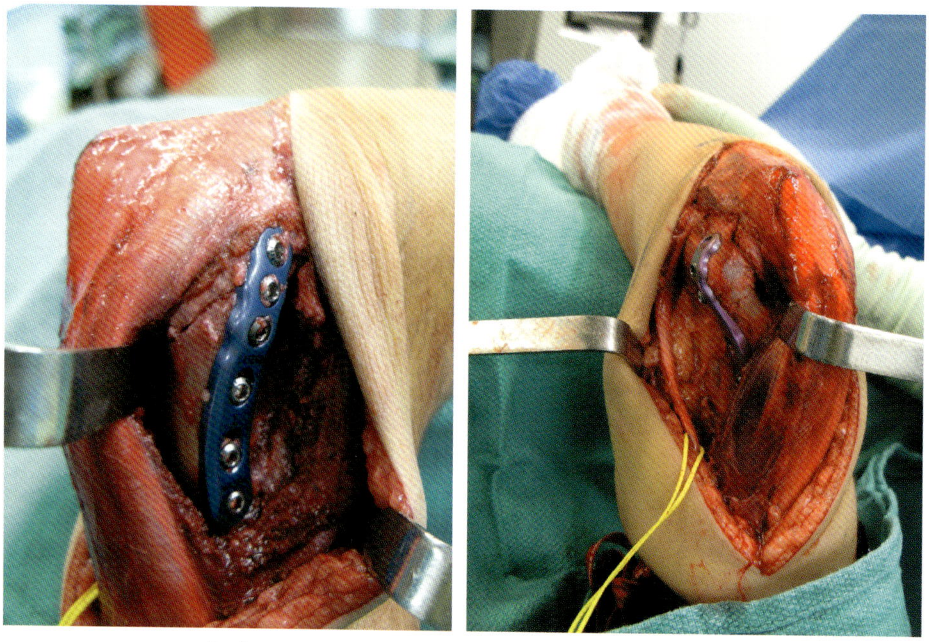

（a）　（b）

图23.4　肱三头肌旁入路。（a）外侧显露；（b）内侧显露

后，识别并保护尺神经。切开肱三头肌的内侧和外侧缘，然后从肱骨远端的后方掀起肱三头肌。

可以向远端延长尺侧腕伸肌和肘肌之间的Kocher间隙，以从外侧增加远端的显露。在内侧，可以从骨膜下剥离尺侧腕屈肌。如果显露不足以进行骨折固定，可以转换为尺骨鹰嘴截骨。据报道，使用肱三头肌旁入路治疗肱骨远端骨折，具有非常好的愈合率及良好的愈后功能。

切开肱三头肌入路

切开肱三头肌入路包括在正中线对称切开肱三

头肌肌腱，及切开其在尺骨鹰嘴的内侧和外侧附着点。这个入路同样提供了有限的关节面显露，并且未被证明提供了超过尺骨鹰嘴截骨的功能结果优势。另外，存在对术后肱三头肌无力的担心。肱骨的后侧和后外侧面容易显露，但是真正的外侧钢板放置是具有挑战性的。建议通过穿骨缝合仔细地关闭肱三头肌。

手术技术

肱骨远端ORIF的基本原则是在重建关节部位之后重建内外侧柱，以及使用内固定物坚强固定，使患者能够立即开始术后功能锻炼，而不需要外部保护。肱骨小头、滑车或两者同时发生的冠状面剪切骨折，可能与肱骨远端骨折同时发生。内旋肱骨髁可以改善对这些骨折块的显露，以利于在固定主要的矢状面关节内骨折之前，对它们进行固定。较小的关节内粉碎骨折块可以使用螺纹克氏针、无头加压螺钉或可吸收针固定。

目前的钢板选择，包括可以在术中塑形的标准3.5mm骨盆重建钢板和有限接触动力加压钢板，以及骨折特异性的预塑形钢板和预塑形锁定钢板。不推荐使用1/3管形钢板。如果存在肱骨髁上粉碎性骨折或者向近端延伸的骨折，重建钢板则显得强度太差。

固定于骨质疏松的远端骨折块中的内植物令人担忧，而肱骨远端复杂的几何形状却可能限制具有固定角度螺钉结构设计的老式钢板的应用，在这种情况下，预塑形锁定钢板可以在骨质疏松骨折的治疗中提供优势。由于固定失效或者螺钉从远端骨折块中拔出，手术失败通常发生在肱骨髁上水平。老年患者中的临床研究显示，当发生固定失效时，几乎是总出现在外侧柱。这可能部分与生物力学影响相关，但是也与肱骨远端不同解剖部位的骨质量相关。Diederichs等指出，肱骨小头是骨小梁的骨矿物密度最低和骨皮质最薄的区域。内侧柱髁下区域的骨小梁骨矿物密度比外侧柱髁下区域高31%，且骨干远端内侧区域的骨皮质厚度比外侧高38%。

在固定肱骨远端关节外粉碎性骨折时，与1块单独的锁定钢板相比，双钢板被证明提供了更坚强的固定。最常见的钢板技术包括垂直钢板固定和平行钢板固定。两项技术都得到临床验证，但没有哪一种显示出明确的优势。在骨质疏松的情况下，首选平行钢板固定，因为长螺钉可以从外侧植入到内侧，避免后侧钢板因为螺钉固定失效而拔出。关节功能的恢复依赖于肱骨远端的前部，而稳定性则取决于滑车内侧外加滑车外侧半或肱骨小头的存在。

垂直钢板固定

可以使用克氏针获得对关节面骨折块的临时复位和固定，克氏针的位置不应该干扰最终的钢板和螺钉放置。后外侧钢板放置的一个关键因素，涉及钢板远端不接触肱骨小头关节软骨的后方。可以通过1块放置于沿肱骨髁上嵴并且弧形包绕内上髁的内侧钢板，达到对内侧柱的固定。固定的顺序应该视骨折的具体情况进行调整。一开始固定较大的骨折块，可以允许更容易地复位粉碎的骨折块。内、外侧钢板的近端应该处于不同高度，以避免造成肱骨干局部的应力集中点。垂直钢板技术的缺点，特别是在骨量减少的骨骼，是没有足够的能力从后外侧钢板的后前方向获得足够的螺钉抓持力（图23.5a）。

平行钢板固定

Sanchez-Sotelo等描述了一项可靠的重建肱骨远端的ORIF技术。这项技术在肱骨髁上水平最大限度地固定远端骨折块，并且连接内、外侧柱以形成一个坚强的结构，类似于拱门的概念（图23.5b）。研究人员使用的平行钢板技术，以及从Sanchez-Sotelo等使用的技术进行的改良，可以在表23.1中找到。对于关节面复位的第一步，O'Driscoll推荐在使用钢板固定之前，不应该将螺钉植入远端骨折块，因为单独的螺钉对于髁上部分的稳定性没有帮助，且不能取得像它们穿过钢板所获得的稳定性那么大。凭经验，通常发现沿滑车中轴放置1枚中轴螺钉以固定2个主要骨折块，有助于避免骨折固定过程中的再次移位。

处理骨丢失

在干骺端骨丢失的情况下，可能无法实现肱骨髁上加压。在这种情况下，保留肱骨远端的总体轴线和几何形状的同时，可以在干骺端骨折水平短缩肱骨。切除尺骨鹰嘴尖，并用磨钻重建鹰嘴窝，可以允许无撞击的伸直。远端部分的轻微向前水平移位是很重要的，可以避免屈肘时的冠突撞击。据报道，肱骨短缩少于1cm对于肱三头肌肌力仅有轻微的影响，长达2cm的肱骨短缩可以被耐受，而且对肘关

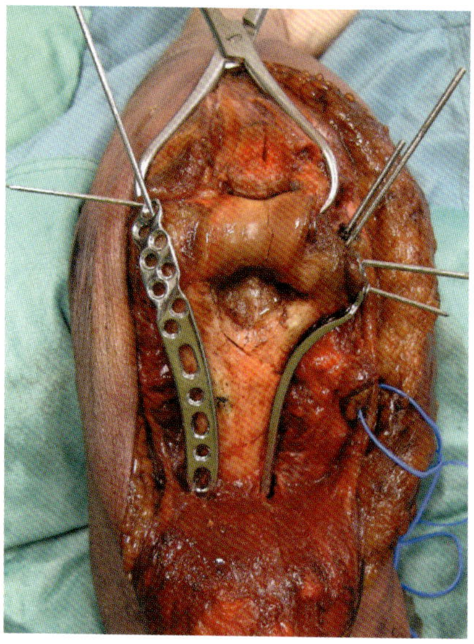

（a）

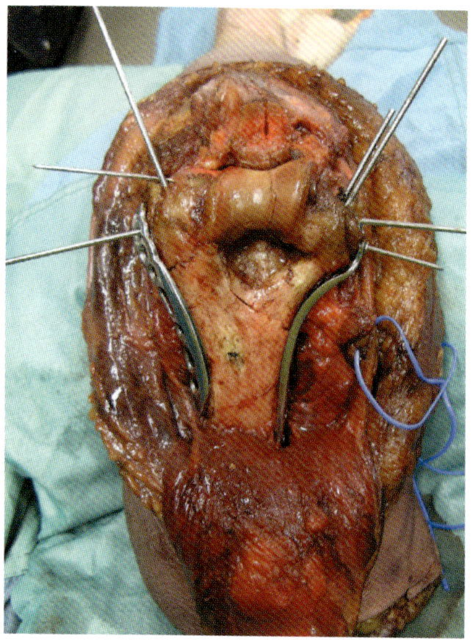

（b）

图23.5　（a）垂直钢板技术；（b）平行钢板技术

表23.1　平行钢板技术

步骤1: 复位关节内骨折块	解剖复位后，在软骨下骨水平从内向外植入克氏针临时固定。 沿滑车中轴（从内向外）植入1枚单独的小直径螺钉，以稳定主要的关节面骨折块。 在植入螺钉前，应该使用大持骨钳加压关节内骨折线。 带瞄准装置的钻头导向器可以简化这些远端关节部位螺钉的放置。 在严重粉碎性骨折的情况下，尺骨近端和桡骨头可以用作重建的模板。
步骤2：放置钢板和临时固定	选择内、外侧预塑形钢板： •放置外侧钢板时，在近端保护桡神经，并且避免在远端剥离外侧副韧带，因为其止于外上髁 •放置内侧钢板时，保护尺神经，并且避免在内上髁向前方剥离，因为这可能损害内侧副韧带的完整性 •至少应该分别放置3枚内侧和外侧螺钉在干骺端骨折的近端和远端 •钢板应该终止于不同水平，以避免造成应力集中点 •在内、外上髁水平使用克氏针将干骺端骨块临时固定于骨干 一旦确定远端部分与骨干在髁上水平达到解剖复位，各使用1枚皮质骨螺钉经滑动孔将内、外侧钢板固定在所需位置，不拧紧螺钉。
步骤3：固定关节内骨折块	从近端向远端放置内侧和外侧螺钉，以稳定固定关节内骨折块。 螺钉应该： •尽可能经过钢板 •尽可能长 •尽可能经过多个骨折块 •进入对侧柱
步骤4：髁上加压	在近端固定钢板时，在髁上水平进行最大程度的加压。 •使用一把大点状钳，进行骨块间加压 •使用动力加压方式放置螺钉 •在内外侧柱均进行加压
步骤5	放置剩余的近端螺钉，确认术中的完全活动度。 如果内、外侧柱不能接触或者关节面出现间隙，应该考虑植骨。

节的生物力学没有严重干扰。

术后治疗

可以使用引流管避免血肿形成。仔细分层关闭切口后，使用不加压的厚敷料包裹肘关节，并使用石膏板将肘关节维持在接近30°的伸直位。术后肢体保持抬高3~14天，抬高时间取决于软组织损伤的严重程度。一旦切口看起来是安全的，就可以开始物理治疗计划。在X线片上观察到骨折愈合有进展之前，禁止患肢持重。白天可以使用吊带让患肢感觉舒适。可以考虑在夜间使用1块放置于前方的伸直位夹板，以优化肘关节伸直。因为有较高的并发症风险，所以不推荐老年患者使用非甾体类抗炎药（例如，吲哚美辛）预防异位骨化。放射治疗已被证明会增加不愈合的概率，因而不再被使用。

并发症

切口并发症

实际报道的肱骨远端骨折内固定术后的严重切口并发症的发生率为6%~16%。发生Ⅲ型开放性骨折，以及使用钢板固定尺骨鹰嘴截骨，被证明是严重切口并发症的显著危险因素。如果使用恰当的软组织覆盖技术，骨折愈合率和功能性肘关节活动度没有显示出受到严重切口并发症的影响。在实践中，切口并发症的发生率随老年人肘关节活动延迟而降低；在这个人群中，患者常规等待至少10天才开始肘关节活动。

尺神经损伤

原发性损伤或手术干预所导致的尺神经病变的治疗依然是有争议的。一些研究人员支持常规前移尺神经，而其他研究人员则推荐仅原位减压。Ruan等报道了在术前有尺神经损伤症状的患者中，与原位减压相比，尺神经前移显著提高了疗效。Chen等发现在接受尺神经前移的患者中，有33%在术后出现尺神经炎，而在接受原位尺神经减压的患者中，尺神经炎发生率为9%。相较而言，Vazquez等发现了在没有术前症状的患者中，前移与不前移尺神经，术后的尺神经症状没有显著差异，因此得出尺神经前移没有保护作用的结论。基于已有的证据，不强烈推荐原位减压或尺神经前移。如果术中注意到在骨折固定后尺神经与内侧的内植物直接接触，则推荐将尺神经前移至皮下。

异位骨化

对一些研究进行的Meta分析显示，在不进行预防的情况下，有症状异位骨化的发生率为8.6%。因为没有充足的证据支持或者反对常规预防，常规预防性治疗肱骨远端骨折ORIF后异位骨化的指征，依然存在争议。发生异位骨化的危险因素，包括中枢神经系统损伤，应该被考虑到，并且使用NSAIDs预防的潜在风险，包括不愈合率上升和胃肠道出血，必须被考虑到。在老年肱骨远端骨折患者中不使用NSAIDs。因为会增加肱骨远端骨折不愈合的风险，放射治疗不应该被采用。

挛缩

肘关节僵硬是创伤和长期制动后的常见并发症。大部分患者在ORIF后发生一定程度的僵硬，然而，相对少的患者要求二次手术治疗以获得大于100°的功能性屈-伸弧度。

结果

很难解释肱骨远端骨折ORIF后结果的报道。大部分出版的文献包含的是患者群体特征和骨折类型不均一的小规模病例系列，并且使用了不同的固定方法。

Huang等显示了通过使用不同钢板技术的ORIF治疗老年患者肱骨远端关节内骨折的结果。在他们描述的23例患者中，14例被随访至术后51个月。他们报道了100%的愈合率，平均肘关节屈伸弧度为20°~120°，平均MEPS评分为83分，而平均DASH评分为38分。肌肉骨骼功能评分显示平均总分为33分（标准化值为9分）、手部评分为35分（标准化值为4分）、自理评分为32分（标准化值为2分），提示具有功能障碍。2例患者要求后续的手术治疗，1例是因为僵硬，另1例是因为固定失效。

另一项回顾性研究，包括19例使用不同钢板技术治疗的具有肱骨远端关节内骨折的老年患者，平均随访时间为97.2个月，报道了100%的骨折愈合率，没有出现内固定失效，平均屈伸弧度为17°~128°，79%的患者获得优异的结果，而21%为良好（图23.6）。

尽管一些研究显示使用ORIF治疗老年人的肱骨远端骨折，取得了良好的疗效，但是其他研究显示出较差的结果和较高的并发症发生率。Obert等最近报道了在289例接受ORIF治疗的老年患者中，并发症

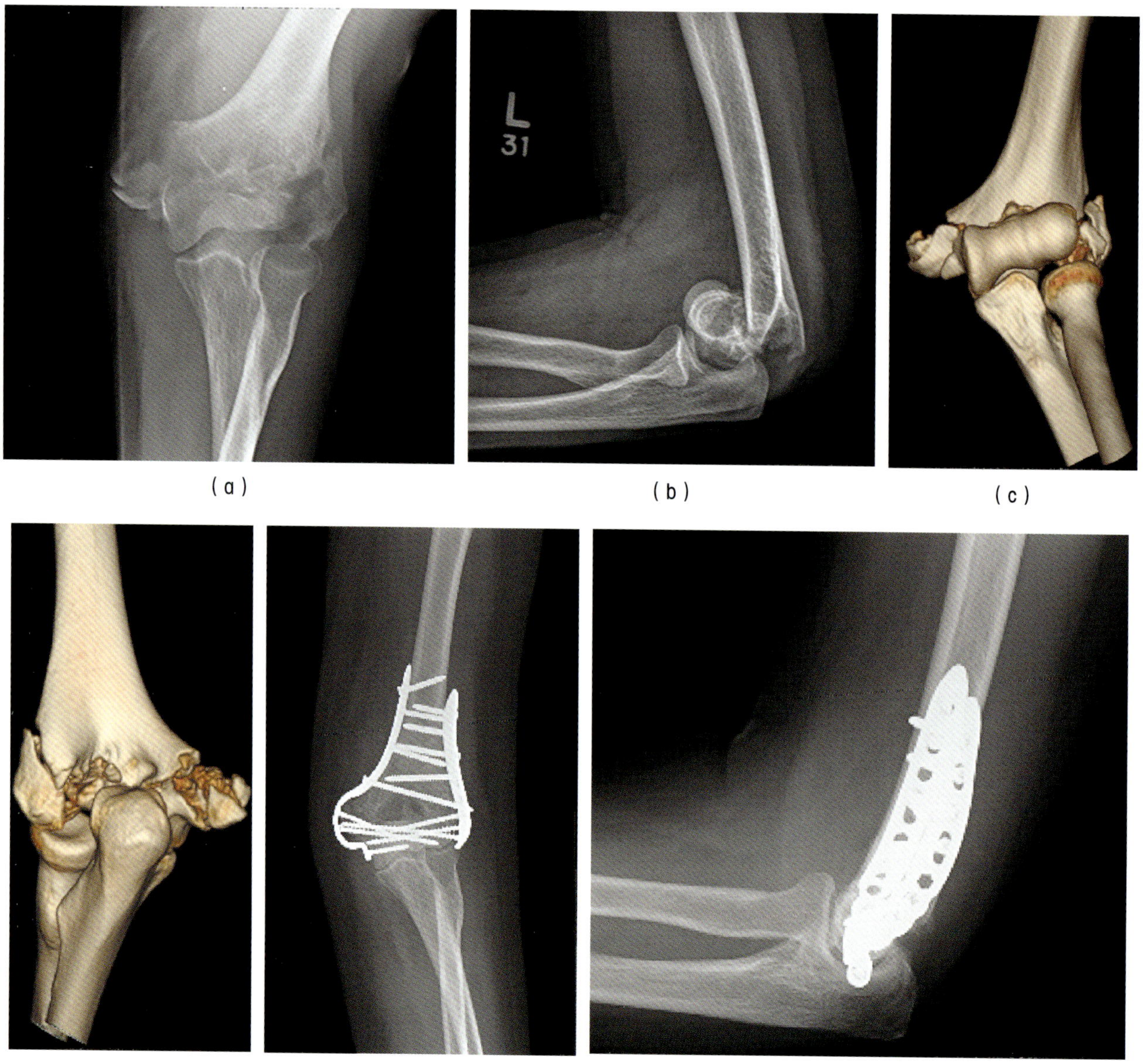

(a) (b) (c) (d) (e) (f)

图23.6 （a~f）1例具有C型肱骨远端骨折的65岁女性，接受了切开复位平行钢板内固定治疗

发生率为44%，包括神经病变、内固定失效和切口裂开。他们的数据提示内植物失效发生在7%~27%的患者，但是这更多地发生在2005年以前。这可能是内固定技术，包括双钢板固定、预塑形钢板或预塑形锁定钢板的应用等不断改进的结果。

全肘关节成形术

TEA被一些研究人员推荐作为老年人的复杂肱骨远端骨折，以及内固定失效后骨折不愈合的最佳治疗选择。TEA有一些优点，包括避免了骨折不愈合及创伤性关节炎，及更可能恢复独立的日常生活活动能力。推荐的肱骨远端骨折一期关节成形术的指征，包括不能重建的骨折、之前存在关节炎、严重的骨质疏松、炎性关节炎、病理性骨折及预期寿命缩短等。禁忌证包括感染或者远处感染、软组织缺损、手部无功能及不能遵从术后终身的活动限制等。在年轻的患者中，关节成形术不应该被考虑（图23.7，图23.8）。

手术技术

可以将患者置于仰卧或侧卧位，铺单时不覆盖患肢。使用后侧皮肤切口，形成传统的全层皮肤筋膜瓣。识别并保护和移动尺神经。使用最多的是肱三头肌旁入路。因为会损害肱三头肌肌力，及延迟上臂的早期功能性使用，所以应该避免从正中切开肱三头肌、肱三头肌舌形瓣、将肱三头肌腱从内侧

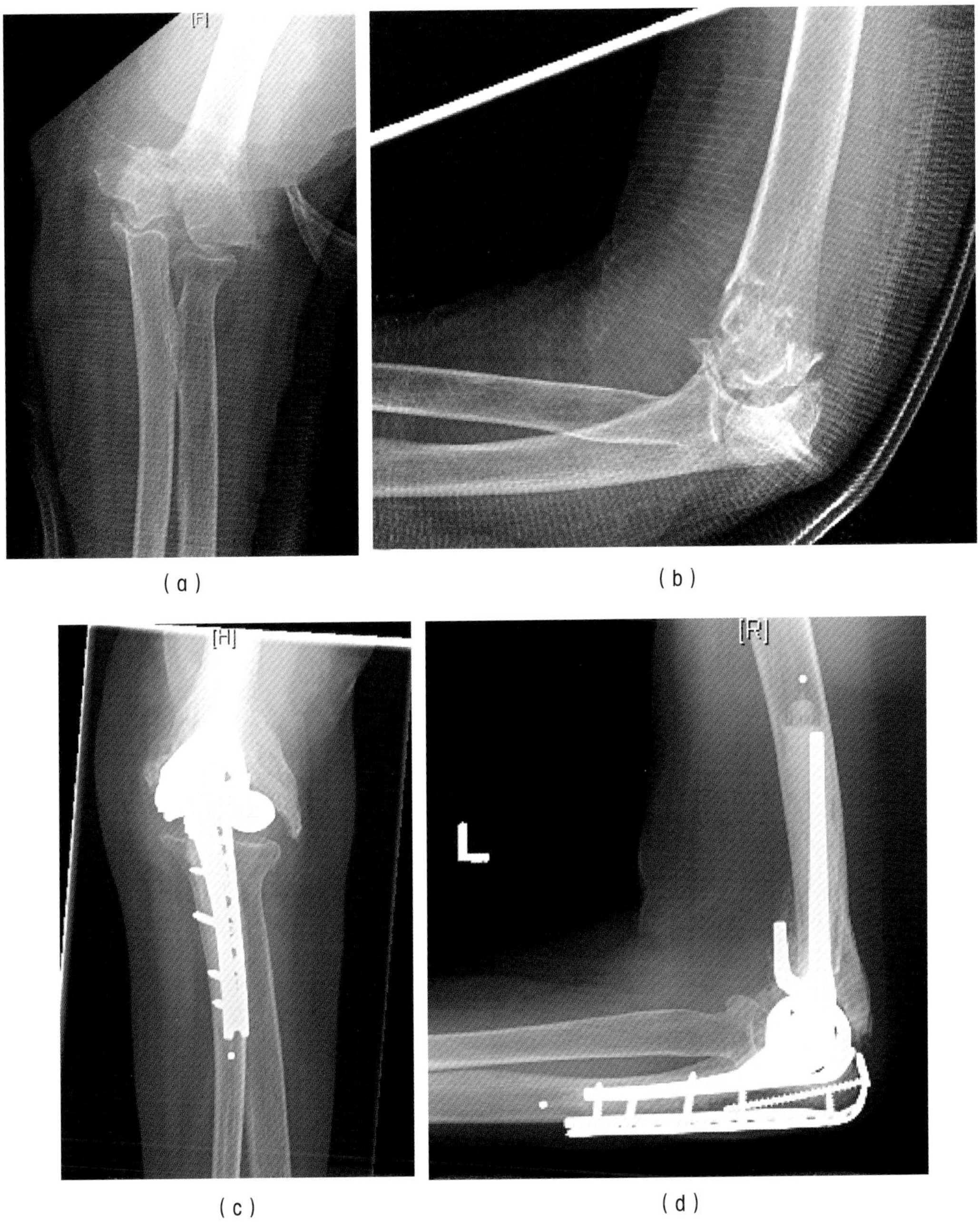

图23.7 （a~d）1例81岁的C型肱骨远端骨折女性患者，伴有无移位的尺骨骨折，接受了全肘关节成形术及尺骨ORIF治疗，并发异位骨化

翻向外侧（Bryan-Morrey入路），或者从外侧翻向内侧（扩大的Kocher入路）等。

然而，研究人员首选外侧鹰嘴旁入路，因为可以改善显露而利于精确地放置假体的尺骨部分。这个入路包括在尺骨与肘肌之间形成间隙（Boyd入路），以进行后外侧关节切开。向近端延伸这个间隙，将肱三头肌腱直接止于鹰嘴尖的部分与融合于肘肌筋膜而形成肘外侧支持带（Lateral Cubital Retinaculum，LCR）的部分分离。从尺骨外侧面将肘肌进行骨膜下剥离。然后剥离LCL或者取出外上髁骨折块。将LCR和肱三头肌腱的外侧部分与前臂浅筋膜和肘肌向外侧翻开，与前臂筋膜一起维持伸肌装置的连续性。保留肱三头肌在尺骨鹰嘴尖的止点。将MCL与屈肌-旋前圆肌共同起点从肱骨内上髁剥离，或者切除肱骨内上髁骨折块，以使肘关节脱位。将肱骨远端从肱三头肌切开部位脱出，牵开肱三头肌腱，通过前臂极度旋后，外旋尺骨，显露大乙状切迹和冠突基部。肘关节脱位后，取出关节面骨折块。内植物的尺寸最好以未受损的桡骨头和大乙状切迹为测量模板。

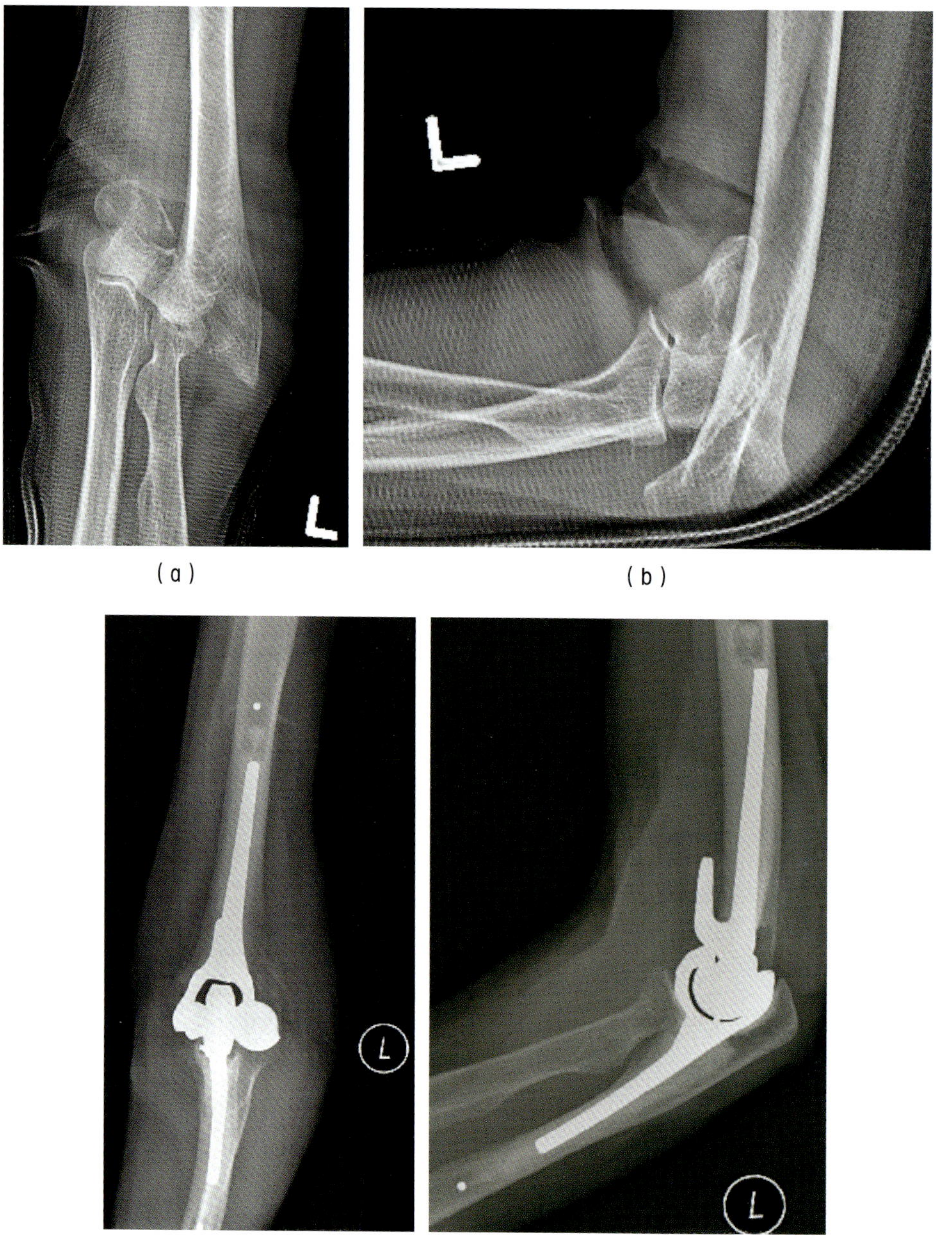

(a) (b) (c) (d)

图23.8 (a~d) 1例85岁的A型肱骨远端骨折患者，接受了全肘关节成形术治疗

打开肱骨和尺骨髓腔，根据选择的假体扩髓和钻孔。检查桡骨头是否有关节病或者相关损伤。桡骨头可能被保留、切除或置换，取决于使用的假体系统。进行假体试模以评估稳定性、长度、活动度和轴线等。在广泛粉碎的情况下，很难确定内植物长度，将肘关节置于伸直位使用假体试模评估软组织张力可能有用。将假体肱骨部分的支架和前凸缘放置在鹰嘴窝的顶部水平，是评估长度的另一个有效方法。

应该将假体肱骨部分放置于相对肱骨远端后方扁平部位大概内旋14°的位置，以重建屈伸轴线。假体尺骨部分的方向应该平行于鹰嘴的扁平部位。放置髓腔内骨水泥限制器、灌洗和干燥髓腔后，使用三代技术打入带抗生素的骨水泥，并准确地放置假体及牢牢控制假体直到骨水泥完全固化。

然后连接假体，并使用不吸收缝线，使用边对边缝合修复鹰嘴旁外侧入路切开的肱三头肌，埋节于深面。如果是使用剥离肱三头肌止点入路，经骨隧道缝合后再附着肌腱。分层关闭切口，根据手术医生的判断决定是否放置引流。

术后治疗

使用石膏将肘关节固定于伸直30°，在术后48h内采取肿胀控制措施。术后10~14天去除石膏，在切口愈合良好时，开始物理治疗。早期开始肩关节、腕关节和手部锻炼。如果使用保留肱三头肌止点的入路，也可以立即开始肘关节主动屈伸锻炼。如果使用剥离肱三头肌止点的入路，可以允许有限的主动屈曲活动度锻炼，但是在伸肌装置愈合之前，不能开始主动的肱三头肌伸直。在通常需要依赖肱三头肌功能从座椅中站起或坐入座椅的老年患者中，这可能是有问题的，而且也限制了助行器的使用。

并发症

软组织并发症包括切口延迟愈合、皮瓣坏死、肱三头功能障碍和尺神经病变等。预防措施是谨慎的术中止血和避免压迫正在愈合的后方软组织。TEA术后的尺神经病变通常是一过性的。伸肌装置功能障碍是一个需要关注的问题，特别是在使用肱三头肌止点剥离入路时。感染依然是一项具有挑战性的术后并发症。可以考虑清创和使用抗生素等治疗急性术后感染。延迟出现的感染，通常需要分阶段的翻修手术。TEA的其他并发症包括假体松动、假体周围骨折和聚乙烯磨损/失效等。

结果

肱骨远端骨折的TEA治疗具有可重现的短期和中期的良好结果，并具有良好至优异的总体结果。一些研究比较了ORIF与TEA治疗肱骨远端骨折的疗效。

Frankle等进行的一项回顾性研究，在具有AO/OTA-C型肱骨远端骨折的65岁以上女性中，比较了ORIF与肘关节成形术，结果显示，在短期随访时，关节成形术组的结果有提高。内固定组的平均手术时间为2.5h，而关节成形术组的平均手术时间为90min。在ORIF组中，有一例深部感染和3例经关节成形术挽救的内固定失效的肘关节。在关节成形组中，2例肘关节需要清创，而1例肘关节因为连接装置解开而失效。关节成形术组中的8例患者具有类风湿性关节炎（Rheumatoid Arthritis，RA），而ORIF组没有RA患者。

McKee等在2009年发表的一项前瞻性随机研究，在42例具有移位的肱骨远端关节内骨折的老年患者中，比较了ORIF和TEA。在40例随访两年的患者中，5例被安排进行ORIF治疗的患者，在术中转化为接受了TEA治疗。在术后6个月、12个月和2年随访时，TEA组的MEPS评分持续优于ORIF组。极少的ORIF患者具有良好或优异的结果，但这种趋势没有显著的统计学意义。在术后6个月时，TEA组的DASH评分较高，但在长期随访中没有出现较高的DASH评分。两个组的肘关节活动度、再次手术率或并发症发生率没有显著差异。

最近的一项系统回顾与Meta分析，比较了ORIF与TEA治疗老年肱骨远端骨折，提示两项治疗产生了相似的功能结果评分和活动度。这项研究的研究人员认为，正在进行的研究，包括前瞻性试验和成本分析评估，能够更好地阐明ORIF与TEA的作用。

目前，没有中期或长期研究比较ORIF与TEA治疗复杂肱骨远端骨折的结果及并发症。有研究人员指出，在中期或者长期的随访中，经TEA治疗的肱骨远端骨折的失败例数可能会增加，在第1个 5 年，感染似乎是主要并发症， 5 年之后，主要并发症转变为无菌性松动和骨折。

半肘关节成形术

治疗复杂肱骨远端骨折的半肘关节成形术最近得到支持。这项技术置换滑车和肱骨小头，同时避免了聚乙烯磨损碎屑及合并骨吸收的可能性，以及避免了TEA中所出现的无菌性松动。

肱骨远端骨折的半肘关节成形术是一项技术上具有挑战性的手术，其要求肱骨内外侧柱、侧副韧带、桡骨头和冠突的完整性（图23.9）。

尽管肱骨远端骨折的半肘关节成形术的具体适应证在不断发展变化，但是包括严重粉碎的关节面骨折伴侧副韧带止点远端的低位经髁骨折线，以及无法使用钢板有效稳定的冠状面剪切骨折或者单纯的肱骨髁骨折。鉴于在要求较低的老年患者中，TEA具有很好的疗效，通常考虑将半肘关节成形术应用于更年轻和活跃的患者。

对于那些被认为过于年轻而不适宜进行TEA，并且具有无法重建的肱骨远端骨折的患者，半肘关节成形术可以被考虑为一项折中的治疗。一些技术缺陷可能会明显影响患者的疗效，包括内、外上髁的非解剖复位，侧副韧带张力受损，肱骨髁固定不牢

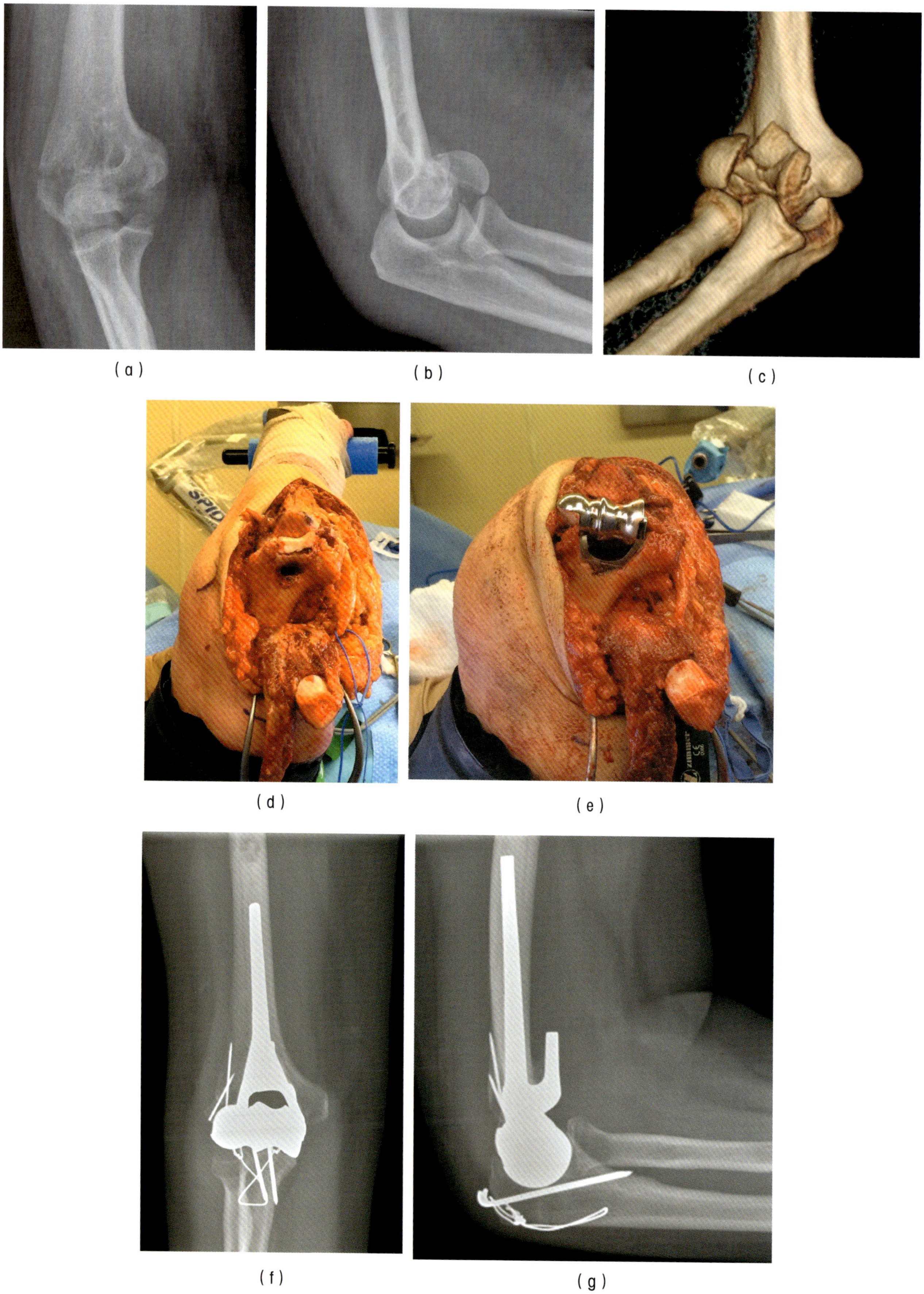

图23.9 （a~g）复杂的肱骨远端关节内骨折，使用外侧柱固定、尺骨鹰嘴截骨和半肘关节成形术治疗

靠，不精确的肱骨假体尺寸和对线不良。

结果

数量有限的研究报道了半肘关节成形术的疗效。大部分研究纳入了少量临床指征不同的患者，并且仅有短期随访。大部分患者具有可接受的功能性结果。然而，与ORIF及TEA一样，并发症并不少见。是否存在半肘关节磨损和假体沉入桡骨和尺骨近端是长期随访中的一个问题。

结论

在老年人群中，肱骨远端骨折正在不断增加，而且是一些治疗上最具挑战性的骨折。在要求低和具有多种合并症的老年患者中，保守治疗对于特定的骨折具有一定的作用。通过先进的影像学技术确定骨折类型、理解具有生物力学优势的固定策略，及选择使用肘关节成形术等，有助于提高疗效。

鉴于人口老龄化，骨折预防计划的实施，包括增强核心力量以减少跌倒，提高骨质疏松的诊断和治疗等，是至关重要的。改进内植物、减少术后并发症的发生率、高水平的预后研究等，对于推进这些复杂创伤的治疗都是必不可少的。

参考文献

[1] Morrey BF. Fractures of the distal humerus. Orthop Clin North Am. 2000;31:145–154.

[2] Robinson CM. Fractures of the distal humerus. In: Bucholz RW, Heckman JD, Court-Brown C, Tornetta P, Koval KJ, eds. Rockwood and Green’s Fractures in Adults. 6th ed. Philadelphia, PA: Lippincott Williams & Wilkins; 2005, pp. 1051–1116.

[3] Robinson CM, Hill RM, Jacobs N, et al. Adult distal humeral metaphyseal fractures: Epidemiology and results of treatment. J Orthop Trauma. 2003;17:38–47.

[4] Palvanen M, Kannus P, Parkkari J, et al. The injury mechanisms of osteoporotic upper extremity fractures among older adults: A controlled study of 287 consecutive patients and their 108 controls. Osteoporos Int. 2000;11:822–831.

[5] Charissoux J-L, Vergnenegre G, Pelissier M, et al. Epidemiology of distal humerus fractures in the elderly. Orthop Traumatol Surg Res. 2013;99:765–769.

[6] Rose SH, Melton LJ, Morrey BF, et al. Epidemiologic features of humeral fractures. Clin Orthop Relat Res. 1982;168:24–30.

[7] Sheps DM, Hildebrand KA. Population-based incidence of distal humeral fractures among adults in a Canadian urban center. Curr Orthop Pract. 2011;22:437–442.

[8] Palvanen M, Kannus P, Niemi S, et al. Secular trends in distal humeral fractures of elderly women. Bone. 2010;46:1355–1358.

[9] Bliuc D, Nguyen ND, Milch VE, et al. Mortality risk associated with low-trauma osteoporotic fracture and subsequent fracture in men and women. JAMA. 2009;301:513–521.

[10] Melton LJ, Achenbach SJ, Atkinson EJ, et al. Longterm mortality following fractures at different skeletal sites: A population-based cohort study. Osteoporos Int. 2013;24:1689–1696.

[11] Marsh JL, Slongo TF, Agel J, et al. Fracture and dislocation classification compendium– 2007: Orthopaedic Trauma Association classification, database and outcomes committee. J Orthop Trauma. 2007;21(10 Suppl):S1–133.

[12] McCarty LP, Ring D, Jupiter JB. Management of distal humerus fractures. Am J Orthop. 2005;34:430–438.

[13] Morrey BF, ed. Anatomy of the elbow joint. In: The Elbow and Its Disorders. Bernard F. Morrey and Joaquin Sanchez-Sotelo. Philadelphia, PA: WB Saunders; 2000, pp. 13–42.

[14] Callaway GH, Field LD, Deng XH, et al. Biomechanical evaluation of the medial collateral ligament of the elbow. J Bone Joint Surg Am. 1997;79:1223–1231.

[15] Gofton WT, Macdermid JC, Patterson SD, et al. Functional outcome of AO type C distal humeral fractures. J Hand Surg Am. 2003;28(2):294–308.

[16] Doornberg J, Lindenhovius A, Kloen P, et al. Two and three dimensional computed tomography for the classification and management of distal humeral fractures. Evaluation of reliability and diagnostic accuracy. J Bone Joint Surg Am. 2006;88(8):1795–1801.

[17] Brown RF, Morgan RG. Intercondylar T-shaped fractures of the humerus: Results in ten cases treated by early mobilisation. J Bone Joint Surg Br. 1971;53-B:425–428.

[18] Eastwood WJ. The T-shaped fractures of the lower end of the humerus. J Bone Joint Surg. 1937;19:364–369.

[19] Huang TL, Chiu FY, Chuang TY, et al. The results of open reduction and internal fixation in elderly patients with severe fractures of the distal humerus: A critical analysis of the results. J Trauma. 2005;58(1):62–69.

[20] Korner J, Lill H, Müller LP, et al. Distal humerus fractures in elderly patients: Results after open reduction and internal fixation. Osteoporos Int. 2005;16(Suppl 2):S73–79.

[21] Srinivasan K, Agarwal M, Matthews SJ, et al. Fractures of the distal humerus in the elderly: Is internal fixation the treatment of choice? Clin Orthop Relat Res. 2005;(434):222–230.

[22] John H, Rosso R, Neff U, et al. Operative treatment of distal humeral fractures in the elderly. J Bone Joint Surg Br. 1994;76(5):793–796.

[23] Nauth A, McKee MD, Ristevski B, et al. Distal humeral fractures in adults. J Bone Joint Surg Am. 2011;93:686–700.

[24] Lapner M, King GJ. Elbow arthroplasty for distal humeral fractures. Instr Course Lect. 2014;63:15–26.

[25] Pidhorz L, Alligand-Perrin P, De Keating E, et al. Distal humerus fracture in the elderly: Does conservative treatment still have a role?

Orthop Traumatol Surg Res. 2013;99:903–907.
[26] Desloges W, Faber KJ, King GJ, Athwal GS. Functional outcomes of distal humeral fractures managed nonoperatively in medically unwell and lower-demand elderly patients. J Shoulder Elbow Surg. 2015;24(8):1187–1196.
[27] Dowdy PA, Bain GI, King GJ, et al. The midline posterior elbow incision. An anatomical appraisal. J Bone Joint Surg Br. 1995;77(5):696–699.
[28] Ruan HJ, Liu JJ, Fan CY, et al. Incidence, management, and prognosis of early ulnar nerve dysfunction in type C fractures of distal humerus. J Trauma. 2009;67(6):1397–1401.
[29] Wilkinson JM, Stanley D. Posterior surgical approaches to the elbow: A comparative anatomic study. J Shoulder Elbow Surg. 2001;10(4):380–382.
[30] Coles CP, Barei DP, Nork SE, et al. The olecranon osteotomy: A six-year experience in the treatment of intraarticular fractures of the distal humerus. J Orthop Trauma. 2006;20(3):164–171.
[31] Schmidt-Horlohé K, Wilde P, Bonk A, et al. One-third tubular-hook-plate osteosynthesis for olecranon osteotomies in distal humerus type-C fractures: A preliminary report of results and complications. Injury. 2012;43:295–300.
[32] Ring D, Gulotta L, Chin K, et al. Olecranon osteotomy for exposure of fractures and nonunions of the distal humerus. J Orthop Trauma. 2004;18(7):446–449.
[33] Hewins EA, Gofton WT, Dubberly J, et al. Plate fixation of olecranon osteotomies. J Orthop Trauma. 2007;21:58–62.
[34] Athwal GS, Rispoli DM, Steinmann SP. The anconeus flap transolecranon approach to the distal humerus. J Orthop Trauma. 2006;20(4):282–285.
[35] Studer A, Athwal GS, MacDermid JC, et al. The lateral para-olecranon approach for total elbow arthroplasty. J Hand Surg. 2013;38:2219–2226.
[36] Patterson SD, Bain GI, Mehta JA. Surgical approaches to the elbow. Clin Orthop Relat Res. 2000;370:19–33.
[37] Erpelding JM, Mailander A, High R, et al. Outcomes following distal humeral fracture fixation with an extensor mechanism-on approach. J Bone Joint Surg Am. 2012;94:548–553.
[38] Campbell WC. Incision for exposure of the elbow joint. Am J Surg. 1932;15:65–67.
[39] McKee MD, Wilson TL, Winston L, et al. Functional outcome following surgical treatment of intraarticular distal humeral fractures through a posterior approach. J Bone Joint Surg Am. 2000;82:1701–1707.
[40] Antuña S, Barco R. Essentials in Elbow Surgery. London: Springer; 2014.
[41] Schuster I, Korner J, Arzdorf M, et al. Mechanical comparison in cadaver specimens of three different 90-degree double-plate osteosyntheses for simulated C2-type distal humerus fractures with varying bone densities. J Orthop Trauma. 2008;22:113–120.
[42] O'Driscoll SW. Optimizing stability in distal humeral fracture fixation. J Shoulder Elbow Surg. 2005;14:186S–194S.
[43] Korner J, Diederichs G, Arzdorf M, et al. A biomechanical evaluation of methods of distal humerus fracture fixation using locking compression plates versus conventional reconstruction plates. J Orthop Trauma. 2004;18:286–293.
[44] Diederichs G, Issever A-S, Greiner S, et al. Three-dimensional distribution of trabecular bone density and cortical thickness in the distal humerus. J Shoulder Elbow Surg. 2009;18:399–407.
[45] Tejwani NC, Murthy A, Park J, et al. Fixation of extra-articular distal humerus fractures using one locking plate versus two reconstruction plates: A laboratory study. J Trauma. 2009;66:795–799.
[46] Shin SJ, Sohn HS, Do NH. A clinical comparison of two different double plating methods for intraarticular distal humerus fractures. J Shoulder Elbow Surg. 2010;19(1):2–9.
[47] O'Driscoll SW. Parallel plate fixation of bicolumn distal humeral fractures. Instr Course Lect. 2009;58:521–528.
[48] Goel DP, Pike JM, Athwal GS. Open reduction and internal fixation of distal humerus fractures. Oper Tech Orthop. 2010;20:24–33.
[49] Sanchez-Sotelo J, Torchia ME, O' Driscoll SW. Complex distal humeral fractures: Internal fixation with a principle-based parallel-plate technique. J Bone Joint Surg Am. 2007;89:961–969.
[50] Hughes RE, Schneeberger AG, An KN, et al. Reduction of triceps muscle force after shortening of the distal humerus: A computational model. J Shoulder Elbow Surg. 1997;6:444–448.
[51] Hamid N, Ashraf N, Bosse MJ, et al. Radiation therapy for heterotopic ossification prophylaxis acutely after elbow trauma: A prospective randomized study. J Bone Joint Surg Am. 2010;92:2032–2038.
[52] Lawrence TM, Ahmadi S, Morrey BF, et al. Wound complications after distal humerus fracture fixation: Incidence, risk factors, and outcome. J Shoulder Elbow Surg. 2014;23:258–264.
[53] Chen RC, Harris DJ, Leduc S, et al. Is ulnar nerve transposition beneficial during open reduction internal fixation of distal humerus fractures? J Orthop Trauma. 2010;24:391–4.
[54] Vazquez O, Rutgers M, Ring DC, et al. Fate of the ulnar nerve after operative fixation of distal humerus fractures. J Orthop Trauma. 2010;24:395–399.
[55] Worden A, Ilyas AM. Ulnar neuropathy following distal humerus fracture fixation. Orthop Clin North Am. 2012;43:509–514.
[56] Huang JI, Paczas M, Hoyen HA, et al. Functional outcome after open reduction internal fixation of intra-articular fractures of the distal humerus in the elderly. J Orthop Trauma. 2011;25:259–265.
[57] Obert L, Ferrier M, Jacquot A, et al. Distal humerus fractures in patients over 65: Complications. Orthop Traumatol Surg Res. 2013;99:909–913.
[58] Frankle MA, Herscovici D Jr, DiPasquale TG, et al. A comparison of open reduction and internal fixation and primary total elbow arthroplasty in the treatment of intraarticular distal humerus fractures in women older than age 65. J Orthop Trauma. 2003;17(7):473–480.
[59] Garcia JA, Mykula R, Stanley D. Complex fractures of the distal humerus in the elderly. The role of total elbow replacement as primary treatment. J Bone Joint Surg Br. 2002;84:812–816.
[60] Chalidis B, Dimitriou C, Papadopoulos P, et al. Total elbow arthroplasty for the treatment of insufficient distal humeral fractures. A retrospective clinical study and review of the literature. Injury. 2009;40:582–590.

[61] Sabo MT, Athwal GS, King GJ. Landmarks for rotational alignment of the humeral component during elbow arthroplasty. J Bone Joint Surg Am. 2012;94(19):1794–1800.

[62] Aldridge JM 3rd, Lightdale NR, Mallon WJ, et al., Total elbow arthroplasty with the Coonrad/Coonrad-Morrey prosthesis. A 10- to 31-year survival analysis. J Bone Joint Surg Br. 2006;88(4):509–514.

[63] Hildebrand KA, Patterson SD, Regan WD, et al. Functional outcome of semiconstrained total elbow arthroplasty. J Bone Joint Surg Am. 2000;82-A(10):1379–1386.

[64] Kasten MD, Skinner HB. Total elbow arthroplasty. An 18-year experience. Clin Orthop Relat Res. 1993;(290):177–188.

[65] Gambirasio R, Riand N, Stern R, et al. Total elbow replacement for complex fractures of the distal humerus. An option for the elderly patient. J Bone Joint Surg Br. 2001;83(7):974–978.

[66] Lee KT, Lai CH, Singh S. Results of total elbow arthroplasty in the treatment of distal humerus fractures in elderly Asian patients. J Trauma. 2006;61(4): 889–892.

[67] Burkhart KJ. Treatment of the complex intraarticular fracture of the distal humerus with the latitude elbow prosthesis. Oper Orthop Traumatol. 2010;22(3):279–298.

[68] Ali A, Shahane S, Stanley D. Total elbow arthroplasty for distal humeral fractures: Indications, surgical approach, technical tips, and outcome. J Shoulder Elbow Surg. 2010;19(2 Suppl):53–58.

[69] McKee MD, Veillette CJH, Hall JA, et al. A multicenter, prospective, randomized, controlled trial of open reduction–internal fixation versus total elbow arthroplasty for displaced intra-articular distal humeral fractures in elderly patients. J Shoulder Elbow Surg. 2009;18:3–12.

[70] Githens M, Yao J, Sox AH, et al. Open reduction and internal fixation versus total elbow arthroplasty for the treatment of geriatric distal humerus fractures: A systematic review and meta-analysis. J Orthop Trauma. 2014;28(8):481–488.

[71] Desimone LJ, Sanchez-Sotelo J. Total elbow arthroplasty for distal humerus fractures. Orthop Clin North Am. 2013;44:381–387.

[72] Parsons M, O' Brien, RJ, Hughes JS. Elbow hemiarthroplasty for acute and salvage reconstruction of intra-articular distal humerus fractures. Tech Shoulder Elbow Surg. 2005;6(2):87–97.

[73] Adolfsson L, Nestorson J. The Kudo humeral component as primary hemiarthroplasty in distal humeral fractures. J Shoulder Elbow Surg. 2012;21(4):451–455.

[74] Burkhart KJ, Nijs S, Mattyasovszky SG, et al. Distal humerus hemiarthroplasty of the elbow for comminuted distal humeral fractures in the elderly patient. J Trauma. 2011;71(3):635–642.

[75] Smith GCS, Hughes JS. Unreconstructable acute distal humeral fractures and their sequelae treated with distal humeral hemiarthroplasty: A two-year to eleven-year follow-up. J Shoulder Elbow Surg. 2013;22:1710–1723.

24

前臂近端骨折和肘关节脱位

Andrew D. Duckworth

简介

前臂近端骨折占所有上肢骨折的10%以上，同时，桡骨头骨折和尺骨鹰嘴骨折是肘关节周围最常见的骨折。最近的文献强调老年人发生这些骨折的概率正在增加，并且报道了与骨质疏松相关。通常使用X线片对肘关节和前臂近端周围损伤的进行诊断，CT则适用于更复杂的骨折和骨折脱位。

当评估和治疗前臂近端周围的骨折和骨折脱位时，对所有患者的关键考虑是确定是否为一个孤立性骨损伤（稳定），或是一个与明显的软组织破坏相关且容易造成肘关节或前臂不稳定的损伤（不稳定）。为了恢复肘关节和前臂的功能及稳定性，评估常见的损伤方式有助于确定相应的治疗方式。

非手术治疗是孤立性桡骨近端无移位或轻微移位骨折的主要治疗方式，而多种手术治疗可以用于治疗移位更大和（或）不稳定的骨折类型。然而，不断增加的证据支持对孤立性桡骨近端和尺骨近端移位骨折采取保守治疗，特别是在要求较低的老年患者中。

流行病学

桡骨近端骨折是肘关节最常见的骨折，占所有肘关节骨折的30%以上，占所有前臂近端骨折的50%以上。尽管占所有肘关节骨折的10%~20%，但是关于尺骨近端骨折流行病学的文献非常少。超过90%的前臂近端骨折是未并发肘关节脱位、前臂不稳定或其他肘关节周围骨折的简单孤立性稳定损伤。由于尺骨近端位于皮下，开放性尺骨鹰嘴骨折比开放性桡骨近端骨折更为常见。

文献引用的成年人桡骨头骨折的发病率相当一致，为每年25~35/10万。而文献引用的成年人尺骨鹰嘴骨折的发病率为每年11~12/10万。报道的两个损伤的性别比例相同，而桡骨近端骨折的平均发病年龄范围为39~48岁，尺骨近端骨折的平均发病年龄约为60岁，数据显示这两类骨折的数量在过去的10年有所增加。

最近一项来自爱丁堡的研究，在1年周期内分析了285例桡骨头和桡骨颈骨折患者，发现男性受伤时的平均年龄明显更低，桡骨头骨折的发病率符合D型骨折分布曲线（男性为单峰分布，峰值在年轻男性，女性为双峰分布）。桡骨颈骨折符合A型分布（男性为单峰分布，峰值在年轻男性，女性为单峰分布，峰值在老年女性），女性的发病率峰值超过80岁，男性的发病率峰值低于20岁。Kaas等进行了一项回顾性病例对照研究，将35例50岁及以上女性桡骨头骨折患者的骨密度，与57例匹配的对照进行了对比，发现具有桡骨头骨折的患者发生骨质疏松的风险增高（比值比为3.4）。这两项研究提示，一部分桡骨头骨折为与骨质疏松相关的低能量脆性骨折。

早期研究尺骨鹰嘴骨折治疗的文献最初报道了平均发病年龄约为45岁。最近一项包括78例尺骨近端骨折的前瞻性流行病学研究报道的平均发病年龄为57岁，其中女性的平均发病年龄（女性为65岁，男性为51岁）明显更高，且损伤通常发生在低能量损伤之后。这项研究发现了F型骨折分布（男性为单峰分布，峰值在老年男性，女性为单峰分布，峰值在老年女性），在70岁以后，发病率显著增加（图24.1）。

这篇最近的文献，使一些研究人员主张发生这些损伤的绝经后妇女可能适于通过DEXA扫描进一步检查，因为某些前臂近端骨折可能是骨质量差的“标志性骨折”。在这个患者人群中，使用适当的预防性治疗早期治疗，可能减少将来发生脆性骨折的风险。其次，由于发病率随着年龄增长而不断上升，提示需要进一步研究非手术治疗在简单的前臂近端移位骨折中的作用，特别是在需求较低的老年患者中。

损伤机制

前臂近端骨折最常发生在站立高度跌倒之后，由肘关节遭受的直接或者间接创伤所导致。站立高度跌倒出现在接近60%的桡骨近端骨折患者中，以及超过2/3的尺骨近端骨折患者中。更高能量的损伤机制，包括高处坠落和运动损伤，更常见于男性。

解剖学研究发现，尺骨鹰嘴骨折被认为是发生在肘关节屈曲大概90° 时，而桡骨头和冠突骨折发生在肘关节屈曲小于80° 时。桡骨头骨折发生在轴向负荷将桡骨头撞击于肱骨小头时，通常伴有外翻力量。一项关于Mason 2型骨折的CT三维重建定量研究，确定了最常见的损伤部位在前臂旋转中立位时，桡骨头的前外1/4。

由于位于皮下，对肘关节的直接打击通常导致尺骨近端的损伤。这引起尺骨近端对肱骨远端的撞击，导致更为粉碎的骨折类型，尤其是在老年患者中。相反，直接的牵拉性损伤会发生在肱三头肌强力收缩时，例如在跌倒时，手部于伸直位触地，导致尺骨鹰嘴的短斜形或横形骨折。在这两种损伤机制中，骨折的复杂性和移位程度取决于损伤的力量、患者受伤时的骨质量、肱三头肌腱膜的破裂和肱三头肌收缩的力量等。

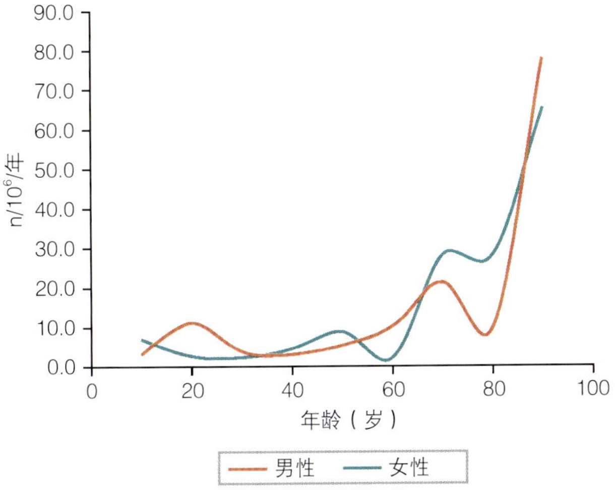

图24.1 通过年龄和性别进行分类的尺骨鹰嘴骨折的发病率

分型

AO/OTA分型

AO/OTA分型将前臂近端骨折合并在同一分型系统内，其中A型骨折为尺骨或桡骨的关节外骨折，B型骨折为尺骨或桡骨的关节内骨折，而C型骨折为尺、桡骨双骨的关节内骨折。由于复杂性和可重复性，以及最近的研究得出观察者间可信度差或一般和观察者自身可信度差的结论，这种分型在临床上的实施受到质疑。AO/OTA分型被认为更适合用于研究。有研究显示AO/OTA分型与桡骨近端骨折的预后之间存在关联。Ring等报道了，如果粉碎骨折块超过3块（AO-21-B2.3型损伤），ORIF术后的早期内固定失效、骨折不愈合及失去前臂旋转功能的风险显著增加。

桡骨头骨折

Mason分型

最初的Mason分型将桡骨头的边缘骨折及无移位骨折分为1型，部分移位骨折分为2型，但是桡骨头的受累范围及移位程度未被量化（表24.1，图24.2）。改良的Broberg与Morrey分型提示，2型骨折累及超过30%的关节面，并且移位大于2mm。此分型没有基于数据，据报道，具有中等的可信度。

一些研究人员认为，纳入桡骨颈骨折和Mason 4型骨折（合并肘关节脱位）是没有帮助的，但是流行病学数据提示，桡骨颈骨折主要是Mason 1型损伤。Hotchkiss改良分型是依据临床参数，例如前臂旋转的机械性阻滞，以及对此骨折进行ORIF的可能性。这种分型的主要问题在于主观地确定前臂的真正旋转阻滞及哪些骨折适合接受ORIF。

Mason分型的临床价值受到一些研究人员质疑，因为其不能可靠地预测桡骨近端骨折的治疗和预后。而且，因为大量改良分型的使用，以及观察者间和观察者自身有限的可信度，系统回顾和Meta分析受到限制。在一项85名骨科手术医生参与的随机研究中，他们被要求使用X线片和2D CT或X线片和CT三维重建，对12例桡骨头骨折进行分型。研究人员报道，即使是CT三维重建，也没有显著提高Broberg与Morrey改良Mason分型的观察者间一致性。

稳定与不稳定损伤

对于包括桡骨头骨折的损伤，一些研究人员建议，损伤类型应该被考虑为稳定或不稳定：

（1）稳定的单纯桡骨头骨折为无移位或者轻微移位的骨折，在这种情况下，恢复肘关节和前臂的活动是治疗的首要目的。未发现临床相关的合并损伤，肱桡接触得以保留，并且没有肘关节或前臂不稳定。

（2）不稳定骨折通常是涉及相关的骨和（或）韧带断裂的更复杂损伤类型的一部分。在这种情况下，肱桡接触通常对于肘关节和（或）前臂的对线及稳定性是必不可少的。Rineer及其同事将不稳定骨折定义为，在X线片上至少有1个骨折块失去皮质接触，并且存在间隙。他们报道了，在累及整个桡骨头的骨折（Mason 3型）中，不稳定骨折占100%。

尺骨近端骨折

尽管有一批分型系统，但是最常用的尺骨鹰嘴骨折分型系统是整合了移位、不稳定和粉碎性的（表24.2，图24.3）Mayo分型系统。在一项包括315

表24.1 最初的Mason分型和3种改良分型的描述与可信度，可信度的数据来自使用X线片进行解释的研究

分类	类型	骨折类型描述（治疗）	观察者间可信度	观察者自身可信度
Mason	1	无移位	满意	中等
	2	头部分移位		
	3	整个头移位		
Johnston	1	无移位	满意	中等
	2	头部分移位		
	3	整个头移位		
	4	骨折伴肘关节脱位		
Broberg 与 Morrey	1	移位＜2mm	优异	中等
	2	移位≥2mm及受累的关节面≥30%		
	3	粉碎性骨折		
Hotchkiss	1	无移位/移位的边缘骨折，不阻挡前臂活动（非手术治疗）	—	中等
	2	移位骨折（ORIF）		
	3	移位骨折（切除或置换）		

注释：ORIF（open reduction internal fixation），切开复位内固定

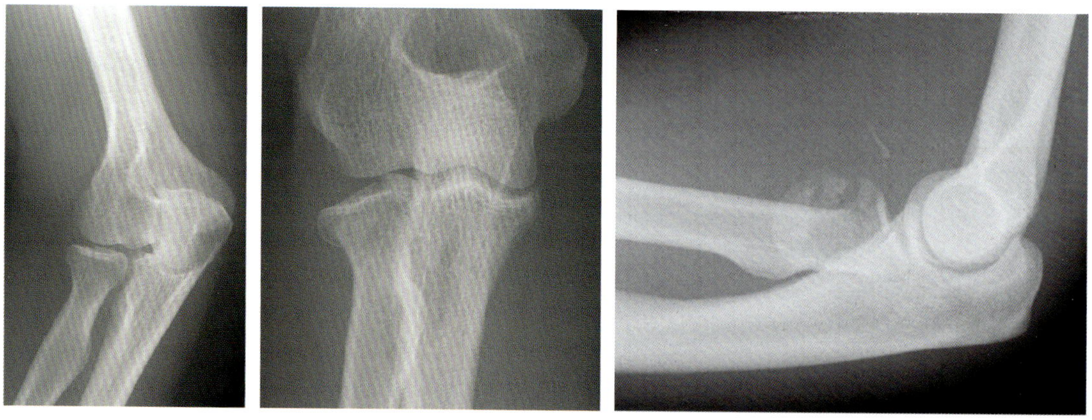

（a）　（b）　（c）

图24.2 （a）肘关节X线片显示Mason 1型骨折（前后位）；（b）2型骨折（前后位）；（c）3型骨折（侧位片）

例尺骨鹰嘴骨折的研究中，Karlsson等发现13%为无移位骨折（常规定义为关节面移位<2mm），22%为粉碎性骨折。最近的数据显示，多达85%的尺骨鹰嘴骨折为移位的稳定损伤（Mayo 2型损伤）。不同的分型系统被总结在表24.2中。Schatzker分型和Mayo分型被发现对疗效有预测作用，其中不稳定性和骨折形态（斜形或粉碎性）与较差的结果相关。

Regan－Morrey分型被应用于冠突骨折。1型骨折被定义为撕脱或尖端骨折。2型骨折累及50%或者少于50%的冠突高度，3型骨折累及50%以上的冠突高度。最近来自爱丁堡的一项流行病学研究显示，仅27%的冠突骨折为孤立的1型骨折，73%的冠突骨折合并了另一处明显的骨折和（或）软组织损伤。

解剖学因素

肘关节是一个内在稳定的复杂铰链式关节，具有两个骨性稳定柱，即通过关节囊韧带复合体的附着来加强的肱桡关节和肱尺关节。连同肱尺关节（矢状面水平移位），内侧副韧带（外翻应力）与外侧副韧带（内翻应力）复合体起到肘关节主要稳定结构的作用。次级稳定结构包括跨过关节的屈肌和伸肌、前方关节囊和桡骨头等。这些结构通过限制向后的水平移位及旋转和成角应力，提供稳定性，其中桡骨头是关键因素。

目前对于桡骨头及冠突对肘关节稳定性和前臂活动的作用有深刻的认识，特别是肱桡关节。在所有患者中，包括老年患者，当对包含桡骨头骨折的所有损伤类型确定适当的治疗选择时，这一理念都是必须考虑的。

手术解剖

对于桡骨头骨折，Kocher入路利用尺侧腕伸肌（Extensor Carpi Ulnaris，ECU）与肘肌之间的后外侧间隙，是其最常用的手术入路（图24.4）。大部分损伤可以使用这个手术入路，因为它提供了很好的手术视野，特别是考虑到一些与需要手术处理的桡骨近端骨折相关的关节囊韧带结构的自动分离。对于这个入路，当经过关节囊和环状韧带切开时，最好经过ECU的后侧缘，同时也应该保护外侧韧带复合体（如果没有损害），及避免向后方掀起肘肌。由于

表24.2 Colton和Schatzker尺骨鹰嘴骨折分型系统

分型	骨折类型
Mayo	
1A型	无移位，稳定，非粉碎性
1B型	无移位，稳定，粉碎性
2A型	移位，稳定，非粉碎性
2B型	移位，稳定，粉碎性
3A型	移位，不稳定，非粉碎性
3B型	移位，不稳定，粉碎性
Colton	
1型	无移位和稳定
2A型	撕脱性，移位
2B型	横形或斜形，移位
2C型	粉碎性，移位
2D型	骨折－脱位
Schatzker	
A型	简单横形
B型	横形压缩
C型	斜形
D型	粉碎性
E型	斜形－远端/关节外
F型	骨折－脱位

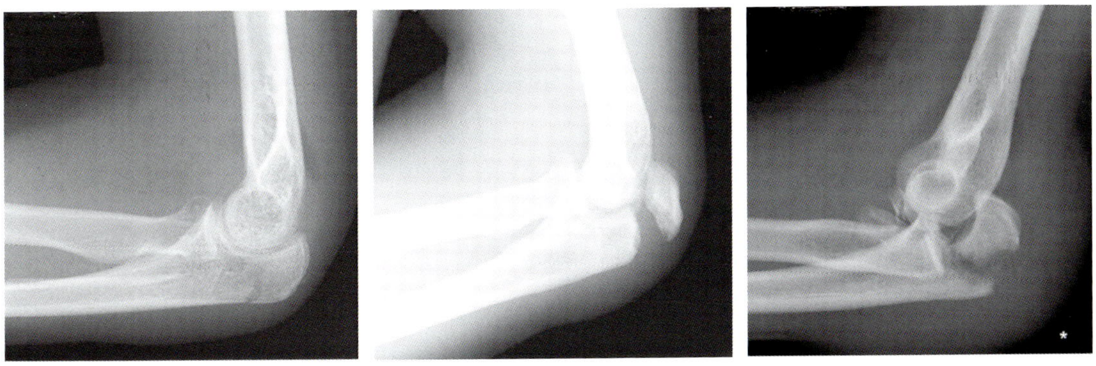

（a） （b） （c）

图24.3 肘关节侧位片显示Mayo。（a）1型骨折；（b）2型骨折；（c）3型骨折

骨间后神经（Posterior Interosseous Nerve，PIN）绕过桡骨颈，通过前臂旋前进行保护。

一些手术医生首选更为偏前的手术入路，包括劈开指总伸肌或者从指总伸肌与桡侧腕短伸肌间隙进入（图24.4）。在这个入路中，重要的是保持在肱骨小头前后中点的前方。这个入路的优势在于需要时可以改善冠突的显露，也增加了对外侧副韧带（Lateral Collateral Ligament，LCL）的保护。然而，外侧副韧带通常只有在进行孤立的桡骨头部分骨折ORIF时才不受影响，但是在所有患者中，包括老年人，相较于非手术治疗，对此类骨折进行ORIF的优势是有争议的。

对尺骨鹰嘴和尺骨近端骨折的显露通常采用后正中直切口，以允许对骨折部位的充分显露，长度变化依赖于骨折类型和使用的内固定物的类型。切口从尺骨鹰嘴近端开始，沿突起表面延伸，顺着尺骨皮下边缘向远端延长，通常超过鹰嘴中点3~4cm。直接的正中切口可能会减少皮神经破坏，但是一些外科医生首选经过尺骨鹰嘴内侧缘的切口，在需要时，有助于游离尺神经。然而，在大部分病例中，没有游离或移位尺神经的明确指征，因此可以仅通过触摸简单识别。术中需要时可全层骨膜下剥离以识别骨折部位和尺骨近端，有时也从尺骨外侧面掀起肘肌。在整个过程中，应该保护外侧副韧带。

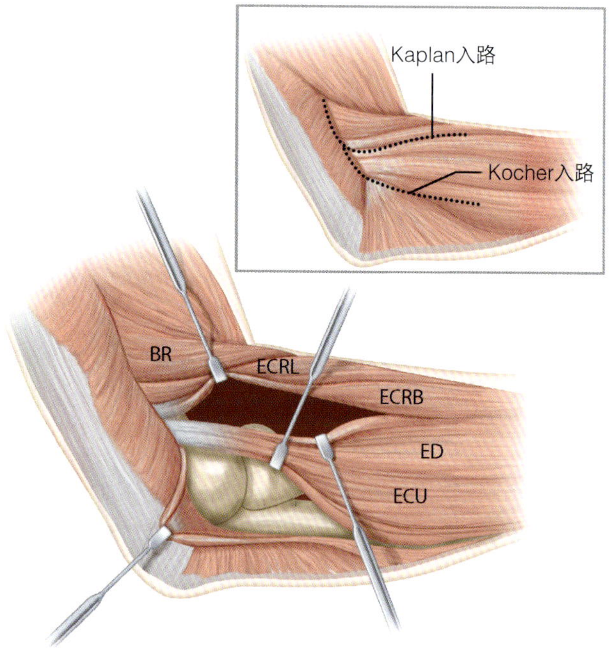

图24.4 肘关节的Kocher和Kaplan入路。肱桡肌（Brachioradialis，BR）；桡侧腕短伸肌（Extensor Carpi Radialis Brevis，ECRB）；桡侧腕长伸肌（Extensor Carpi Radialis Longus，ECRL）；尺侧腕伸肌（Extensor Carpi Ulnaris，ECU）；指伸肌（Extensor Digitorum，ED）

不稳定复杂骨折和骨折-脱位的手术入路，经常得到与这些损伤相关的严重软组织破坏的辅助。经常发现LCL和EDC的起点被从外上髁撕脱，而筋膜上的小裂口提示为可以使用的间隙。将这些结构牵向远端，可以提供桡骨头和肱尺关节的良好显露。经常可以通过再次分离后，从后侧肌肉中的裂口处理与尺骨近端骨折相关的骨折。另一个选择是Wrightington入路，包括从尺骨近端掀起肘肌，并在旋后肌嵴截骨以移动LCL复合体的止点。

临床评估

患者在遭受肘关节直接或间接的创伤之后就诊，通常是在站立高度跌倒之后。出现肘关节疼痛（继发于关节积血的关节囊膨胀），相关的前臂近端肿胀和压痛点，通常伴有各个方向的活动度减少。患者可能不能主动伸肘，因此需要评估是否存在伸肌装置的连续性中断。仔细评估皮肤是必要的，以排除可能存在的开放性骨折，特别是在肘关节受到直接创伤的老年患者中。远端血管神经的状况始终应该得到评估和记录。

通常要求初始和反复评估活动弧度、前臂旋转、肘关节和前臂的稳定性，特别是对于桡骨头骨折。有时在前臂旋转过程中可以触及捻发音和（或）可能出现前臂旋转的明显阻碍。然而临床评估前臂旋转的骨性阻碍并不准确和可靠，因为将继发于移位骨折块的真正活动阻碍与由于疼痛而不愿意活动前臂相区分，是非常困难的。一些研究人员建议抽吸关节积血以减轻疼痛，并确定是否存在应该得到手术治疗的对活动的机械性阻碍。

当前臂近端骨折合并肘关节脱位时，可以见到畸形和肘关节活动完全丧失，以及相关的肿胀和瘀青。紧急复位及评估皮肤和血管神经状况是首要的。对高能量损伤机制（例如从高处坠落）保持警惕是很重要的，并且这些患者应该得到仔细评估，因为即使是轻微移位的骨折及明显的孤立骨折，有时也被证实是不稳定的，并且是更加复杂的损伤类型。广泛的疼痛、肿胀和瘀斑提示前臂或肘关节可能存在不稳定，特别是在内侧副韧带复合体、前臂骨间韧带、和（或）下尺桡关节（Distal Radial Ulnar Joint，DRUJ）等部位。临床检查可能是有帮助的，但是很难在受到创伤的情况下进行，包括：

- 肘关节在完全伸直和屈曲30° 时的外翻和内翻稳定性
- 检查肘关节后外侧稳定性的轴移试验
- 检查前臂稳定性的轴向加压试验

影像学检查

标准的肘关节前后位和侧位X线片是初步检查，最好在使用任何夹板固定之前拍摄，应该辨别桡骨头或颈、肱骨远端、尺骨近端等部位的骨折，以及合并的肘关节脱位。最初的影像可能因为疼痛而受到限制，因此一旦制动之后，可能需要再次摄片。对于简单的前臂近端孤立骨折，并不常规要求进一步的影像学检查。对于更为复杂的骨折和骨折脱位，CT影像可以帮助诊断和制定术前计划。CT影像可能对具有复杂粉碎性骨折的老年患者是有用的，但是不应该为进行CT检查而过度地延误手术。

排除尺、桡分离或前臂远端损伤可能是困难的，因此如果存在临床上的考虑，则应该拍摄双侧腕关节前后位（在旋转中立位）和标准侧位X线片。随着骨折的复杂性及高能量损伤的不断增加，建议高度怀疑存在尺、桡分离或前臂远端损伤。对于可以诊断为Essex-Lopresti损伤的桡骨缩短程度，存在大量的争议。对诊断有疑问时，可以采用MRI检查，因为尸体研究报道的敏感性为88%~93%，特异性为100%。在桡骨头切除后，术中使用推-拉试验可能有帮助。通过对手和腕部轴向牵引及压迫来进行推-拉试验，当桡骨颈和肱骨小头的间距改变＞3mm时，被认为可以诊断为骨间韧带损伤。

合并损伤

多达90%的桡骨头骨折为稳定的无移位或轻微移位的孤立性桡骨颈或桡骨头前外侧骨折（Mason 1型或2型），没有临床相关的骨性或韧带合并损伤。一项研究分析了46例桡骨头骨折的MRI检查（40例Mason 1型和2型），发现超过2/3的稳定骨折具有韧带损伤的表现，但是并不影响肘关节活动的短期结果或外科医生报道的疗效评分。然而，许多研究人员发现，骨折的复杂性增加与相关损伤的发生率之间有明确的相关性，在一些研究中， Mason 3型骨折中的相关损伤的发生率为100%。有研究人员指出这些损伤通常符合以下不稳定损伤类型中的一种：

- 桡骨头骨折伴肘关节后脱位（改良Mason分型4型）
- 桡骨头骨折伴内侧副韧带完全断裂或肱骨小头骨折
- 尺骨近端骨折并桡骨头骨折（孟氏骨折的变异类型）
- 恐怖三联征：桡骨头骨折、肘关节后脱位、冠突骨折
- 尺桡分离（Essex-Lopresti损伤的变异）桡骨头骨折伴骨间韧带断裂，及三角纤维软骨复合体破裂（Triangular Fibrocartilage Complex，TFCC）

尺骨近端骨折的合并损伤往往是各不相同的，因此需要基于个体进行评估和治疗。可以见到桡骨头骨折、冠突骨折、肱骨远端骨折和孟氏骨折-脱位（及变异类型）。不同于向前方的尺骨鹰嘴骨折-脱位，向后方的骨折-脱位往往合并桡骨头和冠突骨折，以及LCL复合体损伤。

尽管文献中报道了复杂损伤患者的平均年龄高于那些具有简单孤立骨折的患者，但是无显著差异。对于老年患者，有可能发现表现为不稳定移位的和（或）粉碎性的桡骨头骨折，但是不伴有肘关节脱位或尺骨近端骨折。在这些病例中，有必要考虑这些损伤为复杂不稳定损伤，直到被证实为其他的类型。

治疗

在老年患者中，所有前臂近端骨折的治疗目的是为了获得一个有功能和稳定的肘关节及前臂，并伴有最少的相关并发症。治疗决定应该考虑临床评估、骨折的复杂性和相关损伤，而最重要的是考虑基线功能状态和患者之前存在的医疗合并症。考虑骨质量及任何拟行手术的风险也很重要。治疗选择包括非手术治疗、ORIF、骨折切除和置换。

非手术治疗

桡骨头骨折

绝大部分桡骨头骨折为孤立性稳定损伤，在这

种情况下，非手术治疗产生了良好和优异的疗效，同时报道的残余疼痛、僵硬、有症状的关节炎和再次手术等的概率非常低。对于具有孤立性Mason 1型或2型桡骨头损伤的老年患者，唯一明确的手术指征是被证实的前臂旋转的机械性阻碍，这种情况很罕见。

在一项长期前瞻性研究中，100例（平均年龄46岁；年龄范围为17~79岁）稳定的孤立性桡骨头骨折（57例Mason 1型，43例Mason 2型）接受了一期保守治疗，92%的患者取得满意结果，并且平均受伤后10年的平均满意度评分为10/10。平均的DASH评分为5.8分，14%的患者报道了僵硬，24%的患者具有一定程度的疼痛。仅有2%的患者因为与最初的骨折相关的持续症状而要求进一步手术治疗。尽管这项研究报道了老年患者及那些具有多种合并症的患者中的DASH评分较差，因为在大部分患者报道结局评分中，发现随着老化而出现不可避免的功能减退，并且在其他的损伤中也报道了同样的情况，所以这是可以意料到的。

这些发现得到来自瑞典研究人员的数据支持。Herbertsson等分析了32例受伤后的平均年龄为21岁的Mason 1型骨折患者，报道了活动度完全恢复，并且仅有3例患者出现偶发的疼痛。在来自这个人群的另一项研究中，Akesson等分析了49例具有孤立的Broberg与Morrey改良Mason 2型骨折的患者，受伤后的平均年龄为19岁，报道了82%的患者没有疼痛，但是12%的患者因为不明确的原因，在4~6个月时接受了延迟的桡骨头切除。

这个领域的所有研究似乎都强调，非手术治疗这些损伤后的主要不良结果为持续性肘关节僵硬，因此应该针对这一点告知所有的患者。

尺骨近端骨折

对于可以使用非手术干预有效治疗Mayo 1型稳定的无移位尺骨鹰嘴骨折，已经达成共识（表24.3），而普遍接受的标准为关节面移位<2 mm。

因为关于老年患者移位的尺骨鹰嘴骨折术后结局的文献间存在争议，以及发生这类损伤的老年患者的数量不断增加，非手术治疗的作用得到了研究（表24.4）。目前，在需求较低的老年患者中，当需要考虑合并症、受伤前的功能状况、骨质量和术后的潜在并发症时，非手术治疗在移位的尺骨鹰嘴骨折中的作用得到不断增加的证据所支持。

最近一项来自爱丁堡的研究，报道了43例发生尺骨鹰嘴移位骨折的老年患者接受一期非手术治疗的疗效，这些患者的平均年龄为76岁。在平均受伤后4个月，平均Broberg与Morrey评分为良好，并且72%的患者取得了优异或良好的短期疗效，没有患者因为有症状的骨折不愈合而需要手术治疗（图24.5）。在受伤后平均6年，对23例仍然存活的患者进行了长期结果的评估，发现总体的患者满意度为91%，而平均DASH评分为2.9分。83%的患者报道了没有主动运动的伸肌无力，而78%的患者发生了影响功能的骨折不愈合。

Gallucci等报道了一项包括28例老年患者（平均年龄82岁，所有都大于70岁）的短期回顾性病例系列，通过超肘石膏对这些患者移位的尺骨鹰嘴骨折进行了平均5天的非手术治疗，这些骨折被定义为任何的关节面移位，或后侧皮质移位大于5mm。10例（36%）为粉碎性骨折（Mayo 2B型），关节面移位程度为0~23mm（平均为12mm），但是没有开放性骨折或合并脱位。在28例患者中，平均受伤后16个月的平均满意度评分为9分，平均DASH评分为15分，平均MEPI评分为95分，22例患者的疗效被评定为优异，6例为良好。9例（35%）患者丧失伸直力量医学委员会分级（Medical Research Council，MRC 4级）及22例（85%）发生影像学可见的骨折不愈合。

相似的短期阳性结果（表24.4）也被报道：①一个包括23例年龄范围为13~91岁的患者的早期病例组别；②一个包括13例平均年龄超过80岁的老年患者的病例组别；③一个包括10例在平均随访17个月时，出现尺骨鹰嘴移位骨折不愈合且平均年龄为59岁的患者的病例组别。

表24.3 根据Mayo分型系统分类的尺骨鹰嘴骨折的治疗选择

Mayo分型类型	非手术治疗	TWB固定术	钢板固定术
1A型	是	否	否
1B型	是	否	否
2A型	否[a]	是	是
2B型	否[a]	否	是
3A型	否	否	是
3B型	否	否	是

注释：TWB（Tension Band Wire），张力带钢丝

[a]在要求较低的老年患者中，非手术治疗可能提供满意的疗效

表24.4 关于非手术治疗孤立性尺骨鹰嘴移位骨折的当代文献

作者（发表年）	患者（例）（*n*）	平均年龄（范围）（岁）	男/女	平均随访时间（月）	平均肘关节屈曲幅度；平均前臂旋转幅度（°）	结果	并发症
Parker等（1990）	23	48（13~91）	15/7	26（5~96）	— —	12例良好，9例一般，2例差，2例丧失大于30° 的屈曲幅度，3例伸肘为MRC4级+，16例纤维连接/骨折不愈合	无
Veras del Monte等（1999）	13	82（73~90）	3/9	15（6~33）	129°；167°	8例良好，3例一般，1例差，92%非常满意，67%无痛，9例纤维连接/骨折不愈合	退变性关节病（n=1） 皮肤裂开（n=1）
Bruinsma等（2012）	10	59（21~94）	4/6	17（3~84）	117°；172°	没有成角或不稳定，4/10的患者伸肘无力，100%的纤维连接/骨折不愈合	疼痛性不愈合（n=2）[a] 尺神经病变（n=1）
	6	58（21~94）	3/3	22（5~48）	122°；173°	平均DASH评分为16.8分（n=5），平均Mayo肘关节评分为88分（n=5），平均VAS评分为0分	
Duckworth等（2014）[b]，	43	76（40~98）	15/28	4（1.5~10）	109°；159°	平均Broberg与 Morrey评分为83分，78%的纤维连接/骨折不愈合，平均/DASH评分为2.9分	无
	23	71（40~87）	8/15	72（24~180）	— —	91%的患者满意，67%的患者无痛，83%的患者无主观伸肘无力	
Gallucci等（2014）	28	82（71~91）	1/27	16（12~26）	125°（n=26） —	85%的纤维连接/骨折不愈合，平均DASH评分为15分，平均Mayo肘关节评分为95分，35%的伸肘为MRC4级，平均满意度评分为9/10，平均VAS评分为1分	活动时有弹响（n=5）

注释: DASH（Disabilities of Arm， Shoulder and Hand），臂肩手功能障碍评分；MRC（Medical Research Council）医学研究委员会； VAS（visual analogue scale）， 视觉模拟评分

[a] 这个系列的患者就诊较晚，因已确诊的尺骨鹰嘴移位骨折不愈合就诊，之前未经治疗或者经过刻意的非手术治疗。随后要求手术治疗的2例患者为年轻患者（21岁和45岁）。1例因为伸肘无力进行了ORIF术，1例因为干重活时疼痛，进行了尺骨鹰嘴切除和肱三头肌腱前移术

[b] 短期和长期结果

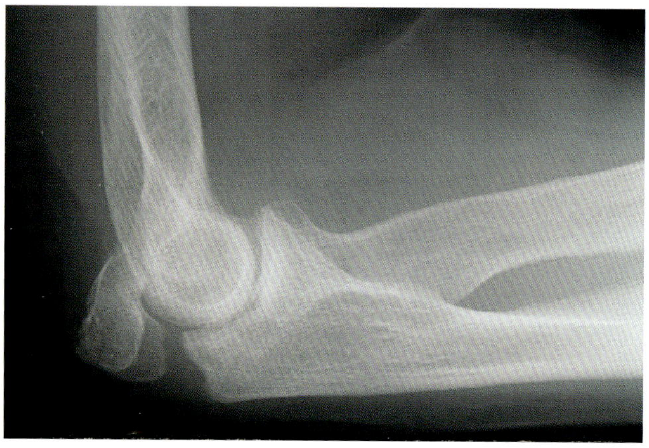

图24.5 1例77岁老年女性在受伤后6个月确诊的无痛性骨折不愈合，具有可接受的功能

这个领域的文献提示，对于移位的尺骨鹰嘴骨折，非手术治疗的主要不良结果是伸肘无力，但是没有显示出对患者报道结果的明显影响。唯一需要注意的是罕见但不易察觉的不稳定损伤，其可能在最初的X线片上不明显。

复杂肘关节骨折和骨折脱位

对于一些老年患者，如果认为肘关节和前臂的稳定性不需要手术治疗就能维持，以及患者将愿意接受可能发生的并发症，包括复发性不稳定、疼痛和丧失功能等，则可以通过非手术方式治疗前臂近端的复杂骨折。适合非手术治疗的损伤类型包括桡骨头骨折仅合并肘关节脱位，和（或）合并冠突骨折。通常使用的标准包括：①复位后的肘关节正位和侧位X线片上显示肘关节的同心圆关系恢复；②不阻碍前臂旋转的部分桡骨头骨折；③Regan–Morrey 1型或2型冠突骨折；④在受伤后7~10天内，至少从伸直30° 开始的稳定的主动屈曲弧度。

Broberg和Morrey 报道了石膏制动Broberg与Morrey 2型（n=7 ）或3型（n=17）桡骨头骨折并肘关节脱位患者的长期结果，这些患者接受了或未接受急性桡骨头切除。42%（n=10）的患者具有合并损伤，包括6例冠突骨折。研究人员报道了在仅接受初步保守治疗的患者中，为了改善前臂旋转功能，一些Mason 3型骨折患者（6/7的患者）接受了延迟的桡骨头切除术。

Chan等报道了一项包括11例肘关节恐怖三联征患者（平均年龄为51岁，年龄为26~76岁）的回顾性研究，平均随访时间为3年，这些患者符合前面描述的标准，并接受了非手术治疗。其中3例患者具有Mason 1型骨折，8例具有Mason 2型骨折（移位范围为2~8mm），且所有的冠突骨折均为Regan–Morrey 2型。最后随访时的平均DASH评分为8分，而平均Mayo肘关节评分为94分。2例患者接受了进一步的手术治疗，1例接受了稳定早期复发性不稳定的手术，1例因为异位骨化接受了关节镜清理手术。

首选技术

对于桡骨头骨折，为了舒适，研究人员推荐使用颈腕吊带，并推荐进行早期主动活动，通常不常规对关节进行抽吸。这些非手术治疗方法在所有年龄的患者中得到了研究。对于稳定的孤立性桡骨头骨折，早期活动显得安全和有效。在一项包括60例患者的前瞻性随机试验中，比较了立即主动活动与制动5天后主动活动，研究人员报道了受伤后第1周没有差异，且两组的结果均为优异。最近一项包括180例稳定的孤立性桡骨头骨折的前瞻性随机试验，比较了立即活动、吊带悬吊2天后主动活动、活动前石膏固定1周。研究人员报道了立即活动是安全和有效的，但是延迟2天进行活动具有潜在的优势。

对于无移位的尺骨鹰嘴骨折，推荐石膏固定肘关节于屈曲45° ~90° 位大概3周，之后进行有指导的活动。在受伤后的前2周进行X线检查，以确定骨折无移位。在前面讨论的关于非手术治疗尺骨鹰嘴移位骨折的研究中，制动方法从颈肩吊带伴早期活动至肘上石膏固定4~6周。研究中通常使用肘上石膏固定2~3周，然后允许患者根据自己的能力进行活动。如果患者感觉不是很痛，可以使用颈肩吊带。为了排除表现不明显的不稳定损伤，在最初2周内拍摄肘关节前后位和侧位X线片是非常重要的。

对于4型桡骨头骨折或恐怖三联征，文献中推荐了不同的非手术治疗方案。在Chan等发表的文献中，所有恐怖三联征患者立即接受闭合复位，并且接受对肘关节稳定性的评估和制动，然后在受伤后1周内接受体格检查和肘关节CT扫描。在10天内转诊行物理治疗，以进行保护性的活动，包括在肘关节屈曲90° 时的前臂旋转。这个方案与研究中的方法相一致，但不是所有的患者都接受肘关节CT检查（特别是那些没有合并冠突骨折的患者），如果担心肘关节的稳定性或前臂旋转，可以在麻醉下进行检查（Examination Under Anaesthesia，EUA）。

切开复位内固定（ORIF）

桡骨头骨折

虽然仍有研究人员支持对孤立性桡骨头骨折进行ORIF，但是在我们看来，固定的作用正在减弱。很显然，在老年患者骨质疏松的骨骼上进行固定是具有挑战性的。虽然一些回顾性病例系列报道了部分移位的孤立性桡骨头骨折在ORIF术后的良好结果，但是正如已经讨论的，不断增加的证据显示，非手术治疗将具有所期望的良好结果。

Lindenhovius等报道了16例接受ORIF的孤立性Mason 2型骨折患者的长期结果（平均22年），发现并发症发生率为31%，平均DASH评分为12分，并且在81%的患者中，Mayo肘关节评分为良好或优异。最近，Yoon等报道了一项包括60例移位的（2~4.9mm）孤立性桡骨头骨折患者的中期回顾性对比研究。30例患者接受了ORIF治疗（平均随访4.5年），而30例患者接受了非手术治疗（平均随访3年）。联合使用外科医生报道疗效与患者报道疗效评估工具，根据Mayo肘关节评分、SF-12生活质量评估量表，以及总体的并发症发病率等，显示的结果有利于非手术治疗。根据Mayo肘关节评分和患者自行评分的肘关节评估问卷（Patient Rated Elbow Evaluation Questionnaire），这项研究发现两个组中的60岁以下患者的结果均较差。

首选技术

在研究中，ORIF未被常规用于桡骨头骨折，特别是在老年患者中。如果准备固定，考虑桡骨头的90°弧（安全区）是很重要的，在此区域可以安全地放置内植物，而避免在上尺桡关节发生撞击。不同的方法被用于识别桡骨头在上尺桡关节的非关节面部分：

- 在Lister结节和桡骨茎突之间
- 前臂处于旋转中立位，外侧90°弧
- 前臂完全旋后，将固定物放置在后方

尺骨近端骨折

治疗移位的尺骨鹰嘴或尺骨近端骨折的目的是在相关并发症最少的情况下恢复关节面（表24.3）。文献提示术后效果不佳的相关危险因素是骨折形态及是否合并肘关节不稳和（或）骨折。最近的一篇Cochrane综述，纳入244例来自6个随机对照试验的尺骨鹰嘴骨折，总结了在这个领域中需要进一步的工作，以确定简单移位的孤立性尺骨鹰嘴骨折的最佳手术治疗方式。

对于稳定的粉碎性移位骨折（Mayo 2B型）和那些合并其他损伤或肘关节不稳的骨折（Mayo 3型骨折），与张力带钢丝固定相比，钢板固定被认为能提供更好的疗效。对于轻微粉碎或没有粉碎的稳定性尺骨鹰嘴骨折，尽管张力带钢丝固定被许多外科医生作为金标准，并得到频繁使用，但是钢板固定也是一个可行的选择。对于Mayo 2型骨折，重要的是在要求低的老年患者中，考虑任何形式的手术干预与非手术治疗相比，是否能提供更好的疗效。

张力带钢丝固定与钢板固定

不断增加的生物力学证据显示，与张力带钢丝相比，钢板和髓内螺钉固定在骨折部位提供了更大的稳定性。Wilson等在20例相同的尺骨鹰嘴横形骨折模型上，进行了张力带钢丝与钢板固定的生物力学比较。他们发现，与张力带钢丝相比，现代的预塑形钢板提供了明显更好的骨折加压，特别是在关节面。在最近的一项尸体研究中，在12对相同的尺骨鹰嘴骨折模型中，施加循环负荷并评估使用钢板或张力带钢丝固定后的骨折稳定性，显示出钢板固定后的骨折平均移位0.25mm，张力带钢丝固定后的骨折平均移位1.12mm。依然不清楚这些发现是否会导致不佳的患者报告结局。

短期和长期数据提示张力带钢丝固定后的良好疗效，但是没有一项研究特别分析了TWB在老年患者中的效果。Flinterman等报道了41例尺骨鹰嘴横形骨折患者的长期患者报道疗效，这些骨折均为简单的移位骨折。患者组的平均年龄为35岁（18~73岁）。在平均术后20年，平均DASH评分为10分，平均MES评分为98分，平均肘关节屈曲弧度为142°。DASH评分的唯一预测因素是患者在手术时的年龄。

张力带钢丝固定的术后并发症包括切口裂开、感染、内植物突出、畸形愈合及不愈合等（图24.6）。最常见的治疗方式取出的有症状内固定物，在老年患者中，最好尽可能避免。在对20例骨折移位程度不同的尺骨鹰嘴骨折患者5年周期的回顾性研究中，Macko等报道了再次手术率高达85%，最常见原因的是有症状的克氏针突出（80%）。仅在15%的患者中发现近端钢丝移位（n=3），20%的患者出现皮肤裂开（n=4），5%的患者发生感染（n=1）。

几乎没有专门研究使用钢板治疗2A型骨折的文献得到报道，特别是在老年患者中（图24.7）。最近的一些回顾性对比研究，比较了TBW与钢板固定治疗简单的尺骨鹰嘴骨折与移位的粉碎性尺骨鹰嘴骨折。这些研究一致报道了相似的功能结果，TBW固定后的内固定取出率更高，而钢板固定的费用更高。因为钢板占据一些空间，所以研究人员认为钢板固定与有症状的内植物突出相关，但是文献提示钢板固定后的内固定取出率5%~20%低于TBW固定。Tarallo等最近的一项研究比较了在78例Mayo 2A型或2B型患者中，TBW和钢板固定的结果。在平均33个月的随访中，就功能和临床结果而言，两组间没有显著差异，但是TBW固定后的并发症发生率和内固定取出率更高：2A型骨折为38%：17%，2B型骨折为20%：6%。

Hume等在1992年进行了一项前瞻性随机试验，比较了TBW（n=19）与钢板固定移位的尺骨鹰嘴骨折。研究人员发现，在术后6个月，肘关节活动度相似，但是骨折复位失败和有症状的内植物突出更常见于TBW固定之后。在钢板固定组，总体的临床效果明显更好，其中86%的患者取得了良好的疗效，相比之下，TBW固定组为47%。在TBW固定后，有症状的内植物出现在42%的患者中，相较而言，钢板固定后为5%。

髓内螺钉固定

除了体内生物力学研究记录了在肱骨远端骨折ORIF术中，尺骨鹰嘴截骨的髓内螺钉固定具有较好的稳定性和良好的效果外，缺乏证据记录髓内螺钉结合或不结合微型钢板或TBW一期固定移位的尺骨鹰嘴骨折的有效性。有少量的研究报道了使用加压交锁髓内钉的良好疗效，而Gehr等报道了73例移位的尺骨鹰嘴骨折（67%为粉碎性，33%为简单横形）中的93%具有良好或优异的短期结果。

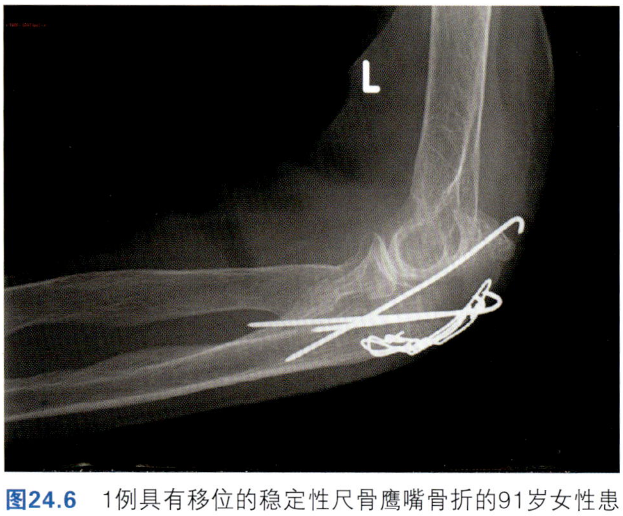

图24.6 1例具有移位的稳定性尺骨鹰嘴骨折的91岁女性患者，其TBW固定在术后6周失效

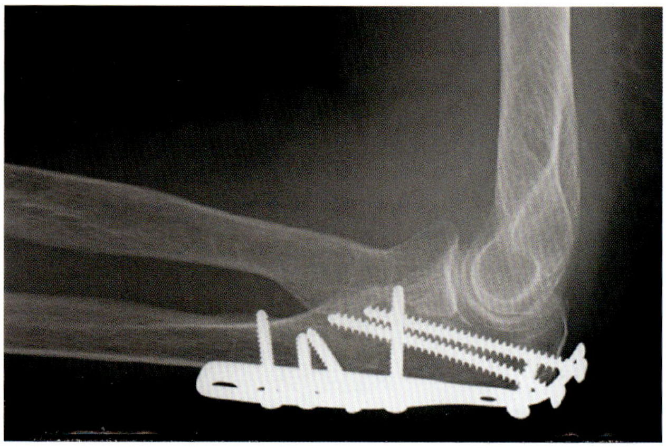

图24.7 1例具有稳定的Mayo 2A型尺骨鹰嘴骨折的86岁女性，接受了钢板固定

缝合固定

为了避免与内固定物突出相关的并发症，一些研究人员主张使用缝合技术治疗老年人移位的尺骨鹰嘴骨折。Bateman等报道了在8例平均年龄为74岁的女性患者中，使用缝合锚固定了Mayo 2A和2B型尺骨鹰嘴骨折，所有骨折都达到愈合，没有再次手术。在6例受伤后平均5年能够随访到患者中，平均Oxford肘关节评分（Oxford Elbow Score，OES）为47分，而平均DASH评分为6.4分。

复杂肘关节骨折和骨折脱位

对于累积整个桡骨头的移位骨折（Mason 3型），证据显示ORIF导致较高的早期失败率、骨折不愈合和较差的功能结果等。桡骨头粉碎（大于3个骨折块，包括颈/干作为1个骨折块）、干骺端骨丢失、不能修复的骨折块和变形的骨折块等，都使ORIF缺乏吸引力。

对于尺骨近端骨折合并其他损伤或肘关节不稳定（Mayo 3型），钢板固定提供的效果被认为比TBW固定提供的效果更好，但是没有针对老年人的特定数据。当合并的冠突骨折超过一个小的撕脱骨折块、移位或合并肘关节不稳时，则常规进行手术修复。

首选技术

对于移位的孤立性桡骨头部分骨折，首选非手术治疗。在要求高的老年患者中，对于移位的孤立性尺骨鹰嘴骨折，支持使用钢板或TBW固定。对于要求较低的老年患者，推荐非手术治疗。

对于不稳定的桡骨头骨折合并肘关节和（或）前臂不稳定，首选置换而非ORIF（进一步的细节在后面介绍）。对于不稳定的尺骨近端骨折，支持使用钢板固定，当冠突骨折超过撕脱骨折（1型）损伤时，则进行修复。常规使用穿过尺骨近端钻孔的缝线修复冠突，或者如果骨折块足够大，使用螺钉固定。对于需要手术治疗的恐怖三联征，常规使用Pugh等推荐的方案。孟氏骨折脱位是在治疗上比较复杂和困难的损伤，特别是在老年患者中（图24.8）。手术入路是关键，并且推荐置换桡骨头，固定尺骨近端，然后固定冠突，之后修复韧带。

桡骨头切除术

桡骨头骨折和复杂骨折脱位

据报道，桡骨头切除具有改善前臂旋转和非常好的长期效果。Janssen 等报道了在21例进行桡骨头切除的孤立性Mason 3型骨折患者中，根据Broberg与Morrey评分，有20例患者的疗效为优异和良好。然而，有必要确保没有肘关节或前臂脱位或松弛的持续存在的风险，否则恢复肱桡关节是必要的。即使部分桡骨头切除也会导致肘关节脱位或松弛，因为关键的桡骨头前外侧部分经常被累及。

除了Broberg和Morrey的工作外，Josefsson等研究了23例具有移位的桡骨头骨折合并肘关节脱位的患者，报道了在8例合并冠突骨折的患者中，4例发生再次脱位（3例接受了早期桡骨头切除，1例接受了非手术治疗）。这提示，尽管对于桡骨头骨折合并肘关节脱位，非手术治疗和切除桡骨头都是合理的，但是当存在严重的冠突骨折（例如肘关节恐怖三联征）时，不建议单纯切除桡骨头，并且当怀疑存在前臂骨间韧带损伤时，例如Essex-Lopresti损伤，显然是单纯切除桡骨头的禁忌证。在骨折复杂且不稳定的情况下，桡骨头切除的潜在并发症包括桡骨向近端移位、尺桡骨汇聚（Radioulnar Convergence）和不稳定等。

首选技术

在老年患者接受急性治疗的情况下，如果对肘关节和（或）前臂的稳定性有任何怀疑，推荐置换桡骨头，以避免如果需要进一步手术而可能延迟康复。如果考虑单纯切除，推荐术中检查:

（1）肘关节的稳定性：LCL复合体重新附着于外上髁之后，肘关节在完全重力下伸直时，不应该发生脱位。

（2）前臂的稳定性：推-拉试验不应该造成桡骨超过2~4mm的水平移位。

尺骨近端骨折

尽管ORIF可被用于老年患者移位的尺骨鹰嘴骨折，但是与骨质疏松骨骼的内固定物相关的并发症和切口裂开均有报道。在这些老年患者中，尽管不

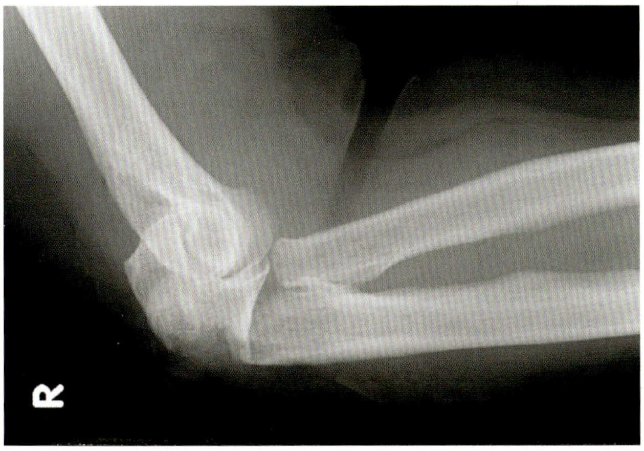

（a）

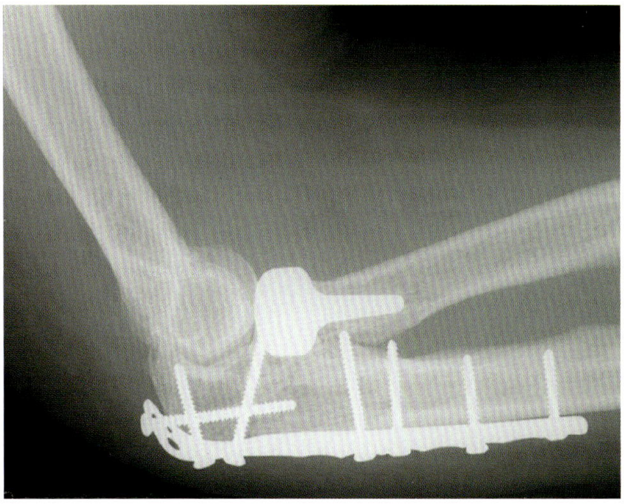

（b）

图24.8 （a）85岁老年男性的前臂近端复杂骨折-脱位；（b）尺骨近端ORIF及桡骨头置换术后的X线片

断增加的证据支持非手术治疗这些损伤，但是骨折块切除加肱三头肌腱前移也是一个选择。为了让这项技术起效，有一些重要的要求，包括：①稳定的肘关节（冠突和内侧副韧带完整）；②稳定的前臂（骨间膜和下尺桡关节无损伤）；③切除部分小于滑车切迹的50%。

在Gartsman等报道的一个包括107例移位的孤立性尺骨鹰嘴骨折的大型回顾性研究系列中，研究人员使用骨折块切除加肱三头肌腱前移（*n*=53）或手术固定（*n*=54）治疗这些骨折。在骨折块切除组中，73%是女性，平均年龄为60岁，而在固定组中，47%为女性，平均年龄为45岁。固定组中的并发症发生率更高（24%：4%），包括感染、需要取出的有症状内固定物、固定失效、延迟愈合、蜕皮、瘢痕瘢痕、术中转换为切除等并发症。在平均3.6年的随访中，两个组的功能结果相似。

首选技术

骨折切除加肱三头肌腱前移不是常规采用的技术。对于老年人稳定的粉碎性骨折，建议对要求低的老年患者进行非手术治疗，对要求高及有证据显示同时存在不稳定的患者进行内固定治疗。

关节成形术

桡骨头骨折和复杂骨折脱位

桡骨头置换（图24.8）适用于合并肘关节或前臂不稳定而不适合行ORIF治疗的前臂近端骨折，在绝大多数老年患者中是这样的。文献提示，对于与慢性前臂疼痛或不稳定相关的Essex-Lopresti损伤，桡骨头置换优于ORIF。

在Liu等报道的一项对比桡骨头置换（*n*=37）与ORIF（*n*=35）治疗老年人Mason 3型桡骨头骨折的研究中，包括72例平均年龄为67岁的老年患者，平均随访时间为1年。根据Broberg与Morrey评分，置换组的平均分值明显高于ORIF组（93：81），因此研究人员总结，在治疗具有桡骨头复杂骨折（Mason 3型）的老年患者时，桡骨头置换的效果要优于ORIF。

最近的两项前瞻性随机对照试验，报道了使用桡骨头置换治疗累及桡骨头的复杂不稳定骨折后的优异结果。在Chen等报道的比较颈部固定的单极肽合金桡骨头假体（*n*=22）与ORIF（*n*=23）的2年随访中，结果显示置换手术的效果更好（91%的良好或优异：65%的良好或优异，$P<0.01$）并减少了并发症发生率（13.6%：47.9%，$P<0.01$）。这些结果与Ruan等使用双极骨水泥Tornier假体的另一项随机试验相符。

可获得的关于长期疗效的数据很少。Harrigton等报道了使用不固定和滑柄的金属假体治疗20例不稳定肘关节骨折患者的长期结果（平均12年）。在这个系列中，80%的患者具有优异或良好的肘关节功能，而取出率为20%，但对长期结果没有影响。

在不同的文献中，桡骨头假体翻修或者取出的发生率不一致（0~32%）。然而，年龄增加可能会减少要求手术取出或者翻修假体的风险。在一项来自爱丁堡的大型研究中，分析了105例（平均年龄为50岁，年龄范围为16~93岁）因为复杂桡骨头骨折而接受桡骨头置换的患者，总体翻修率或取出率为27%，年龄小和硅胶假体预示着需要进一步手术取出或者翻修假体。

与桡骨头置换相关的一项最显著的并发症是关节的“过度填充”。有多种技术尝试避免这种情况，包括确定假体的近端边缘超过冠突小“C”形切迹上角不大于1mm。其他研究人员建议使用对侧肘关节的X线片或者术中观察外侧肱尺关节间隙。目的是避免肱桡关节磨损、滑膜炎、肱尺关节对线不良和关节炎等。其他常见的并发症包括：

- 神经损伤，例如骨间后神经、尺神经病变
- 脱位和（或）翻修
- 前臂近端疼痛：有争议的文献将此归结为继发于假体松动的影像学改变，特别是在刻意松动地放置假体时

首选技术

对于累及桡骨头的复杂肘关节骨折脱位，常规进行桡骨头置换，不同的假体均有研究人员支持。假体只是一个维持桡骨头长度和恢复肱桡关节接触的占位器，主要的目的是恢复肘关节和前臂的稳定性。常见的例子包括：①没有牢固固定在桡骨颈的滑柄假体；②颈部可以活动的假体（所谓的双极假体）。双极假体的已知优点是能够改善与肱骨小头的对线，以及减少髋关节的反作用力。潜在的缺点是稳定性降低，特别是在合并软组织损伤时，以及与聚乙烯表面相关的骨吸收。单块假体可

以牢固固定在桡骨颈部，但是有对无症状的桡骨颈骨丢失的报道。据报道，这两种假体的短期和中期结果相似。

肘关节脱位

流行病学

肘关节脱位占所有关节脱位的3.8%，平均发病年龄为33~39岁，并且具有相同的男女性别比例。肘关节脱位占65岁及以上患者关节脱位的2.7%，未见80岁以上关节脱位患者。肘关节后脱位是最常见的。

文献中的成年人肘关节脱位的发病率为每年2.9/10万至每年7.7/10万，可能是一些病例系列中包含骨折-脱位，因而报道的发病率有所不同。单纯肘关节脱位是老年人群中很罕见的损伤，因而表现为影响年轻男性和女性的C型分布。来自爱丁堡的数据发现肘关节骨折-脱位具有G型分布曲线（男性为双峰分布，女性为单峰分布，峰值在老年女性），因此，骨折脱位在老年患者中更为常见。

损伤机制

单纯肘关节脱位通常发生在肘关节屈曲而手部伸直触地跌倒后。尽管更高能量损伤在男性中更为常见，例如运动损伤，但是单纯肘关节脱位通常发生在站立高度跌倒后。

临床评估

肘关节后脱位的患者将表现出疼痛、畸形和丧失肘关节活动等，并且肘关节通常保持在屈曲位。肘后三角消失。可以见到相关的肿胀和瘀青。紧急复位和评估皮肤及血管神经状况是至关重要的。

影像学检查

复位前，要求拍摄标准的肘关节前后位和侧位X线片，并且在复位后复查X线片。应该在这些X线片中识别任何合并的桡骨头或颈、肱骨远端及尺骨近端等部位的骨折。CT扫描适用于复杂骨折和骨折脱位。

治疗

在立即复位和石膏制动后，患者通常在受伤后2周内复诊，以开始活动和避免肘关节僵硬。在Anakwe等报道的110例平均随访7年的单纯肘关节脱位患者的长期结果中，平均DASH评分为6.7分，并且平均满意度评分为85.6分。令人关注的是，62%的患者报道了残余疼痛，56%的患者报道了主观的肘关节僵硬，8%的患者报道了主观的不稳定。根据DASH评分或Oxford肘关节评分，年龄与疗效未见明显关联。

单纯肘关节脱位之后的并发症很少，但是可能包括不稳定、僵硬、异位骨化、关节炎和血管神经损伤等。复发性不稳定很少见，尤其是在老年患者中。在一个包括17例不稳定的单纯肘关节脱位患者的病例系列中（平均年龄为54岁；年龄范围为18~86岁），15例患者接受了切开复位和韧带修补（在3例患者中，同时辅助了铰链式外固定支架），而2例体弱的老年患者接受了闭合复位和肘关节交叉克氏针固定。所有患者都获得了稳定的肘关节，并且平均Broberg与Morrey评分为88分。

有一些研究系列支持在复杂的肘关节骨折-脱位患者中使用铰链式外固定支架，包括在老年患者中。这项技术是除了充分的非手术或者手术治疗方法外，是对于肘关节持续不稳定的一个有效治疗选择。

结论

最近的文献记录了老年患者前臂近端骨折的数量不断增加。在确定恰当的治疗方案时，需要评估的最重要因素是患者的基线功能和损伤的稳定性。非手术治疗是无移位和移位的稳定桡骨头骨折的主要治疗方法。不断增加的证据支持在要求较低的老年患者中，对移位的孤立性尺骨鹰嘴骨折进行非手术治疗，使用TBW或者钢板固定治疗要求较高的患者。

尽管非手术治疗可能是老年人群中特定复杂骨折或骨折-脱位的一个选择，但是有必要密切观察，以避免灾难性的并发症。如果存在肘关节和（或）前臂不稳定的征象，则推荐置换桡骨头、钢板固定尺骨近端及在必要时固定冠突。

在这个领域，进一步的工作应该针对确定这些损伤的长期疗效，以及确定是否应该在老年患者中使用一个替代的患者报道疗效的评分方式，因为在目前使用的患者报道疗效的评分中，随着年龄增加，可见到不可避免的功能减退，导致患者自我评分降低。

参考文献

[1] Court-Brown CM, Aitken SA, Forward D, O' Toole RV. The epidemiology of adult fractures. In: Bucholz RW, Court-Brown CM, Heckman JD, Tornetta P, III, editors. Rockwood and Green' s Fractures in Adults. 7th ed. Philadelphia, PA: Lippincott Williams & Wilkins; 2010. pp. 53–84.

[2] Beingessner DM, Pollock JW, King GJ. Elbow fractures and dislocations. In: Court-Brown CM, Heckman JD, McQueen MM, Ricci WMTP, III, editors. Rockwood and Green' s Fractures in Adults. 8th ed. Philadelphia, PA: Lippincott Williams & Wilkins; 2014. pp. 1179–1227.

[3] Duckworth AD, Clement ND, Jenkins PJ, Aitken SA, Court-Brown CM, McQueen MM. The epidemiology of radial head and neck fractures. J Hand Surg Am 2012;37(1):112–119.

[4] Kaas L, Sierevelt IN, Vroemen JP, van Dijk CN, Eygendaal D. Osteoporosis and radial head fractures in female patients: A case-control study. J Shoulder Elbow Surg 2012;21(11):1555–1558.

[5] Duckworth AD, Clement ND, Aitken SA, Court-Brown CM, McQueen MM. The epidemiology of fractures of the proximal ulna. Injury 2012;43(3):343–346.

[6] Rommens PM, Kuchle R, Schneider RU, Reuter M. Olecranon fractures in adults: Factors influencing outcome. Injury 2004;35(11):1149–1157.

[7] Newman SD, Mauffrey C, Krikler S. Olecranon fractures. Injury 2009;40(6):575–581.

[8] Karlsson MK, Hasserius R, Karlsson C, Besjakov J, Josefsson PO. Fractures of the olecranon: A 15- to 25-year followup of 73 patients. Clin Orthop Relat Res 2002;(403):205–212.

[9] Murphy DF, Greene WB, Gilbert JA, Dameron TB, Jr. Displaced olecranon fractures in adults. Biomechanical analysis of fixation methods. Clin Orthop Relat Res 1987;(224):210–214.

[10] Gartsman GM, Sculco TP, Otis JC. Operative treatment of olecranon fractures. Excision or open reduction with internal fixation. J Bone Joint Surg Am 1981;63(5):718–721.

[11] Weseley MS, Barenfeld PA, Eisenstein AL. Closed treatment of isolated radial head fractures. J Trauma 1983;23(1):36–39.

[12] Struijs PA, Smit G, Steller EP. Radial head fractures: Effectiveness of conservative treatment versus surgical intervention. A systematic review. Arch Orthop Trauma Surg 2007;127(2):125–130.

[13] Pike JM, Athwal GS, Faber KJ, King GJ. Radial head fractures—An update. J Hand Surg Am 2009;34(3):557–565.

[14] Duckworth AD, Wickramasinghe NR, Clement ND, Court-Brown CM, McQueen MM. Longterm outcomes of isolated stable radial head fractures. J Bone Joint Surg Am 2014;96(20):1716–1723.

[15] Yoon A, King GJ, Grewal R. Is ORIF superior to nonoperative treatment in isolated displaced partial articular fractures of the radial head? Clin Orthop Relat Res 2014;472(7):2105–2112.

[16] Gallucci GL, Piuzzi NS, Slullitel PA, Boretto JG, Alfie VA, Donndorff A, et al. Non-surgical functional treatment for displaced olecranon fractures in the elderly. Bone Joint J 2014;96-B(4):530–534.

[17] Duckworth AD, Bugler KE, Clement ND, Court-Brown CM, McQueen MM. Nonoperative management of displaced olecranon fractures in low-demand elderly patients. J Bone Joint Surg Am 2014;96(1):67–72.

[18] Court-Brown CM, McQueen MM, Tornetta P. Proximal forearm fractures and elbow dislocations. In: Court-Brown C, McQueen MM, Tornetta P, editors. Orthopaedic Surgery Essentials: Trauma. 1st ed. Philadelphia, PA: Lippincott Williams & Wilkins; 2006. pp. 124–140.

[19] Davidson PA, Moseley JB, Jr., Tullos HS. Radial head fracture. A potentially complex injury. Clin Orthop Relat Res 1993;297:224–230.

[20] Itamura J, Roidis N, Mirzayan R, Vaishnav S, Learch T, Shean C. Radial head fractures: MRI evaluation of associated injuries. J Shoulder Elbow Surg 2005;14(4):421–424.

[21] Kaas L, Turkenburg JL, van Riet RP, Vroemen JP, Eygendaal D. Magnetic resonance imaging findings in 46 elbows with a radial head fracture. Acta Orthop 2010;81(3):373–376.

[22] Rineer CA, Guitton TG, Ring D. Radial head fractures: Loss of cortical contact is associated with concomitant fracture or dislocation. J Shoulder Elbow Surg 2010;19(1):21–25.

[23] Kaas L, van Riet RP, Vroemen JP, Eygendaal D. The epidemiology of radial head fractures. J Shoulder Elbow Surg 2010;19(4):520–523.

[24] Court-Brown CM, Bugler KE, Clement ND, Duckworth AD, McQueen MM. The epidemiology of open fractures in adults. A 15-year review. Injury 2012;43(6):891–897.

[25] Kaas L, van Riet RP, Vroemen JP, Eygendaal D. The incidence of associated fractures of the upper limb in fractures of the radial head. Strategies Trauma Limb Reconstr 2008;3(2):71–74.

[26] van Riet RP, Morrey BF, O' Driscoll SW, van Glabbeek F. Associated injuries complicating radial head fractures: A demographic study. Clin Orthop Relat Res 2005;441:351–355.

[27] Court-Brown CM, Caesar B. Epidemiology of adult fractures: A review. Injury 2006;37(8):691–697.

[28] Parker MJ, Richmond PW, Andrew TA, Bewes PC. A review of displaced olecranon fractures treated conservatively. J R Coll Surg Edinb 1990;35(6):392–394.

[29] Veillette CJ, Steinmann SP. Olecranon fractures. Orthop Clin North Am 2008;39(2):229–236, vii.

[30] Amis AA, Miller JH. The mechanisms of elbow fractures: An investigation using impact tests in vitro. Injury 1995;26(3):163–168.

[31] Keon-Cohen BT. Fractures at the elbow. J Bone Joint Surg Am 1966;48(8):1623–1639.

[32] van Leeuwen DH, Guitton TG, Lambers K, Ring D. Quantitative measurement of radial head fracture location. J Shoulder Elbow Surg 2012;21(8):1013–1017.

[33] Sahajpal D, Wright TW. Proximal ulna fractures. J Hand Surg Am 2009;34(2):357–362.

[34] Baecher N, Edwards S. Olecranon fractures. J Hand Surg Am 2013;38(3):593–604.

[35] Ring D. Elbow fractures and dislocations. In: Bucholz RW, Court-Brown CM, Heckman JD, Tornetta P, III, editors. Rockwood and

Green' s Fractures in Adults. 7th ed. Philadelphia, PA: Lippincott Williams & Wilkins; 2010, pp. 905–944.
[36] Müller ME. The Comprehensive Classification of Fractures of Long Bones. Berlin: Springer; 1990.
[37] Marsh JL, Slongo TF, Agel J, Broderick JS, Creevey W, DeCoster TA, et al. Fracture and dislocation classification compendium—2007: Orthopaedic Trauma Association classification, database and outcomes committee. J Orthop Trauma 2007;21(10 Suppl):S1–133.
[38] Sheps DM, Kiefer KR, Boorman RS, Donaghy J, Lalani A, Walker R, et al. The interobserver reliability of classification systems for radial head fractures: The Hotchkiss modification of the Mason classification and the AO classification systems. Can J Surg 2009;52(4):277–282.
[39] Matsunaga FT, Tamaoki MJ, Cordeiro EF, Uehara A, Ikawa MH, Matsumoto MH, et al. Are classifications of proximal radius fractures reproducible? BMC Musculoskelet Disord 2009;10:120.
[40] Ring D, Quintero J, Jupiter JB. Open reduction and internal fixation of fractures of the radial head. J Bone Joint Surg Am 2002;84-A(10):1811–1815.
[41] Duckworth AD, Watson BS, Will EM, Petrisor BA, Walmsley PJ, Court-Brown CM, et al. Radial head and neck fractures: Functional results and predictors of outcome. J Trauma 2011;71(3):643–648.
[42] Duckworth AD, Clement ND, Jenkins PJ, Will EM, Court-Brown CM, McQueen MM. Socioeconomic deprivation predicts outcome following radial head and neck fractures. Injury 2012;43(7):1102–1106.
[43] Mason M. Some observations on fractures of the head of the radius with a review of one hundred cases. Br J Surg 1954;42(172):123–132.
[44] Broberg MA, Morrey BF. Results of treatment of fracture-dislocations of the elbow. Clin Orthop Relat Res 1987;216:109–119.
[45] Morgan SJ, Groshen SL, Itamura JM, Shankwiler J, Brien WW, Kuschner SH. Reliability evaluation of classifying radial head fractures by the system of Mason. Bull Hosp Jt Dis 1997;56(2):95–98.
[46] Doornberg J, Elsner A, Kloen P, Marti RK, van Dijk CN, Ring D. Apparently isolated partial articular fractures of the radial head: Prevalence and reliability of radiographically diagnosed displacement. J Shoulder Elbow Surg 2007;16(5):603–608.
[47] Hotchkiss RN. Displaced fractures of the radial head: Internal fixation or excision? J Am Acad Orthop Surg 1997;5(1):1–10.
[48] Akesson T, Herbertsson P, Josefsson PO, Hasserius R, Besjakov J, Karlsson MK. Primary nonoperative treatment of moderately displaced two-part fractures of the radial head. J Bone Joint Surg Am 2006;88(9):1909–1914.
[49] Guitton TG, Ring D. Interobserver reliability of radial head fracture classification: Two-dimensional compared with three-dimensional CT. J Bone Joint Surg Am 2011;93(21):2015–2021.
[50] Duckworth AD, McQueen MM, Ring D. Fractures of the radial head. Bone Joint J 2013;95-B(2):151–159.
[51] Ring D. Radial head fracture: Open reduction-internal fixation or prosthetic replacement. J Shoulder Elbow Surg 2011;20(2 Suppl):S107–112.
[52] Ring D. Displaced, unstable fractures of the radial head: Fixation vs. replacement—What is the evidence? Injury 2008;39(12):1329–1337.
[53] Charalambous CP, Stanley JK, Mills SP, Hayton MJ, Hearnden A, Trail I, et al. Comminuted radial head fractures: Aspects of current management. J Shoulder Elbow Surg 2011;20(6):996–1007.
[54] Morrey BF. Current concepts in the treatment of fractures of the radial head, the olecranon, and the coronoid. Instr Course Lect 1995;44:175–185.
[55] Buijze G, Kloen P. Clinical evaluation of locking compression plate fixation for comminuted olecranon fractures. J Bone Joint Surg Am 2009;91(10):2416–2420.
[56] Regan W, Morrey B. Fractures of the coronoid process of the ulna. J Bone Joint Surg Am 1989;71(9):1348–1354.
[57] Morrey BF, Tanaka S, An KN. Valgus stability of the elbow. A definition of primary and secondary constraints. Clin Orthop Relat Res 1991;(265):187–195.
[58] Cohen MS, Hastings H. Rotatory instability of the elbow. The anatomy and role of the lateral stabilizers. J Bone Joint Surg Am 1997;79(2):225–233.
[59] Morrey BF, An KN. Articular and ligamentous contributions to the stability of the elbow joint. Am J Sports Med 1983;11(5):315–319.
[60] O'Driscoll SW, Bell DF, Morrey BF. Posterolateral rotatory instability of the elbow. J Bone Joint Surg Am 1991;73(3):440–446.
[61] Schneeberger AG, Sadowski MM, Jacob HA. Coronoid process and radial head as posterolateral rotatory stabilizers of the elbow. J Bone Joint Surg Am 2004;86-A(5):975–982.
[62] Beingessner DM, Dunning CE, Gordon KD, Johnson JA, King GJ. The effect of radial head excision and arthroplasty on elbow kinematics and stability. J Bone Joint Surg Am 2004;86-A(8):1730–1739.
[63] Morrey BF, An KN. Stability of the elbow: Osseous constraints. J Shoulder Elbow Surg 2005;14(1 Suppl S):174S–178S.
[64] Jeon IH, Sanchez-Sotelo J, Zhao K, An KN, Morrey BM. The contribution of the coronoid and radial head to the stability of the elbow. J Bone Joint Surg Br 2012;94(1):86–92.
[65] Morrey BF. Complex instability of the elbow. Instr Course Lect 1998;47:157–164.
[66] Ring D, Jupiter JB. Fracture-dislocation of the elbow. Hand Clin 2002;18(1):55–63.
[67] Ring D, Jupiter JB, Zilberfarb J. Posterior dislocation of the elbow with fractures of the radial head and coronoid. J Bone Joint Surg Am 2002;84-A(4):547–551.
[68] Ring D, Jupiter JB. Fracture-dislocation of the elbow. J Bone Joint Surg Am 1998;80(4):566–80. 69. McKee MD, Schemitsch EH, Sala MJ, O' Driscoll SW. The pathoanatomy of lateral ligamentous disruption in complex elbow instability. J Shoulder Elbow Surg 2003;12(4):391–396.
[70] Diliberti T, Botte MJ, Abrams RA. Anatomical considerations regarding the posterior interosseous nerve during posterolateral approaches to the proximal part of the radius. J Bone Joint Surg Am 2000;82(6):809–813.
[71] Chalidis BE, Sachinis NC, Samoladas EP, Dimitriou CG, Pournaras JD. Is tension band wiring technique the "gold standard" for the treatment of olecranon fractures? A long term functional outcome

study. J Orthop Surg Res 2008;3:9.

[72] Dowdy PA, Bain GI, King GJ, Patterson SD. The midline posterior elbow incision. An anatomical appraisal. J Bone Joint Surg Br 1995;77(5):696–699.

[73] Charalambous CP, Stanley JK, Siddique I, Powell E, Alvi F, Gagey O. The Wrightington approach to the radial head: Biomechanical comparison with the posterolateral approach. J Hand Surg Am 2007;32(10):1576–1582.

[74] Holdsworth BJ, Clement DA, Rothwell PN. Fractures of the radial head—The benefit of aspiration: A prospective controlled trial. Injury 1987;18(1):44–47.

[75] Dooley JF, Angus PD. The importance of elbow aspiration when treating radial head fractures. Arch Emerg Med 1991;8(2):117–121.

[76] Carley S. The role of therapeutic needle aspiration in radial head fractures. J Accid Emerg Med 1999;16(4):282.

[77] Chalidis BE, Papadopoulos PP, Sachinis NC, Dimitriou CG. Aspiration alone versus aspiration and bupivacaine injection in the treatment of undisplaced radial head fractures: A prospective randomized study. J Shoulder Elbow Surg 2009;18(5):676–679.

[78] Ditsios KT, Stavridis SI, Christodoulou AG. The effect of haematoma aspiration on intra-articular pressure and pain relief following Mason I radial head fractures. Injury 2011;42(4):362–365.

[79] Sudhahar TA, Patel AD. A rare case of partial posterior interosseous nerve injury associated with radial head fracture. Injury 2004;35(5):543–544.

[80] Ayel JE, Bonnevialle N, Lafosse JM, Pidhorz L, Al Homsy M, Mansat P, et al. Acute elbow dislocation with arterial rupture. Analysis of nine cases. Orthop Traumatol Surg Res 2009;95(5):343–351.

[81] Serrano KD, Rebella GS, Sansone JM, Kim MK. A rare case of posterior interosseous nerve palsy associated with radial head fracture. J Emerg Med 2012;43(2):e115–117.

[82] Helmerhorst GT, Ring D. Subtle Essex-Lopresti lesions: Report of 2 cases. J Hand Surg Am 2009;34(3):436–438.

[83] Charalambous CP, Stanley JK. Posterolateral rotatory instability of the elbow. J Bone Joint Surg Br 2008;90(3):272–279.

[84] Nestor BJ, O' Driscoll SW, Morrey BF. Ligamentous reconstruction for posterolateral rotatory instability of the elbow. J Bone Joint Surg Am 1992;74(8):1235–1241.

[85] Lattanza LL, Chu T, Ty JM, Orazov B, Strauss N, O' Reilly OM, et al. Interclinician and intraclinician variability in the mechanics of the pivot shift test for posterolateral rotatory instability (PLRI) of the elbow. J Shoulder Elbow Surg 2010;19(8):1150–1156.

[86] Yeh GL, Beredjiklian PK, Katz MA, Steinberg DR, Bozentka DJ. Effects of forearm rotation on the clinical evaluation of ulnar variance. J Hand Surg Am 2001;26(6):1042–1046.

[87] Jungbluth P, Frangen TM, Arens S, Muhr G, Kalicke T. The undiagnosed Essex-Lopresti injury. J Bone Joint Surg Br 2006;88(12):1629–1633.

[88] Dodds SD, Yeh PC, Slade JF, III. Essex-Lopresti injuries. Hand Clin 2008;24(1):125–137.

[89] Duckworth AD, Clement ND, Aitken SA, Ring D, McQueen MM. Essex-Lopresti lesion associated with an impacted radial neck fracture: Interest of ulnar shortening in the secondary management of sequelae. J Shoulder Elbow Surg 2011;20(6):e19–24.

[90] McGinley JC, Kozin SH. Interosseous membrane anatomy and functional mechanics. Clin Orthop Relat Res 2001;(383):108–122.

[91] Fester EW, Murray PM, Sanders TG, Ingari JV, Leyendecker J, Leis HL. The efficacy of magnetic resonance imaging and ultrasound in detecting disruptions of the forearm interosseous membrane: A cadaver study. J Hand Surg Am 2002;27(3):418–424.

[92] McGinley JC, Roach N, Hopgood BC, Limmer K, Kozin SH. Forearm interosseous membrane trauma: MRI diagnostic criteria and injury patterns. Skeletal Radiol 2006;35(5):275–281.

[93] Smith AM, Urbanosky LR, Castle JA, Rushing JT, Ruch DS. Radius pull test: Predictor of longitudinal forearm instability. J Bone Joint Surg Am 2002;84-A(11):1970–1976.

[94] Kaas L, van Riet RP, Turkenburg JL, Vroemen JP, van Niek DC, Eygendaal D. Magnetic resonance imaging in radial head fractures: Most associated injuries are not clinically relevant. J Shoulder Elbow Surg 2011;20(8):1282–1288.

[95] Duckworth AD, Wickramasinghe NR, Clement ND, Court-Brown CM, McQueen MM. Radial head replacement for acute complex fractures: What are the rate and risks factors for revision or removal? Clin Orthop Relat Res 2014;472(7):2136–2143.

[96] Josefsson PO, Gentz CF, Johnell O, Wendeberg B. Dislocations of the elbow and intraarticular fractures. Clin Orthop Relat Res 1989;(246):126–130.

[97] Penrose JH. The Monteggia fracture with posterior dislocation of the radial head. J Bone Joint Surg Br 1951;33-B(1):65–73.

[98] Pavel A, Pitman JM, Lance EM, Wade PA. The posterior Monteggia fracture: A clinical study. J Trauma 1965;5:185–199.

[99] Ring D, Jupiter JB, Simpson NS. Monteggia fractures in adults. J Bone Joint Surg Am 1998;80(12):1733–1744.

[100] Essex-Lopresti P. Fractures of the radial head with distal radio-ulnar dislocation; report of two cases. J Bone Joint Surg Br 1951;33B(2):244–247.

[101] Edwards GS, Jr., Jupiter JB. Radial head fractures with acute distal radioulnar dislocation. Essex-Lopresti revisited. Clin Orthop Relat Res 1988;234(234):61–69.

[102] Ring D, Jupiter JB, Sanders RW, Mast J, Simpson NS. Transolecranon fracture-dislocation of the elbow. J Orthop Trauma 1997;11(8):545–550.

[103] Herbertsson P, Josefsson PO, Hasserius R, Karlsson C, Besjakov J, Karlsson M. Uncomplicated Mason type-II and III fractures of the radial head and neck in adults. A long-term follow-up study. J Bone Joint Surg Am 2004;86-A(3):569–574.

[104] Herbertsson P, Josefsson PO, Hasserius R, Karlsson C, Besjakov J, Karlsson MK. Displaced Mason type I fractures of the radial head and neck in adults: A fifteen-to thirty-three-year follow-up study. J Shoulder Elbow Surg 2005;14(1):73–77.

[105] Rosenblatt Y, Athwal GS, Faber KJ. Current recommendations for the treatment of radial head fractures. Orthop Clin North Am 2008;39(2):173–185, vi.

[106] Lindenhovius AL, Felsch Q, Ring D, Kloen P. The long-term

outcome of open reduction and internal fixation of stable displaced isolated partial articular fractures of the radial head. J Trauma 2009;67(1):143–146.
[107] Court-Brown CM, Cattermole H, McQueen MM. Impacted valgus fractures (B1.1) of the proximal humerus. The results of non-operative treatment. J Bone Joint Surg Br 2002;84(4):504–508.
[108] Kiviluoto O, Santavirta S. Fractures of the olecranon. Analysis of 37 consecutive cases. Acta Orthop Scand 1978;49(1):28–31.
[109] Holdsworth BJ, Mossad MM. Elbow function following tension band fixation of displaced fractures of the olecranon. Injury 1984;16(3):182–187.
[110] Veras Del Monte L, Sirera Vercher M, Busquets Net R, Castellanos Robles J, Carrera Calderer L, Mir Bullo X. Conservative treatment of displaced fractures of the olecranon in the elderly. Injury 1999;30(2):105–110.
[111] Bruinsma W, Lindenhovius AL, McKee MD, Athwal GS, Ring D. Non-union of non-operatively treated displaced olecranon fractures. Shoulder Elbow 2012;4(4):273–276.
[112] Josefsson PO, Gentz CF, Johnell O, Wendeberg B. Surgical versus non-surgical treatment of ligamentous injuries following dislocation of the elbow joint. A prospective randomized study. J Bone Joint Surg Am 1987;69(4):605–608.
[113] Lindenhovius AL, Jupiter JB, Ring D. Comparison of acute versus subacute treatment of terrible triad injuries of the elbow. J Hand Surg Am 2008;33(6):920–926.
[114] Guitton TG, Ring D. Nonsurgically treated terrible triad injuries of the elbow: Report of four cases. J Hand Surg Am 2010;35(3):464–467.
[115] Karlsson MK, Herbertsson P, Nordqvist A, Besjakov J, Josefsson PO, Hasserius R. Comminuted fractures of the radial head. Acta Orthop 2010;81(2):226–229.
[116] Chan K, MacDermid JC, Faber KJ, King GJ, Athwal GS. Can we treat select terrible triad injuries nonoperatively? Clin Orthop Relat Res 2014;472(7):2092–2099.
[117] Mathew PK, Athwal GS, King GJ. Terrible triad injury of the elbow: Current concepts. J Am Acad Orthop Surg 2009;17(3):137–151.
[118] Liow RY, Cregan A, Nanda R, Montgomery RJ. Early mobilisation for minimally displaced radial head fractures is desirable. A prospective randomised study of two protocols. Injury 2002;33(9):801–806.
[119] Paschos NK, Mitsionis GI, Vasiliadis HS, Georgoulis AD. Comparison of early mobilization protocols in radial head fractures. A prospective randomized controlled study. The effect of fracture characteristics on outcome. J Orthop Trauma 2013;27(3):134–139.
[120] Bunker TD, Newman JH. The Herbert differential pitch bone screw in displaced radial head fractures. Injury 1985;16(9):621–624.
[121] Geel CW, Palmer AK, Ruedi T, Leutenegger AF. Internal fixation of proximal radial head fractures. J Orthop Trauma 1990;4(3):270–274.
[122] Khalfayan EE, Culp RW, Alexander AH. Mason type II radial head fractures: Operative versus nonoperative treatment. J Orthop Trauma 1992;6(3):283–289.
[123] Pearce MS, Gallannaugh SC. Mason type II radial head fractures fixed with Herbert bone screws. J R Soc Med 1996;89(6):340P–4P.
[124] Zarattini G, Galli S, Marchese M, Mascio LD, Pazzaglia UE. The surgical treatment of isolated Mason type 2 fractures of the radial head in adults: Comparison between radial head resection and open reduction and internal fixation. J Orthop Trauma 2012;26(4):229–235.
[125] Caputo AE, Mazzocca AD, Santoro VM. The nonarticulating portion of the radial head: Anatomic and clinical correlations for internal fixation. J Hand Surg Am 1998;23(6):1082–1090.
[126] Smith GR, Hotchkiss RN. Radial head and neck fractures: Anatomic guidelines for proper placement of internal fixation. J Shoulder Elbow Surg 1996;5(2 Pt 1):113–117.
[127] Soyer AD, Nowotarski PJ, Kelso TB, Mighell MA. Optimal position for plate fixation of complex fractures of the proximal radius: A cadaver study. J Orthop Trauma 1998;12(4):291–293.
[128] Hak DJ, Golladay GJ. Olecranon fractures: Treatment options. J Am Acad Orthop Surg 2000;8(4):266–275.
[129] Villanueva P, Osorio F, Commessatti M, Sanchez-Sotelo J. Tension-band wiring for olecranon fractures: Analysis of risk factors for failure. J Shoulder Elbow Surg 2006;15(3):351–356.
[130] Matar HE, Ali AA, Buckley S, Garlick NI, Atkinson HD. Surgical interventions for treating fractures of the olecranon in adults. Cochrane Database Syst Rev 2014;11:CD010144.
[131] Horne JG, Tanzer TL. Olecranon fractures: A review of 100 cases. J Trauma 1981;21(6):469–472.
[132] Fyfe IS, Mossad MM, Holdsworth BJ. Methods of fixation of olecranon fractures. An experimental mechanical study. J Bone Joint Surg Br 1985;67(3):367–372.
[133] Hume MC, Wiss DA. Olecranon fractures. A clinical and radiographic comparison of tension band wiring and plate fixation. Clin Orthop Relat Res 1992;(285):229–235.
[134] Bailey CS, MacDermid J, Patterson SD, King GJ. Outcome of plate fixation of olecranon fractures. J Orthop Trauma 2001;15(8):542–548.
[135] Buijze GA, Blankevoort L, Tuijthof GJ, Sierevelt IN, Kloen P. Biomechanical evaluation of fixation of comminuted olecranon fractures: One-third tubular versus locking compression plating. Arch Orthop Trauma Surg 2010;130(4):459–464.
[136] Erturer RE, Sever C, Sonmez MM, Ozcelik IB, Akman S, Ozturk I. Results of open reduction and plate osteosynthesis in comminuted fracture of the olecranon. J Shoulder Elbow Surg 2011;20(3):449–454.
[137] Murphy DF, Greene WB, Dameron TB, Jr. Displaced olecranon fractures in adults. Clinical evaluation. Clin Orthop Relat Res 1987;(224):215–223.
[138] Wilson J, Bajwa A, Kamath V, Rangan A. Biomechanical comparison of interfragmentary compression in transverse fractures of the olecranon. J Bone Joint Surg Br 2011;93(2):245–250.
[139] Gruszka D, Arand C, Nowak T, Dietz SO, Wagner D, Rommens P. Olecranon tension plating or olecranon tension band wiring? A comparative biomechanical study. Int Orthop 2015;39(5):955–960.
[140] Macko D, Szabo RM. Complications of tension-band wiring of

olecranon fractures. J Bone Joint Surg Am 1985;67(9):1396–1401.
[141] Karlsson MK, Hasserius R, Besjakov J, Karlsson C, Josefsson PO. Comparison of tension-band and figure-of-eight wiring techniques for treatment of olecranon fractures. J Shoulder Elbow Surg 2002;11(4):377–382.
[142] Rommens PM, Schneider RU, Reuter M. Functional results after operative treatment of olecranon fractures. Acta Chir Belg 2004;104(2):191–197.
[143] Flinterman HJ, Doornberg JN, Guitton TG, Ring D, Goslings JC, Kloen P. Long-term outcome of displaced, transverse, noncomminuted olecranon fractures. Clin Orthop Relat Res 2014;472(6):1955–1961.
[144] Ishigaki N, Uchiyama S, Nakagawa H, Kamimura M, Miyasaka T. Ulnar nerve palsy at the elbow after surgical treatment for fractures of the olecranon. J Shoulder Elbow Surg 2004;13(1):60–65.
[145] De Carli P, Gallucci GL, Donndorff AG, Boretto JG, Alfie VA. Proximal radio-ulnar synostosis and nonunion after olecranon fracture tension-band wiring: A case report. J Shoulder Elbow Surg 2009;18(3):e40–44.
[146] Amini MH, Azar FM, Wilson BR, Smith RA, Mauck BM, Throckmorton TW. Comparison of outcomes and costs of tension-band and locking-plate osteosynthesis in transverse olecranon fractures: A matched-cohort study. Am J Orthop (Belle Mead NJ) 2015;44(7):E211–215.
[147] Tarallo L, Mugnai R, Adani R, Capra F, Zambianchi F, Catani F. Simple and comminuted displaced olecranon fractures: A clinical comparison between tension band wiring and plate fixation techniques. Arch Orthop Trauma Surg 2014;134(8):1107–1114.
[148] Schliemann B, Raschke MJ, Groene P, Weimann A, Wahnert D, Lenschow S, et al. Comparison of tension band wiring and precontoured locking compression plate fixation in Mayo type IIA olecranon fractures. Acta Orthop Belg 2014;80(1):106–111.
[149] Hutchinson DT, Horwitz DS, Ha G, Thomas CW, Bachus KN. Cyclic loading of olecranon fracture fixation constructs. J Bone Joint Surg Am 2003;85-A(5):831–837.
[150] Molloy S, Jasper LE, Elliott DS, Brumback RJ, Belkoff SM. Biomechanical evaluation of intramedullary nail versus tension band fixation for transverse olecranon fractures. J Orthop Trauma 2004;18(3):170–174.
[151] Nowak TE, Mueller LP, Burkhart KJ, Sternstein W, Reuter M, Rommens PM. Dynamic biomechanical analysis of different olecranon fracture fixation devices—Tension band wiring versus two intramedullary nail systems: An in-vitro cadaveric study. Clin Biomech (Bristol, Avon) 2007;22(6):658–664.
[152] Nowak TE, Burkhart KJ, Mueller LP, Mattyasovszky SG, Andres T, Sternstein W, et al. New intramedullary locking nail for olecranon fracture fixation—An in vitro biomechanical comparison with tension band wiring. J Trauma 2010;69(5):E56–61.
[153] Wadsworth TG. Screw fixation of the olecranon after fracture or osteotomy. Clin Orthop Relat Res 1976;(119):197–201.
[154] Cannada L, Loeffler B, Zadnik MB, Eglseder AW. Treatment of high-energy supracondylar/intercondylar fractures of the distal humerus. J Surg Orthop Adv 2011;20(4):230–235.
[155] Coles CP, Barei DP, Nork SE, Taitsman LA, Hanel DP, Bradford HM. The olecranon osteotomy: A sixyear experience in the treatment of intraarticular fractures of the distal humerus. J Orthop Trauma 2006;20(3):164–171.
[156] Gehr J, Friedl W. Intramedullary locking compression nail for the treatment of an olecranon fracture. Oper Orthop Traumatol 2006;18(3):199–213.
[157] Edwards SG, Argintar E, Lamb J. Management of comminuted proximal ulna fracture-dislocations using a multiplanar locking intramedullary nail. Tech Hand Up Extrem Surg 2011;15(2):106–114.
[158] Nijs S, Graeler H, Bellemans J. Fixing simple olecranon fractures with the Olecranon Osteotomy Nail (OleON). Oper Orthop Traumatol 2011;23(5):438–445.
[159] Bateman DK, Barlow JD, VanBeek C, Abboud JA. Suture anchor fixation of displaced olecranon fractures in the elderly: A case series and surgical technique. J Shoulder Elbow Surg 2015;24(7):1090–1097.
[160] King GJ, Evans DC, Kellam JF. Open reduction and internal fixation of radial head fractures. J Orthop Trauma 1991;5(1):21–28.
[161] Heim U. [Surgical treatment of radial head fracture]. Z Unfallchir Versicherungsmed 1992;85(1):3–11.
[162] Lindenhovius AL, Felsch Q, Doornberg JN, Ring D, Kloen P. Open reduction and internal fixation compared with excision for unstable displaced fractures of the radial head. J Hand Surg Am 2007;32(5):630–636.
[163] McKee MD, Pugh DM, Wild LM, Schemitsch EH, King GJ. Standard surgical protocol to treat elbow dislocations with radial head and coronoid fractures. Surgical technique. J Bone Joint Surg Am 2005;87(Suppl 1; Pt 1):22–32.
[164] Pugh DM, Wild LM, Schemitsch EH, King GJ, McKee MD. Standard surgical protocol to treat elbow dislocations with radial head and coronoid fractures. J Bone Joint Surg Am 2004;86-A(6):1122–1130.
[165] Broberg MA, Morrey BF. Results of delayed excision of the radial head after fracture. J Bone Joint Surg Am 1986;68(5):669–674.
[166] Herbertsson P, Josefsson PO, Hasserius R, Besjakov J, Nyqvist F, Karlsson MK. Fractures of the radial head and neck treated with radial head excision. J Bone Joint Surg Am 2004;86-A(9):1925–1930.
[167] Janssen RP, Vegter J. Resection of the radial head after Mason type-III fractures of the elbow: Follow-up at 16 to 30 years. J Bone Joint Surg Br 1998;80(2):231–233.
[168] Coleman DA, Blair WF, Shurr D. Resection of the radial head for fracture of the radial head. Long-term follow-up of seventeen cases. J Bone Joint Surg Am 1987;69(3):385–392.
[169] Ikeda M, Sugiyama K, Kang C, Takagaki T, Oka Y. Comminuted fractures of the radial head. Comparison of resection and internal fixation. J Bone Joint Surg Am 2005;87(1):76–84.
[170] Herbertsson P, Hasserius R, Josefsson PO, Besjakov J, Nyquist F, Nordqvist A, et al. Mason type IV fractures of the elbow: A 14- to

46-year follow-up study. J Bone Joint Surg Br 2009;91(11):1499–1504.

[171] Antuna SA, Sanchez-Marquez JM, Barco R. Longterm results of radial head resection following isolated radial head fractures in patients younger than forty years old. J Bone Joint Surg Am 2010;92(3):558–566.

[172] Iftimie PP, Calmet Garcia J, de Loyola Garcia Forcada I, Gonzalez Pedrouzo JE, Gine Goma J. Resection arthroplasty for radial head fractures: Long-term follow-up. J Shoulder Elbow Surg 2011;20(1):45–50.

[173] Faldini C, Nanni M, Leonetti D, Capra P, Bonomo M, Persiani V, et al. Early radial head excision for displaced and comminuted radial head fractures: Considerations and concerns at long-term follow-up. J Orthop Trauma 2012;26(4):236–240.

[174] Jungbluth P, Frangen TM, Muhr G, Kalicke T. A primarily overlooked and incorrectly treated Essex-Lopresti injury: What can this lead to? Arch Orthop Trauma Surg 2008;128(1):89–95.

[175] Schiffern A, Bettwieser SP, Porucznik CA, Crim JR, Tashjian RZ. Proximal radial drift following radial head resection. J Shoulder Elbow Surg 2011;20(3):426–433.

[176] McKeever FM, Buck RM. Fracture of the olecranon process of the ulna; treatment by excision of fragment and repair of triceps tendon. J Am Med Assoc 1947;135(1):1–5.

[177] Inhofe PD, Howard TC. The treatment of olecranon fractures by excision or fragments and repair of the extensor mechanism: Historical review and report of 12 fractures. Orthopedics 1993;16(12):1313–1317.

[178] Iannuzzi N, Dahners L. Excision and advancement in the treatment of comminuted olecranon fractures. J Orthop Trauma 2009;23(3):226–228.

[179] An KN, Morrey BF, Chao EY. The effect of partial removal of proximal ulna on elbow constraint. Clin Orthop Relat Res 1986;(209):270–279.

[180] Liu R, Liu P, Shu H, Gong J, Sun Q, Wu J, et al. Comparison of primary radial head replacement and ORIF (open reduction and internal fixation) in Mason type III fractures: A retrospective evaluation in 72 elderly patients. Med Sci Monit 2015;21:90–93.

[181] Chen X, Wang SC, Cao LH, Yang GQ, Li M, Su JC. Comparison between radial head replacement and open reduction and internal fixation in clinical treatment of unstable, multi-fragmented radial head fractures. Int Orthop 2011;35(7):1071–1076.

[182] Ruan HJ, Fan CY, Liu JJ, Zeng BF. A comparative study of internal fixation and prosthesis replacement for radial head fractures of Mason type III. Int Orthop 2009;33(1):249–253.

[183] Harrington IJ, Sekyi-Otu A, Barrington TW, Evans DC, Tuli V. The functional outcome with metallic radial head implants in the treatment of unstable elbow fractures: A long-term review. J Trauma 2001;50(1):46–52.

[184] Moro JK, Werier J, MacDermid JC, Patterson SD, King GJ. Arthroplasty with a metal radial head for unreconstructible fractures of the radial head. J Bone Joint Surg Am 2001;83-A(8):1201–1211.

[185] Grewal R, MacDermid JC, Faber KJ, Drosdowech DS, King GJ. Comminuted radial head fractures treated with a modular metallic radial head arthroplasty. Study of outcomes. J Bone Joint Surg Am 2006;88(10):2192–2200.

[186] Doornberg JN, Parisien R, van Duijn PJ, Ring D. Radial head arthroplasty with a modular metal spacer to treat acute traumatic elbow instability. J Bone Joint Surg Am 2007;89(5):1075–1080.

[187] van Glabbeck F, van Riet RP, Baumfeld JA, Neale PG, O' Driscoll SW, Morrey BF, et al. Detrimental effects of overstuffing or understuffing with a radial head replacement in the medial collateralligament deficient elbow. J Bone Joint Surg Am 2004;86-A(12):2629–2635.

[188] van Riet RP, van Glabbeek F, Verborgt O, Gielen J. Capitellar erosion caused by a metal radial head prosthesis. A case report. J Bone Joint Surg Am 2004;86-A(5):1061–1064.

[189] Rowland AS, Athwal GS, MacDermid JC, King GJ. Lateral ulnohumeral joint space widening is not diagnostic of radial head arthroplasty overstuffing. J Hand Surg Am 2007;32(5):637–641.

[190] Frank SG, Grewal R, Johnson J, Faber KJ, King GJ, Athwal GS. Determination of correct implant size in radial head arthroplasty to avoid overlengthening. J Bone Joint Surg Am 2009;91(7):1738–1746.

[191] Athwal GS, Rouleau DM, MacDermid JC, King GJ. Contralateral elbow radiographs can reliably diagnose radial head implant overlengthening. J Bone Joint Surg Am 2011;93(14):1339–1346.

[192] Doornberg JN, Linzel DS, Zurakowski D, Ring D. Reference points for radial head prosthesis size. J Hand Surg Am 2006;31(1):53–57.

[193] Burkhart KJ, Mattyasovszky SG, Runkel M, Schwarz C, Kuchle R, Hessmann MH, et al. Mid- to long-term results after bipolar radial head arthroplasty. J Shoulder Elbow Surg 2010;19(7):965–972.

[194] van Riet RP, Morrey BF. Delayed valgus instability and proximal migration of the radius after radial head prosthesis failure. J Shoulder Elbow Surg 2010;19(7):e7–10.

[195] van Riet RP, Sanchez-Sotelo J, Morrey BF. Failure of metal radial head replacement. J Bone Joint Surg Br 2010;92(5):661–667.

[196] O'Driscoll SW, Herald JA. Forearm pain associated with loose radial head prostheses. J Shoulder Elbow Surg 2012;21(1):92–97.

[197] Ring D, King G. Radial head arthroplasty with a modular metal spacer to treat acute traumatic elbow instability. Surgical technique. J Bone Joint Surg Am 2008;90(Suppl 2; Pt 1):63–73.

[198] Harrington IJ, Tountas AA. Replacement of the radial head in the treatment of unstable elbow fractures. Injury 1981;12(5):405–412.

[199] Knight DJ, Rymaszewski LA, Amis AA, Miller JH. Primary replacement of the fractured radial head with a metal prosthesis. J Bone Joint Surg Br 1993;75(4):572–576.

[200] Markolf KL, Tejwani SG, O' Neil G, Benhaim P. Loadsharing at the wrist following radial head replacement with a metal implant. A cadaveric study. J Bone Joint Surg Am 2004;86-A(5):1023–1030.

[201] Stuffmann E, Baratz ME. Radial head implant arthroplasty. J Hand Surg Am 2009;34(4):745–754.

[202] Moungondo F, El Kazzi W, van Riet R, Feipel V, Rooze M, Schuind F. Radiocapitellar joint contacts after bipolar radial head arthroplasty. J Shoulder Elbow Surg 2010;19(2):230–235.

[203] Moon JG, Berglund LJ, Zachary D, An KN, O' Driscoll SW. Radiocapitellar joint stability with bipolar versus monopolar radial head prostheses. J Shoulder Elbow Surg 2009;18(5):779–784.

[204] Chanlalit C, Shukla DR, Fitzsimmons JS, Thoreson AR, An KN, O' Driscoll SW. Radiocapitellar stability: The effect of soft tissue integrity on bipolar versus monopolar radial head prostheses. J Shoulder Elbow Surg 2011;20(2):219–225.

[205] Dotzis A, Cochu G, Mabit C, Charissoux JL, Arnaud JP. Comminuted fractures of the radial head treated by the Judet floating radial head prosthesis. J Bone Joint Surg Br 2006;88(6):760–764.

[206] Zunkiewicz MR, Clemente JS, Miller MC, Baratz ME, Wysocki RW, Cohen MS. Radial head replacement with a bipolar system: A minimum 2-year follow-up. J Shoulder Elbow Surg 2012;21(1):98–104.

[207] Smets S, Govaers K, Jansen N, van Riet R, Schaap M, van Glabbeek F. The floating radial head prosthesis for comminuted radial head fractures: A multicentric study. Acta Orthop Belg 2000;66(4):353–358.

[208] Anakwe RE, Middleton SD, Jenkins PJ, McQueen MM, Court-Brown CM. Patient-reported outcomes after simple dislocation of the elbow. J Bone Joint Surg Am 2011;93(13):1220–1226.

[209] Hindle P, Davidson EK, Biant LC, Court-Brown CM. Appendicular joint dislocations. Injury 2013;44(8):1022–1027.

[210] Stoneback JW, Owens BD, Sykes J, Athwal GS, Pointer L, Wolf JM. Incidence of elbow dislocations in the United States population. J Bone Joint Surg Am 2012;94(3):240–245.

[211] Yang NP, Chen HC, Phan DV, Yu IL, Lee YH, Chan CL, et al. Epidemiological survey of orthopedic joint dislocations based on nationwide insurance data in Taiwan, 2000–2005. BMC Musculoskelet Disord 2011;12:253.

[212] Duckworth AD, Ring D, Kulijdian A, McKee MD. Unstable elbow dislocations. J Shoulder Elbow Surg 2008;17(2):281–286.

[213] Cheung EV, O' Driscoll SW, Morrey BF. Complications of hinged external fixators of the elbow. J Shoulder Elbow Surg 2008;17(3):447–453.

[214] Schep NW, De Haan J, Iordens GI, Tuinebreijer WE, Bronkhorst MW, De Vries MR, et al. A hinged external fixator for complex elbow dislocations: A multicenter prospective cohort study. BMC Musculoskelet Disord 2011;12:130.

[215] Maniscalco P, Pizzoli AL, Renzi BL, Caforio M. Hinged external fixation for complex fracturedislocation of the elbow in elderly people. Injury 2014;45(Suppl 6):S53–57.

[216] Iordens GI, Den Hartog D, Van Lieshout EM, Tuinebreijer WE, De Haan J, Patka P, et al. Good functional recovery of complex elbow dislocations treated with hinged external fixation: A multicenter prospective study. Clin Orthop Relat Res 2015;473(4):1451–1461.

25

尺桡骨骨干骨折

Taylor A. Horst，David Ring，Jesse B. Jupiter

简介

前臂骨干骨折在老年人群中并不常见。大部分骨折是通过手术进行治疗，特别是如果尺骨和桡骨均发生骨折。钢板螺钉固定可以促进骨折愈合，达到更好的对线效果，允许立即使用手臂的功能，并且对于大部分开放性骨折是安全的。在老年患者中，当钢板延伸至干骺端时，锁定钢板可能很有帮助。在粉碎性骨折中，尚不清楚髓内钉是否能精确地恢复桡骨弓及控制旋转。当粉碎骨块已经得到桥接，并且骨膜和肌肉附着点得以保留时，植骨不是必需的。前臂骨干骨折术后感染、神经损伤、畸形愈合和不愈合等手术并发症很少见。

流行病学

前臂骨干骨折通常是由经过手部的轴向负荷作用于前臂所导致。前臂骨干骨折的发病率和患病率随年龄增加而降低。成年前臂骨折患者的平均年龄为35岁。Court-Brown和Caesar研究了一个包括超过5900例骨折的人群，并记录了50岁以上人群中的患病率为24%，65岁以上人群中的为12%，而75岁以上人群中的则为12%。在通过年龄和性别分组的60岁及以上的各组患者中，Singer等报道了前臂骨干骨折的发病率从0至每年4.3/10 000（表25.1）。

评估与诊断

由于损伤造成的内在不稳定，前臂骨干双骨折通常是较为明显的。而单独的桡骨或尺骨骨折可能不是太明显。正如其他骨骼损伤，体格检查应该包括整个肢体，关注骨骼的同时，应该特别注意关节和软组织。检查是否存在反映开放性骨折的皮肤裂伤。当仅有一根前臂骨骨折时，评估桡尺近侧或远侧关节。通过记录损伤远端的动脉搏动和神经功能来评估肢体的血管神经是很重要的。周围组织的检查不仅对于排除并发的紧急情况很重要，例如筋膜间室综合征，对于判断恰当的手术干预时机也很重要。

一般通过X线片足以对前臂骨干骨折进行评估，CT扫描有时可被用于评估桡尺关节的对线情况。

前臂的解剖与生物力学

桡尺近侧关节是通过环状韧带稳定，而三角纤维软骨复合体（特别是背侧和掌侧桡尺韧带）、腕关节囊和骨间韧带（可能特别是远端联合）等稳定桡尺远侧关节。这些结构可能因为前臂的创伤而被破坏，并且在仅有一根前臂骨骨折的情况下，面临特别高的损伤风险。

弯曲的桡骨围绕相对较直的尺骨旋转。完全的旋前和旋后取决于远离尺骨的桡骨弓。桡骨弓提供了尺骨及前臂肌肉的间隙（图25.1）。连接尺、桡骨的纤维的斜形部分被称为骨间韧带。宽

表25.1 前臂骨干骨折的年龄组和性别发病率（每年每10 000人）

年龄（岁）	男性	女性
60~64	0.29	1.77
65~69	0.32	0.52
70~74	0.46	3.15
75~79	0.58	0.68
80~84	1.03	1.86
85~89	0.00	4.31
90~94	0.00	1.95

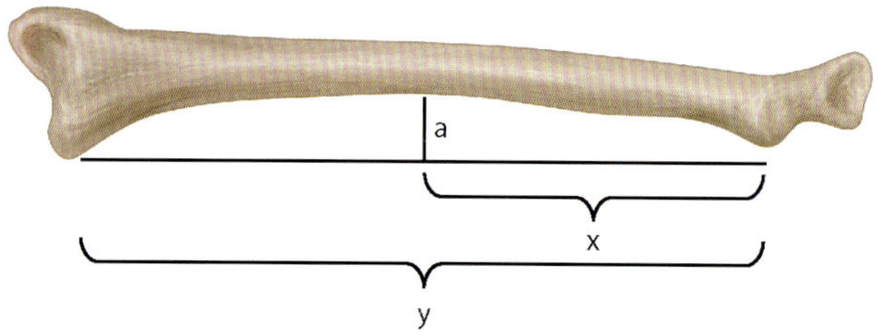

图25.1 显示测量桡骨弓的图解。最大桡骨弓位于位置“a”。最大桡骨弓的定点值等于x/y乘以100

阔的骨间韧带起到纵向支撑桡骨及防止尺、桡骨分离的作用。

由于软组织附着，位于特定水平的骨折可能导致特定的畸形。对于上1/3骨折，肱二头肌和旋后肌屈曲和旋后近侧骨折段，而旋前圆肌和旋前方肌将远侧骨折段旋前。在累及前臂中1/3的骨折中，旋后肌、肱二头肌和旋前圆肌将近侧骨折段维持在中立位，而旋前方肌将远侧骨折段旋前。肱桡肌将下1/3骨折的远折段背伸和桡偏，而旋前方肌、腕屈肌和伸肌、拇展肌等会增加额外的畸形，但取决于骨折的位置。理解这些变形力，使临床医生可以通过针对上1/3骨折将前臂旋后，针对中1/3骨折将前臂中立，以及针对下1/3骨折将前臂旋前的闭合处理来治疗骨折。这些知识也有助于使切开复位更容易。

手术固定的原则

应变被定义为在分散于骨折间隙静息长度的负荷作用下，骨折间隙的长度改变，也被理解为材料或区域的变形比例。当应变被维持在小于2%时，出现骨折一期愈合。已经发现2%~10%的应变可以较为理想地通过骨痂形成诱导二期愈合。不牵涉粉碎性骨折的前臂双骨折可以通过使用加压的牢固固定进行治疗。这项技术形成应变最小的环境，允许直接的一期骨愈合。对于横形骨折，钢板可以轻微预弯，并且放置于骨折的张力侧，使对侧的骨皮质首先加压（图25.2）。对于斜形或螺旋骨折，骨折段之间的加压螺钉可以被放置在钢板外，然后使用中和钢板支撑。

可以通过依赖二期骨愈合（通过骨痂愈合）的桥接钢板固定治疗粉碎性前臂骨折（图25.3）。如果不止1块简单的蝶形骨折块，最好不要对每个骨折块进行精确复位。相反，重要的是保留骨膜套和肌肉附着，以及维持骨长度和骨骼对线良好。桥接钢板通过提供相对稳定性和较高的应变来维持对线，并通过骨痂形成产生二期愈合（图25.4）。

锁定钢板和螺钉通常对于骨干骨折是没有必要或帮助的，因为即使在晚年，骨干依然保持了很好的骨质量。评判钢板和螺钉结构的尸体研究发现，钢板的长度比螺钉的数量更为重要。Sanders等发现，当在内–外侧及张力带模式下进行4点力学测试时，具有2枚螺钉在最外侧孔和2枚螺钉在最内侧孔的较长钢板，比具有6枚螺钉的6孔钢板更坚强。当骨折位于相对近端或远端及固定的重要螺钉位于干骺端时，锁定螺钉可以帮助对老年人骨质疏松的骨骼进行更好的固定。在这些情况下，锁定钢板可以增强骨折固定，而骨折形态或骨质量不允许提供足够的螺钉抓持力，因此不能像非锁定钢板螺钉结构一样，获得使间隙的应变最小化所必须的钢板–骨加压（图25.5）。

关于成角对线不良的研究发现，前臂旋转受限于尺骨或桡骨大于20° 的成角。恢复正常的桡骨弓，有助于维持前臂的旋转和患肢握力。在前臂旋转中立、肩关节外展90° 和肘关节屈曲90° 的前后位X线片上评估桡骨弓。通过从桡骨粗隆和桡骨远端最靠近尺侧的边缘画一条线来量化桡骨弓。从最大桡骨弓的位点画一条垂线，然后对其进行测量（图25.1）。在累及尺桡双骨的粉碎性骨折中，获取有助于指导伤侧手术治疗的健侧X线片是有帮助的。对于为了肢体功能的使用而正确地固定骨折，确定恰当的桡骨弓是关键。

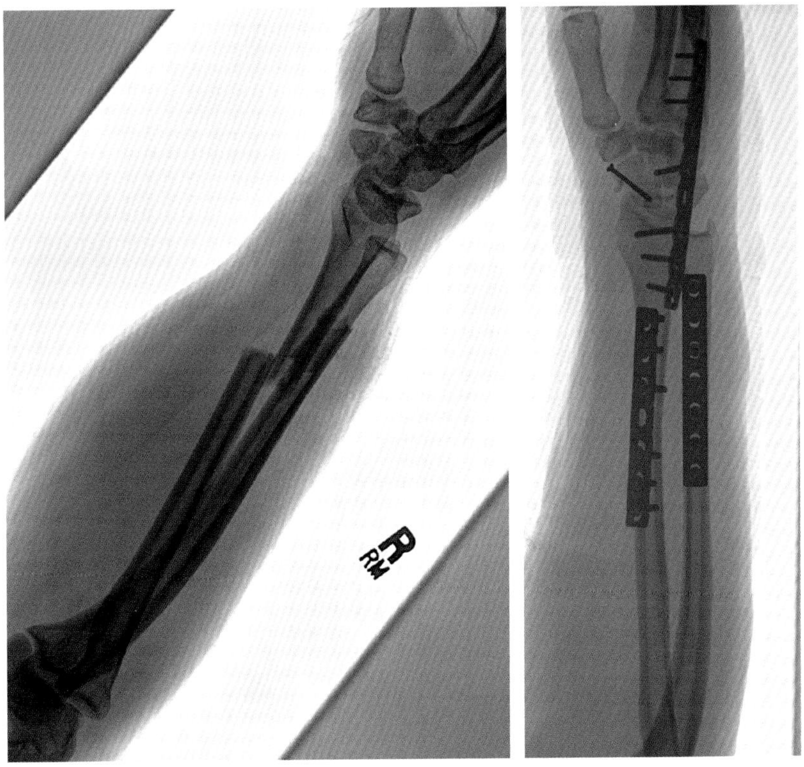

（a）　（b）

图25.2 （a）显示尺、桡骨横形骨折的术前X线片；（b）术后X线片显示了治疗横形骨折的最佳方法，即将钢板轻微预弯并放置于张力侧以便对侧的骨皮质加压

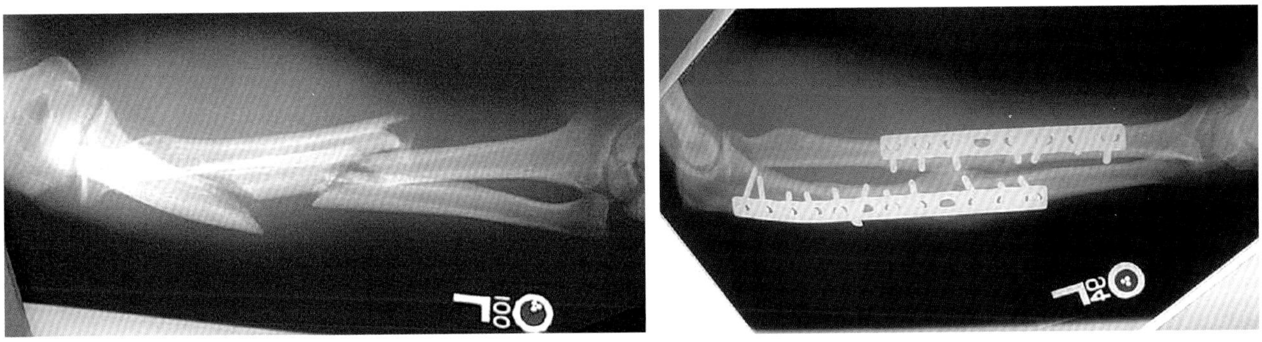

（a）　（b）

图25.3 （a）术前的多节段前臂双骨折；（b）用于治疗多节段前臂双骨折的桥接钢板（桥接钢板依赖于二期骨愈合）

治疗

初期治疗和非手术治疗

大部分成年人的前臂骨干骨折是不稳定的，因此受益于术前夹板固定带来的舒适感。因为前臂骨干双骨折和孤立桡骨干骨折通常是不稳定的，所以不适合非手术治疗。恢复长度可能较为困难，特别是如果患者前臂肌肉发达，因此应该在几天内安排手术。

可以对成角小于10°并至少有50%对位的孤立尺骨骨折进行非手术治疗。使用可取下的支具或短臂石膏固定的非手术治疗可能是足够的，并且其主要是被用于治疗与损伤相关的症状（图25.6）。Sarmiento等已证明，通过具有良好骨间塑模的功能性骨折支具，对即使是骨干移位多达50%的骨折进行固定，能够维持对线和促使骨折愈合。

手术固定

对于健康状况下降的患者，局部麻醉可能是一个较好的选择。局部麻醉可以提供麻醉效果，同时避免血流动力学不稳定和使用器械的气道操作。它

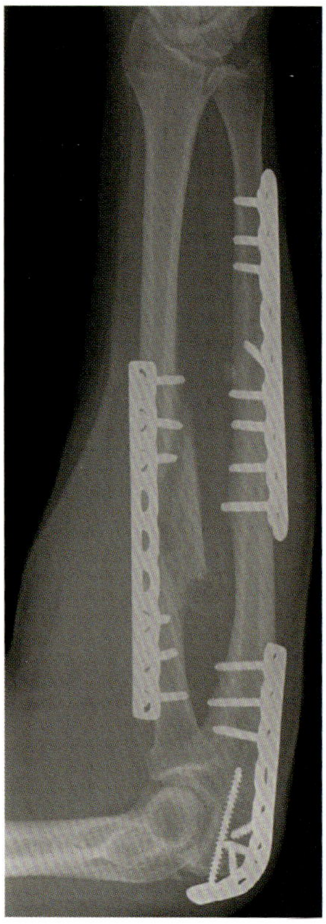

图25.4 用于维持轴线而不是精确节段固定的桥接技术

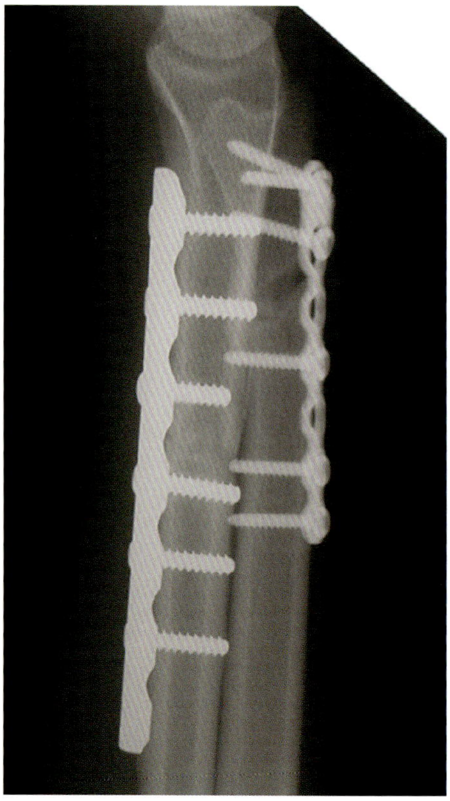

图25.5 因为骨折的部位和较差的骨质量，使用锁定钢板增强骨折固定

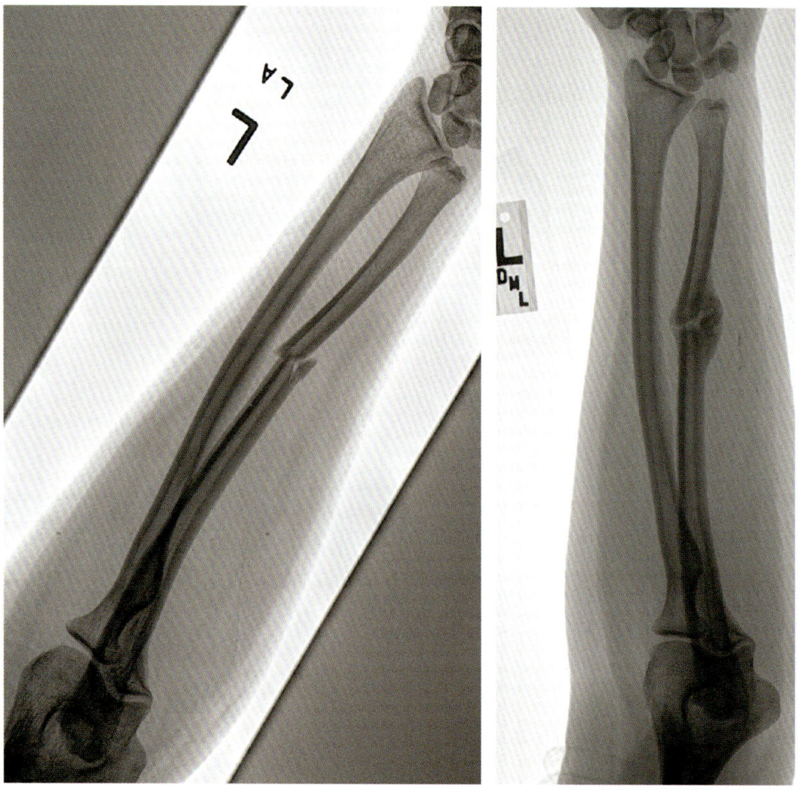

（a） （b）

图25.6 （a）孤立性尺骨干骨折的治疗前影像；（b）使用可取下的支具治疗后的孤立性尺骨干骨折

同样可以提供很好的术中和术后镇痛。最近一篇覆盖74 000例非心脏手术患者的文献综述显示，局部麻醉与早期死亡率和并发症发病率降低相关。关于麻醉类型的决定，总是应该考虑患者的总体健康状况和手术目的。对于发生筋膜间室综合征或术中和术后神经损害的风险增高的患者，可能更适合进行全身麻醉，以便更容易地监测术后早期的血管神经状态。

手术入路

尺骨干的手术入路在尺侧腕伸肌与尺侧腕屈肌之间。这两块肌肉的筋膜分离在远端最为明显。应该注意避免损伤尺神经背侧皮支，因为它在尺骨茎突水平或近侧穿过。术中保留骨膜，仅从放置钢板的骨面掀起肌肉。基于避免损伤骨间韧带的原则，将钢板放置于尺骨的掌面可能是较为理想的。

前臂中段的桡骨掌侧Henry入路在桡侧腕屈肌和肱桡肌之间，是进行桡骨干中段内固定的首选入路。将桡神经浅支与肱桡肌一起牵开，而将桡动脉与桡侧腕屈肌一起牵开。更近端的显露有损伤骨间后神经的风险。为了将骨间后神经移向背侧和外侧，应该注意将前臂完全旋后。沿肱二头肌腱向下至骨面，并在肱二头肌外侧推开旋后肌。如果解剖结构是扭曲和不明确的，前臂旋前，切开旋后肌，并找到神经以确定它是安全的。

桡骨近端Thompson入路在桡侧腕短伸肌肌腱和指总伸肌之间，可应用于更近端的桡骨骨折。在近端，这个入路位于桡侧腕短伸肌和指总伸肌的神经间平面。在远端，拇长展肌和拇短伸肌之间的平面更为明显。因为骨间后神经近端有被损伤的风险，以及第一背侧间室的肌肉需要在远端跨过钢板，所以这个入路很少被使用。

复位技巧

当前臂双骨的骨干都发生骨折时，外科医生牵引所有活动手指和手腕的肌肉以调整骨折的位置。使用外固定支架或钢板加撑开螺钉进行间接复位，是利于复位及限制对骨的操作和软组织损伤的实用技术（图25.7）。

固定技术

如果是容易处理的骨折类型，可以使用3.5mm动力加压（Dynamic Compression，DC）钢板或有限接触动力加压（Limited Contact Dynamic Compression，LCDC）型钢板，进行标准的加压钢板固定。螺钉应该在骨折的近端和远端抓持6层骨皮质，以尽量减小应力。老年人的前臂骨干骨折很可能涉及骨质疏松的骨骼，如果钢板延伸至干骺端，锁定钢板可能会有帮助。

因为钢板和螺钉固定基本上可以解决前臂骨干骨折的问题，对标准钢板螺钉固定的改良，例如使用更少的螺钉，仅使用靠近骨折和远离骨折的螺钉，或者使用单皮质螺钉等，似乎是不明智的。在1枚螺钉松动或者无意间被植入骨折部位的情况下，较多数量的螺钉可以提供更好的旋转稳定性，及更多的固定点。

髓内钉固定偶尔被尝试用于前臂骨干骨折（包括尺骨的孤立性骨折），但是至今未达到依照钢板和螺钉固定制订的标准。其可能的优势包括更少的软组织分离和失血减少。缺点可能包括不能充分恢复桡骨弓及不能充分控制旋转，特别是对于粉碎性或多节段骨折。在有人宣称交锁髓内钉可以作为钢板和螺钉固定的一项可靠替代之前，其使用应该被认为是试验性的，并且需要更多的数据和经验。

植骨

Anderson等使用4.5mm钢板和骨膜下剥离，并且推荐在中断超过骨皮质周长1/3的骨折中进行植骨。使用3.5mm钢板，保留骨膜和附着的肌肉，以及更多地使用桥接钢板固定治疗粉碎性骨折，植骨不再被认为是有帮助的。Wright等描述了101例没有接受植骨的前臂粉碎性骨折，愈合率达98%。同样，其他几项研究证实，无论是否植骨，粉碎性闭合骨干骨折的愈合率是相似的。尽管植骨在一些骨折中是必要的，但是在老年人一般的前臂骨折中不需要被使用。

在具有全肘关节假体周围尺骨骨折的老年人群中，骨增强可能比较适用。在这个人群中，假体周围骨折通常是因为松动的假体造成骨丢失。尺骨假体翻修可能受益于额外的同种异体骨支撑植骨、同种异体植骨-假体复合物或打压植骨以增强骨缺损。除使用更长的尺骨假体跨过骨折之外，可以使用不同的固定技术。

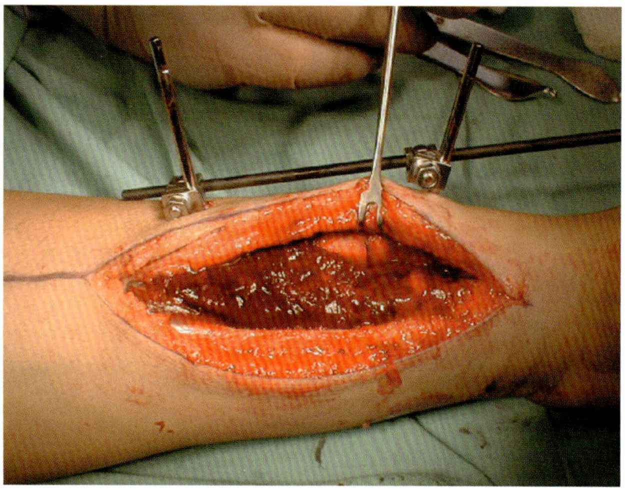

（a）

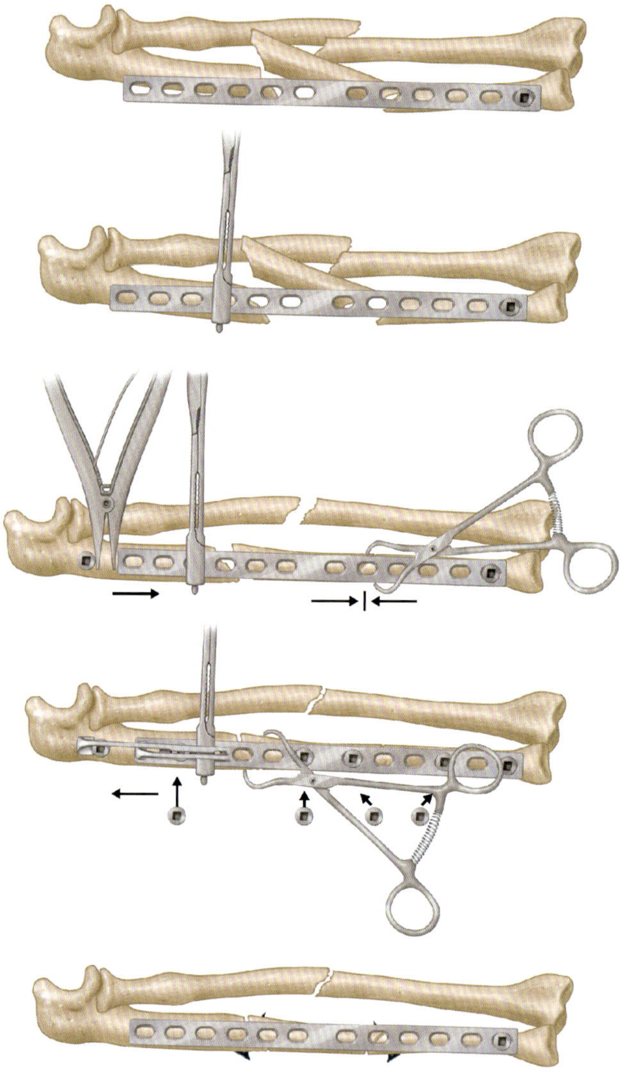

（b）

图25.7 两种方法可以辅助骨折复位，同时尽量减少骨和周围软组织的损害。（a）使用外固定装置复位骨折；（b）撑开螺钉技术的图解

术后管理

在术后早期使用夹板固定是为了减轻疼痛。可能老年人的身体恢复能力较差，因此在术后第1天让上肢恢复活动以协助自理是很重要的。对于没有周围软组织或皮肤愈合顾虑的健康老年患者，鼓励立即开始自我辅助的肘关节、前臂、手腕和手部主动活动。

与前臂双骨折相关的长期症状和功能障碍是非常少见的。Bot等发现功能障碍与疾病的主观和精神社会方面紧密相关，例如疼痛和疼痛灾难化，而不是与损害的客观测量相关。同样，Droll等报道了，手臂特异性和一般的功能障碍在平均5年后与疼痛相关，而不是与局限的残余损害、活动及握力相关。

并发症

与高能量的前臂开放性骨折相关的不良事件，在老年患者中并不常见。例如，前臂骨折的骨骼之间的交叉愈合或骨桥，在低能量损伤的老年患者中是不大可能发生的并发症。高能量损伤性的开放性骨折、感染、延迟固定及合并头外伤等，常常与交叉愈合相关。

血管神经损伤在老年人的前臂骨折中并不常见。大部分前臂骨干骨折合并的神经损伤，是与神经牵拉或者挫伤相关的一过性神经病变，通常能自行恢复。医源性的手术并发症，可能为骨间后神经和桡神经浅支的损伤，取决于内固定术使用的入路。识别和保护这些神经是很重要的。

深部感染并不常见，即使是对开放性骨折立即进行内固定时也较少发生。前臂骨干骨折不愈合也不常见，并且当其的确发生时，通常与固定技术缺陷、骨丢失和感染等因素相关（图25.8）。

手术固定前臂骨干骨折之后的最常见并发症之一，可能是内植物–骨界面失效，是因为骨质疏松症或代谢性骨病（例如骨软化症）的骨骼的生理功能较差。在翻修过程中，如果之前没有使用过角度固定的内植物，例如锁定钢板，应该小心使用。如果出现单皮质锁定螺钉，应该使用双皮质螺钉以减少对骨骼的扭转应力。当骨质量很差及对常规技术的改良依然不能提供稳定性时，使用聚甲基丙烯酸甲酯或磷酸钙水泥进行增强，可以帮助创造一个更坚

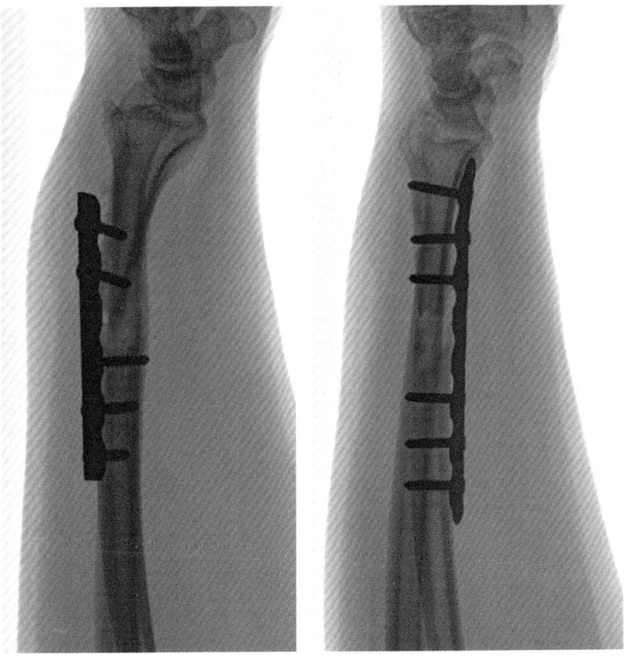

（a） （b）

图25.8 （a）桡骨干骨折不愈合，可能是因为固定不充分；（b）充分的固定和对缺损进行松质骨植骨，通常能够获得愈合

固的固定复合体。

常规的钢板取出不是必须的，但也可以考虑取出位于皮下的尺骨钢板或刺激肌腱的较长螺钉。如果钢板实在是很令人困扰而考虑手术取出时，应该等待18个月，以达到充分的骨折愈合，减少再次骨折的风险。

结论

使用钢板螺钉固定治疗前臂骨折以恢复骨干对线和提供足够的稳定性，从而允许立即使用手臂进行功能性活动。在老年患者中，当骨折位于相对近端或远端，钢板将延伸至干骺端时，锁定钢板将有助于固定。使用较好的技术及合理的固定，不良事件并不常见，并且老年患者能恢复接近正常的上肢功能。

参考文献

[1] Means, K. & Graham, T. 2010. Disorders of the forearm axis. In: Green’s Operative Hand Surgery, 6th ed., edited by Wolfe, S.W., Pederson, W. C., Hotchkiss, R. N. & Kozin, S. H. Philadelphia, PA: Elsevier, pp. 837–868.

[2] Court-Brown, C. M. & Caesar, B. 2006. Epidemiology of adult fractures: A review. Injury 37: 691–697.

[3] Singer, B., Mclauchlan, G., Robinson, C. & Christie, J. 1998. Epidemiology of fractures in 15 000 adults. The influence of age and gender. J Bone Jt Surg Br 80: 243–248.

[4] Schemitsch, E. H. & Richards, R. R. 1992. The effect of malunion on functional outcome after plate fixation of fractures of both bones of the forearm in adults. J Bone Joint Surg Am 74(7): 1068–1078.

[5] Cruess, R. 1973. Importance of soft tissue evaluation in both hand and wrist trauma: Statistical evaluation. Orthop Clin North Am 4: 969.

[6] Egol, K. A., Kubiak, E. N., Fulkerson, E., Kummer, F. J. & Koval, K. J. 2004. Biomechanics of locked plates and screws. J Orthop Trauma 18: 488–493.

[7] Perren, S. M. 2002. Evolution of the internal fixation of long bone fractures: The scientific basis of biological internal fixation: Choosing a new balance between stability and biology. J Bone Jt Surg Br 84-B: 1093–1110.

[8] Ruedi, T. P. & Murphy, W. M. (eds.) 2000. AO Principles of Fracture Management. Stuttgart: Thieme.

[9] Sanders, R., Haidukewych, G. J., Milne, T., Dennis, J. & Latta, L. L. 2002. Minimal versus maximal plate fixation techniques of the ulna: The biomechanical effect of number of screws and plate length. J Orthop Trauma 16: 166–171.

[10] Matthews, L. S., Kaufer, H., Garver, D. F. & Sonstegard, D. A. 1982. The effect on supinationpronation of angular malalignment of fractures of both bones of the forearm. J Bone Joint Surg Am 64(1): 14–17.

[11] Sarmiento, A., Cooper, J. S. & Sinclair, W. F. 1975. Forearm fractures. Early functional bracing—A preliminary report. J Bone Joint Surg Am 57: 297–304.

[12] Mirza, F. & Brown, A. R. 2011. Ultrasound-guided regional anesthesia for procedures of the upper extremity. Anesthesiol Res Pract 2011: 579824.

[13] Luger, T. J., Kammerlander, C., Luger, M. F., Kammerlander-Knauer, U. & Gosch, M. 2014. Mode of anesthesia, mortality and outcome in geriatric patients. Z Gerontol Geriatr 47: 110–124.

[14] Henry, A. 1970. Extensile Exposures. Baltimore, MD: Williams & Wilkins.

[15] Thompson, J. 1918. Anatomical methods of approach in operations on the long bones of the extremities. Ann Surg 68: 309–329.

[16] Lindvall, E. M. & Sagi, H. C. 2006. Selective screw placement in forearm compression plating: Results of 75 consecutive fractures stabilized with 4 cortices of screw fixation on either side of the fracture. J Orthop Trauma 20: 157–162.

[17] Gao, H., Luo, C. F., Zhang, C. Q., Shi, H. P., Fan, C. Y. & Zen, B. F. 2005. Internal fixation of diaphyseal fractures of the forearm by interlocking intramedullary nail: Short-term results in eighteen patients. J Orthop Trauma 19: 384–391.

[18] Hong, G., Cong-Feng, L., Hui-Peng, S., Cun-Yi, F. & Bing-Fang, Z. 2006. Treatment of diaphyseal forearm nonunions with interlocking intramedullary nails. Clin Orthop Relat Res 450: 186–192.

[19] Kose, A., Aydin, A., Ezirmik, N., Can, C. E., Topal, M. & Tipi, T. 2014. Alternative treatment of forearm double fractures: New design intramedullary nail. Arch Orthop Trauma Surg 134: 1387–1396.

[20] Saka, G., Saglam, N., Kurtulmus, T., Avci, C. C., Akpinar, F., Kovaci, H. & Celik, A. 2014. New interlocking intramedullary radius and ulna nails for treating forearm diaphyseal fractures in adults: A retrospective study. Injury 45(Suppl 1): S16–S23.

[21] Street, D. M. 1986. Intramedullary forearm nailing. Clin Orthop Relat Res 212: 219–230.

[22] Ozkaya, U., Kilic, A., Ozdogan, U., Beng, K. & Kabukcuoglu, Y. 2009. Comparison between locked intramedullary nailing and plate osteosynthesis in the management of adult forearm fractures. Acta Orthop Traumatol Turc 43: 14–20.

[23] Anderson, L. D. 1975. Compression-plate fixation in acute diaphyseal fractures. J Bone Joint Surg Am 57: 287.

[24] Wright, R. R., Schmeling, G. J. & Schwab, J. P. 1997. The necessity of acute bone grafting in diaphyseal forearm fractures: A retrospective review. J Orthop Trauma 11: 288–294.

[25] Chapman, M., Gordon, J. & Zissimos, A. 1989. Compression-plate fixation of acute fractures of the diaphyses of the radius and ulna. J Bone Joint Surg Am 71: 159–169.

[26] Wei, S. Y., Born, C. T., Abene, A., Ong, A., Hayda, R. & Delong, W. G., Jr. 1999. Diaphyseal forearm fractures treated with and without bone graft. J Trauma 46: 1045–1048.

[27] Ring, D., Rhim, R., Carpenter, C. & Jupiter, J. B. 2005. Comminuted diaphyseal fractures of the radius and ulna: Does bone grafting affect nonunion rate? J Trauma Acute Care Surg 59: 436–440.

[28] Foruria, A. M., Sanchez-Sotelo, J., Oh, L. S., Adams, R. A. & Morrey, B. F. 2011. The surgical treatment of periprosthetic elbow fractures around the ulnar stem following semiconstrained total elbow arthroplasty. J Bone Joint Surg Am 93: 1399–1407.

[29] Bot, A. G. J., Doornberg, J. N., Lindenhovius, A. L. C., Ring, D., Goslings, J. C. & Van Dijk, C. N. 2011. Long-term outcomes of fractures of both bones of the forearm. J Bone Joint Surg Am 93A: 527–532.

[30] Droll, K. P., Perna, P., Potter, J., Harniman, E., Schemitsch, E. H. & Mckee, M. D. 2007. Outcomes following plate fixation of fractures of both bones of the forearm in adults. J Bone Joint Surg Am 89: 2619–2624.

[31] Vince, K. G. & Miller, J. 1987. Cross-union complicating fracture of the forearm. J Bone Joint Surg Am 69: 640–653.

[32] Seigel, D. & Gelberman, R. 1991. Peripheral nerve injuries associated with fractures and dislocations. In: Operative Nerve Repair and Reconstruction, edited by Gelberman, R. Philadelphia, PA: J.B. Lippincott, p. 619.

[33] Jones, J. A. 1991. Immediate internal fixation of high-energy open forearm fractures. J Orthop Trauma 5: 272–279.

[34] Fulkerson, E., Egol, K. A., Kubiak, E. N., Liporace, F., Kummer, F. J. & Koval, K. J. 2006. Fixation of diaphyseal fractures with a segmental defect: A biomechanical comparison of locked and conventional plating techniques. J Trauma 60: 830–835.

[35] Roberts, J. W., Grindel, S. I., Rebholz, B. & Wang, M. 2007. Biomechanical evaluation of locking plate radial shaft fixation: Unicortical locking fixation versus mixed bicortical and unicortical fixation in a sawbone model. J Hand Surg 32: 971–975.

[36] Collinge, C., Merk, B. & Lautenschlager, E. P. 2007. Mechanical evaluation of fracture fixation augmented with tricalcium phosphate bone cement in a porous osteoporotic cancellous bone model. J Orthop Trauma 21: 124–128.

[37] Hidaka, S. & Gustilo, R. B. 1984. Refracture of bones of the forearm after plate removal. J Bone Jt Surg 66: 1241–1243.

[38] Deluca, P., Lindsey, R. & Ruwe, P. 1988. Refracture of bones of the forearm after the removal of compression plates. J Bone Jt Surg 70: 1372–1376.

26

尺桡骨远端骨折

Margaret M. Mcqueen

简介

桡骨远端骨折是创伤骨科医生最常遇到的骨折。英国每年大概有120 000例桡骨远端骨折，而美国每年有607 000例，发病率峰值是在老年人群中，尤其是在女性中。由于对患者独立生活能力的潜在影响的认识增加，最近有更多的学者关注老年患者的治疗效果。Abraham Colles指出，如果桡骨远端骨折畸形愈合，老年患者将在很长一段时间之后，才能再次在所有活动中没有限制，并且完全免于疼痛。尽管他以此论断而著名，但是在同一出版物中，Abraham Colles同样提到，如果一个骨折被容许畸形愈合，那么患者注定要忍受许多个月的肢体功能障碍和僵硬，在尝试屈腕和屈指时，会伴有严重的疼痛。他清楚地意识到骨折治疗不当对功能的影响。矫正移位的桡骨远端骨折，旨在提高患者手部和腕部力量。但是移位的桡骨远端骨折可能对脆弱老年患者功能的影响较小。对这些病例做出治疗决定时，必须进行仔细的判断。本章的目的在于介绍创伤骨科医生应该如何在老年患者中制订治疗方案。

分型

在确定老年桡骨远端骨折患者适当的治疗时，了解骨折类型是很重要的。多年以来，许多分型系统被建议用于尺桡骨远端骨折，它们中的大部分是依据形态学，并且考虑是否存在不同程度的移位、粉碎及关节面受累。在临床上应用最多的是区分关节内与关节外骨折，以及区分是否存在粉碎性骨折的分型。为了研究的目的，最常用的是AO/OTA分型系统。

AO/OTA分型系统（图26.1）是一个字母数字分型系统，具有27个不同的亚型。3个不同的类型（A，关节外；B，部分关节内；C，完全关节内）被分为9个主组和27个亚型，取决于粉碎程度和移位方向。因为其复杂性，这个分型系统在临床实践中较少被使用，但是通常被用于研究中分型。

尽管各种分型系统被广泛应用于桡骨远端骨折，但是它们的可靠性尚未得到确定。当仅考虑A、B或C型骨折时，AO/OTA系统显示出最佳的观察者间或观察者自身的可靠性。不应该过度依赖分型系统，特别是在考虑治疗和预后时。出于研究的目的，最好根据研究人员之间的共识对桡骨远端骨折进行分型。

流行病学

桡骨远端骨折是创伤骨科医生最常遇到的骨折。桡骨远端骨折大概占所有骨折的17.5%，最近报道的年发病率从每年20.6/10万升至每年27/10万。在所有的研究中，女性发病率较男性发病率高。

没有出版物专门详细描述老年人群中桡骨远端骨折的流行病学。2007年7月—2008年6月，在爱丁堡进行了一项为期1年的关于所有桡骨远端骨折的研究。一共确认了1124例患者，其中508例（45%）≥65

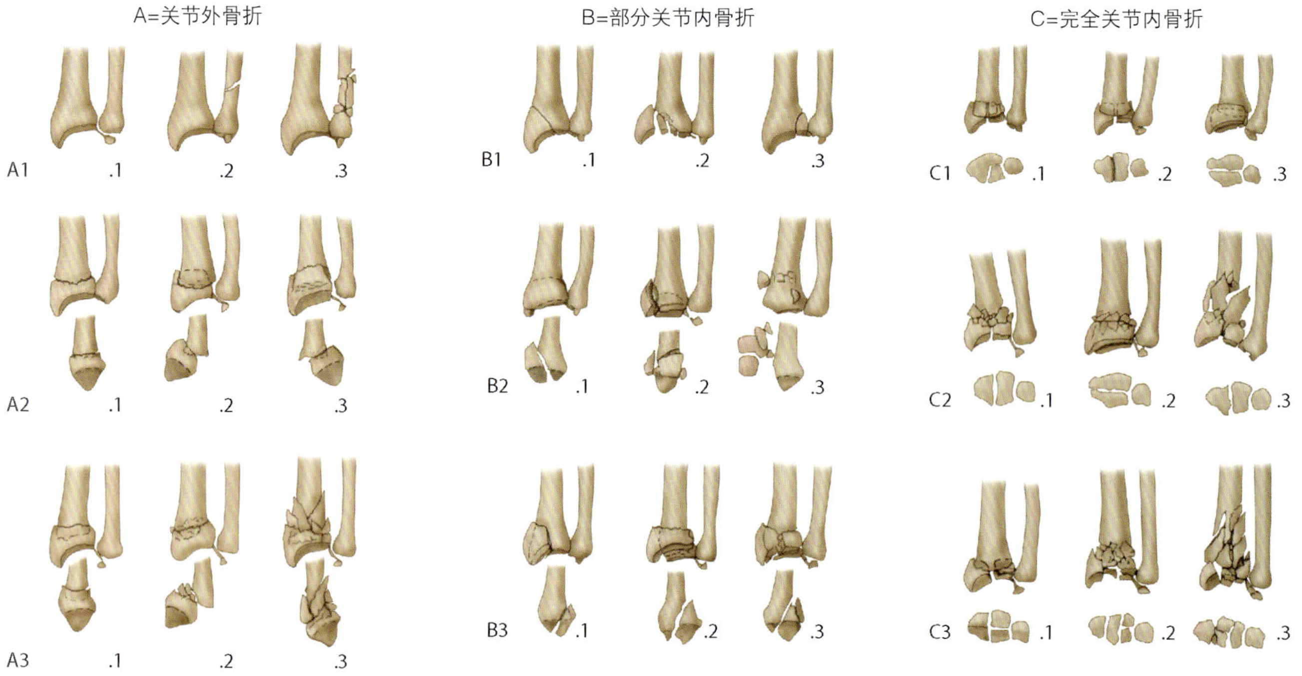

A1尺骨关节外骨折，桡骨无骨折
.1茎突骨折
.2干骺端简单骨折
.3干骺端粉碎骨折
A2桡骨关节外骨折，简单或压缩骨折
.1掌倾未丢失
.2向背侧成角（Pouteau–Colles）
.3向掌侧成角（Goyrand–Smith）
A3桡骨关节外骨折，有多个骨折块
.1压缩伴轴向短缩
.2有楔形骨块
.3复杂骨折

B1桡骨矢状面部分关节内骨折
.1简单外侧骨折
.2外侧粉碎骨折
.3内侧骨折
B2桡骨部分关节内骨折，累及背侧缘
.1简单骨折
.2外侧矢状面骨折
.3腕骨背侧脱位
B3桡骨部分关节内骨折，累及掌侧缘
.1简单骨折，具有小骨折块
.2简单骨折，具有大骨折块
.3具有多个骨折块

C1桡骨完全关节内骨折，关节面简单骨折，干骺端简单骨折
.1后内侧关节内骨折块
.2矢状面关节内骨折线
.3冠状面关节内骨折线
C2桡骨完全关节内骨折，关节面简单骨折，干骺端粉碎性骨折
.1矢状面关节内骨折线
.2冠状面关节内骨折线
.3延伸至骨干
C3桡骨完全关节内骨折，粉碎性骨折
.1干骺端简单骨折
.2干骺端粉碎骨折
.3延伸至骨干

图26.1　桡骨远端骨折的 AO/OTA分型

岁。在这508例患者中，441例（86.8%）为女性，而67例（13.2%）为男性。平均年龄为77岁，年龄范围65~98岁。女性患者的平均年龄为78岁，而男性患者的平均年龄为75岁。年龄和性别相关的年发病率显示在图26.2中，并且显示出女性的发病率随年龄增长而增加，在85~89岁的人群中达到峰值，为125/10 000。男性的发病率要低得多，并且在相同的年龄段显示出不太高的峰值，为33.7/10000。

这些数据与其他数据相符。这些研究中的一项，也显示出在19年内老年患者中的桡骨远端骨折的发病率在不断增加。来自爱丁堡的数据显示，桡骨远端骨折的发病率在17年内有所增加，主要归因于年轻和老年男性的发病率及75岁以上女性的发病率均增加。然而在此期间，能够独立生活的患者的比例明显增加，证实了尽管发病年龄愈来愈大，但个体也变得更健康。

508例骨折中的448例（88%）由站立高度跌倒所致，而28例由高能量损伤造成，其中一小部分由其他原因引起。关节外骨折（AO/OTA A型）占62%，完全关节内骨折（C型）占23.8%，部分关节内骨折（B型）占14.2%。总的来说，70%的骨折具有干骺端粉碎性骨折，68%在就诊时为移位骨折。尽管老年患者中的绝大部分骨折发生于低能量损伤，但是他们具有很高的粉碎性骨折及移位骨折的患病率。连同老年患者发病率不断增加的证据，这提示骨科创伤服务在未来几年的负担将会增加。

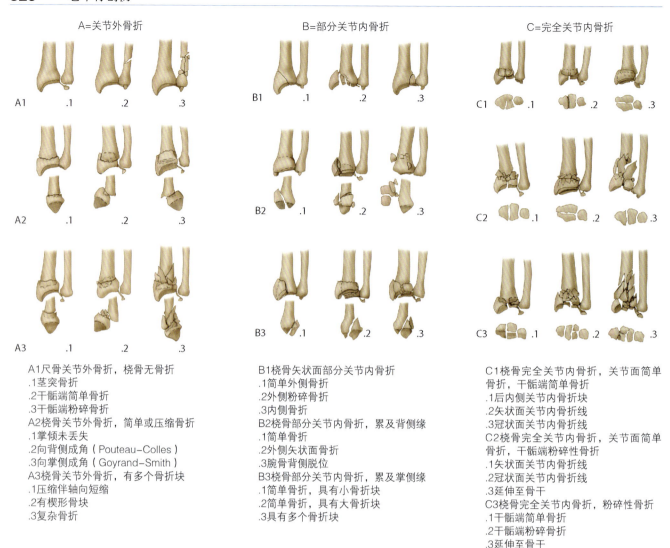

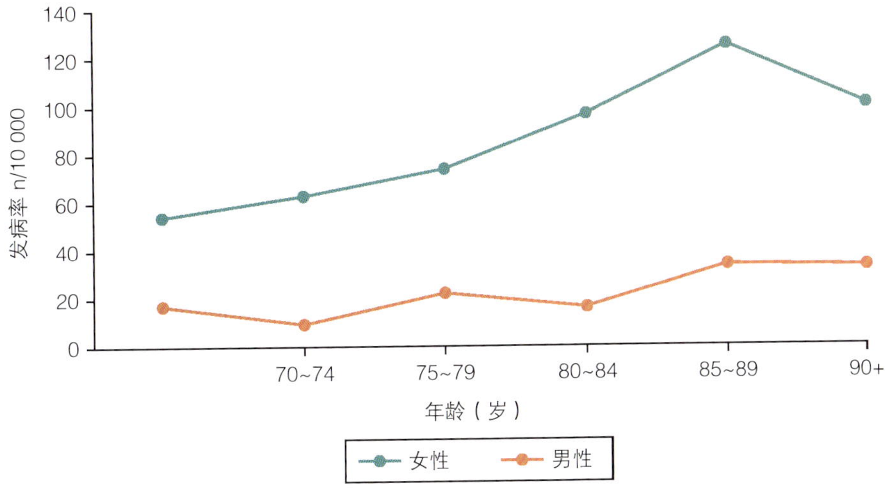

图26.2 65岁及以上患者的年龄和性别相关的年发病率

危险因素

据报道，人们从50岁开始就一直存在桡骨远端骨折的终身风险，对于女性而言，发病率为12%~52.7%，对于男性而言，发病率为2.4%~6.2%。报道的终身风险纳入范围较宽，特别是在女性中，可能是真实的，但也可能是因为确定骨折的方法不同所致。

骨密度降低是未来骨折风险的一个重要预测因素，但是也有证据显示跌倒增加，特别是随着年龄增长，也是一个显著的危险因素。桡骨远端骨折的风险随着活动水平的增加而上升，提示发生桡骨远端骨折的患者处于老年人群中更健康的组别。

评估

对老年桡骨远端骨折患者的评估是尤为重要的，因为治疗决策通常较为复杂，并且必须考虑许多因素。这包括评估骨折的临床和影像学特征，以及患者的一般健康状况。后者可能需要来自老年内科医生和麻醉医生的多学科意见（见第3章和第4章）。

骨折的临床评估

患者的损伤史通常比较明确，由患者或者陪护人员告知跌倒时手部伸直着地，或者偶尔为高能量损伤。腕关节周围的疼痛和肿胀为固有体征，并且如果存在骨折移位，则可见到畸形。应该通过具体的询问来排除正中神经或尺神经损伤，并且如果在手臂的其他部位出现疼痛，则提示可能存在同侧上肢的损伤。

影像学评估

要求进行后前位、侧位和斜位X线片检查，可得到明确诊断明确。

正位可以评估：

- 桡骨长度/尺骨变异（图26.3b）
- 干骺端骨折的粉碎程度
- 尺骨茎突骨折的位置（尖部/腰部/基底部）
- 关节内骨折的存在、定位和移位

侧位可以评估：

- 背倾/掌倾（图26.3a）
- 干骺端骨折的粉碎程度
- 腕骨对线（图26.3c）
- 掌侧骨皮质移位
- 下尺桡关节（Distal Radioulnar Joint， DRUJ）的状态
- 关节内骨折的存在、定位和移位

重要的是认识到在标准影像学指标的测量中，观察者自身及观察者之间的可信度的明显差异。针对关节外骨折，外科医生之间关于尺偏角的均数标准差为3.2°，关于常规侧位片上测量的掌倾角的均数

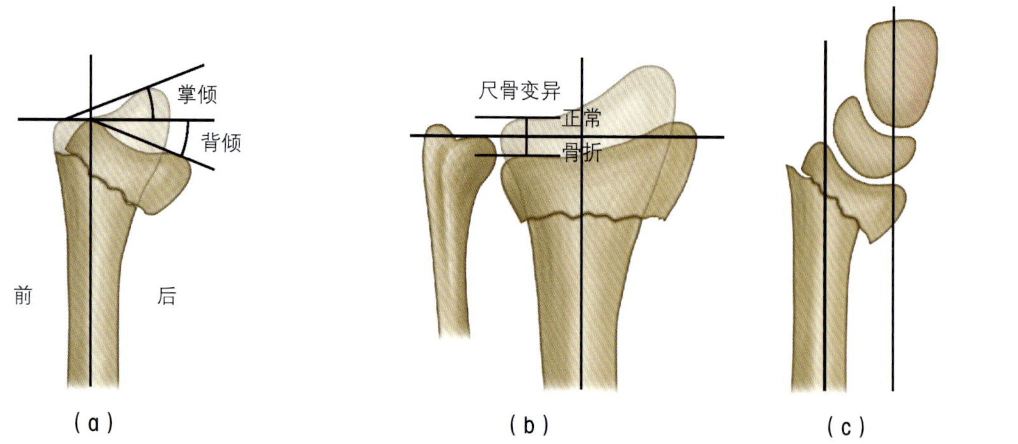

图26.3 （a）桡骨远端的侧位示意图显示背倾和掌倾的测量；（b）正位示意图显示了尺骨变异的测量；（c）评估腕骨排列。沿桡骨的垂线与沿头状骨长轴的垂线不在腕骨区域相交，提示腕骨对线不良

标准差为3.6°，而关于15°侧位片上测量的掌倾角的均数标准差为2.1°。

疗效评估

桡骨远端骨折的疗效评估可以使用主、客观因素的联合，包括疼痛、活动度、握力、进行日常生活活动的能力及放射学测量等的联合，或者使用患者结局自评量表（Patient Related Outcome Measurements，PROMS）。桡骨远端骨折最常用的基于医生判断的评分方法包括梅奥腕关节评分、Gartland与Werley评分及Green与O'Brien评分。没有一项经过检验以确定其可信度、响应性或有效性，并且尽管这些评分方法在理论上是客观的，但是其应用会受到患者的精神状态影响。

已经有许多PROMS被开发出来，从评估创伤对患者健康和幸福感的影响的一般评分[例如生活质量评价量表（Short Form 36，SF36）、疾病影响量表（Sickness Impact Profile，SIP）]，到针对腕关节自身特定结果的评分。后者包括臂肩手功能障碍评分（DASH），是一个包括30个项目、从0分（无功能障碍）至100分（严重功能障碍）的功能障碍/症状评分。正常的DASH评分低于15分。腕关节功能患者自评量表（Patient Related Wrist Evaluation，PRWE）也是具体针对腕关节而不是针对整个上肢的常用评分。

治疗

老年人桡骨远端骨折的主要治疗选择为非手术治疗，通过闭合复位或切开复位的外固定治疗或内固定治疗。确定使用何种治疗方法是基于个体对手部和腕关节功能的需求、患者的身心状态及骨折类型等。能够预测可能的治疗结果有助于做出正确选择。

不稳定性的预测

由于许多老年人的桡骨远端骨折是通过非手术方式治疗，预测这类治疗可能的影像学结果是很重要的。如果考虑手术治疗，那么，对可能出现的影像学结果的理解将影响决策。

一些因素与桡骨远端骨折闭合复位后的再移位相关。

年龄

年龄增长导致桡骨远端骨折的干骺端不稳定性增加。80岁以上的桡骨远端移位骨折患者，具有不稳定的可能性是那些30岁以下同类患者的3倍。更加值得注意的是，老年患者中的轻微移位或无移位骨折出现不稳定的风险增加10倍。重要的是警惕骨质减少的老年患者发生后期的骨折再移位。

初始的骨折移位

初始移位（特别是桡骨短缩）的程度越大，施加于骨折的能量越大，导致闭合治疗失败的可能性更大。

干骺端粉碎性骨折

通过X线片或CT检查证实其存在的干骺端缺损或粉碎性骨折，会增加不稳定的可能性。

闭合治疗后移位

闭合治疗后的移位是骨折不稳定性的一个预测因素，同时反复的手法复位也不太可能取得好的治疗效果。

在一项包括超过3500例桡骨远端骨折的自然病程研究中，Mackenney与他的合著者报道了无移位骨折和移位骨折的早期不稳定性（在2周之内再次移位）、晚期不稳定性（在2周至骨折愈合之前再次移位）及畸形愈合等的独立的显著预测因素。研究人员还制订了计算患者个体发生骨折再移位或畸形愈合概率的数学公式。研究人员给出了一个关于1例独立生活的85岁女性患者的例子，其具有向背侧移位且干骺端粉碎的桡骨远端骨折，并具有2mm的阳性尺骨变异。计算得出的畸形愈合的概率为82%。在考虑老年患者的合理治疗时，通过这些公式的临床应用可以做出更合理的决策，在适合的病例中进行早期治疗，并且减少畸形愈合的发生率。

功能预测

桡骨远端骨折的治疗目的是恢复腕关节和手部的功能，很有可能通过治疗实现这个目标。有许多方面对功能产生影响，包括年龄、精神状态和解剖位置等，因此重要的是在它们中间获得平衡以最大限度地恢复功能。随着年龄增长，患者对腕关节功能的需求降低，畸形愈合的症状可能会减少，因此恢复正常解剖的重要性降低。

由于对老年患者的定义不明确，对于应该如何治疗老年患者仍未达成共识。生理状态和实际年龄可能相差很大，但是外科医生通常按照主观映像进行判断。使用老年医学和流行病学文献中可获得的更为客观的评估工具，例如老年人生理活动量表（Physical Activity Scale of the Elderly，PASE），可能是有价值的。

功能需要降低可以解释老年人桡骨远端骨折畸形愈合与良好功能并存的报道。在74例接受非手术治疗的老年桡骨远端骨折患者中，71%的患者至少具有一项不能接受的影像学显示的畸形，但是在骨折后6个月的评估中，尽管平均DASH评分为24分，患者不满意率为28%，但研究人员报道自诉功能障碍的患者较少，并且患者满意度较高。如果影像学显示的畸形在可接受的范围之外，则平均DASH评分较高，但是没有统计学意义。在另一项研究中，25例需求较低的60岁以上患者接受了非手术治疗。总的来说，32%的患者具有一般或者较差的影像学结果，但是仅有12%的患者具有一般或较差的功能结果，非手术治疗在需求较低的患者中取得满意的结果。在一组74例接受保守治疗的老年桡骨远端骨折患者中，尽管仅有59%的患者在骨折后6个月对治疗结果满意，但是未发现解剖与功能之间的关联。Grewal和MacDermid发现与桡骨远端对线不良引起预后不佳的相对危险度，随着年龄增长而显示出下降的趋势。他们将发生骨折畸形愈合的非常老的老年人（定义为80岁及以上患者）的功能结果，与没有发生畸形愈合的相似群体的功能结果进行了比较。即使在那些独立生活的患者中，也没有发现功能结果的差异。

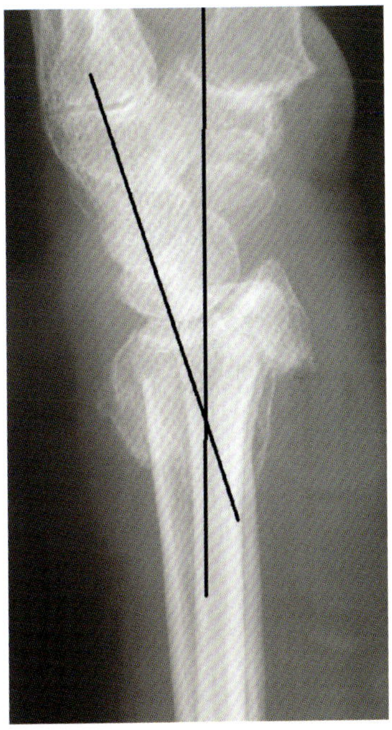

图26.4 桡骨远端骨折的侧位X线片。沿桡骨及头状骨长轴的垂线不在腕骨区域内相交，因此腕骨的对线不良

与这些研究相反，Brogren与她的团队研究了143例桡骨远端骨折后1年的患者，并将这些患者分为3组：无畸形愈合组，单一畸形愈合组（背倾10°或阳性尺骨变异）及联合畸形愈合组（背倾10°和阳性尺骨变异）。他们的平均年龄为65岁，比之前引用的一些研究中的患者年龄小。回归分析发现，单一畸形发生严重功能障碍的相对危险度为2.5，而联合畸形发生严重功能障碍的相对危险度为3.7。根据年龄和性别调整后，这些结果没有变化。研究人员总结，不论年龄或性别，背倾角大于10°或具有阳性尺骨变异的畸形愈合，能够导致桡骨远端骨折之后较严重的手臂相关功能障碍。

为了说明什么在功能恢复中是重要的，解剖复位的个体评估也得到了研究。纠正尺骨变异在恢复握力和DRUJ的功能中，显得很重要。失去正常掌倾角也可能对功能产生有害影响，导致DRUJ的损伤加重、增加骨间膜的张力和限制旋转。另外，失去正常掌倾角将腕骨置于背侧塌陷的对线中。一些研究表明残余的背侧成角是握力较差和DRUJ功能较差的原因。由此产生的腕骨对线不良（图26.4）已被认为是影响功能和预后的最严重因素。

关节面破坏可能是受到对关节软骨的初始损伤及残余的关节面不平整影响，而且其最终结果是退行性改变。关节面破坏及退行性改变之间的关系及它们对功能的影响依然不明确，特别是在老年患者中。很难证明关节面不平整、骨性关节炎与显著的功能损害之间存在明确的关系。Knirk和Jupiter在1986年将残余的关节面不平整与患者的预后相关联。他们发现91%的任何可测量的关节面台阶及100%的超过2mm的关节面台阶伴有影像学显示的关节炎。然而，仅有1例双侧骨折的患者因为损伤的直接结果而不得不停止工作，并且61%的患者报道了优异或良好的疗效。对年轻患者进行的长期随访不能显示出影像学上的退变与功能结果间的明显关联，因此，残余的关节面对线不良可能对老年患者的功能不会有显著影响。

在老年患者的治疗中，在生理状态和实际年龄可能相差很大的情况下，难以确定年龄、合并症水平和受伤前的功能等因素，能否受益于矫正解剖位置。目前，没有任何把握预测桡骨远端骨折的结果，但是仅能在健康、活跃和具有完整功能的患者中，在不考虑年龄的情况下，推荐可以接受的移位程度（表26.1）。不应该将这些标准应用于接受畸形愈合的脆弱老年患者中。这些标准比美国矫形外科学会（American Academy of Orthopedic Surgeons，AAOS）推荐的更为严格，因为AAOS制订的标准没有考虑腕骨对线不良的影响。如果腕骨对线不良合并背倾超过中立位，则应该进行矫正。如果不存在腕骨对线不良，一些背侧成角是可以接受的。只要腕骨对线良好，掌侧成角是可以接受的。

非手术治疗

非手术治疗依然是桡骨远端骨折的最常用治疗方法，包括闭合复位后的石膏或夹板固定治疗，或者不复位而直接使用石膏或夹板固定治疗。英国的非手术治疗率大概接近70%。在美国，不同地区的非手术治疗率各不相同为60%~96%。非手术治疗率已被证实随年龄增长和合并症增加而上升。与创伤骨科医生相比，手外科医生也不太可能采用非手术治疗。

这些年来，使用非手术方式治疗桡骨远端骨折的趋势已经发生改变。在20世纪50年代的美国，超过95%的桡骨远端骨折患者接受了非手术治疗。相较而言，在21世纪，美国一些地区的非手术治疗率不超过60%。最近的证据显示，从2000年开始，ORIF在老年患者中的使用率从3%上升至16%，并且

表26.1 不需要复位的影像学范围

影像学测量	建议的范围
阳性尺骨变异（mm）	2~3
腕骨对线不良	无
背倾	如果腕骨对线不良，则处于中立位 如果腕骨对线正常，则<10°
掌倾	如果腕骨对线正常，则无限制
关节面的缝隙或台阶（mm）	2

非手术治疗率从82%降至70%，这种变化归因于锁定钢板的使用，尽管缺乏证据显示锁定钢板明确的优势。

非手术治疗的指征

非手术治疗适用于无移位的稳定骨折或者复位后稳定的移位骨折。复位后的稳定性可以通过一段时间的观察或预测计算方法进行评估。

手法复位适用于X线片上显示的骨折位置在可接受的范围之外（表26.1），并且预计非手术治疗可能成功的情况下，也就是说骨折可能是稳定的。手法复位也被用于可能需要进一步的手术治疗，但是可以通过早期复位避免即将发生的并发症。在一些情况下，手法复位不是必要的。这包括在骨折不稳定的风险较高的情况下，应该使用更具确定性的初始治疗。当骨折发生移位和临床表现为不稳定时，但患者被考虑为不适于接受手术治疗的情况下，例如在需求低或年龄超过80岁的患者中，手法复位不应该被采用。在一个包括59例接受手法复位的低需求患者组别中，患者的平均年龄为82岁，其中53例患者最终具有畸形愈合。在脆弱的老年患者中，早期复位没有效果，因此，推荐仅应该在具有特定指征的情况下进行复位，例如正中神经损伤症状。

手法复位的技术

复位移位的桡骨远端骨折，要求足够的镇痛，可以通过血肿内麻醉、局部麻醉或全身麻醉或静脉镇静达到镇痛效果，但是在老年患者中应该尽可能地避免后两项。在一些比较研究中，一致认为Bier' s阻滞是一项安全、有效和实用的操作，并且优于血肿内阻滞。

桡骨远端骨折的复位通常并不复杂，通过轴向牵引分离骨折，然后直接按压或屈曲腕关节恢复掌倾角。在老年患者中应该小心，因为过度牵引可能会对皮肤产生剪切力。应该避免过度屈腕的Cotton-Loder体位，因为它会增加腕管压力，从而增加腕管综合征（Carpal Tunnel Syndrome，CTS）的风险。

石膏制动

复位操作完成后，使用石膏固定。对于石膏的使用有一些争议，包括石膏类型、支具的使用、制动的位置和石膏固定需要的时间。

石膏的类型

最初的石膏通常是一块背板，或者肿胀消退后使用的糖钳夹板（Sugar Tong Splint）。重要的是确定石膏止于掌指关节近端，允许手指在石膏中活动。

尽管有研究人员建议将前臂固定于旋后位，以防止肱桡肌的变形力导致再移位，但是随机研究显示，与前臂石膏相比，超肘关节的制动在维持骨折复位时没有优势，而且因为长期的旋转挛缩，一些研究显示了超肘关节石膏的劣势。与石膏相比，支具的使用没有显示出优势。

制动的位置

应该避免腕关节的极端位置。通常采用轻微屈曲和尺偏，但是中立位或者甚至背伸位似乎也不影响最终的X线片上的位置。骨折治疗后可能是骨折和患者的因素，而不是腕关节的位置，决定了桡骨远端骨折的稳定性。

石膏固定时间

无移位骨折需要一段非常短的制动时间，或者不需要制动，因为一些证据显示这比使用传统石膏制动时的功能恢复更快。如果对老年患者进行制动，可拆卸的腕关节夹板可能比石膏更容易被接受。在需要手法复位的移位骨折中，公认的石膏固定时间是5~6周。然而，在一项随机对照试验中，报道了在超过60岁的患者中，石膏固定3周与固定5周相比，没有显著的解剖学差异，但是疼痛更轻。

骨折复位后，应该定期进行影像学和临床检查。所有的骨折患者都应该在1周时复诊，因为即使最初不需要复位的轻微移位骨折，也可能会发生移位（图26.5）。在接近一半的病例中报道了骨折的不稳定性在复位后持续超过2周，提示应该在受伤后2周和3周时对患者进行随访。

非手术治疗的结果

大部分非手术治疗结果的报道是针对老年患者人群的。在一项对66例患者的非手术治疗结果的进行研究中，Foldhazy与他的合著者报道了影像学显示的畸形具有较高的发生率，在受伤后9~13年时，小于60岁患者的平均背侧成角为13°，年龄更大的患者的平均背侧成角为18°。总的来说，根据改良的Green和O'Brien评分，52例患者的结果被评估为优异或良好。研究人员指出，年龄更大的患者恢复更缓慢，并且总结到，一些接受非手术治疗的桡骨远端

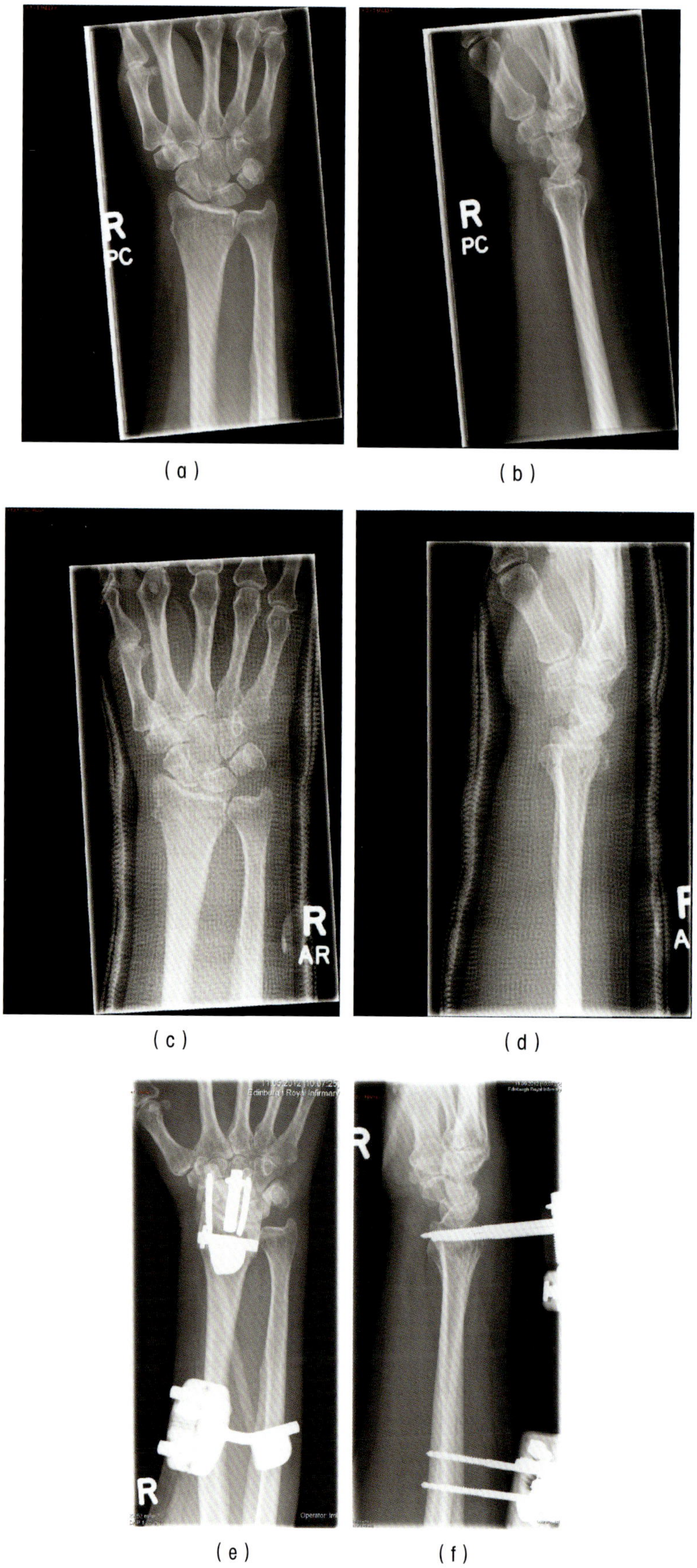

图26.5 1例72岁健康老年女性的桡骨远端轻微移位骨折。（a）前后位X线片；（b）侧位X线片。有正常掌倾角的丢失，但是没有背侧成角，并且腕骨对线良好；（c、d）使用石膏固定治疗骨折而没有进行手法复位。受伤后1周时，骨折塌陷而向背侧成角，伴有腕骨对线不良；（e、f）再次复位骨折，并使用非桥接外固定支架固定

骨折患者，在受伤后10年依然会感受到一定的功能损害。在其他关注老年患者的报道中，发现了大量的畸形愈合。这些患者的功能并未恢复正常，并且平均DASH评分为15.7~24.0分，而患者满意度的范围为59%~92%。

手术治疗

对老年患者作出手术治疗的决定是较为复杂的，主要应该依据患者受伤前的功能性能力，以及术后的要求。矫正桡骨远端解剖位置的主要作用是恢复进行需要力量和耐力的日常生活活动的能力。因此，根据这一点，如果患者不再需要进行这些活动，则手术将不会提高他们的生活质量。在本章中，关于手术治疗的讨论，假定患者是身体状况良好的，并且能进行日常生活活动。

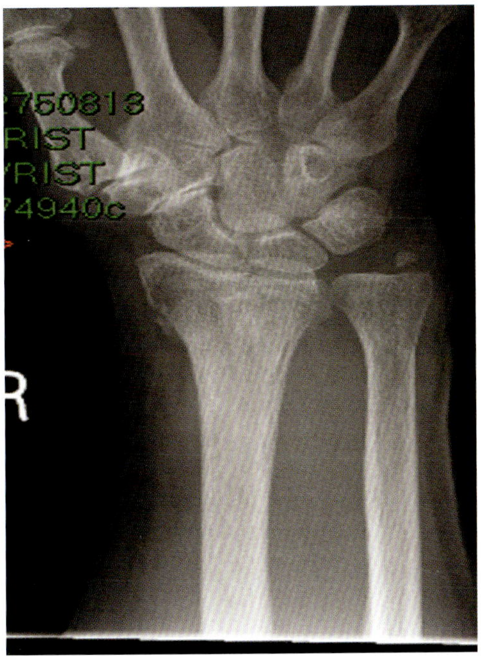

(a)

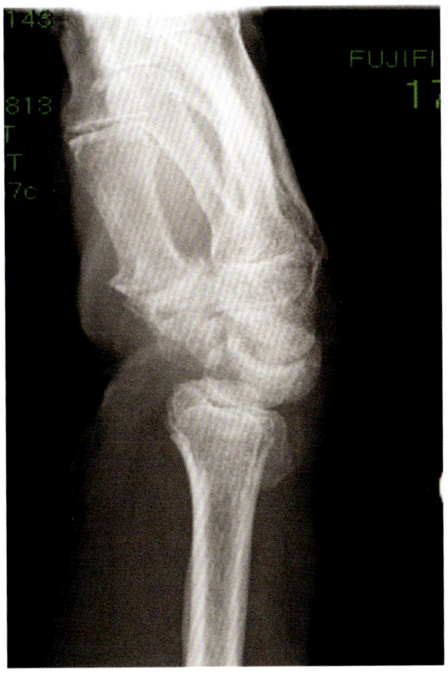

(b)

图26.6 移位的干骺端骨折，伴有无移位的垂直骨折线延伸进入桡腕关节。在治疗中，这例骨折应该归类为关节外骨折

有一些方法可被用于桡骨远端骨折的手术治疗，包括闭合复位经皮骨圆针固定、ORIF、不同类型的外固定或者联合几种类型的治疗。一旦确定患者适于手术治疗，治疗方式的选择应该以骨折类型和治疗方法相关的结果为导向。

大概60%的桡骨远端骨折为关节外骨折，而且几乎一半可能具有干骺端不稳定。1/3为关节内骨折，但是复杂关节内骨折少于5%。少部分为掌侧移位骨折，包括掌侧剪切骨折。为了作出手术治疗的决定，应该考虑4种骨折：干骺端不稳定的骨折，关节外或者轻微关节内骨折，移位的关节内骨折和掌侧移位骨折。

干骺端不稳定，关节外或者轻微关节内骨折

这些是老年患者中最常见的需要手术治疗的骨折。干骺端不稳定可以被预测到或者是实际存在的。轻微的关节内骨折具有一个关节内骨折块，并且不需要对关节面进行复位（图26.6）。在具有这些骨折的身体状态良好的老年患者中，复位和固定主要用于尽可能地增加恢复的机会。干骺端不稳定骨折可以通过闭合复位经皮骨圆针固定、ORIF或者外固定等进行稳定。反复手法复位及石膏固定在许多年前很盛行，但是被一些研究人员证实是无效的。这项操作应该被更加稳定的固定技术所替代。

经皮骨圆针固定

因为微创，经皮骨圆针固定是一项有吸引力的技术。其被广泛应用于治疗桡骨远端不稳定的关节外或轻微关节内骨折及关节内骨折。

经皮骨圆针固定有3种基本结构：

（1）桡骨远端穿针固定是将骨圆针从桡骨远端骨折块通过骨折线固定至近折端。可能仅通过桡骨茎突穿针，或者也包括从桡骨的尺背侧面穿向掌侧面的骨针。

（2）尺桡骨穿针固定，是从桡骨穿向尺骨。

（3）局部穿针固定或Kapandji技术是将骨圆针

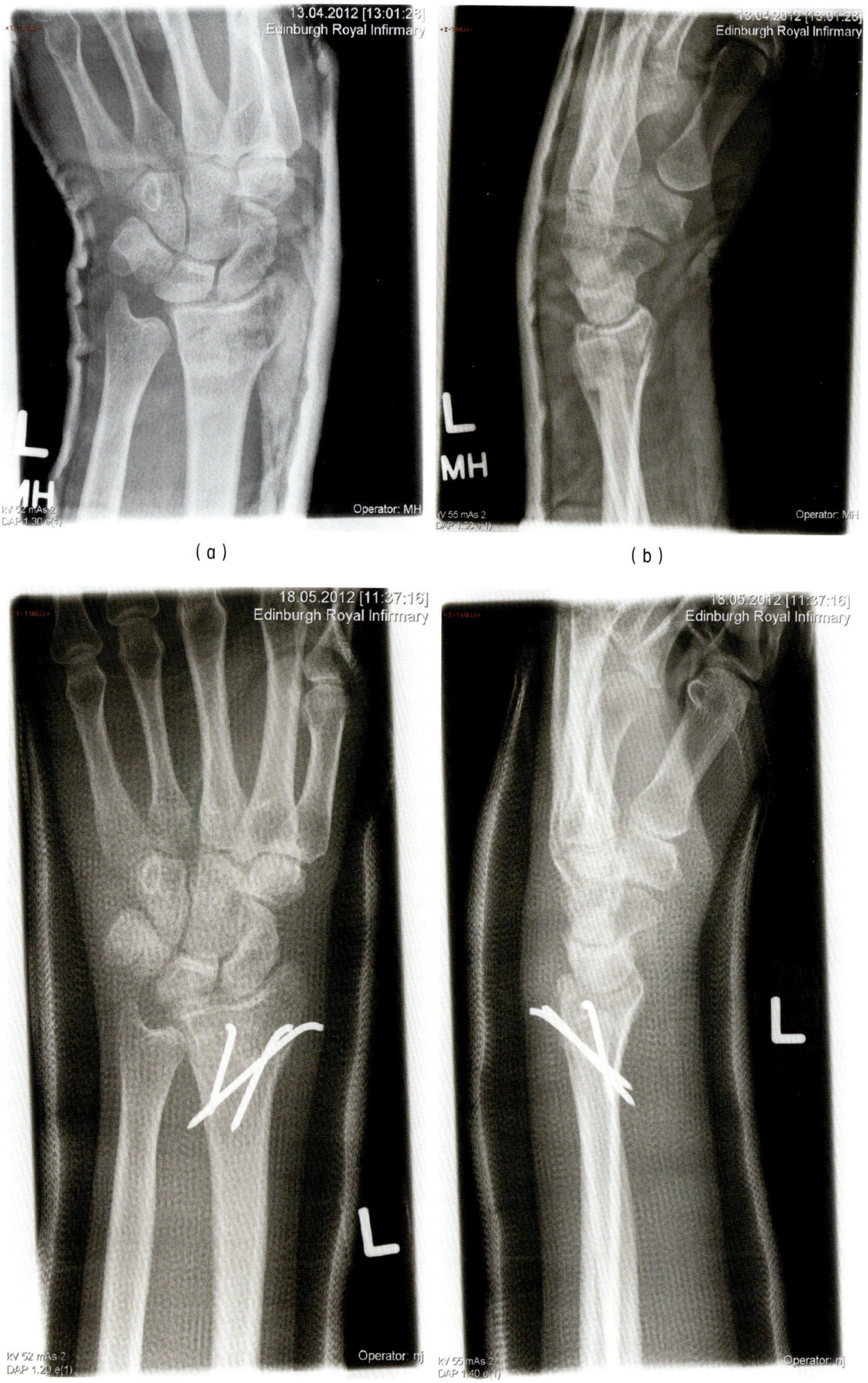

(a) (b) (c) (d)

图26.7 使用Kanpandji技术通过骨折部位放置3枚骨圆针治疗不稳定的桡骨远端骨折

穿入骨折块，并用作复位工具，然后将其钻入近侧桡骨（图26.7）。

不论使用何种技术，重要的是使用骨圆针开放放置技术，以避免损伤桡神经的掌侧感觉支或桡骨茎突和尺背侧的骨圆针入点附近的肌腱。骨圆针的尾部可以留置在皮外，以易于取出。但是一项小型随机对照试验显示，骨圆针埋在皮下时，感染率较低，其缺点是需要进行一个小手术来取出骨圆针。大多数研究人员推荐经皮穿针后，使用短臂石膏固定长达6周。一项包括60例患者的随机对照试验，比较了经皮穿针后石膏固定1周与6周，发现两者之间没有差异。然而仅有24例患者具有干骺端粉碎性骨折，因此，可能大部分为稳定骨折。

尽管有一些比较性研究，但是不同类型的经皮骨圆针固定之间没有被证明存在差异。然而很难解释结果，因为许多骨折不是粉碎性的，因此可能并非不稳定骨折。

经皮骨圆针固定的并发症

经皮骨圆针固定的最常见并发症是桡神经浅支损伤，发生在多达15%的病例中，并且可能发生在拔针后。应该使用一个较小的皮肤切口，并且钝性分离至骨面直视下穿针。取出埋在皮下的骨圆针时应该小心，切口应该足够大，以确保能够保护神经。

针道感染是经皮骨圆针固定的一项经常被忽略的并发症，并且通常定义不清。区别轻微和严重的针道感染是很重要的。出现严重的针道感染时，需要进一步的手术治疗以解决这个问题或者早期取出骨圆针。经皮穿针后的大部分针道感染是轻微的，记录的发生率为1.7%~70.0%。严重针道感染很少发生，并且大部分研究人员未报道。将针尾埋于皮下有助于避免针道感染，特别是如果骨圆针需要长期留置时。

外固定支架固定

有2种不同的外固定支架固定方法：桥接或跨关节外固定支架固定和非桥接或非跨关节外固定支架固定。对于跨关节外固定支架固定，骨钉被放置于第二掌骨和桡骨干，桥接桡腕、腕骨间和腕掌关节（图26.8）。这项技术依赖于韧带整复术，并且可以是静态的、动态的（允许一定程度腕关节的活动）或者辅助性的（结合内固定、植骨或者植骨替代物或者第5枚骨钉固定于远侧骨折块）。非桥接外固定支架固定的骨钉放置于远侧骨折块和桡骨干，以允许对骨折的直接固定，而不需要制动任何关节（图26.9）。

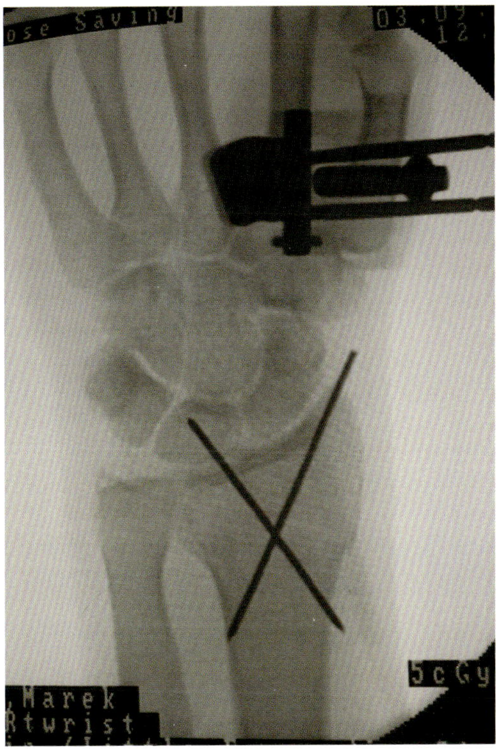

（a）

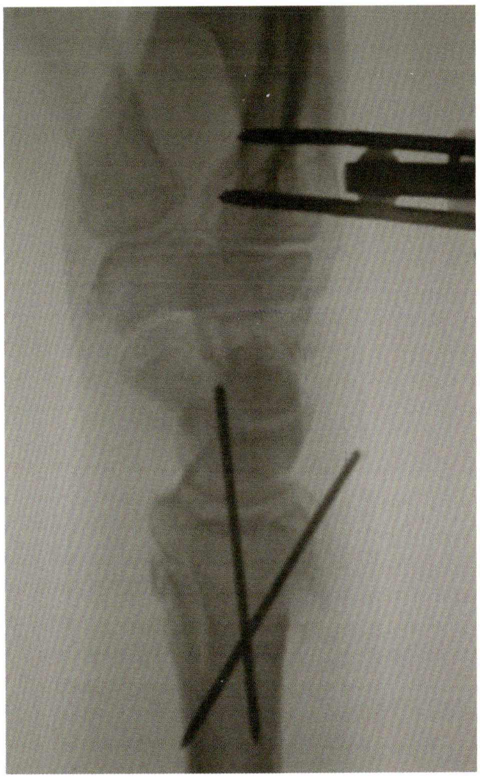

（b）

图26.8 使用桥接外固定支架固定治疗不稳定的桡骨远端骨折。（a）前后位X线片；（b）侧位X线片。外固定支架固定得到经皮骨圆针的加强

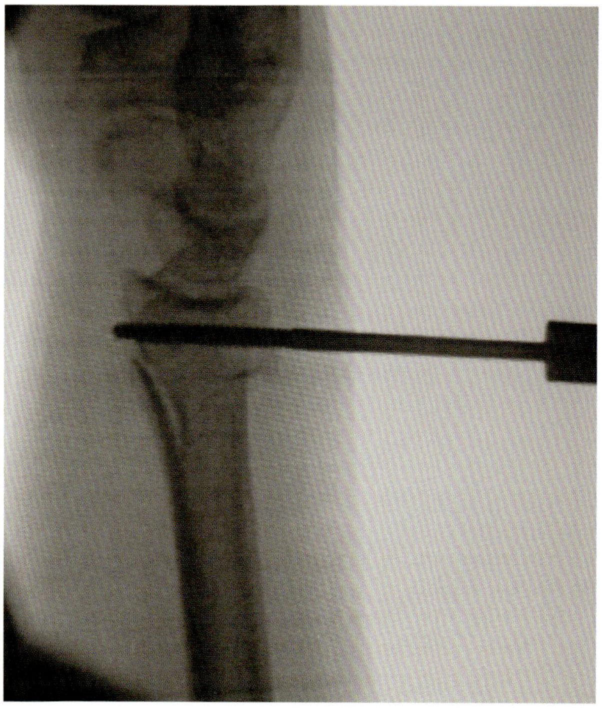

（a）

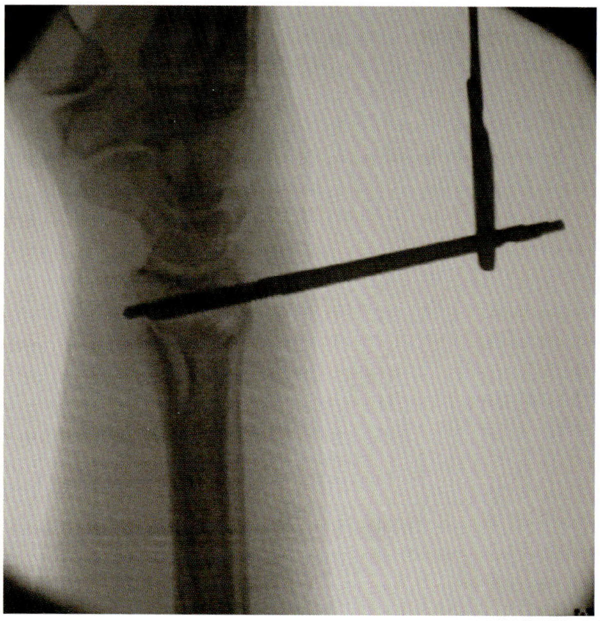

（b）

图26.9 （a）放置非桥接外固定支架的远端骨钉。在骨折与关节之间，平行于桡腕关节放置骨钉。注意骨钉应该穿透掌侧皮质；（b）将骨钉作为控制杆以复位骨折。存在干骺端缺损，可能是不稳定的原因

桥接外固定支架固定

桥接外固定支架固定的最常见适应证是背侧移位的桡骨远端关节外骨折或者轻微的关节内骨折，特别是在远侧骨折块太小而不能放置非桥接外固定支架的骨钉的情况下，以及开放性损伤。

在冠状面以45°角预先钻孔后，将2枚骨钉植入第二掌骨。应该从切口植入骨钉，并且穿透两侧骨皮质。近端的骨钉应该被放置在桡骨干中间偏外侧的位置，及肱桡肌与桡神经浅支及桡侧腕伸肌之间的平面。然后使用连杆和夹子连接骨钉。使用外固定支架复位骨折后，拧紧夹子。应该小心避免过度牵引腕关节，因为可能会增加产生掌指关节屈曲所需的负荷，而导致手部僵硬。在手术的最后阶段，可能需要松解皮肤，以消除可能导致针道感染的皮肤张力。如果发生手部僵硬，可能需要物理治疗。外固定支架通常可以在术后5~6周拆除。拆除外固定支架时，不需要麻醉。

非桥接外固定支架固定

非桥接外固定支架固定的指征与桥接外固定支架固定相似，但是远侧骨折块必须有足够的空间（1cm完整的掌侧皮质）容纳骨钉。如果有足够的空间容纳骨钉，一旦关节内骨块得到复位和固定，这项技术也可被用于移位的关节内骨折。非桥接外固定支架固定也可以被用于治疗背侧成角畸形的桡骨远端截骨矫形术。

2枚骨钉从背侧向掌侧放置，但是一些外固定支架使用从桡侧放置的骨钉。术中透视是必不可少的。骨钉被放置在骨折与桡腕关节中间，侧位上平行于关节面（图26.9），并且在Lister结节与拇长伸肌（Extensor Pollicis Longus，EPL）肌腱的两侧，同时应该穿透掌侧皮质。开放放置骨钉和仔细牵开能够保护拇长伸肌肌腱。然后旋转前臂，以确定能够自由旋转，透视以排除骨钉穿透下尺桡关节或桡腕关节。然后，以用于桥接外固定支架的相似方式，将2枚近端骨钉放置于骨折近端的桡骨干，不同的是它们的位置通常更靠近从背侧至掌侧，而不是中间偏外侧。通过将远端的骨钉作为“操纵杆”控制远端骨折块的位置，对骨折进行复位（图26.9b）。存在掌侧粉碎性骨折的情况下，应该小心避免过度复位。由于远端的骨钉随复位而移动，它们应该被移入正确放置骨钉的皮肤切口的中心，但是如果皮肤有残留的张力，应该松解每一个钉道。

使用桥接外固定中采取的方法进行钉道护理。不需要其他形式的制动，并且鼓励患者充分地活动手部和腕关节。通常不需要物理治疗，除非发生手指僵硬。5~6周后拆除外固定支架。拆除外固定支架时不需要麻醉。

外固定支架固定的并发症

钉道并发症

外固定支架固定的最常见并发症是钉道感染。重要的是，将那些通过早期拆除外固定支架或附加手术而对最终结果产生影响的严重钉道感染，与那些对最终结果无影响而仅需抗生素治疗和加强切口护理的轻微钉道感染进行区分。

文献报道的轻微钉道感染率为0~39%。桡骨远端骨折外固定支架固定术后的严重钉道感染是很少见的，即使是在老年患者中，在大部分文献中没有报道，而在其他报道中有散发或单个病例。在文献报道的关于桡骨远端骨折的外固定支架固定的最大病例系列中，588例患者中的126例出现轻微钉道感染（21%）。需要早期拆除外固定支架或进一步手术的严重钉道感染，仅出现在12例患者中（2%）。

其他的钉道并发症很少见，包括钉道骨折，骨钉拔出或者松动，皮肤粘连等。Ahlborg等报道的钉道骨折的发生率是最高的，在314例通过桥接外固定支架固定治疗的患者中，出现11例钉道骨折。研究人员发现与钉道感染不相关，而且老年患者中的发生率没有增加。Hayes等报道了588例患者中仅有3例发生钉道骨折（0.5%），并且都发生在第二掌骨。如果钉道骨折发生在治疗期间，可以通过重新选择固定点进行处理；发生在治疗期之外的钉道骨折，则应该通过针对具体骨折的标准方法进行治疗。

骨钉拔出最初被认为是放置骨钉于远侧骨折块的非桥接外固定支架的一个潜在问题，但是这些担心被证明是没有根据的，因为在接受桥接和非桥接外固定支架固定治疗的患者中，仅有偶发病例。骨钉松动归因于骨质疏松的骨骼。一项研究报道了在超过75岁的女性中，骨钉松动的发生率增加。然而，这不会导致需要早期拆除的外固定支架的病例数量增加。

皮肤粘连可能发生在钉道愈合后，但是鲜有记录。Ahlborg等报道了松解皮肤粘连的手术率为1%。这个手术操作很简单，并且可以使用局部麻醉。

桡神经损伤

桡神经浅支在前臂走行于肱桡肌深面，在桡骨茎突近端约5cm处从肱桡肌腱下方转向背侧。在这个点放置外固定支架近端骨钉时，容易损伤桡神经浅支。如果谨慎地使用开放切口放置骨钉和保护神经，这是一个可以预防的并发症。

据报道，桡神经损伤发生在0~13%的病例中。在不同类型的外固定支架之间，没有研究报道桡神经损伤的发生率有何差异。

关节过牵

由于试图复位骨折而施加的过度牵引力，桥接外固定支架固定有导致桡腕关节和腕骨间关节过度牵引的风险。最初被提出的担忧是，腕关节的过度牵引可能导致复杂性局部疼痛综合征或者手部僵硬，以及牵引时间越长，对结果的影响越大。在一项包括42例患者的使用外固定支架增强固定不稳定桡骨远端骨折的研究中，适度增加的牵引提高了临床效果，而不会导致继发的关节僵硬，但是研究人员建议应该当心过度牵引，因为可能导致腕骨对线不良，加重腕骨间韧带损伤和引起手指僵硬。

掌侧锁定钢板固定

掌侧锁定钢板固定的主要指征是关节外骨折或者轻微移位的关节内骨折，类似于非桥接外固定支架固定的指征，即具有实际的或预测的不稳定的骨折，并且远端骨折块有足够的空间容纳骨钉。因此，这项技术不适用于远端骨折块非常小的病例。掌侧锁定钢板可以被用于桡骨远端畸形愈合的截骨矫形术。推荐在可能具有骨质疏松的老年患者中使用掌侧锁定钢板治疗移位的骨折。

用于大部分桡骨远端骨折的手术入路是从桡动脉与桡侧腕屈肌之间进入的改良Henry入路。如果要求显露桡骨的尺侧，例如当存在尺侧角掌面的骨折或者为了腕管减压，可以使用屈肌腱与尺神经血管束之间的入路。关节外或轻微关节内骨折是否使用掌侧钢板固定技术，取决于外科医生是打算使用手法复位还是使用钢板复位骨折。通过钢板复位时，使用撬拨技术可以更轻松地恢复掌倾角（图26.10），但是在向掌侧移位的骨折中，必须在使用钢板之前复位骨折。避免螺钉穿透桡腕关节或者下尺桡关节或背侧皮质是很重要的。因为有拇长屈肌腱（Flexor Pollicis Longus，FPL）断裂的风险，钢板放置不应该超出分水线远端。在具有骨质疏松症和较大的干骺端缺损的老年患者中，存在骨折坍陷和螺钉移位进入桡腕关节的风险（图 26.11）。这可以通过植骨或者植骨替代物增强来预防。

理论上，掌侧钢板固定后，不论是不是锁定钢板，因为固定非常稳定，没有必要制动腕关节。然而，在实践中，最初几周通常使用石膏或夹板固定。鼓励患者早期活动手指，在无明显痛感时活动腕关节，但显然是在骨折后3~4周。

掌侧锁定钢板固定的并发症

据报道，掌侧锁定钢板固定后的并发症发生率较高，为5.9%~48.0%，大部分并发症与内植物相关。内植物相关的并发症主要是肌腱断裂或激惹，以及螺钉穿透桡腕关节或者下尺桡关节，通常导致较高的再次手术率。

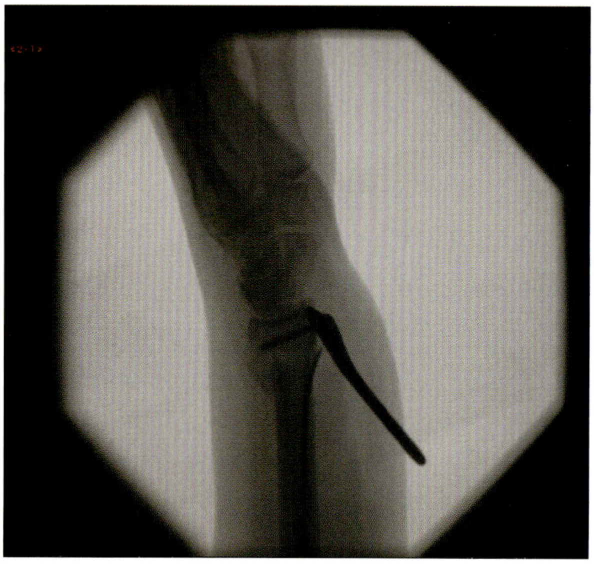

（a）

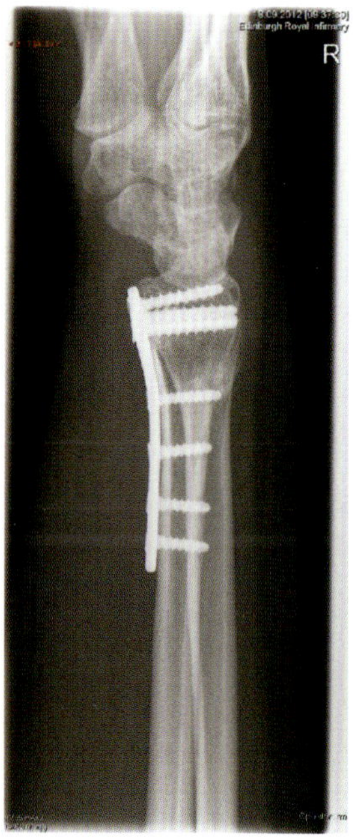

（b）

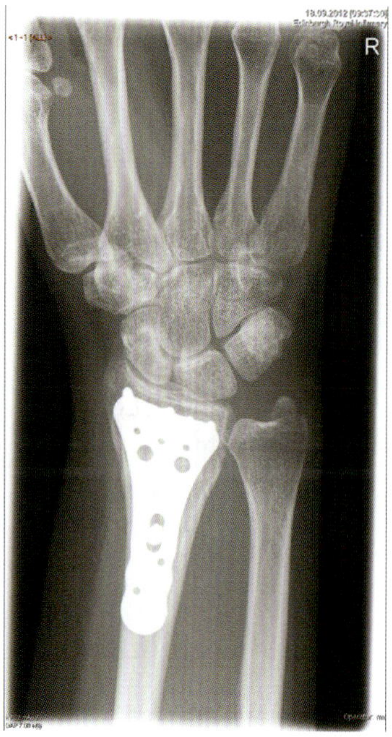

（c）

图26.10 （a）1块掌侧锁定钢板被用于治疗移位的骨折，并且螺钉平行于关节面；（b）将钢板体部附着于骨干，从而复位骨折。使用这项技术时，应该避免螺钉切出

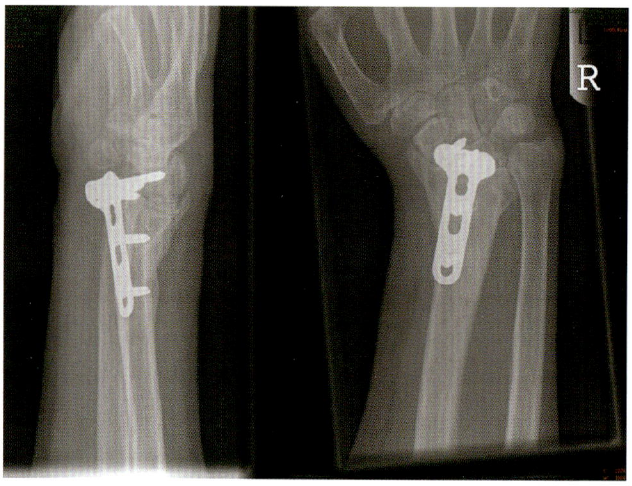

图26.11 尽管最初的复位良好，这一例骨折塌陷并向背侧成角，及出现桡骨短缩。由于钢板是角度固定的装置，螺钉移位进入桡腕关节

螺钉穿透

一些研究中报道的螺钉穿透桡腕关节或者下尺桡关节的发生率为3%~57%。尽管螺钉可能在手术过程中无意间被植入关节，但是在很大程度上可以通过使用恰当的透视成像来避免，例如斜位和倾斜侧位。然而，特别是在骨质量较差并且可能具有严重的干骺端粉碎性骨折的老年患者中，钢板周围的塌陷是一个值得关注的问题，报道的塌陷率高达57%。因为钢板是角度固定的装置，骨折塌陷后螺钉会穿透桡腕关节（图26.11），由于必须贴近软骨下骨放置螺钉，这种情况更容易发生在远侧骨折块较小的病例中。在关节内骨折中，也有将螺钉植入矢状面骨折线而穿入关节的风险。此类桡腕关节的穿透通常需要取出金属内植物。使用骨替代物增强缺损部位可以避免塌陷。

肌腱并发症

内植物相关的肌腱问题有肌腱激惹或肌腱断裂，并且可能累及屈肌腱或伸肌腱，而最常累及的是EPL和FPL。报道的发生率范围较大，为0.8%~19.6%。

伸肌腱病变可能与向背侧突出的螺钉相关，由于桡骨背侧面不规则和Lister结节的突出，很难通过X线片看到突出的螺钉。为了减少向背侧穿出的机会，远端螺钉测量的长度应该减少2mm，并且出现腱鞘炎症状后，应该尽快取出内固定物。屈肌腱激惹或断裂通常发生在FPL，尽管有发生在其他屈肌腱的报道。屈肌腱病变归因于钢板突起，特别是钢板放置超出分水线远端，并且在锁定钢板出现前，很少被作为并发症报道。

手术治疗的结果

组别研究

经皮骨圆针固定

有许多组别研究检验了经皮骨圆针治疗桡骨远端骨折的效果。尽管一些早期的文献对于这项技术较为乐观，但是最近的文献报道了在最后复查时骨折复位明显丢失，特别是在老年患者、骨量少的患者及具有粉碎性骨折的患者中。

桥接外固定支架

多数研究人员认为单独使用桥接外固定支架固定桡骨远端不稳定骨折，将会发生不同程度的再次移位。据报道，60例平均年龄为63岁的患者中的14例出现明显的骨折复位后再丢失；另外，10例患者的骨折未能通过闭合复位达到完全复位。总的来说，60例患者中的24例被认为具有畸形愈合。1年后，握力大概为健侧的2/3，但是活动度平均恢复至健侧腕关节的89%。在一个包括641例桡骨远端骨折的系列中，230例平均年龄为58岁的患者接受了桥接外固定支架治疗，尽管最初成功地复位，但在最后复查时，24%的患者具有畸形愈合。Wilcke等使用桥接外固定支架治疗了30例桡骨远端骨折患者，但是排除了那些伴有严重粉碎且不稳定的可能性最大的骨折。尽管如此，9例患者在骨折愈合后有残留的背侧成角。受伤后1年的平均DASH评分为11分，但是所有患者都小于70岁。

加强桥接外固定支架固定可以减少复位后骨丢失。在一个包括70例患者的系列中，使用经皮骨圆针加强桥接外固定支架固定，一半的骨折患者减少了超过5° 的最初复位的掌倾角。然而，没有病例恶化至被认为在影像学上是不可接受的。在一项回顾性比较研究中，20例患者接受了桥接外固定支架固定而无加强，而36例患者接受了使用经皮骨圆针加强的桥接外固定支架固定，单独使用桥接外固定支架固定没有恢复掌倾角，但是使用经皮骨圆针加强后，更好地维持了原始复位，并且提供了更好的活动度和握力。

复位后在干骺端缺损处植骨或植入骨替代物加上桥接外固定支架固定，能够辅助维持复位，并且可以允许在3周后早期拆除外固定支架而无复位后再丢失。骨替代物似乎与自体骨是同样有效的，而且可能作为首选，以避免取骨区的并发症。

非桥接外固定支架固定

对于非桥接外固定支架固定在不同年龄的老年患者中能够恢复和维持掌倾角及腕骨对线，已达成共识。拆除外固定支架后，桡骨长度得到恢复并伴有尺骨变异的少量增加。在一项关于588例桥接或非桥接外固定支架的影像学比较的回顾性研究中，Hayes等报道了，与非桥接外固支架相比，桥接外固定支架背侧成角畸形愈合的概率增加了6.2倍，而桡骨短缩的概率增加了2.5倍。

组别研究中的功能结果均较为良好。Andersen等报道了88%的非桥接外固定支架固定具有Gartland与Werley评分为优异或良好的结果，因此得出的结论为，这是一项可以维持骨折复位，并且在术后1年具有良好功能结果的可靠方法。Flinkkila与他的合著者报道了，平均在骨折后16个月，90%的患者恢复了握力，以及多达97%的患者恢复了活动，因此总结到，非桥接外固定支架固定是一项可以在前臂远端不稳定骨折后恢复解剖和功能的简单、微创和可靠的方法。研究人员将其作为他们治疗这些骨折选择。

Hayes等证实了这项技术的易用性，并报道了这项技术在培训中的外科医生手中是成功的，从而证实了其可推广性。

掌侧锁定钢板固定

尽管外科医生最初对掌侧锁定钢板固定有很大的热情，但是掌侧锁定钢板固定治疗关节外和轻微移位的关节内骨折的影像学和功能结果，与其他技术相似。报道的影像学结果显示，掌侧锁定钢板能够成功地恢复掌倾角和桡骨长度，即使是在老年患者中。

掌侧钢板固定的功能结果通常是良好的，并且DASH评分为13~28分。可能可以通过患者的年龄对一些差异进行解释，因为年龄最大的组别具有最高的DASH评分。随访时间的不同，也可以解释一些差异。在使用其他的结果评估方法时，良好和优异的评分的比例通常较高。

非手术治疗与手术治疗结果的比较研究

对关于桡骨远端骨折治疗的任何RCT的分析，经常受到不稳定的不同定义、变化较大的纳入和排除标准的阻碍，使得很难对它们进行比较。出于这些目的，不稳定应该被定义为骨折在石膏中再次移位，或者能够被预测到具有不稳定的概率超过70%。

经皮骨圆针固定与石膏固定

Stoffelen等仔细研究了98例桡骨远端骨折患者，这些患者随机接受了Kapandji骨圆针撬拨技术加石膏固定1周或闭合复位后石膏固定6周治疗。研究人员发现两个组不论在功能或影像学结果方面都没有显著差异。Azzopardi与他的团队发现，经皮骨圆针固定的影像学结果显示出少许的优势，但是没有功能优势。Wong等在对老年患者进行研究后发现，经皮骨圆针固定对于背侧成角显示出较小的影像学结果的优势，但是对于尺骨变异没有显示出优势。他们没有发现功能差异。

唯一一项报道了与石膏固定相比，经皮骨圆针固定具有解剖和功能优势的研究，是在65岁以下的患者中进行的，提示在老年患者中，骨圆针固定受到较差的骨质量影响。

桥接外固定支架固定与石膏固定

在比较桥接外固定支架固定与石膏治疗的随机或伪随机对照试验的研究人员中，似乎达成了共识。所有研究人员均赞同桥接外固定支架固定与非手术治疗相比，能取得更好的解剖位置，但是大部分研究人员报道了这种改善并没有在功能结果中得到反映。对于以患者为导向的评分，唯一一个报道DASH评分的系列显示DASH评分没有差异，而Christensen等报道了在受伤后3个月和9个月，桥接外固定支架固定的Gartland与Werley评分有改善。一些研究人员报道了接受桥接外固定支架治疗的患者趋向于具有更好的功能，并报道了少数以外科医生为导向的客观评估结果的改善。然而，这些解剖和功能的优势往往伴随着早期并发症的增加，通常是因为轻微的钉道感染或桡神经肌激惹。

非桥接外固定支架固定与石膏固定

唯一一项比较非桥接外固定支架固定与石膏固定的随机研究，将30例非桥接外固定支架固定治疗的患者，与26例石膏固定治疗的患者进行比较，但是这些患者都小于60岁。非桥接外固定支架对于维持桡骨远端骨折复位后的位置是非常有效的。在随后的1年，同一研究团队报道了一项包括106例患者的类似的随机对照试验，证实了外固定支架具有维持复位后的位置的优势。尽管每一个组都获得了相似比例的满意结果，但是他们报道了外固定支架固定组具有更好的握力及更高比例的主观和客观的优异结果。

掌侧锁定钢板固定与石膏固定

仅有一项对比掌侧锁定钢板固定与非手术治疗的随机对照试验，在90例65岁以上的桡骨远端不稳定骨折患者中，比较了掌侧锁定钢板治疗与麻醉下手法复位和石膏固定治疗。钢板治疗组的影像学结果优于保守治疗组。DASH和PRWE评分显示了钢板治疗组的早期优势，但是没有持续到晚期随访时。手术治疗组具有更高的并发症发生率（36%：11%），其中肌腱并发症的发生率为22%，二次手术率为31%。

外固定支架固定与经皮骨圆针固定

有3项研究比较了外固定支架固定与经皮骨圆针固定。Ludvigsen等研究了60例具有干骺端粉碎性骨折的桡骨远端骨折患者，这些患者随机接受了桥接外固定支架固定（平均年龄61岁）或经皮骨圆针固定（平均年龄58岁），在受伤后6个月复查。影像学结果、并发症发生率或通过改良的Gartland与Werley评分评估的功能结果之间，没有显著的差异。在一个包括50例较年轻的65岁以下患者的系列中，研究对象随机接受了加强的桥接外固定支架固定或经皮骨圆针固定，除了外固定支架固定组的关节面复位更好外，影像学结果或DASH评分没有差异。在一项包括40例患者的研究中，与经皮骨圆针固定治疗的患者（平均年龄61.4岁）相比，非桥接外固定支架固定治疗的患者（平均年龄59.5岁）被允许更早地进行锻炼，但是没有更长期的优势。

经皮骨圆针固定与锁定钢板固定

最近几年，有两项回顾性对比研究和一些前瞻性随机对照研究，比较了经皮骨圆针固定与切开复位掌侧锁定钢板内固定。两项回顾性研究的对象为老年患者，发现在使用经皮骨圆针固定时，功能丢失更多，特别是就尺骨变异而言，并且在骨密度较低的患者中更为明显。在一项研究中，锁定钢板固定显示了更快的恢复，以及最终的握力更好，但是在另一项研究中，没有显示出显著的功能差异。在两项随机研究中，影像学结果没有显著差异，但是这项招募老年患者的研究指出，在出现掌侧粉碎性骨折的情况下，要警惕骨圆针固定时的过度复位。在受伤后长达6个月的时间内，两项研究均显示了锁定钢板固定组在DASH评分中的持续优势。一项进一步的研究显示两组间的结果没有显著差异，但是纳入标准和骨折类型是不均一的，造成了其结果应用于临床实践的局限性。

桥接外固定支架固定与钢板固定

在最近5年发表的7项随机对照试验中，没有一项是专门研究老年患者的，所有的研究均招募了年龄范围较广的患者。4项研究显示，桥接外固定支架固定与掌侧锁定钢板固定在任何时间段的以患者为主导的评分（DASH和PRWE）中均没有差异，而3项研究显示，在术后前几个月，掌侧锁定钢板治疗的患者有主观上的改善，但是仅持续了6个月。一些研究人员报道了钢板固定后的活动度恢复的早期改善，但是在所有的这些研究中，使用钢板治疗的患者被允许在术后早期活动腕关节，而外固定装置制动腕关节直到其被拆除。Landgren等将一项之前报道的研究中的结果研究延长至5年，发现外固定支架固定与钢板固定之间没有差异。

在大部分研究中，钢板固定与加强的外固定支架固定的影像学结果相当，然而在桥接外固定支架未得到加强的情况下，所有患者均显示出较差的影像学结果。仅有两项研究报道了两个组均具有接近30%的畸形愈合率。

在大部分研究中，2种治疗方法的并发症发生率相似。Egol等报道了钢板治疗的再次手术率较高，而大部分再次手术是因为内植物的问题。Grewal和她的团队在她们的ORIF组中发现了更多的肌腱并发症，并且其中许多被认为是严重并发症。除了一项并发症（急性筋膜间室综合征）之外，外固定支架固定组的所有并发症均较轻微，主要是轻微的钉道感染。

Esposito等进行了一项纳入9个研究的Meta分析，并且得出2种治疗方法总体上的临床差异非常小的结论。他们列举了钢板治疗组具有更低的DASH评分，但是这种差异没有达到公认的10分的临床重要差异值。他们发现总的并发症发生率相似，但是外固定支架具有更高的感染率，却很轻微。然而，仅在两项被纳入的研究中，研究对象的平均年龄超过55岁。

桥接与非桥接外固定支架固定

McQueen报道了一项比较桥接与非桥接外固定支架固定治疗60例再次移位的桡骨远端骨折的随机对照试验，患者的平均年龄为61岁。因为都具有再次移位和干骺端粉碎性骨折，这些骨折的不均一性很小。在整个复查阶段，非桥接外固定支架固定组的解剖学结果具有显著优势。尽管非桥接外固定支架固定组在整个复查阶段具有更好的功能结果，但是疼痛评分在治疗后1年没有差异。非桥接外固定支架固定显著优于桥接外固定支架固定，在考虑使用外固定支架治疗，并且远侧骨折块有足够的空间容纳骨钉的情况下，应该将非桥接外固定支架固定作为桡骨远端不稳定骨折的治疗选择。

此后报道的3项随机对照试验，进一步比较了桥接与非桥接外固定支架固定治疗桡骨远端关节外或轻微的关节内骨折。3项研究均证实非桥接外固定支架治疗组的复位更好。两项研究使用了DASH评分，在一项研究中没有差异，而另一项研究显示了非桥接外固定支架固定组的DASH评分更满意。前一项研究报道了非桥接外固定支架固定组的SF12躯体健康评分更满意，但是疼痛评分没有差异。

非桥接外固定支架固定与钢板固定

一项比较非桥接外固定支架固定与掌侧钢板固定的随机对照试验，招募了102例平均年龄为63岁的患者。非桥接外固定支架固定组的手术时间更短，掌倾角恢复更满意。术后1年，两个组的关节活动度、握力、疼痛或患者相关结果评估（PROMS）没有差异。然而并发症分析中的差异是显而易见的。尽管两个组之间的总体并发症发生率相似（外固定支架固定组的20%与掌侧锁定钢板固定组的21%），但是锁定钢板治疗组的并发症的性质更为严重，反映在这个组具有36.5%的再次手术率，相较而言，外固定支架治疗组的再次手术率为6%。

移位的关节内骨折

尽管严重的关节内骨折占桡骨远端骨折的比例不超过5%，但它们的治疗最具挑战性，尤其是在骨质量较差的老年患者中。虽然关节面不平整对创伤性关节炎的形成过程的影响仍存在争议，但是这可能与老年患者的相关性较小。目前一致认为，在健康和活跃的患者中，2mm的关节面移位应该进行整复，但是其在老年患者中的应用仍未被确定。对于应该使用石膏固定以令其感到舒适的脆弱老年患者，不需要复位关节面。

手术治疗必须处理关节面移位和任何伴随的干骺端移位和不稳定，因此可能需要使用联合的手术技术。必须评估每例骨折以确定骨折类型和骨折块的移位，以及基于这个评估确定治疗策略。有两项技术被用于移位的关节内骨折的手术治疗：闭合或经皮复位关节面结合桥接外固定支架固定或ORIF。第一项技术要求首先放置桥接外固定支架，然后在透视下手法复位和经皮固定关节面骨块。第二项是根据骨折类型制订的手术入路进行ORIF，并且可能需要手术医生所能提供的所有固定技术。在实践中，闭合复位和经皮固定可以被应用于不太严重的骨折中，特别是在没有掌尺侧骨块移位或旋转的情况下。

结果

因为生命预期较短而可能避免创伤性关节炎的发生，所以恢复关节面的平整可能与老年患者的相关性较小。关于这两种治疗方法的结果，仅有数量有限的报道，但大部分是在年轻患者中。这些报道证实，在取得关节面复位的条件下，结果是令人满意的，但影像学显示的关节炎和其他并发症出现在大量的病例中。功能结果极少恢复至基线水平，并且并发症发生率较高，反映出所治疗的骨折的复杂性。

一项关于这两种技术的随机对照试验显示，在关节面得到复位的条件下，假如间接复位和经皮固定是可能的，与ORIF相比，可以得到更好的功能结果。如果使用闭合的方法不能复位关节面，研究人员进一步进行ORIF。推荐在开放复位之前，尝试微创经皮复位，如果取得良好复位，则ORIF不是必要的。

在一小部分病例中，因为严重的关节内或者干骺端粉碎性骨折、骨质量差，或者这3项的任意组合，也许不可能恢复关节面平整或干骺端的轴线。在这种情况下，可能需要补救手术，跨关节支撑钢板固定可能有用，特别是在骨质量较差的患者中。在老年患者中，很少需要进行关节融合术。

部分关节内骨折

桡骨远端的部分关节内骨折为掌侧剪切或掌侧关节边缘骨折（掌侧Barton骨折），及背侧剪切或背侧关节边缘骨折（Barton骨折）或桡骨茎突骨折（Chauffeur骨折），并且通常由舟月复合体撞击桡骨远端所导致。

掌侧剪切骨折

掌侧剪切骨折为AO-B3型骨折（图26.1），并且根据掌侧骨折块的大小和粉碎程度、是否累及乙状切迹来进一步分型。长期以来，它们被认为是一种本质上不稳定的骨折，因此非手术治疗仅限于老年脆弱患者，或者罕见的无移位骨折。

手术治疗是使用一块掌侧支撑钢板，强调包括乙状切迹的关节面复位。钢板应该预塑形，以加压骨折块使其与背侧正常皮质贴合。应该注意将钢板放置至足够靠近尺侧，以支撑掌尺侧关节边缘可能存在的隐匿性骨折。外科医生在术前应该仔细研究X线片，以排除可能被忽视的延伸至背侧皮质的细微骨折线，否则，如果使用塑形不足的钢板，则存在背侧成角畸形愈合的风险（图26.12）。

在大部分关于桡骨远端掌侧剪切骨折的结果的文献报道中，大多数骨折是由高能量损伤造成，也许不能反映这些损伤的真实流行病学。在避免了背侧成角畸形愈合风险的条件下，报道的放射学结果是良好的。据报道，优异和良好的功能结果占很高的比例，而且在损伤后长达25年，恢复至接近正常的DASH评分。

桡骨茎突骨折

桡骨茎突骨折是最常见的部分关节内骨折。这些骨折通常无移位，而且一般为预后较好的损伤，但是必须仔细检查腕骨，以排除舟状骨骨折或者腕部韧带损伤。对于大部分老年患者，可以使用石膏或夹板治疗以减轻疼痛，并且在症状允许的情况下活动腕关节。除非存在需要桡侧支撑钢板治疗的严重移位的粉碎性骨折，通常很少有必要进行手术干预。

尺骨远端骨折

尺骨远端骨折通常合并桡骨远端骨折。它们可能累及尺骨干、颈、头或尺骨茎突，或者为这几个部分的联合损伤。

合并桡骨远端骨折的尺骨远端关节外骨折为骨干或颈或尺骨远端部分的骨折。一旦复位桡骨远端骨折后，这些骨折中的大部分会恢复对线，在这些病例中，石膏固定是足够的。然而，在健康的老年患者中，如果在固定桡骨远端骨折后，尺骨依然对线不良或者不稳定，则需要行ORIF。对线不良被定义为超过10°的成角，不稳定被定义为在前臂旋转时，出现超过50%的水平移位。

仅有一项前瞻性非随机研究比较了尺骨远端关节外骨折的手术与非手术治疗。这项研究包括61例合并桡骨远端骨折的尺骨远端不稳定或对线不良的

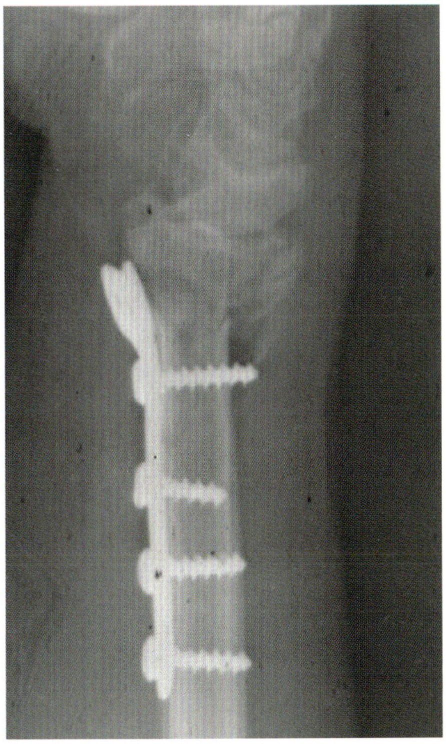

图26.12 这一例骨折最初向掌侧移位，钢板塑形不足并发生背侧移位。提示背侧粉碎性骨折造成了背侧移位

骨折。这些患者均大于64岁。在平均34个月的研究周期中，没有影像学或功能结果的显著差异。对于老年患者，似乎尺骨关节外骨折的非手术治疗是满意的，但是如果需要ORIF，骨折也将达到愈合，并且伴有较少的并发症及较好的功能结果。

可能单独发生尺骨远端关节内骨折，或者合并桡骨远端骨折，在这种情况下，桡骨远端骨折与尺骨颈或茎突骨折可能同时出现。治疗应该遵循关节内骨折的常规治疗原则，因为残余的移位可能会导致前臂旋转障碍。在有明显移位的情况下，使用无头螺钉或者克氏针的ORIF可能是必要的，在合适的情况下，辅以钢板固定。

在一项包括14例具有尺骨关节内骨折合并桡骨远端骨折的老年患者的研究中，掌侧钢板被用于固定桡骨远端骨折，并对尺骨骨折进行了非手术治疗。在术后平均18个月复查时，所有的尺骨骨折均已愈合，而且改良的Gartland与Werley评分提示所有患者均获得良好或优异的结果。研究人员认为尺骨骨折的非手术治疗可以取得满意的结果，特别是在可能具有骨质疏松骨骼的老年患者中。

尺骨茎突骨折

尺骨茎突骨折是最常见的合并桡骨远端骨折的尺侧损伤，据报道，其出现在40%~60%的桡骨远端骨折中。关于尺骨茎突骨折对预后的影响的证据是相互矛盾的。大部分研究尺骨茎突骨折合并非手术治疗的桡骨远端骨折的早期出版物，得出了尺骨茎突骨折影响预后的结论。最近的研究评估了通过掌侧钢板固定治疗的伴有尺骨茎突骨折的桡骨远端骨折系列，术中未发现DRUJ不稳定。没有研究显示功能结果与尺骨茎突骨折的出现和高度及移位有任何相关。在尺骨茎突骨折位于基底部及合并DRUJ不稳定的情况下，大部分研究人员支持应该使用ORIF以稳定DRUJ。

并发症

桡骨远端骨折的并发症相对常见，据报道，在骨折的混合系列中，并发症发生率的范围较宽，为5%~31%。一些并发症与骨折治疗相关，并且在本章的其他部分被提及。

骨折特异性并发症

神经损伤

正中神经

最常见的与桡骨远端骨折相关的神经损伤是正中神经损伤，表现为腕管综合征。据报道，正中神经损伤发生在3%~17%的骨折中。桡骨远端骨折后的早期腕管综合征的成因，被认为是蔓延至腕管或者骨折水平的筋膜深面的水肿和血肿、直接的神经挫伤、血肿内麻醉和Cotton–Loder体位等。晚期腕管综合征归因于骨痂形成和畸形愈合。

尽管腕管综合征可以发生在骨折后的任何时间，但最常见的是亚急性组，被定义为发生在骨折后1~12周的腕管综合征。亚急性腕管综合征发生在低能量损伤的老年患者中，畸形愈合可能是一个影响因素，并且对桡骨远端骨折的功能结果有负面影响。在大部分患者中，减压是成功的，但应该注意的是，压迫可能发生在腕横纹近端的骨折水平处，因此减压应该延伸至这个区域。尽管常见于高能量损伤的年轻患者中，但急性发作的腕管综合征（在骨折后1周以内）可能发生在老年患者中。首先应该进行复位移位骨折的治疗，因为症状可能会缓解。进行性恶化的症状是紧急减压的一个指征。

尺神经

尺神经损伤没有正中神经损伤常见，文献中报道的患病率为0.5%~4.2%。尺神经在腕部和前臂的移动性被认为是保护其免受损伤的原因。据报道，具有尺神经损伤风险的骨折为DRUJ不稳定、开放性骨折、高能量损伤和严重的骨折移位等。这些损伤中的大部分为可以自行恢复的神经失用。在完全性尺神经麻痹伴有开放伤口或者并发急性腕管综合征的情况下，推荐进行神经探查。

肌腱损伤

使用手术和非手术治疗的桡骨远端骨折均会伴发肌腱损伤。最常见的肌腱损伤涉及拇长伸肌腱，通常被报道发生在少于1%的骨折中，但是曾经被报道发生在多达5%的骨折中。一些桡骨远端骨折后的拇长伸肌腱损伤机制已经被提出，并且可能与骨折或内植物相关。内植物相关的肌腱断裂最常发生在钢板固定时，在本章的相关部分进行讨论。

摩擦和缺血均被认为是桡骨远端骨折后肌腱断裂的原因。据报道，拇长伸肌腱断裂更常见于无移位或者轻微移位的桡骨远端骨折中，并且发生在损伤后的任何时间。骨折相关的肌腱断裂可能发生在受伤后平均6周左右，而晚期断裂更可能与在内植物摩擦的问题相关。

如果患者具有拇长伸肌腱断裂后引起功能问题的症状，则应该考虑进行肌腱转位，通常使用示指固有伸肌腱。据报道，患者在术后8周获得满意的效果和较低的DASH评分，伴有轻微的拇指背伸丢失和大概70%的握力和指尖挤压力的恢复。

与骨折相关的屈肌腱损伤更为罕见，可能是因为旋前方肌肌腹作为屈肌腱与骨之间的缓冲层。在1990年以前，在世界范围的文献中，仅报道了12例屈肌腱断裂。然而，一篇搜索最近25年的桡骨远端骨折中的屈肌腱断裂的文献，发现了19项与屈肌腱断裂明确相关的研究，主要是在掌侧钢板固定后的拇长屈肌腱断裂，提示这可能是与内植物相关的问题。

畸形愈合

尽管通常不被报道为桡骨远端骨折的并发症，畸形愈合（图26.13）依然很常见。因为关于畸形愈合的定义存在相当大的争议，在报道发生率时，很难进行评估。不应该因为单独的影像学显示的畸形，就考虑进行畸形愈合的治疗，而仅应该在有症状的患者中进行考虑。

畸形愈合的典型症状为：

（1）DRUJ、腕骨区域或桡腕关节的疼痛；

（2）握力减弱；

（3）活动度降低，特别是旋转；

（4）畸形。

畸形愈合的治疗

在健康和有独立生活能力的患者中，有症状的畸形愈合的治疗方法为手术治疗。通常的做法是延迟矫正畸形愈合，因为这允许明确残留的问题，并且避免不必要的手术。然而延迟导致功能障碍期的延长，并且在术中更难确定畸形的平面。延迟可能也会导致软组织挛缩和更具挑战性的畸形矫正，以及可能增加处理尺骨的手术。桡骨远端截骨术的禁忌证，包括可能有必要进行关节融合的桡腕关节的严重骨性关节炎，对小于2mm的移位进行的关节内截骨，以及出现复杂性局部疼痛综合征。

背侧成角畸形愈合的手术通常要求背侧入路，但是如果使用掌侧锁定钢板，有些手术医生可能使用掌侧入路。可以使用闭合或开放楔形截骨，开放楔形截骨被更频繁地使用，因为可以增加桡骨的长度。开放楔形截骨可以被用于矫正冠状面和矢状面的畸形（图26.13），但是通常要求植骨填充由此造成的缺损。

已经报道了多种类型的固定被用于稳定桡骨远端截骨。背侧钢板固定曾经是最常用的方法，但是最近掌侧锁定钢板已被用于治疗背侧成角畸形。文献报道的掌侧锁定钢板固定对背侧钢板固定的优势在于肌腱问题少于背侧钢板，以及使用颗粒植骨，因为掌侧锁定钢板不需要结构性支撑，而且在一些病例中不需要植骨，但是这些优势仍然未被证实。使用非桥接外固定支架稳定截骨（图26.13），有一些潜在的优势，包括微创技术、更容易控制和矫正远侧骨块、使用非结构性松质骨移植、容易拆除固定物和不需要住院等。

关于截骨治疗背侧成角的关节外畸形愈合的结果，一致的观点为可以改善影像学和功能结果，但是很少恢复正常。这项技术对于改善影像学结果很可靠，但是钢板技术不总是能够恢复掌倾角。非桥接外固定支架能够恢复和维持掌倾角，可能是因

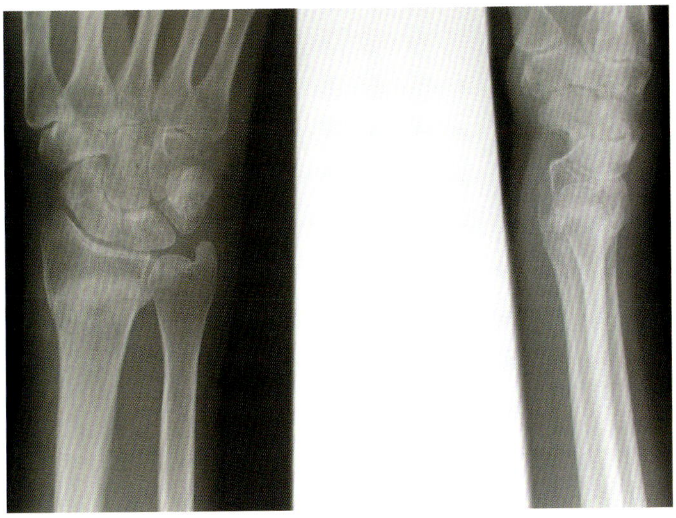

（a）

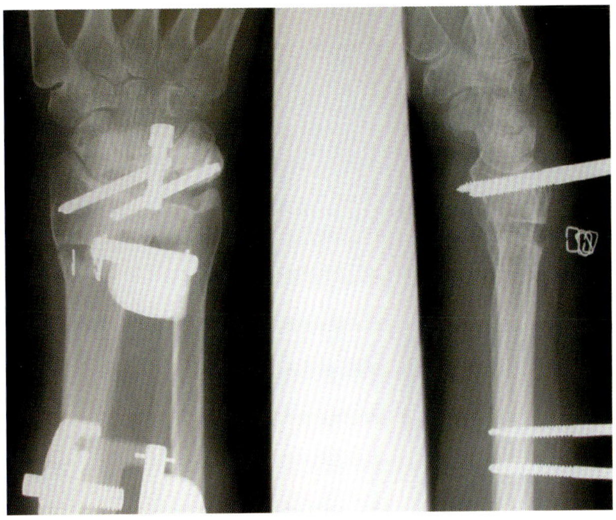

（b）

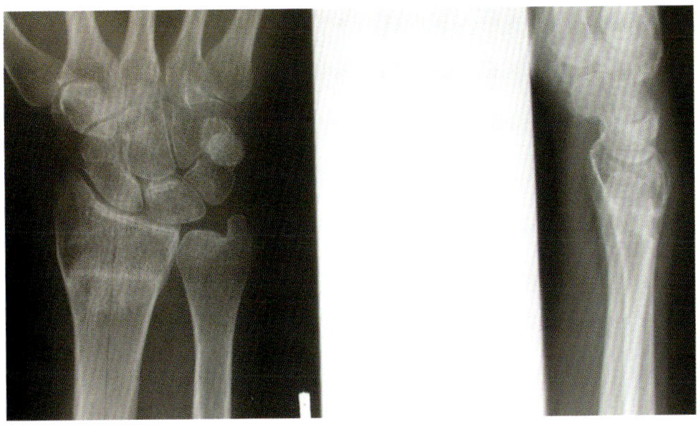

（c）

图26.13 （a）桡骨远端骨折的背侧成角畸形愈合。如果这个老年患者出现症状，则应该考虑行桡骨远端截骨术；（b）开放楔形截骨加植骨；（c）截骨已愈合，畸形得到了很好的矫正

为通过远端骨钉对远侧骨块的控制。在客观的和患者相关的结局评估中，均显示出功能结果的持续改善。并发症发生率通常较高，在一些系列中，有相当程度的再次手术率。

与背侧成角畸形相比，掌侧畸形很少见，可能是因为掌侧移位骨折的患病率较低，以及因为普遍认为掌侧移位骨折是不稳定的，而进行了一期固定选择掌侧入路的钢板固定。掌侧畸形通常是水平移位畸形伴较小的成角畸形或者较少的骨丢失。在这种情况下，可以进行斜形滑动截骨，而不需要植骨。如果存在成角畸形，需要进行开放楔形截骨和植骨。尽管残留的DRUJ症状限制了其较好的结果，但是关于这两项技术的良好的影像学结果和功能结果均得到报道。

有一些针对桡骨畸形愈合的尺侧手术。尺侧手术适用于持续性疼痛、旋转挛缩或DRUJ不稳定等，可以联合桡骨远端截骨术。在晚期阶段或如果没有桡骨远端畸形愈合的情况下，可以进行单独的尺侧手术。在桡骨远端截骨后，应该持续评估前臂旋转范围。如果持续存在明显的旋转损害，则应该考虑进行尺侧手术，包括切除性DRUJ半关节成形术、尺骨远端切除，及尺骨远端切除伴假体置换。

复杂性局部疼痛综合征

复杂性局部疼痛综合征（CRPS）是一些创伤的一项严重，并且通常使人衰弱的并发症，但是最常见于桡骨远端骨折之后。其病因不明，临床表现包括疼痛、肿胀、颜色和温度改变及关节挛缩等，这个问题详见第6章。

参考文献

[1] Chung KC, Shauver MJ, Yin H, et al. Variations in the use of internal fixation for distal radial fracture in the United States Medicare

population. J Bone Joint Surg Am, 2011;93:2154–2162.
[2] Court-Brown CM, Caesar B. Epidemiology of adult fractures: A review. Injury, 2006;37:691–697.
[3] Kreder HJ, Hanel DP, McKee M, et al. Consistency of AO fracture classification for the distal radius. J Bone Joint Surg Br, 1996;78:726–731.
[4] Flinkkila T, Sirnio K, Hippi M, et al. Epidemiology and seasonal variation of distal radius fractures in Oulu, Finland. Osteoporos Int, 2011;22:2307–2312.
[5] McQueen MM. Fractures of the distal radius and ulna. In: Court-Brown CM, Heckman JD, McQueen MM, et al., editors. Rockwood and Green' s Fractures in Adults. 8th ed. Philadelphia, PA: Wolters Kluwer; 2015. pp. 1057–1120.
[6] Orces CH, Martinez FJ. Epidemiology of fall related forearm and wrist fractures among adults treated in US hospital emergency departments. Inj Prev, 2011;17:33–36.
[7] Sigurdardottir K, Halldorsson S, Robertsson J. Epidemiology and treatment of distal radius fractures in Reykjavik, Iceland, in 2004. Comparison with an Icelandic study from 1985. Acta Orthop, 2011;82:494–498.
[8] Court-Brown CM. The epidemiology of fractures and dislocations. In: Court-Brown CM, Heckman JD, McQueen MM, et al., editors. Rockwood and Green' s Fractures in Adults. 8th ed. Philadelphia, PA: Wolters Kluwer; 2015. pp. 59–108.
[9] Brogren E, Petranek M, Atroshi I. Incidence and characteristics of distal radius fractures in a southern Swedish region. BMC Musculoskelet Disord, 2007;8:48.
[10] Ahmed LA, Schirmer H, Bjornerem A, et al. The gender-and age-specific 10-year and lifetime absolute fracture risk in Tromso, Norway. Eur J Epidemiol, 2009;24:441–448.
[11] Cooley H, Jones G. A population-based study of fracture incidence in southern Tasmania: Lifetime fracture risk and evidence for geographic variations within the same country. Osteoporos Int, 2001;12:124–130.
[12] Cummings SR, Black DM, Rubin SM. Lifetime risks of hip, Colles', or vertebral fracture and coronary heart disease among white postmenopausal women. Arch Intern Med, 1989;149:2445–2448.
[13] Nguyen TV, Center JR, Sambrook PN, et al. Risk factors for proximal humerus, forearm, and wrist fractures in elderly men and women: The Dubbo Osteoporosis Epidemiology Study. Am J Epidemiol, 2001;153:587–595.
[14] Nordvall H, Glanberg-Persson G, Lysholm J. Are distal radius fractures due to fragility or to falls? A consecutive case-control study of bone mineral density, tendency to fall, risk factors for osteoporosis, and health-related quality of life. Acta Orthop, 2007;78:271–277.
[15] Ivers RQ, Cumming RG, Mitchell P, et al. Risk factors for fractures of the wrist, shoulder and ankle: The Blue Mountains Eye Study. Osteoporos Int, 2002;13:513–518.
[16] Johnson PG, Szabo RM. Angle measurements of the distal radius: A cadaver study. Skeletal Radiol, 1993;22:243–246.
[17] Cooney WP, Bussey R, Dobyns JH, et al. Difficult wrist fractures. Perilunate fracture-dislocations of the wrist. Clin Orthop Relat Res, 1987;(214):136–147.
[18] Gartland JJ Jr., Werley CW. Evaluation of healed Colles' fractures. J Bone Joint Surg Am, 1951;33-A:895–907.
[19] Green DP, O' Brien ET. Open reduction of carpal dislocations: Indications and operative techniques. J Hand Surg Am, 1978;3:250–265.
[20] Souer JS, Lozano-Calderon SA, Ring D. Predictors of wrist function and health status after operative treatment of fractures of the distal radius. J Hand Surg Am, 2008;33:157–163.
[21] Mackenney PJ, McQueen MM, Elton R. Prediction of instability in distal radial fractures. J Bone Joint Surg Am, 2006;88:1944–1951.
[22] Wadsten MA, Sayed-Noor AS, Englund E, et al. Cortical comminution in distal radial fractures can predict the radiological outcome: A cohort multicentre study. Bone Joint J, 2014;96-B:978–983.
[23] McQueen MM, Hajducka C, Court-Brown CM. Redisplaced unstable fractures of the distal radius: A prospective randomised comparison of four methods of treatment. J Bone Joint Surg Br, 1996;78:404–409.
[24] McQueen MM, MacLaren A, Chalmers J. The value of remanipulating Colles' fractures. J Bone Joint Surg Br, 1986;68:232–233.
[25] Jaremko JL, Lambert RG, Rowe BH, et al. Do radiographic indices of distal radius fracture reduction predict outcomes in older adults receiving conservative treatment? Clin Radiol, 2007;62:65–72.
[26] Young BT, Rayan GM. Outcome following nonoperative treatment of displaced distal radius fractures in low-demand patients older than 60 years. J Hand Surg Am, 2000;25:19–28.
[27] Anzarut A, Johnson JA, Rowe BH, et al. Radiologic and patient-reported functional outcomes in an elderly cohort with conservatively treated distal radius fractures. J Hand Surg Am, 2004;29:1121–1127.
[28] Grewal R, MacDermid JC. The risk of adverse outcomes in extra-articular distal radius fractures is increased with malalignment in patients of all ages but mitigated in older patients. J Hand Surg Am, 2007;32:962–970.
[29] Clement ND, Duckworth AD, Court-Brown CM, et al. Distal radial fractures in the superelderly: Does malunion affect functional outcome? ISRN Orthop, 2014;2014:189803.
[30] Brogren E, Hofer M, Petranek M, et al. Relationship between distal radius fracture malunion and arm-related disability: A prospective populationbased cohort study with 1-year follow-up. BMC Musculoskelet Disord, 2011;12:9.
[31] Zenke Y, Sakai A, Oshige T, et al. The effect of an associated ulnar styloid fracture on the outcome after fixation of a fracture of the distal radius. J Bone Joint Surg Br, 2009;91:102–107.
[32] McQueen M, Caspers J. Colles fracture: Does the anatomical result affect the final function? J Bone Joint Surg Br, 1988;70:649–651.
[33] Gupta A, Batra S, Jain P, et al. Carpal alignment in distal radial fractures. BMC Musculoskelet Disord, 2002;3:14.
[34] McQueen MM. Redisplaced unstable fractures of the distal radius. A randomised, prospective study of bridging versus non-bridging external fixation. J Bone Joint Surg Br, 1998;80:665–669.
[35] Knirk J, Jupiter J. Intraarticular fractures of the distal end of the radius in young adults. J Bone Joint Surg, 1986;68A:647–659.
[36] Forward DP, Davis TR, Sithole JS. Do young patients with malunited fractures of the distal radius inevitably develop symptomatic

posttraumatic osteoarthritis? J Bone Joint Surg Br, 2008;90:629–637.
[37] Ng CY, McQueen MM. What are the radiological predictors of functional outcome following fractures of the distal radius? J Bone Joint Surg Br, 2011;93:145–150.
[38] Court-Brown CM, Aitken S, Hamilton TW, et al. Nonoperative fracture treatment in the modern era. J Trauma, 2010;69:699–707.
[39] Fanuele J, Koval KJ, Lurie J, et al. Distal radial fracture treatment: What you get may depend on your age and address. J Bone Joint Surg Am, 2009;91:1313–1319.
[40] Chung KC, Shauver MJ, Birkmeyer JD. Trends in the United States in the treatment of distal radial fractures in the elderly. J Bone Joint Surg Am, 2009;91:1868–1873.
[41] Emmett JE, Breck LW. A review and analysis of 11,000 fractures seen in a private practice of orthopaedic surgery, 1937–1956. J Bone Joint Surg Am, 1958;40-A:1169–1175.
[42] Beumer A, McQueen MM. Fractures of the distal radius in low-demand elderly patients: Closed reduction of no value in 53 of 60 wrists. Acta Orthop Scand, 2003;74:98–100.
[43] Abbaszadegan H, Jonsson U. Regional anesthesia preferable for Colles' fracture. Controlled comparison with local anesthesia. Acta Orthop Scand, 1990;61:348–349.
[44] Cobb AG, Houghton GR. Local anaesthetic infiltration versus Bier's block for Colles' fractures. Br Med J (Clin Res Ed), 1985;291:1683–1684.
[45] Bong MR, Egol KA, Leibman M, et al. A comparison of immediate postreduction splinting constructs for controlling initial displacement of fractures of the distal radius: A prospective randomized study of long-arm versus short-arm splinting. J Hand Surg Am, 2006;31:766–770.
[46] Grafstein E, Stenstrom R, Christenson J, et al. A prospective randomized controlled trial comparing circumferential casting and splinting in displaced Colles fractures. CJEM, 2010;12:192–200.
[47] Pool C. Colles's fracture. A prospective study of treatment. J Bone Joint Surg Br, 1973;55:540–544.
[48] Stoffelen D, Broos P. Minimally displaced distal radius fractures: Do they need plaster treatment? J Trauma, 1998;44:503–505.
[49] McAuliffe TB, Hilliar KM, Coates CJ, et al. Early mobilisation of Colles' fractures. A prospective trial. J Bone Joint Surg Br, 1987;69:727–729.
[50] Foldhazy Z, Tornkvist H, Elmstedt E, et al. Long-term outcome of nonsurgically treated distal radius fractures. J Hand Surg Am, 2007;32:1374–1384.
[51] Synn AJ, Makhni EC, Makhni MC, et al. Distal radius fractures in older patients: Is anatomic reduction necessary? Clin Orthop Relat Res, 2009;467:1612–1620.
[52] Amorosa LF, Vitale MA, Brown S, et al. A functional outcomes survey of elderly patients who sustained distal radius fractures. Hand (N Y), 2011;6:260–267.
[53] Schmalholz A. Closed rereduction of axial compression in Colles' fracture is hardly possible. Acta Orthop Scand, 1989;60:57–59.
[54] Hargreaves DG, Drew SJ, Eckersley R. Kirschner wire pin tract infection rates: A randomized controlled trial between percutaneous and buried wires. J Hand Surg Br, 2004;29:374–376.
[55] Allain J, le Guilloux P, Le Mouël S, et al. Trans-styloid fixation of fractures of the distal radius. A prospective randomized comparison between 6- and 1-week postoperative immobilization in 60 fractures. Acta Orthop Scand, 1999;70:119–123.
[56] Lenoble E, Dumontier C, Goutallier D, et al. Fracture of the distal radius. A prospective comparison between trans-styloid and Kapandji fixations. J Bone Joint Surg Br, 1995;77:562–567.
[57] Strohm PC, Muller CA, Boll T, et al. Two procedures for Kirschner wire osteosynthesis of distal radial fractures. A randomized trial. J Bone Joint Surg Am, 2004;86-A:2621–2628.
[58] Brady O, Rice J, Nicholson P, et al. The unstable distal radial fracture one year post Kapandji intrafocal pinning. Injury, 1999;30:251–255.
[59] Rodriguez-Merchan EC. Plaster cast versus percutaneous pin fixation for comminuted fractures of the distal radius in patients between 46 and 65 years of age. J Orthop Trauma, 1997;11:212–217.
[60] Hayes AJ, Duffy PJ, McQueen MM. Bridging and nonbridging external fixation in the treatment of unstable fractures of the distal radius: A retrospective study of 588 patients. Acta Orthop, 2008;79:540–547.
[61] Abramo A, Kopylov P, Geijer M, et al. Open reduction and internal fixation compared to closed reduction and external fixation in distal radial fractures: A randomized study of 50 patients. Acta Orthop, 2009;80:478–485.
[62] Atroshi I, Brogren E, Larsson GU, et al. Wristbridging versus non-bridging external fixation for displaced distal radius fractures: A randomized assessor-blind clinical trial of 38 patients followed for 1 year. Acta Orthop, 2006;77:445–453.
[63] Egol KA, Paksima N, Puopolo S, et al. Treatment of external fixation pins about the wrist: A prospective, randomized trial. J Bone Joint Surg Am, 2006;88:349–354.
[64] Flinkkila T, Ristiniemi J, Hyvonen P, et al. Nonbridging external fixation in the treatment of unstable fractures of the distal forearm. Arch Orthop Trauma Surg, 2003;123:349–352.
[65] Hove LM, Krukhaug Y, Revheim K, et al. Dynamic compared with static external fixation of unstable fractures of the distal part of the radius: A prospective, randomized multicenter study. J Bone Joint Surg Am, 2010;92:1687–1696.
[66] Krukhaug Y, Ugland S, Lie SA, et al. External fixation of fractures of the distal radius: A randomized comparison of the Hoffman compact II non-bridging fixator and the Dynawrist fixator in 75 patients followed for 1 year. Acta Orthop, 2009;80:104–108.
[67] Westphal T, Piatek S, Schubert S, et al. Outcome after surgery of distal radius fractures: No differences between external fixation and ORIF. Arch Orthop Trauma Surg, 2005;125:507–514.
[68] Wilcke MK, Abbaszadegan H, Adolphson PY. Wrist function recovers more rapidly after volar locked plating than after external fixation but the outcomes are similar after 1 year. Acta Orthop, 2011;82:76–81.
[69] Andersen JK, Hogh A, Gantov J, et al. Colles' fracture treated with non-bridging external fixation: A 1-year follow-up. J Hand Surg Eur Vol, 2009;34:475–478.
[70] Ahlborg HG, Josefsson PO. Pin-tract complications in external

fixation of fractures of the distal radius. Acta Orthop Scand, 1999;70:116–118.

[71] Grewal R, MacDermid JC, King GJ, et al. Open reduction internal fixation versus percutaneous pinning with external fixation of distal radius fractures: A prospective, randomized clinical trial. J Hand Surg Am, 2011;36:1899–1906.

[72] Jeudy J, Steiger V, Boyer P, et al. Treatment of complex fractures of the distal radius: A prospective randomised comparison of external fixation 'versus' locked volar plating. Injury, 2012;43:174–179.

[73] Wei DH, Raizman NM, Bottino CJ, et al. Unstable distal radial fractures treated with external fixation, a radial column plate, or a volar plate. A prospective randomized trial. J Bone Joint Surg Am, 2009;91:1568–1577.

[74] Capo JT, Rossy W, Henry P, et al. External fixation of distal radius fractures: Effect of distraction and duration. J Hand Surg Am, 2009;34:1605–1611.

[75] Knight D, Hajducka C, Will E, et al. Locked volar plating for unstable distal radial fractures: Clinical and radiological outcomes. Injury, 2010;41:184–189.

[76] Arora R, Lutz M, Deml C, et al. A prospective randomized trial comparing nonoperative treatment with volar locking plate fixation for displaced and unstable distal radial fractures in patients sixtyfive years of age and older. J Bone Joint Surg Am, 2011;93:2146–2153.

[77] Egol K, Walsh M, Tejwani N, et al. Bridging external fixation and supplementary Kirschner-wire fixation versus volar locked plating for unstable fractures of the distal radius: A randomised, prospective trial. J Bone Joint Surg Br, 2008;90:1214–1221.

[78] Gradl G, Gradl G, Wendt M, et al. Non-bridging external fixation employing multiplanar K-wires versus volar locked plating for dorsally displaced fractures of the distal radius. Arch Orthop Trauma Surg, 2013;133:595–602.

[79] Sahu A, Charalambous CP, Mills SP, et al. Reoperation for metalwork complications following the use of volar locking plates for distal radius fractures: A United Kingdom experience. Hand Surg, 2011;16:113–118.

[80] Drobetz H, Kutscha-Lissberg E. Osteosynthesis of distal radial fractures with a volar locking screw plate system. Int Orthop, 2003;27:1–6.

[81] Rozental TD, Blazar PE. Functional outcome and complications after volar plating for dorsally displaced, unstable fractures of the distal radius. J Hand Surg Am, 2006;31:359–365.

[82] Arora R, Lutz M, Zimmermann R, et al. [Limits of palmar locking-plate osteosynthesis of unstable distal radius fractures]. Handchir Mikrochir Plast Chir, 2007;39:34–41.

[83] White BD, Nydick JA, Karsky D, et al. Incidence and clinical outcomes of tendon rupture following distal radius fracture. J Hand Surg Am, 2012;37:2035–2040.

[84] Kennedy C, Kennedy MT, Niall D, et al. Radiological outcomes of distal radius extra-articular fragility fractures treated with extra-focal kirschner wires. Injury, 2010;41:639–642.

[85] Oskam J, Kingma J, Bart J, et al. K-wire fixation for redislocated Colles' fractures. Malunion in 8/21 cases. Acta Orthop Scand, 1997;68:259–261.

[86] Wilcke MK, Abbaszadegan H, Adolphson PY. Patient-perceived outcome after displaced distal radius fractures. A comparison between radiological parameters, objective physical variables, and the DASH score. J Hand Ther, 2007;20:290–298.

[87] Dicpinigaitis P, Wolinsky P, Hiebert R, et al. Can external fixation maintain reduction after distal radius fractures? J Trauma, 2004;57:845–850.

[88] Lin C, Sun JS, Hou SM. External fixation with or without supplementary intramedullary Kirschner wires in the treatment of distal radial fractures. Can J Surg, 2004;47:431–437.

[89] McQueen MM, Simpson D, Court-Brown CM. Use of the Hoffman 2 compact external fixator in the treatment of redisplaced unstable distal radial fractures. J Orthop Trauma, 1999;13:501–505.

[90] Chung KC, Squitieri L, Kim HM. Comparative outcomes study using the volar locking plating system for distal radius fractures in both young adults and adults older than 60 years. J Hand Surg Am, 2008;33:809–819.

[91] Figl M, Weninger P, Liska M, et al. Volar fixedangle plate osteosynthesis of unstable distal radius fractures: 12 months results. Arch Orthop Trauma Surg, 2009;129:661–669.

[92] Stoffelen DV, Broos PL. Kapandji pinning or closed reduction for extra-articular distal radius fractures. J Trauma, 1998;45:753–757.

[93] Azzopardi T, Ehrendorfer S, Coulton T, et al. Unstable extra-articular fractures of the distal radius: A prospective, randomised study of immobilisation in a cast versus supplementary percutaneous pinning. J Bone Joint Surg Br, 2005;87:837–840.

[94] Wong TC, Chiu Y, Tsang WL, et al. Casting versus percutaneous pinning for extra-articular fractures of the distal radius in an elderly Chinese population: A prospective randomised controlled trial. J Hand Surg Eur Vol, 2010;35:202–208.

[95] Aktekin CN, Altay M, Gursoy Z, et al. Comparison between external fixation and cast treatment in the management of distal radius fractures in patients aged 65 years and older. J Hand Surg Am, 2010;35:736–742.

[96] Christensen OM, Christiansen TC, Krasheninnikoff M, et al. Plaster cast compared with bridging external fixation for distal radius fractures of the Colles' type. Int Orthop, 2001;24:358–360.

[97] Horne JG, Devane P, Purdie G. A prospective randomized trial of external fixation and plaster cast immobilization in the treatment of distal radial fractures. J Orthop Trauma, 1990;4:30–34.

[98] Kreder HJ, Agel J, McKee MD, et al. A randomized, controlled trial of distal radius fractures with metaphyseal displacement but without joint incongruity: Closed reduction and casting versus closed reduction, spanning external fixation, and optional percutaneous K-wires. J Orthop Trauma, 2006;20:115–121.

[99] Jenkins NH, Jones DG, Johnson SR, et al. External fixation of Colles' fractures. An anatomical study. J Bone Joint Surg Br, 1987;69:207–211.

[100] Jenkins NH, Jones DG, Mintowt-Czyz WJ. External fixation and recovery of function following fractures of the distal radius in young adults. Injury, 1988;19:235–238.

[101] Ludvigsen TC, Johansen S, Svenningsen S. [Unstable fractures of the distal radius. External fixation or percutaneous pinning?]. Tidsskr Nor Laegeforen, 1996;116:3093–3097.

[102] Harley BJ, Scharfenberger A, Beaupre LA, et al. Augmented external fixation versus percutaneous pinning and casting for unstable fractures of the distal radius—A prospective randomized trial. J Hand Surg Am, 2004;29:815–824.

[103] Franck WM, Dahlen C, Amlang M, et al. [Distal radius fracture—Is non-bridging articular external fixator a therapeutic alternative? A prospective randomized study]. Unfallchirurg, 2000;103:826–833.

[104] Lee YS, Wei TY, Cheng YC, et al. A comparative study of Colles' fractures in patients between fifty and seventy years of age: Percutaneous K-wiring versus volar locking plating. Int Orthop, 2012;36:789–794.

[105] Oshige T, Sakai A, Zenke Y, et al. A comparative study of clinical and radiological outcomes of dorsally angulated, unstable distal radius fractures in elderly patients: Intrafocal pinning versus volar locking plating. J Hand Surg Am, 2007;32:1385–1392.

[106] Marcheix PS, Dotzis A, Benko PE, et al. Extension fractures of the distal radius in patients older than 50: A prospective randomized study comparing fixation using mixed pins or a palmar fixed-angle plate. J Hand Surg Eur Vol, 2010;35:646–651.

[107] Rozental TD, Blazar PE, Franko OI, et al. Functional outcomes for unstable distal radial fractures treated with open reduction and internal fixation or closed reduction and percutaneous fixation. A prospective randomized trial. J Bone Joint Surg Am, 2009;91:1837–1846.

[108] Costa ML, Achten J, Parsons NR, et al. Percutaneous fixation with Kirschner wires versus volar locking plate fixation in adults with dorsally displaced fracture of distal radius: Randomised controlled trial. BMJ, 2014;349:g4807.

[109] Landgren M, Jerrhag D, Tagil M, et al. External or internal fixation in the treatment of non-reducible distal radial fractures? Acta Orthop, 2011;82:610–613.

[110] Esposito J, Schemitsch EH, Saccone M, et al. External fixation versus open reduction with plate fixation for distal radius fractures: A meta-analysis of randomised controlled trials. Injury, 2013;44:409–416.

[111] Uchikura C, Hirano J, Kudo F, et al. Comparative study of nonbridging and bridging external fixators for unstable distal radius fractures. J Orthop Sci, 2004;9:560–565.

[112] Bini A, Surace MF, Pilato G. Complex articular fractures of the distal radius: The role of closed reduction and external fixation. J Hand Surg Eur Vol, 2008;33:305–310.

[113] Gavaskar AS, Muthukumar S, Chowdary N. Fragment-specific fixation for complex intra-articular fractures of the distal radius: Results of a prospective single-centre trial. J Hand Surg Eur Vol, 2012;37:765–771.

[114] Konstantinidis L, Helwig P, Strohm PC, et al. Clinical and radiological outcomes after stabilisation of complex intra-articular fractures of the distal radius with the volar 2.4 mm LCP. Arch Orthop Trauma Surg, 2010;130:751–757.

[115] Kreder HJ, Hanel DP, Agel J, et al. Indirect reduction and percutaneous fixation versus open reduction and internal fixation for displaced intra-articular fractures of the distal radius: A randomised, controlled trial. J Bone Joint Surg Br, 2005;87:829–836.

[116] Richard MJ, Katolik LI, Hanel DP, et al. Distraction plating for the treatment of highly comminuted distal radius fractures in elderly patients. J Hand Surg Am, 2012;37:948–956.

[117] Keating JF, Court-Brown CM, McQueen MM. Internal fixation of volar-displaced distal radial fractures. J Bone Joint Surg Br, 1994;76:401–405.

[118] Jupiter JB, Fernandez DL, Toh CL, et al. Operative treatment of volar intra-articular fractures of the distal end of the radius. J Bone Joint Surg Am, 1996;78:1817–1828.

[119] Souer JS, Ring D, Jupiter JB, et al. Comparison of AO Type-B and Type-C volar shearing fractures of the distal part of the radius. J Bone Joint Surg Am, 2009;91:2605–2611.

[120] Bolmers A, Luiten WE, Doornberg JN, et al. A comparison of the long-term outcome of partial articular (AO Type B) and complete articular (AO Type C) distal radius fractures. J Hand Surg Am, 2013;38:753–759.

[121] Cha SM, Shin HD, Kim KC, et al. Treatment of unstable distal ulna fractures associated with distal radius fractures in patients 65 years and older. J Hand Surg Am, 2012;37:2481–2487.

[122] Namba J, Fujiwara T, Murase T, et al. Intra-articular distal ulnar fractures associated with distal radial fractures in older adults: Early experience in fixation of the radius and leaving the ulna unfixed. J Hand Surg Eur Vol, 2009;34:592–597.

[123] Buijze GA, Ring D. Clinical impact of united versus nonunited fractures of the proximal half of the ulnar styloid following volar plate fixation of the distal radius. J Hand Surg Am, 2010;35:223–227.

[124] Kim JK, Koh YD, Do NH. Should an ulnar styloid fracture be fixed following volar plate fixation of a distal radial fracture? J Bone Joint Surg Am, 2010;92:1–6.

[125] Diaz-Garcia RJ, Oda T, Shauvcr MJ, et al. A systematic review of outcomes and complications of treating unstable distal radius fractures in the elderly. J Hand Surg Am, 2011;36:824–835.

[126] McKay SD, MacDermid JC, Roth JH, et al. Assessment of complications of distal radius fractures and development of a complication checklist. J Hand Surg Am, 2001;26:916–922.

[127] Aro H, Koivunen T, Katevuo K, et al. Late compression neuropathies after Colles' fractures. Clin Orthop Relat Res, 1988;(233):217–225.

[128] Stewart HD, Innes AR, Burke FD. The hand complications of Colles' fractures. J Hand Surg Br, 1985;10:103–106.

[129] Bacorn RW, Kurtzke JF. Colles' fracture; a study of two thousand cases from the New York State Workmen's Compensation Board. J Bone Joint Surg Am, 1953;35-A:643–658.

[130] Roth KM, Blazar PE, Earp BE, et al. Incidence of extensor pollicis longus tendon rupture after nondisplaced distal radius fractures. J Hand Surg Am, 2012;37:942–947.

[131] McQueen MM, Wakefield A. Distal radial osteotomy for malunion using non-bridging external fixation: Good results in 23 patients. Acta Orthop, 2008;79:390–395.

[132] Buijze GA, Prommersberger KJ, Gonzalez del Pino J, et al. Corrective osteotomy for combined intra- and extra-articular distal radius malunion. J Hand Surg Am, 2012;37:2041–2049.
[133] Flinkkila T, Raatikainen T, Kaarela O, et al. Corrective osteotomy for malunion of the distal radius. Arch Orthop Trauma Surg, 2000;120:23–26.
[134] Lozano-Calderon SA, Brouwer KM, Doornberg JN, et al. Long-term outcomes of corrective osteotomy for the treatment of distal radius malunion. J Hand Surg Eur Vol, 2010;35:370–380.
[135] Jupiter JB, Ring D. A comparison of early and late reconstruction of malunited fractures of the distal end of the radius. J Bone Joint Surg Am, 1996;78:739–748.
[136] Thivaios GC, McKee MD. Sliding osteotomy for deformity correction following malunion of volarly displaced distal radial fractures. J Orthop Trauma, 2003;17:326–333.
[137] Shea K, Fernandez DL, Jupiter JB, et al. Corrective osteotomy for malunited, volarly displaced fractures of the distal end of the radius. J Bone Joint Surg Am, 1997;79:1816–1826.
[138] Gaebler C, McQueen MM. Ulnar procedures for post-traumatic disorders of the distal radioulnar joint. Injury, 2003;34:47–59.

27

腕骨骨折和脱位

Andrew D. Duckworth

简介

由于绝大多数腕骨损害发生在年轻且活跃的人群中，缺乏与老年患者腕骨骨折和脱位相关的文献的情况是能预见的。无论年龄大小，所有患者腕骨损伤的诊断都可能具有挑战性。尽管目前已有各种先进的影像学方法，但可疑舟状骨骨折的诊断仍是一个持续性的难题。对老年患者的腕骨损伤的诊断和处理特别具有挑战性。腕骨退行性改变可能会掩盖骨折急性病理表现，且老年患者的治疗需求与通常遭受腕骨损害的年轻人群的需求不同。

腕骨最常见的损伤是舟状骨骨折。虽然有人提倡在年轻患者身上进行经皮内固定以治疗非移位或极小移位的舟状骨骨折，但没有证据表明这对老年人群有益。鉴于腕关节失稳和不愈合的潜在问题，移位骨折和近端骨折通常需要手术干预。最具破坏性的腕关节损伤之一是月状骨周围脱位或骨折脱位。同样，这些疾病在老年人中很少见。为恢复手腕功能并预防残疾，通常必须进行手术干预。

老年患者可能会出现先前腕部损伤后的慢性后遗症［例如舟状骨不愈合高级塌陷（SNAC）型手腕］。这种情况下治疗方式的选择可能会很困难，因为年轻患者的常规治疗可能不适用于老年人。

流行病学

现已发表的与腕关节损伤的流行病学相关的文献并不多，其中大部分文献数据与舟状骨骨折有关。文献一致认为，腕骨骨折占所有骨折的2%~3%，每年发病率为每100 000名成年人中有37.5人发生腕骨骨折。患者总体平均年龄为35~40岁，其中男性占多数。来自爱丁堡的研究表明腕骨骨折数据呈现A型骨折曲线，是以年轻男性和老年女性为双峰的曲线分布。年龄≥65岁的患者中仅有7.7%发生腕骨骨折，而≥80岁患者中发生率为1.5%。Alsawadi和Stanton回顾了现有的流行病学文献用来确定70岁以上患者舟状骨骨折的特征，从而发现该病的每年发病率为每100 000名成年人为0.2~14例。来自爱丁堡已发布的数据证明，年龄≥70岁的患者中有9例（共151例）骨折，每年平均100 000名成年人中有12.9例发生骨折（图27.1）。

腕骨骨折和三角骨骨折占腕骨所有骨折中的90%以上。三角骨骨折是第二大常见的腕骨骨折，通常发生在年龄较大的人群中，该类患者平均年龄为51岁，并具有A型骨折分布曲线。舟状骨、大多角骨、钩骨和豌豆骨骨折患者的平均年龄为29至43岁，其中男性占66%~100%，具有B型骨折分布曲线（以年轻男性为单峰的曲线）。研究发现，舟状骨骨折的危险因素是青年和男性。

Hey等报道了有7%的患者患有多发性腕骨骨折，其中近50%的患者为月状骨周围骨折脱位。骨折脱位的发病率是月状骨周围脱位的2倍，且在97%的病例中有背侧移位。爱丁堡的数据报道表明，月状骨脱位的年发生率是每100 000名成年人中有0.5例，且常见于平均年龄为26岁的男性。年龄≥65岁的患者中无一例发生。腕骨开放性骨折是非常罕见的。

损伤机制

腕部骨折和脱位通常是继发于腕部的轴向压力之后导致的手腕过度伸展，从而在手腕背侧产生剪切力，并向手掌、手腕施加压力。由于从站立高度摔倒致使手向前伸出所导致的腕部骨折和脱位几乎占了所有该损伤的2/3，因此高能量损害机制少见。这种损害方式在男性中更常见，例如体育活动、打架和车祸。伴有腕骨骨折的相关损伤的危险因素之一为高能量损害，例如月状骨周围脱位或骨折脱位。球拍运动和高尔夫相关的伤害会导致钩状骨骨折，而年轻男子的拳打伤后经常会发生体部骨折或冠状骨折。有人提出腕关节失稳是由于腕部的高能量的外力引起的，它与过度伸展、尺侧偏位和腕间旋位有关。

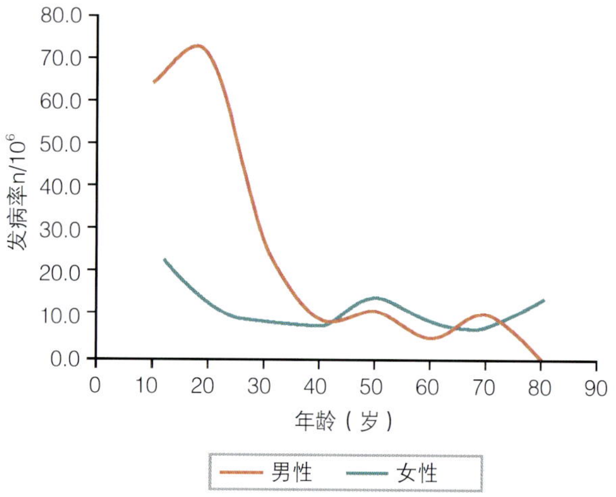

图27.1 爱丁堡2007—2008年舟状骨骨折发病率

分类

舟状骨骨折

尽管舟状骨骨折的分类方法很多，但是人们一直认为缺乏对可能出现的显著相关软组织损伤的考虑。此外，这些分类是否适用于老年患者的评估和管理尚不清楚。

文献中最常用的分类之一是Herbert和Fisher分类（表27.1），其目的是确定需要固定的骨折类型。其他分类包括：

- AO/OTA分类，将骨折分为位置型（远端、腰端、近端）和粉碎型
- Russe分类，利用骨折线的倾斜度指导骨折不稳定的风险
- Mayo分类，其中列出了旨在预测不稳定性和指导治疗的标准，其中包括骨折错位，>1mm的骨折移位，近极骨折，月状骨周围骨折脱位，骨丢失和/或粉碎，外侧舟状骨内角>35°和（或）背侧节段不稳定性（DISI）畸形

表 27.1 Herbert和Fisher舟状骨骨折分类

类型	发病率（%）	补充说明
类型A：稳定性急性骨折	31.1	高愈合率
A1（结节型）	14.6	非手术干预
A2（单皮质舟状骨中段型）	16.5	
类型B：非稳定性急性骨折	68.9	最常见的类型
B1（远端型）	21.2	双皮质骨折时不稳定
B2（完全性中段型）	36.4	青年人为好发人群，且多于高能量损伤后形成
B3（近端型）	6.0	常需进行手术干预
B4（跨舟月状骨骨折脱位）	2.0	
B5（粉碎型）	3.3	
类型C：延迟愈合	未统计	
类型D：骨不连	未统计	
D1（纤维型）		
D2（硬化型）		

舟状骨不愈合

Herbert和Fisher分类法（表27.1）定义了两种类型的舟状骨不愈合：

1.D1型：纤维不连，常伴有轻微畸形，症状和体征多变，患腕关节炎的风险小；

2.D2型：硬化性骨不连、不稳定性、进行性（常为驼背）畸形导致SNAC（舟月状骨骨不连进行性塌陷）。

手月状骨缺血性坏死（Kienbock病）和月状骨骨折

Teisen和Hjarback根据手掌或手背的参与程度，月状骨形态和骨折特征（例如角撕脱、横断、额面或经关节）将急性月状骨骨折分为5类。撕脱性骨折常发生在桡骨角侧，月状骨骨体骨折通常为冠状面横断。

手月状骨缺血性坏死是月状骨的特发性无血管坏死（AVN），有时在X线片上可能会误认为是骨折。一些人认为在月状骨周围脱位或骨折脱位后忽略月状骨骨折或缺血会导致手月状骨缺血性坏死，而其他人则认为是静脉充血的原因。Lichtman分类法将手月状骨缺血性坏死分为4个阶段，旨在帮助指导治疗：

1.X线片无变化；

2.月状骨密度增加；

3.月状骨塌陷±碎裂（按舟状骨位置细分）；

4.桡腕关节炎。

腕韧带损伤

通常来说用于描述腕骨不稳定性的3个系统之间具有内在的联系，并可用于理解腕韧带损伤的机制及其必要的治疗方法。它们可能涉及纯韧带性病变或兼有韧带和骨性病变。这3个系统分别是：

1.近排腕骨不稳定性最初是由Linscheid等描述的，并且该系统是基于手腕正侧位X线片上的月状骨和相关近排腕骨的位置来分类：

（1）伴有月状骨移位和背侧头状骨移位的DISI（近排腕骨背伸不稳定）：

i.舟月角>60°，头月角和桡月角>15°；

ii.导致舟月状骨分离（SLD）和移位的舟状骨骨折。

（2）伴有月状骨弯曲和掌侧头状骨移位的VISI（近排腕骨掌侧不稳定）（不常见）：

i.掌侧方向上舟月状骨角<30°，头月角>30°及桡月角>15°；

ii.导致月三角骨分离和复杂的多韧带破坏。

2.静态与动态：

（1）静态：腕部失稳在标准的无压力下腕部X线片上很明显，并与多条韧带破坏有关；

（2）动态：腕部失稳在压力测试及有压力下腕部X线片上很明显，与常规X线片相同。

3.分离与未分离：

（1）分离性不稳定是由于对腕关节主要韧带的孤立损伤所致（例如舟月状骨破坏或舟状骨骨折）；

（2）非分离性不稳定是由于腕关节列间有损伤，即外源性韧带损伤（如桡腕关节失稳、Barton骨折脱位）。

舟月状骨分离

SLD是最常见的腕韧带损伤，涉及从简单的扭伤到舟状骨脱位的各种舟月状骨骨间韧带损伤。导致舟状骨和月状骨间关节运动障碍的韧带损伤会引起关节间隙随着时间逐渐扩大。任何针对SLD的分类系统都需要考虑损伤的长期改变以及它是静态还是动态不稳定型分离。静态不稳定的舟月状骨通常被定义为舟月状骨间隙的特征性增大以及在无负重的手腕上舟月状骨角>60°。Geissler等根据关节镜评估将韧带损伤分为4个等级：

1.正常腕骨对齐，韧带与其连续但变薄（腕中间隙）——非手术治疗；

2.腕骨错位（腕中间隙）——关节镜下复位固定；

3.腕骨错位（两个腕骨间隙），骨头之间有1mm的间隙（探针探查）——关节镜切开复位固定；

4.腕骨错位（两个腕骨间隙），不稳定且骨头之间有2.7mm范围的空隙——切开复位内固定（ORIF）。

关于Kuo和Wolfe的另一种分类是将破坏分为隐性破坏、动态性破坏、完全性SLD、DISI畸形和SLAC（舟月状骨进行性塌陷），该分类用于指导治疗腕部骨折。

月三角骨分离

月三角骨分离（LTD）是稳定的，并且相对于SLD来说少见。月三角分离损伤包括：

- 韧带扭伤
- 部分或完全的韧带损伤

- 部分月状骨周围损伤
- 尺腕关节撞击
- 三角纤维软骨复合体（TFCC）损伤

尽管LTD通常不会随着时间发生退行性变化，但腕关节运动会受到影响并可能发生VISI畸形，而慢性尺侧腕部疼痛是导致明显残疾的原因。有人认为在严重的固定畸形发生之前，通常伴随背侧桡骨三角骨韧带或掌侧尺腕韧带的损伤。

月状骨周围移位和骨折脱位

这些罕见但极具破坏性的损伤通常使用Mayfield分类方法，并按照较大（骨折脱位）或较小（脱位）的弧形损伤方式进行分类，其中最常见的是跨舟状骨的月状骨周围骨折脱位。小弧形月状骨周围移位是月状骨周围的单纯性韧带断裂，而大弧形的移位常为伴有月状骨周围的一根或多根骨折的韧带损伤。月状骨周围韧带的损伤通常从桡侧开始，随后蔓延至尺侧，并伴有远端背侧或背桡侧移位。Witvoet、Allieu和Herzberg等的分类系统是另一种备选分类方法。根据腕骨基石（月状骨），Mayfield分类将伤害分为4个阶段：

1.舟状骨骨折和（或）SLD；
2.月状骨头状骨破坏；
3.月状骨三角骨破坏；
4.月状骨周围移位。

解剖学注意事项

腕骨是由两行共8块骨头组成。近端行包括舟状骨、月状骨和三角骨。远端行由大多角骨、小多角骨、头状骨、钩骨和豌豆骨组成。腕骨近端行被认为是关键近排腕骨，其作为前臂骨与腕骨远端行之间的连接，并且在腕关节传递运动、协调和力量传递上起重要作用。手腕内在和外在韧带对于在保持稳定的情况下会有一定程度的运动。内在韧带将单个腕骨彼此连接，而外在韧带将腕骨与前臂骨、掌骨连接。在临床上很难定义这些韧带，因为它们常与腕关节表面和关节囊融合在一起。最近对58项解剖学研究的研究发现，除了其中一个腕骨韧带以外，其他所有的韧带都没有得到一致的描述。

椭圆环理论考虑了近排腕骨、包含由前臂骨间韧带固定在舟状骨（桡侧）和三角骨（尺侧）之间的月状骨的腕骨易变的结构以及近端和远端的同步和往复运动。Navarro首先提出较旧的柱状理论将腕骨分为桡侧骨（舟状骨、大多角骨和小多角骨），中央骨（月状骨、头状骨和钩骨）和尺侧骨（三角骨和豌豆骨）。尽管此理论有助于人们理解手腕中的压力传递，但在考虑腕骨同步运动时容易受到限制。

神经与血管供应

腕骨是由前后前臂骨间神经支配，其血液供应来自背侧和掌侧血管系统的骨内和骨外血管。在考虑骨不连和AVN的风险时，特别是在手腕手术过程中试图保持血液供应的时候，了解腕部的血管系统十分重要。由于人们认为去往腕骨的血液供应是往远端方向的，因此腕骨近端行容易受到血液供应中断和潜在的AVN的影响。舟状骨、头状骨和20%月状骨的单一血管供应增加了AVN的风险，同时小多

表 27.2　用于检测腕骨骨折和腕骨失稳的临床征象

相关测试	描述
舟状骨、月状骨	
舟状骨移位试验（特异性低）	使腕关节舟状骨结节受力并令其向尺桡方向移动，舟状骨从鼻烟壶脱位时发出撞击声。高达30%的健侧腕呈阳性
月状骨、三角骨	
冲击触诊法	一手固定月状骨，另一只手将三角骨移位至掌背平面，此时有疼痛迹象时，表明失稳或骨关节炎
剪切试验	于手背侧施加压力在豌豆骨上，且于掌侧施加压力在月状骨上，若存在腕失稳，则可能会感到疼痛和骨擦音。是月状骨、三角骨破坏的最敏感测试
腕骨间	
腕骨间移位试验	于手背侧施加压力在头状骨上，使其向尺桡方向移动，月状骨会缩小并发出撞击声

表 27.3 由Mallee等确定的对疑似舟状骨骨折病例的各种临床征象的灵敏性和特异性

临床征象	研究数目（项）	患者数目（例）	灵敏性（%）	特异性（%）
鼻烟窝压痛	8	1164	87~100	3~98
拇指轴向受压	8	961	48~100	22~97
舟状骨结节压痛	4	879	82~100	17~57
尺侧疼痛	4	394	67~100	17~60
桡侧疼痛	3	316	67~90	31~42
拇指活动范围减少	2	412	65~66	38~59
拇指-食指捏合	2	264	75~79	44~76

角骨和大约一半的钩骨没有骨内吻合。舟状骨AVN和骨不连的风险与主要来自软组织附件的逆行血液供应有关，软组织附件供应两个起源于桡动脉舟状骨分支的血管带。尽管对腕部进行背侧入路时可能会损害月状骨的血管系统，但由于会受到手掌桡腕侧动脉弓的血液供应而缓解手术损害。

手术解剖学：舟状骨

舟状骨位于腕关节内，并与腕部的纵轴和横轴夹角成45°。韧带附件主要位于非关节的背桡侧骨表面。对于掌侧入路的舟状骨，其切口是从舟状骨近端至桡侧腕屈肌（FCR）的肌腱处切开，并在腕关节折痕上划开约5cm至舟状骨远端。FCR沿尺骨方向移动，而桡浅动脉回缩。这时可以看到腕关节囊，并沿着舟状骨切开腕关节囊，同时应注意尽可能保留的桡侧舟状骨头状骨韧带。

近端骨的骨折常使用舟状骨的开放背侧入路方式，该方式是在舟月状骨的水平上在腕背侧做一条3~4cm的横形切口。拇长伸肌（EPL）通常应被保护，而背侧腕关节囊会被切开，并应小心保护手背静脉网。

临床评估

详细的病史对于评估腕关节损伤十分重要，因为未经治疗的骨折可能会在后期发展为骨不连，尤其是舟状骨骨折。腕骨骨折和脱位的主要表现是腕关节疼痛。腕关节损伤的主要表现是局部压痛，例如舟状骨的损伤经常表现为桡侧腕部疼痛和腕部鼻烟壶（ASB）的压痛。在受伤后的急性炎症期偶尔伴有腕关节的肿胀和瘀斑，并伴有患处活动范围的减少。一般指南建议，韧带损伤可分为急性（受伤后1个月内）、亚急性（受伤后1~6个月）或慢性（受伤后>6个月）的损伤，并且该分型在考虑相关治疗方案时很重要。

与腕骨不稳和（或）脱位相关的损伤可能会造成明显的腕部畸形。韧带不稳定的其他潜在表现包括手腕运动/受力时发出咔嗒声，并且在反复的握力测试中力量下降。健侧手腕的评估可能会有所帮助，尤其是那些长期存在患处不稳定问题的老年患者。尽管由于该疾病发病率不高而导致确诊率差，表27.2介绍了一些可用于诊断腕韧带损伤的特殊检测方法。

尽管开放性损伤极为罕见，但老年患者应始终进行皮肤评估。医生应评估并记录患端的远端神经血管状态，这在腕关节脱位/骨折脱位后尤为重要。15%~50%的月状骨周围损伤有正中神经病变的症状和体征。老年患者可能会出现慢性病症表现，并且这些表现可能伴随着神经压迫或肌腱断裂。肌腱断裂还可能伴随着慢性的钩状骨骨折，例如因尺神经深支的病变导致的小指屈肌腱断裂则可能伴随钩状骨骨折或豌豆骨骨折。

舟状骨骨折

由于目前没有报道证明任何单一体征具有足够的敏感性和特异性，现在仍有大量研究分析舟状骨骨折诊断中所采用的各种临床诊断体征。文献最初报道了单个临床体征的所有诊断特征，随后记录了合并临床体征时这些特征的变化。Mallee等报道了13项研究中的系统评价和Meta分析的结果，这些研究分析了25种针对疑似舟状骨骨折的病例进行的不同的临床测试，发现ASB压痛是所有临床体征中最敏感的，但其特异性差，假阳性率较高。其他高灵敏度测试包括拇指的轴向压迫，舟状骨结节压痛和腕部尺侧ASB疼痛（表27.3）。由于患有舟状骨骨折的老年人不多，无法确定在老年人中是否也可以找到与

表27.4　腕关节骨折和腕关节失稳的X线征象

征象	描述
腕关节角，腕骨间角	正侧位X线片
舟月状骨角	45° 正常，±15°
	DISI＞60° 和VISI＜30°
	＞60° ~80° 时表示舟状骨、月状骨失稳/SLD
桡月状骨角	正常＜15°
	＞0° ~15° 时表示腕关节失稳
月头状骨角	正常＜15°
	＞15° ~20° 时表示腕关节失稳
腕骨弧线	后前位X线片
	3个腕部弧线可创建平滑曲线：
	1.近排腕骨的近端关节面；
	2.近排腕骨的远端关节面；
	3.钩状骨和头状骨的近端皮质缘。
	弧线断裂表明腕部骨折和（或）失稳
	可用于轻微的月状骨周围损伤和月状骨、三角骨破坏
腕高率	后前位X线片
	腕关节高度/第三掌骨长度（图27.2）
	正常比率为45%~60%
	腕骨塌陷定义为＜45%
	可见有月状骨周围损伤
特里托马斯征	后前位X线片（图27.3）
	舟状骨和月状骨的间隙增宽
	SLD伴有间隙＞3mm，或皮质环征阳性伴有间隙＞5mm
	具有正常舟月状骨角的SLD可能是无创伤性的
皮质环征	后前位X线片
	由于舟状骨弯曲导致舟状骨结节看上去为一端点
	可提示为SLD
茶壶溢出征	侧位X线片
	月状骨掌侧旋转
	提示有月状骨周围脱位或骨折脱位
尺腕移位	后前位及桡侧位X线片
	移位增加，并当＞50%月状骨被暴露时可被定义
	提示有月状骨周围骨折或骨折脱位
骨折的软组织征	尺侧位片：舟状骨脂肪垫征象
	侧位片：旋前肌脂肪垫/条纹征象

上述实验有类似的结果。

最近的研究已经尝试开发结合人口统计学和预测骨折的临床特征的临床预测规则。最近一项对223例确诊和疑似舟状骨骨折的大型前瞻性研究报道表明，在受伤72h内，舟状骨骨折的最好预测体征是腕部尺侧没有ASB疼痛，拇指食指捏合无疼痛，其中在受伤后约2周时舟状骨结界压痛最能预测骨折。

影像学

舟状骨的标准X线四视图将确诊绝大多数腕部损伤和手腕失稳。X线视图包括：

- 后前（PA）正位
- 侧位
- 45° 桡侧斜位［旋后的前后位（AP）］
- 45° 尺侧斜位（旋前的AP）

表27.4中总结了重要的X线征象，这些征象可以帮助检测腕骨骨折和腕骨失稳。PA和侧面视图可用于评估腕骨的骨折和骨折脱位，以及确定腕骨的对齐和（或）塌陷（图27.2，图27.3）。无旋前/后的PA视图仅限于以下诊断：

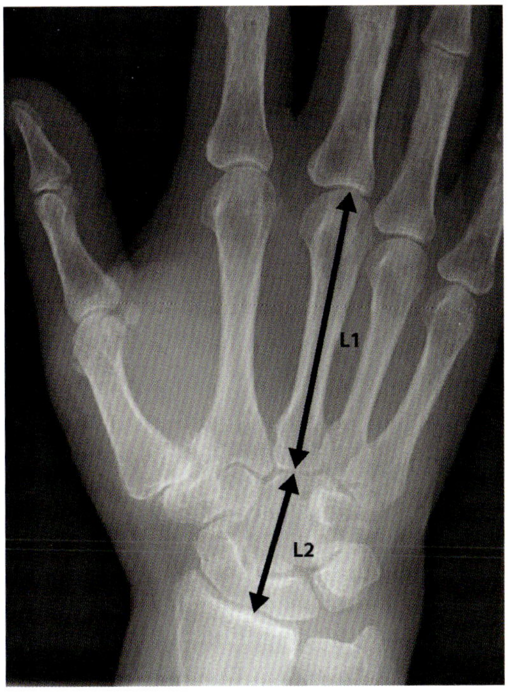

图27.2 腕骨高度比（L2 / L1）

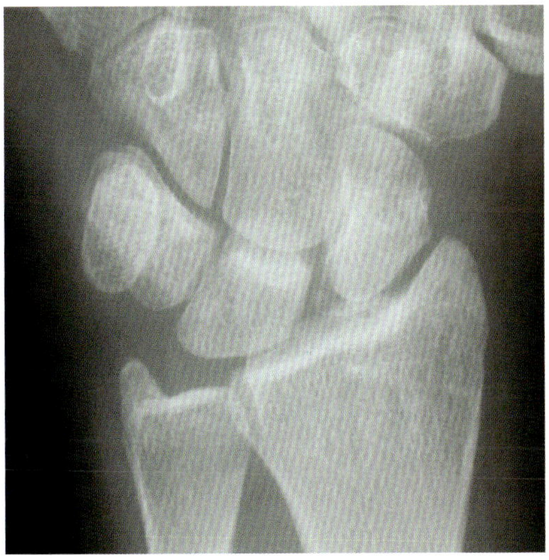

图27.3 特里托马斯标志与扩大的舟曲距离，指示舟曲分离

- 由于舟状骨结界过于突出导致的舟状骨骨折
- 继发于正常月状骨背侧边缘重叠的撕脱性三角骨骨折
- 由于桡骨茎突的掌侧皮质线导致的月状骨骨折

对于疑似舟状骨骨折，Ziter视图和腕部箱/管视图可能会有所帮助，因为30%~40%的舟状骨骨折病例在进行初步评估和X线四视图后并未确诊。旋前斜位的侧视图可将三角骨的背侧移至月状骨处，并有助于诊断三角骨骨折。腕管视图可帮助诊断大多角骨的粗隆骨折，钩骨骨折和豌豆骨骨折。正侧位视

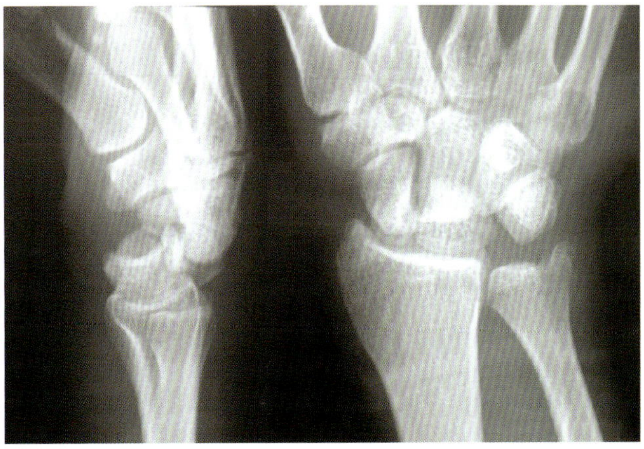

图27.4 腕关节舟状骨骨折脱位的腕舟状骨骨折脱位，后前方视野的Gilula线明显中断（表27.4）

图可用于评估头状骨骨折的移位和旋转。小多角骨骨折，特别是冠状骨折，在标准X线片上很少检出，并且超过80%的病例进行了进一步的影像学检查。一定要确保排除月状骨周围脱位或骨折脱位，因为有证据表明，16%~25%的月状骨周围损伤最初是被漏诊的，特别是较小的弧度损伤，这种情况通常是由于缺少骨损伤，并且初始的评估员常常缺乏相关经验（图27.4）。这些损伤的处理延迟与疼痛、僵硬、腕管综合征和继发性骨关节炎有关。

屈伸和桡尺压力试验以及手紧握试验可以帮助检测腕部韧带失稳性。有些人还会提倡与健侧手腕比较X线影像。评估腕间、腕掌和桡腕关节间隙十分重要。尽管间隙的正常距离有争议，但大多数人公认的正常距离为≤2mm，而诊断韧带破裂的距离为>5mm（图27.3）。

标准的四视图X线片可用于评估关于下降、平移、旋转和成角的腕骨骨折移位。其中侧视图尤为重要（表27.4）。尽管使用该技术后仅有部分医生通过影像资料得出结论，但技术术后移位和失稳的发生率很低，同时对于那些骨折部位无间隙或平移发生且无月状骨背侧成角的老年患者，他们几乎不需要进一步的影像检查。

进一步的影像检查

进一步的成像技术主要用于诊断疑似舟状骨骨折病例，评估骨折移位以及诊断腕关节韧带损伤。在老年患者中进行此类成像的适应证可能仅限于移位性腕骨骨折，有症状的腕骨失稳以及对有症状的骨不连的评估。其中最常用的方式包括B超、放射性核素骨显像、CT、MRI和腕关节镜检查。关节造影

非常受限制。对于怀疑韧带断裂的患者，由于使用关节造影术后假阳性率和假阴性率较高，所以有些人提倡使用应力手法进行X线透视检查。

对于老年患者，特别是疑似舟状骨骨折的患者，使用这些影像学方法的有效性和必要性尚不清楚。此外，对疑似舟状骨骨折进行的各种影像检查的诊断特征的解释存在两个关键问题。第一个问题是在疑似舟状骨骨折的病例中确诊的概率较低（5%~20%），这大大降低了阳性试验阳性率的可靠性。

因此，建议的解决方案是使用临床预测规则，该规则已被证明可有效指导整个医学领域的患者管理。针对疑似舟状骨骨折的规则（包括人口统计学和临床风险因素）的制订和使用可能增加疑似骨折中确诊骨折的患病率。这将导致在具有较高风险的患者中使用进一步的二次影像检查，这可能会改善当前报道的诊断特征。在荷兰和爱丁堡的研究中已经证明了该临床预测规则对舟状骨骨折诊断的重大影响。第二个问题是缺乏用于确认骨折的共识参考标准，这意味着需要一种替代的方法来计算诊断特征（潜在类别分析）。

B超

B超用于诊断疑似舟状骨骨折和韧带损伤。该技术是非侵入性的并且价格便宜，但是诊断效果取决于操作者的熟练度。诊断可疑舟状骨骨折时，其诊断效能低于其他可用方法，其灵敏度范围为37%~93%，特异性范围为61%~91%。

放射性核素骨显像

放射性核素骨显像用于诊断疑似腕骨骨折和腕骨撕脱伤。有人主张对疑似舟状骨骨折使用放射性核素骨显像。然而，与CT和MRI相比，由于其特异性较低，许多人认为该技术的使用有局限性。最近在一项对6项研究（总共11项研究）的Cochrane综述Meta分析中证实了这一点，该研究报道了该技术的敏感性为99%，而特异性为86%（表27.5）。

表 27.5 由Mallee等确定的对疑似舟状骨骨折的各种成像方式的灵敏性和特异性

成像方式（已评估的研究数目）	灵敏性（%）	特异性（%）
放射性核素骨显像（*n*=6）	99	86
CT（*n*=4）	72	99
MRI（*n*=5）	88	100

CT

CT用于诊断疑似腕骨骨折，确定骨折移位以及诊断腕骨畸形和骨不连。某些医生可使用动态CT来确定韧带损伤的存在。舟状骨骨折移位可以在CT成像中使用侧位舟状骨内角，AP位舟状骨内角，背侧皮质角和舟状骨高长比等4个指标进行评估。上面提到的Cochrane综述最近分析了4项研究，以确定CT对疑似舟状骨骨折的诊断特征，并报道了最低的敏感度为72%，但特异性为99%（表27.5）。研究表明，CT在舟状骨骨折移位的诊断方面优于标准X线片，在背侧或桡侧皮质的距离≥1mm，在矢状或冠状位视图上的间隙≥1mm。

MRI

MRI用于疑似腕骨骨折，腕骨AVN和韧带损伤的诊断。一些人认为，MRI是诊断疑似舟状骨骨折的金标准，但在实际应用中存在局限性，包括使用范围有限和成本效率低。此外，鉴于所有这些影像检查都用于低患病率的情况（例如疑似舟状骨骨折），因此这些检查的阳性预测值低于预期，并且有一项研究报道了健康个体的MRI呈假阳性。Mallee等在他们的Cochrane综述中，分析了5项研究以确定MRI对疑似舟状骨骨折的诊断性能特征，并报道了88%的敏感性和100%的最高特异性（表27.5）。

腕关节镜

腕关节镜检查可用于诊断可疑的舟状骨骨折和骨折移位，骨不连的评估和处理，以及确定腕关节韧带损伤的存在和程度以及相关的手腕退行性病变。通常认为，关节镜检查是诊断腕关节韧带损伤的参考标准。Buijze等报道了在进行关节镜辅助下手术的58例连续性舟状骨骨折中，X线下骨粉碎和移位与手术时腕部失稳之间存在显著相关性。关节镜在老年患者中的使用是受到限制的。

相关损伤

有关腕部损伤的许多文献都涉及舟状骨骨折，目前尚不清楚相关损伤在老年患者中是否更为常见。所有舟状骨骨折病例中约有1/10存在相关损伤，并与高能损伤机制有关。近80%的上肢相关骨折发生在桡骨近端或远端。其中桡骨头骨折最常见，而桡骨远端骨折、跨舟状骨性月状骨周围骨折移位也常见。

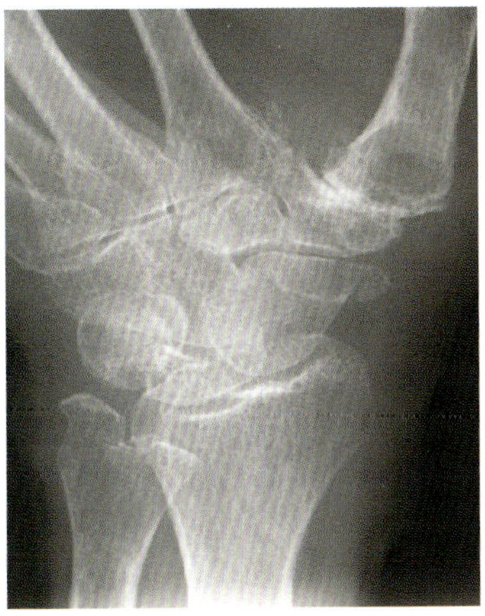

图27.5 1例72岁女性手腕的X线片显示移位的舟状骨结节骨折

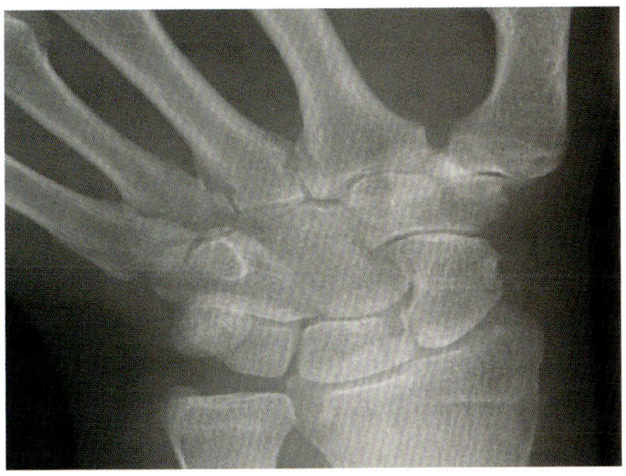

图27.6 前后（PA）位X线片显示65岁女性未移位的舟状骨骨折

文献报道腕关节镜检查伴随韧带损伤的发生率在增加，尽管这些损伤的临床相关性尚不明确。相关的桡骨远端骨折可提示韧带损伤和潜在的腕骨不稳。据报道，钩骨骨折或骨折脱位与掌骨骨折有关。多发伤患者中约有25%发生了月状骨周围移位或骨折移位，其中约10%伴有上肢损伤。

治疗

在老年患者中，处理所有腕骨骨折和脱位的目的是恢复腕关节功能，并减少相关并发症。因为绝大多数腕骨骨折和脱位发生在年轻患者中，所以与老年患者有关的文献稀缺。与所有其他老年人创伤一样，治疗方式的选择应考虑对患者的临床评估和损伤的复杂性，但主要应考虑患者的基本功能状态和既往医疗合并症以及任何被建议的手术带来的风险。管理的选择包括非手术方式、ORIF、骨折切除和融合。

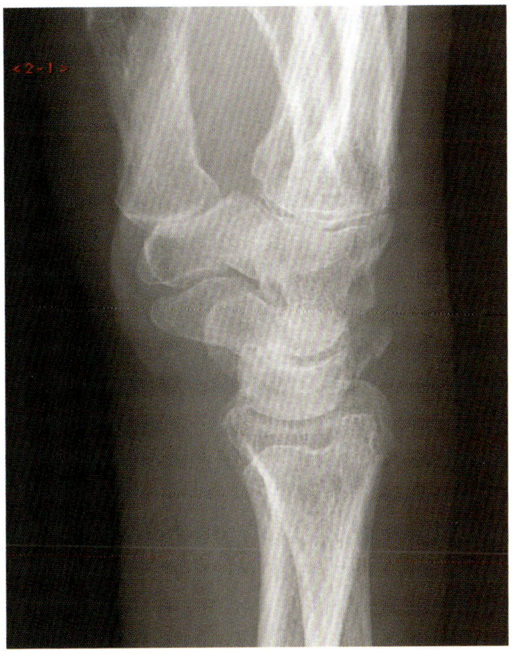

图27.7 侧位X线片显示68岁女性发生三裂骨折

非手术方式

舟状骨骨折

对于可疑的舟状骨骨折，有人主张在伤后10~14天进行反复的临床检查和X线检查，而其他人则建议尽早进行进一步影像学检查，例如CT或MRI。正如上文已经讨论过的，一些人提倡使用结合人口统计学和临床风险因素的临床预测规则，这些规则可以针对较高风险患者的进一步的二次成像。无论采用哪种途径，在确诊或否定诊断之前，应通常规采用前臂石膏（带或不带拇指固定装置）或腕骨夹板伴有拇指固定装置。

由于舟状骨结界骨折通常是良性撕脱性骨折，故其非手术治疗可取得良好效果（图27.5）。有人主张放置腕关节夹板1个月，然后再进行活动，而其他人则主张使用石膏。已发现未经固定处理的骨折与移位和纤维连接有关，但与残疾无关。

对于稳定的无移位或轻度移位的腕部骨折（图27.6），非手术治疗的愈合率为95%~99%，石膏治疗时移位率为3%~20%，一些人认为这是治疗这些损伤的最佳选择，特别是治疗老年患者。有一些系统性的评论和Meta分析尚未发现这些骨折的早期手术优于非手术治疗。

对于移位性舟状骨骨折，有证据表明石膏的非手术治疗可能是合适的。尤其是对于患有多种合并症、基础功能不良的老年患者，其手术风险超过了收益。石膏治疗的主要风险是骨不连，愈合率为70%~90%，继发性腕关节炎的风险为16%~31%。骨连接不正的后果将在后面讨论。最终，在这种情况下的结果尚不完全清楚，可能是在老年患者中保守治疗可提供与手术相当的结果。

首选治疗方式

对于可疑的骨折，研究人员将常规使用前臂石膏或腕骨夹板伴拇指伸展2周，然后对患者进行反复的临床评估和X线检查以确诊。如果确诊骨折，研究人员将在前臂使用石膏固定，直到骨折愈合，这可能需要6~12周或更长时间。在实践中，对老年患者进一步成像是被限制的。有两项随机试验报道肘部以上石膏固定无明显疗效，而两项大型前瞻性随机试验报道在肘部以下的石膏固定上再对舟状骨石膏固定无明显疗效。

其他腕部骨折

撕脱性三角骨骨折占所有三角骨损伤的90%以上（图27.7）。由于孤立性月状骨骨折并发骨不连是罕见的，因此可使用石膏固定约1个月。在对非移位或极小移位的大多角骨和钩骨骨折进行非手术治疗后获得良好或极好的预后。

首选治疗方式

其他绝大多数腕骨骨折是孤立性无移位或极小移位的骨折，研究人员建议进行非手术治疗。该方法主要取决于患者选择，研究人员将常规使用腕部夹板或前臂石膏或舟状骨石膏约1个月，然后再进行常规腕部活动。对于简单的三角骨撕脱性骨折，建议使用舒适的腕骨夹板，以保证能立即活动。

韧带损伤

老年人韧带损伤的问题在于，尽管在患有轻度或部分损伤的老年患者中，非手术治疗通常是主要的手段，但通常难以区分部分破坏和与年龄相关的变化。对于急性SLD 1级损伤且没有腕骨不稳的情况下，可以采用石膏固定的非手术治疗。对于伴有极小畸形且没有不稳定迹象的急性月三角骨分离，可以进行前臂石膏作保守治疗，而对于难治性病例可进行手术。对于月状骨周围脱位和骨折脱位，已发现保守和（或）延迟的干预效果不佳，一般不建议使用。尽管有人建议在进行闭合复位措施后的稳定性月状骨周围移位可在经舟状骨石膏固定及保持手腕正位下成功治疗，但由于这些损伤的不可预测性以及愈合时间长，因此需要非常密切地随访这些患者。鉴于后期复位减少和随后的畸形的高风险，许多人主张尽早进行如下所述的手术干预。

手术

舟状骨骨折

对于无移位或极小移位的腕部骨折，由于愈合时间缩短并能更快地恢复腕部运动和工作，越来越多的数据支持这些损伤的早期应由螺钉固定；然而，所有这些试验主要针对年轻人和活跃人群（研究年龄在24~33岁），这些优点不太可能抵消老年患者的手术风险。

ORIF常规处理移位和（或）粉碎性骨折，近端骨折以及与移位和腕骨不稳相关的骨折。因为如果对其进行非手术治疗，可能会发生移位和（或）骨不连。但是，结果在老年人群中是未知的，主要是因为这些损伤在老年患者中不常见。这些应根据具体情况进行个体化治疗，以最大程度地降低患腕不稳和手腕疼痛残疾的风险。

首选治疗方式

舟状骨的ORIF要求在直视下对骨折进行解剖复位，这可以通过对每个骨折碎片进行操纵或用克氏针进行辅助来实现。掌侧入路和背侧入路都有提倡者，掌侧入路降低了血管供应不足的风险，而背侧入路使术者可以更好地接近近端骨折。

其他腕骨骨折

尽管很少被用到，特别是在老年人中，其他腕部骨折的ORIF适应证包括移位和（或）相关的腕骨不稳。作为月状骨周围移位或继发于撞击型损伤（例如尺骨撞击）的一部分损伤，三角骨体骨折极少发生，而移位性月状骨骨折则经常发生于月状骨周围损伤。在老年患者中，所有的这些骨折都可能需要进行ORIF，对于被选择的和骨不连的病例，可视个体情况决定是否手术。在极少数情况下，继发于钩骨或豌豆骨骨折的尺神经病变可能需要对Guyon管减压。

首选治疗方式

对于那些通常与腕骨的其他骨或软组织损伤相

关的其他移位性腕骨骨折，研究人员建议在损伤情况允许下采用闭合或开放复位，并在可行的情况下进行内固定。对于老年患者，建议应根据个体情况的基础上考虑手术。

韧带损伤

由于腕关节韧带损伤多发生在年轻患者中，并且许多文献都集中关注在年轻患者上，因此如何有效控制老年患者的这种损伤在很大程度上是未知的。当老年患者遭受此类损伤时，该损伤很可能是慢性的并伴有退行性病变，这时候需要去神经或不去神经的融合，而不是简单修复。

舟月状骨分离

对于SLD患者，早期诊断和适当的复位处理对恢复手腕的正常运动和防止发展为疼痛且逐渐形成关节炎的SLAC性手腕是十分重要的。对于≤3mm且伴有不稳定的急性局部撕裂的患者，可采用闭合复位和克氏针固定（舟状骨-月状骨，舟状骨-头状骨），该治疗方式在大多数患者中均报道了良好的预后。对于无法闭合复位和固定的急性病例，建议进行切开复位固定，据报道修复效果优于韧带重建。这很可能与骨内缝合固定铆钉的使用增加有关。对于出现亚急性SLD的患者，韧带修复增强了局部软组织，通常建议使用Blatt技术（近侧背囊皮瓣）。可以采用背侧、掌侧或联合方式入路，其对腕关节囊进行牢固的修复十分重要。

慢性舟月状骨不稳定通常需要部分或完全腕关节融合术，尤其是在老年患者中。老年患者可能会出现无法修复的韧带、固定的腕骨畸形和（或）相关性腕部退行性病变。舟状骨及大、小多角骨（STT）融合术可有效缓解疼痛，并获得良好的功能恢复，因此可用于慢性不稳定性患者，尽管从长远来看它与相邻关节的关节炎相关。舟状骨切除术和四角融合术通常是年轻患者的治疗方式。尽管融合术是常用治疗方式，但仍存在多种其他韧带重建技术，包括背囊皮瓣，掌韧带缩松术或合并了屈肌腱和（或）伸肌腱的掌背联合手术。最后一种软组织手术使患腕术后具有较大的运动范围，但是这种手术在老年患者中的适用性是未知的。

月三角骨分离

对于急性移位及不稳定性月三角骨分离患者，通常采用闭合复位和经皮内固定，对于闭合复位失败且存在残留畸形的急性病例不排除进行开放手术（如VISI）。对于需要修复和重建的亚急性和慢性病例，可以使用部分尺侧腕伸肌腱。部分融合术（例如月三角骨融合，近端腕骨切除术或全腕关节融合术）仅用于治疗失败和（或）有进行性关节炎的X线征象的患者，腕部去神经化治疗可能对控制疼痛有用。

月状骨周围损伤

月状骨周围损伤是由高能损伤导致，故老年人的月状骨周围脱位和骨折脱位极为罕见。然而，常规要求迅速早期闭合复位并随后进行切开手术固定，以限制患处肿胀和对正中神经的损害。在临床表现为正中神经压迫的患者中，紧急闭合复位可缓解许多患者的症状。当无法进行闭合复位时，必须在手术室内进行急诊切开复位，当复位后症状没有缓解或随后出现症状时，需要腕管减压。

对于纯粹性脱位（如小弧度损伤），一般建议使用克氏针固定，因为它可以减少复位的损失率，并且要进行稳定的复位需要经皮缝线从舟状骨到月状骨以及从舟状骨到头状骨。对于不稳定或无法复位的脱位，与闭合固定方法相比，切开固定的结果更好。对于骨折脱位（大弧度损伤），骨折的ORIF、修复以及韧带损伤稳定化是必要的，且通常使用舟状骨螺钉固定。文献一致报道这些损伤的严重性，长期有X线下关节炎是很常见的，并且患者很少恢复到基线功能。

对于3个月以下的慢性损伤，ORIF仍然可以进行，尽管其与不良预后相关。但是，一旦明显发生骨缺血和软组织挛缩，就需要进行抢救程序，例如行近端腕骨切除术（需要保留月状骨和头状骨）或完全腕关节融合。

首选治疗方式

腕关节韧带损伤和腕不稳定的老年患者需要对症治疗，手术适应证通常与年轻患者不同。如果韧带修复和（或）重建很可能成功并且风险不大，则可以在被挑选过的患者中考虑。否则，患腕应对症治疗，而手腕去神经和融合手术将是治疗的主要手段。研究人员建议对所有的月状骨周围损伤患者都应采用早期闭合复位和手术稳定化，并结合上述技术进行处理。术者可采用背侧或掌侧入路，但对于无法进行闭合复位、有严重伤势的（例如中度神经压迫）患者，通常需要采用联合入路。

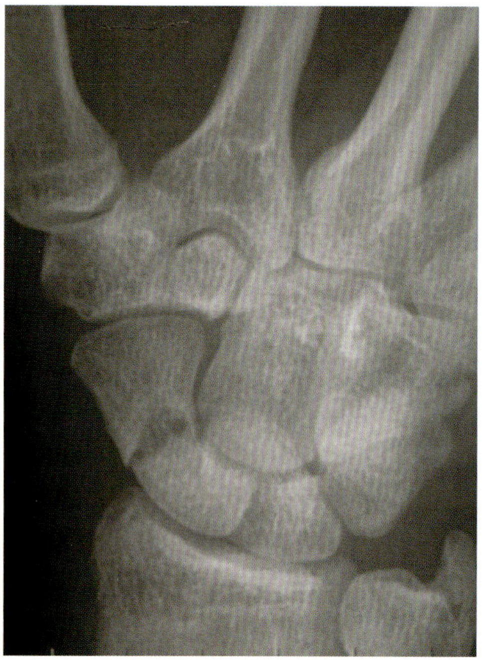

图27.8 舟状骨骨折不愈合

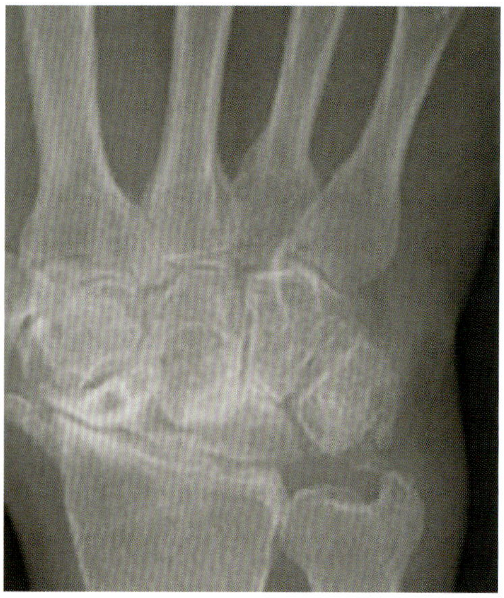

图27.9 重度舟状骨骨折不愈合塌陷

并发症

骨不连：舟状骨

舟状骨不愈合会导致SNAC和腕关节衰弱。获得共识的骨不连的危险因素是移位性骨折，近端骨折以及患者诊断和（或）治疗的延迟。

与年轻患者一样，老年骨不连患者可能在一段时间内没有症状，并且患者可能会因新的腕部损伤而被诊断，或与SNAC相关的进行性症状出现而诊断。常见症状包括桡侧手腕疼痛，手腕活动范围减少，尤其是在剧烈运动时出现疼痛以及握力降低。症状通常与畸形、塌陷和退行性关节病有关。

诊断

X线是骨不连的一线检查方式，可发现包括骨折线、骨折碎片、骨囊肿和硬化之间已建立且持续存在的间隙（图27.8）。如果不进行处理，SNAC是该过程的最后阶段（图27.9）。尽管有些人认为仅凭临床评估和X线片即可确定舟状骨的融合，但进一步的影像检查对于确诊、评估腕关节塌陷可能是有益的。进一步的成像通常采用CT而不是MRI，矢状位图像最适合评估骨不连和相关塌陷的程度。对于年龄较大的患者，这项检查不一定是必要的，但其有助于进行术前计划。

治疗措施

舟状骨骨不连治疗的目的是通过实现愈合并纠正任何相关的畸形来改善患者的临床症状，这将有可能防止腕关节疾病的发生。在老年患者中，舟状骨骨不连是常见的表现，任何延迟或预防腕关节节炎的措施来实现愈合的可能性是可疑的。更常见的措施是，对于有症状的老年患者，将采用腕部抢救手术。尽管关于使用哪种手术以及最有效的临床方案的数据有限，但以下腕部抢救手术得到初步验证：

- 手腕去神经化：可有效缓解疼痛，但效果可能是短期的
- 局部或全部舟状骨切除术：可能有效，但通常需要切除相当大的碎片（>8mm并与腕关节无力相关），预后差
- 近端腕骨切除术：尽管近端腕骨切除术术后具有更好的活动范围和更低的并发症发生率，但与继发性关节炎的发生率增加相关，但系统综述报道了与四角融合术有相当的结果
- 腕部融合术（部分或完全）：据报道，引起剧烈疼痛、虚弱和活动范围缩小的桡侧、中腕关节炎治疗效果良好。镇痛是主要的目的，但也有腕强度提高的报道

在研究过程中，有时研究人员试图证明骨愈合的益处，其中大部分的研究是在年轻患者群体中进行，最近报道的愈合率是：仅植骨病例为80%，联

合植骨和内固定病例为84%。由于老年人的主要目的是减轻症状，预防不稳定性并延缓腕关节炎的发作，因此对老年患者稳定的不愈合的外科治疗尚不清楚。尽管有报道称使用经皮或切开技术治疗稳定的骨不连效果良好，但对于老年患者的作用尚不清楚。仅通过骨移植和内固定，不稳定的骨不连的愈合率为60%~95%，而吸烟是未愈合的明显危险因素。良好的治疗效果和预防关节炎的关键在于矫正畸形，而这种畸形对于曾经使用过的Matti–Russe嵌体移植是很难做到的。现在使用螺钉固定和带血管或非血管化移植物的前楔形移植。尽管有许多不同的移植方法的建议，但据报道，没有一种方法能更好地实现移植。掌侧入路通常用于保持血液供应，而对于近端不愈合可能需要背侧入路。血管性（桡骨远端）与非血管性（髂嵴）骨移植治疗舟状骨不愈合的随机对照试验显示，在愈合时间和术后功能方面没有显著差异，无血管化的骨愈合率为100%，而血管化的骨愈合率为85%。

骨不连：月状骨

发生肢体骨折后，很少进行孤立的月状骨骨不连的治疗，因为大多数病例会表现为月状骨无菌性坏死病，尤其是在老年患者中。此阶段的治疗选择取决于疾病的严重程度（包括桡骨缩短、需进行桡骨楔形截骨术和尺骨延长）以及为确定的疾病和关节炎保留的手腕融合术。

畸形愈合

人们经常讨论舟状骨畸形（通常伴有典型的驼背畸形）是否导致残疾和腕部功能丧失。一系列舟状骨截骨术矫正畸形愈合的病例报道了腕部功能改善，而骨折在错位位置愈合的骨不连研究报道了其与短期和长期预后无关。

且目前也有短期和长期的回顾性研究未发现X线下畸形与预后之间存在关联。42例非手术治疗的腕舟状骨骨折畸形患者在损伤后1年的短期预后报告显示，任何功能和患者的预后指标与畸形愈合的任何影像学特征之间均无显著相关性。

尽管没有明确的证据，但对于老年患者，任何手术纠正畸形愈合的风险都将超过需求较低的患者可能获得的最小益处。尤其是有关于该领域的文献表明，手术的主要目的是延迟年轻活跃的患者腕关节炎的发病。

无血管性坏死

腕部AVN最常见的发病部位是舟状骨，因为它是最常见的受伤部位，尤其是近端骨折。其他发病原因包括舟月状骨韧带损伤和手舟状骨非创伤性缺血性坏死（Preiser病）（特发性）。在月状骨周围脱位和骨折脱位发生后，极少有人患有月状骨AVN，这被认为是由于通过Poirier间隙发生脱位而保留了桡侧掌血管网。

X线是首要检查，有人质疑MRI二次成像检查的有效性。该病的治疗方法尚有争议，但一般包括血管化骨移植和关节镜下清创术，尽管在老年患者中很少被报道。

结论

腕骨骨折和不稳定性在老年人中较不常见，大多数损伤的诊断均通过常规的舟状骨四视野X线片。诊断老年人腕关节损伤的困难主要与区分手腕的退行性变化和急性损伤有关。但是，关于骨折移位的定义以及早期诊断和处理复杂损伤（例如月状骨周围骨折脱位）的重要性存在一致的问题。尽管患有腕关节移位和（或）不稳定损伤的年轻患者常常接受手术干预，但尚不清楚是否一定要对老年患者进行手术，以及手术治疗是否比保守治疗有更好的疗效。

绝大多数孤立的稳定性腕骨骨折可以在老年患者中进行非手术治疗。虽然有人主张患有非移位或极小移位舟状骨骨折的年轻患者应采用经皮内固定，但与其他腕骨骨折一样，非手术治疗似乎适合老年人，因为手术的潜在益处可能不会超过任何手术风险。对于移位性腕骨骨折和近端舟状骨骨折，应根据个体情况考虑手术治疗，因为在某些老年患者中保守治疗无疑是一种选择。

关于老年患者腕骨不稳定的治疗经验较少。目前通过使用进一步的影像学方法和腕关节镜在诊断这些损伤方面取得了进展。尽管在老年人中极为罕见，但仍建议对所有伴有月状骨周围脱位或骨折脱位的患者立即进行复位和手术治疗。然而，在老年患者中，腕骨不稳定的慢性后遗症可能会更频繁地出现。对老年患者的创伤后和（或）退行性改变的手腕的适当治疗是未来研究领域的一个方向。鉴于目前可用的文献有限，随着社会上老年人口不断增加，这将影响腕骨损伤的评估和管理，因此这些病例也向医务人员提出了一系列新的挑战。

参考文献

[1] Emmett JE, Breck LW. A review and analysis of 11,000 fractures seen in a private practice of orthopaedic surgery, 1937–1956. J Bone Joint Surg Am 1958;40-A(5):1169–1175.

[2] Court-Brown CM. The epidemiology of fractures and dislocations. In: Court-Brown CM, Heckman JD, McQueen MM, Ricci WMTP, III, editors. Rockwood and Green' s Fractures in Adults. 8th ed. Philadelphia, PA: Lippincott Williams & Wilkins; 2014. pp. 59–108.

[3] Hove LM. Fractures of the hand. Distribution and relative incidence. Scand J Plast Reconstr Surg Hand Surg 1993;27(4):317–319.

[4] van Onselen EB, Karim RB, Hage JJ, Ritt MJ. Prevalence and distribution of hand fractures. J Hand Surg Br 2003;28(5):491–495.

[5] Hey HW, Chong AK, Murphy D. Prevalence of carpal fracture in Singapore. J Hand Surg Am 2011;36(2):278–283.

[6] Alsawadi A, Stanton J. Scaphoid fracture in the elderly: A review. Hand Surg 2012;17(2):295–298.

[7] Duckworth AD, Jenkins PJ, Aitken SA, Clement ND, Court-Brown CM, McQueen MM. Scaphoid fracture epidemiology. J Trauma Acute Care Surg 2012;72(2):E41–45.

[8] Jenkins PJ, Slade K, Huntley JS, Robinson CM. A comparative analysis of the accuracy, diagnostic uncertainty and cost of imaging modalities in suspected scaphoid fractures. Injury 2008;39(7):768–774.

[9] Herzberg G, Comtet JJ, Linscheid RL, Amadio PC, Cooney WP, Stalder J. Perilunate dislocations and fracture-dislocations: A multicenter study. J Hand Surg Am 1993;18(5):768–779.

[10] Hindle P, Davidson EK, Biant LC, Court-Brown CM. Appendicular joint dislocations. Injury 2013;44(8): 1022–1027.

[11] Court-Brown CM, Bugler KE, Clement ND, Duckworth AD, McQueen MM. The epidemiology of open fractures in adults. A 15-year review. Injury 2012;43(6):891–897.

[12] Mayfield JK. Mechanism of carpal injuries. Clin Orthop Relat Res 1980;(149):45–54.

[13] Linscheid RL, Dobyns JH. The unified concept of carpal injuries. Ann Chir Main 1984;3(1):35–42.

[14] Kozin SH. Incidence, mechanism, and natural history of scaphoid fractures. Hand Clin 2001;17(4):515–524.

[15] Futami T, Aoki H, Tsukamoto Y. Fractures of the hook of the hamate in athletes. 8 cases followed for 6 years. Acta Orthop Scand 1993;64(4):469–471.

[16] Evans MW, Jr. Hamate hook fracture in a 17-yearold golfer: Importance of matching symptoms to clinical evidence. J Manipulative Physiol Ther 2004;27(8):516–518.

[17] Mayfield JK. Wrist ligamentous anatomy and pathogenesis of carpal instability. Orthop Clin North Am 1984;15(2):209–216.

[18] Herbert TJ, Fisher WE. Management of the fractured scaphoid using a new bone screw. J Bone Joint Surg Br 1984;66(1):114–123.

[19] Marsh JL, Slongo TF, Agel J, Broderick JS, Creevey W, DeCoster TA, et al. Fracture and dislocation classification compendium—2007: Orthopaedic Trauma Association classification, database and outcomes committee. J Orthop Trauma 2007;21(10 Suppl):S1–133.

[20] Müller ME. The Comprehensive Classification of Fractures of Long Bones. Berlin: Springer; 1990.

[21] Russe O. Fracture of the carpal navicular. Diagnosis, non-operative treatment, and operative treatment. J Bone Joint Surg Am 1960;42-A:759–768.

[22] Cooney WP, III. Scaphoid fractures: Current treatments and techniques. Instr Course Lect 2003;52:197–208.

[23] Dias JJ, Singh HP. Displaced fracture of the waist of the scaphoid. J Bone Joint Surg Br 2011;93(11):1433–1439.

[24] Eddeland A, Eiken O, Hellgren E, Ohlsson NM. Fractures of the scaphoid. Scand J Plast Reconstr Surg 1975;9(3):234–239.

[25] Cooney WP, Dobyns JH, Linscheid RL. Fractures of the scaphoid: A rational approach to management. Clin Orthop Relat Res 1980;(149):90–97.

[26] Duckworth AD, Ring D. Carpus fractures and dislocations. In: Court-Brown CM, Heckman JD, McQueen MM, Ricci WMTP, III, editors. Rockwood and Green' s Fractures in Adults. 8th ed. Philadelphia, PA: Lippincott Williams & Wilkins; 2014. pp. 991–1056.

[27] Fisk GR. Carpal instability and the fractured scaphoid. Ann R Coll Surg Engl 1970;46(2):63–76.

[28] Teisen H, Hjarbaek J. Classification of fresh fractures of the lunate. J Hand Surg Br 1988;13(4):458–462.

[29] Beckenbaugh RD, Shives TC, Dobyns JH, Linscheid RL. Kienbock' s disease: The natural history of Kienbock' s disease and consideration of lunate fractures. Clin Orthop Relat Res 1980;(149):98–106.

[30] Gelberman RH, Bauman TD, Menon J, Akeson WH. The vascularity of the lunate bone and Kienbock' s disease. J Hand Surg Am 1980;5(3):272–278.

[31] Schiltenwolf M, Wrazidlo W, Brocai DR, Schneider S, Lederer W. [A prospective study of early diagnosis of lunate necrosis by means of MRI]. Rofo 1995;162(4):325–329.

[32] Lichtman DM, Degnan GG. Staging and its use in the determination of treatment modalities for Kienbock' s disease. Hand Clin 1993;9(3):409–416.

[33] Linscheid RL, Dobyns JH, Beabout JW, Bryan RS. Traumatic instability of the wrist. Diagnosis, classification, and pathomechanics. J Bone Joint Surg Am 1972;54(8):1612–1632.

[34] Linscheid RL, Dobyns JH, Beckenbaugh RD, Cooney WP, III, Wood MB. Instability patterns of the wrist. J Hand Surg Am 1983;8(5 Pt 2):682–686.

[35] Taleisnik J. The ligaments of the wrist. J Hand Surg Am 1976;1(2):110–118.

[36] Cooney WP, Dobyns JH, Linscheid RL. Arthroscopy of the wrist: Anatomy and classification of carpal instability. Arthroscopy 1990;6(2):133–140.

[37] Wright TW, Dobyns JH, Linscheid RL, Macksoud W, Siegert J. Carpal instability non-dissociative. J Hand Surg Br 1994;19(6):763–773.

[38] Gelberman RH, Cooney WP, III, Szabo RM. Carpal instability. Instr Course Lect 2001;50:123–134.

[39] Tang JB, Ryu J, Omokawa S, Wearden S. Wrist kinetics after scapholunate dissociation: The effect of scapholunate interosseous ligament injury and persistent scapholunate gaps. J Orthop Res 2002;20(2):215–221.

[40] Mitsuyasu H, Patterson RM, Shah MA, Buford WL, Iwamoto Y, Viegas SF. The role of the dorsal intercarpal ligament in dynamic and static scapholunate instability. J Hand Surg Am 2004;29(2):279–288.

[41] Geissler WB, Freeland AE, Savoie FH, McIntyre LW, Whipple TL. Intracarpal soft-tissue lesions associated with an intra-articular fracture of the distal end of the radius. J Bone Joint Surg Am 1996;78(3):357–365.

[42] Kuo CE, Wolfe SW. Scapholunate instability: Current concepts in diagnosis and management. J Hand Surg Am 2008;33(6):998–1013.

[43] Kitay A, Wolfe SW. Scapholunate instability: Current concepts in diagnosis and management. J Hand Surg Am 2012;37(10):2175–2196.

[44] Jorgsholm P, Thomsen NO, Bjorkman A, Besjakov J, Abrahamsson SO. The incidence of intrinsic and extrinsic ligament injuries in scaphoid waist fractures. J Hand Surg Am 2010;35(3):368–374.

[45] Sammer DM, Shin AY. Wrist surgery: Management of chronic scapholunate and lunotriquetral ligament injuries. Plast Reconstr Surg 2012;130(1):138e–56e.

[46] Li G, Rowen B, Tokunaga D, Ryu J, Kato H, Kihira M. Carpal kinematics of lunotriquetral dissociations. Biomed Sci Instrum 1991;27:273–281.

[47] Johnson RP. The acutely injured wrist and its residuals. Clin Orthop Relat Res 1980;(149):33–44.

[48] Cooney WP, Bussey R, Dobyns JH, Linscheid RL. Difficult wrist fractures. Perilunate fracturedislocations of the wrist. Clin Orthop Relat Res 1987;(214):136–147.

[49] Chou YC, Hsu YH, Cheng CY, Wu CC. Percutaneous screw and axial Kirschner wire fixation for acute transscaphoid perilunate fracture dislocation. J Hand Surg Am 2012;37(4):715–720.

[50] Witvoet J, Allieu Y. [Recent traumatic lesions of the semilunar bone]. Rev Chir Orthop Reparatrice Appar Mot 1973;59(Suppl 1):98–125.

[51] Mayfield JK. Patterns of injury to carpal ligaments. A spectrum. Clin Orthop Relat Res 1984;(187):36–42.

[52] Weber ER. Concepts governing the rotational shift of the intercalated segment of the carpus. Orthop Clin North Am 1984;15(2):193–207.

[53] Linscheid RL. Kinematic considerations of the wrist. Clin Orthop Relat Res 1986;(202):27–39.

[54] Trumble TE, Bour CJ, Smith RJ, Glisson RR. Kinematics of the ulnar carpus related to the volar intercalated segment instability pattern. J Hand Surg Am 1990;15(3):384–392.

[55] Mayfield JK, Johnson RP, Kilcoyne RF. The ligaments of the human wrist and their functional significance. Anat Rec 1976;186(3):417–428.

[56] Berger RA. The anatomy of the ligaments of the wrist and distal radioulnar joints. Clin Orthop Relat Res 2001;(383):32–40.

[57] Buijze GA, Lozano-Calderon SA, Strackee SD, Blankevoort L, Jupiter JB. Osseous and ligamentous scaphoid anatomy: Part I. A systematic literature review highlighting controversies. J Hand Surg Am 2011;36(12):1926–1935.

[58] Lichtman DM, Schneider JR, Swafford AR, Mack GR. Ulnar midcarpal instability – Clinical and laboratory analysis. J Hand Surg Am 1981;6(5):515–523.

[59] Kauer JM. The mechanism of the carpal joint. Clin Orthop Relat Res 1986;(202):16–26.

[60] Navarro A. Luxaciones del carpo. An Fac Med (Lima) 1921;6:113–141.

[61] Gelberman RH, Menon J. The vascularity of the scaphoid bone. J Hand Surg Am 1980;5(5):508–513.

[62] Gelberman RH, Panagis JS, Taleisnik J, Baumgaertner M. The arterial anatomy of the human carpus. Part I: The extraosseous vascularity. J Hand Surg Am 1983;8(4):367–375.

[63] Botte MJ, Pacelli LL, Gelberman RH. Vascularity and osteonecrosis of the wrist. Orthop Clin North Am 2004;35(3):405–421, xi.

[64] Berger RA. The anatomy of the scaphoid. Hand Clin 2001;17(4):525–532.

[65] Buijze GA, Dvinskikh NA, Strackee SD, Streekstra GJ, Blankevoort L. Osseous and ligamentous scaphoid anatomy: Part II. Evaluation of ligament morphology using three-dimensional anatomical imaging. J Hand Surg Am 2011;36(12):1936–1943.

[66] Slade JF, III, Jaskwhich D. Percutaneous fixation of scaphoid fractures. Hand Clin 2001;17(4):553–574.

[67] Botte MJ, Gelberman RH. Fractures of the carpus, excluding the scaphoid. Hand Clin 1987;3(1):149–161.

[68] Easterling KJ, Wolfe SW. Scaphoid shift in the uninjured wrist. J Hand Surg Am 1994;19(4):604–606.

[69] Adkison JW, Chapman MW. Treatment of acute lunate and perilunate dislocations. Clin Orthop Relat Res 1982;(164):199–207.

[70] Takami H, Takahashi S, Ando M, Masuda A. Open reduction of chronic lunate and perilunate dislocations. Arch Orthop Trauma Surg 1996;115(2):104–107.

[71] Milek MA, Boulas HJ. Flexor tendon ruptures secondary to hamate hook fractures. J Hand Surg Am 1990;15(5):740–744.

[72] Yamazaki H, Kato H, Nakatsuchi Y, Murakami N, Hata Y. Closed rupture of the flexor tendons of the little finger secondary to non-union of fractures of the hook of the hamate. J Hand Surg Br 2006;31(3):337–341.

[73] Foucher G, Schuind F, Merle M, Brunelli F. Fractures of the hook of the hamate. J Hand Surg Br 1985;10(2):205–210.

[74] Smith P, III, Wright TW, Wallace PF, Dell PC. Excision of the hook of the hamate: A retrospective survey and review of the literature. J Hand Surg Am 1988;13(4):612–615.

[75] Parvizi J, Wayman J, Kelly P, Moran CG. Combining the clinical signs improves diagnosis of scaphoid fractures. A prospective study with follow-up. J Hand Surg Br 1998;23(3):324–327.

[76] Powell JM, Lloyd GJ, Rintoul RF. New clinical test for fracture of the scaphoid. Can J Surg 1988;31(4):237–238.

[77] Freeland P. Scaphoid tubercle tenderness: A better indicator of scaphoid fractures? Arch Emerg Med 1989;6(1):46–50.

[78] Mallee WH, Henny EP, van Dijk CN, Kamminga SP, van Enst

WA, Kloen P. Clinical diagnostic evaluation for scaphoid fractures: A systematic review and meta-analysis. J Hand Surg Am 2014;39(9):1683–1691.

[79] Rhemrev SJ, Beeres FJ, van Leerdam RH, Hogervorst M, Ring D. Clinical prediction rule for suspected scaphoid fractures: A prospective cohort study. Injury 2010;41(10):1026–1030.

[80] Duckworth AD, Buijze GA, Moran M, Gray A, Court-Brown CM, Ring D, et al. Predictors of fracture following suspected injury to the scaphoid. J Bone Joint Surg Br 2012;94(7):961–968.

[81] Gabler C, Kukla C, Breitenseher MJ, Trattnig S, Vecsei V. Diagnosis of occult scaphoid fractures and other wrist injuries. Are repeated clinical examinations and plain radiographs still state of the art? Langenbecks Arch Surg 2001;386(2):150–154.

[82] Cheung GC, Lever CJ, Morris AD. X-ray diagnosis of acute scaphoid fractures. J Hand Surg Br 2006;31(1):104–109.

[83] Compson JP. The anatomy of acute scaphoid fractures: A three-dimensional analysis of patterns. J Bone Joint Surg Br 1998;80(2):218–224.

[84] Barton NJ. Twenty questions about scaphoid fractures. J Hand Surg Br 1992;17(3):289–310.

[85] de Beer JD, Hudson DA. Fractures of the triquetrum. J Hand Surg Br 1987;12(1):52–53.

[86] Hsu KY, Wu CC, Wang KC, Shih CH. Simultaneous dislocation of the five carpometacarpal joints with concomitant fractures of the tuberosity of the trapezium and the hook of the hamate: Case report. J Trauma 1993;35(3):479–483.

[87] Lacey JD, Hodge JC. Pisiform and hamulus fractures: Easily missed wrist fractures diagnosed on a reverse oblique radiograph. J Emerg Med 1998;16(3):445–452.

[88] Kato H, Nakamura R, Horii E, Nakao E, Yajima H. Diagnostic imaging for fracture of the hook of the hamate. Hand Surg 2000;5(1):19–24.

[89] Kain N, Heras-Palou C. Trapezoid fractures: Report of 11 cases. J Hand Surg Am 2012;37(6):1159–1162.

[90] Altissimi M, Mancini GB, Azzara A. Perilunate dislocations of the carpus. A long-term review. Ital J Orthop Traumatol 1987;13(4):491–500.

[91] Kozin SH. Perilunate injuries: Diagnosis and treatment. J Am Acad Orthop Surg 1998;6(2):114–120.

[92] Abdel-Salam A, Eyres KS, Cleary J. Detecting fractures of the scaphoid: The value of comparative X-rays of the uninjured wrist. J Hand Surg Br 1992;17(1):28–32.

[93] Dias JJ, Brenkel IJ, Finlay DB. Patterns of union in fractures of the waist of the scaphoid. J Bone Joint Surg Br 1989;71(2):307–310.

[94] Bhat M, McCarthy M, Davis TR, Oni JA, Dawson S. MRI and plain radiography in the assessment of displaced fractures of the waist of the carpal scaphoid. J Bone Joint Surg Br 2004;86(5):705–713.

[95] Bernard SA, Murray PM, Heckman MG. Validity of conventional radiography in determining scaphoid waist fracture displacement. J Orthop Trauma 2010;24(7):448–451.

[96] Nielsen PT, Hedeboe J. Posttraumatic scapholunate dissociation detected by wrist cineradiography. J Hand Surg Am 1984;9A(1):135–138.

[97] Pliefke J, Stengel D, Rademacher G, Mutze S, Ekkernkamp A, Eisenschenk A. Diagnostic accuracy of plain radiographs and cineradiography in diagnosing traumatic scapholunate dissociation. Skeletal Radiol 2008;37(2):139–145.

[98] Tirman RM, Weber ER, Snyder LL, Koonce TW. Midcarpal wrist arthrography for detection of tears of the scapholunate and lunotriquetral ligaments. AJR Am J Roentgenol 1985;144(1):107–108.

[99] Walsh JJ, Berger RA, Cooney WP. Current status of scapholunate interosseous ligament injuries. J Am Acad Orthop Surg 2002;10(1):32–42.

[100] Adey L, Souer JS, Lozano-Calderon S, Palmer W, Lee SG, Ring D. Computed tomography of suspected scaphoid fractures. J Hand Surg Am 2007;32(1):61–66.

[101] Reilly BM, Evans AT. Translating clinical research into clinical practice: Impact of using prediction rules to make decisions. Ann Intern Med 2006;144(3):201–209.

[102] Llewelyn H. Assessing properly the usefulness of clinical prediction rules and tests. BMJ 2012;344:e1238.

[103] Ring D, Lozano-Calderon S. Imaging for suspected scaphoid fracture. J Hand Surg Am 2008;33(6):954–957.

[104] Duckworth AD, Ring D, McQueen MM. Assessment of the suspected fracture of the scaphoid. J Bone Joint Surg Br 2011;93(6):713–719.

[105] Altman DG, Bland JM. Diagnostic tests. 1: Sensitivity and specificity. BMJ 1994;308(6943):1552.

[106] Altman DG, Bland JM. Diagnostic tests. 2: Predictive values. BMJ 1994;309(6947):102.

[107] Buijze GA, Mallee WH, Beeres FJ, Hanson TE, Johnson WO, Ring D. Diagnostic performance tests for suspected scaphoid fractures differ with conventional and latent class analysis. Clin Orthop Relat Res 2011;469(12):3400–3407.

[108] DaCruz DJ, Taylor RH, Savage B, Bodiwala GG. Ultrasound assessment of the suspected scaphoid fracture. Arch Emerg Med 1988;5(2):97–100.

[109] Munk B, Bolvig L, Kroner K, Christiansen T, Borris L, Boe S. Ultrasound for diagnosis of scaphoid fractures. J Hand Surg Br 2000;25(4):369–371.

[110] Senall JA, Failla JM, Bouffard JA, van Holsbeeck M. Ultrasound for the early diagnosis of clinically suspected scaphoid fracture. J Hand Surg Am 2004;29(3):400–405.

[111] Tiel-van Buul MM, Broekhuizen TH, van Beek EJ, Bossuyt PM. Choosing a strategy for the diagnostic management of suspected scaphoid fracture: A cost-effectiveness analysis. J Nucl Med 1995;36(1):45–48.

[112] Beeres FJ, Rhemrev SJ, den Hollander P, Kingma LM, Meylaerts SA, le Cessie S, et al. Early magnetic resonance imaging compared with bone scintigraphy in suspected scaphoid fractures. J Bone Joint Surg Br 2008;90(9):1205–1209.

[113] Fowler C, Sullivan B, Williams LA, McCarthy G, Savage R, Palmer A. A comparison of bone scintigraphy and MRI in the early diagnosis of the occult scaphoid waist fracture. Skeletal Radiol

1998;27(12):683–687.

[114] Breederveld RS, Tuinebreijer WE. Investigation of computed tomographic scan concurrent criterion validity in doubtful scaphoid fracture of the wrist. J Trauma 2004;57(4):851–854.

[115] Rhemrev SJ, de Zwart AD, Kingma LM, Meylaerts SA, Arndt JW, Schipper IB, et al. Early computed tomography compared with bone scintigraphy in suspected scaphoid fractures. Clin Nucl Med 2010;35(12):931–934.

[116] Yin ZG, Zhang JB, Kan SL, Wang XG. Diagnosing suspected scaphoid fractures: A systematic review and meta-analysis. Clin Orthop Relat Res 2010;468(3):723–734.

[117] Mallee WH, Wang J, Poolman RW, Kloen P, Maas M, de Vet HC, et al. Computed tomography versus magnetic resonance imaging versus bone scintigraphy for clinically suspected scaphoid fractures in patients with negative plain radiographs. Cochrane Database Syst Rev 2015;6:CD010023.

[118] Cruickshank J, Meakin A, Breadmore R, Mitchell D, Pincus S, Hughes T, et al. Early computerized tomography accurately determines the presence or absence of scaphoid and other fractures. Emerg Med Australas 2007;19(3):223–228.

[119] Mallee W, Doornberg JN, Ring D, van Dijk CN, Maas M, Goslings JC. Comparison of CT and MRI for diagnosis of suspected scaphoid fractures. J Bone Joint Surg Am 2011;93(1):20–28.

[120] Amadio PC, Berquist TH, Smith DK, Ilstrup DM, Cooney WP, III, Linscheid RL. Scaphoid malunion. J Hand Surg Am 1989;14(4):679–687.

[121] Bain GI, Bennett JD, MacDermid JC, Slethaug GP, Richards RS, Roth JH. Measurement of the scaphoid humpback deformity using longitudinal computed tomography: Intra- and interobserver variability using various measurement techniques. J Hand Surg Am 1998;23(1):76–81.

[122] Nakamura R, Imaeda T, Horii E, Miura T, Hayakawa N. Analysis of scaphoid fracture displacement by threedimensional computed tomography. J Hand Surg Am 1991;16(3):485–492.

[123] Lozano-Calderon S, Blazar P, Zurakowski D, Lee SG, Ring D. Diagnosis of scaphoid fracture displacement with radiography and computed tomography. J Bone Joint Surg Am 2006;88(12):2695–2703.

[124] Hansen TB, Petersen RB, Barckman J, Uhre P, Larsen K. Cost-effectiveness of MRI in managing suspected scaphoid fractures. J Hand Surg Eur Vol 2009;34(5):627–630.

[125] Patel NK, Davies N, Mirza Z, Watson M. Cost and clinical effectiveness of MRI in occult scaphoid fractures: A randomised controlled trial. Emerg Med J 2013;30(3):202–207.

[126] de Zwart AD, Beeres FJ, Ring D, Kingma LM, Coerkamp EG, Meylaerts SA, et al. MRI as a reference standard for suspected scaphoid fractures. Br J Radiol 2012;85(1016):1098–1101.

[127] Ruch DS, Smith BP. Arthroscopic and open management of dynamic scaphoid instability. Orthop Clin North Am 2001;32(2):233–240, vii.

[128] Ruch DS, Chang DS, Yang CC. Arthroscopic evaluation and treatment of scaphoid nonunion. Hand Clin 2001;17(4):655–662, x.

[129] Schadel-Hopfner M, Iwinska-Zelder J, Braus T, Bohringer G, Klose KJ, Gotzen L. MRI versus arthroscopy in the diagnosis of scapholunate ligament injury. J Hand Surg Br 2001;26(1):17–21.

[130] Buijze GA, Jorgsholm P, Thomsen NO, Bjorkman A, Besjakov J, Ring D. Diagnostic performance of radiographs and computed tomography for displacement and instability of acute scaphoid waist fractures. J Bone Joint Surg Am 2012;94(21):1967–1974.

[131] Buijze GA, Jorgsholm P, Thomsen NO, Bjorkman A, Besjakov J, Ring D. Factors associated with arthroscopically determined scaphoid fracture displacement and instability. J Hand Surg Am 2012;37(7):1405–1410.

[132] Wildin CJ, Bhowal B, Dias JJ. The incidence of simultaneous fractures of the scaphoid and radial head. J Hand Surg Br 2001;26(1):25–27.

[133] Caloia MF, Gallino RN, Caloia H, Rivarola H. Incidence of ligamentous and other injuries associated with scaphoid fractures during arthroscopically assisted reduction and percutaneous fixation. Arthroscopy 2008;24(7):754–759.

[134] Hove LM. Simultaneous scaphoid and distal radial fractures. J Hand Surg Br 1994;19(3):384–388.

[135] Wharton DM, Casaletto JA, Choa R, Brown DJ. Outcome following coronal fractures of the hamate. J Hand Surg Eur Vol 2010;35(2):146–149.

[136] Dias JJ, Wildin CJ, Bhowal B, Thompson JR. Should acute scaphoid fractures be fixed? A randomized controlled trial. J Bone Joint Surg Am 2005;87(10):2160–2168.

[137] Dias JJ, Dhukaram V, Abhinav A, Bhowal B, Wildin CJ. Clinical and radiological outcome of cast immobilisation versus surgical treatment of acute scaphoid fractures at a mean follow-up of 93 months. J Bone Joint Surg Br 2008;90(7):899–905.

[138] Ibrahim T, Qureshi A, Sutton AJ, Dias JJ. Surgical versus nonsurgical treatment of acute minimally displaced and undisplaced scaphoid waist fractures: Pairwise and network meta-analyses of randomized controlled trials. J Hand Surg Am 2011;36(11):1759–1768.

[139] Mody BS, Belliappa PP, Dias JJ, Barton NJ. Nonunion of fractures of the scaphoid tuberosity. J Bone Joint Surg Br 1993;75(3):423–425.

[140] Bohler L, Trojan E, Jahna H. The results of treatment of 734 fresh, simple fractures of the scaphoid. J Hand Surg Br 2003;28(4):319–331.

[141] Leslie IJ, Dickson RA. The fractured carpal scaphoid. Natural history and factors influencing outcome. J Bone Joint Surg Br 1981;63-B(2):225–230.

[142] Clay NR, Dias JJ, Costigan PS, Gregg PJ, Barton NJ. Need the thumb be immobilised in scaphoid fractures? A randomised prospective trial. J Bone Joint Surg Br 1991;73(5):828–832.

[143] Buijze GA, Doornberg JN, Ham JS, Ring D, Bhandari M, Poolman RW. Surgical compared with conservative treatment for acute nondisplaced or minimally displaced scaphoid fractures: A systematic review and meta-analysis of randomized controlled trials. J Bone Joint Surg Am 2010;92(6):1534–1544.

[144] Symes TH, Stothard J. A systematic review of the treatment of acute fractures of the scaphoid. J Hand Surg Eur Vol 2011;36(9):802–810.

[145] Alshryda S, Shah A, Odak S, Al-Shryda J, Ilango B, Murali SR. Acute fractures of the scaphoid bone: Systematic review and meta-analysis. Surgeon 2012;10(4):218–229.

[146] Pao VS, Chang J. Scaphoid nonunion: Diagnosis and treatment. Plast Reconstr Surg 2003;112(6):1666–1676.

[147] Wong K, von Schroeder HP. Delays and poor management of scaphoid fractures: Factors contributing to nonunion. J Hand Surg Am 2011;36(9):1471–1474.

[148] Buijze GA, Ochtman L, Ring D. Management of scaphoid nonunion. J Hand Surg Am 2012;37(5):1095–1100.

[149] Gaebler C, McQueen MM. Carpus fractures and dislocations. In: Bucholz RW, Court-Brown CM, Heckman JD, Tornetta P, editors. Rockwood and Green' s fractures in adults. 7th ed. Philadelphia, PA: Lippincott Williams & Wilkins; 2010. pp. 781–828.

[150] Alho A, Kankaanpaa. Management of fractured scaphoid bone. A prospective study of 100 fractures. Acta Orthop Scand 1975;46(5):737–743.

[151] Saeden B, Tornkvist H, Ponzer S, Hoglund M. Fracture of the carpal scaphoid. A prospective, randomised 12-year follow-up comparing operative and conservative treatment. J Bone Joint Surg Br 2001;83(2):230–234.

[152] Doornberg JN, Buijze GA, Ham SJ, Ring D, Bhandari M, Poolman RW. Nonoperative treatment for acute scaphoid fractures: A systematic review and meta-analysis of randomized controlled trials. J Trauma 2011;71(4):1073–1081.

[153] Gellman H, Caputo RJ, Carter V, Aboulafia A, McKay M. Comparison of short and long thumbspica casts for non-displaced fractures of the carpal scaphoid. J Bone Joint Surg Am 1989;71(3):354–357.

[154] Cetti R, Christensen SE, Reuther K. Fracture of the lunate bone. Hand 1982;14(1):80–84.

[155] Hsu AR, Hsu PA. Unusual case of isolated lunate fracture without ligamentous injury. Orthopedics 2011;34(11):e785–789.

[156] Nagumo A, Toh S, Tsubo K, Ishibashi Y, Sasaki T. An occult fracture of the trapezoid bone. A case report. J Bone Joint Surg Am 2002;84-A(6):1025–1027.

[157] Gruson KI, Kaplan KM, Paksima N. Isolated trapezoid fractures: A case report with compilation of the literature. Bull NYU Hosp Jt Dis 2008;66(1):57–60.

[158] Whalen JL, Bishop AT, Linscheid RL. Nonoperative treatment of acute hamate hook fractures. J Hand Surg Am 1992;17(3):507–511.

[159] Walsh JJ, Bishop AT. Diagnosis and management of hamate hook fractures. Hand Clin 2000;16(3):397–403, viii.

[160] Reagan DS, Linscheid RL, Dobyns JH. Lunotriquetral sprains. J Hand Surg Am 1984;9(4):502–514.

[161] Weil WM, Slade JF, III, Trumble TE. Open and arthroscopic treatment of perilunate injuries. Clin Orthop Relat Res 2006;445:120–132.

[162] Apergis E, Maris J, Theodoratos G, Pavlakis D, Antoniou N. Perilunate dislocations and fracturedislocations. Closed and early open reduction compared in 28 cases. Acta Orthop Scand Suppl 1997;275:55–59.

[163] Gellman H, Schwartz SD, Botte MJ, Feiwell L. Late treatment of a dorsal transscaphoid, transtriquetral perilunate wrist dislocation with avascular changes of the lunate. Clin Orthop Relat Res 1988;(237):196–203.

[164] Haddad FS, Goddard NJ. Acute percutaneous scaphoid fixation. A pilot study. J Bone Joint Surg Br 1998;80(1):95–99.

[165] Bond CD, Shin AY, McBride MT, Dao KD. Percutaneous screw fixation or cast immobilization for nondisplaced scaphoid fractures. J Bone Joint Surg Am 2001;83-A(4):483–488.

[166] Yip HS, Wu WC, Chang RY, So TY. Percutaneous cannulated screw fixation of acute scaphoid waist fracture. J Hand Surg Br 2002;27(1):42–46.

[167] Papaloizos MY, Fusetti C, Christen T, Nagy L, Wasserfallen JB. Minimally invasive fixation versus conservative treatment of undisplaced scaphoid fractures: A cost-effectiveness study. J Hand Surg Br 2004;29(2):116–119.

[168] McQueen MM, Gelbke MK, Wakefield A, Will EM, Gaebler C. Percutaneous screw fixation versus conservative treatment for fractures of the waist of the scaphoid: A prospective randomised study. J Bone Joint Surg Br 2008;90(1):66–71.

[169] Iacobellis C, Baldan S, Aldegheri R. Percutaneous screw fixation for scaphoid fractures. Musculoskelet Surg 2011;95(3):199–203.

[170] Singh HP, Taub N, Dias JJ. Management of displaced fractures of the waist of the scaphoid: Meta-analyses of comparative studies. Injury 2012;43(6):933–939.

[171] Eastley N, Singh H, Dias JJ, Taub N. Union rates after proximal scaphoid fractures; meta-analyses and review of available evidence. J Hand Surg Eur Vol 2013;38(8):888–897.

[172] Herbert TJ. Open volar repair of acute scaphoid fractures. Hand Clin 2001;17(4):589–599, viii.

[173] Martus JE, Bedi A, Jebson PJ. Cannulated variable pitch compression screw fixation of scaphoid fractures using a limited dorsal approach. Tech Hand Up Extrem Surg 2005;9(4):202–206.

[174] Scheufler O, Radmer S, Erdmann D, Germann G, Pierer G, Andresen R. Therapeutic alternatives in nonunion of hamate hook fractures: Personal experience in 8 patients and review of literature. Ann Plast Surg 2005;55(2):149–154.

[175] Whipple TL. The role of arthroscopy in the treatment of wrist injuries in the athlete. Clin Sports Med 1992;11(1):227–238.

[176] Whipple TL. The role of arthroscopy in the treatment of scapholunate instability. Hand Clin 1995;11(1):37–40.

[177] Cohen MS, Taleisnik J. Direct ligamentous repair of scapholunate dissociation with capsulodesis augmentation. Tech Hand Up Extrem Surg 1998;2(1):18–24.

[178] Beredjiklian PK, Dugas J, Gerwin M. Primary repair of the scapholunate ligament. Tech Hand Up Extrem Surg 1998;2(4):269–273.

[179] Minami A, Kato H, Iwasaki N. Treatment of scapholunate dissociation: Ligamentous repair associated with modified dorsal capsulodesis. Hand Surg 2003;8(1):1–6.

[180] Bickert B, Sauerbier M, Germann G. Scapholunate ligament repair using the Mitek bone anchor. J Hand Surg Br 2000;25(2):188–192.

[181] Baczkowski B, Lorczynski A, Kabula J, Camilleri R. Scapholunate ligament repair using suture anchors. Ortop Traumatol Rehabil 2006;8(2):129–133.

[182] Rosati M, Parchi P, Cacianti M, Poggetti A, Lisanti M. Treatment of acute scapholunate ligament injuries with bone anchor. Musculoskelet Surg 2010;94(1):25–32.

[183] Blatt G. Capsulodesis in reconstructive hand surgery. Dorsal capsulodesis for the unstable scaphoid and volar capsulodesis following excision of the distal ulna. Hand Clin 1987;3(1):81–102.

[184] Muermans S, De Smet L, Van Ransbeeck H. Blatt dorsal capsulodesis for scapholunate instability. Acta Orthop Belg 1999;65(4):434–439.

[185] Eckenrode JF, Louis DS, Greene TL. Scaphoidtrapezium-trapezoid fusion in the treatment of chronic scapholunate instability. J Hand Surg Am 1986;11(4):497–502.

[186] Watson HK, Belniak R, Garcia-Elias M. Treatment of scapholunate dissociation: Preferred treatment—STT fusion vs other methods. Orthopedics 1991;14(3):365–368.

[187] Fortin PT, Louis DS. Long-term follow-up of scaphoid-trapezium-trapezoid arthrodesis. J Hand Surg Am 1993;18(4):675–681.

[188] Schweizer A, Steiger R. Long-term results after repair and augmentation ligamentoplasty of rotatory subluxation of the scaphoid. J Hand Surg Am 2002;27(4):674–684.

[189] Szabo RM, Slater RR, Jr., Palumbo CF, Gerlach T. Dorsal intercarpal ligament capsulodesis for chronic, static scapholunate dissociation: Clinical results. J Hand Surg Am 2002;27(6):978–984.

[190] Almquist EE, Bach AW, Sack JT, Fuhs SE, Newman DM. Four-bone ligament reconstruction for treatment of chronic complete scapholunate separation. J Hand Surg Am 1991;16(2):322–327.

[191] Jones DB, Jr., Kakar S. Perilunate dislocations and fracture dislocations. J Hand Surg Am 2012;37(10):2168–2173.

[192] Hildebrand KA, Ross DC, Patterson SD, Roth JH, MacDermid JC, King GJ. Dorsal perilunate dislocations and fracture-dislocations: Questionnaire, clinical, and radiographic evaluation. J Hand Surg Am 2000;25(6):1069–1079.

[193] DiGiovanni B, Shaffer J. Treatment of perilunate and transscaphoid perilunate dislocations of the wrist. Am J Orthop (Belle Mead NJ) 1995;24(11):818–826.

[194] Green DP, O' Brien ET. Classification and management of carpal dislocations. Clin Orthop Relat Res 1980;(149):55–72.

[195] Herzberg G, Forissier D. Acute dorsal trans-scaphoid perilunate fracture-dislocations: Medium-term results. J Hand Surg Br 2002;27(6):498–502.

[196] Kremer T, Wendt M, Riedel K, Sauerbier M, Germann G, Bickert B. Open reduction for perilunate injuries—Clinical outcome and patient satisfaction. J Hand Surg Am 2010;35(10):1599–1606.

[197] Souer JS, Rutgers M, Andermahr J, Jupiter JB, Ring D. Perilunate fracture-dislocations of the wrist: Comparison of temporary screw versus K-wire fixation. J Hand Surg Am 2007;32(3):318–325.

[198] Knoll VD, Allan C, Trumble TE. Trans-scaphoid perilunate fracture dislocations: Results of screw fixation of the scaphoid and lunotriquetral repair with a dorsal approach. J Hand Surg Am 2005;30(6):1145–1152.

[199] Forli A, Courvoisier A, Wimsey S, Corcella D, Moutet F. Perilunate dislocations and transscaphoid perilunate fracture-dislocations: A retrospective study with minimum ten-year follow-up. J Hand Surg Am 2010;35(1):62–68.

[200] Komurcu M, Kurklu M, Ozturan KE, Mahirogullari M, Basbozkurt M. Early and delayed treatment of dorsal transscaphoid perilunate fracture-dislocations. J Orthop Trauma 2008;22(8):535–540.

[201] Rettig ME, Raskin KB. Long-term assessment of proximal row carpectomy for chronic perilunate dislocations. J Hand Surg Am 1999;24(6):1231–1236.

[202] Inoue G, Miura T. Proximal row carpectomy in perilunate dislocations and lunatomalacia. Acta Orthop Scand 1990;61(5):449–452.

[203] Trumble T, Verheyden J. Treatment of isolated perilunate and lunate dislocations with combined dorsal and volar approach and intraosseous cerclage wire. J Hand Surg Am 2004;29(3):412–417.

[204] Lutz M, Arora R, Kammerlander C, Gabl M, Pechlaner S. [Stabilization of perilunate and transscaphoid perilunate fracture-dislocations via a combined palmar and dorsal approach]. Oper Orthop Traumatol 2009;21(4–5):442–458.

[205] Sotereanos DG, Mitsionis GJ, Giannakopoulos PN, Tomaino MM, Herndon JH. Perilunate dislocation and fracture dislocation: A critical analysis of the volar-dorsal approach. J Hand Surg Am 1997;22(1):49–56.

[206] Mack GR, Bosse MJ, Gelberman RH, Yu E. The natural history of scaphoid non-union. J Bone Joint Surg Am 1984;66(4):504–509.

[207] Cooney WP. Failure of treatment of ununited fractures of the carpal scaphoid. J Bone Joint Surg Am 1984;66(7):1145–1146.

[208] Ruby LK, Stinson J, Belsky MR. The natural history of scaphoid non-union. A review of fifty-five cases. J Bone Joint Surg Am 1985;67(3):428–432.

[209] Langhoff O, Andersen JL. Consequences of late immobilization of scaphoid fractures. J Hand Surg Br 1988;13(1):77–79.

[210] Kawamura K, Chung KC. Treatment of scaphoid fractures and nonunions. J Hand Surg Am 2008;33(6):988–997.

[211] Burgess RC. The effect of a simulated scaphoid malunion on wrist motion. J Hand Surg Am 1987;12(5 Pt 1):774–776.

[212] Dias JJ, Taylor M, Thompson J, Brenkel IJ, Gregg PJ. Radiographic signs of union of scaphoid fractures. An analysis of inter-observer agreement and reproducibility. J Bone Joint Surg Br 1988;70(2):299–301.

[213] Dias JJ. Definition of union after acute fracture and surgery for fracture nonunion of the scaphoid. J Hand Surg Br 2001;26(4):321–325.

[214] Schmitt R, Christopoulos G, Wagner M, Krimmer H, Fodor S, van Schoonhoven J, et al. Avascular necrosis (AVN) of the proximal fragment in scaphoid nonunion: Is intravenous contrast agent necessary in MRI? Eur J Radiol 2011;77(2):222–227.

[215] Megerle K, Worg H, Christopoulos G, Schmitt R, Krimmer H.

Gadolinium-enhanced preoperative MRI scans as a prognostic parameter in scaphoid nonunion. J Hand Surg Eur Vol 2011;36(1):23–28.

[216] Strauch RJ. Scapholunate advanced collapse and scaphoid nonunion advanced collapse arthritis—Update on evaluation and treatment. J Hand Surg Am 2011;36(4):729–735.

[217] Garcia-Elias M, Lluch A. Partial excision of scaphoid: Is it ever indicated? Hand Clin 2001;17(4):687–695, x.

[218] Mulford JS, Ceulemans LJ, Nam D, Axelrod TS. Proximal row carpectomy vs four corner fusion for scapholunate (Slac) or scaphoid nonunion advanced collapse (Snac) wrists: A systematic review of outcomes. J Hand Surg Eur Vol 2009;34(2):256–263.

[219] Houshian S, Schroder HA. Wrist arthrodesis with the AO titanium wrist fusion plate: A consecutive series of 42 cases. J Hand Surg Br 2001;26(4):355–359.

[220] Munk B, Larsen CF. Bone grafting the scaphoid nonunion: A systematic review of 147 publications including 5,246 cases of scaphoid nonunion. Acta Orthop Scand 2004;75(5):618–629.

[221] Mahmoud M, Koptan W. Percutaneous screw fixation without bone grafting for established scaphoid nonunion with substantial bone loss. J Bone Joint Surg Br 2011;93(7):932–936.

[222] Reigstad O, Grimsgaard C, Thorkildsen R, Reigstad A, Rokkum M. Long-term results of scaphoid nonunion surgery: 50 patients reviewed after 8 to 18 years. J Orthop Trauma 2012;26(4):241–245.

[223] Trezies AJ, Davis TR, Barton NJ. Factors influencing the outcome of bone grafting surgery for scaphoid fracture non-union. Injury 2000;31(8):605–607.

[224] Dinah AF, Vickers RH. Smoking increases failure rate of operation for established non-union of the scaphoid bone. Int Orthop 2007;31(4):503–505.

[225] Little CP, Burston BJ, Hopkinson-Woolley J, Burge P. Failure of surgery for scaphoid nonunion is associated with smoking. J Hand Surg Br 2006;31(3):252–255.

[226] Trumble T, Nyland W. Scaphoid nonunions. Pitfalls and pearls. Hand Clin 2001;17(4):611–624.

[227] Schneider LH, Aulicino P. Nonunion of the carpal scaphoid: The Russe procedure. J Trauma 1982;22(4):315–319.

[228] Merrell GA, Wolfe SW, Slade JF, III. Treatment of scaphoid nonunions: Quantitative meta-analysis of the literature. J Hand Surg Am 2002;27(4):685–691.

[229] Tomaino MM, King J, Pizillo M. Correction of lunate malalignment when bone grafting scaphoid nonunion with humpback deformity: Rationale and results of a technique revisited. J Hand Surg Am 2000;25(2):322–329.

[230] Eggli S, Fernandez DL, Beck T. Unstable scaphoid fracture nonunion: A medium-term study of anterior wedge grafting procedures. J Hand Surg Br 2002;27(1):36–41.

[231] Tambe AD, Cutler L, Murali SR, Trail IA, Stanley JK. In scaphoid non-union, does the source of graft affect outcome? Iliac crest versus distal end of radius bone graft. J Hand Surg Br 2006;31(1):47–51.

[232] Braga-Silva J, Peruchi FM, Moschen GM, Gehlen D, Padoin AV. A comparison of the use of distal radius vascularised bone graft and non-vascularised iliac crest bone graft in the treatment of nonunion of scaphoid fractures. J Hand Surg Eur Vol 2008;33(5):636–640.

[233] Allan CH, Joshi A, Lichtman DM. Kienbock' s disease: Diagnosis and treatment. J Am Acad Orthop Surg 2001;9(2):128–136.

[234] Daecke W, Lorenz S, Wieloch P, Jung M, Martini AK. Lunate resection and vascularized Os pisiform transfer in Kienbock' s Disease: An average of 10 years of follow-up study after Saffar' s procedure. J Hand Surg Am 2005;30(4):677–684.

[235] Mehrpour SR, Kamrani RS, Aghamirsalim MR, Sorbi R, Kaya A. Treatment of Kienbock disease by lunate core decompression. J Hand Surg Am 2011;36(10):1675–1677.

[236] Nakamura P, Imaeda T, Miura T. Scaphoid malunion. J Bone Joint Surg Br 1991;73(1):134–137.

[237] Lynch NM, Linscheid RL. Corrective osteotomy for scaphoid malunion: Technique and long-term followup evaluation. J Hand Surg Am 1997;22(1):35–43.

[238] Raudasoja L, Rawlins M, Kallio P, Vasenius J. Conservative treatment of scaphoid fractures: A follow up study. Ann Chir Gynaecol 1999;88(4):289–293.

[239] Forward DP, Singh HP, Dawson S, Davis TR. The clinical outcome of scaphoid fracture malunion at 1 year. J Hand Surg Eur Vol 2009;34(1):40–46.

[240] Waters PM, Stewart SL. Surgical treatment of nonunion and avascular necrosis of the proximal part of the scaphoid in adolescents. J Bone Joint Surg Am 2002;84-A(6):915–920.

[241] Arora R, Lutz M, Zimmermann R, Krappinger D, Niederwanger C, Gabl M. Free vascularised iliac bone graft for recalcitrant avascular nonunion of the scaphoid. J Bone Joint Surg Br 2010;92(2):224–229.

[242] Menth-Chiari WA, Poehling GG. Preiser' s disease: Arthroscopic treatment of avascular necrosis of the scaphoid. Arthroscopy 2000;16(2):208–213.

28

掌骨骨折

Mark Henry

简介

老年掌骨骨折患者皮质较薄，固定失败的可能性较高。另一方面，骨折通常是由低能量损伤引起的，从固定中获益的可能较低。年龄较大的患者通常功能需求较低，更容易接受损伤导致的畸形。对于掌骨骨折的老年人，保持独立性意味着避免烦琐的手部固定方法。

流行病学

手部骨折的年发病率从20岁以下的61/10 000，到20岁以上的29/10 000，每10 000名男性中有37人，每10 000名女性中有13人。在65岁以后，女性比男性更容易患骨质疏松症。超过1/3的掌骨骨折涉及到小指骨折。

分类

目前尚无公认或广泛使用的掌骨骨折分类系统。AO/OTA通用骨折分类系统可应用于掌骨骨折，但观察者间的kappa系数为0.44，观察者内的kappa系数为0.62。为了便于研究组别之间的比较和促进提供者之间的交流，掌骨骨折很大程度上根据骨折部位和骨折类型进行分类。进一步的区分需要根据粉碎程度，关节内损伤范围和是否是开放性骨折。掌骨骨折通常分为头部、颈部、骨干和基底部。头部和基底部骨折为关节内损伤，颈部和骨干骨折为关节外损伤。骨干骨折可以分为横形/短斜形和螺旋/长斜形。横形/短斜形骨折倾向于在矢状面、顶端背侧成角（图28.1）。相反，螺旋/长斜形骨折更多的是轴向短缩和旋转畸形，矢状面成角则相对较少（图28.2）。乍一看，可能难以区分长斜形骨折中的螺旋形骨折，但螺旋形骨折通常会有一个纵行的骨折界面。区分这两种类型的重要性在于其涉及预测旋转不良的可能性，且从理论上讲，相比轴向剪切机制引起的长斜形骨折，区分二者的重要性对于螺旋机制引起的螺旋形骨折更大。

治疗

临床评估

合并症和活动水平是针对老年患者的重要考虑因素。社会支持和生活状况的细节直接关系到手部受伤的老年患者的自理能力，不同类型的夹板可能会影响功能的程度，以及前往接受相关护理（如手部治疗）的可用交通方式。应特别注意的是损伤的机制，包括受力的方向和受到的能量水平，因为这些信息将在选择治疗方案时用于评估远期置换的可能性。

虽然短缩、移位和成角畸形都可以很容易在X线片上看到，但掌骨的轴向旋转较难评估。要求患者尽可能地主动弯曲掌指（Metacarpophalangeal，MP）关节，并沿着掌骨轴方向检查手指间的相对排列（图28.3）。掌骨的轴向旋转不良会导致相应的近节

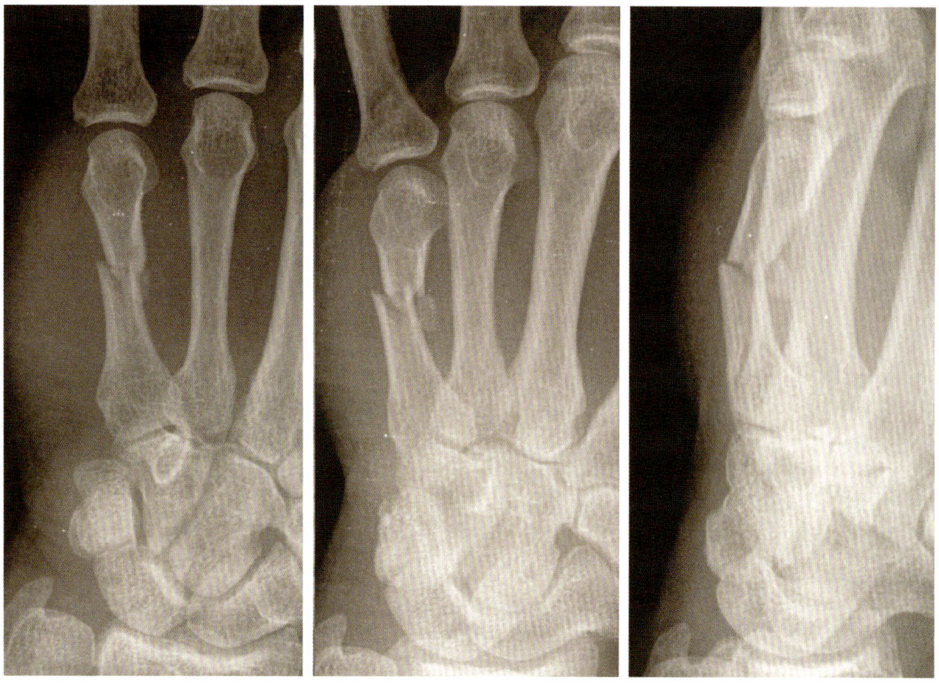

图28.1　掌骨的横形/短斜形骨折，与长斜形/螺旋形骨折相比，更倾向于顶背侧成角，而不是短缩或轴向旋转。移位和手掌第三段的特征表明，这例68岁男性患者固有的不稳定性和骨膜破坏程度较高

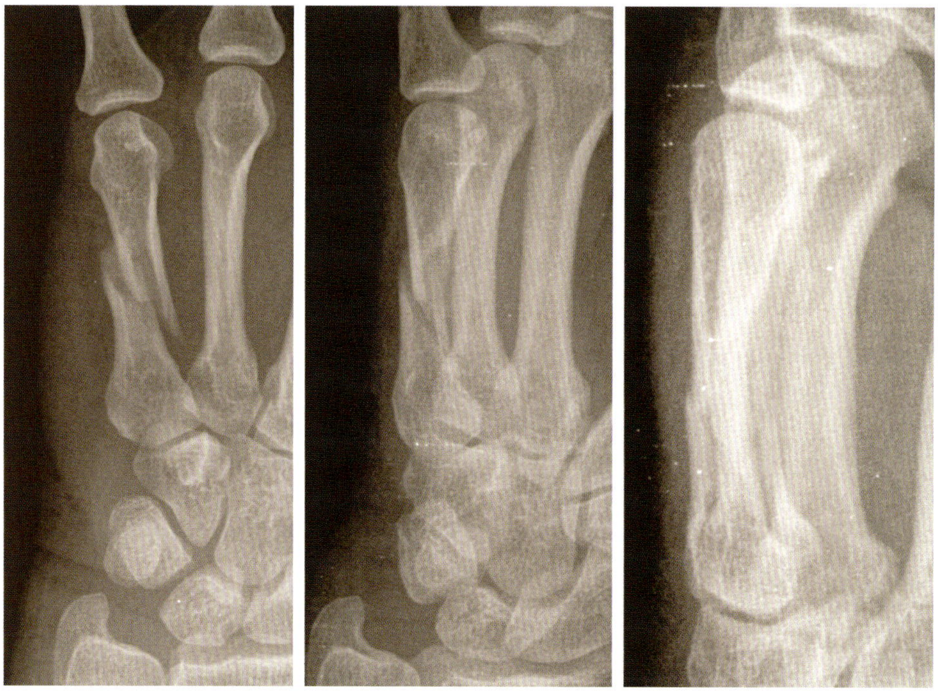

图28.2　与横形/短斜形骨折相比，掌骨干的螺旋形/长斜形骨折倾向于短缩和轴向旋转，而不是矢状面上成角

指骨出现出现桡偏或尺偏，与周围手指对线不齐。在轴向旋转的评估中，经常引用的指甲板检查是不可靠的。骨折的固有稳定性可以通过要求患者在其舒适范围内积极的屈伸来达到。

在骨折部位，过度的轴向短缩或顶端背侧成角理论上会长期功能性限制伸肌滞后。在尸体研究中，每2mm的轴向短缩产生相应的7°伸肌滞后。在小掌骨颈处超过30°的角度弯曲也导致屈肌效率降低。这些尸体观察并没有在临床实践中得到证实。一项针对42例因骨折部位短缩而伸肌迟滞的患者的研究显示患者在1年内全部矫正功能不足，只达到对侧握力的94%。

影像学评估需要至少3个角度的手部图像（图28.4）。标准的前后位（AP）图像能有效显示相对短缩和矢状面骨折。没有平移或成角的斜形冠状骨折很容易在AP视图上因骨折碎片遮挡而漏诊，但在斜位片中显示明显。当掌骨影互相遮挡时，侧位片在掌骨头部和颈部水平可提供的信息很少。如果将侧位视角轻微旋后，它至少可以显示食指和中指掌骨（Carpometacarpal，CMC）关节的轮廓，并排除骨折脱位。最广泛使用的第三个角度是斜位片，倾斜约35°。这个角度为克服侧位片中的重叠问题提供了足够的内旋，且有助于准确测量矢状面角度，同时展示了环指和小指的CMC轮廓。也有人描述过更多的特定角度，但是几乎没有必要性。

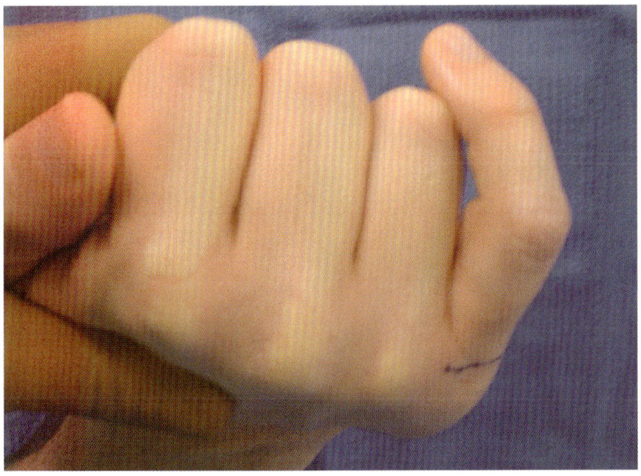

图28.3 最好通过弯曲掌指（MP）关节并沿掌骨的轴线向下观察来评估掌骨水平的旋转不良。近端指骨的投影（平行或发散）代表掌骨的旋转状态

治疗计划

掌骨骨折的治疗有3种：非手术治疗、闭合复位克氏针固定、切开复位内固定（Open Reduction with Internal Fixation，ORIF）。非手术治疗的涵盖范围从无任何类型的固定，到硬夹板或跨前臂的石膏。这其中包含有多种用于捆绑或夹板的设计，以便在允许活动的同时提供舒适性并对骨折处产生影响。克氏针类别包括横向钉入邻近的掌骨，带一根或多根钢丝的髓内钉固定，在骨折块间/病灶内的克氏针固定。ORIF可能包括各种类型的固定装置，但是在现代系统中很大程度上限于单纯螺钉或钉板系统（图28.5）。为了达到最好的效果需将骨折和患者特征与治疗策略相匹配。老年患者和青年患者之间的一些差异值得注意：

- 皮质厚度减少，限制了克氏针和螺钉的应用，但是对螺钉影响更大

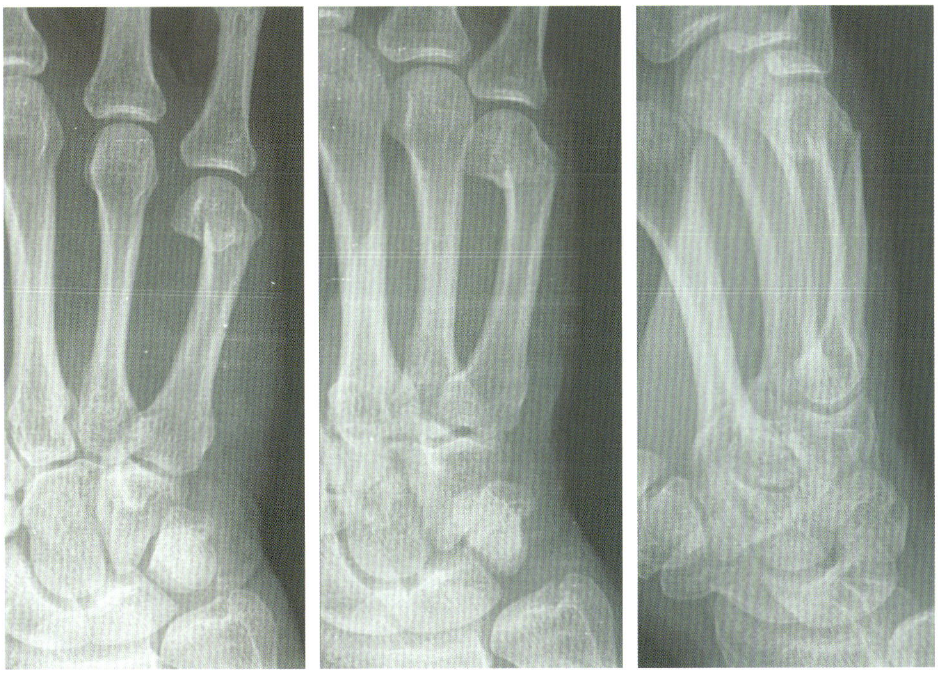

（a）（b）（c）

图28.4 小指掌骨颈骨折的特征表现为：（a）前后位（PA）视角上远端碎片的短缩和向桡侧移位；（b）在斜位X线片可以最清晰地看到顶端背侧成角，颈部的掌侧撞击和旋后畸形；（c）在侧位X线片可以最清晰地看到顶端背侧畸形，掌侧移位，颈部撞击和由近端向骨干的延伸

- 皮质骨更薄弱，更容易在植入物附近破裂，从而使新的骨折线从植入物植入点延伸到附近的骨折边缘或延伸到其他植入物处
- 关节附近的固定角度螺钉可见骨质疏松性松质骨
- 相邻的小关节，MP关节和近端指间（Proximal Interphalangeal，PIP）关节可能会因已有的骨关节炎而导致畸形和活动度降低
- 当无法获得手部治疗医生的治疗时，老年患者可能会依赖独立运动
- 活动较少的老年患者可能会比更健康、更活跃的患者发生更多的畸形和关节僵硬。对老人也可能有更强的适应能力
- 掌骨骨折的老年患者有较低的可能性发生关节僵硬，这可能是由于能量损伤相对较低，瘢痕较少
- 冠状动脉疾病、充血性心力衰竭和慢性阻塞性肺疾病等合并症会增加麻醉风险
- 糖尿病和外周血管疾病等合并症可能会增加手术的并发症发生风险
- 不良事件发生时，老年患者的生理储备水平可能较低

非手术治疗

非手术治疗适用于具有可接受的对线的骨折，和能够复位至可接受的位置的骨折。前提是该位置能够得到有效维持。最难复位和控制的移位是冠状面上的平移和成角。高度的轴向旋转不良可以通过与邻近部位的捆绑来改善（特别是对于中指和环指），但在没有直接骨性固定的情况下不能得到可靠固定。矢状面平移和成角很容易复位，但是通常容易逐渐退回到原始损伤所处的位置。

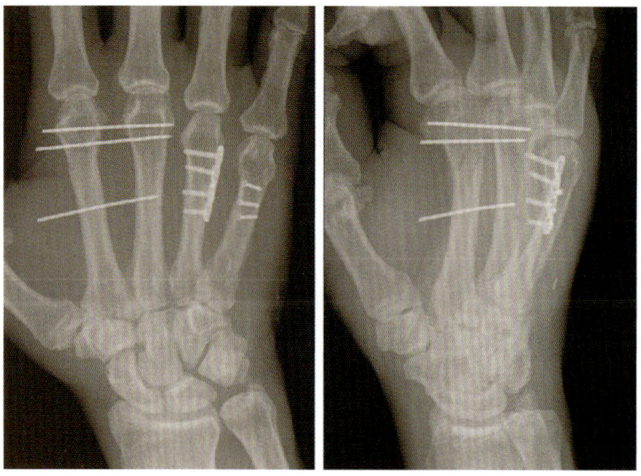

图28.5　1名非常活跃的患有掌指（MP）关节骨性关节炎的工人遭受了严重的创伤导致多处掌骨骨折（无名指开放伤，示指损伤小且闭合）。针对骨折特征和相应的软组织损伤选用了混合固定方法进行及时治疗，最终达到的活动范围（ROM）相当于健侧。没有一种固定方法绝对优于另一种；治疗方法的选择应将优点和缺点与损伤的临床特征相结合

患者乐于听到骨折肯定会痊愈的消息。为了确定患者骨折处是否可以达到可接受的对位，外科医生可以指出期望值所可以企及之处，关节的形状和旋转畸形（尤其是当严重到导致全指重叠时）。大多数患者，特别是老年人，不太可能会对成角畸形或缩短的不满意程度进行评估，仅从美观的角度要求更多的侵入性治疗。一旦患者知道骨折会愈合，手能发挥良好功能，既使造成关节炎不是问题，并且畸形通常是可以接受的。

最相关的功能问题是在MP或PIP关节上的主动伸肌迟滞。如果患者在急性受伤时明显表现出伸肌迟滞，那么就可以在不纠正成角畸形或短缩的情况下，预测良好的最终功能。如果出现了轻微的伸肌迟滞，则在愈合后进行再平衡矫正。旋转畸形较为难以接受，但应在已有的老年人手部畸形的前提下讨论。通过相邻手指的影响，尤其是中指或环指，适度的初始旋转异常可以达到复位和维持。

如果选择非手术治疗，下一步需要决定固定或保持对位的方法。如果现有姿势是可以接受的，并且没有进行正式的复位，那么几乎不需要夹板。患者通过夹板控制旋转和防止患指接触衣物和家具而损伤，并且在早期活动中表现良好。

如果一个不稳定的掌骨骨折被复位了，患者可能会在最初的3~4周内通过初始固定加夹板获益。MP关节弯曲约70°，硬夹板的远端止于PIP关节水平，从而允许PIP关节的完全活动。以手为基础的固定夹板戴起来更小、更轻便，但是没有腕托，有些患者会活动手腕，从而导致MP关节背伸和PIP关节屈曲，抵消原有的固定板的预期效果（图28.6）。MP关节的屈曲降低了屈肌和内在的张力，理论上讲，将远端掌骨碎片牵拉至屈曲。一个MP关节伸直与PIP关节主动屈曲的固定有助于引导患指达到更好的旋转对位。目前还不确定运动练习对于达到更好的最终活动度或对位是必要的。

对于稳定性骨折或者畸形可以接受的骨折，较少使用固定操作（例如可拆卸的腕部夹板），并且

患者的满意度更高。在老年患者中，手指的固定尤其复杂（图28.7）。骨折受伤的手指可被固定于相邻手指上，以便于在允许活动的同时提供支撑和舒适度。

闭合复位和克氏针固定

手法复位和克氏针固定通常可以恢复角度、移位、旋转和长度，以达到良好的美学要求和功能。没有一种固定的方法明显优于其他方法。可选的方法包括横向固定于邻近掌骨，髓内钉（顺行或者逆行），髓内无头钉固定，骨折部位的内固定，以及在骨折点的骨折块间/病灶内的克氏针固定。拇指掌骨基底部的关节内骨折可以通过骨折块间克氏针固定（保持关节复位）和掌骨间克氏针固定相结合来达到指标（防止轴向塌陷）。

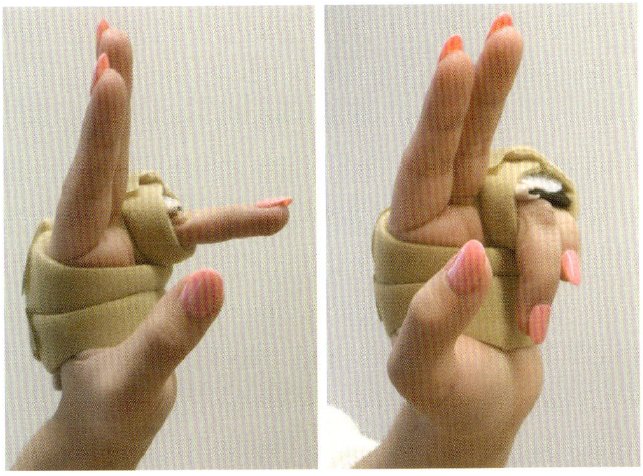

图28.6 当硬夹板固定被判断为有必要的时候，通过仅包括骨折的手指及其邻近手指，可以最大程度地减少治疗相关的发病率，允许近端指间（PIP）关节和手腕运动的活动度（如果患者缺乏防护，鼓励手腕保持屈曲的姿势）

横向克氏针固定最适合任何掌骨水平的横形或短斜形骨折，从头部到底部，可以通过闭合操作重新调整（图28.8）。该策略采用外固定原则，用相邻的完整掌骨代替外固定棒（图28.9）。3枚1.4cm的克氏针如此放置：1枚尽量靠近远端，不涉及矢状带，1枚刚好在骨折点远端，1枚刚好在骨折点近端；坚韧的掌骨间/CMC韧带则作为第4处固定点，于最近端维持稳定。横向固定的一个优点在于，构建对所有可能的移位方向和模式的直接控制。其他优点在于，克氏针不会超过或干扰伸肌腱或关节（MP或CMC），而被埋入的针尖位于血供良好、含良好的固有脂肪垫的肌肉中。主要的缺点是侵犯了另一个未受伤的解剖结构，即相邻的掌骨，因残留的针道有极低的风险导致后续骨折或感染。针脚可留在外部以便于之后移除或是埋入肌肉以减少针道感染的风险（针脚通过皮肤留在外部时感染的风险可达12%）。术后3~4周拔除克氏针。随着固定的稳定性增加，轻柔的主动的全范围运动可以被患者耐受，但一些外科医生将保留运动疗法直到克氏针移除后以限制克氏针的刺激或感染。任何类型的附属夹板都可以在克氏针移除之前使用（最常见的是加夹板固定），移除克氏针后可以进行相邻捆扎或不做处理。28例横向克氏针治疗的小掌骨颈骨折患者

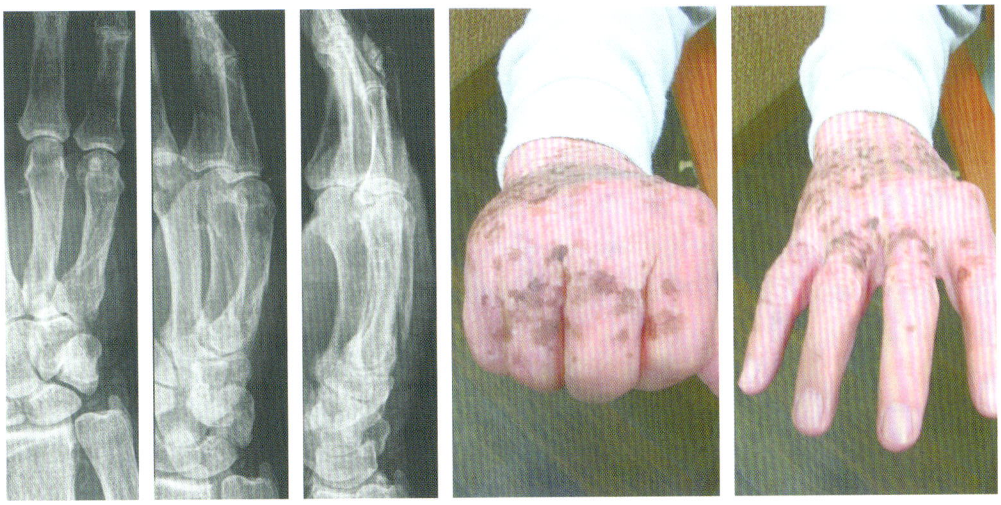

(a) (b) (c) (d) (e)

图28.7 1名需要辅助生活的94岁老人。(a~c)长斜形环状骨折和小掌骨骨折使得手的短缩小于5mm，矢状面成角小于20°，并且没有旋转畸形；(d~e)无监督的即时主动的家庭动员计划，不使用小夹板，没有导致进一步的移位，同时最小化了可能因治疗引起的关节僵硬。所有的医疗资源的利用只包括3次上门随访。

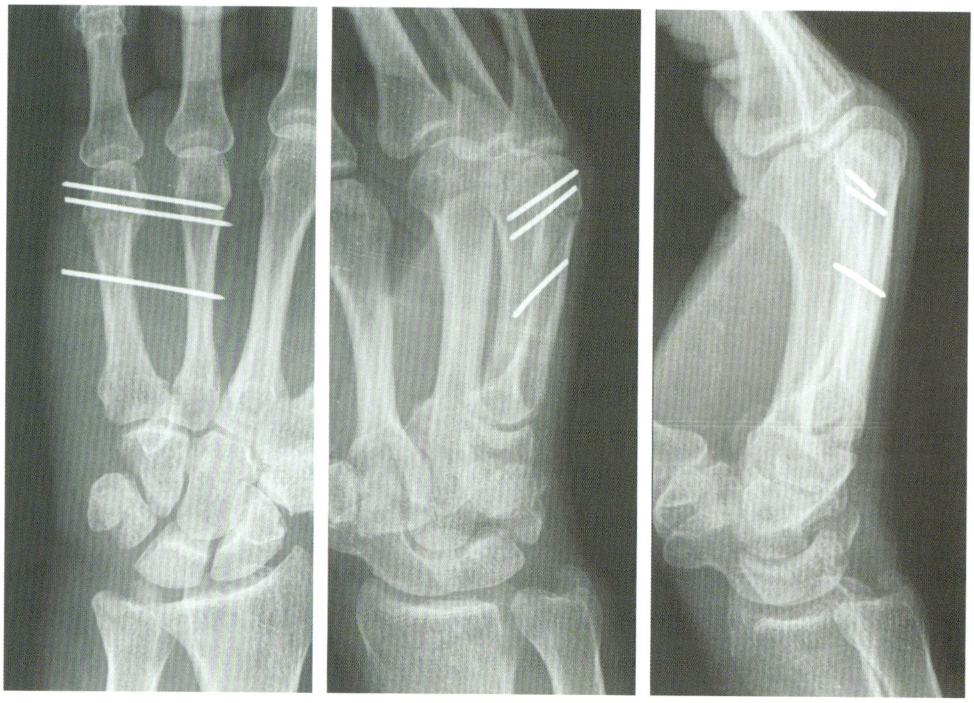

（a） （b） （c）

图28.8 1名男性体力劳动者，其术前摄片如图28.4所示。（a）前后位片(Posteroanterior, PA)视图显示桡侧移位的矫正，通常需要经皮器械将远端碎片推入原位。目的是使横形克氏针保持在矢状带和侧副韧带（无名指轴）的近端，但是这种技术中克氏针的远端部分（小指轴）不可避免地会干扰到侧副韧带纤维，持续3周；（b）斜位图；（c）侧位图显示了紧靠骨折部位的近端克氏针的位置，以及相关角度、长度和平移等原始变形的完全矫正

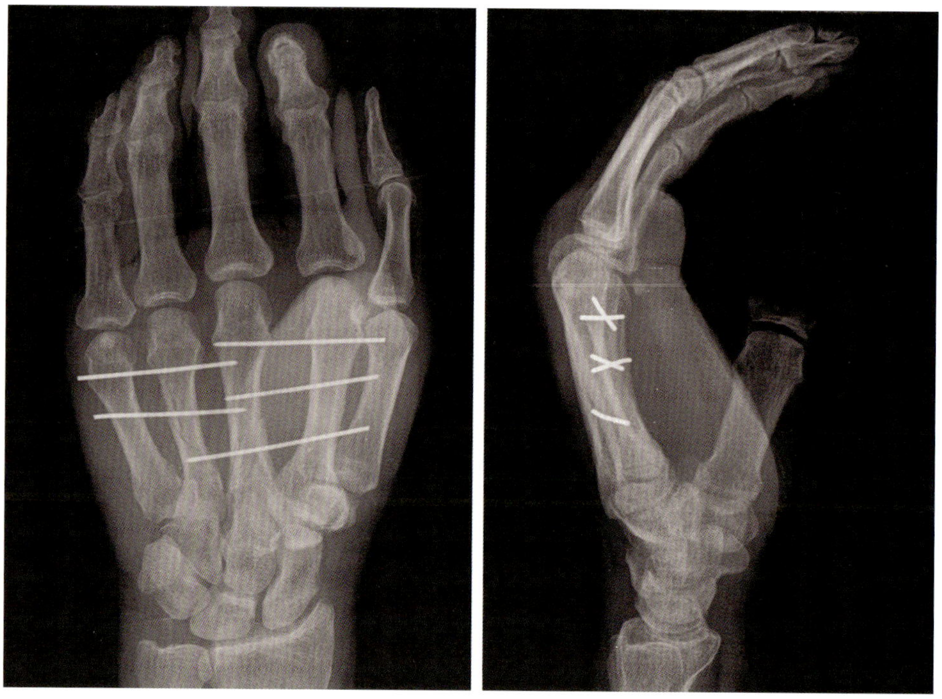

图28.9 尽管相邻掌骨的粉碎性骨折形式总体上不稳定，但4个掌骨可分为桡骨柱（示指和中指）和尺骨柱（环指和小指）。只要每一柱中有一根骨头是完整的，就仍可以通过最小的创伤策略，即横形克氏针，达到可靠固定

并未发生并发症，手臂、肩部和手部评分，即DASH（Disabilities of the Arm，Shoulder and Hand）评分最终可达到5分，达到完全屈曲。

髓内克氏针可以用单个或多根导丝完成，即在CMC关节处顺行进入或通过MP关节逆行进入（图28.10）。与横向克氏针相比，它的优点是仅固定在受伤的骨头上。缺点是，进针点直接刺激伸肌腱和MP关节（逆行），或紧邻CMC关节，伸肌腱和皮神经分支（顺行）。旋转畸形不能直接控制。角度控制的质量取决于管道中的导丝的填充，其精确度不如横形克氏针的每针穿透4层骨皮质。导丝可以迁移到关节、肌腱和神经，金属的切割边缘在早期运动疗法中会磨损这些结构。如果外科医生将导线完全置于骨内，不发生随后的迁移，则不需要移除。与钢板螺钉固定相比，髓内克氏针患者的复位丢失率较高（5/38），导线穿透到MP关节（3/38），肌腱与硬件摩擦需要去除导线（15/38）。

切开复位内固定

任何年龄的患者掌骨骨折的切开复位内固定（Open Reduction with Internal Fixation，ORIF）指征是固有的不稳定骨折，即无法通过闭合复位并保持在可接受的位置，不论是否使用克氏针。选择ORIF的情况仅占普通人群病例的少数，在老年人掌骨骨折中则占极少数。老年人受伤所受到的能量较低，因而极少造成高度不稳定（图28.11），与积极工作的年轻患者相比，老年人可接受的功能降低更大。即使骨折模式和移位程度符合ORIF策略，老年人种植体松动的可能性仍然较高，从而抵消了ORIF带来的益处。有一种情况，即使在老年人中仍是ORIF的理想指征，即掌骨头的关节内骨折（图28.12）。7例平均年龄为28岁的患者中，用拉力螺钉固定法获得了79° 的MP关节平均活动度。该系列中1例年龄较大的患者，1例59岁的男性患者，仅达到60° 弧度。

高质量骨质中轴的螺旋/长斜形骨折是另一种非常适合单独拉力螺钉固定不使用钢板的情况（图28.13）。由于将拉力螺钉的头部埋入皮质，从而在骨折碎片间产生强有力的加压，因此可实现出色的固定效果。在骨质量较差的老年患者中，不能实现相同程度的碎片间加压，同时螺钉头有将二次骨折线从骨折边缘延伸到螺钉之间的潜在风险。即使在手术中看起来固定良好，在早期康复过程中，螺纹也可能从薄薄的骨皮质中剥离出来。在老年患者中，拉力螺钉固定是一种可接受的策略，但只有在

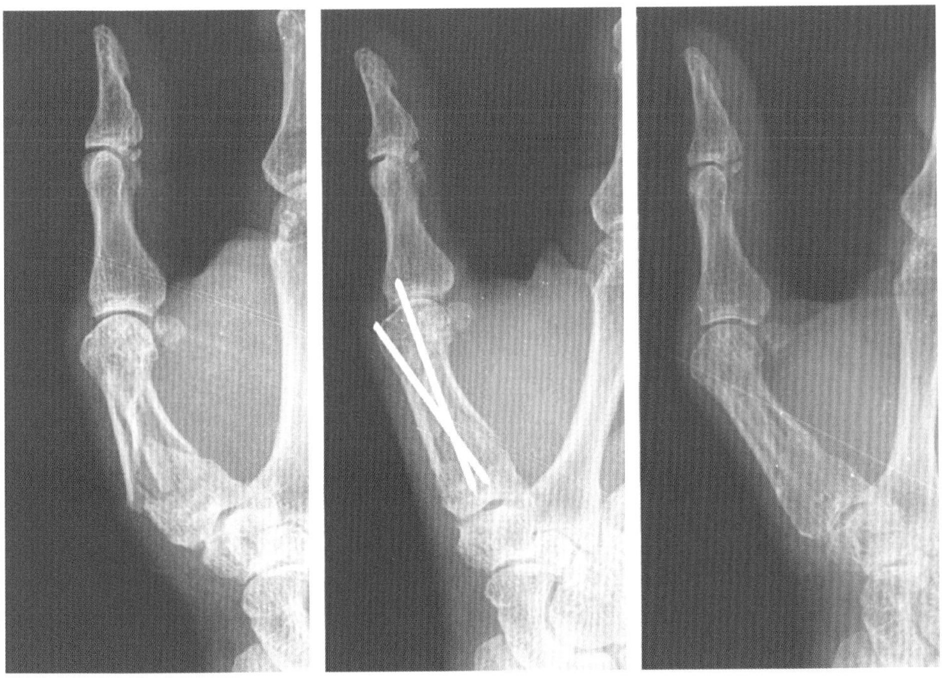

（a）（b）（c）

图28.10 1位66岁的活跃工人。（a）尽管粉碎性骨折延伸至整个掌骨干；（b）暂时性髓内克氏针固定仍可以保持复位的位置；（c）即使完全临床愈合，并且正常活动4个月后，X线片仍可以在原始骨折部位看到透亮处——这是一个常见发现

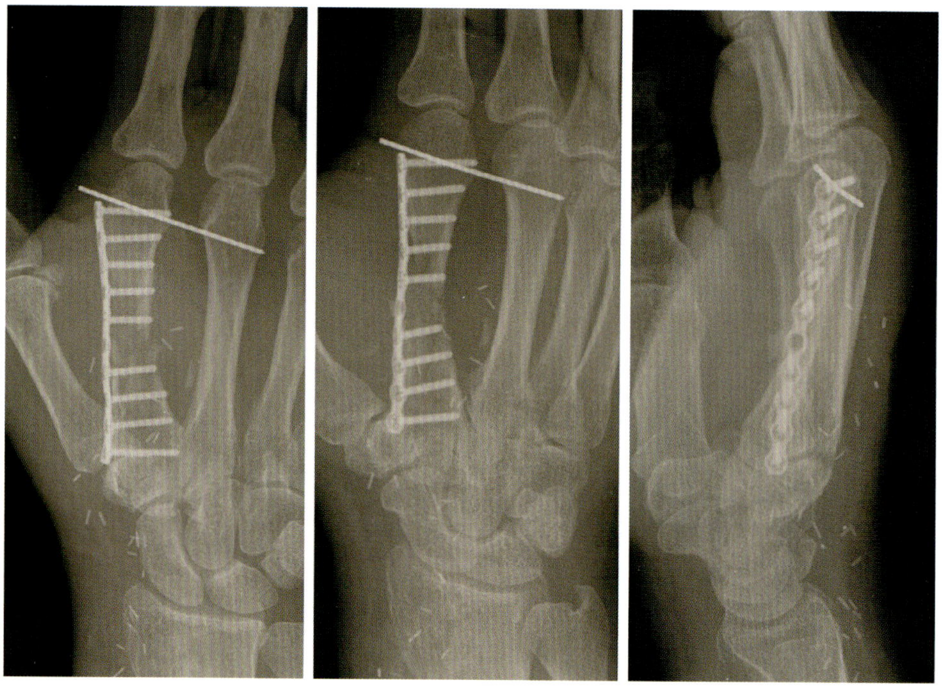

图28.11 老年人也可能遭受常见于年轻患者的损伤模式，例如这种贯穿示指掌骨的自发性点状空白枪机伤。立即进行清创术和自体骨移植加侧方钢板固定，因此康复过程中矢状面承受的力量由钢板的宽度而不是厚度承担。钢板在掌指（MP）关节处固定时避开侧副韧带，并且简单地添加临时远侧横形掌骨间克氏针就可以将力传递到跨过骨缺损的钢板段的薄弱部分，直至移植骨增加了结构的固有强度为止

对骨折进行仔细评估并通过实际评估骨质量后，方可进行。另一种骨折复位方法是使用钳子或骨复位钳将其压紧，然后使用定位螺钉（无滑动孔）。

其他内固定选择包括细口径（24~28号）钢丝环扎、骨间或复合（结合克氏针）结构。生物可吸收的固定已经显示出更高的并发症率，然而又没有证据显示出其优于钛板和螺钉；提示其对于老年人而言是一个糟糕的选择。手部钢板和螺钉系统已经变得更加精致和通用。然而，针对老年人需要对该技术进行修改，有关研究表明，年龄已被证明为钢板和螺钉固定后运动减少的一个独立预测因子。

在接受ORIF的年轻患者中，大多数骨折只仅使用螺钉就能固定，少数患者需要钢板。在老年人中，情况正好相反。在接受ORIF的年轻患者中，大多数骨折只能用螺钉固定，而少数需要钢板固定。在老年人中，情况恰恰相反。尽管表面上似乎对已经受损的患者采用了更具侵入性的策略，但正是这种状态要求将力分配到更宽的骨区域（图28.14）。只要不将钢板置于背侧（几乎永远不会这样），与拉力螺钉相比，置于侧方的刚板确实没有损害。使用钢板可在骨头上将受力分布于更长的范围。

现在临床上已有用于手部的带锁定螺钉的小钢板，但是它们的作用是有争议的。非锁定螺钉将钢板压在骨头上，如果用于穿过钢板并穿过骨折部位，螺钉既挤压钢板，也将邻近的骨折碎片挤向对侧的碎片。为了使非锁定螺钉达到最好的效果，需要在螺钉尖端附近的骨碎片中铺设前导螺纹。这在皮质骨中，甚至在老年患者的皮质骨中，都是有必要的。当从中轴向干骺端移动或较薄的骨皮层时，螺钉头的钻孔能力可能会消失。特别是在老年患者中，锁定螺钉可能在干骺端提供更牢固的固定。在需要钢板对骨加压的年轻患者中，最好直接使用非锁定螺钉进入干骺端区域，除了在干骺端完整性缺失时钢板需用作近端关节支撑。

在ORIF之后，患者应该在手术一周内开始主动的、自我协助的伸展运动。一旦MP关节积液能够维持一个自身负压环境，并与术中所达到的稳定程度相对应，患者就可以去除所有坚硬的加夹板固定装置，而仅采用侧绑带。一项基于19例患者的43处骨折（闭合的多处掌骨骨折）的回顾性研究，平均年

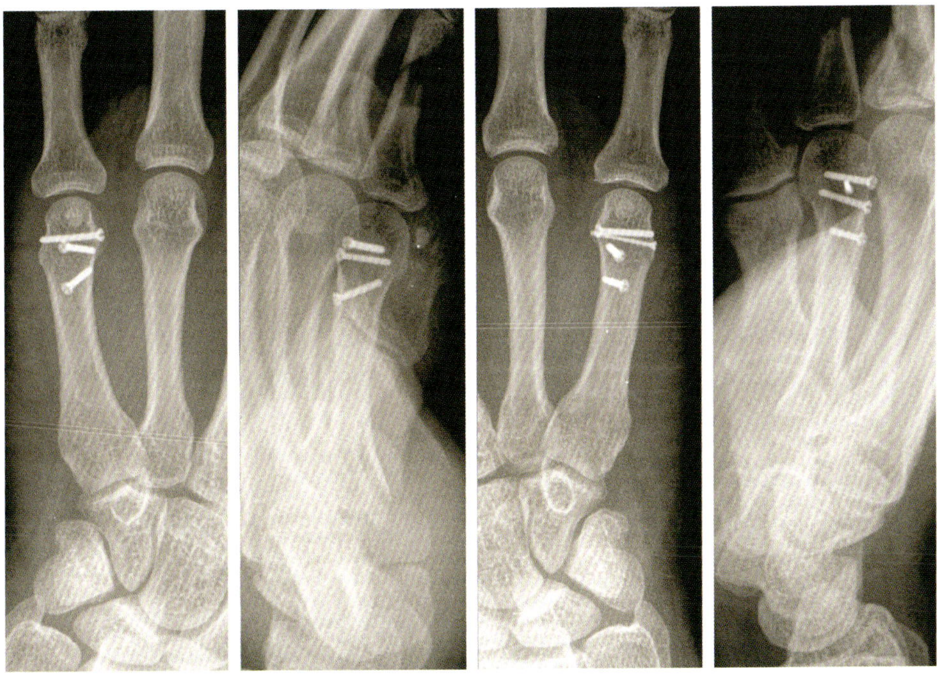

图28.12 掌骨头部同时发生双侧关节内骨折，使埋头拉力螺钉成为固定选择。螺钉应放置在不同的平面上以抵抗所有可能的位移模式

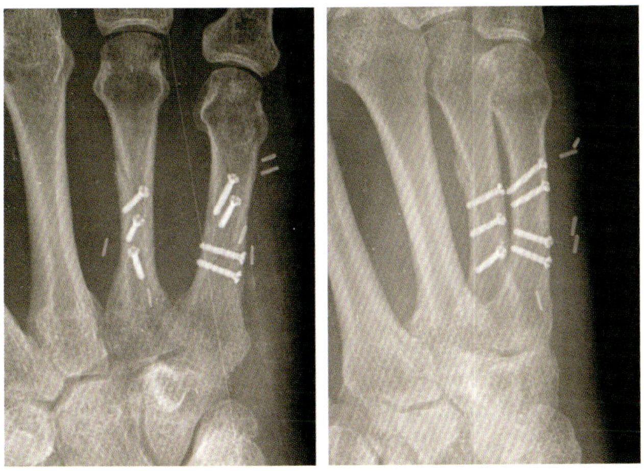

图28.13 这个活跃的工人优良的骨骼质量使得单用拉力螺钉固定即为最合适的治疗方法，并可以立即进行无限制的运动疗法，通过这种疗法，他可以达到与骨折临床愈合相符的完全活动范围

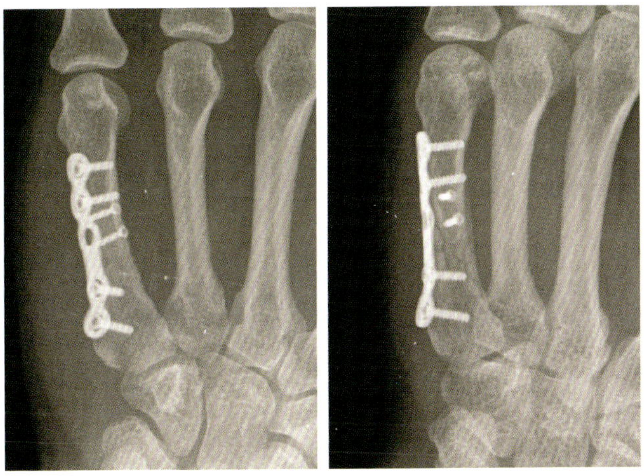

图28.14 这位希望立即可以使用患手的女性患者由于骨骼质量和骨干粉碎性骨折，单纯拉力螺钉固定则并不合适（术前如图28.2所示）。补充钢板允许术后仅使用保护性侧带而不需要硬夹板固定。她的立即使用促进了完全主动活动的实现，包括术后3周复合型过伸运动，术后8周DASH评分为0分

龄为24岁，研究了以2.0mm钢板占大多数的钢板固定（包括1.5mm和2.4mm钢板的病例）的效果，研究患者术后3~5天开始主动和辅助活动的活动范围（Range of Motion，ROM）。其中一名患者失访；其余18例患者达到了完全活动（总主动活动度>230°），并在手术后2个月内全面恢复工作。只有2例患者要求了种植物移除。

外科技术：ORIF

为了限制创面对肌腱粘连的潜在性，可以将纵向切口尽可能地远离伸肌腱的路径。例如，示指和小指掌骨从手的中轴线边缘入路。对于中央掌骨，切口可以与相邻的腱通道等距，而不是直接覆盖掌骨轴。识别和保护浅表桡神经或尺侧背侧皮神经的分支，尽量限制对伸肌腱的处理。通过将骨间筋膜、肌肉和骨膜一起抬高来暴露掌骨。尽量减少骨膜剥离，并从骨折表面清除所有血块或疏松结缔组织。用专业的骨固定夹手动固定临时复位（Brown-

Adson钳效果良好），或将钢板固定于其中一个骨折碎片上辅助复位。

在植入第一枚螺钉之前，规划所有拉力螺钉的位置；每枚螺钉必须有足够的位置远离断裂边缘和相邻的螺钉。看起来像是单个实心碎片的骨折碎片实际上可能包含细微的、未移位的裂缝。虽然在掌骨水平上的钢板固定应使用2mm直径的螺钉，但是骨折块内的螺钉固定最好使用1.5~1.7mm的螺钉。将钢板连接到骨骼的螺钉会将负荷从骨骼传递到钢板，承受的压力更大，因此需要更大的直径。拉力螺钉可引导并保持骨折块的复位，并将压力从一个骨折块转移到另一骨折块，从而减轻了对较小口径螺钉的应力，而不会造成断裂危险。

小的插入式的粉碎性骨折块不能复位。保留骨膜、肌肉和筋膜附件。中等大小的骨折块可以用较小的（例如1.2mm）的拉力或定位螺钉固定到相邻的较大骨折块上，以构建一体的骨折块组。最终，必须形成一个近端骨块组和远端骨块组。各组之间最后的复位是手动定位并保持的，以便钢板可以在所有平面上正确放置。骨皮质的平面随着骨的长度而变化，因此需要将钢板进行轴向扭曲轮廓处理。否则，在拧紧最后的螺钉时会导致旋转变形。侧面放置钢板可能会限制刺激和与上方伸肌腱的粘连。随着中指或无名指的钢板位置变得更近，从技术上来说侧向放置更加困难，但对于一些CMC关节的关节内骨折，并非所有情况都可行（图28.15）。如果要在放置钢板之前置入拉力螺钉，则必须在钻孔之前规划好钢板的确切位置。如果无法预先标记好所有螺钉的位置，则可能会导致拉力螺钉阻挡钢板固定螺钉的路径，从而导致钢板的一侧的螺钉数量不足——一边最少应有两枚。适当的复位和植入物放置的必须通过以下3种相互对照的方法进行检查：直接观察骨折面，临床评估手指的对位和旋转，以及拍摄多个平面上的X线片。

康复

鼓励患者积极地活动手指，并用另一只手帮助患手的伸展。大多数患者觉得这很简单，更喜欢自己做，但也有些患者喜欢经过认证的手部康复师的指导和关心。单纯被动活动几乎没有作用。受伤后第4周，将夹板去除，通过相邻手指捆绑或不捆绑。恢复正常使用后仍可进行加固训练，且可以选择之前的加固模式。

克氏针固定后，局部瘢痕粘连可使肌腱受限。消除肌腱局部粘连的一种方法是拔针后的一种特定的运动方式：肌腱在屈曲时与MP关节主动收缩，但通过拇指压在近端指骨上。拇指突然释放通过主动收缩已经“预紧”的肌腱，导致肌腱快速偏移，在

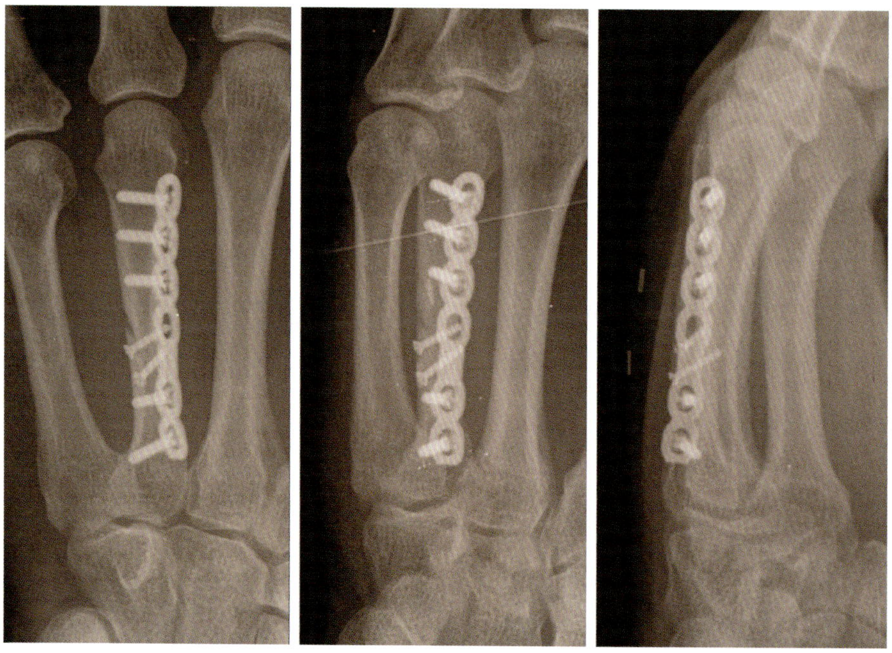

图28.15 短的骨折界面导致即使在骨骼质量良好的情况下，单独使用拉力螺钉也无法达到充分固定。应尽可能避免在背侧放置钢板，因为在冠状面钻孔和放置螺钉可能一直向下钻至掌骨间关节处；远端应置于侧副韧带附近

瘢痕组织有机会随肌腱移动之前分离瘢痕粘连。应提醒患者，通过运动将MP关节完全过伸甚至超过中立，就像棒球击球手挥杆时一样。瘢痕按摩可以将切口的皮肤层与肌腱分开来，从而改善肌腱偏移。

并发症

掌骨骨折最常见的不良结局是僵硬。过度的固定和侵入性手术治疗可能会导致僵硬。通常有限的矢状面对位不齐可以被接收，并且也很少出现问题。掌骨延迟愈合或不愈合的情况很少见。危险因素包括失活的骨折碎片，固定时骨折断端有间隔，以及感染等。与更宽的斜形骨折界面相比，横形骨折的骨折面较窄，骨不连发生的概率是正常的4倍。

掌骨固定所特有的其他并发症（高达15%）包括克氏针断裂或迁移，这可能需要及早移除内固定，潜在的失固定或引起针道感染。只有暴露的克氏针才有可能感染。手术时在皮肤表面以下切断克氏针可以最大程度地降低，但不能消除针道感染的风险。先前埋入的克氏针可以因水肿的消退或克氏针本身的迁移而暴露出来。裸露的克氏针周围的皮肤刺激和真正的针道感染的外观相似。前者可以根据当地医生的判断，通过对局部进针部位的护理和预防性口服抗生素进行治疗。一根皮肤表面的克氏针感染可以通过移除克氏针来治疗，使用或不使用口服抗生素均可。如果骨折尚未愈合，可以保留克氏针并口服抗生素。如果已经形成深部脓肿或针头松动并且感染可能位于骨内，则需要进行正式的手术清创。软组织感染口服抗生素不应超过7~10天。如果已经发展为急性骨髓炎，则根据培养的药敏结果，口服或肠胃外使用抗生素持续4~6周。

肌腱的磨损和破裂可能发生在克氏针的切断处或固定在掌骨背侧面的硬物上（钢板位于侧方而非背侧）。在年轻患者无须有此担心，硬夹板引起的压力坏死可发生在老年人的薄而脆弱的皮肤中。

结论

掌骨骨折的愈合和短缩以及矢状面成角在很大程度上是美学上的考虑。患者对轴向旋转畸形的耐受性较差。与年轻患者相比，老年患者受到畸形的困扰更少，并且更关注活动能力的保持，尤其是在恢复早期。大多数患者对允许手指运动的支撑夹板感到满意。当选择手术治疗时，通常临时固定就足够了。在规划内固定治疗时，其他部分患者可能单纯使用螺钉就可以治疗的骨折，老年人则更多地获益于钢板固定，这是由于可能出现意料之外的碎裂，这种碎裂可能在螺钉钉道和薄骨皮质层间延伸。

参考文献

[1] Anakwe RE, Aitken SA, Cowie JG, Middleton SD, Court-Brown CM. The epidemiology of fractures of the hand and the influence of social deprivation. Journal of Hand Surgery 36(1) (2011): 62–65.

[2] Feehan LM, Sheps SB. Incidence and demographics of hand fractures in British Columbia, Canada: A population-based study. Journal of Hand Surgery 31(7) (2006): 1068–1074.

[3] Stanton JS, Dias JJ, Burke FD. Fractures of the tubular bones of the hand. Journal of Hand Surgery 32(6) (2007): 626–636.

[4] Szwebel JD, Ehlinger V, Pinsolle V, Bruneteau P, Pelissier P, Salmi LR. Reliability of a classification of fractures of the hand based on the AO comprehensive classification system. Journal of Hand Surgery 35(5) (2010): 392–395.

[5] Strauch RJ, Rosenwasser MP, Lunt JG. Metacarpal shaft fractures: The effect of shortening on the extensor tendon mechanism. Journal of Hand Surgery 23 (1998): 519–523.

[6] Ali A, Hamman J, Mass DP. The biomechanical effects of angulated boxer’s fractures. Journal of Hand Surgery 24 (1999): 835–844.

[7] Birndorf MS, Daley R, Greenwald DP. Metacarpal fracture angulation decreases flexor mechanical efficiency in human hands. Plastic and Reconstructive Surgery 99 (1997): 1079–1083.

[8] Al-Qattan MM. Outcome of conservative management of spiral/long oblique fractures of the metacarpal shaft of the fingers using a palmar wrist splint and immediate mobilisation of the fingers. Journal of Hand Surgery 33(6) (2008): 723–727.

[9] Leung YL, Beredjiklian PK, Monaghan BA, Bozentka DJ. Radiographic assessment of small finger metacarpal neck fractures. Journal of Hand Surgery 27 (2002): 443–448.

[10] Henry MH. Fractures of the proximal phalanx and metacarpals in the hand: Preferred methods of stabilization. Journal of the American Academy of Orthopedic Surgeons 16 (2008): 320–329.

[11] Braakman M. Functional taping of fractures of the fifth metacarpal results in a quicker recovery. Injury 29 (1998): 5–9.

[12] Debnath UK, Nassab RS, Oni JA, Davis TR. A prospective study of the treatment of fractures of the little finger metacarpal shaft with a short hand cast. Journal of Hand Surgery 29(3) (2004): 214–217.

[13] Harding IJ, Parry D, Barrington RL. The use of a moulded metacarpal brace versus neighbour strapping for fractures of the finger metacarpal neck. Journal of Hand Surgery 26(3) (2001): 261–263.

[14] Strub B, Schindele S, Sonderegger J, Sproedt J, von Campe A,

Gruenert JG. Intramedullary splinting or conservative treatment for displaced fractures of the little finger metacarpal neck? A prospective study. Journal of Hand Surgery 35(9) (2010): 725–729.

[15] Wong T-C, Ip FK, Yeung SH. Comparison between percutaneous transverse fixation and intramedullary K-wires in treating closed fractures of the metacarpal neck of the little finger. Journal of Hand Surgery 31(1) (2006): 61–65.

[16] Lutz M, Sailer R, Zimmerman R, Gabl M, Ulmer H, Pechlaner S. Closed reduction transarticular Kirshner wire fixation versus open reduction internal fixation in the treatment of Bennett fracture dislocation. Journal of Hand Surgery 28(2) (2003): 142–147.

[17] El-Shennawy M, Nakamura K, Patterson RM, Viegas SF. Three-dimensional kinematic analysis of the second through fifth carpometacarpal joints. Journal of Hand Surgery 26 (2001): 1030–1035.

[18] Galanakis I, Aliquizakis A, Katonis P, Papadokostakis G, Stergiopoulos K, Hadjipavlou A. Treatment of closed unstable metacarpal fractures using percutaneous transverse fixation with Kirschner wires. Journal of Trauma 55 (2003): 509–513.

[19] Sletten IN, Nordsletten L, Husby T, Odegaard RA, Hellund JC, Kvernmo HD. Isolated, extra-articular neck and shaft fractures of the 4th and 5th metacarpals: A comparison of transverse and bouquet (intramedullary) pinning in 67 patients. Journal of Hand Surgery 37 (2012): 387–395.

[20] Potenza V, Caterini R, De Maio F, Bisicchia S, Farsetti P. Fractures of the neck of the fifth metacarpal bone. Medium-term results in 28 cases treated by percutaneous transverse pinning. Injury 43 (2012): 242–245.

[21] Ozer K, Gillani S, Williams A, Peterson SL, Morgan S. Comparison of intramedullary nailing versus platescrew fixation of extra-articular metacarpal fractures. Journal of Hand Surgery 33 (2008): 1724–1731.

[22] Tan JS, Foo AT, Chew WC, Teoh LC. Articularly placed interfragmentary screw fixation of difficult condylar fractures of the hand. Journal of Hand Surgery 36 (2011): 604–609.

[23] Sakai A, Oshige T, Zenke Y, Menuki K, Murai T, Nakamura T. Mechanical comparison of novel bioabsorbable plates with titanium plates and small-series clinical comparisons for metacarpal fractures. Journal of Bone and Joint Surgery 94 (2012): 1597–1604.

[24] Shimzu T, Omokawa S, Akahane M, Murata K, Nakano K, Kawamura K, Tanaka Y. Predictors of the postoperative range of finger motion for comminuted periarticular metacarpal and phalangeal fractures treated with a titanium plate. Injury 43 (2012): 940–945.

[25] Souer JS, Mudgal CS. Plate fixation in closed ipsilateral multiple metacarpal fractures. Journal of Hand Surgery 33(6) (2008): 740–744.

[26] Henry MH, Stutz C, Brown H. Technique for extensor tendon acceleration. Journal of Hand Therapy 19 (2006): 421–424.

[27] Fusetti C, Della Santa DR. Influence of fracture pattern on consolidation after metacarpal plate fixation. Chirurgie de la Main 23 (2004): 32–36.

[28] Hsu LP, Schwartz EG, Kalainov DM, Chen F, Makowiec RL. Complications of K-wire fixation in procedures involving the hand and wrist. Journal of Hand Surgery 36 (2011): 610–616.

[29] Stahl S, Schwartz O. Complications of K-wire fixation of fractures and dislocations in the hand and wrist. Archives Orthopedic and Trauma Surgery 121 (2001): 527–530.

29

指骨骨折和脱位

Guang Yang，Evan P. Mcglinn，Devin C. Chung

简介

指骨骨折和脱位是最常见的肌肉骨骼损伤。治疗的目标是优化手部功能并减少不良结果。一般来说，老年患者更容易接受畸形，功能需求较低，并且不适合烦琐的治疗。本章介绍老年人指骨骨折的治疗。

流行病学

1998年，美国所有在急诊室就诊的患者中，约有0.84%有手部骨折，大部分是指骨骨折。手指骨折在儿童时期最常见。在55~64岁的人群中，手指骨折的发生率每年为16/100 000；在65~74岁的人群中，手指骨折的发生率为35/100 000，远低于5~14岁儿童中的185/100 000。摔跤骨折在老年妇女跌倒后以及男孩和年轻人的运动中更为常见。

解剖学

指骨骨折后的手功能的恢复也受皮肤、肌腱和神经的状况影响。每个手指有3个指骨通过近端指间（Proximal Interphalangeal，PIP）关节和远端指间（Distal Interphalangeal，DIP）关节连接（图29.1）。拇指有两个指骨，只有一个指间（Interphalangeal，IP）关节。

远端指骨是指骨中最小的。远端指骨的尖端是马蹄形的并且被称为簇。中间的较薄的指骨节称为轴，表面光滑。远端指骨的近端部分称为基底部并与中节指骨的远端部分一起构成DIP关节。中间的指骨和近端的指骨具有相似的形状，尽管近端的指骨大小较大。每个指骨从近端到远端都有一个基底部、轴、颈部和头。这些指骨的头部扩大为两个髁部，被一个浅槽分隔开来。

DIP关节可以处于过伸位，关节囊由侧副韧带和掌侧板加强。运动和稳定性由伸肌腱末端和指深屈肌腱（Flexor Digitorum Profundus，FDP）加强。

近端指骨的头部和中间指骨的基底部构成了PIP关节的骨性结构。PIP关节是具有屈伸运动功能的铰链关节。侧副韧带起源于近指骨头并插入中间指骨的基部。随着近端指骨的屈曲和伸直，侧副韧带的长度有轻微的变化。辅助侧副韧带（Accessory Collateral Ligaments，ACL）起源于侧副韧带的稍近侧和掌侧并插入掌板和屈肌腱鞘。这些韧带在关节活动时提供侧方稳定性。掌板是一个纤维软骨结构，其近端连接近端指骨的颈部，远端连接中间指骨的基底部。掌板限制了关节的过伸。

掌指关节（Metacarpophalangeal，MCP）是一个髁关节，可以沿着两个轴移动，包括外展/外展和径向/尺骨偏移。关节的软组织边界也由关节囊、侧副韧带和掌板组成。掌板比PIP掌板更灵活，更易移动。与PIP关节不同，MCP关节中有一个梨形的掌骨头。侧副韧带在屈曲时达到最长，伸直时最短，这是由于头部掌侧较大的曲率半径以及冠状平面上的梨形而产生的“凸轮效应”。为了限制侧副韧带在伸直时较短的位置收缩，MCP关节通常固定在

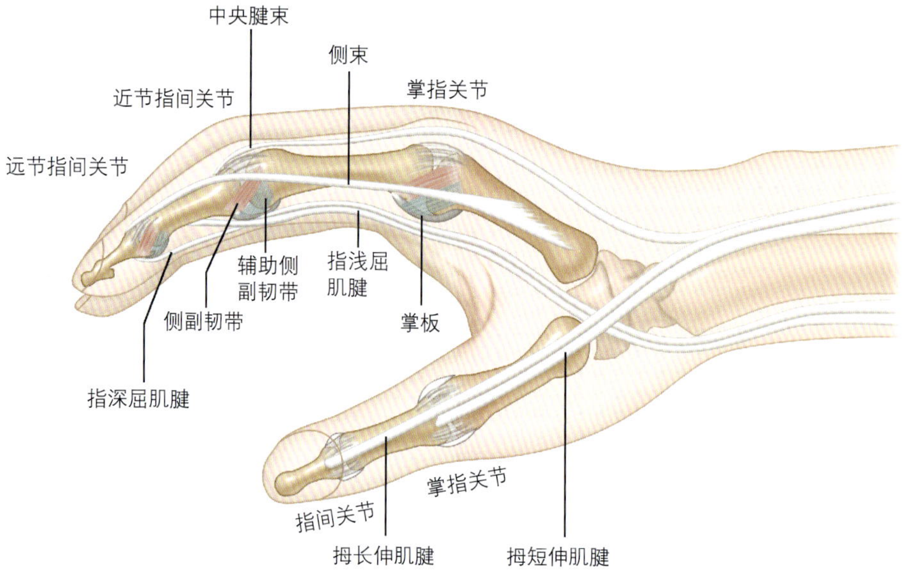

图29.1 指骨与关节的简化图解

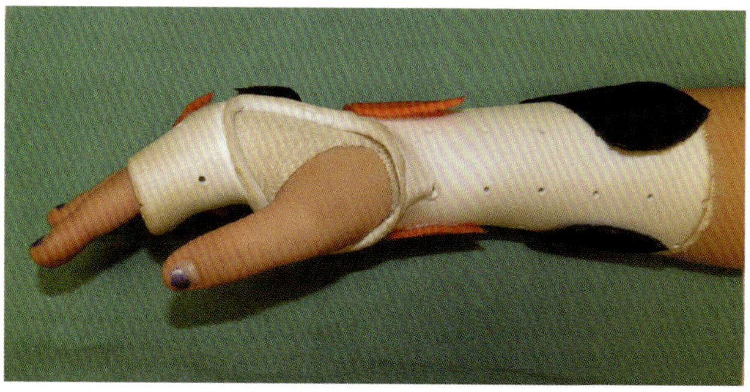

图29.2 手的安全位置。手腕伸展30°，掌指关节处于70°~90°屈曲，近端指间关节处于完全伸展状态。

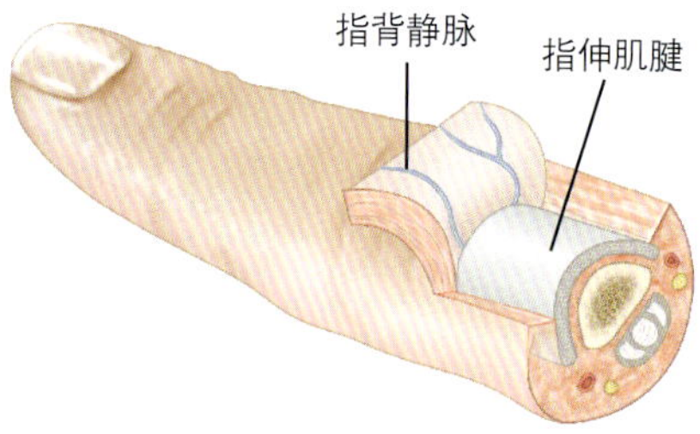

图29.3 手指近节指骨的横断面解剖

70°~90°的屈曲度内（图29.2）。

背伸装置，FDP肌腱，指浅屈肌（Flexor Digitorum Superficialis，FPS）肌腱和屈肌腱鞘与指骨及关节紧密相连。指甲床和指甲覆盖了远节指骨的一半（图29.3）。

老年患者的治疗选择

一些慢性手部疾病，如类风湿性疾病，骨关节炎和杜皮氏病在老年人中很常见。通常三个角度的影像学视图就足以确定骨折的位置、方向、位移和骨折块以及已有的关节炎（图29.4）。治疗的目的是恢复适当的对位和关节活动能力，以及关节的持久性。

大多数闭合非移位骨折以及一些有移位的稳定性骨折在闭合复位后是稳定的，可以通过夹板固定或与相邻手指捆绑进行固定（图29.5）。不可复位的骨折和复位后失去对位的骨折需考虑手术治疗。

指骨骨折的旋转和角度可能导致手指重叠或发散。骨折的尖端向掌侧或背侧成角将导致骨-肌腱长度不符，导致伸直滞后。很难在X线片中判断旋转移位是否复位。由于人与人之间以及手指与手指之间存在很大差异，因此无法精确测量甲板与水平面间的角度。软组织肿胀和疼痛会影响诊断准确性，但在主动或被动屈曲下观察手指是对畸形最可靠的观测。手指的重叠或发散表示骨折的旋转或成角畸形（图29.6）。它也用于检查骨折复位后是否矫正了畸形。

手指固定超过4周已被证明会增加关节僵硬的风险，这是由于伸肌腱和关节囊粘连。坚固的内固定可允许早期活动而防止手指僵硬。但是切开复位内固定（Open Reduction and Internal Fixation，ORIF）会引起额外的软组织损伤，这可能导致更多的粘连，从而限制运动并引起并发症。外科医生应根据骨折的类型和损伤的形态，采用个体化方法，努力

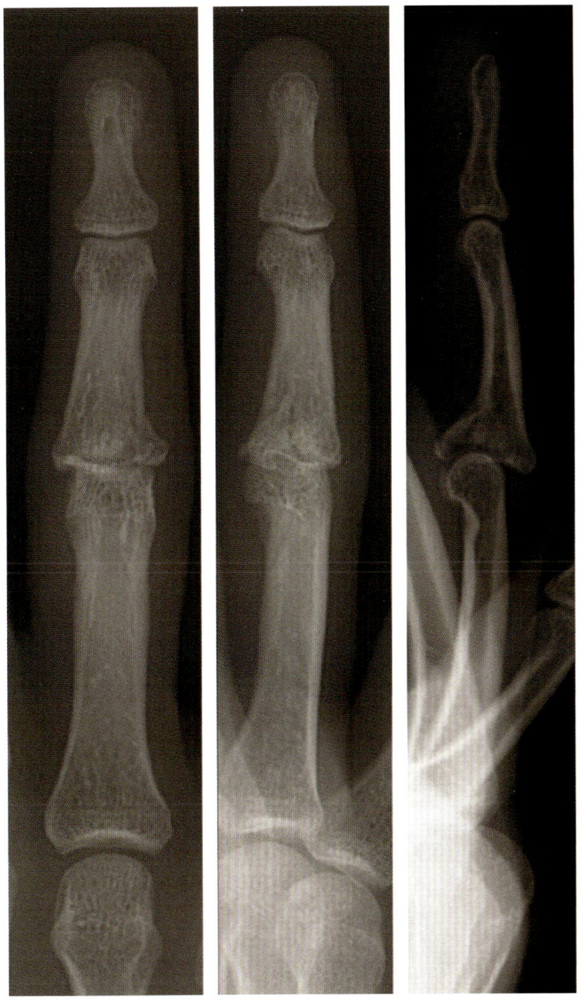

（a） （b） （c）

图29.4 无名指中节指骨掌侧基底部骨折的X线片。（a，b）前后位片和斜位片显示关节间隙狭窄，以及PIP关节的不匹配，但关节内骨折伴PIP关节脱位不明显；（c）侧位片显示关节内骨折和关节背侧脱位

平衡骨稳定性和组织损伤。

指骨骨折

远端指骨骨折

远端指骨骨折是最常见的指骨骨折。中指远端指骨骨折是最常见的，因为它的长度使其更容易受到损伤。远端指骨骨折可分为簇状骨折，骨干骨折和基底部骨折。

通常情况下，簇状骨折是指尖受到挤压伤所引起的。这些骨折可以是纵向或横向的，但大多数是伴有甲床损伤的粉碎性骨折。由于掌侧的软组织和背侧的甲板，闭合的簇状骨折通常是稳定的。对症

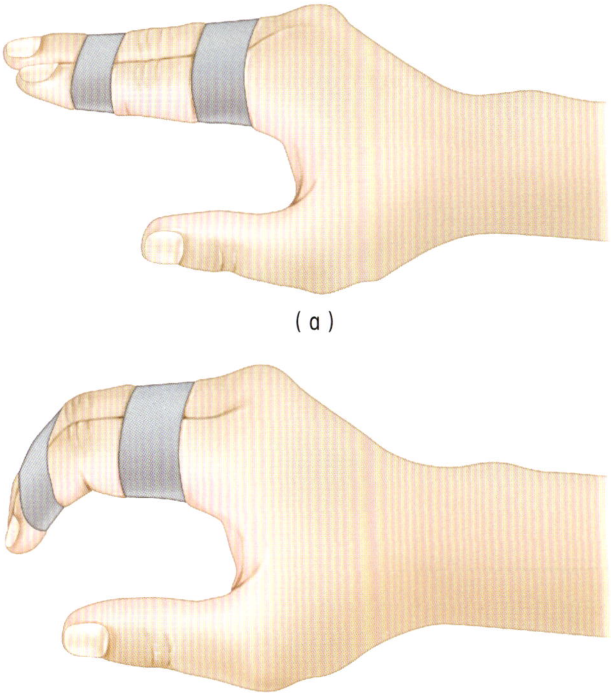

（a）

（b）

图29.5 （a，b）巴迪绑扎允许受伤的手指以相邻手指为支撑一起活动

治疗，有时还包括DIP的保护性夹板，这对于闭合簇状骨折就足够了。即使存在移位，如果骨折碎片太小而无法固定，切开复位也无济于事。簇状粉碎性骨折的不愈合通常由于纤维粘连而无症状。甲下血肿减压对于缓解疼痛和修复甲床改善美观的作用仍存在争议，在老年患者中也没有必要。对于伴有甲床损伤的开放性骨折，可以在清创过程中去除小的失活骨折碎片，然后进行甲床和软组织修复。X线片上的严重位移表明严重的软组织损伤。适当的骨折复位往往可以将广泛移位的血管恢复至初始的血管状态。

对远端指骨的无移位的骨干和基底部骨折使用DIP夹板3周，可以在保证舒适和允许主动活动的前提下保证有效固定。大多数远端指骨骨干的移位骨折是开放性骨折，伴有甲基质横向撕裂。如果在复位时骨折对线不良，缝合皮肤和甲床，或用一片缝合包箔代替甲板缝合，骨折可用一根或两根克氏针（Kirschner wires，K–wires）固定（图29.7）。对线良好的骨折可以用甲板固定保持DIP关节伸直4~6周，并定期安排X线摄片以确认骨折复位。

位于远端指骨背侧基底部的关节内骨折被称为槌状指骨折。手指呈现屈曲畸形，无法伸直DIP关节（图29.8）。尽管槌状指骨折是关节内移位骨折，

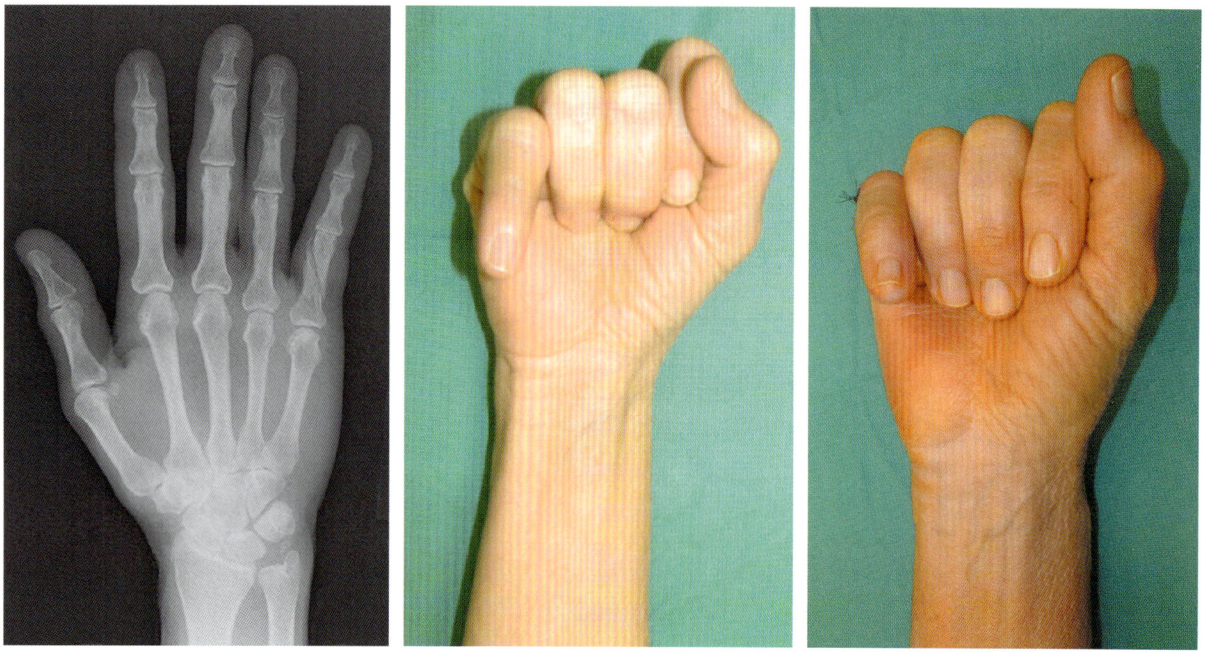

（a） （b） （c）

图29.6 （a）X线片显示1名63岁女性的小指螺旋形骨折；（b）骨折的旋转导致小指在握拳时分散至一边；（c）对骨折进行开放复位后小指的分散被纠正

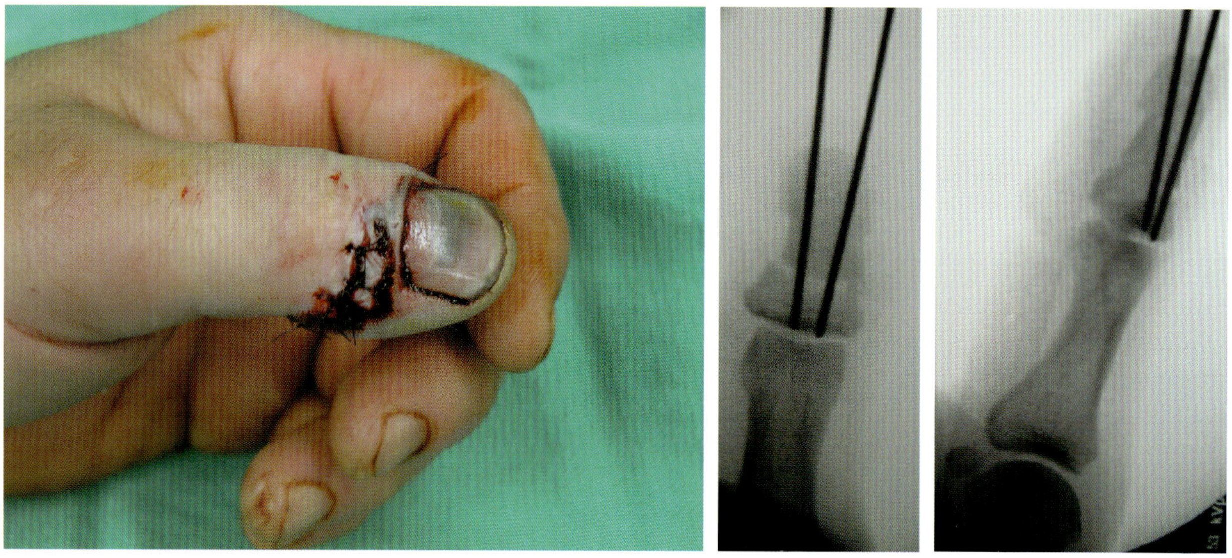

（a） （b） （c）

图29.7 （a）1名68岁男性左手受到挤压伤；（b, c）术中X线透视检查显示，闭合复位后，拇指的远端指骨骨折由两根克氏针固定

但是ORIF的作用仍存在争议。一些研究人员建议少于1/3的DIP关节表面可以用夹板治疗。其他研究人员则指出，即使移位的骨折块大于远端指骨关节面的1/3，非手术治疗仍可取得良好的效果，除非剩下的整个关节存在掌侧半脱位。受影响的手指的DIP关节固定于伸直位或轻度过伸持续4~6周。可以使用各种夹板，置于DIP关节的背侧或掌侧或双侧兼备。在Wehber和Schneider的研究中，21例年龄在5~56岁之间的患者的平均随访时间为3年。其中6例接受了手术治疗，其余的接受夹板治疗。除了1例外，所有患者达到了近乎正常的DIP关节无痛活动范围。Wehbe得出结论，ORIF与非手术治疗相比没有优势，而手术治疗还存在更多问题。Kalainov等回顾性分析了21例患者（20~69岁）的22例槌状指骨折病例，他们均

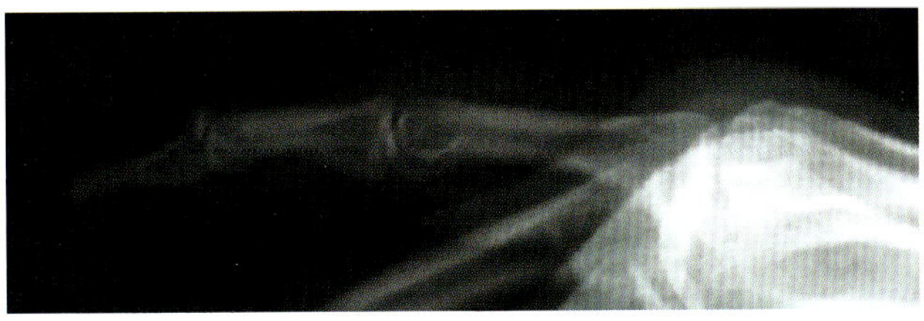

（a）

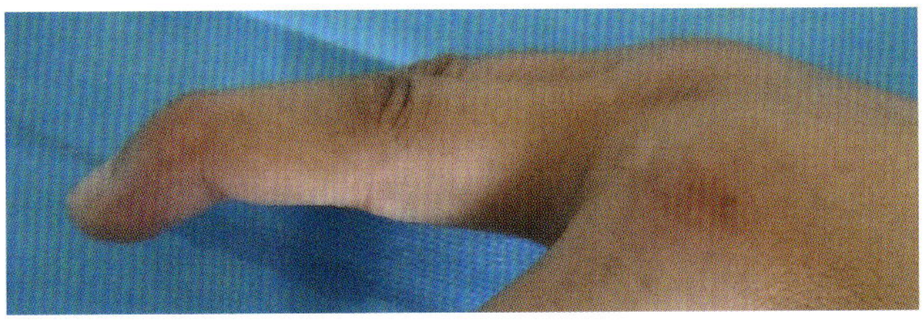

（b）

图29.8　槌状指骨折。（a）X线侧位片显示中节指骨伸肌腱附着点处背侧关节撕脱性骨折；（b）患者表现为远端指间关节屈曲畸形

接受了DIP关节伸直夹板治疗。所有骨折的大小超过关节面的1/3，其中13例存在DIP关节的掌侧半脱位。在为期2年的随访评估中，所有患者均报告其日常生活和工作的困难很小，并且患者对手指功能的满意度较高。考虑到手术治疗槌状指骨折困难且不可靠，建议老年患者选择非手术治疗。

远端指骨掌侧基底部的关节内骨折通常是由于FDP肌腱末端撕脱引起的。他们主要出现在体育运动过程中，这在老年人中并不常见。如果需要手术治疗，固定方式取决于骨折碎片的大小：拉出（pull-out）缝合技术、克氏针、螺钉或缝合锚钉均可供选择。

基底部侧方骨折是由于侧韧带撕脱引起的，并且碎片通常很小。将DIP关节于伸直位夹板固定治疗3~4周即可。

中近端指骨骨折

关节外骨折

发生于中节指骨指骨和近端指骨的稳定且移位较小的骨折可采用夹板固定3~4周，或将受伤手指绑于相邻手指（巴迪绑扎，buddy strapping）以保证尽早运动。

单个手指的横向移位骨折，不伴或伴轻微软组织损伤，可在局部麻醉下进行闭合复位。大多数横向移位骨折表现为顶端成角状移位，这是由于骨折块受到骨间肌、蚓状肌和伸肌的拉力作用。为了复位骨折，在远端方向施加纵向牵引力，然后屈曲远端骨折块以矫正成角畸形。应通过影像学检查和临床体征确认复位情况，尤其是旋转情况。对于稳定性骨折，可使用短臂石膏将手固定在安全位置。如果仅当IP关节屈曲时骨折才稳定，则认为该骨折不稳定。不稳定的横形骨折复位后应使用克氏针以保持对齐。石膏或克氏针需保留约3周，之后应继续使用巴迪绑扎持续2周。

斜形移位、螺旋形骨折和粉碎性骨折通常被认为是不稳定骨折。在这些情况下，将进行经皮固定或内固定。可以使用多种固定方法，而固定方法的选择主要取决于外科医生的经验和偏好。

克氏针

克氏针通常用于闭合复位，但有时也可用于开放复位。对于短的斜形骨折和横形骨折，手指可在荧光镜引导下牵引并复位。将一根1.1mm的克氏针通过屈曲的MCP关节插入，并向下延伸至指骨髓腔的近端以稳定骨折。然后将另一根交叉的1.1mm的克氏针置于手指中–侧线附近以限制选择（图29.9）。在开放复位时，可先顺行插入克氏针，然后在复位后逆行通过骨折点。

对于长斜形骨折，克氏针应垂直于骨折线插入。尖嘴复位钳有助于在螺旋斜形骨折中插入克氏针时保持复位。PIP关节并不总是固定的，但是穿过DIP关节可以限制在治疗中节指骨骨折过程中伸肌迟滞的发生。患者的手指被夹在夹板中，并于术后1周开始进行轻柔的有限的主动PIP关节运动锻炼。克氏针在插入后3~4周时取出。

克氏针固定的主要优点是对软组织的损伤最小化。在一些研究中报道了良好的结果。Green和Anderson在22例远端指骨长斜形骨折的患者中采用闭合复位加2根或3根经皮克氏针固定，其中18例患者恢复至完全活动度。Belsky及其同事对100例指骨长斜形骨折采用了横形克氏针固定。90%的骨折报告了优良的结果，61%的骨折患者达到了215° 甚至以上的完全主动活动度。其余的研究结果则不如这样理想。Faruqui等回顾性分析了338例采用闭合复位加经皮克氏针固定的远端指骨基底部骨折患者。近一半的患者存在平均20° 的屈曲度丢失，1/3的患者存在大于15° 的PIP关节固定屈曲挛缩。

克氏针松动是克氏针固定最常见的并发症。其他并发症包括针道感染、神经损伤和肌腱断裂。

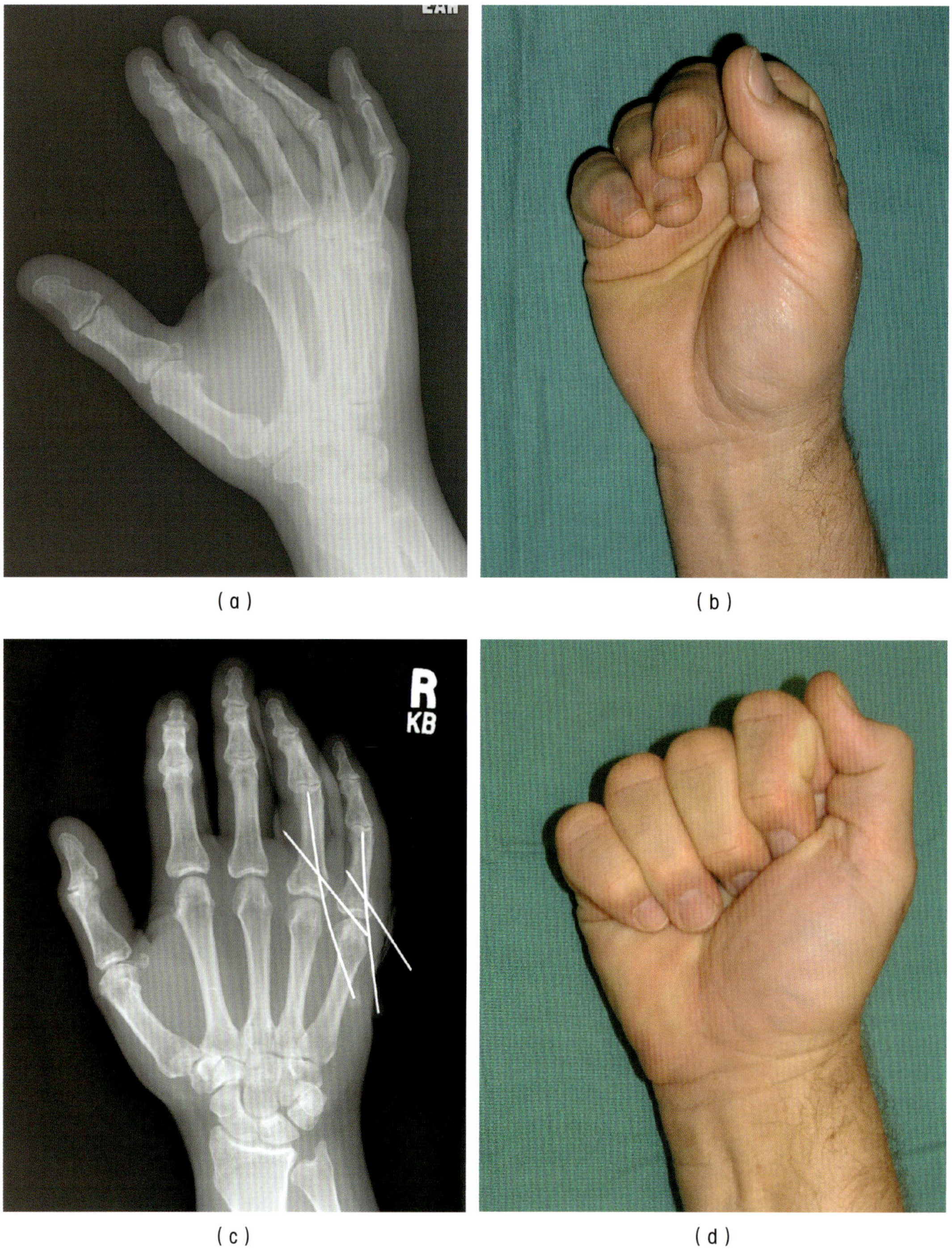

图29.9 经皮克氏针固定近端指骨骨折。（a）X线片显示1名65岁男子的环指和小指近端指骨基底部骨折；（b）术前手指屈曲功能；（c）X线片显示闭合复位后用两根交叉克氏针固定骨折，PIP关节未使用克氏针固定；（d）移除克氏针后手的最终屈曲功能

钢板和螺钉固定

ORIF可以提供更稳定的固定并允许尽早启动运动锻炼，从而限制肌腱粘连和关节僵硬的发生。由于ORIF会导致额外的软组织损伤，并可能增加瘢痕和僵硬的发生，所以通常将其用于关节骨折和伴有开放性伤口，以及肌腱、神经和血管损伤的情况。

如果骨折的大小足以容纳螺钉，在长斜形或螺旋形指骨骨折中建议将拉力螺钉垂直于骨折线放置。对于骨干骨折，骨折块的大小是螺钉直径的3倍以上时需要至少2枚螺钉进行固定。由于拉力螺钉可以提供足够的稳定性以允许早期运动，较好预后结果是可以预见的；尽此外，拉力螺钉对肌腱滑动的影响极低（图29.10）。与此同时，螺钉固定掌骨骨折的技术难度相对于固定掌骨骨折要低。

钢板固定用于指骨粉碎性骨折（图29.11）。Kurzen等报道了54例年龄在26~83岁之间采用了开放复位和钢板固定的指骨骨折患者。其中33例患者发现一种或多种主要并发症。总体而言，22例患者有限制手指功能的僵硬存在，PIP关节平均活动度154°。

关节骨折

由于关节面骨折往往伴有软组织结构诸如掌板和侧副韧带的损伤，所以关节面骨折的结果并不像非关节面骨折那样令人满意。包括疼痛和僵硬在内的远期问题极大地减少了运动范围，关节炎和反复性半脱位并不罕见。

髁突骨折

当对关节施加剪切力时，由于副韧带撕脱可能发生髁突骨折。大多数髁突骨折存在移位，且为不稳定骨折，因此可受益于ORIF。有两种常见的手术入路：背侧纵向入路和位于桡侧或尺侧的中线入路。采用背侧入路时，关节应从中央腱和侧副韧带之间暴露。暴露骨折块的过程中应特别注意不要损伤中央腱和侧副韧带的附着。当采用中线侧方入路时，将垂直韧带纤维切开以暴露侧副韧带。应特别注意保护侧副韧带附件，其有可能是骨折块剩下的唯一血供。复位后，根据骨折块的大小，应用一根或两根克氏针或螺钉进行固定（图29.12）。移动关节后应使用X线检查确认复位以及稳定性。

基底部骨折

中节指骨的背侧基底部骨折可能由中央腱的附着点撕脱引起。如果骨折块足够大可以固定，可以考虑采用背侧入路的ORIF。较小的移位骨折块可以在重建中央腱束附着后进行切除。将PIP关节用克氏针固定于伸直位持续3~4周对于修复保护十分有益。

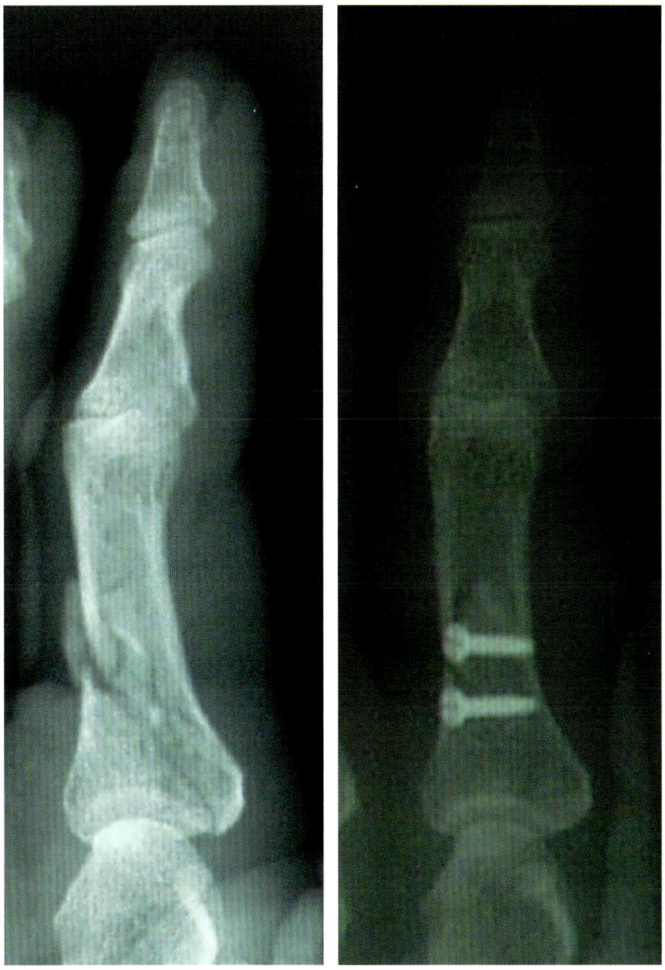

（a） （b）

图29.10 拉力螺钉固定斜形骨折。（a）术前X线片显示示指近端指骨的长斜形骨折；（b）两根拉力螺钉固定后的术后X线片

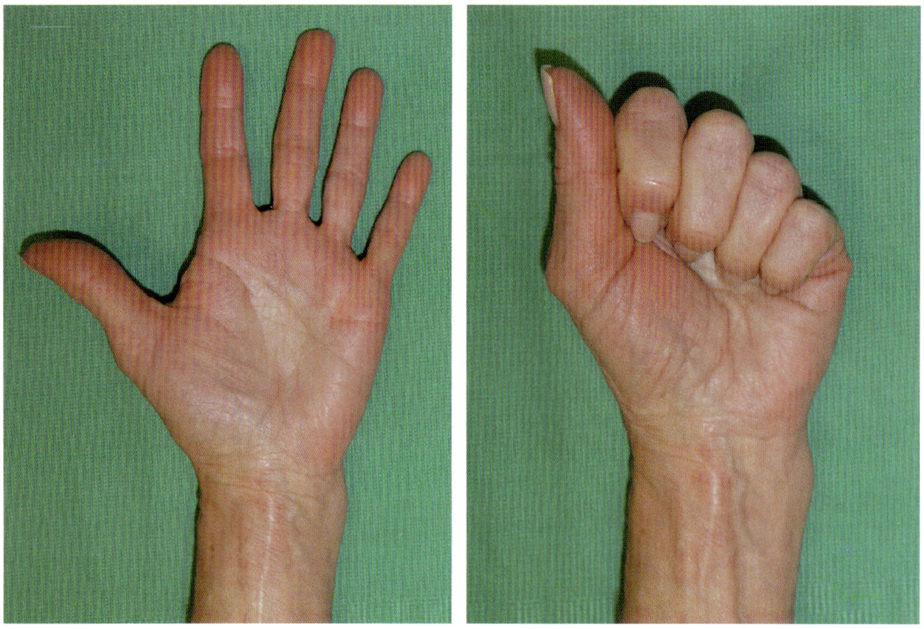

（c） （d）

图29.10（续） 拉力螺钉固定1例斜形骨折。（c，d）在20年的随访中，患者表现出手部良好的屈曲和伸直能力

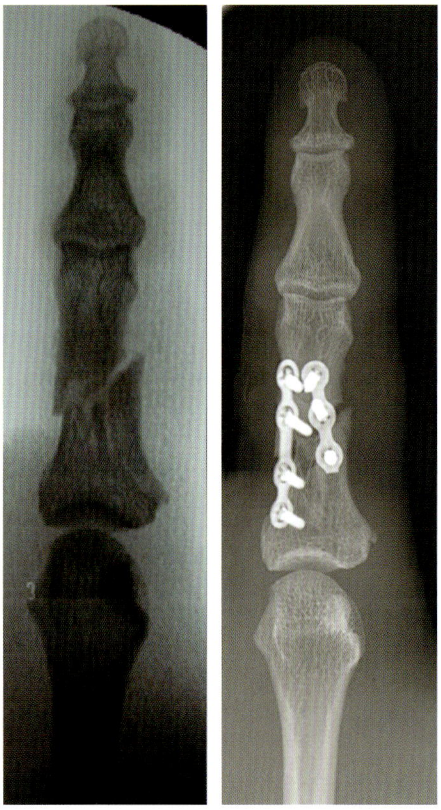

（a） （b）

图29.11 近节指骨开放性粉碎性骨折的钢板固定。（a）术中X线透视显示近端指骨粉碎性骨折；（b）使用两个背侧放置的钢板进行切开复位内固定（ORIF）

DIP关节锻炼有助于维持关节活动能力。

中节指骨的侧方基底部骨折往往由于侧副韧带撕脱伤引起。伴有侧方不稳定性的关节骨折可以从手术治疗获益，但其中大多数移位较小，且选择非手术治疗。背外侧入路经常用于暴露骨折，作为伸直机制的外侧带和中央带需被提起。然后切开关节囊以暴露骨折。对于这些骨折，带线缝合，拉力螺钉和克氏针均是固定骨折的选择。

骨折面积小于40%掌侧关节面的中节指骨骨折不论有或没有PIP关节撕脱，闭合复位后通常是稳定的。可通过闭合复位加佩戴3周30°背伸的锁定夹板治疗（图29.13）。对于不太可靠的患者或关节边界稳定性受损的患者，可以选择伸直锁定克氏针。在这项技术中，将一根克氏针从远端指骨的头部插入，超过中节指骨的背唇部，从而阻止给定点的伸直。克氏针于3周后移除。在Maalla等的研究中，伸直锁定克氏针被应用于22例患有骨折-脱位的PIP关节。PIP关节的平均最终运动弧度为85°，且在12例平均随访2年7个月的患者中未出现疼痛。

中节指骨掌侧基底部骨折的大型（>40%）骨折块当伴有PIP关节背侧移位或半脱位时通常是粉碎性骨折。X线侧位片上的“V”形符号（介于关节面和背侧关节之间的空间）代表着关节半脱位（图29.14）。可选的固定方法包括ORIF，半-钩骨自体

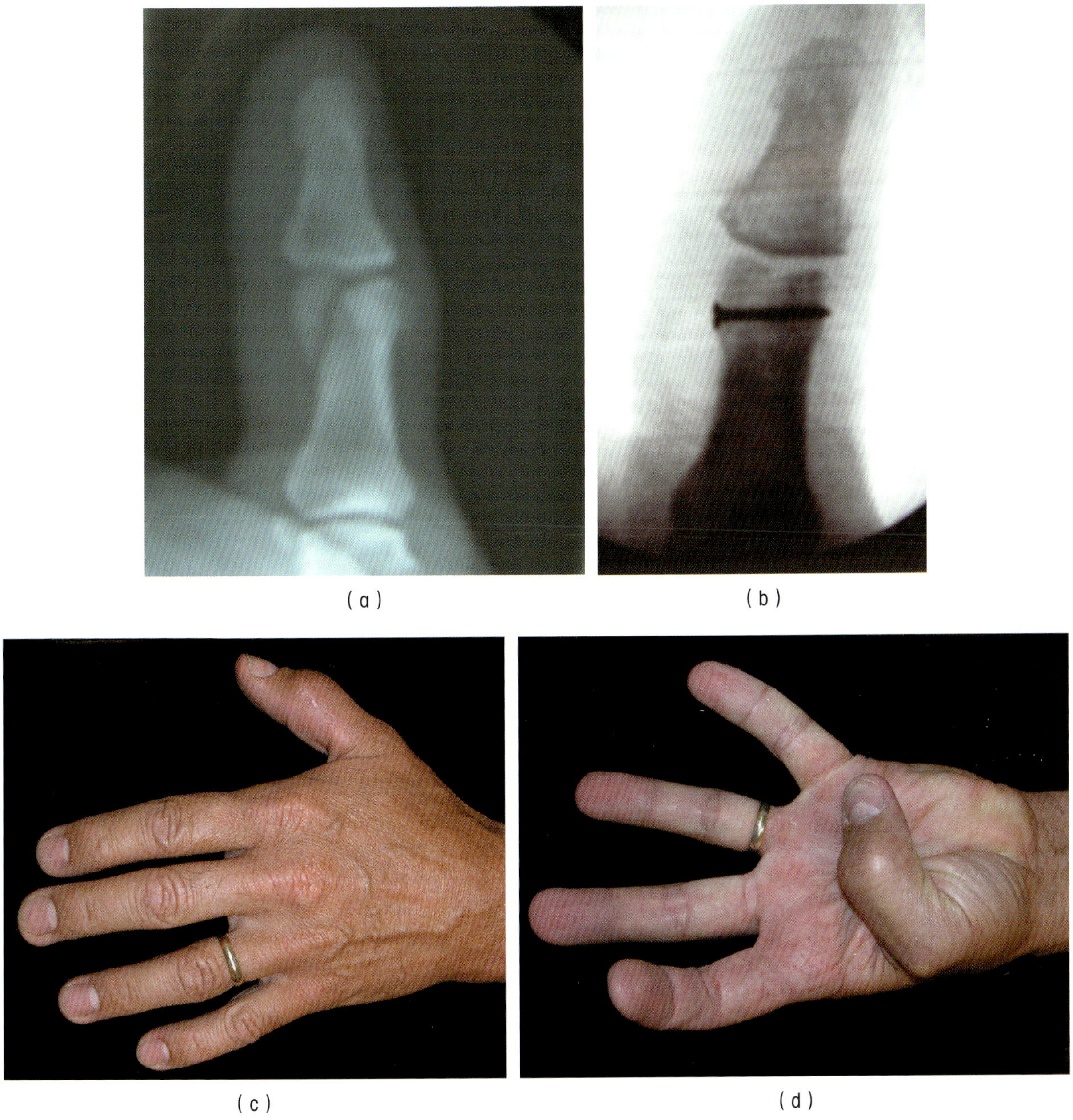

图29.12 螺钉固定伴移位的单髁骨折。（a）术前X线片示左拇指近端指骨的关节内尺侧髁突骨折；（b）骨折采用一枚螺钉加切开复位内固定（ORIF）治疗；（c，d）2个月的临床结果显示拇指指间（IP）关节的屈曲和伸直功能良好

移植和外固定。

为了暴露中节指骨基部的掌侧骨折，做掌侧Brunner切口。A3滑车被移除，屈肌腱移至一旁，通过“Shotgun”入路切开侧副韧带打开PIP关节，要么从侧面缩进屈肌腱，要么从近端分开FDS以允许其滑动至任意一侧（图29.15）。将掌板从从中节指骨的基底部分离，然后要么从左侧分离要么闭合缝合回FDS附着处。受损的骨折块被退回原位（由于骨缺损的形成，应考虑骨移植），同时中节指骨的掌侧唇部被去除。克氏针、螺钉或小钢板可用于固定。术后患者佩戴背侧锁定夹板4周。

如果骨折太复杂而无法修复，或在复位不良下部分或完全愈合半–钩骨重建可作为首要选择。去除钩骨远端关节面背侧并进行塑形以替代切除的中节指骨掌侧基底部骨折块。Afendras等检查了8例平均年龄为49岁并在受伤后接受了半–钩骨重建至少4年的患者。PIP关节的平均活动弧度为67°（45°~95°），握力可达到未损伤侧的91%。4例患者患有关节炎，但仅其中1例出现了难以忍受的疼痛。

动力外固定装置已被用于治疗复杂的中节指骨

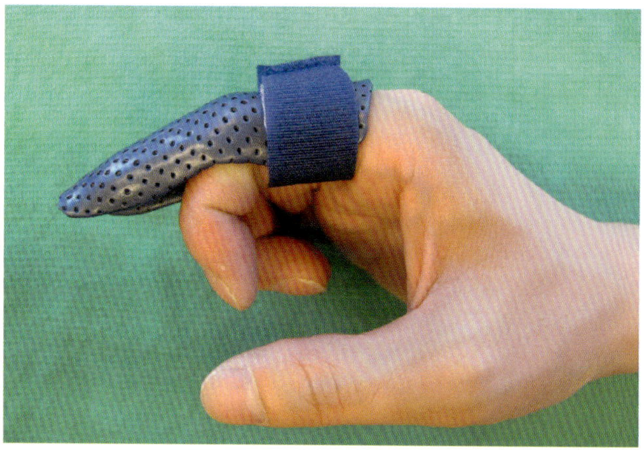

（a）

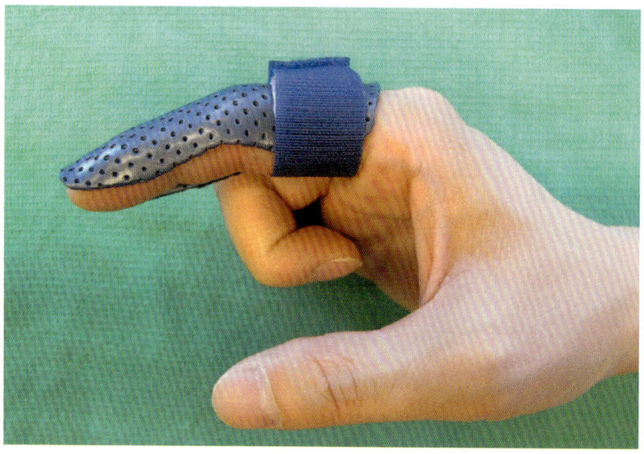

（b）

图29.13 背侧伸直锁定型夹板。（a，b）夹板置于患指的背侧面。PIP关节可屈曲，但伸直受到夹板位置的限制

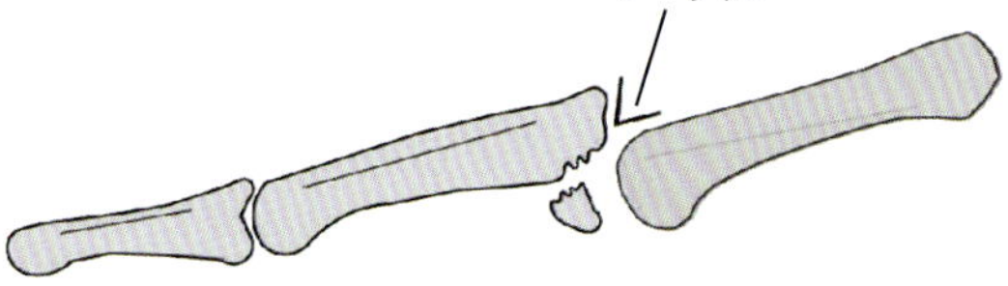

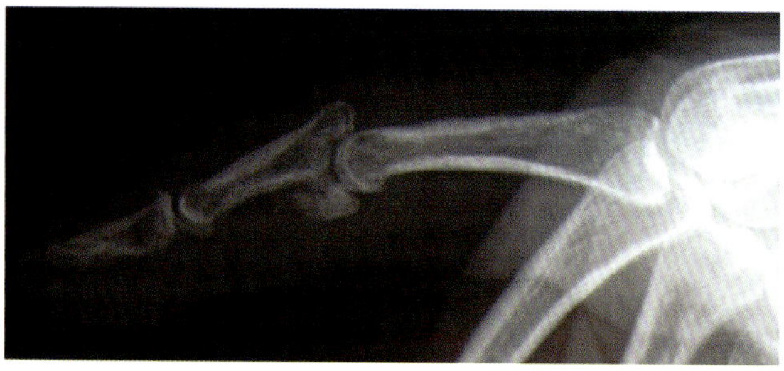

图29.14 图示中节指骨的掌侧基底骨折伴近侧指间（PIP）关节背侧脱位的背侧“V”字征

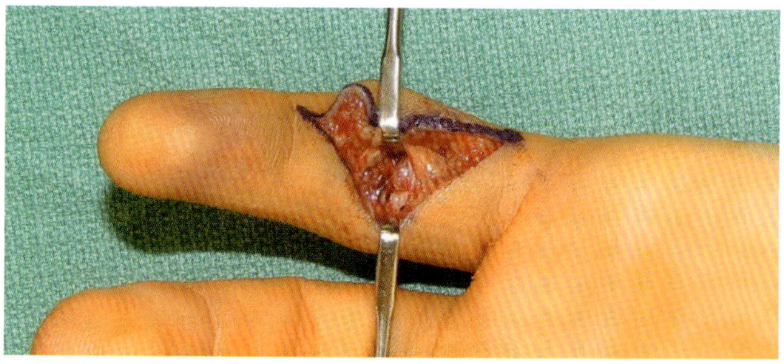

（a）

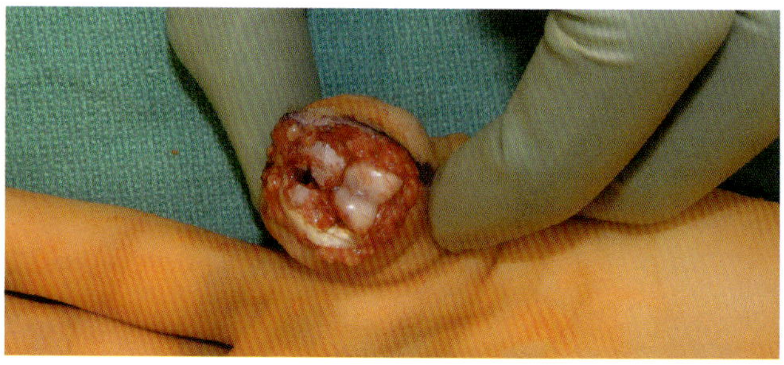

（b）

图29.15 PIP关节的“Shotgun”入路。（a）屈肌腱和掌板被缩回以暴露关节；（b）将关节过伸，使用Shotgun入路以暴露关节骨折

基底部关节内骨折。典型的外固定器由穿过中节指骨和近端指骨的克氏针或钢丝加弹性带组成，或者由钢丝本身提供牵引力。它们提供跨PIP关节的牵引力，从而使骨折和关节复位并在愈合过程中稳定对位（图29.16）。PIP关节的活动有助于限制粘连和挛缩，并允许骨折在一个允许活动的结构下愈合（所谓的“二次融合”）。Morgan等描述了14例关节受累率超过50%的患者，这些患者接受动力手指牵引治疗平均持续34天。平均术后24个月，所有患者，包括1名63岁的男性，全部可以达到在休息和日常活动中无痛活动。

近端指骨的关节内基底部骨折发生了明显移位或对位不良的可以选择ORIF治疗。在中线处劈开伸肌腱并在关闭切口时修复。这些骨折通常以关节面受累为特征，其有可能从骨折对位后的骨移植中获益（例如，桡骨远端松质骨）。固定方式通常选择钢板螺钉固定。

手指脱位

手指DIP关节的脱位

手指DIP关节和拇指IP关节的简单脱位通常是背

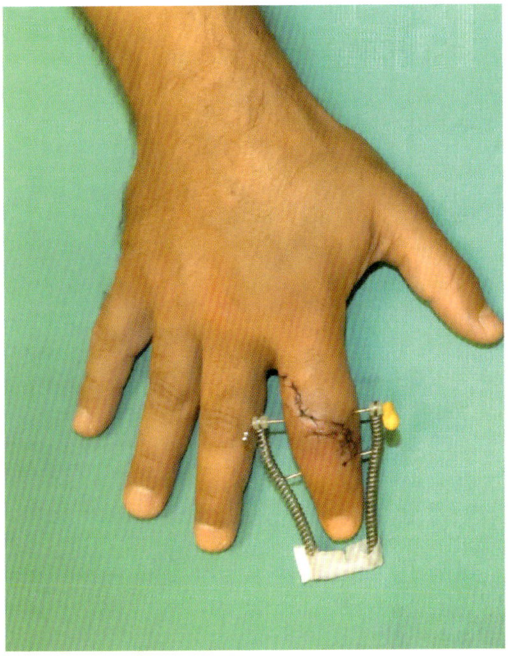
(a)

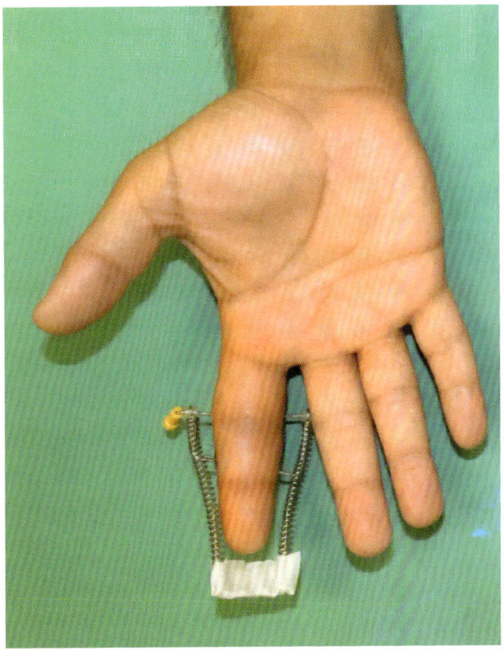
(b)

图29.16 （a）外固定器的背侧视图；（b）掌侧视图。外固定提供穿过损伤的近端指间（PIP）关节的牵引力

侧脱位且很少是不可复位的。通过X线片排除骨折后，可在手指封闭麻醉下进行闭合复位。通过向远端纵向牵引，屈曲或伸展远端指骨，然后将脱位部分推回原位即可轻松复位。使用X线片确认复位成功。尽管肌腱附着点的损伤并不常见，但仍应检查关节确保主动运动的恢复以及关节在主动运动时的稳定性。关节在开始主动的、自我协助的伸展运动前应固定2~3周。

PIP关节脱位

PIP关节的背部脱位很常见，并且主要面临僵硬的风险。为了舒适，夹板短期固定是合理的，不能长时间使用。较小的掌板撕脱性骨折不应影响治疗方案的选择。应鼓励患者尽早移动和伸展脱位的PIP关节，也可以使用巴迪胶带或绑带来增加舒适感。

较少见的掌侧脱位（中央腱束）和侧方脱位（桡侧侧副韧带嵌顿）有可能引起相关问题。复位后通过Elson试验评估中央腱束损伤（图29.17）。将患者受伤的PIP关节在桌子边缘被动屈曲至90°。检查者应在患者主动伸直PIP关节时抵抗其伸展。当PIP关节感受不到背伸的力量或DIP关节有伸直的趋势时，代表中央腱束的完全破裂。这个测试最好在手指固定的情况下进行，以消除疼痛的影响。Elson试验可能不会急性表现为阳性，可以在几周后再次检查。如果中央腱束破裂了，关节通常需要夹板固定完全伸直持续6周。

PIP关节脱位无法复位通常是由于关节侧副韧带的嵌顿。X线片上通常可以看到关节边缘略微变宽。开放复位是将侧副韧带从关节中移除的唯一方法。复位的关节需用巴迪绑扎大约3周。

MCP关节的脱位和韧带损伤

大多数的手指和拇指MCP关节的脱位为背侧脱位，表现为关节伸直状态。它们通常分为两种：简单脱位（可复位）和复杂脱位（不可复位）（图29.18）。简单脱位的特征是关节半脱位（关节面仍然部分并列），并且指骨的基底部锁定在过伸位。掌板未插入关节间隙里。简单脱位的复位方法是首先屈曲腕部以松弛屈肌腱。然后脱位的近端指骨随着施加于远端的压力而屈曲。如果在屈曲之前沿远侧方向施加纵向牵引力，则掌板会插入关节间隙，这会将简单脱位转变为复杂脱位。复位后，使用背侧锁定夹板持续1周，然后使用巴迪绑带。

在MCP关节复杂脱位中，关节处于轻度过伸位，X线片上背侧移位的远端指骨位于掌骨上方，而掌板插入了关节间隙中。复杂脱位采用背侧或掌侧

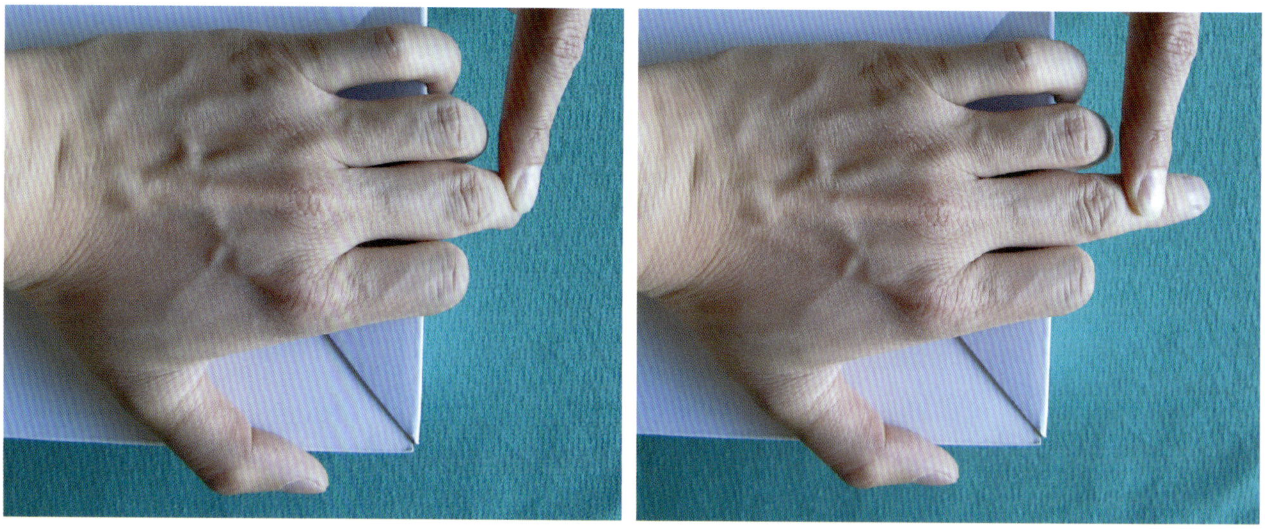

（a）（b）

图29.17 （a，b）Elson测试。当PIP屈曲至90° 时，检查者与中节指骨的主动伸直对抗

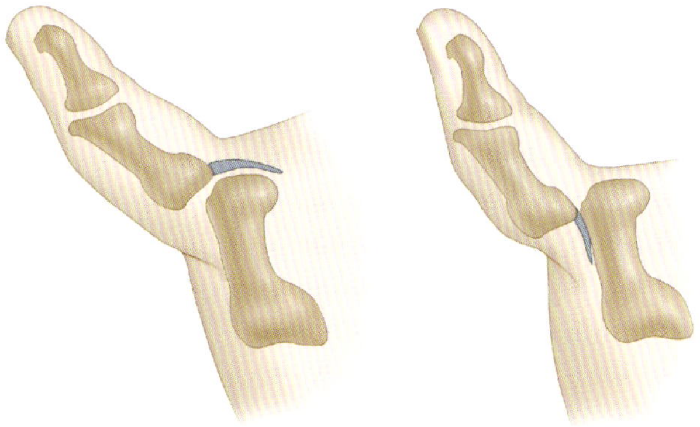

（a）（b）

图29.18 拇指掌指（MCP）关节的两种背侧脱位。（a）在简单脱位中，近端指骨处于过伸位而掌板没有插入关节间隙中；（b）在复杂脱位中，近端指骨与掌骨平行且伴有掌板插入关节间隙中

入路进行切开复位。只需通过中线劈开或部分切开一个矢状带来暴露关节。当掌板越过掌骨头部时其解剖结构受到扭曲。纵向分开掌板然后掌板可以包绕掌骨头从而允许复位。

在掌侧入路时应小心保护手指神经，因为突出的掌骨头使其在切开皮肤时容易受伤。对于掌侧入路，暴露后，应在掌板和侧副韧带之间做切口从而复位插入的掌板。然后将近端指骨基底部轻柔地复位回掌骨头处。根据关节稳定性，MCP关节由夹板固定于轻微屈曲位同时保护伸肌末端至2周。

根据局部压痛和不稳定性，诊断MCP关节侧副韧带损伤。通过屈曲MCP关节来测试稳定性（将它们置于侧副韧带最紧绷的位置）。与相邻的韧带比较，更大的张开度和疼痛可以帮助诊断。X线片显示正常或可以看到小的撕脱性骨折。巴迪绷扎治疗至少一个月。患者会在受伤后的6~12个月里感到不适，请确保提前告知患者这一点，否则他们会认为出了问题。

对于拇指MCP关节韧带损伤的诊断取决于损伤机制和临床发现。MRI和超声的作用尚有争议。关节总计超过30° 的倾斜或相比对侧未受伤拇指多于15° 时提示完全破裂的可能性（图29.19）。如果患者因疼痛不能配合，这个试验应在局部麻醉下进行。局部撕裂（扭伤）可以采用非手术治疗，即固定4周后进行一系列活动锻炼。拇指MP关节尺侧副韧带完全破裂（“猎场看守人”拇指或“滑雪者”拇指）有Stener病变的风险（侧副韧带移位至内收肌腱膜表面从而妨碍愈合），应考虑手术治疗。另一种方法是将拇指夹板固定3~4周然后重新检查。几周后，没有出现Stener病变的拇指为稳定的。多种修复近端指骨基底部韧带撕脱的技术已被描述过，包括用“pull-out”缝合或骨锚钉进行韧带重建，以及用螺钉固定较大的撕脱骨折块。研究显示急性期手术治疗可保证预后关节的稳定性和活动度。对于较不常见的完全桡侧侧副韧带损伤，手术治疗的作用尚不清楚。

MCP关节的关节融合术推荐用于伴有疼痛和退行性关节炎的老年患者，而不是在慢性损伤中利用肌腱移植重建。

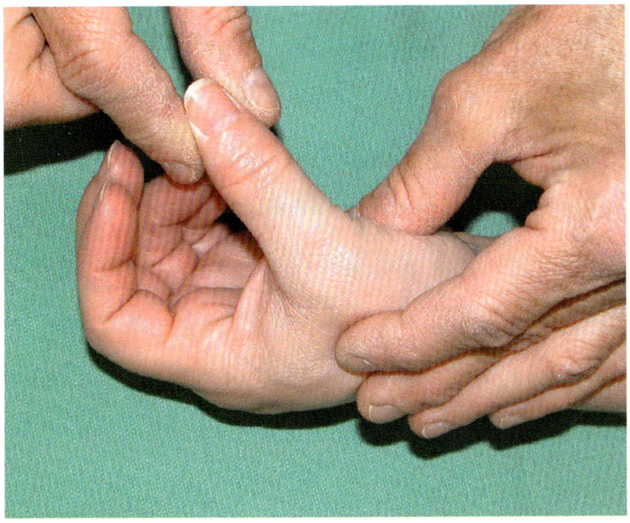

图29.19 拇指压力测试显示掌指（MCP）关节超过30° 成角，增加了完全性尺侧副韧带断裂的可能性

结论

治疗指骨骨折和脱位旨在实现适当的对位和运动，以及持久的关节功能。适当的治疗需要了解手的解剖结构、损伤类型和损伤机制。大多数老年患者的骨折和脱位可选择非手术治疗，尤其是那些身体虚弱或需求较低的患者。条件允许的话，非手术治疗应包括轻便的夹板和巴迪绑带，尽可能地保证手的自由使用。手术治疗应选择性使用，并应基于对潜在风险的了解下共同作出决策。

参考文献

[1] Chung, K. C., and S. V. Spilson. The frequency and epidemiology of hand and forearm fractures in the United States. J Hand Surg Am 26 (2001): 908–915.

[2] Feehan, L. M., and S. B. Sheps. Incidence and demographics of hand fractures in British Columbia, Canada: A population-based study. J Hand Surg Am 31 (2006): 1068–1074.

[3] De Jonge, J. J., J. Kingma, B. van der Lei, and H. J. Klasen. Phalangeal fractures of the hand. An analysis of gender and age-related incidence and aetiology. J Hand Surg Br 19 (1994): 168–170.

[4] van Onselen, E. B., R. B. Karim, J. J. Hage, and M. J. Ritt. Prevalence and distribution of hand fractures. J Hand Surg Br 28 (2003): 491–495.

[5] Loubert, P. V., T. J. Masterson, M. S. Schroeder, and A. M. Mazza. Proximity of collateral ligament origin to the axis of rotation of the proximal interphalangeal joint of the finger. J Orthop Sports Phys Ther 37 (2007): 179–185.

[6] Schultz, R. J., A. Storace, and S. Krishnamurthy. Metacarpophalangeal joint motion and the role of the collateral ligaments. Int Orthop 11 (1987): 149–155.

[7] Bansal, R., and M. A. Craigen. Rotational alignment of the finger nails in a normal population. J Hand Surg Eur Vol 32 (2007): 80–84.

[8] Tan, V., T. Kinchelow, and P. K. Beredjiklian. Variation in digital rotation and alignment in normal subjects. J Hand Surg Am 33 (2008): 873–878.

[9] Oetgen, M. E., and S. D. Dodds. Non-operative treatment of common finger injuries. Curr Rev Musculoskelet Med 1 (2008): 97–102.

[10] Jupiter, J. B., and M. R. Belsky. Fractures and dislocations of the hand. In Skeletal Trauma: Fractures, Dislocations, Ligamentous Injuries, edited by B. D. Browner, J. B. Jupiter, A. M. Levine, and P. G. Trafton. Philadelphia, PA: Saunders, 1992, pp. 925–1024.

[11] Cannon, N. M. Rehabilitation approaches for distal and middle phalanx fractures of the hand. J Hand Ther 16 (2003): 105–116.

[12] Schneider, L. H. Fractures of the distal phalanx. Hand Clin 4 (1988): 537–547.

[13] Wang, Q. C., and B. A. Johnson. Fingertip injuries. Am Fam Physician 63 (2001): 1961–1966.

[14] Weber, P., and H. Segmuller. [Non-surgical treatment of mallet finger fractures involving more than one third of the joint surface: 10 cases]. Handchir Mikrochir Plast Chir 40 (2008): 145–148.

[15] Wehbe, M. A., and L. H. Schneider. Mallet fractures. J Bone Joint Surg Am 66 (1984): 658–669.

[16] Kalainov, D. M., P. E. Hoepfner, B. J. Hartigan, C. Carroll 4th, and J. Genuario. Nonsurgical treatment of closed mallet finger fractures. J Hand Surg Am 30 (2005): 580–586.

[17] Belsky, M. R., R. G. Eaton, and L. B. Lane. Closed reduction and internal fixation of proximal phalangeal fractures. J Hand Surg Am 9 (1984): 725–729.

[18] Green, D. P., and J. R. Anderson. Closed reduction and percutaneous pin fixation of fractured phalanges. J Bone Joint Surg Am 55 (1973): 1651–1654.

[19] Faruqui, S., P. J. Stern, and T. R. Kiefhaber. Percutaneous pinning of fractures in the proximal third of the proximal phalanx: Complications and outcomes. J Hand Surg Am 37 (2012): 1342–1348.

[20] Stahl, S., and O. Schwartz. Complications of K-wire fixation of fractures and dislocations in the hand and wrist. Arch Orthop Trauma Surg 121 (2001): 527–530.

[21] Ford, D. J., S. el-Hadidi, P. G. Lunn, and F. D. Burke. Fractures of the phalanges: Results of internal fixation using 1.5mm and 2mm A. O. screws. J Hand Surg Br 12 (1987): 28–33.

[22] Kawamura, K., and K. C. Chung. Fixation choices for closed simple unstable oblique phalangeal and metacarpal fractures. Hand Clin 22 (2006): 287–295.

[23] Kurzen, P., C. Fusetti, M. Bonaccio, and L. Nagy. Complications after plate fixation of phalangeal fractures. J Trauma 60 (2006): 841–843.

[24] Khouri, J. S., J. M. Bloom, and W. C. Hammert. Current trends in the management of proximal interphalangeal joint injuries of the hand. Plast Reconstr Surg 132 (2013): 1192–1204.

[25] Bekler, H., A. Gokce, and T. Beyzadeoglu. Avulsion fractures from the base of phalanges of the fingers. Tech Hand Up Extrem Surg 10 (2006): 157–161.

[26] Merrell, G., and Slade J. F. Dislocations and ligament injuries in the digits. In Green's Operative Hand Surgery, edited by S. W. Wolfe, R. N. Hotchkiss, W. C. Pederson, and S. H. Kozin. Philadelphia, PA: Elsevier/Churchill Livingstone, 2011, pp. 291–332.

[27] Maalla, R., M. Youssef, G. Ben Jdidia, C. Khimiri, and H. Essadam. Extension-block pinning for fracturedislocation of the proximal interphalangeal joint. Orthop Traumatol Surg Res 98 (2012): 559–563.

[28] Afendras, G., A. Abramo, A. Mrkonjic, M. Geijer, P. Kopylov, and M. Tagil. Hemi-hamate osteochondral transplantation in proximal interphalangeal dorsal fracture dislocations: A minimum 4 year follow-up in eight patients. J Hand Surg Eur Vol 35 (2010): 627–631.

[29] Badia, A., F. Riano, J. Ravikoff, R. Khouri, E. Gonzalez-Hernandez, and J. L. Orbay. Dynamic intradigital external fixation for proximal interphalangeal joint fracture dislocations. J Hand Surg Am 30 (2005): 154–160.

[30] Ellis, S. J., R. Cheng, P. Prokopis, A. Chetboun, S. W. Wolfe, E. A. Athanasian, and A. J. Weiland. Treatment of proximal interphalangeal dorsal fracture-dislocation injuries with dynamic external fixation: A pins and rubber band system. J Hand Surg Am 32 (2007): 1242–1250.

[31] Kiefhaber, T. R., and P. J. Stern. Fracture dislocations of the proximal interphalangeal joint. J Hand Surg Am 23 (1998): 368–380.

[32] Morgan, J. P., D. A. Gordon, M. S. Klug, P. E. Perry, and P. S. Barre. Dynamic digital traction for unstable comminuted intra-articular fracture-dislocations of the proximal interphalangeal joint. J Hand Surg Am 20 (1995): 565–573.

[33] Elson, R. A. Rupture of the central slip of the extensor hood of the finger. A test for early diagnosis. J Bone Joint Surg Br 68 (1986): 229–231.

[34] Strauch, R. J. Extensor tendon injury. In Green's Operative Hand Surgery, edited by R. N. Hotchkiss, S. W. Wolfe, W. C. Pederson, and S. H. Kozin. Philadelphia, PA: Elsevier/Churchill Livingstone, 2011.

[35] Calfee, R. P., and T. G. Sommerkamp. Fracturedislocation about the finger joints. J Hand Surg Am 34 (2009): 1140–1147.

[36] Greenleaf R. M., and T. B. Hughes. Thumb ulnar collateral ligament repair techniques. In Hand and Upper Extremity Reconstruction, edited by K. C. Chung. Philadelphia, PA: Elsevier/Churchill Livingstone, 2009, pp. 79–87.

[37] Lee, A. T., and M. G. Carlson. Thumb metacarpophalangeal joint collateral ligament injury management. Hand Clin 28 (2012): 361—370, ix–x.

[38] Melone, C. P., Jr., S. Beldner, and R. S. Basuk. Thumb collateral ligament injuries. An anatomic basis for treatment. Hand Clin 16 (2000): 345–357.

30

颈椎骨折

Paul A. Anderson

简介

现今社会老年人口数量正在增长，并且寿命得到延长。随着诸如驾驶和娱乐活动进入了日常生活，老年人变得更加充满活力。随着活跃的老年人的增加，颈椎损伤正在成为创伤护理的一个更重要的部分。随着颈椎损伤认识的提高和适当治疗的开展，发病率和死亡率都会降低。此外，对老年脊柱的结构特点的认识将有助于临床医生识别急性损伤并提供适当的护理和治疗。

本章节将回顾老年人颈椎损伤的流行情况。将讨论评价方法和影像学检查，强调最好的可用医学证据。讨论常见的分类系统及其如何应用于老年骨折，以及讨论常见骨折类型在老年人群中的表现，包括骨折患者的强直性脊柱，2型齿状突骨折和脊髓中央管征。最后，我们还对并发症进行了讨论。

流行病学

在美国老年人口每年增长6%，而65岁以上的患者颈椎骨折的发病率每年增长21%。增长率与年龄成线性比例，老年组（>85岁）骨折率较高。此外，在高能量创伤的回顾性研究中，颈椎损伤是所有骨伤导致死亡的首要原因，颈椎骨折合并神经功能缺损的死亡率为47%，C2骨折的死亡率为44%。在另一个1级创伤中心的回顾中，老年颈椎骨折的死亡率为24%，受伤后不到1/3的患者能够回家。对于有神经功能缺损的骨折，死亡率为50%。

老年人创伤最常见的病因是跌倒，发生率高达75%；另一个常见的病因为机动车碰撞，患者是司机、乘客或行人。这类患者通常存在一些合并症，包括高血压、充血性心力衰竭、糖尿病、痴呆、脑卒中、心律失常和慢性阻塞性肺疾病（COPD），尽管这种关联并不意味着绝对因果关系。坠地的老年患者更容易发生颅内出血，相比之下酒精中毒比之年轻患者则不太可能。

老年骨折的复杂性

老年患者对创伤耐受很差，与年轻患者相比具有更低的存活率和更高的并发症发生率。许多复杂的因素解释了这个问题，包括医学合并症，认知能力下降，骨质疏松症，先前存在的残疾等（表30.1）。

长期颈椎损伤的老年患者通常比年轻患者存在更多的并发症，如高血压病、心脏病、糖尿病、肺部疾病和认知障碍。治疗时需要平衡并发症治疗与脊柱护理。建议建立一个多学科的团队来共同管理这些患者。内科合并症是老年脊柱骨折发病率和死亡率的重要危险因素。

骨质疏松症

患者骨密度较低（无论是诊断或未诊断）易发生损伤，并可能使手术重建复杂化。治疗重点是骨质量的治疗计划以及长期管理，以防止进一步骨折。降低手术风险的策略包括使用更高的固定水平和X线准确地对准，从而减少不期望的弯曲力矩。联合前后手术，虽然不是理想的，却可能是必要的。同样，尽管有并发症的风险，仍然可能需要外部动员。

认知改变在老年颈椎病患者中普遍存在，这可能是导致跌倒的主要因素。如果可能的话，在出院前应解决这些问题以避免未来的跌倒。应仔细考虑药物的使用方法，特别是避免使用苯二氮䓬类和阿片类药物。物理疗法应侧重于保持平衡和预防跌倒。

老年颈椎病的评估

与其他年龄患者一样，老年患者也需要类似的诊断方案来评估颈椎。然而症状的差别可能会使诊断过程变得更加困难和不精确。一般来说，老年患者疼痛较少，保守治疗和触诊的临床评估较不敏感。此外，他们更可能有长期的认知变化或急性精神状态的变化，从而降低临床检查的配合能力。因此需要有经验的医生来鉴别包括内科合并症和脊髓前病变在内的损伤。

表30.1 老年性颈椎骨折的特殊注意事项

流行病学	相对于人口增长，发病率增加机制：从站立高度跌落 C2骨折占优势
评定	对疼痛的敏感性较低 先前存在脊柱疾病 认知变化（急性和慢性） 医疗合并症 骨质疏松症 关节强直和不稳定 较不敏感的清除程序
手术	骨质疏松症 关节强直引起的长杠杆臂 成像困难 更大的硬件故障风险
非手术护理	支撑能力差 矫形器吞咽困难 光晕背心会增加死亡率 合规性差
并发症	死亡率增加 手术部位感染增加 吞咽困难 肺部并发症 静脉血栓栓塞 心理状态改变

筛选

东方创伤外科协会目前的指南建议，满足Nexus标准的患者不需要影像筛查。Nexus标准是基于正常的认知状态，且没有颈部疼痛或压痛，没有神经系统或其他系统症状，也没有注意力分散的表现。外伤性损伤包括颅面外伤、烧伤、骨盆骨折、大关节脱位、胸部创伤和休克。牵张性损伤显著降低了Nexus标准的敏感性。符合所有标准的患者被认为是低风险的，不需要影像学评估。Touger等评估了2943例老年患者，并使用Nexus标准对31 000例非老年患者进行比较。发现非老年患者颈椎损伤是老年患者的2倍。两组患者在临床上的符合率（符合Nexus标准）相似。老年骨折的主要类型是C2骨折。2例老年患者根据Nexus标准诊断为低风险有隐匿性C2侧块骨折，并成功地非手术治疗。最近，Goode等对老年人钝性（高能）创伤的Nexus标准与站立高度跌倒（低能量）进行了比较。他们发现在高能量创伤中颈椎损伤的发生率较高比值为12.8%：4.5%。老年患者Nexus标准的敏感性和阳性预测值较低（分别为65.9%和19.3%），显著低于非老年患者。研究人员认为Nexus标准不应用于钝性创伤老年患者，不管它们是否符合Nexus准则，这些患者都应该接受CT检查。

临床评估

老年创伤患者的临床评估应特别注意脊柱损伤的识别。损伤机制为颈椎损伤的潜在危险提供了线索。然而，随着老年患者脊柱的同步性硬化，即使是低能量的机制也会导致脊柱损伤。应注意疼痛的存在与否以及短暂或持续的神经变化。患者在创伤后行走的能力可能帮助对脊柱稳定性有一定的了解。体格检查应包括颅底或面部外伤的体征观察。头部和面部挫伤和面部骨折在地面跌倒患者中是常见的。颈椎的检体包括触诊评估中线的压痛，及对每个侧块进行评估。

低能量跌倒且符合Nexus标准的患者可以在没有进一步的影像学检查的情况下确定。在确定患者符合Nexus标准后，可以检查颈部运动范围的疼痛。使用加拿大C-脊椎规则是最好的检测，在医生监督下由患者积极地进行左右旋转。注意老年患者C2骨折的比例很高，因此可能会出现疼痛或无法进行旋转运动。

所有患者的神经评估应按照《美国脊柱损伤协会（亚洲）神经损伤评定指南》（图30.1）中所述的标准来执行。神经检查包括颅神经评估、下肢和上肢运动和感觉测试以及会阴检查。老年患者除非有过度反射的迹象（这可能表明脊髓压迫或损伤导致上运动神经元病变），否则此方法对老年患者的帮助较小。在神经功能障碍患者中，脊髓损伤程度用亚洲损伤量表（表30.2）进行记录。神经检查应如图30.1所示。

脊髓损伤是毁灭性的，尤其是在老年人中死亡率大于80%。各种脊髓损伤模式都可见到。完整的脊髓损伤是指在损伤程度以下没有运动感觉功能。不完全型包括前索、半侧、中央索和后索综合征。脊髓前索综合征由于脊髓前2/3的损伤而导致远端运动功能、痛温觉丧失。只有后部脊髓功能仍然存在，预后极差。脊髓半侧损害综合征是一种常见脊髓损伤，表现为同侧运动功能丧失和对侧感觉功能丧失。中枢索综合征是一种常见的损伤模式，见于既往存在颈椎间隙狭窄的老年患者。在该综合征中，上肢功能的丧失比下肢功能更大。这种神经损伤的模式是由于轴索的层叠，因为控制上肢的脊神经位于更内侧，因此在中心索综合征中受影响的区域比侧向放置的下肢束更大。预后是多变的，许多患者可以有明显的恢复。后索综合征少见，仅背柱功能丧失，轻触觉、本体感觉和振动觉障碍。

神经损伤的严重程度按亚洲运动评分和亚洲损伤量表进行分类。亚洲运动评分是基于上下肢肌肉中5个关键肌肉群的肌肉检查（图30.1）。每组肌肉得分从0~5分。两侧的分数总和从0~100不等。亚洲损伤量表对预后有重要意义（表30.2）。亚洲运动评分A是完全运动感觉四联症，而亚洲运动评分E是正常的。亚洲运动评分B~D是不完全损伤，亚洲运动评分B是完整的运动损失少于受伤区，但除去远端感觉功能。亚洲运动评分C、D保留运动功能和感觉功能，前者具有3级功能，后者具有3级以上功能。

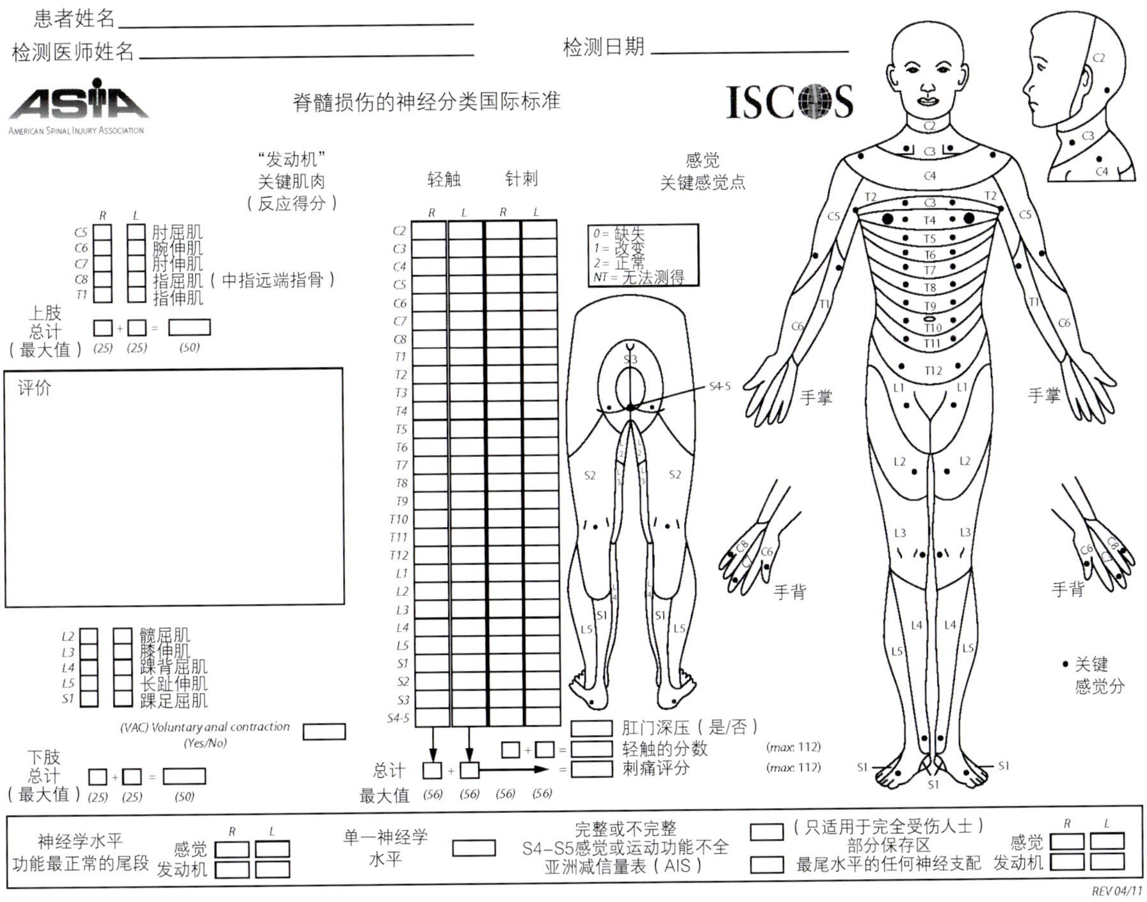

图30.1 美国脊髓损伤协会（亚洲）脊髓损伤的神经分类国际标准

表30.2 美国脊柱损伤协会损伤量表（American Apinal Injury Association Impairment Scale，AIS）

A	骶S4~S5节段中未保留任何感觉或运动功能。
B	运动功能完全丧失，在损伤水平以下（包括骨区域）保持感觉功能。
C	运动功能保留在神经系统以下，一半以上的关键肌肉功能的肌肉等级低于3。
D	运动功能保留在神经功能水平以下，一半以上的关键肌肉功能的肌肉等级≥3。
E	正常的运动和感觉功能。

影像学评估

在不符合Nexus标准的患者，即有疼痛或神经功能障碍症状的患者中，有认知障碍或有注意力分散的损伤，多排CT是诊断老年患者颈椎病的首选诊断方法。可以在轴向、矢状面和冠状面上进行重建。多排CT对颈椎损伤的总敏感度为99%，远优于X线片。MRI不是一种有用的筛选工具，但可以被用来评估软组织，如后韧带复合体损伤，脊髓压迫或脊髓损伤存在进行性神经恶化，以及术前规划。许多影像学检查是与年龄有关的，在这些情况下，MRI可用于预防急性损伤。此外，在小关节脱位的患者中，可能存在椎间盘突出，MRI应在神经完整患者中使用。

脊柱成像的解释在老年患者中是有问题的。年龄相关的变化可能难以从细微的急性创伤中消除。对于严重的小关节退行性改变，特别是在C3/C4和C4/C5，并有少量的前半脱位，这可能被认为是继发于创伤的情况并不少见。此外，预先存在的后凸变化需要与后韧带损伤相适应。骨侵蚀性改变，尤其是齿槽侵蚀，可能会导致骨折，甚至可能与慢性骨折有关，让人担心新骨折的存在。弥漫性特发性脊柱肥大、手术或强直性脊柱炎引起的强直段易发生骨折。即使是轻微的不完全骨折也可能伴有显著的不稳定性。过伸性损伤可能通过椎间盘间隙发生，这可能表现出正常的椎间盘高度，但对患者来说是不正常的。对急性创伤的这种预先存在的改变是困难的，需要仔细检查、检验、鉴别成像。通常患者被固定在颈托中直到进一步评估，因为临床过程最终可以决定颈椎的状态。MRI可用于特定的检测区域，如椎间盘或后韧带损伤。

骨质量评价

这与美国骨科协会的“控制骨头”倡议相一致，在该倡议中，对骨科外科医生进行了诊断和开始对脆性骨折患者的代谢性骨病进行基本治疗的培训。在大多数老年颈椎病患者中，CT检查胸腰段脊柱。这些成像研究可以提供一个机会，以评估患者是否有骨量减少或骨质疏松症。世界卫生组织骨质疏松症的标准是DEXA T评分低于2.5分，而骨质减少在1.0~2.5分。正常骨密度T评分大于1分。然而，脆性骨折，包括颈椎骨折的患者，尽管T评分大于2.5分，仍然被诊断为骨质疏松症。

如果可以的话，胸腰椎CT检测可用于估计骨密度。所有CT确定每个扫描体的体素的X线衰减系数。这被称为亨氏单位（HU），是每个体素吸收的X线能量的量。对于骨，HU与骨密度直接相关。HU的空气比例等于1000，水等于0。皮质骨一般为300~500，而正常松质骨大于125。

HU可以使用大多数图像归档和通信系统的工具平台来测量。在无骨折腰椎椎体的中段的轴向部分上绘制尽可能大的椭圆形区域（图30.2）。检测区域应仅包括小梁骨，不伴有退行性改变或骨缺损。图片存档和通信系统工具将报告平均值。Schreiber等根据DEXA T评分报道了骨密度正常的患者的HU。15个

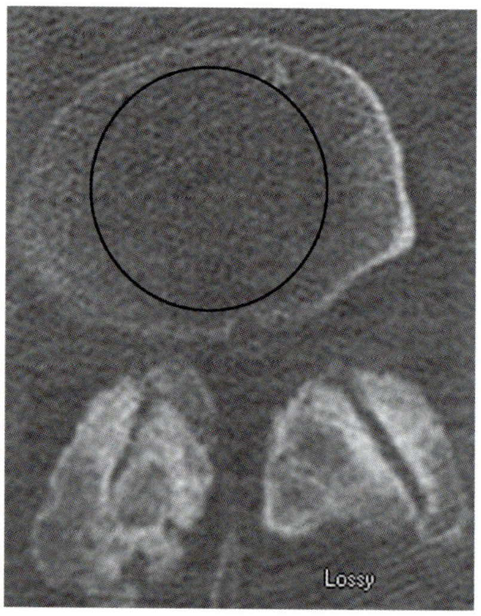

图30.2 在84岁C2骨折患者的L4椎体中段所绘制的感兴趣区域（圆形）。图片存档和通信系统（PACS）软件报告显示横尺单位为98.3，这个低水平表明了骨质的减少

正常T评分（大于1分）有HU＞118，而骨质疏松患者（T评分小于1.0~2.5分）的阈值在93~108之间，而骨质疏松患者HU＜95。HU异常患者应考虑进一步评估其代谢性骨病，包括DEXA。

另一个重要的考虑因素是钙和维生素D的血清水平。创伤后，这些值由于产生急性相反应蛋白而改变，并且可能不是正常稳态条件的可靠指标。虽然最近的建议是在最初的住院期间检查这些水平，但4~6周后评估它们更合适。在大多数患者中，根据饮食条件和2000单位维生素D3简单地规定钙补充（1200mg/天）是安全的。

肌肉减少症是衰老引起的肌肉质量下降，与骨密度和跌倒风险密切相关。肌肉减少症越来越被认为是骨折的潜在原因和治疗的机会。营养评估和咨询可能被认为有助于骨质疏松症的治疗以及骨折的愈合。

DEXA是诊断骨质疏松和骨质减少的金标准。虽然有助于明确诊断和监测治疗，但在老年骨折患者的急性住院期间不起作用，应推迟至随访。椎体骨折评估和骨小梁分数是新的定量技术，有助于评估骨的质量。

椎动脉损伤

椎动脉起源于锁骨下动脉并进入颈部。椎动脉的颈部分为4个节段。第一节段是从锁骨下动脉延伸到椎动脉在C6孔横突处进入脊柱的额外脊髓部分。第二节段是椎动脉在椎间孔横切面下至C2的下轴棘内上升的部位。在第三节段，椎动脉从C2横切面垂直上升到C1孔横切面，然后在侧弓的颅面上向后和内侧延伸。椎动脉段第四节段转位，穿入硬脑膜并经前向髓质联合对侧椎动脉形成基底动脉。正常情况下，左侧比右侧更占优势。

在老年患者中，动脉粥样硬化和血管顺应性差会导致椎动脉畸形，使血管更容易在钝性损伤中受伤。此外，在患有钝性颈椎损伤并伴有颈椎骨折的患者中，既往存在的脑血管疾病可能会损害颅内血流。最近发现钝性头颈外伤是椎动脉损伤导致脑卒中的潜在因素，并且已经制订了筛查方案。颈椎骨折是椎动脉损伤的重要危险因素。具体骨折类型包括C1、C2或C3骨折、枕颈分离、下轴骨折脱位、半脱位和涉及椎间孔的骨折。建议有骨折的患者进行脑血管成像，最好是CT血管造影。MRA可替代执行，但不如CTA敏感。

脊柱动脉损伤的诊断和治疗在脊柱外科医生中是有争议的。虽然高达25%的颈椎骨折患者可能有椎动脉损伤，但尚不清楚这些是否具有临床意义或导致神经损伤（脑卒中）。因此，如果这些问题应该被诊断和治疗，仍然存在一个问题。颈椎病患者椎动脉的神经损伤包括脑干卒中死亡、“锁定”综合征和无症状小脑脑卒中。然而，大多数与颈椎骨折相关的椎动脉损伤患者无症状，没有脑卒中的证据，或在影像学上有偶发的小脑或小脑干病变。由最初的钝性创伤直接造成。没有任何资料可以证明，治疗颈椎骨折相关的椎动脉损伤是有益的。最近的指南建议高危椎动脉损伤的患者应该接受CTA治疗。如果患者无症状，则建议在无禁忌证的情况下给予抗血小板治疗。

损伤分类

老年患者颈椎损伤分类类似于非老年患者。基于形态学特征分配常用名称。在形态学描述后，估计损伤的严重程度。由于其独特的解剖特征，颈椎分为颅颈、寰枢、轴下。

颅颈损伤

颅颈损伤包括枕髁骨折和枕颈分离。枕骨髁骨折继发于头部撞击，通常与创伤性脑损伤和（或）脑神经损伤尤其是第Ⅵ、Ⅶ、Ⅸ、Ⅺ和Ⅻ对脑神经根据形态学对枕髁骨折进行分类。然而，稳定性是由翼状韧带的状态决定的。翼状韧带从齿槽的侧端延伸到枕骨髁的前内侧面，对于颅颈稳定性至关重要。与此相对应的是含有第Ⅻ对脑神经的舌下神经孔，这说明该颅神经麻痹与颅颈损伤相关的发生率较高。

Ⅰ型枕髁骨折是枕髁粉碎性骨折，一般稳定。Ⅱ型是颅底骨折累及枕髁的延伸。整个枕骨髁移位导致骨折不稳定。Ⅲ型是在翼状韧带的附着处撕脱骨折。如果枕骨C1关节是一致的和非移位的，这些是稳定的。如果移位，则患者有颅颈分离，约1/3的患者存在颅颈分离。双侧Ⅲ型骨折具有显著的潜在不稳定性。

颅颈分离是对鼻翼韧带、覆膜和骨附着物的损伤，使颅骨与上颈椎分离。使用的其他术语是颅颈不稳定和寰枢椎不稳定。在老年患者中，颅颈分离现象很少见，与神经系统损伤相关时通常是致命的。颅颈分离的分类现在在功能上基于损伤的严重程度。Ⅰ型是枕髁C1侧块CT平位正常的损伤，但在翼状韧带和覆膜中存在MRI异常水肿。Ⅱ型损伤CT检查正常，但在牵引诊断试验中移位。Ⅲ型移位在C1大于2mm的枕骨髁之间。

寰枢椎损伤

寰枢椎活动性强，占轴向旋转的50%，伸展角度为10°~1°。它是老年患者最常见的受伤部位。最常见的损伤机制是患者站立时摔落损伤面部或颅骨。这就产生了上颈椎的过度伸展力。超伸力可导致枕部与C1~C2椎体间的撞击，导致C1后弓骨折。如果冲击更大，则产生轴向导向力，这可能导致粉碎性阿特拉斯骨折或“Jeerson骨折”。此外，在过伸时，C1的前弓撞击齿槽，这可能导致齿状突骨折。这些可能是由侵蚀性改变引起的，继发于退化的变化，这在约50%的老年齿状突骨折中是常见的。老年人齿状突骨折多为急性损伤，叠加在慢性不稳定骨折上。这损伤机制与约30%的患者的神经系统损伤有关。通过类似的机制，受力可能向后传递，从而导致C2的后部主体或部分断裂。这些被称为Hangman骨折或外伤性枢椎滑脱。粉碎性骨折，特别是在C1/C2侧块和C2体中，比年轻患者更常见。

ATLAS损伤

ATLAS损伤按位置分类，包括前、后弓骨折、爆裂骨折和侧块骨折。在后两种模式中，稳定性是由横韧带的状态决定的，该横韧带连接齿槽后面的两个侧块。当发生爆裂骨折时，侧向结构可能是不稳定的，并且随着时间的推移侧向移位。当在冠状CT或X线片上看到C1侧向质量相对于C2的总位移大于7mm时，就会出现这种情况。

轴骨折

枢椎损伤是老年患者最常见的颈椎损伤。最常见的损伤机制是强迫性过度伸展，通常是从地面跌倒引起的。枢椎损伤的类型包括齿状突骨折、创伤性枢椎滑脱和轴体骨折。

Anderson和D'Alonzo对齿状突骨折进行了经典分类。Ⅰ型是从齿状突末端的翼状韧带附着处撕脱骨折。除非与颅颈损伤相关，这些都是稳定的。Ⅱ型骨折为齿状突骨折，一般预后较差（图30.3）。Ⅲ型是齿状突伸入C2椎体的骨折（图30.4）。Grauer等进一步将Ⅱ型骨折分为非移位型、斜形，有利于螺钉固定，即倾斜从上-下-下-后-下，Ⅲ型不利于螺钉固定。

外伤性枢椎滑脱是一个连续的损伤。最初，弯曲力在C2间关节或椎弓根或甚至后体产生骨折。进一步的负荷导致C2/C3椎间盘韧带损伤。骨折可以不移位或移位，通过C2/C3椎间盘空间半脱位或平移。一种罕见但更严重的损伤是外伤性腰椎滑脱合并C2/C3小关节脱位。非典型性骨折在老年人中更为常见，其中骨折向前延伸致椎体。此外，骨折可能发生在两侧的不同位置，但在所有情况下，后部结构与C2分离（图30.5）。

老年患者更常见的损伤是C2骨折，常为粉碎性骨折。Benzel提出了3种类型，但各有不同。Ⅰ型为冠状面垂直骨折。Ⅱ型为矢状垂直骨折。Ⅲ型断裂是水平定向的低横向体断裂。在许多情况下，骨折模式会延伸到椎体的横向肿块（图30.6）。

下段颈椎

亚轴损伤根据骨折的形态和位置按通用名称分类。涉及前部结构的骨折类型包括：压缩性骨折、爆裂性骨折、外伸轴性骨折和伸展性撕脱骨折。扩张撕脱型包括韧带损伤和伸展性泪滴骨折。除棘突骨折外，孤立性后部骨折是罕见的。后部骨折通常与其他更严重的损伤相关。侧块的损伤是常见的，包括从上或下小平面骨折，侧块骨折到小半脱位。切面和侧面肿块对于防止前切应力至关重要，因此任何这些损伤都可能导致骨折不稳定伴前半脱位。

亚轴型骨折

老年患者与年轻患者有相似的模式。然而，老年患者有更多的粉碎和多层次的趋势。此外，由于伸展力改变是水平面下降的常见机制，因此老年患者的侧块和后部骨折以及椎间盘破裂更为常见。有中心管狭窄的患者更容易发生脊髓损伤。患者若既位存在椎体强直，骨折后的稳定性可能会增加。

前柱损伤

轴向载荷和屈曲引起的前柱损伤包括压缩性骨折、破裂性骨折和屈曲性轴向载荷损伤，即所谓的泪滴骨折。压缩性骨折应视为可疑，因为它们可能与后韧带损伤相关，使它们非常不稳定。MRI可能是有用的以评估这一点，尤其是在老年人。爆裂性骨折的特征是椎体后部粉碎性骨折，并进入椎管。在潜水型事故中常出现的外轴轴向载荷损伤是前角撕脱造成椎体撕裂伤，椎体然后向后移位到椎管内。该损伤可能有一个显著的外界因素，如广泛的分离或破裂。这些骨折通常是不稳定的，可能与前线损伤有关。过伸可能导致椎间盘破裂或小撕脱骨折的环空，偶尔有后部平移导致椎管狭窄（图30.7）。

后柱损伤

后侧椎体骨折常合并侧块或前柱等较严重的骨折。然而，棘突和椎板的孤立性骨折由于过度伸展和过度外力而可见。过伸性损伤通常是相当稳定的，过度的外角损伤可能导致后韧带复合体的显著损伤，最好用MRI来评估。

侧块柱损伤

外侧肿块的损伤是常见的。这些包括孤立的骨折到上和（或）下小面，整个横向骨折，包括横向质量骨折分离和半脱位和脱位的小关节。这些可以是单侧的，或者更常见的是双侧的（图30.8）。

下轴损伤严重程度的评估

最近研究人员已经注意到基于预测系统的对稳定性和外科手术的需求。对颈椎下颈椎损伤进行分类，以定量评估与神经损伤相关的稳定性。神经区域评估内容：损伤形态、盘状韧带复合体的完整性和神经系统状态。每个区域使用序数刻度进行评

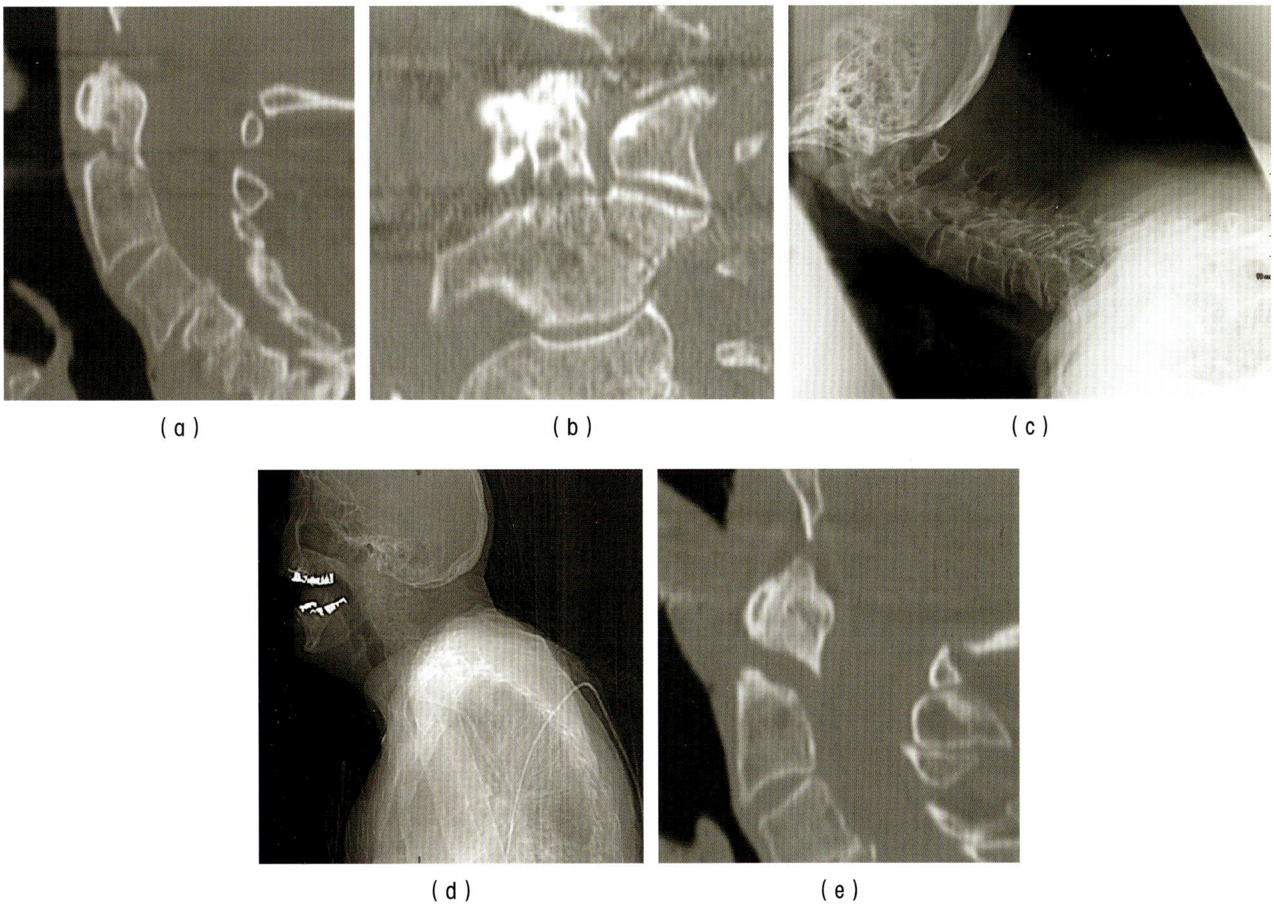

图30.3 （a）矢状面CT扫描显示1名88岁的地面跌倒男子的腰部腰椎骨折。注意在齿状突底部的侵蚀易于破裂；（b）冠状动脉重建术表明窝点周围有糜烂性疾病。图片展示了穿过窝腰的骨折和左侧C2侧块骨折；（c）X线影像。请注意，患者难以抬起头，他的矢状面失衡逐渐加剧，其颈椎几乎垂直于承重轴。这增加了剪切力的可能性；（d）通过CT检查发现该患者患有严重的脊柱不平衡。注意由于胸椎和腰椎后凸畸形导致的头部和颈部的前移；（e）在第12个月时，患者矢状CT检查可见明显的骨不连。他的症状很轻，接受了非手术治疗

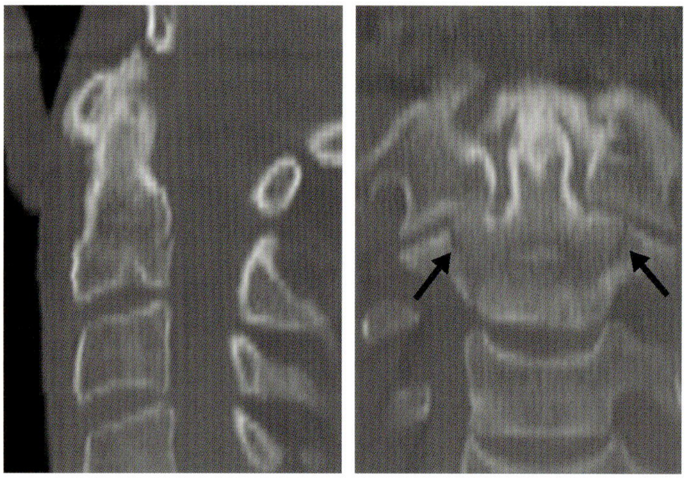

图30.4 1名72岁男子跌倒，磕到了前额。他的神经系统完好无损。（a）矢状面CT显示为非移位型齿状突骨折；（b）在冠状位CT上，骨折线从身体延伸至两侧肿块，并延伸至C1/C2关节。他戴着硬颈圈成功地治疗了6个星期

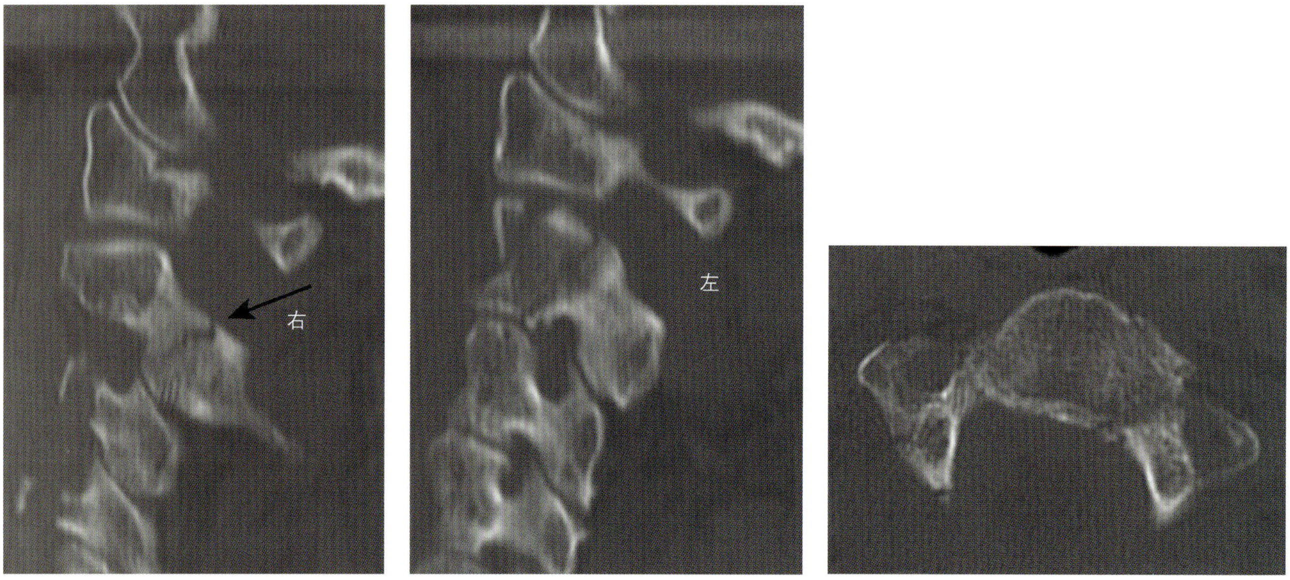

图30.5 1名78岁的老妇人从楼梯上摔下来，脖子剧痛。她被诊断为C2粉碎性骨折。（a）左侧外侧肿物的矢状位CT显示峡部区域有非移位骨折；（b）尖顶左底较前的一处骨折；（c）轴位CT显示从左侧椎弓根根部开始的斜向骨折，并延伸至右侧后方。患者接受了6周硬颈圈固定的非手术治疗

分，如表30.3所示。总的下颈椎损伤分类评分是定量的基础上每个域的总和。≤3分的下颈椎损伤分类分数一般是非手术治疗的，而≥5分的分数是手术治疗的。颈椎下颈椎损伤分类评分为4分，可手术或非手术治疗。另一种方法是尝试非手术治疗，如果发生失败，然后进行手术。应注意到颈椎下颈椎损伤分类系统的一些局限性。该系统尚未在老年患者中进行评估，并且其行为可能比年轻患者更为明显。由于随着时间推移位移增加的趋势，小面骨折的症状似乎不能预测颈椎下颈椎损伤分类或其他评分系统。

Allen Ferguson分类定义伤害力向量，并为每个载体提供严重等级。描述了6种损伤载体，每个载体的额定值在0~5分之间。这种方法没有提供手术决策方案。另一种定量系统是颈椎损伤严重程度评分。在该系统中，脊柱分为4个柱：前柱、两个侧柱和后

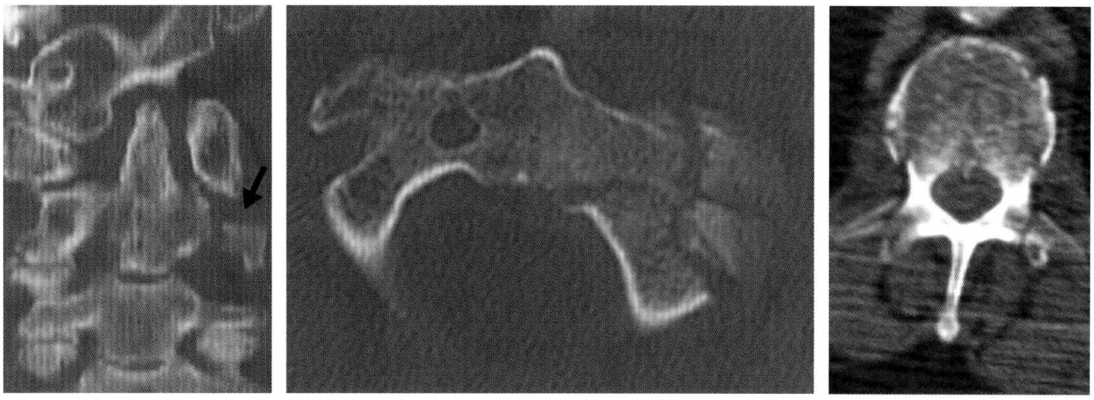

图30.6 （a）1名88岁男子的冠状位CT检查，他在汽车事故后被发现患有C2的侧方块状骨折。左侧为劈裂性压缩性骨折，与胫骨平台骨折相似。椎动脉受伤，患者服用阿司匹林，但没有神经后果；（b）轴向CT显示粉碎性侧块骨折；（c）此外，该患者发现L1爆裂性骨折，经非手术治疗。CT轴向切面显示骨损伤。脊柱非连续骨折在老年患者中是常见的，特别是那些具有高能量机制或严重骨质疏松的患者

柱。该评分的模拟规模为0~5分，其中0分无损伤，5分是该段最严重的损伤，评分过程也考虑到骨性和韧带的因素。

颈椎损伤严重程度评分是各部分的总分之和。在有效性研究中，当颈椎损伤严重程度评分大于7分时，颈椎损伤严重程度评分对手术治疗具有高度预测作用，当不到5分时，颈椎损伤严重程度评分是非手术治疗的高度预测指标。使用该方法评分为5 ~ 7分与SLIC评分为4分的严重程度相似，并且该方法更受外科医生和患者的偏爱。这些系统的可靠性已针对观察者之间和观察者内部的可靠性进行了评估。SLIC和CSISS观察者之间和内部的可靠性极好，而Allen Ferguson则较差。关于手术管理，SLIC和CSISS的评分效果则较为相近。

非手术治疗的一般原则

老年患者通常有内科合并症，因此通常建议非手术治疗以避免手术并发症和死亡率。然而，使用非手术治疗在矫形器的皮肤击穿、缺乏依从性（尤其是认知障碍患者）、与支撑相关的吞咽困难、吸入性肺炎和整体治疗失败方面并不是没有风险。为了避免这些不良事件，应采取非手术护理的方法（表30.4）。研究人员建议在老年患者中应用的最坚硬的支架是坚硬的颈托。应该由矫形器装配，并应该有泡沫垫。建议患者每天至少做两次皮肤检查，以避免褥疮溃烂。Halo背心的使用与死亡率增加有关，如果可能的话，应该避免。另一个重要的原则是确保支架是固定的。在这种情况下，在支架应用后立即拍摄直立X线片并评估其对准，并注意临床反应。直立时剧烈疼痛表明骨折半脱位或神经压迫，应进行严格评估。如果支架成功，则每两周复查侧位X线片直到骨折愈合。

支撑会明显降低患者的吞咽能力和保护呼吸道的能力。许多患者需要头部和颈部运动才能开始吞咽，削弱吞咽能力可能会导致吸入性肺炎。在老年患者口服进食前，进行言语病理咨询和床边吞咽检查。如果患者未通过检查，则他们将由言语病理学家进行全面的影像学吞咽检查。有时，根据言语病理学家的建议，可能需要使用饲管或更改饮食。老年患者颈椎矫形器的自我护理能力下降，因此应考虑职业治疗。

外科治疗原则

手术的目的是充分减压神经元件，并提供损伤段的稳定性和长期愈合。根据骨折类型和神经压迫的位置，前、后入路均可使用。椎旁近路的前入路是众所周知的，可直接进入观察到腹侧压缩性病理改变，例如椎体骨折或椎间盘突出。手术时应该使用同种异体移植和电镀进行重建。老年人采用前路手术存在一些问题。术后肿胀可能导致吞咽困难和吸入性肺炎。当多节段被治疗和多节段融合时，这一点尤其真实。固定是依赖于相对较短的螺钉潜在

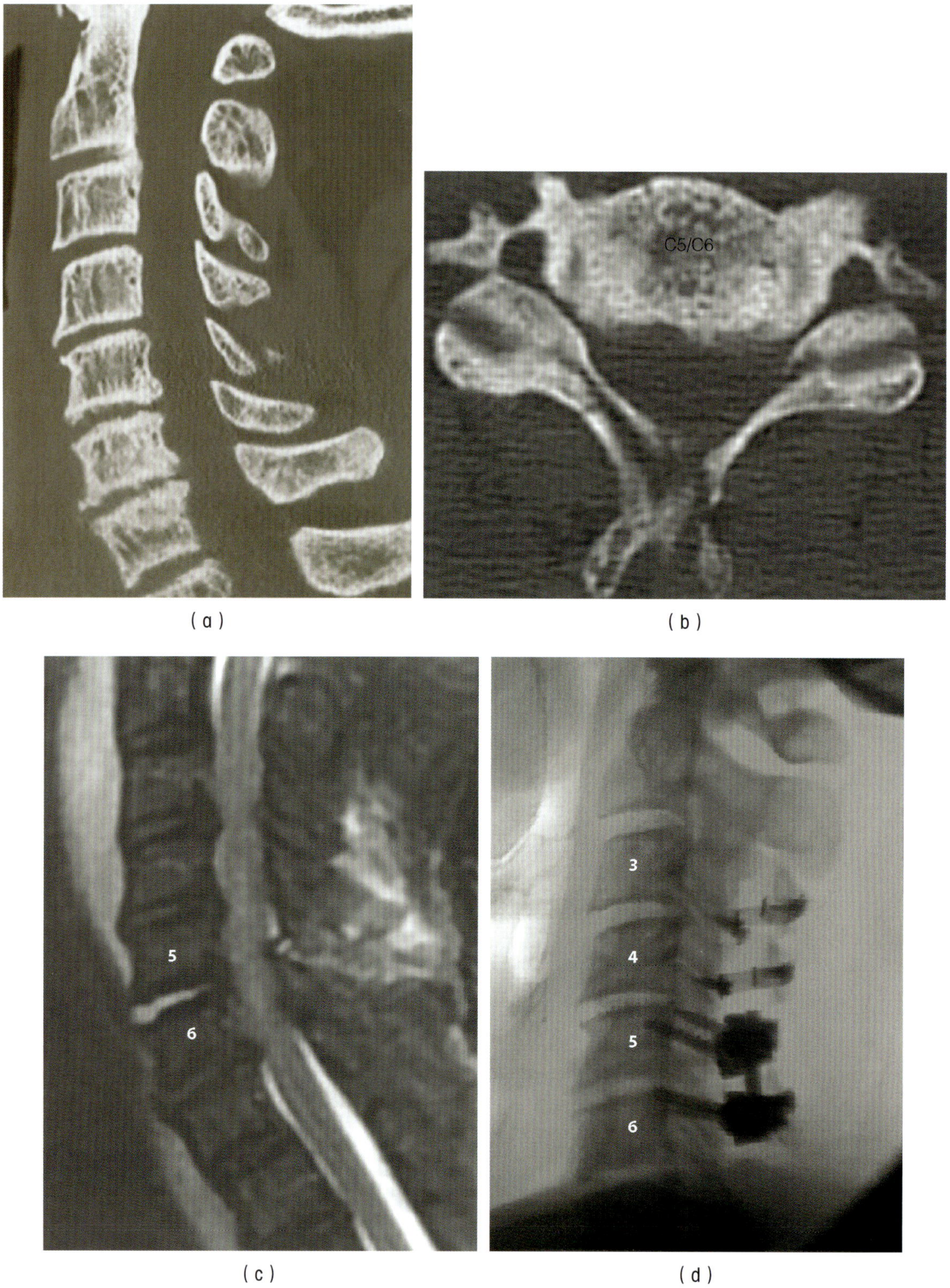

图30.7 （a）1名76岁男子，他在汽车事故中面部多处受伤，并出现中央脊髓综合征。矢状面CT显示轻度椎管狭窄，无其他骨性病变；（b）轴位CT显示后部骨折及严重椎间孔狭窄；（c）矢状位T2 MRI序列显示整个椎间盘信号增强，咽后前间隙信号增强。CT扫描未见C5/C6韧带损伤。有明显的后部软组织损伤，特别是在C5/C6处，提示可能的韧带断裂。严重椎管狭窄，脊髓信号由C3~C7改变；（d）患者行椎板成形术C3~C6，后路融合C5/C6。患者总体恢复良好，但由于感觉障碍，手功能持续丧失

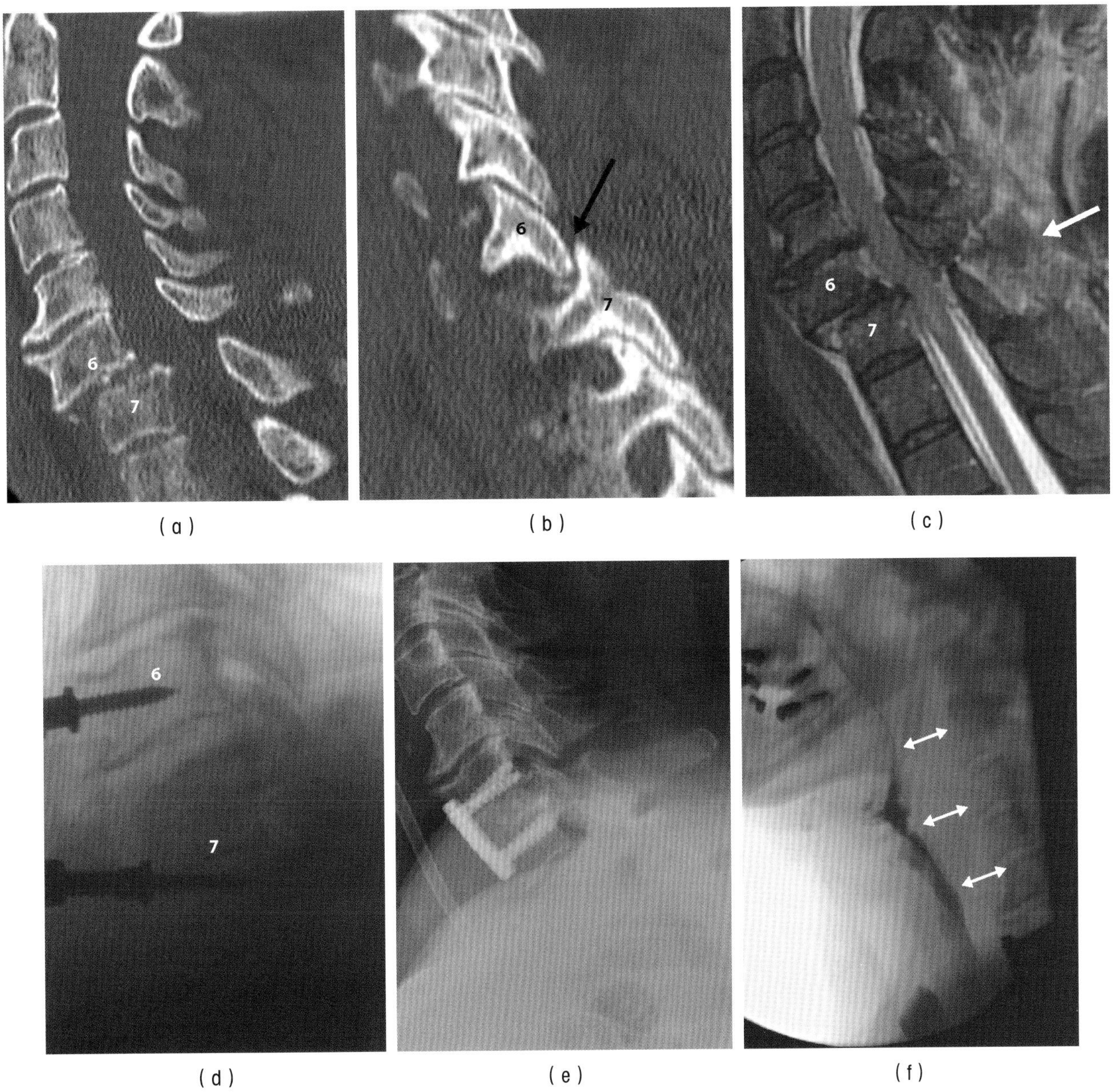

图30.8 （a）1名77岁的酗酒人员从楼梯上摔了下来。她的脊髓受到轻度损伤，上肢无力。矢状位CT显示C6/C7处骨折脱位；（b）右侧矢状位重建通过侧块显示脱位。在左侧也有类似的发现；（c）T2 MRI序列显示尽管发生半脱位，脊髓信号改变，但椎管狭窄极小。后韧带在C6/C7处有高强度信号，表明存在明显的韧带损伤（箭头所指）；（d）术中闭合复位。进行椎间盘切除术，并在颈椎插入撑开针，以帮助手动操作和复位。虽然复位成功，但撑开针从骨头上脱落；（e）术后侧位片，显示椎间盘切除和椎体融合后复位良好。患者的神经系统完全恢复并愈合了融合；（f）术后5天的吞咽研究显示持续性咽部后肿胀（箭头所示）

骨质疏松骨，因此更有可能失败。此外，前路固定最常见的术后变形是后伸和轴向加载。

后路手术需要患者俯卧，这对于不稳定的脊柱或明显存在既往畸形的患者可能会产生问题。后入路方法确实容易看到术中更多细节。后路入路比前路入路更容易减少小关节脱位。然而，后路手术可能会导致更多的肺部并发症，也导致血流动力学在手术过程中的稳定性波动和更大的风险，术后切口感染等。目前的做法是将1g万古霉素粉末用于外伤后创面。

表30.3 劲椎下段损伤分类（SLIC）

分类		得分
形态学	压缩	1
	爆烈	2
	分散	3
	平移 /旋转	4
椎间盘韧带复合体	完整	0
	不定	1
	破裂	2
神经	完整	0
	根损伤	1
	完全性脊髓损伤	2
	不完全性损伤	3
	持续性脊髓受压	
	导致神经功能缺损	1

表30.4 老年患者非手术治疗原则

确保正确矫正
能吸走湿气的泡沫垫
避免硬支撑，如颈胸矫正器
皮肤每天检查两次
口服前检查吞咽功能
直立X线片，以确保矫正
日常生活活动评估的职业疗法
2周1次X线复查

颅颈固定采用枕板和螺钉，然后根据需要，在C1侧块螺钉、C2螺钉和侧块螺钉中进行组合。寰枢椎融合是通过多种途径进行的。Jeanneret和Magerl描述了后路C1/C2关节螺钉与后棘突螺钉连接。另一种方法是利用C1侧块和C2椎弓根螺钉，在有椎动脉风险的情况下，可以使用C2椎弓根螺钉。在下颈椎中，使用C2椎弓根螺钉、C3~C6侧块螺钉和C7椎弓根螺钉和胸椎椎弓根螺钉固定。一个重要的目标是实现满意的固定，并可能涉及多个水平的固定。与年龄极大的患者（>85岁）相比，避免过度的融合长度在老年患者中不再是一个大问题，并且与减少永久性融合的次数相比，更好的固定总是更好的选择。患者获得融合是很重要的，因此应该应用适当的骨移植技术，在老年患者中使用同种异体骨材料是研究人员的首选。

在高度不稳定和粉碎性骨折中可考虑联合前路或后路融合。研究人员希望在老年患者中尽可能避免这些情况，以降低手术并发症的风险。

颅颈损伤的治疗

枕骨髁骨折

Ⅰ型和Ⅱ型枕髁骨折可以用硬颈托治疗6周（表30.5）。Ⅲ型枕髁（从翼状韧带撕脱骨折）如果不移位，则在颈托处进行治疗。移位的Ⅲ型枕髁骨折高度不稳定，应采用枕颈后路融合术治疗。

寰枢椎损伤的治疗

Atlas骨折

无半脱位的前/后弓损伤在颈托处进行治疗（表30.6）。Jeer-Erson型骨折的治疗仍存在争议。研究人员目前建议对使用颈托的老年患者进行非手术治疗。如果位移随着时间的推移而增加，那么可以考虑后枕颈融合术。对于老年患者，不推荐使用侧块螺钉和C1弓的横杆进行骨合成的新技术。应当仔细观察寰椎的侧部大块骨折，因为它们很可能会横向移位，从而导致斜颈。需要仔细检查骨折部X线片，老年人通常可以耐受X线摄片过程。但如果患者有慢性疼痛或明显的畸形，则可以通过牵引和枕颈融合来减少复位。

轴骨折

齿状突骨折

Ⅰ型和Ⅲ型齿状突骨折预后良好，应在坚硬的衣领中进行治疗（图30.3）。可以立即固定患者，并获得直立的X线片以确保骨折端对准。治疗时可能发生移位，但由于C2处的大管径，患者通常可以很好地耐受。

Ⅱ型齿状突骨折的治疗仍然困难，没有共识。治疗的目标类似于治疗髋部骨折时的目标。患者应尽快动员起来，避免并发症。

ANA对159例老年Ⅱ型齿状突骨折患者进行了多中心前瞻性观察性研究。手术101例，非手术治疗58

例。18%的患者术后1年内死亡。死亡率与非手术护理（优势比2.9）、年龄较大（优势比1.07）、男性性别（优势比4.3）和基线和认知功能差相关。对非手术治疗的关注是其高风险的骨不连，慢性疼痛和晚期神经损伤。在这项研究中，30%的非手术治疗的患者发生骨不连，15例患者中有11例有后续手术。然而，在12个月内，没有健康相关生活质量的患者合并或不愈合。无骨不连患者出现迟发性神经症状。

在基线人口统计手术组和非手术组的功能结局，并与12个月时的功能结局进行比较。5%的手术患者出现颈部恶化，明显低于非手术组的14%恶化。非手术组死亡率为26%，手术组死亡率为14%，差异无显著统计学差异。虽然基线人口统计学显示两个治疗组之间的平衡，但显著的选择偏倚可能导致死亡率和观察到的结果的差异，因此这两组之间的比较应该谨慎进行。肺炎和气道并发症在手术治疗的患者中更为常见，尤其是在非手术病例中出现前路齿状突螺钉的不愈合。

Robinson等对老年人的Ⅱ型齿状突骨折的治疗进行了Meta分析，共分析了38篇文章，包括1284例病例。他们得出结论，65~80岁的患者手术死亡率较低，后路固定比前固定或非手术治疗的愈合率高，骨不连与预后无显著差异，并发症在手术和非手术治疗中相似。作者建议手术治疗老年人齿状突骨折。

作者建议

Ⅱ型骨折既可以进行非手术治疗，也可以通过手术治疗。年龄较低的老年患者最好通过手术治疗（图30.9），而较老、虚弱或患有严重痴呆的患者应进行非手术治疗（图30.3）。非手术治疗的的患者由于皮肤破裂、吸入性肺炎和死亡的潜在并发症，应始终避免使用石膏背心。治疗决策最好与患者和他们的家人协商，以了解他们的偏好。医生应解释手术风险与非手术护理之间的平衡。具有显著的认知障碍的患者通常最好行非手术治疗。

对于老年Ⅱ型齿状突骨折患者，最好的手术方法是采用刚性器械后路融合。可通过C1/C2关节螺钉或C1侧块螺钉和C2螺钉固定。C2的固定需要通过局部解剖学来确定，特别要注意椎动脉的过程。研究人员建议不采用前路齿状突螺钉固定，因为前路手术术后易发生严重吞咽困难，并且该手术方式死亡率高、失败率高。

创伤性枢椎滑脱

创伤性枢椎滑脱，不论骨折位于椎弓根、关节间或后部椎体，最初都是非手术治疗，而不考虑初始移位（图30.4）。如果可以合理地保持对准，那么这些骨折即使在老年患者中也有很高的愈合倾向，伴有神经损伤的患者应减少固定。建议进行C1至C3或C4后融合。或者，可以进行前C2/C3椎间盘切除和融合术，但老年患者的耐受性较差。

C2椎体骨折

C2椎体易发生粉碎性骨折累及整个椎体，并延伸至包括C1/C2关节的侧块（图30.6a~c）。由于骨折

表30.5 颅颈损伤治疗总结

类型			治疗
枕髁骨折	Ⅰ		颈圈
	Ⅱ	非移位	颈圈
		移位	颈圈
			枕颈融合
	Ⅲ	非移位	颈圈
		移位	枕颈融合
颅颈分离	Ⅰ		颈圈
	Ⅱ		颈圈
			枕颈融合
	Ⅲ		枕颈融合

表30.6 寰枢椎损伤的治疗总结

	类型	治疗
阿特拉斯断裂	足弓骨折	颈圈
	Jefferson骨折	颈圈
		可能的枕颈融合
		颈圈
	横形骨折	可能的枕颈融合
齿突骨折	Ⅰ	颈圈
	Ⅱ	颈圈
		后路C1/C2融合
	Ⅲ	颈圈
轴向的创伤性脊椎错位	非移位	颈圈
	移位	颈圈
		后路C1/C3融合
		前路C2/C3融合
	相联的C2/C3小关节脱位	后路C2/C3融合
C2机体断裂	1	颈圈
	2	颈圈
	3	颈圈

可能导致进行性斜颈，因此可能需要进行后C1至C3或C4融合。

下颈椎损伤的治疗

一般治疗老年下颈椎损伤类似于年轻患者（表30.7）。首先，根据上面描述的形态，对骨折进行描述性分析，确定SLIC评分。对于SLIC分数小于或等于3分的情况，选择非手术治疗。对于SLIC评分大于5分的患者，应考虑手术治疗。在老年患者中，由于合并症和其他伤害，问题可能会更加复杂。不确定SLIC评分的患者应根据医生和患者的偏好进行个体化护理。

前柱损伤

压缩骨折可以采用非手术治疗，随诊时对后韧带复合体应仔细检查。研究人员建议，这些患者都应该在决定治疗方法之前进行MRI检查。如果有显著的后韧带损伤，则应建议颈椎后路融合术。在没有神经系统改变的老年患者中，下轴突的爆裂骨折可使用颈托固定，行非手术治疗。如果有显著的后韧带复合体损伤，则应进行手术治疗。可采用前路椎体次全切除或钢板重建或后路侧块固定。如果骨质量相对较差，这种特殊的损伤模式以及后向轴向载荷损伤可能需要进行前路和后路融合。大多数前屈轴向负荷损伤都会伴有后部损伤，因此需要手术治疗，类似于上述的爆裂性骨折。

过伸性损伤导致的韧带损伤一般是稳定的，可以非手术治疗。当与少量的背倚或神经缺损相关时，可采用前路椎间盘切除术和融合治疗，或者可以进行有或没有减压的后部固定（图30.7）。

后部骨折

非手术治疗棘突和椎板的孤立性骨折。与小关节柱或前部损伤相关的更严重的损伤通常是不稳定的，将具有较高的SLIC评分并进行手术治疗。

侧部损伤

侧部损伤的治疗仍然存在问题。尽管有定量评分系统和完善的医学影像检查，即使是经验丰富的外科医生也很难确定哪些骨折会移位或导致疼痛，甚至神经系统的改变。因此，所有这些骨折，当非手术治疗时，需要仔细随访。随着手术的发展，治疗的趋势越来越强烈。上下关节面骨折可导致进行性前半脱位。骨折面越大，骨折越容易发生移位。这可能是决定治疗时的一个重要参数。当超过50%的小关节骨折时，存在剪切约束丧失，患者可能发展为渐进性前半脱位。在年轻患者中，这些骨折通常是手术治疗的。对于老年患者是否同样如此还未知，但研究人员首选手术治疗。涉及整个侧块骨折涉及颅和尾部运动节段，晚期半脱位可能发生在小关节。当椎弓根基底和椎板骨折分离外侧块时，称为侧块骨折分离。侧块骨折分离可能导致侧向肿块向前旋转，允许颅和尾部水平的半脱位。大多数骨折会随着时间推移而移位。手术决策取决于患者对手术与非手术治疗的相对风险的讨论，老年患者尝试非手术治疗和仅在失败后才行手术可能是最好的。

单侧小关节脱位导致多达25%椎体半脱位，并与大多数老年患者的骨折有关。这些损伤往往发生在非手术治疗中，研究人员建议采用前路椎间盘切除术和器械融合。双侧小关节脱位高度不稳定，应进行手术治疗（图30.8）。首先，应进行复位，然后进行融合。可以采用前路或后路。由于椎间盘突出的风险与神经系统完整的患者的双侧小关节脱位相伴，应获得预复位MRI（图30.8c）。如果在颅段椎体后部有大的椎间盘突出，则建议采用前路切开复位术。

脊髓损伤

老年患者脊髓损伤是毁灭性的，死亡率很高。Fasset等回顾了单个脊髓损伤中心的案例，包括7481例患者。其中有412例患者年龄在70岁以上，并且他们在受伤后12个月内的死亡率约为年轻患者的10倍（老年患者27.2%，年轻患者3.2%）。不幸的是，老年患者的死亡率在20年的时间内没有改变。由于预期的生活质量和预后不佳，老年脊髓损伤患者可能接受保守治疗，而不是手术治疗和康复。

老年患者脊髓损伤的急性处理与年轻患者相比无显著性差异。评估后，目的是防止进一步的损伤，防止骨折脱位，并提供长期稳定性。进一步的脊髓损伤的预防是通过准确的诊断、护理和处理来实现的。具体地说，颈部和头部应该用颈托固定，并且应该利用适当的提升和滚压技术。休克应积极治疗。在脊髓损伤患者中，低血压可能是由于血管紧张性丧失引起的神经源性休克，这种形式的休克对血管升压治疗反应最好，而不是输注血液制品。休克应迅速纠正，平均动脉血压维持在85mmHg，并持续5天。补充氧以维持至少90%的氧饱和度是必要的。在老年患者中应谨慎使用神经保护剂，例如甲基强的松龙。在年轻患者中甲基强的松龙的使

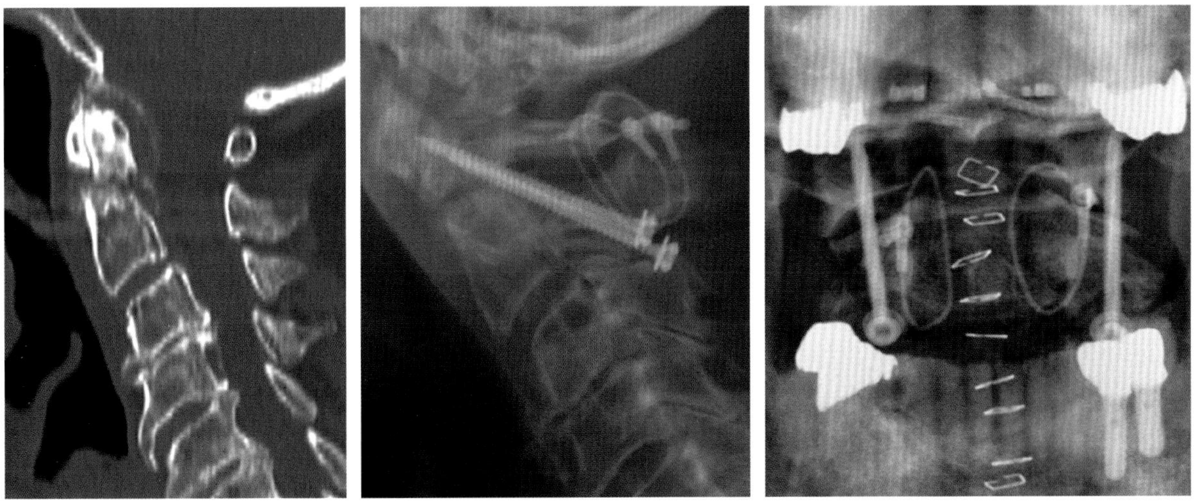

（a）　（b）　（c）

图30.9　（a）1名88岁的男子在冰上摔倒，他患有Ⅱ型齿状突骨折。请注意大量的钙化侵蚀在齿孔内和齿孔周围易于骨折。尝试非手术治疗，但由于严重疼痛而失败。采用经关节螺钉技术行C1/C2后路融合治疗成功；（b）C1/C2经关节螺钉复位良好后的侧位X线片。后路植骨融合加同种异体髂骨连接至C1/C2棘突；（c）术后显示关节螺钉穿过C1/C2关节

表30.7 颈椎下段损伤的治疗总结

		类型	治疗
前柱	压缩断裂	完整的后韧带复合体	颈圈
		不完整的后韧带复合体	颈圈
			后路融合
	爆裂骨折	完整的后韧带复合体	
		不完整的后韧带复合体	颈圈
			前路椎体切除融合术
			后路融合
	屈曲轴向载荷损伤		前路椎体切除融合术
			后路融合
	椎间盘分散	非移位	颈圈
		移位	前路椎体切除融合术
后柱 横柱	孤立的椎板和棘突上、下平面骨折		颈圈
		SLIC≤3	颈圈
		SLIC=4	颈圈
			前或后路融合
		SLIC≥5	前或后路融合
	侧块骨折	SLIC≤3	颈圈
		SLIC=4	颈圈
			前或后路融合
		SLIC≥5	前或后路融合
			颈圈
	单侧小关节脱位	非移位	颈圈
		移位	前椎间盘切除术和融合术
			后路融合
	双侧小关节脱位		前椎间盘切除术和融合术
			后路融合
脊髓中央综合征		没有压缩	颈圈
		剩余压缩和缺损	前路减压融合术
			板成形术
			椎板切除术和融合
强直性脊柱骨折			后路内固定与融合

用是有争议的，并且由于缺乏有效的疗效以及包括肺炎、败血症、胃肠道出血和死亡在内的各种并发症，这些并发症在老年患者中更为常见。最新的指南建议不要常规使用甲基强的松龙。

钳牵引可能是通过调整和复位骨碎片实现脊髓减压的一种有效手段。这可能在老年患者中被广泛使用，但应考虑几个注意事项。许多损伤发生在C2，使用钳式牵引力无法很好地处理这些损伤，同时要注意韧带损伤可能是隐性的。在调整重量时，应反复进行X线透视，达到骨折对准。牵引应仅用于短时间和早期明确的治疗，以避免与卧床相关的并发症。

老年患者有过伸性损伤和既往存在的椎管狭窄，可能导致脊髓中央管综合征，造成上肢比下肢功能差。虽然预后一般是改善，长期的结果仍然显示生活质量显著下降。对于手术是否合理或手术时机是否合适，目前尚无共识。评估手术治疗时机对所有类型颈髓损伤神经恢复的影响，在24h内进行手术时，神经功能改善更大。 研究人员倾向于对持续受压的脊髓中央管综合征患者进行早期减压（<24h），除非他们能够迅速康复。手术方式的选择取决于位置、脊髓压迫程度、节段不稳定的存在、骨质量和预先存在的后凸角度。在典型的多发性狭窄和不稳定的患者中，椎板成形术是首选的治疗方式（图30.10）。

强直性脊柱炎骨折

老年患者由于脊柱的渐进性硬化而导致脊柱骨折的风险增加，从而导致椎间盘的黏弹性特性丧失。脊柱不能分配载荷，使骨折更容易发生。此外，疾病过程，如DISH、强直性脊柱炎，甚至手术融合术均有可能导致骨折的发生。在这些病例中，脊柱骨折的风险是其他骨折的5倍。在骨折发生时，几乎总是不稳定。神经功能障碍的风险，特别是住院后迟发性神经功能缺损的风险是常见的。

DISH，也被称为Fristisher's病，其特征是韧带和椎间盘高度相对正常（图30.11）。这些骨赘是横向的，然后是颅侧的，而不是直的，如强直性脊柱炎。该病好发于右侧。此外，老年患者将伴有退行性改变的多节段自发关节融合，同时伴随椎间盘高度的丧失。

不管病因如何，融合的生物力学特性都是众所周知的。存在黏弹性性质的损失，使得能量不能在加载或创伤后消散。随着融合水平的增加，杠杆臂的长度增加倾向于更高的骨折风险。此外，杠杆臂越长，神经损伤的风险越大，脊柱的稳定性也越差。此外，在强直性脊柱炎患者和许多老年患者中，骨质疏松进一步削弱脊柱使骨折风险更大。硬膜外血肿在强直性脊柱炎患者中比正常情况更常见，并可能扩展到许多节段。最后，老年人头部和颈部的老化导致的生物力学效应通常使患者的后凸畸形和向前弯曲（尤其是其头部和颈部的弯曲）加剧，从而使他们在地面摔倒时容易遭受过度伸展的伤害。

骨折和强直性脊柱炎患者的预后较差，除非迅速识别和治疗（图30.12），但诊断延迟是常见的。Caron等报道，在122例强直性脊柱炎患者中，19%的诊断延迟，其中81%有进行性神经衰弱。非连续性骨折至少发生在15%的患者中，因此必须仔细检查整个脊柱。最常见的骨折是C6/C7的椎间盘损伤。强直性脊柱炎患者的发病率普遍增高。Robinson等报道的死亡率为伤后1年为15%。

颈椎骨折合并强直性脊柱炎的治疗几乎总是手术稳定。非手术治疗的耐受性差，通常是阴性的（图30.12）。建议早期治疗以避免移位的可能性。据报道在非手术性矫形器治疗中，死亡率和发病率较高，尤其是由肺炎等并发症导致的。 不应使用牵引钳或石膏背心，因为可能会导致骨折移位的发生，并且由于韧带失去弹性，无法进行韧带整复术以重新对准并稳定脊柱。

复位后最好进行手术治疗。目的是达到减轻压力，必要时提供减压并稳定脊柱的目的。通过仔细定位（在畸形较大的患者中可能会很复杂）和使用使脊柱沿侧块对齐的器械来实现复位可以根据需要进行椎板切除术。使用C3~C6的侧块螺钉和C2、C7椎弓根螺钉和上胸椎椎弓根螺钉进行稳定化。如果可能的话，受伤部位上方和下方至少应有3个节段（图30.13）。Caron等报告他们没有在对强直性脊柱炎患者进行机械固定时出现过失败病例。下颈椎强直患者偶尔会发生齿状突骨折，有可能预后较差，最好用寰枢椎融合治疗。

非手术治疗和手术治疗的强直性脊柱炎患者的并发症发生率在50%以上。一般而言，患者的STI阴性、肺炎和呼吸衰竭的限制性肺损害更为可能。此外，强直性脊柱炎的炎症过程增加了冠状动脉疾病的风险以及主动脉近端的动脉瘤。切口感染似乎更常见，所以预防措施，如万古霉素粉末可能是必要的。

难题

老年人的颈椎骨折甚至比髋部骨折的死亡率更高。虽然两种疾病病因相似，但吸入性肺炎、脓毒症和复发性跌倒是颈椎骨折患者常见的问题。建议老年人脊柱骨折的综合管理与O'Malley和Kates推荐的骨折护理方案相似。

吞咽困难

所有患有颈椎损伤的老年患者都应评估吞咽能力。由于骨折以及固定在矫形器中而导致的任何咽后部肿胀都会影响吞咽。在老年人颈椎损伤患者允许口服进食前，应进行吞咽检查，并坚持任何饮食限制。随着病情的变化，患者可能需要重复检查。减少抽吸风险的其他考虑是让患者在吃饭时直立，避免分心，并在护理监督下进食。

静脉血栓栓塞症

脊柱骨折患者，除非持续固定或有神经功能障碍，否则在静脉血栓栓塞症的风险相对较低。一般来说，对于不存在其他危险因素的老年颈椎病患者，不推荐预防性抗凝治疗。这些包括静脉血栓栓塞症病史、血栓栓塞或凝血异常家族史、癌症病史、预期不活动和多发伤。由于硬膜外血肿的风险，如果要使用抗凝，也建议它直到48h才开始。研究人员最初使用分馏肝素，持续2~6周，这取决于患者的流动性以及其他危险因素。如果可能的话，脊髓损伤患者应在48h内开始抗凝治疗。

切口感染

高龄和后入路手术是所有脊柱和外伤患者切口感染的重要危险因素。手术部位感染的预防是通过围手术期选择适当的抗生素，并在手术后24h内停止，避免梭菌感染的风险。此外，在后入路手术中，研究人员推荐使用1g万古霉素粉末，最近的Meta分析表明，与历史对照相比，减少了手术部位感染。

内固定失效

硬件故障在老年患者中更为常见，因此在手术过程中需要特殊的考虑。具体来说，使用螺钉的可能性越大，直径越大越好。螺钉拔出强度与螺钉的长度和螺钉直径的平方成正比。此外，可能需要在多个节段上延伸固定，使用后部而不是前路更容易完成。在颈胸交界处，椎弓根螺钉具有比侧块螺钉更大的保持力。老年患者可能需要术后支撑，但应限于软或硬颈托。

肺部疾病

老年颈椎骨折患者容易出现肺部并发症（如肺炎）。这可能与吸入性肺炎或肺不张有关。在老年患者中，应迅速制订治疗方案，并在早期执行。这些患者应优先考虑，如果手术是必要的，并应尽快

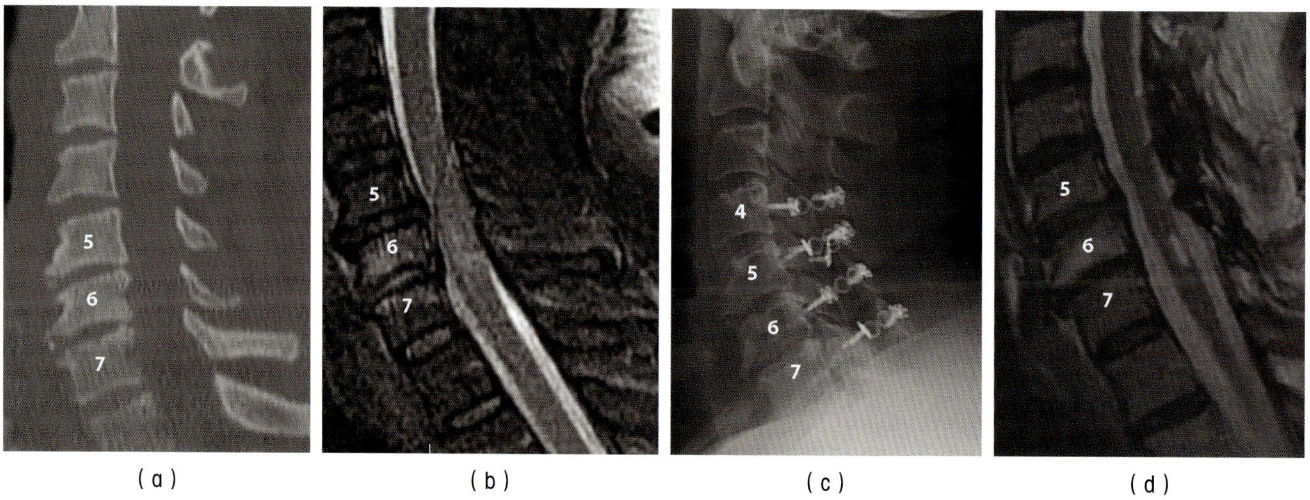

图30.10 1名70岁的老人从梯子上摔下，撞到脸和前额。他表现为四肢瘫痪。他的两只脚趾都在抖动。感觉减退同时出在下肢和上肢。他的上肢没有任何运动功能。（a）矢状位CT重建显示弥漫性脊椎病伴椎管狭窄。他接受了椎板成形术C4/C7。2年后，他已经恢复了所有的力量，但由于肌肉痉挛，他的手和下肢协调性很差；（b）矢状面MRI显示C6/C7椎体水肿，严重椎管狭窄（C5/C6~C6/C7），脊髓信号改变明显；（c）椎板成形术后的侧位X线片，C4/C7椎体重建；（d）损伤后MRI显示椎管开放，脊髓未受压。局灶性高强度脊髓信号提示严重脊髓损伤

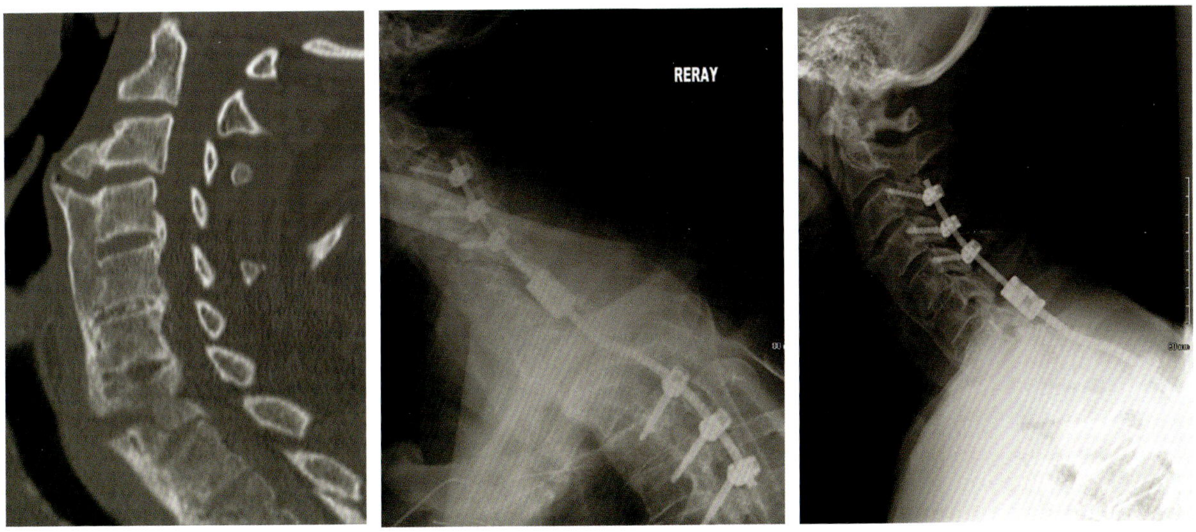

(a) (b) (c)

图30.11 1名83岁男子，患有严重的弥漫性特发性脊柱骨质增生（DISH），持续过度伸展损伤。他的神经系统完好无损。（a）矢状面CT显示巨大的前骨赘从C4桥接到胸椎。C7有过伸性损伤；（b）术后颈椎侧位X线片显示对位良好；（c）侧位X线片显示椎弓根螺钉和整体对位良好

进行治疗，以避免卧床。术后重要的是使用激励性肺活量计治疗和快速动员，以减少肺部并发症的发生风险。

褥疮性溃疡

老年患者的皮肤脆弱，如果既往存在或因住院后发生认知缺陷，则发生褥疮的风险会显著增加。诸如颈胸或石膏背心之类的刚性材料的耐受性较差，并且在患有认知障碍的患者中，其皮肤破裂的风险过高，无法保证使用。当使用支架时，研究人员建议每天接受3次矫形师治疗和皮肤完整性检查。此外，患者需要至少每2h滚动一次，以避免背部和骶骨的褥疮先前存在的严重畸形（例如后凸畸形），可能会使支撑不良，并增加褥疮的风险。需要使用与矫正师协商的方法来获得合理的支撑。在这些患者中最好进行手术治疗，以避免与皮肤溃疡相关的并发症。

认知功能

认知功能受损是老年人颈椎损伤后死亡的一个重要危险因素。基线认知骨折功能可能是不可改变的。然而，在使用药物的情况下，医院的认知功能可能会恶化。苯二氮草类药物应避免和注意血流动力学状态，避免体位性低血压是必要的。此外，虽然可能需要使用阿片类药物来控制疼痛，但应尽可能地限制药物用量。需要获得认知障碍和疼痛缓解之间的平衡。研究人员首选使用有限的阿片类药物，并确保患者家属了解阿片类药物引起的认知障碍和跌倒风险。使用对乙酰氨基酚、非甾体类抗炎药和皮脂贴剂的多模式疼痛缓解可能是有益的。此外，实现脊柱稳定性实际上可以减少阿片类药物的消耗。

结论

老年颈椎损伤的发病率增加，并导致显著的发病率和死亡率。此外，像髋部骨折等与健康相关的生活质量和独立性会长期变化。虽然治疗是基于与年轻患者相似的原则，但存在重要的缺陷。无论采取何种治疗方法，快速决策对于早期治疗都很重要。如果可能的话，需要评估和治疗优化合并症，提高骨骼质量。当进行术前讨论时，需要仔细考虑这些因素。使用类似于髋部骨折患者的综合管理策略可以减少并发症的发生。

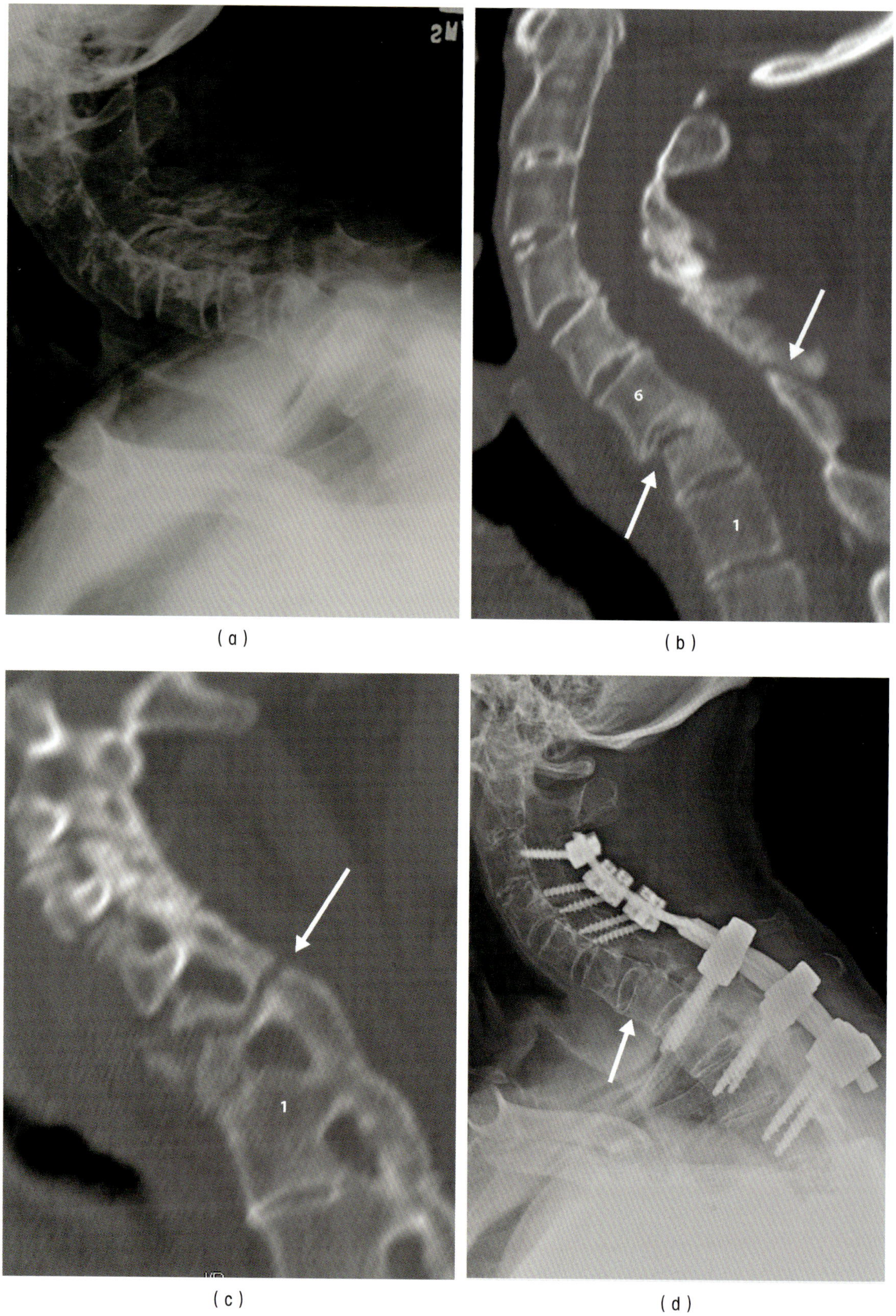

图30.12 1名69岁男子，有强直性脊柱炎病史，他跌倒时撞到脸部。他表现为颈部疼痛，X线片被误诊为无损伤。（a）侧位X线片显示楔形骨折，后开口穿过后方；（b）1个月后，他出现了畸形，疼痛加剧。矢状位CT显示强直性脊柱炎伴T1楔形压缩性骨折，后端骨折；（c）侧块面矢状位CT显示C7/T1关节突横断；（d）术后3个月侧位X线片显示骨折愈合良好

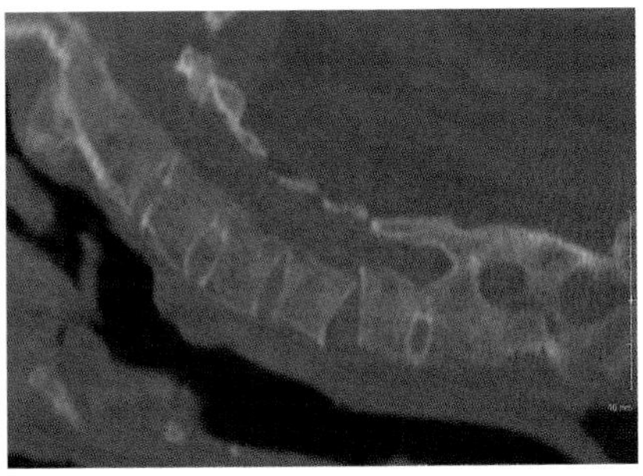

(a)

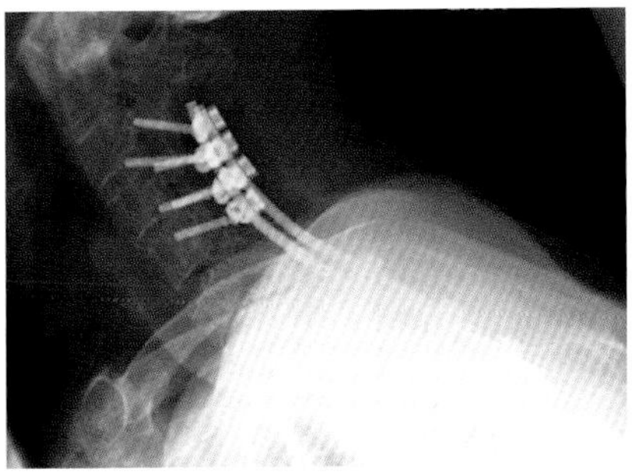

(b)

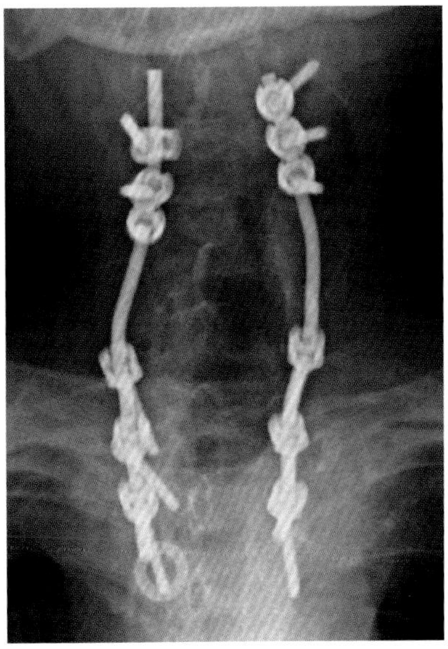

(c)

图30.13 1名患有强直性脊柱炎的77岁妇女，遭受过伸性损伤。（a）矢状位CT显示骨折在C5/C6处通过后外侧的椎间盘间隙，前平移4mm。患者为亚洲B型四肢瘫痪合并脊髓前综合征。她接受切开复位和后路器械治疗，从C3到T3；（b）侧位片显示整体对齐；（c）术后正位X线片

参考文献

[1] Zusman NL, Ching AC, Hart RA, Yoo JU. Incidence of second cervical vertebral fractures far surpassed the rate predicted by the changing age distribution and growth among elderly persons in the United States (2005–2008). Spine. 2013;38(9):752–756.

[2] Keller JM, Sciadini MF, Sinclair E, O' Toole RV. Geriatric trauma: Demographics, injuries, and mortality. J Orthop Trauma. 2012;26(9):e161–e165.

[3] Damadi AA, Saxe AW, Fath JJ, Apelgren KN. Cervical spine fractures in patients 65 years or older: A 3-year experience at a level I trauma center. J Trauma. 2008;64(3):745–748.

[4] Labib N, Nouh T, Winocour S, et al. Severely injured geriatric population: Morbidity, mortality, and risk factors. J Trauma. 2011;71(6):1908–1914.

[5] Wang H, Coppola M, Robinson RD, et al. Geriatric trauma patients with cervical spine fractures due to ground level fall: Five years experience in a level one trauma center. J Clin Med Res. 2013;5(2):75–83.

[6] Kammerlander C, Zegg M, Schmid R, Gosch M, Luger TJ, Blauth M. Fragility fractures requiring special consideration: Vertebral fractures. Clin Geriatr Med. 2014;30(2):361–372.

[7] O' Malley NT, Kates SL. Co-managed care: The gold standard for geriatric fracture care. Curr Osteoporos Rep. 2012;10(4):312–316.

[8] Touger M, Gennis P, Nathanson N, et al. Validity of a decision rule to reduce cervical spine radiography in elderly patients with blunt trauma. Ann Emerg Med. 2002;40(3):287–293.

[9] Anderson PA, Muchow RD, Munoz A, Tontz WL, Resnick DK. Clearance of the asymptomatic cervical spine: A meta-analysis. J Orthop Trauma. 2010;24(2):100–106.

[10] Goode T, Young A, Wilson SP, Katzen J, Wolfe LG, Duane TM. Evaluation of cervical spine fracture in the elderly: Can we trust our physical examination? Am Surg. 2014;80(2):182–184.

[11] Stiell IG, Wells GA, Vandemheen KL, et al. The Canadian C-spine rule for radiography in alert and stable trauma patients. JAMA. 2001;286(15):1841–1848.

[12] Kirshblum SC, Waring W, Biering-Sorensen F, et al. Reference for the 2011 revision of the International Standards for Neurological Classification of Spinal Cord Injury. J Spinal Cord Med. 2011;34(6):547–554.

[13] Muchow RD, Resnick DK, Abdel MP, Munoz A, Anderson PA. Magnetic resonance imaging (MRI) in the clearance of the cervical spine in blunt trauma: A meta-analysis. J Trauma. 2008;64(1):179–189.

[14] Shinseki MS, Zusman NL, Hiratzka J, Marshall LM, Yoo JU. Association between advanced degenerative changes of the atlanto-dens joint and presence of dens fracture. J Bone Joint Surg Am.

2014;96(9):712–717.

[15] Schreiber JJ, Anderson PA, Rosas HG, Buchholz AL, Au AG. Hounsfield units for assessing bone mineral density and strength: A tool for osteoporosis management. J Bone Joint Surg Am. 2011;93(11):1057–1063.

[16] Bromberg WJ, Collier BC, Diebel LN, et al. Blunt cerebrovascular injury practice management guidelines: The Eastern Association for the Surgery of Trauma. J Trauma. 2010;68(2):471–477.

[17] Hagedorn JC 2nd, Emery SE, France JC, Daffner SD. Does CT angiography matter for patients with cervical spine injuries? J Bone Joint Surg Am. 2014;96(11):951–955.

[18] Harrigan MR, Hadley MN, Dhall SS, et al. Management of vertebral artery injuries following non-penetrating cervical trauma. Neurosurgery. 2013;72(Suppl 2):234–243.

[19] Anderson PA, Montesano PX. Morphology and treatment of occipital condyle fractures. Spine. 1988;13(7):731–736.

[20] Bransford RJ, Koller H, Caron T, et al. Cervical spine trauma in diffuse idiopathic skeletal hyperostosis: Injury characteristics and outcome with surgical treatment. Spine. 2012;37(23):1923–1932.

[21] Julien TP, Schoenfeld AJ, Barlow B, Harris MB. Subchondral cysts of the atlantoaxial joint: A risk factor for odontoid fractures in the elderly. Spine J. 2009;9(10):e1–e4.

[22] Kepler CK, Vaccaro AR, Dibra F, et al. Neurologic injury because of trauma after type II odontoid nonunion. Spine J. 2014;14(6):903–908.

[23] Anderson LD, D' Alonzo RT. Fractures of the odontoid process of the axis. J Bone Joint Surg Am. 1974;56(8):1663–74.

[24] Grauer JN, Shafi B, Hilibrand AS, et al. Proposal of a modified, treatment-oriented classification of odontoid fractures. Spine J. 2005;5(2):123–129.

[25] Vaccaro AR, Hulbert RJ, Patel AA, et al. The subaxial cervical spine injury classification system: A novel approach to recognize the importance of morphology, neurology, and integrity of the disco-ligamentous complex. Spine. 2007;32(21):2365–2374.

[26] Anderson PA, Moore TA, Davis KW, et al. Cervical spine injury severity score. Assessment of reliability. J Bone Joint Surg Am. 2007;89(5):1057–1065.

[27] Dvorak MF, Fisher CG, Fehlings MG, et al. The surgical approach to subaxial cervical spine injuries: An evidence-based algorithm based on the SLIC classification system. Spine. 2007;32(23):2620–2629.

[28] Allen BL Jr., Ferguson RL, Lehmann TR, O' Brien RP. A mechanistic classification of closed, indirect fractures and dislocations of the lower cervical spine. Spine. 1982;7(1):1–27.

[29] Stone AT, Bransford RJ, Lee MJ, et al. Reliability of classification systems for subaxial cervical injuries. Evid Based Spine Care J. 2010;1(3):19–26.

[30] Jeanneret B, Magerl F. Primary posterior fusion C1/2 in odontoid fractures: Indications, technique, and results of transarticular screw fixation. J Spinal Disord. 1992;5(4):464–475.

[31] Vaccaro AR, Kepler CK, Kopjar B, et al. Functional and quality-of-life outcomes in geriatric patients with type-II dens fracture. J Bone Joint Surg Am. 2013;95(8):729–735.

[32] Fehlings MG, Arun R, Vaccaro AR, Arnold PM, Chapman JR, Kopjar B. Predictors of treatment outcomes in geriatric patients with odontoid fractures: AOSpine North America multi-centre prospective GOF study. Spine. 2013;38(11):881–886.

[33] Smith JS, Kepler CK, Kopjar B, et al. Effect of type II odontoid fracture nonunion on outcome among elderly patients treated without surgery: Based on the AOSpine North America geriatric odontoid fracture study. Spine. 2013;38(26):2240–2246.

[34] Robinson Y, Robinson AL, Olerud C. Systematic review on surgical and nonsurgical treatment of type II odontoid fractures in the elderly. Biomed Res Int. 2014;2014:231948.

[35] Kuntz C 4th, Mirza SK, Jarell AD, Chapman JR, Shaffrey CI, Newell DW. Type II odontoid fractures in the elderly: Early failure of nonsurgical treatment. Neurosurg Focus. 2000;8(6):e7.

[36] Harms J, Melcher RP. Posterior C1–C2 fusion with polyaxial screw and rod fixation. Spine. 2001;26(22):2467–2471.

[37] Smith HE, Kerr SM, Maltenfort M, et al. Early complications of surgical versus conservative treatment of isolated type II odontoid fractures in octogenarians: A retrospective cohort study. J Spinal Disord Tech. 2008;21(8):535–539.

[38] Fassett DR, Harrop JS, Maltenfort M, et al. Mortality rates in geriatric patients with spinal cord injuries. J Neurosurg Spine. 2007;7(3):277–281.

[39] Hurlbert RJ, Hadley MN, Walters BC, et al. Pharmacological therapy for acute spinal cord injury. Neurosurgery. 2013;72(Suppl 2):93–105.

[40] Aarabi B, Alexander M, Mirvis SE, et al. Predictors of outcome in acute traumatic central cord syndrome due to spinal stenosis. J Neurosurg Spine. 2011;14(1):122–130.

[41] Aarabi B, Hadley MN, Dhall SS, et al. Management of acute traumatic central cord syndrome (ATCCS). Neurosurgery. 2013;72(Suppl 2):195–204.

[42] Fehlings MG, Vaccaro A, Wilson JR, et al. Early versus delayed decompression for traumatic cervical spinal cord injury: Results of the Surgical Timing in Acute Spinal Cord Injury Study (STASCIS). PLoS One. 2012;7(2):e32037.

[43] Prieto-Alhambra D, Munoz-Ortego J, De Vries F, et al. Ankylosing spondylitis confers substantially increased risk of clinical spine fractures: A nationwide case-control study. Osteoporos Int 2015;26(1):85–91.

[44] Caron T, Bransford R, Nguyen Q, Agel J, Chapman J, Bellabarba C. Spine fractures in patients with ankylosing spinal disorders. Spine. 2010;35(11):E458–E464.

[45] Robinson Y, Robinson AL, Olerud C. Complications and survival after long posterior instrumentation of cervical and cervicothoracic fractures related to ankylosing spondylitis or diffuse idiopathic skeletal hyperostosis. Spine. 2015;40(4):E227–E233.

[46] Chiang HY, Herwaldt LA, Blevins AE, Cho E, Schweizer ML. Effectiveness of local vancomycin powder to decrease surgical site infections: A metaanalysis. Spine J. 2014;14(3):397–407

31

胸腰椎和骶骨骨折

S. Rajasekaran，Rishi Mugesh Kanna，Ajoy Prasad Shetty，Anupama Mahesh

胸腰椎骨折

简介

世界各国人民的预期寿命都在增加，预计老年人口数量将在未来几年大幅增加。在美国，增长最快的年龄组是85岁以上的人群，这一人群人口预计会在2025年继续增加。骨质疏松症在老年人群中非常普遍，脊柱是骨质疏松性骨折最常见的部位。脊柱损伤在老年人中越来越多地被认为是一个重要的健康问题。这些骨折可以是多发性和自发的，并可导致显著的发病率和死亡率升高。老年患者脊柱损伤后的不良结局，包括呼吸功能差以及出院后死亡率高。骨质疏松性椎体骨折的患者在未来有更高的风险遭受脊柱和股骨近端骨折。为了防止导致无法活动的并发症，这些患者应尽可能早地恢复功能活动。

老年人椎体骨折的治疗需要对老年人生理机能、骨质疏松性骨折的自然史及其治疗原则有透彻的理解。由于生理改变、功能储备差、合并症、认知功能障碍、多药性及其他因素，管理可能会变得复杂。虽然大多数损伤可以保守治疗，但不稳定性骨折、多发伤患者、慢性疼痛性创伤后畸形和假性关节炎等疾病需要手术治疗。使用支具进行保守治疗很麻烦，特别是骨质量差，既往存在的脊柱畸形、皮肤脆弱、限制性肺部疾病、认知障碍以及镇痛药这些情况存在时。另一方面，由于上述原因，手术治疗困难。骨质疏松症和退行性脊柱疾病并发症包括弥漫性特发性骨质增生，强直性脊柱炎和退行性脊椎病限制了手术器械的使用。本章将重点讨论影响老年人胸腰段和骶骨区域的损伤，特别侧重于骨质疏松性椎体骨折。

骨质疏松性椎体骨折

流行病学

随着预防、治疗及医疗护理的改善，全世界的预期寿命都有所增加。在过去的25年中，老年人（65岁及以上）的数量增加了大约170万人。预计到2034年，23%的人口年龄在65岁及以上。随着年龄的增加，由于骨质疏松导致的损伤、认知功能障碍、肌张力降低和影响平衡的药物会增加老年人骨折的风险，特别是脊柱、髋部和手腕。估计50岁后发生脊柱、髋部或腕部骨折的风险女性为40%，男性为13%。

关于骨质疏松性骨折人口统计的大部分资料来源于高加索人群的研究。据估计，在美国约有1 000万人患有骨质疏松症，另有1 800万人患有骨质减少症。每年在美国发生约150万例与骨质疏松有关的骨折。最常受影响的部位是脊柱（每年约750 000例骨折），手腕（250 000例骨折）和髋部（250 000例骨折）。很少有研究评估非白种人群椎体骨折的患病率和发病率。值得注意的是，西班牙裔美国人或日裔美国女性脊椎骨折的患病率约为白人女性的一半，而非洲裔美国人甚至更低。这些骨折除了引起发病率增高外，也给家庭和社会带来重大的经济压力。在一项关于骨质疏松性骨折管理的研究中，显示大约140亿美元用于治疗骨质疏松相关并发症的患者。

临床表现

骨质疏松性椎体骨折通常发生在胸腰段（T12~L1）和胸中段。只有约30%的椎骨骨折在受伤时被诊断，因为诊断取决于患者自诉背痛的严重程度及之后进行X线检查。大多数为“临床无症状”愈合，没有不良后遗症，但也可能导致脊椎畸形，这可能对健康和生活质量产生重大影响。Gehlbach等观察到在60岁及以上女性的934例胸部X线片中有132例（14%）发现有一处或多处无症状性椎骨骨折。影像图像发现椎体畸形的患病率从50~54岁的5%增加到80~84岁的50%。

大多数骨质疏松性椎骨骨折发生在琐碎的日常活动之后。在严重骨质疏松症的情况下，创伤的原因可能是咳嗽、走出浴缸、剧烈喷嚏、抬起物体，甚至突然的肌肉收缩。在一些骨质疏松症较轻的患者中，可能需要更大的动能才会导致损伤，例如从椅子上掉下来或在地板上滑倒。在急性期，受损部位出现疼痛，且活动时加剧。疼痛可能沿着胸壁或腹壁放射，并被患者感觉为收缩性疼痛。急性疼痛通常会在2~3周内改善，大多数患者在急性疼痛消退后能够进行日常活动。

随着椎体塌陷的前部愈合，脊柱逐渐向前弯曲，引起后凸畸形。多处骨折可能导致身高明显下降（图31.1）。进行性后凸和矢状失衡导致椎旁肌肉缩短，并对肌肉造成严重的压力，导致肌肉疲劳和疼痛。这种慢性疼痛通常在步行时更差，卧床休息时缓解或改善。急性骨折愈合后疼痛可能持续很长时间。

后凸畸形也影响患者的一般功能。通过过度的腰椎前凸、骨盆后倾和膝关节屈曲，胸椎后凸增加得到弥补（图31.2）。这种不正常的姿势对臀部肌肉组织造成很大的压力，导致早期疲劳。随着后凸畸形的加重，肋骨压在骨盆上，减少了胸腔和腹腔容积。在严重的情况下，这可能会导致肺功能受损，腹部隆起和早期饮食障碍导致体重减轻。在一项骨

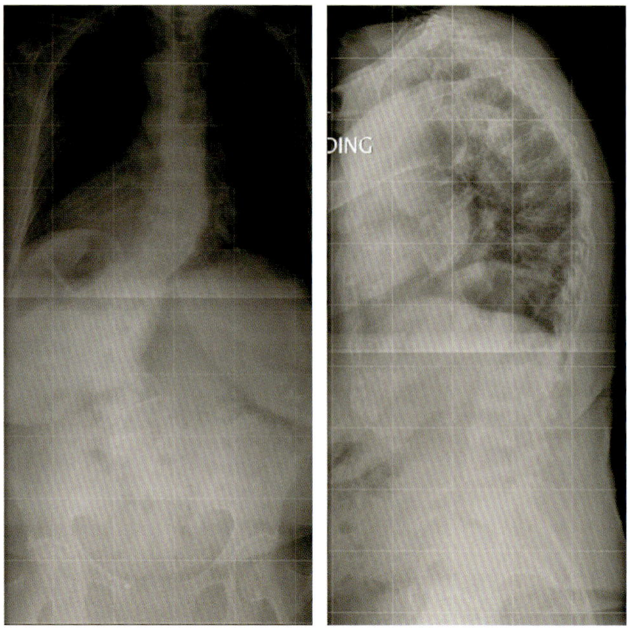

（a） （b）

图31.1 74岁患有慢性腰痛的患者。（a）正位片；（b）侧位片。X线片显示退行性脊柱侧凸和多层次骨质疏松性压缩性骨折导致椎体后凸

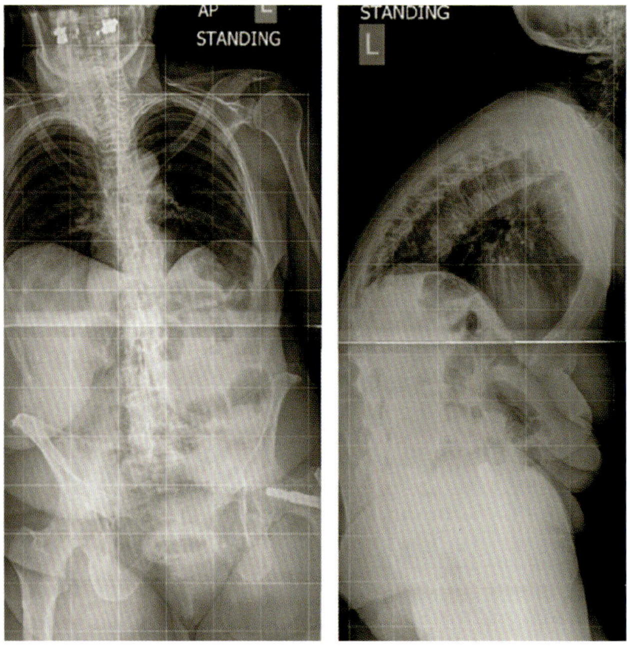

（a） （b）

图31.2 80岁患有胸腰椎多发性骨质疏松性骨折的患者。（a）前后位（AP）X线片；（b）侧位X线片。注意在胸腰段夸张的后凸，腰椎前凸，骨盆后倾和高度正向矢状平衡。腹部的软组织阴影显示压缩的腹部内容物和减少的胸部容积

质疏松性骨折的前瞻性研究中观察到，与髋部骨折相似，椎体骨折患者的总体功能下降。除了慢性疼痛，睡眠障碍外，由于害怕跌倒引起的焦虑，由于活动减少和缺乏自理能力以及生活质量差而导致的抑郁症是椎体骨折后的其他后遗症。最近的研究观察到老年人骨质疏松性后凸畸形与胃食管反流病（GERD）之间的关系。尽管确切的发病机制尚不清楚，但腰椎前凸减少、矢状面平衡不良、口服药物摄入过多和背部肌肉力量下降是GERD的重要危险因素。

椎体畸形会导致髋部骨折风险增加2.8倍，也会导致3年内另一椎体骨折风险增加5倍。早期发现椎体骨折具有极其重要的意义，因为已经证明早期使用抗骨质疏松药物治疗可以降低未来脊柱和髋部骨折的风险。椎体骨折也与死亡率增加有关。死亡率增加的原因尚不清楚，但据推测是由于肺部疾病、活动能力下降和心血管疾病。在一项研究中，椎体骨折会导致5年生存率降低16%。一项前瞻性研究发现，患有临床椎体骨折的妇女4年死亡率增加了8.6倍，而患有髋部骨折的妇女的死亡率增加了6.7倍。

通常神经系统症状在急性期和慢性畸形期都非常罕见。因为大部分损伤仅限于前柱，所以骨折通常稳定，很少损伤椎管。然而，慢性脊柱后凸，在骨质疏松性骨折后出现未融合的骨碎片反冲，会使脊髓缩小，导致某些患者出现脊髓病。这种创伤后椎体塌陷被描述为Kummell病，并可能导致神经功能缺失的延迟（图31.3）。Kummell病的典型临床表现包括对脊柱的损伤，患者在几周至几个月内基本无症状，但随后出现不稳定性背痛，脊柱后凸，以及有时出现神经功能缺陷。X线片显示塌陷椎体内有骨质破坏和放射性的区域。Kummell病被认为代表继发于骨坏死的迟发性创伤后椎体塌陷。

调查

在所有脊椎骨折患者中，临床医生应考虑骨质疏松症的继发疾病，如骨软化症、多发性骨髓瘤、甲亢、甲状旁腺功能亢进和肾功能衰竭。最初的测试应该包括全血计数、血清钙、磷酸盐、碱性磷酸盐和肾脏参数。结合临床表现，进一步检测应包括血清25-羟维生素D、甲状旁腺激素水平、蛋白电泳、甲状腺功能检查和性类固醇水平。

前后位（AP）和侧位X线片是获取可疑压缩骨折

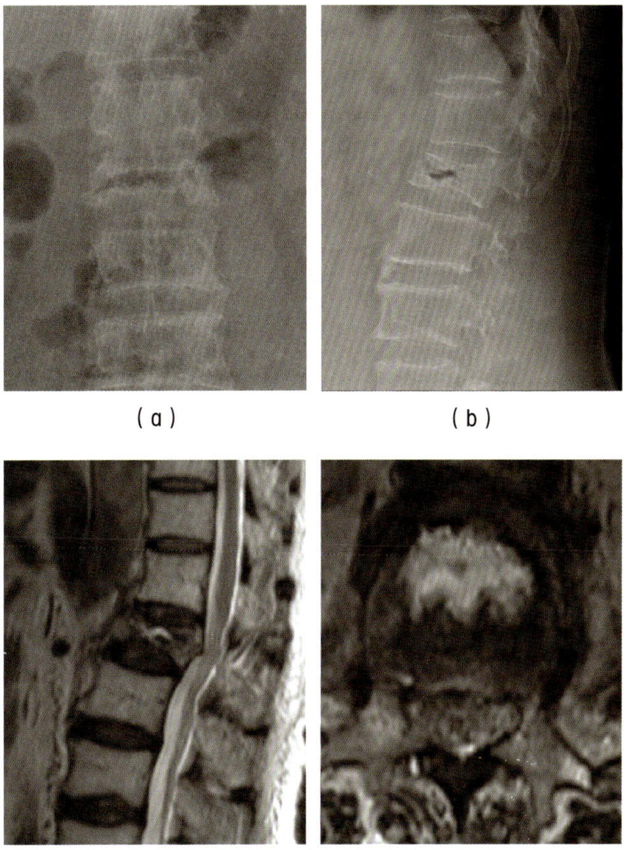

（a） （b） （c） （d）

图31.3 Kummell病。（a，b）前后位（AP）和侧位X线片显示骨折L1椎体内的线性气体阴影；（c，d）矢状位和轴位T2 MRI图像显示体内指示骨坏死的相应流体信号

的初始图像。AP视图将显示椎体高度减小，椎间距离轻度扩大和骨质疏松。侧位视图是诊断性的，显示椎体前部受压，形成典型的楔形椎体。典型的特征包括全身性骨质疏松或骨质减少，骨折累及椎方根和椎体后部。愈合的椎体塌陷现于其他椎体。压缩性骨折通常发生在胸腰段，通常发生在T8~L1，很少发生在T6~T8和L2~L4。因为20%~30%的椎体压缩性骨折是多发性的，所以对整个脊柱进行检查很重要。在一些患者中，骨折急性期的影像学诊断效果不佳，2~3周后复查的X线片可以显示椎体损伤，因为畸形的发展可能需要几天到几周的时间。

这里描述了3种广泛类型的椎体塌陷：前楔形、双凹形和挤压变形。Sugita等根据对73例患者的135例骨折的研究，提出了一种骨质疏松性椎体骨折的分类系统。根据初始侧位X线片将骨折分为5类。它们是：（a）膨胀前沿型，其中50%的椎体前壁肿胀；（b）弓型，其中前壁被夹入并且终板落入，类似于船的船头；（c）突出型，其中50%的椎体前壁突出，表现为没有骨折线的小凸起；（d）凹陷型，其中端板落入并且前壁完整；（e）凹陷型，其中椎体前壁的中心凹陷并且在椎体内看到骨折线。他们观察到，在这5种类型中，肿胀型、弓型和突出型骨折预后差，后期塌陷并且常常表现出真空裂隙。另一方面，凹型和凹陷型骨折预后较好，几乎总是达到融合。

CT和MRI并不总是使用。CT扫描有助于发现在X线片上不能很好地观察到的骨折，区分压缩性骨折和爆裂性骨折，显示椎体后壁完整性和评估后部元件的完整性。CT也可显示椎管狭窄和骨碎片退变（图31.4）。当怀疑患者有脊髓压迫或其他神经系统症状时，建议使用MRI。对于年龄小于55岁，无创伤性压缩性骨折或仅有轻微创伤的患者，应首先诊断是否为恶性肿瘤。应该采集完整的既往病史，包括恶性肿瘤或颈部，乳房肿胀的治疗，MRI应作为这些患者初步检查的一部分（图31.5，图31.6）。在骨质疏松性骨折中，由于骨髓的脂肪替代，受影响的椎体在T1和T2图像中会显示出明亮。在急性骨折中，T1图像中可见黑色骨髓水肿线。恶性椎体塌陷将在T1中呈现黑暗并在T2图像中呈现明亮。受影响的椎体将增强对比度。另一个重要的区别特征是后部骨皮质的状态。在恶性骨折时，后侧骨皮质将膨胀到椎管内，而在良性骨折中，后壁将完整显露或可能具有尖锐的角形骨折。持续疼痛患者的随访MRI将显示典型的椎体内液体信号，可诊断假性关节炎。表31.1详细描述了良性和恶性骨折的MRI特征。

骨密度研究可用于评估骨质疏松症的严重程

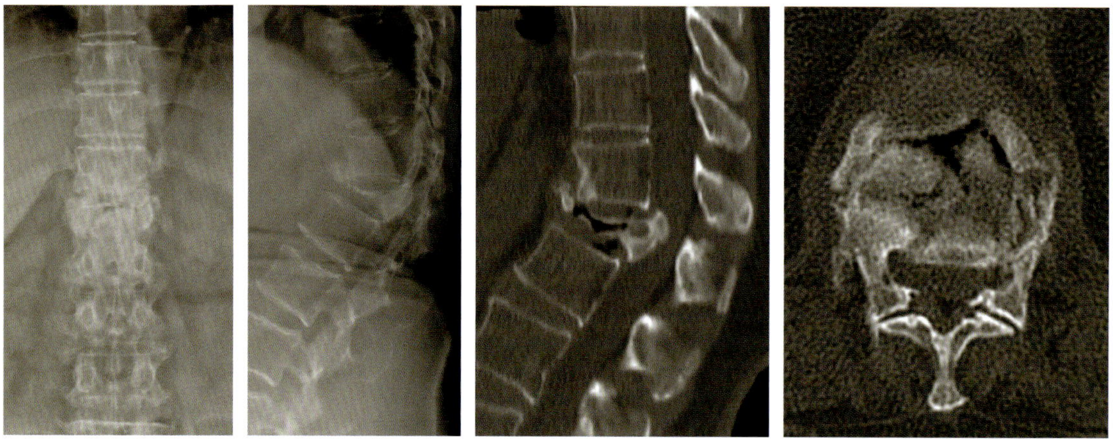

（a） （b） （c） （d）

图31.4 （a）前后位（AP）片；（b）侧位片。显示T12骨质疏松性压缩性骨折；（c）矢状位片；（d）轴位CT。显示骨折椎体后上角逆行和椎体内真空现象

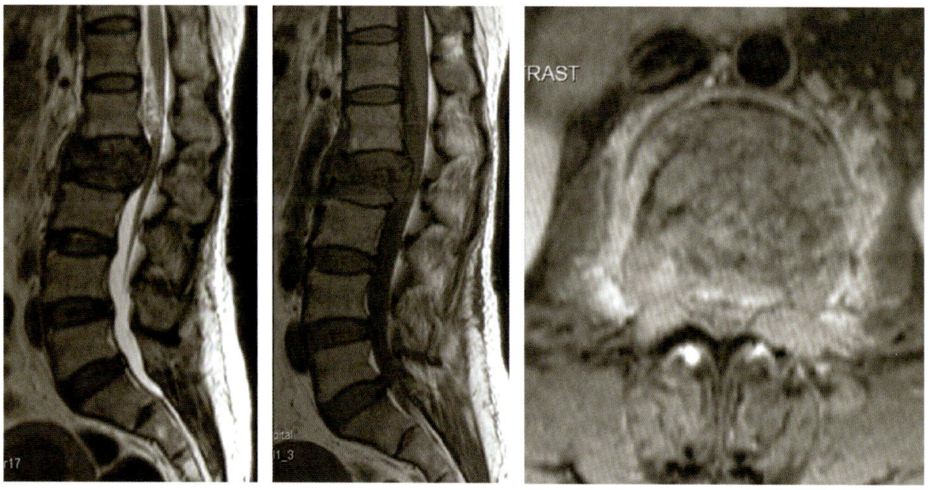

（a） （b） （c）

图31.5 （a）矢状位T2图像显示等信号至低信号；（b）T1图像显示低信号，伴有脊椎后方骨皮质隆起；（c）轴向造影增强图像显示肿瘤浸润导致椎弓根的增强和累及

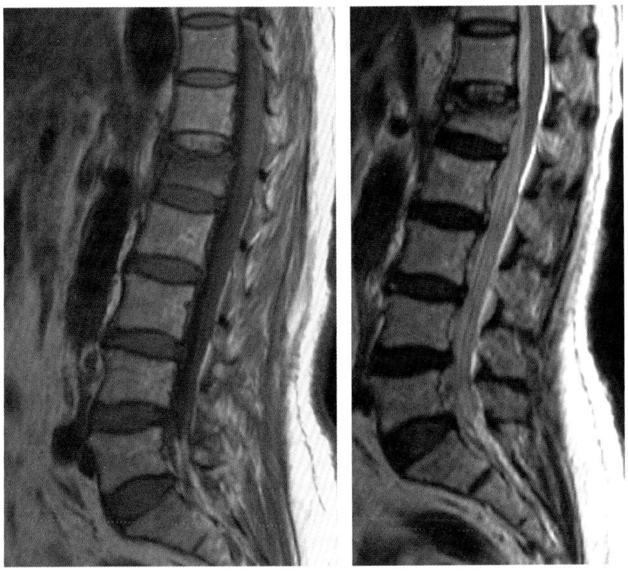

（a）（b）

图31.6 （a）矢状位T1 MRI图像显示低信号；（b）T2图像显示等信号体，椎体后壁完整，提示良性骨折

度，并提示患者有可能发生后续骨折。T评分为-2.5分显示有严重的骨质疏松症并需要进行适当的治疗。重要的是要认识到，70岁以上的腰椎测量的骨密度可能由于终板硬化，主动脉钙化或脊柱关节病而改变。一般而言，低骨密度（T评分<-1分）是骨折的独立预测因子，因此建议所有年龄≥65岁的女性，无论其他危险因素如何，均应进行骨密度检查。当对骨质疏松性骨折的整个骨骼进行检查时，特别是症状不典型时，核医学骨扫描很有用。这对于诊断骶骨功能不全骨折特别有帮助，这种骨折在骨质疏松症中很常见，但难以在X线片上显示。骨扫描还可以区分急性或愈合的压缩性骨折，因为新的骨折会显示为"热点"。

治疗

椎体骨折患者的护理包括疼痛治疗、康复和预防进一步的骨折。椎体骨折引起的急性疼痛可能持续2~3周，但很少超过10周。大多数压缩性骨折是稳定的，可以通过保守的方法治疗。患者卧床休息时间不超过几天，同时应避免长时间不活动，特别是对于老年患者。

口服镇痛剂用于控制疼痛。标准镇痛药包括每日50~60mg/kg的对乙酰氨基酚、50mg/剂量的曲马多、30mg/剂量的可待因和非甾体类抗炎药（NSAIDs）。对于肝脏功能紊乱的患者应避免使用对乙酰氨基酚。阿片类镇痛药可引起便秘、胃胀气、恶心、呕吐和嗜睡，这对老年患者可能是有害的。非甾体类抗炎药（双氯芬酸、醋氯芬酸、布洛芬、酮咯酸）可提供良好的镇痛作用，但可能会引起肾毒性并诱发胃炎。这些是与老年病学家协商并根据患者的镇痛需求而使用。一般来说，治疗剂量的对乙酰氨基酚可以满足镇痛需求，急剧的疼痛可以每6h用可待因30~60mg进行治疗。

降钙素通过皮下或鼻内给药可以有效减轻急性椎体骨折的疼痛。建议皮下注射50~100IU的降钙素，或鼻内注射200IU，以治疗因椎体骨折导致的疼痛。几项短期随机试验已经证明降钙素具有快速镇痛作用。用于缓解疼痛的物理方式如热、冷和超声波以及按摩疗法被用于骨质疏松性骨折疼痛，但尚未研究其疗效。

随着渐进性后凸，患者的重心向前移动，这会影响正常的步态模式。回足步行机、肘拐杖或手杖等助步器可以提供稳定性并有助于防止跌倒。关于支撑的作用存在争议。通常对这些骨折采用过伸矫形器或胸腰骶骨矫形器（TLSO），因为它被认为可以缓解疼痛，矫正姿势并帮助固定脊柱。然而，其他研究人员已经表明，外部支撑对脊柱没有机械稳定作用。在系统评价中，Giele等得出的结论是没有证据表明支具在创伤性胸腰椎骨折患者中的有效性。如果长期使用支具可能会导致椎旁肌无力并导致失用性骨质疏松症和背痛恶化。

一旦急性疼痛改善，建议患者进行核心加强练习。老年患者椎体骨折后的运动计划已经证明，镇痛剂的使用减少，生活质量改善，骨密度增加。对老年女性椎体骨折的随机对照试验发现，由平衡和肌肉强化锻炼组成的锻炼计划导致镇痛剂使用和疼痛水平降低。大多数患者在6~12周后感觉到其疼痛和功能显著改善。因此一旦骨折完全愈合，可以恢复正常的锻炼计划。经常活动和肌肉强化练习已被证明可以减少后继的椎体骨折和慢性背痛。

在20%~30%的患者中，骨折可能无法完全愈合，导致假性关节疼痛。这些持续存在剧烈疼痛并且对保守治疗效果不佳的患者可以酌情考虑经皮椎体增强手术如椎体成形术和椎体后凸成形术。经皮椎体成形术包括将丙烯酸骨水泥注入塌陷的椎体以稳定和加固骨折椎体。此过程不会恢复压缩椎骨的形状或高度。后凸成形术首先将可膨胀气囊穿过椎

表31.1 骨质疏松性脊柱良性和恶性骨折的MRI分化

MRI序列	骨质疏松良性骨折	骨质疏松恶性骨折
T1	低信号	显示在整个椎体内完全置换低信号强度的正常骨髓
T2	高信号起初是由于出血和水肿，并且一旦水肿消退，则与相邻非塌陷的椎骨基本上是等信号的	对于T2加权像，在塌陷的椎骨中可见等信号至高信号的强度
对比度增强	阴性	特别是在脂肪抑制后获得的图像中，在椎体中观察到异常增强 增强通常是非均匀性漫反射或斑片状分布
椎体后壁	后方片段的回缩（通常是后上方）是形态学特征之一，并且是良性骨折的特征 典型的良性骨折是典型的皮质急性或尖锐后角，而不是凸后壁 塌陷的椎骨中的真空裂隙表示缺血性坏死并且暗示良性病因学	后突出或超出正常水平。硬膜外肿块的存在对恶性骨折的诊断有80%的敏感性和100%的特异性
脊柱后部	完整的，正常的	椎弓根的改变是特征性的。可能由于肿瘤浸润而显示脊柱后部的T1、T2强度变化
其他椎骨	正常，或可能显示慢性塌陷（正常骨骼）	多椎体受累

弓根插入椎体，以使塌陷的椎体再次膨胀。通过这些手术，60%~100%的病例疼痛缓解。该手术可以在局部麻醉或区域麻醉下作为日常手术进行。

为评估椎体成形术治疗骨质疏松性骨折的安全性和有效性，Buchbinder等进行了一项多中心，随机、双盲、安慰剂对照试验，其中的参与者有1~2处折持续时间小于1年的疼痛性骨质疏松性椎体骨折，被随机分配接受椎体成形术或假手术。在78名参与者中，他们观察到椎体成形术在1周，1个月，3个月或6个月的任何测量结果中都没有显著优势。两个研究组的总体疼痛显著减少，并且还改善了休息疼痛，身体功能和生活质量。在Kallmes等的另一项研究中，131例患有1~3处骨质疏松性椎体压缩性骨折的患者被指定接受椎体成形术或无骨水泥的假手术（对照组）。研究人员观察到，在1个月时，椎体成形术组和对照组在残疾评分或疼痛评分方面没有显著差异。干预后，两组患者的残疾和疼痛评分立即改善。研究人员还指出，椎体成形术组疼痛改善率有增高的趋势（64%：48%，P=0.06），在3个月时，对照组的交叉率高于椎体成形术组（51%：13%，P<0.001）。虽然这两项随机试验质疑了椎体成形术治疗骨质疏松性骨折的疗效，但试验方法受到了Boszczyk的质疑。他观察到这些试验的结果与先前发表的椎体成形术临床试验结果相矛盾，这些临床试验表现出良好的临床疗效。他分析了两项随机对照试验（RCTs）的详细程序细节，具体涉及注射的聚甲基丙烯酸甲酯（PMMA）体积，平均填充体积为2.8±1.2mL/级。他指出现有数据表明，对于椎体强度恢复的相关生物力学效应，椎体的最小填充体积为13%~16%。对于任何胸椎或腰椎，都将最低4mL PMMA（平均30mL剂量）。因此他得出结论，两项研究的治疗组并没有以合理有效的方式治疗患者，因此提供的信息不足以最终否定椎体成形术的临床疗效。

椎体成形术

尽管经皮椎体成形术在1987年首先由Galibert和Deramond进行，但该技术在过去10年中仅在骨质疏松性椎体骨折的治疗中获得普及。该手术可以在局部麻醉或全身麻醉下进行。患者被安置在软枕头上，以支撑头部、胸部、骨盆和膝关节，或在胸部和骨盆下方的放置2个纵向枕垫上。影像学检查是强制性的，在定位患者后，拍摄AP和侧位X线片以确保检查成像的适当性。C臂向前或向后倾斜，直到在两个椎方根的中间看到目标椎骨的棘突。然后C臂在平面内旋转，直到椎间盘棘突正好位于2个椎弓根中间。从椎方根外侧壁开始，沿横突向外侧延伸，水平切开皮肤。Jamshidi针穿过筋膜和椎旁肌，内侧角度朝向脊柱。针尖朝向椎弓根上侧象限的外侧椎弓根壁并用AP图像确认。在透视下，将针轻轻地轻轻敲入椎弓根，并有轻微的内侧角，直至达到内侧椎弓根壁。现在采用侧向透视图像来定位针尖的位置。在AP视图中，当针尖位于椎弓根的侧缘时，针的尖端应位于椎弓根的侧后方。当针头从侧面进入椎弓根中心时，在AP视图中必须在椎弓根中心看到针头尖端。当尖端穿过椎弓根并从侧面进入椎体时，在AP视图中（图31.7），针尖可穿过椎弓根的内侧缘。一旦确认针头处于理想位置（在侧面

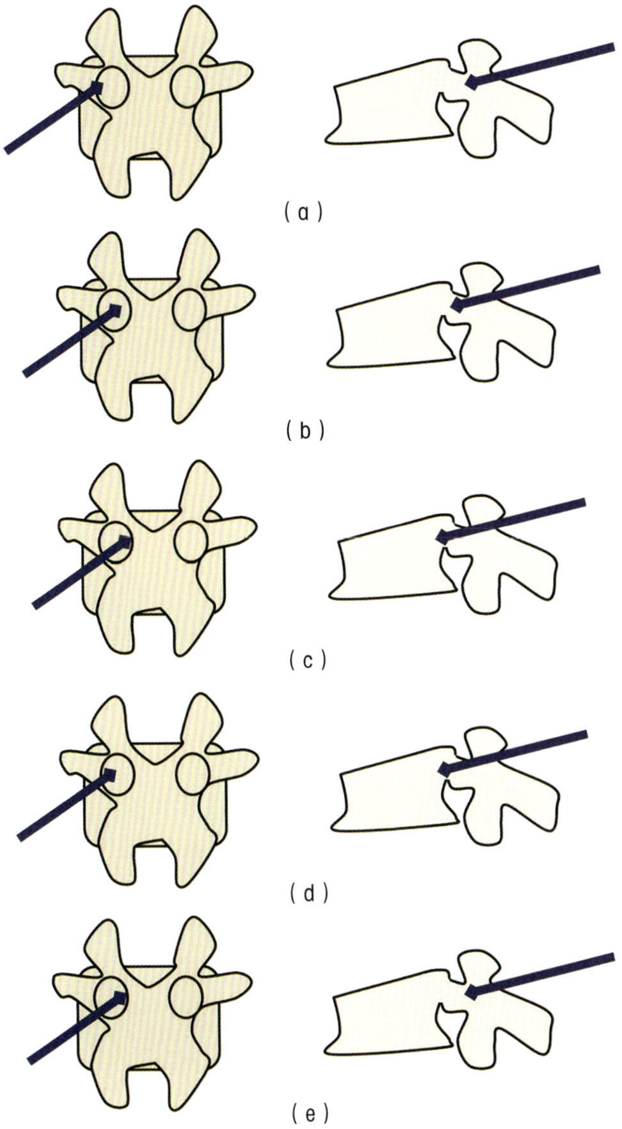

图31.7 椎体成形术技术。（a~c）理想的针入点位于椎弓根的上角和侧角，内侧角度在穿过椎弓根时保持不变；（d）可能的错误1：针头插入的内侧角度较小。在前后位X线片中，它仍然是远离内侧椎弓根壁，但在侧面看，尖端已经超出椎体后壁；（e）可能的错误2：针头插入的内侧角度过大。在AP视图中，尖端接触内侧椎弓根皮层，但在腹侧视图中，尖端未完全穿过椎弓根。这是一个危险的错误，因为它与神经系统并发症有关

视图中的前1/3的椎体和AP视图中的椎体中间），可以开始进行固定，以执行单个椎体成形术。如果针在AP视图上侧，则应进行双侧椎弓根椎体成形术（Jamshidi针进入2个椎弓根）以确保足够的填充。对可疑的病理性骨折应进行活组织检查。

当骨水泥具有牙膏的稠度时，通过持续侧向X线透视控制的针头注入，以观察和防止任何骨水泥渗漏（图31.8）。通过调整针的位置，可以避免骨

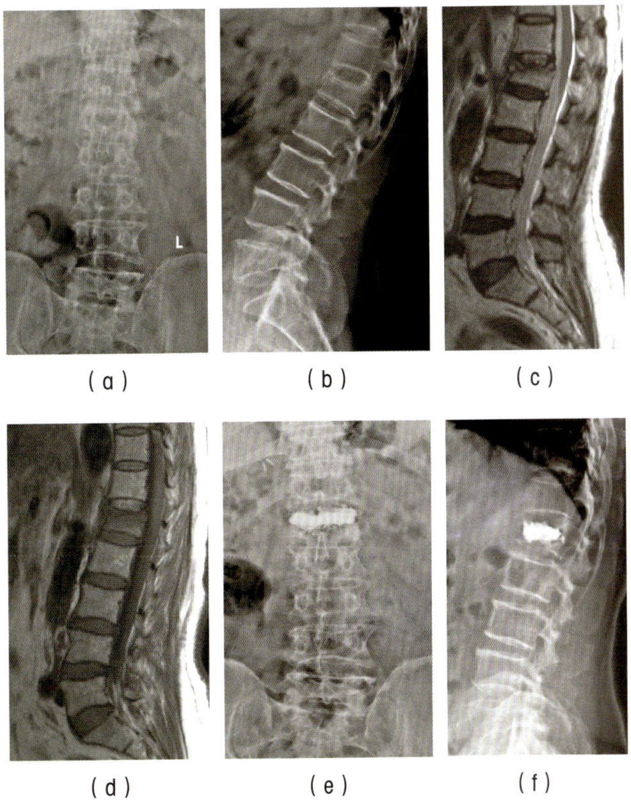

图31.8 用双侧椎弓根椎体成形术治疗疼痛性骨质疏松性椎体骨折。（a，b）前后位（AP）和侧位片显示L1椎体压缩性骨折；（c，d）矢状T2和T1图像显示L1椎体的水肿和塌陷。患者通过椎体成形术治疗；（e，f）注意在AP和侧视图中体内骨水泥的填充

水泥渗入椎间盘。如果有任何泄漏，应停止注入。骨水泥可以凝固更长时间，并且针可以重新定向以开始注入。如果有任何进一步泄漏，则应该放弃注入。实际注入的骨水泥量并不明确。尽管少量骨水泥（<2mL）不会有明显的效果，但过量的骨水泥会使椎体变硬超出其原始状态，并可能对相邻的骨质疏松椎骨产生不利影响。生物力学研究表明，达到恢复压缩强度或应力分布所需的最小体积范围在原始椎体体积的13%~16%之间。根据椎体的大小，在T6椎体的平均体积估计为12mL，在L5椎体为45mL。这表明，恢复椎体强度需要16%骨水泥填充物，下胸椎椎体最少需要2~3mL，胸腰椎和腰椎椎体需要3.5~7.0mL。

如果需要更高的节段进行椎体成形术，应谨慎行事，避免在单个阶段注射超过20~30mL的骨水泥。多个椎体的注入可能导致来自椎体骨髓的脂肪栓塞。栓塞的原因可能与骨水泥注入过程中骨内压力的增加有关，迫使骨髓内容物进入血液循环。在一项对78例患者的回顾性研究中，Kaufmann等报道椎

体成形术后10min氧饱和度显著下降。基于此，建议注射骨水泥的最大体积不应超过30mL或每次注射分3个阶段。

不建议在急性骨折椎体内进行椎体成形术，原因有二：首先是因为在大多数患者保守治疗能取得良好结果，其次是急性骨折骨水泥渗漏的风险较高。注射骨水泥时使用连续X线透视，只有当稠度变得像牙膏时才使用骨水泥，可以减少骨水泥渗漏的可能性。在椎体后壁有疑似缺损的患者中，可将少量造影剂注入椎体以寻找椎管外渗。骨水泥扩散入骨质空间并固化后稳定椎体。两种可能的机制使疼痛缓解成为可能。首先，骨水泥将单独的骨碎片结合在一起，避免单个碎片轻微移动产生痛苦。第二种机制可能与PMMA聚合的放热过程有关，导致椎体内疼痛神经末梢的“热神经分解”。此外，PMMA可显著增强骨质疏松骨质，减少后续骨折的风险。

据报道，椎体成形术后90%的病例可出现疼痛症状明显改善。但手术可能导致并发症，包括针头插入部位出血，短暂发热、椎间盘或椎旁软组织、硬膜外间隙或椎旁静脉的水泥渗漏，导致肺栓塞，邻近椎体出现新骨折、感染，很少发生脑栓塞甚至死亡（图31.9）。并发症发生率为1%~3%。椎管渗漏是最令人担忧的并发症。尽管大多数情况下骨水泥渗入椎管内无症状，但可能导致严重的神经系统并发症（图31.10）。尽管椎间孔内渗漏不太常见，但对患者来说更麻烦。在Cotten等的一项研究中发现，虽然椎管渗漏的耐受性良好，但8例椎间孔渗漏患者中有2例存在明显的神经根病。在大多数情况下，症状是短暂的，对神经根阻滞或口服药物反应良好。

许多报道显示椎体手术后，邻近的继发性椎体骨折的风险增加。多种因素被认为是发生相邻椎体水平骨折的危险因素。这些包括治疗椎体的程度过大（即更多的骨水泥填充），相邻椎体在胸腰段交界处的位置，骨水泥向椎间盘空间的渗漏和继发于严重骨质疏松症的椎体硬度下降。Lin等研究了

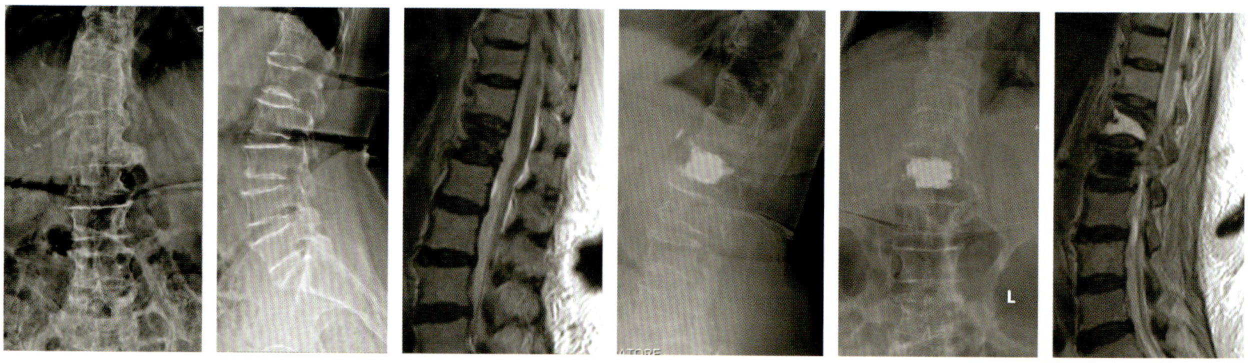

(a) (b) (c) (d) (e) (f)

图31.9 椎体成形术的并发症，患者呈现T12骨质疏松性压缩骨折。（a~c）前后（AP）位MRI；侧位和矢状位MRI；（d~e）椎体成形术术后，患者在术后有严重疼痛；（f）复查MRI在T12时表现为假关节，而在L1水平时表现为错误的骨水泥固定

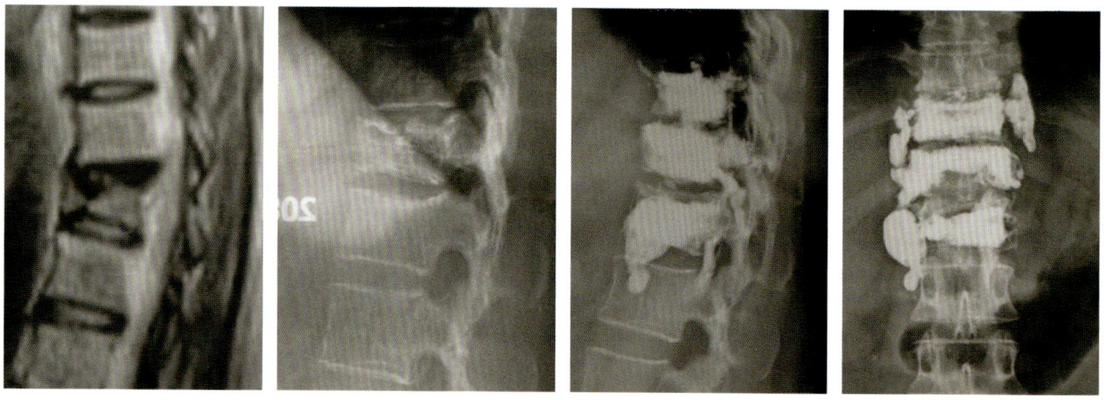

(a) (b) (c) (d)

图31.10 T12水平的骨质疏松性骨折见于：（a）矢状位MRI；（b）侧位X线片；（c，d）患者在3个节段上椎体成形术失败，骨水泥渗入椎管和椎旁区域。幸运的是，患者保持了正常的神经结构

38例在12个月内接受过椎体成形术的患者，并观察到椎间盘周围有骨水泥渗漏的椎体新发骨折的概率为58%，而椎间盘周围无骨水泥渗漏的椎体新发骨折的概率为12%。渗入椎间盘可能会限制相邻椎体的柔韧性，因此可能增加二次骨折的风险。这个因素在初始骨密度非常低的椎骨中显得更重要。Heini等和Tomita等观察到初始骨矿物质密度越低，骨水泥增强的影响越明显。在健康的非骨质疏松骨中，水泥增强不会产生任何显著变化。

其他研究人员认为，相邻骨折风险是疾病过程的一部分，因为即使在保守治疗时，椎体骨折患者也会在相邻水平发生骨折。椎体成形术（0~52%），椎体后凸成形术（5.8%~36.8%）和保守性椎体成形术（19.2%~58%），但由于研究的科学设计不同，有些患者无法比较。有几位研究人员提出，后凸成形术可以降低邻近骨折的风险。随着后凸畸形的发展，身体的重心向前偏移，导致前倾弯矩增加，并可能使相邻椎体发生二次骨折。因此，用后凸成形术部分减少后凸畸形可以降低新骨折的风险。在一项比较研究中，Kasperk等发现在平均6个月的随访中，20例保守治疗的患者中有7例（35%）发生继发性骨折，40例接受椎体后凸成形术的患者中12.5%发生了邻近骨折。

椎体后凸成形术

后凸成形术与椎体成形术相似，可在胸椎和腰椎中完成（图31.11）。除了椎体骨质疏松性骨折患者的疼痛缓解外，椎体后凸成形术还可以部分恢复椎体高度。为了恢复骨折后的矢状椎体解剖结构，椎体终板必须缩小到正确的解剖位置，这可以通过后凸成形术获得。该技术涉及通过一个或两个椎弓根将经皮插入的球囊充气到椎体中。充气后，球囊除了形成空腔外，还能恢复椎体高度。将球囊移除并将PMMA注入由球囊形成的空腔中。与椎体成形术相比，由于新形成的椎体腔产生的空间，骨水泥外渗的风险降低，从而在注入骨水泥时会有更低的压力。在Akbar等的系统综述中，椎体成形术（40%）的骨水泥渗漏明显高于椎体后凸成形术（8%），并且3%的椎体成形术渗漏是有症状的，而无后凸成形术后漏是有症状的。

与椎体成形术（30%）相比，生物力学后凸成形术可以获得更好的椎体高度恢复（97%），但是

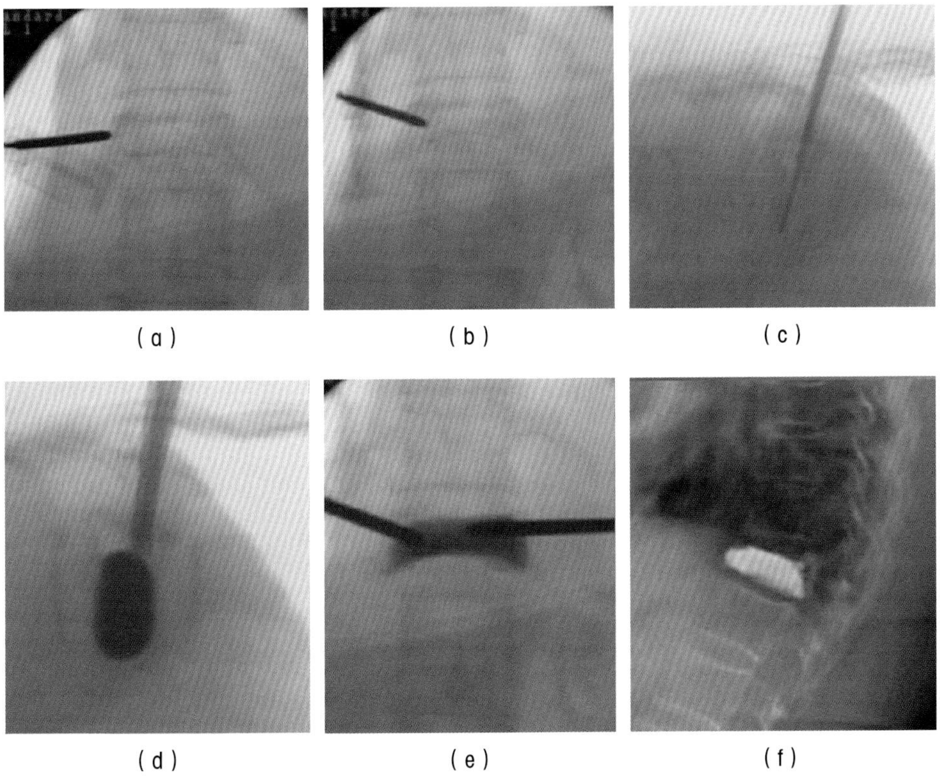

图31.11 （a，b）椎体后凸成形术技术。在X线引导下，将针头穿过椎弓根插入椎体，然后打通一个进入椎体的轨道；（c）将处于未充气状态的球囊插入钻孔轨道；（d）轻轻充气以提升塌陷的椎体；（e，f）气囊放气并随后拉伸，然后进行填充固定

这种增加似乎是暂时的，因为重复的周期性负荷，后凸成形术患者的椎体高度损失是椎体成形术患者的4倍。据推测，重复操作会压碎骨水泥周围的松质骨，然而在椎体成形术中，骨水泥是在更大的压力下注射的，因此骨水泥可以在松质骨中交错，从而抵抗进一步的压迫。就临床结果而言，由于两种方法之间缺乏比较和对照研究，所以不可能将椎体成形术和椎体后凸成形术进行直接比较。众多分析显示，椎体成形术和椎体后凸成形术比较疼痛有所减轻，并且在大多数研究中显示患者功能有更好的改善。在经济方面，椎体后凸成形术比椎体成形术手术费用高10~20倍，这是由于该装置产生额外费用，更长的手术持续时间和住院治疗时间导致的。

骨质疏松性骨折的内固定

在骨质疏松性骨折的治疗中很少需要使用椎弓根钉棒、亚层线和椎弓根螺钉进行内固定。然而慢性椎体假关节炎的患者可能会出现神经功能缺陷，在这种情况下需要使用尖端器械。据报道，各种手术技术在治疗由于骨质疏松性椎体塌陷引起的神经功能障碍方面已经取得成功，包括单独的后路稳定，后路稳定和减压（图31.12）以及前后路稳定联合。如一些研究人员报道的，由于植入物相关并发症和假性关节炎的风险，不建议单独进行前路减压和重建，他们建议增加后路加固以提高关节融合率。前路手术也被认为会导致老年患者的发病率显著提高。

Shikata等对神经功能缺损的骨质疏松性骨折行后外侧减压术、重建及稳定治疗，效果良好。Ataka等认为骨折部位的不稳定性而不是神经压迫是导致骨质疏松性胸腰段椎体塌陷患者神经系统紊乱的主要因素。他们连续研究了14例患者，这些患者在骨

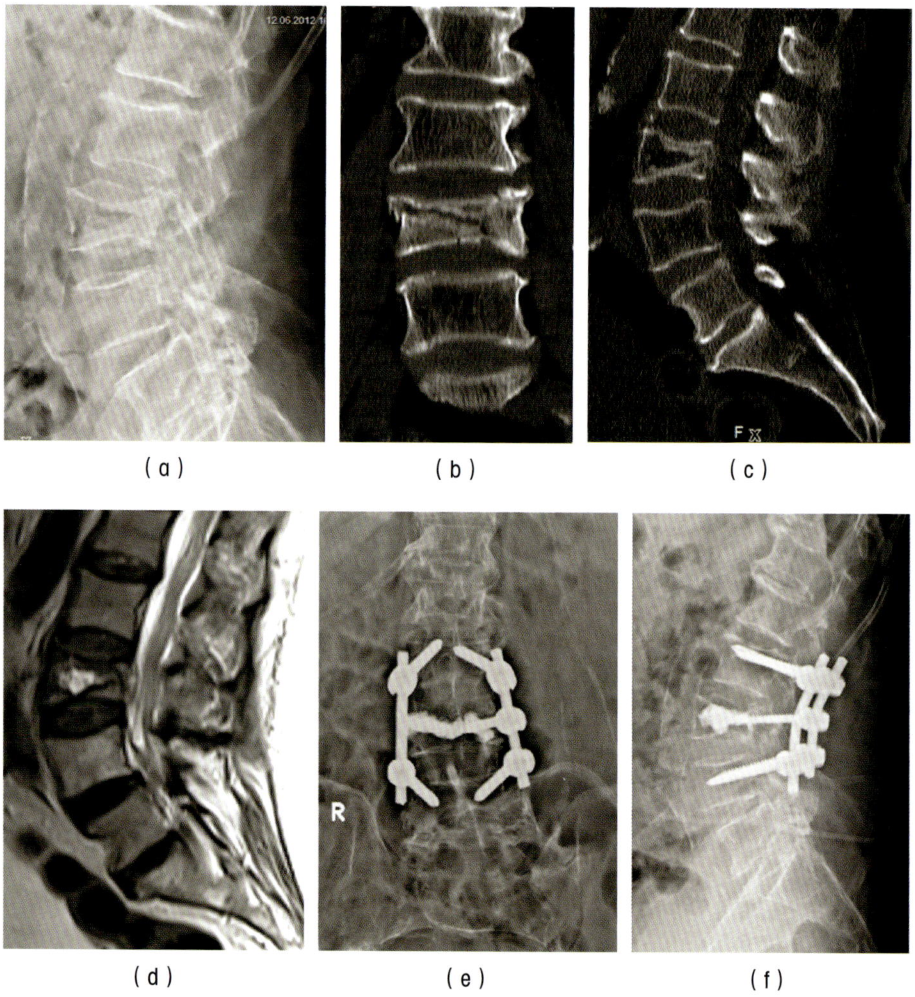

图31.12　73岁男性L3骨质疏松性椎体压缩骨折，受伤后予以制动放置。然而4周后，他出现持续不稳定性背部疼痛和行走时膝盖突然屈曲的症状。（a，d）侧位冠状位X线片，矢状位CT和MRI图像显示L3骨折，椎体内有气体影和液体；（e，f）在L3通过后稳定，进行椎体成形术治疗

质疏松性胸腰椎脊柱塌陷后出现不完全性神经功能缺损，并在没有神经减压的情况下进行了后路器械融合术。在平均25个月的随访期内，没有出现假体植入失效，并且所有患者的背部疼痛得到缓解，并且获得至少一个改良Frankel分级的神经功能改善。一个后闭合楔形截骨术，在神经减压的同时缩短了后路组织，脊柱后凸畸形的矫正可以减轻脊柱内固定的应力。

退行性改变如小关节病，肥厚关节，骨赘和特发性脊柱骨质增生（DISH）样改变的存在给手术暴露、标准解剖标志的识别和椎弓根螺钉植入带来困难。退行性腰椎病还涉及椎间盘塌陷，骨赘增生和黄韧带屈曲等变化，导致管道狭窄和脊髓受压。这在规划手术治疗时需要考虑。椎关节病变也导致刚性增加，导致刚性杠杆臂的产生，从而需要长段固定以减小植入物上的应力。骨质疏松性脊柱内固定的主要问题是各种疾病，如骨质疏松性骨折伴神经功能缺损，创伤性脊髓损伤和其他退行性病症。一些研究人员认为，对于脊柱的长段固定至少需要固定2~3个受影响范围的椎体。此外，矫正后凸畸形、恢复矢状解剖结构和重建前部椎体缺损可能会可以减少机械故障。椎弓根螺钉应足够长，足以在椎弓根和椎体前部提供固定作用。腰椎的螺钉宽度应至少为6.5mm。螺钉应朝向软骨下区域，以便在椎骨的皮质部分获得良好的固定效果。作为补充，可以使用提高结构稳定性的亚层线。椎板是骨质疏松骨的最厚部分，具有显著的抗拔出强度。尽管是最刚性的后置器械，但椎弓根螺钉在骨质疏松患者中固定效果仍较差。为了改善骨质疏松患者椎弓根螺钉的固定，已经提出诸如PMMA，磷酸钙或羟基磷灰石钙等材料来进行椎弓根增强。尽管对骨质疏松性脊柱的各种生物力学研究表明，PMMA的应用显著增加了骨水泥增强椎弓根螺钉的拔出强度，但也提高了水泥渗漏、栓塞和内固定不可移动的风险。

预防

钙和维生素D缺乏通常存在于老年人中，这是由于这些营养素的摄入减少和胃肠吸收受损。老年患者中维生素D缺乏症的患病率在5%~18%。除了降低老年人椎体骨质疏松性骨折的可能之外，钙和维生素D的联合补充对椎体骨折愈合也有益处。在一项平均年龄为71岁的社区生活人群的3年随机试验中，与安慰剂组相比，钙和维生素D治疗组的非椎体骨折患病率减少了54%。在另一项研究中，使用钙和维生素D治疗可使老年人非椎体骨折减少32%，髋部骨折减少43%。

随机试验表明，双磷酸盐可降低椎体和非椎体骨折的风险（包括髋部骨折），而选择性雌激素受体调节剂（如雷洛昔芬和降钙素）仅对椎体骨折有效。双磷酸盐可以每周（阿仑磷酸盐，利塞磷酸钠）、每月（伊班磷酸盐）或每年（唑来磷酸盐）给药。它们会导致显著的反流性食管炎，因此应该向患者解释他们应该在服药后30min内避免卧位。双磷酸盐，包括依替磷酸盐、阿仑磷酸盐和利塞磷酸盐，必须在摄入食物前服用，以确保充分吸收。

经鼻喷雾剂施用的降钙素显示出对骨质疏松性骨折提供即刻的疼痛缓解。雷洛昔芬是一种雌激素受体调节剂，其对骨矿物质密度影响适中。已有研究表明，可减少绝经后女性患者的椎体骨折。雌激素替代疗法对骨密度有益，但其对未来椎体骨折的影响尚不确定。重组甲状旁腺激素目前用于严重骨质疏松症患者，被认为可有效降低绝经后妇女椎体和非椎体骨折的风险。该药每天通过皮下注射给药。研究表明，骨密度在6个月内增加，随后的骨折发生率下降。在Bouxsein等对1226例绝经后妇女的一处或多处椎体骨折的研究中，重组甲状旁腺激素组与安慰剂组相比，将任何新的、新的相邻的和新的非相邻椎体骨折的风险分别降低了72%、75%和70%。

结论

随着年龄的增长，椎体压缩性骨折的患病率逐渐增加。它们影响约25%的绝经后妇女。虽然在老年男性中较少见，但压缩性骨折仍是该组中主要的健康问题。保守治疗、镇痛药、抗骨质疏松药物和支具等保守治疗可以使大多数骨折愈合。更严重的骨折会导致严重的疼痛，导致无法进行日常生活活动。持续疼痛和进行性畸形的患者可能需要椎体成形术和椎体后凸成形术等手术治疗。预防压缩性骨折、未来的椎体或非椎体骨折，诊断，治疗诱发因素，鉴别高危患者，以及对患者进行骨质疏松症教育和预防跌倒是关键。

创伤性胸廓损伤

除了低骨量个体轻微损伤后发生的骨质疏松性

骨折外，老年人群的严重胸腰椎损伤可能在高能创伤后发生。在这一人群中对脊髓损伤的评估需要提高怀疑度，尤其是在强直性脊柱炎患者中，因为漏诊和非连续性骨折的发生率高于普通人群。由于老年患者的生理储备减少，必须优先寻找前处理胸部、腹部、骨盆、长骨和头部的严重受伤。对于胸腰椎损伤的患者，必须仔细评估患者骨折的稳定性和神经系统状态。

流行病学

虽然严重的脊髓创伤引起的脊髓损伤（SCI）在老年人中并不常见，但由于老年人的围手术期发病率和死亡率较高，所以它是相当重要的。与流行的观点相反，老年人群中严重脊髓损伤和脊髓损伤的发病率正在增加。在脊髓损伤协会对脊髓损伤患者进行的一项研究调查中，观察到32%的受访者大于60岁。2007年进行的另一项研究显示，在过去的25年中，脊髓损伤患者的年度入院人数增加了约5倍。脊髓损伤患者的比例从20世纪80年代初的4.2%上升到近年来的15.4%。美国的SCI数据库进一步证实，SCI患者的平均年龄正在增加，60岁以上人群的比例从1980年前的4.7%上升到2000年以来的10.9%。

发病率增加可能是由于老年人口数量增加以及针对年轻人的事故预防工作取得成功所致。芬兰关于50岁以上成人跌倒诱发的骨折相关性脊髓损伤的研究观察到，发病率的增长速度不能仅仅由人口统计学变化来解释，例如在这段时间内预期寿命延长。尽管许多倡议，如使用头盔和安全带在内的严格交通法律可能降低了年轻人的脊髓损伤和头部损伤率，但脊髓损伤的平均年龄却有所增加，表明现在老年人受到更多伤害。

最近的一项研究还表明，SCI老年患者的受伤机制与年轻人有显著不同。与年轻人不同，老年人更容易发生继发性跌倒（74%），其次是道路交通事故（13%）。老年患者脊髓损伤的发病率和死亡率较高。在一项分析早期临床结果的研究中，50岁以上脊髓损伤患者在伤后前4个月的总死亡率为23%。美国脊柱损伤协会（ASIA）A级（完全）损伤患者60%的死亡率，65岁以上完全性脊髓损伤患者的死亡率为100%。Jackson等研究了74例老年人因脊髓损伤手术治疗的病例，并报道65岁以上患者初次住院期间的死亡率比通常情况下高出5倍。

老年人的损伤模式也不尽相同。年龄大于60岁的患者明显更可能患有颈椎SCI。在老年人中，颈椎损伤占脊髓损伤的94%，而60岁以下患者脊髓损伤仅占70%。观察到在60岁后，与年轻患者的较低的颈部创伤相比，老年患者明显更可能患有上颈部创伤。在加拿大的另一项流行病学研究中，观察到60岁以上的患者在C5平面以上可能具有更多的损伤。

临床表现

急性骨折表现为轴向、非辐射性背部的刺痛。疼痛可能不是中线分布，可以累积肋骨、臀部、腹股沟或臀部。在大多数情况下，中线的压痛程度与损伤的放射水平相对应。棘突之间存在明显的间隙表明后韧带复合体（PLC）破裂，提示不稳定损伤。压缩性和爆裂性骨折是稳定性损伤，这些骨折可能在后凸畸形中愈合而无症状，这取决于脊柱后凸的程度，相邻椎体的状态和骨质量。前面已经解释了胸腰椎压缩性骨折的诊断和治疗。胸腰椎爆裂性损伤既可以是内在稳定的，也可以是不稳定的。不稳定的损伤包括机会骨折、屈曲牵张损伤和骨折脱位。对老年人胸腰段损伤没有具体的分类系统。存在不同的胸腰椎骨折分类系统，最常见的分类系统是Mc Afee's分类、胸腰椎损伤分类和严重度评分（TLICS）以及AO分类。

Mc Afee's简化的胸腰椎损伤分类系统如下：

（1）楔形压缩骨折是由于前屈曲导致的前柱孤立失败所致。除非多个相邻椎体受到影响，否则它们很少与神经功能缺陷相关。

（2）在稳定爆裂性骨折中，前部和中部骨折因压缩载荷而失败，而后部元件的完整性没有下降。

（3）在不稳定爆裂骨折中，前柱和中柱压缩失败，后柱破裂。后柱在压缩，侧屈或旋转时可能失败。

（4）增强性骨折是由前后纵韧带前后轴弯曲引起的椎体水平撕脱伤。整个椎骨被强大的拉力拉开。

（5）在屈曲牵引损伤中，屈曲轴线位于前纵韧带之后。前柱失败压缩，而中柱和后柱失效。

（6）平移损伤的特征是神经管畸形已被完全破坏。通常所有三柱都因剪切力而失效。

TLICS基于3种主要的损伤特征：损伤机制、PLC的完整性和神经状态。根据这3个类别的严重程度评分，计算可用于指导治疗的总分。最近AOSpine知识论坛提出了一个全面的改良AO分类，包括骨折形态，神经系统状况和相关患者特异性修饰的描述。骨折形态评估基于3种主要损伤模式：A型（椎体压缩损伤，无PLC参与），B型[张力带断裂-后（PLC）或前（前纵韧带）约束失效]和C型（移位/平移）损伤。神经病学分类如下：无神经损伤（N1），神经根症状或缺损（N2），不完全性SCI或任何种类的马尾神经损伤（N3），完全SCI（N4）和未知神经状态（NX）。与以前的AO分类相比，分类看起来更简单和同样全面，并且包括关于神经学和后部韧带结构的重要信息。除了发起人之外，这种分类的可靠性还有待观察者的研究。

虽然没有老年患者骨折的具体分类，但以上可以用来指导我们的治疗策略。神经损伤和（或）严重韧带损伤的存在表明不稳定的骨折模式。强直性脊柱炎，弥漫性特发性骨质增生症或其他强直性症状的存在会增加脊柱不稳定的风险，并可能造成神经损伤的潜在风险。这些骨折与显著的不稳定性有关。

影像学检查

标准X线评估包括正位和侧位X线片。影像学评估应包括评估后凸角，椎体前部高度丢失和侧位X线片上棘突间距。在正位X线片中可以看到椎体塌陷、平移和椎弓根间增宽。PLC的中断意味着三柱损伤；这些是需要手术管理的不稳定损伤。对损伤区进行CT扫描，可以进一步明确骨折的特点，评价损伤后的椎管损伤程度。CT扫描提供了有关骨受累、椎管损伤程度和隐匿性后根骨折的更详细信息。有神经功能缺陷的患者需要MRI检查，以确定可能的脊髓、马尾或根部损伤、脊髓水肿和出血或硬膜外血肿。MRI的优势在于能够评估椎间盘和PLC的损伤，筛查整个脊柱和评估硬膜外血肿和脊髓损伤。老年人群中的一个重要问题是关于MRI禁忌证的充分检查，例如起搏器和金属支架等内植物的存在。

治疗

在脊髓损伤后治疗老年患者是多方面的。治疗的第一步是评估患者的一般身体状况，这包括对他们的身体健康、心理健康和认知功能的评估。老年患者的决策人群应包括患者，患者家属和患者主管医生。稳定的压缩性和爆裂性骨折可以保守治疗，类似于骨质疏松性骨折的治疗。不稳定的损伤和神经功能缺损患者需要手术治疗。在计划手术护理时，应考虑骨质量差，潜在的脊柱畸形，椎管狭窄和强直性脊柱疾病。这些因素可能需要花费长时间处理，因此外科医生需要提前预计手术时间、失血量和费用。（图31.13）。使用坚强内固定可以使患者尽早活动，从而最大限度地降低潜在的围手术期并发症，包括肺炎、血栓栓塞性疾病和压疮。

紧急手术的绝对适应证相对较少。它们通常逐渐恶化神经系统和开放性脊柱损伤。在没有上述指征的情况下，可以在一个坚固的床垫上护理患者，床垫要经常滚动，以避免造成压疮；对肠道、膀胱和皮肤要精心护理。没有证据表明早期手术可以改善神经学结果。另一方面，不适当的延迟手术治疗可能会增加并发症的风险，包括肺炎、褥疮、神经损伤、瘫痪、硬膜外血肿形成和死亡。正如Cloyd等所证实的那样，进行广泛胸腰椎手术的患者的术后并发症发生率仍然很高。研究人员表示，年龄的增加、融合程度的提高与术后主要并发症的风险增加有关。合并症的数量与老年患者围手术期并发症的风险增加相关。鉴于已公布的老年患者在脊柱手术后结果更差和并发症增加的情况，必须让老年护理医生在早期阶段对老年患者进行管理，以减少围手术期并发症。

在神经功能缺损和脊柱不稳定患者中，手术的目标是实现脊髓减压和固定不稳定节段。通过后路手术进行固定和融合是治疗不稳定骨折最常用和最广泛使用的手术方法。方法的熟悉性，减压和固定的容易性以及老年人并发症的减少率使这种方法成为大多数外科医生所青睐的方法。鉴于骨质疏松症和脊柱僵硬，长段椎弓根螺钉固定是首选技术。短节段固定可能与植入失败相关（图31.14）。对于椎体明显塌陷的患者，为减少后方器械的应力，可缩短后柱，用椎体成形术、椎体后凸成形术、磷酸钙或经椎弓根移植物加强椎体。

对于椎体严重粉碎并因脊髓压迫而进入椎管的患者，可能需要减压并用钛笼重建以防止前部塌陷。尽管前后联合治疗可以保持较好的后凸矫正，但是这种差异是否具有临床意义尚不清楚。联合手术方法的优点是改善了矢状定位，彻底的根管治疗和神经减压术，以最佳地恢复神经功能，并稳定受损的PLC。

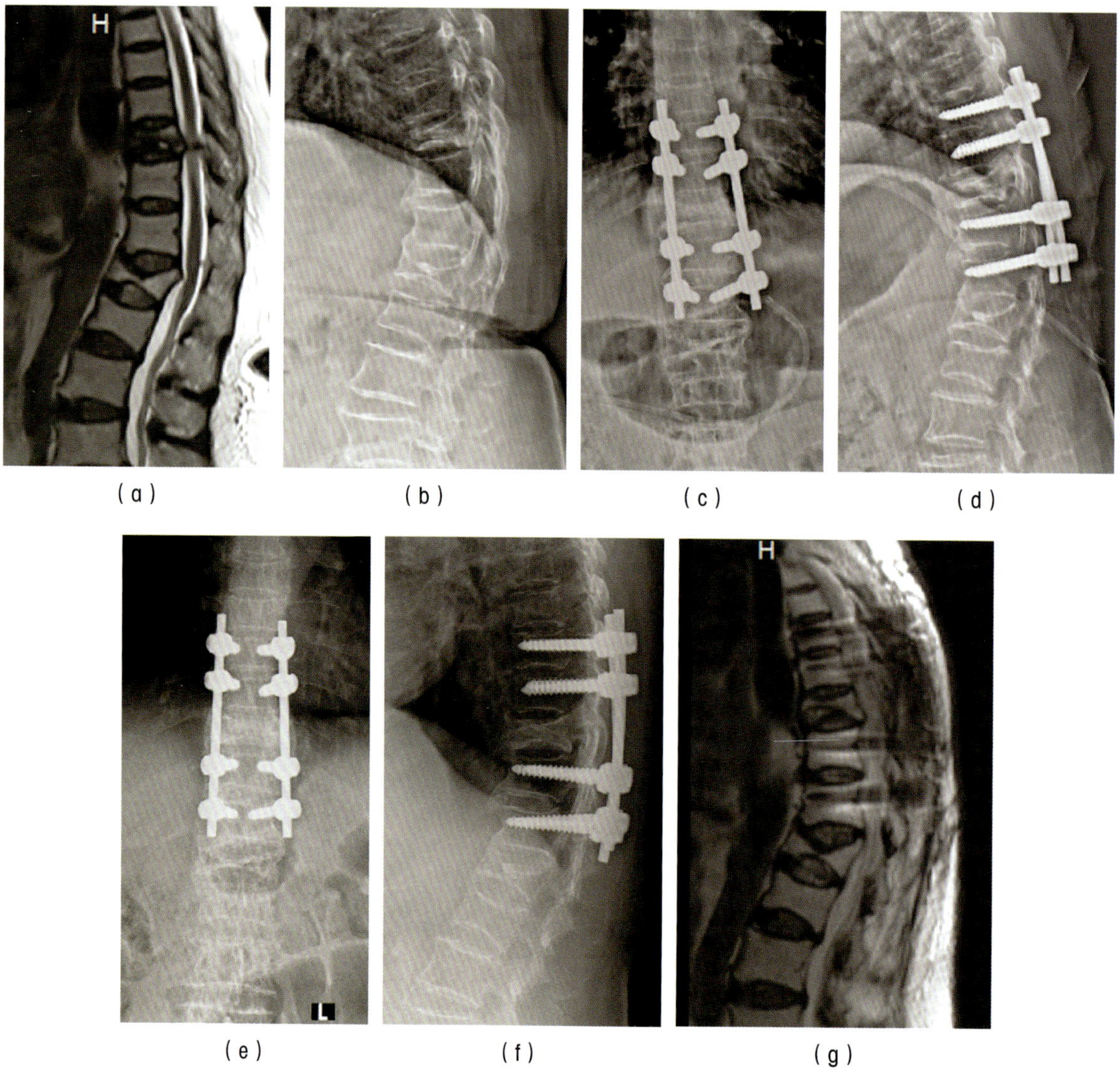

图31.13 72岁的患者在T8水平出现骨质疏松性骨折并出现神经功能缺损。（a）矢状MRI显示T8伴有黄韧带肥厚导致脊髓压缩的急性骨折；（b）在侧位片中注意到T11处的另一个愈合骨折。患者已经治疗了很长时间；（c，d）T6~T10和后路减压的节段固定；（e，f）2年后随访X线片显示骨折愈合稳定；（g）MRI显示完全骨折愈合和清晰的钉道

结论

老年SCI患者的发病率正在增加。患者的医疗合并症，相关的损伤，主要的伤害模式，神经系统损伤的存在，骨骼质量，脊柱退行性疾病的状况以及患者的总体身体和认知功能是规划管理时要考虑的重要问题。应该记住，完全SCI患者的死亡率很高，并且手术治疗与并发症有关。

骶骨骨折

简介

骶骨的骨质疏松性骨折以前未被认可，但现在它正在被越来越多地证实。在芬兰的一项研究中，观察到60岁以上女性骨盆骨质疏松性骨折的发病率1970—1997年增加了5倍。预计到2030年这一数字将再增加2倍。发病率的这种增加可能是由于患者和医生的认识提高寿命的增加以及诊断设施的改进。

骶骨骨质疏松性骨折被称为骶骨关节不全骨折（SIF），并于1982年首次由Lourie提出。目前尚不清楚SIF的真实发病率和相关的财务费用。在Weber等的一项为期2年的前瞻性研究中，55岁以上因腰痛入院的妇女发生SIF的频率为1.8%。Dasgupta等观察到10例SIF患者中有7例平均住院20天，费用与髋部骨折相同。这表明SIF的治疗涉及大量费用。

Denis等根据其位置将外伤性骶骨骨折分为3个不同的区域。根据Denis分类，1区骨折涉及位于骶骨孔

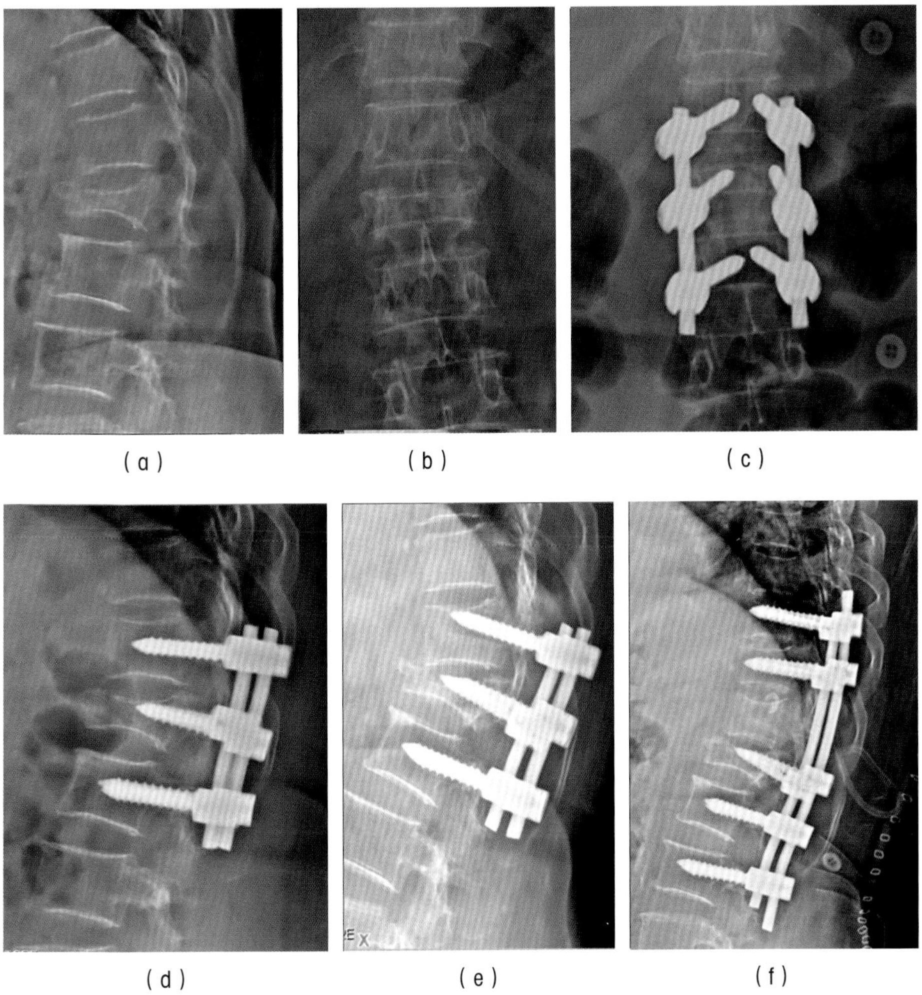

图31.14　（a，b）侧位和前后位（AP）X线片显示骨质疏松患者T12时骨折不稳定；（c，d）通过T11到L1的短节段固定治疗骨折；（e）手术后2个月，侧位X线片显示拔出近端螺钉和恶化脊柱后凸；（f）通过扩大仪器T9~L2的固定来处理

和骶中央管外侧的骶骨。2区骨折涉及1个或几个骶孔，但不会进入中央骶管。这些骨折与沿骶神经根的单侧神经根病有关。3区骨折发生在骶骨体内并涉及中央骶管。该区域的骨折与中央骶神经根的移位和损伤相关，导致双侧神经功能缺损，鞍区麻痹和松弛括约肌。虽然SIF没有具体的分类，但可以使用Denis分类系统来描述SIF。绝大多数SIF发生在沿着平行于骶髂（SI）关节的翼垂直延伸的区域1中。一些患者可以有额外的横向骨折线连接两条垂直骨折线。横向骨折线可以位于中间（"H"形骨折）或垂直骨折末端（"U"形骨折）。

类似于骨质疏松性椎骨骨折，SIF通常隐匿性地出现，没有任何明显的创伤，这是由腰椎向骶骨传播的轴向应力造成的。在Finiels等的Meta分析中，493例患者中2/3没有发现创伤史。除了老年和更年期骨质疏松之外，其他易发生SIF的原因包括皮质类固醇引起的骨质减少、放射治疗、甲状旁腺功能亢进、骨软化、肾性骨营养不良、妊娠和哺乳期短暂性骨质疏松、类风湿性关节炎、腰骶融合、Paget病、器官移植和肢体重建手术。

临床表现

典型症状包括突然发作、顽固性的下背部和臀部疼痛。这些症状因负重而加重，通常随着休息而改善。从仰卧位到侧卧位或从平躺起来的姿势变化会导致疼痛急性加重。根据骨折位置的不同，患者的下肢可出现神经症状，如鞍区麻痹和括约肌障碍。SIF常与耻骨支骨折相关，并可伴有腹股沟疼痛。应详细采集引起骨质疏松和SIF的次要原因的所有既往史。体格检查将显示直接压痛和SI关节在侧向收缩时的疼痛。SI联合压力测试在SIF患者中可能误诊为阳性。这是由于从SI关节到骶骨骨折的应力传递。神经检查通常是正常的，但涉及3区域的SIF有括约肌松弛和相关的下肢和鞍区感觉异常的问题。临床医生应意识到SIF和椎体骨质疏松性骨折是导致持续性腰痛的原因。

诊断

对于明显患有骨质疏松症的患者，不需要进行血液检查。在可疑的情况下，最初的测试应包括全血计数、血清钙、磷酸盐、碱性磷酸盐和肾脏参数。这些都是为了排除骨质疏松症的继发性原因。如果临床表明，进一步的检测应包括血清维生素D，甲状旁腺激素水平，骨髓瘤电泳，血清T3、T4水平和性类固醇。

所有患者均需进行的初步检查应包括正位X线片和骨盆侧位X线片。除非移位，否则大多数SIF在标准X线片中不可见，即使可能有相关的耻骨支骨折。骶骨的解剖学弯曲、骨质疏松症和肠壁气体阴影会使骨折线的确定变得困难。虽然CT可以有效的描述骨折线，但MRI是最敏感的临床检查，因为它可以显示骶骨和身体其他部位的典型骨髓水肿。T1加权图像显示低信号强度，而T2加权图像显示高信号强度。T2加权脂肪抑制图像对于显示骨折线特别敏感。通过描绘水平断裂线，冠状T1和T2图像很好地显示了“H”形和“U”形骨折。MRI也可用于显示硬膜外血肿，骶管移位骨折和神经压迫。当X线片显示正常时，锝-99m骨扫描也是一项非常敏感的研究。SI接头附近的两个平行热点或经典的“H”图案可以被可视化。SI关节炎的存在也表明在骨扫描中高信号摄取并且可能使观察者混淆。所有患者均通过DEXA扫描腰椎、髋部和桡骨进行骨密度评估，以量化骨量减少的严重手术。根据T评分，提供适当的骨质疏松症医疗管理。

治疗

类似于骨质疏松性椎体骨折，大多数SIF被保守治疗，嘱患者卧床休息和使用镇痛药物（对乙酰氨基酚、可待因或NSAIDs），然后逐渐移动（如果患者耐受）。患者开始使用抗吸收药物，钙和维生素D补充剂（参见骨质疏松性椎体骨折的医疗管理）。一旦患者能够离开床，可以开始早期康复和适度的负重运动。这诱导肌肉和骨骼愈合，并有助于防止失用性骨质疏松症和其他固定化问题，包括深静脉血栓形成、肌肉力量丧失、心脏和呼吸功能受损、泌尿道并发症、胃肠道并发症和压疮。

骶骨成形术

骶骨成形术包括在透视指导下将骨水泥注入骨折部位。其原理类似于椎体成形术，其中骨水泥预期能够为骨折提供稳定性并消融疼痛的神经末梢。几项病例研究证明了骶髂关节术后立即缓解疼痛和改善生活质量。该程序旨在限制镇痛药的需求并缩短卧床期。

在局部麻醉或全身麻醉下进行骶骨成形术。患者被安置在允许X线透视的手术台上。在透视引导下，经皮将骨穿刺针穿过骶后皮质，植入骶髂关节骨折处附近平行于骶髂关节的平面内。避免无意渗入椎管或骶骨前方至关重要。一旦确认安全的针头位置，在透视引导下注射黏合剂。在一项前瞻性研究中，存在52例接受骶骨成形术治疗的患者。研究人员观察到2天时，背部疼痛视觉模拟评分（VAS）下降50%，2周时下降80%，1年时下降90%，研究人员还观察到骶骨成形术后麻醉性镇痛药的使用减少。骶骨成形术的并发症涉及PMMA骨水泥在骶骨外渗漏，迄今为止已有2例骨水泥渗入神经孔的报道，这些病例都使用类固醇根块阻滞治疗。

除了骶骨成形术外，还描述了球囊扩张术或骶骨后凸成形术。迄今为止，有2例病例报道证实了该方法治疗骨质疏松性骨折的可行性。该技术类似于骶骨成形术，但有一个理论优势，即骨水泥外渗的风险较低。同样，经骶骨螺钉也被报道为SIF患者骶骨稳定的另一种方法。

结论

虽然不如椎体骨质疏松骨折那么常见，但SIF是腰痛的重要且可以治愈的原因。它们通常表现为不易察性，例如老年患者的腰痛，通常没有创伤史。X线片可能显示骨折，如果怀疑是骨折，MRI是最可靠的诊断方法。在休息，疼痛治疗和骨质疏松症治疗后，大多数患者疗效良好。最近，经皮骨水泥注射（骶髂关节）已被证明在减轻疼痛方面有很好的效果。

参考文献

[1] Chapman J, Smith JS, Kopjar B, Vaccaro AR, Arnold P, Shaffrey CI,

Fehlings MG. (2013). The AOSpine North America Geriatric Odontoid Fracture Mortality Study: A retrospective review of mortality outcomes for operative versus nonoperative treatment of 322 patients with long-term follow-up. Spine (Phila Pa 1976) 38:1098–1104. doi: 10.1097/BRS.0b013e318286f0cf.

[2] O'Neill TW, Cockerill W, Matthis C, Raspe HH, Lunt M, Cooper C, Banzer D, et al. (2004). Back pain, disability, and radiographic vertebral fracture in European women: A prospective study. Osteoporos Int 15:760–765. doi: 10.1007/s00198-004-1615-4.

[3] Miller KE, Zylstra RG, Standridge JB. (2000). The geriatric patient: A systematic approach to maintaining health. Am Fam Physician 61:1089–1104.

[4] Dodds C, Foo I, Jones K, Singh SK, Waldmann C. (2013). Perioperative care of elderly patients – An urgent need for change: A consensus statement to provide guidance for specialist and non-specialist anaesthetists. Perioper Med (Lond) 2:6. doi: 10.1186/2047-0525-2-6.

[5] Riggs BL, Melton LJ 3rd. (1995). The worldwide problem of osteoporosis: Insights afforded by epidemiology. Bone 17:505S–511S.

[6] Ray NF, Chan JK, Thamer M, Melton LJ 3rd. (1997). Medical expenditures for the treatment of osteoporotic fractures in the United States in 1995: Report from the National Osteoporosis Foundation. J Bone Miner Res 12:24–35. doi: 10.1359/jbmr.1997.12.1.24.

[7] Genant HK. (1995). Current assessment of osteoporosis: Proceedings of an international symposium convened during ECR '95 in Vienna, Austria. Eur J Radiol 20:163–164.

[8] Gehlbach SH, Bigelow C, Heimisdottir M, May S, Walker M, Kirkwood JR. (2000). Recognition of vertebral fracture in a clinical setting. Osteoporos Int 11:577–582. doi: 10.1007/s001980070078.

[9] Melton LJ 3rd, Kan SH, Frye MA, Wahner HW, O' Fallon WM, Riggs BL. (1989). Epidemiology of vertebral fractures in women. Am J Epidemiol 129:1000–1011.

[10] Imagama S, Hasegawa Y, Wakao N, Hirano K, Hamajima N, Ishiguro N. (2012). Influence of lumbar kyphosis and back muscle strength on the symptoms of gastroesophageal reflux disease in middle-aged and elderly people. Eur Spine J 21:2149–2157. doi: 10.1007/s00586-012-2207-1.

[11] Ross PD, Davis JW, Epstein RS, Wasnich RD. (1991). Pre-existing fractures and bone mass predict vertebral fracture incidence in women. Ann Intern Med 114:919–923.

[12] Ross PD, Genant HK, Davis JW, Miller PD, Wasnich RD. (1993). Predicting vertebral fracture incidence from prevalent fractures and bone density among non-black, osteoporotic women. Osteoporos Int 3:120–126.

[13] Center JR, Nguyen TV, Schneider D, Sambrook PN, Eisman JA. (1999). Mortality after all major types of osteoporotic fracture in men and women: An observational study. Lancet 353:878–882. doi: 10.1016/S0140-6736(98)09075-8.

[14] Bliuc D, Nguyen ND, Milch VE, Nguyen TV, Eisman JA, Center JR. (2009). Mortality risk associated with low-trauma osteoporotic fracture and subsequent fracture in men and women. JAMA 301:513–521. doi: 10.1001/jama.2009.50.

[15] Gorsch RV. (1921). Compression fracture of the first lumbar vertebra with delayed symptoms (Kuemmel' s disease). Ann Surg 73:360–361.

[16] Sugita M, Watanabe N, Mikami Y, Hase H, Kubo T. (2005). Classification of vertebral compression fractures in the osteoporotic spine. J Spinal Disord Tech 18:376–381.

[17] Lyritis GP, Ioannidis GV, Karachalios T, Roidis N, Kataxaki E, Papaioannou N, Kaloudis J, Galanos A. (1999). Analgesic effect of salmon calcitonin suppositories in patients with acute pain due to recent osteoporotic vertebral crush fractures: A prospective double-blind, randomized, placebocontrolled clinical study. Clin J Pain 15:284–289.

[18] Lyritis GP, Paspati I, Karachalios T, Ioakimidis D, Skarantavos G, Lyritis PG. (1997). Pain relief from nasal salmon calcitonin in osteoporotic vertebral crush fractures. A double blind, placebo-controlled clinical study. Acta Orthop Scand Suppl 275:112–114.

[19] Jellema P, van Tulder MW, van Poppel MN, Nachemson AL, Bouter LM. (2001). Lumbar supports for prevention and treatment of low back pain: A systematic review within the framework of the Cochrane Back Review Group. Spine (Phila Pa 1976) 26:377–386.

[20] Giele BM, Wiertsema SH, Beelen A, van der Schaaf M, Lucas C, Been HD, Bramer JA. (2009). No evidence for the effectiveness of bracing in patients with thoracolumbar fractures. Acta Orthop 80:226–232. doi: 10.3109/17453670902875245.

[21] Malmros B, Mortensen L, Jensen MB, Charles P. (1998). Positive effects of physiotherapy on chronic pain and performance in osteoporosis. Osteoporos Int 8:215–221. doi: 10.1007/s001980050057.

[22] Wolff I, van Croonenborg JJ, Kemper HC, Kostense PJ, Twisk JW. (1999). The effect of exercise training programs on bone mass: A meta-analysis of published controlled trials in pre- and postmenopausal women. Osteoporos Int 9:1–12. doi: 10.1007/s001980050109.

[23] Watts NB. (2003). Is percutaneous vertebral augmentation (vertebroplasty) effective treatment for painful vertebral fractures? Am J Med 114:326–328.

[24] Watts NB, Harris ST, Genant HK. (2001). Treatment of painful osteoporotic vertebral fractures with percutaneous vertebroplasty or kyphoplasty. Osteoporos Int 12:429–437. doi: 10.1007/s001980170086.

[25] Buchbinder R, Osborne RH, Ebeling PR, Wark JD, Mitchell P, Wriedt C, Graves S, Staples MP, Murphy B. (2009). A randomized trial of vertebroplasty for painful osteoporotic vertebral fractures. N Engl J Med 361:557–568. doi: 10.1056/NEJMoa0900429.

[26] Kallmes DF, Comstock BA, Heagerty PJ, Turner JA, Wilson DJ, Diamond TH, Edwards R, et al. (2009). A randomized trial of vertebroplasty for osteoporotic spinal fractures. N Engl J Med 361:569–579. doi: 10.1056/NEJMoa0900563.

[27] Boszczyk B. (2010). Volume matters: A review of procedural details of two randomised controlled vertebroplasty trials of 2009. Eur Spine J 19:1837–1840. doi: 10.1007/s00586-010-1525-4.

[28] Molloy S, Mathis JM, Belkoff SM. (2003). The effect of vertebral

body percentage fill on mechanical behavior during percutaneous vertebroplasty. Spine (Phila Pa 1976) 28:1549–1554.

[29] Kaufmann TJ, Jensen ME, Ford G, Gill LL, Marx WF, Kallmes DF. (2002). Cardiovascular effects of polymethylmethacrylate use in percutaneous vertebroplasty. AJNR Am J Neuroradiol 23:601–604.

[30] Wardlaw D, Cummings SR, Van Meirhaeghe J, Bastian L, Tillman JB, Ranstam J, Eastell R, Shabe P, Talmadge K, Boonen S. (2009). Efficacy and safety of balloon kyphoplasty compared with non-surgical care for vertebral compression fracture (FREE): A randomised controlled trial. Lancet 373:1016–1024. doi: 10.1016/S0140-6736(09)60010-6.

[31] Cotten A, Boutry N, Cortet B, Assaker R, Demondion X, Leblond D, Chastanet P, Duquesnoy B, Deramond H. (1998). Percutaneous vertebroplasty: State of the art. Radiographics 18:311–320; discussion 320–313. doi: 10.1148/radiographics.18.2.9536480.

[32] Legroux-Gerot I, Lormeau C, Boutry N, Cotten A, Duquesnoy B, Cortet B. (2004). Long-term follow-up of vertebral osteoporotic fractures treated by percutaneous vertebroplasty. Clin Rheumatol 23:310–317. doi: 10.1007/s10067-004-0914-7.

[33] Baroud G, Heini P, Nemes J, Bohner M, Ferguson S, Steffen T. (2003). Biomechanical explanation of adjacent fractures following vertebroplasty. Radiology 229:606–607; author reply 607–608. doi: 10.1148/radiol.2292030378.

[34] Baroud G, Vant C, Wilcox R. (2006). Long-term effects of vertebroplasty: Adjacent vertebral fractures. J Long Term Eff Med Implants 16:265–280.

[35] Berlemann U, Ferguson SJ, Nolte LP, Heini PF. (2002). Adjacent vertebral failure after vertebroplasty. A biomechanical investigation. J Bone Joint Surg Br 84:748–752.

[36] Boger A, Heini P, Windolf M, Schneider E. (2007). Adjacent vertebral failure after vertebroplasty: A biomechanical study of low-modulus PMMA cement. Eur Spine J 16:2118–2125. doi: 10.1007/s00586-007-0473-0.

[37] Lin EP, Ekholm S, Hiwatashi A, Westesson PL. (2004). Vertebroplasty: Cement leakage into the disc increases the risk of new fracture of adjacent vertebral body. AJNR Am J Neuroradiol 25:175–180.

[38] Heini PF, Berlemann U, Kaufmann M, Lippuner K, Fankhauser C, van Landuyt P. (2001). Augmentation of mechanical properties in osteoporotic vertebral bones – A biomechanical investigation of vertebroplasty efficacy with different bone cements. Eur Spine J 10:164–171.

[39] Tomita S, Kin A, Yazu M, Abe M. (2003). Biomechanical evaluation of kyphoplasty and vertebroplasty with calcium phosphate cement in a simulated osteoporotic compression fracture. J Orthop Sci 8:192–197. doi: 10.1007/s007760300032.

[40] Tomita S, Molloy S, Abe M, Belkoff SM. (2004). Ex vivo measurement of intravertebral pressure during vertebroplasty. Spine (Phila Pa 1976) 29:723–725.

[41] Hadjipavlou AG, Tzermiadianos MN, Katonis PG, Szpalski M. (2005). Percutaneous vertebroplasty and balloon kyphoplasty for the treatment of osteoporotic vertebral compression fractures and osteolytic tumours. J Bone Joint Surg Br 87:1595–1604. doi: 10.1302/0301-620X.87B12.16074.

[42] Kasperk C, Grafe IA, Schmitt S, Noldge G, Weiss C, Da Fonseca K, Hillmeier J, et al. (2010). Three-year outcomes after kyphoplasty in patients with osteoporosis with painful vertebral fractures. J Vasc Interv Radiol 21:701–709. doi: 10.1016/j.jvir.2010.01.003.

[43] Akbar M, Eichler M, Hagmann S, Lehner B, Hemmer S, Kasperk C, Wiedenhofer B. (2012). [Role and limitations of vertebroplasty and kyphoplasty in the management of spinal metastases]. Orthopade 41:640–646. doi: 10.1007/s00132-012-1909-8.

[44] Belkoff SM, Mathis JM, Deramond H, Jasper LE. (2001). An ex vivo biomechanical evaluation of a hydroxyapatite cement for use with kyphoplasty. AJNR Am J Neuroradiol 22:1212–1216.

[45] Kim MJ, Lindsey DP, Hannibal M, Alamin TF. (2006). Vertebroplasty versus kyphoplasty: Biomechanical behavior under repetitive loading conditions. Spine (Phila Pa 1976) 31:2079–2084. doi: 10.1097/01.brs.0000231714.15876.76.

[46] Kim KH, Kuh SU, Chin DK, Jin BH, Kim KS, Yoon YS, Cho YE. (2012). Kyphoplasty versus vertebroplasty: Restoration of vertebral body height and correction of kyphotic deformity with special attention to the shape of the fractured vertebrae. J Spinal Disord Tech 25:338–344. doi: 10.1097/BSD.0b013e318224a6e6.

[47] Kim SB, Jeon TS, Lee WS, Roh JY, Kim JY, Park WK. (2010). Comparison of kyphoplasty and lordoplasty in the treatment of osteoporotic vertebral compression fracture. Asian Spine J 4:102–108. doi: 10.4184/asj.2010.4.2.102.

[48] Mudano AS, Bian J, Cope JU, Curtis JR, Gross TP, Allison JJ, Kim Y, et al. (2009). Vertebroplasty and kyphoplasty are associated with an increased risk of secondary vertebral compression fractures: A population-based cohort study. Osteoporos Int 20:819–826. doi: 10.1007/s00198-008-0745-5.

[49] Shen MS, Kim YH. (2006). Vertebroplasty and kyphoplasty: Treatment techniques for managing osteoporotic vertebral compression fractures. Bull NYU Hosp Jt Dis 64:106–113.

[50] Mathis JM. (2006). Percutaneous vertebroplasty or kyphoplasty: Which one do I choose? Skeletal Radiol 35:629–631. doi: 10.1007/s00256-006-0145-x.

[51] Mathis JM, Ortiz AO, Zoarski GH. (2004). Vertebroplasty versus kyphoplasty: A comparison and contrast. AJNR Am J Neuroradiol 25:840–845.

[52] Hu SS. (1997). Internal fixation in the osteoporotic spine. Spine (Phila Pa 1976) 22:43S–48S.

[53] Shikata J, Yamamuro T, Iida H, Shimizu K, Yoshikawa J. (1990). Surgical treatment for paraplegia resulting from vertebral fractures in senile osteoporosis. Spine (Phila Pa 1976) 15:485–489.

[54] Suk SI, Kim JH, Lee SM, Chung ER, Lee JH. (2003). Anterior-posterior surgery versus posterior closing wedge osteotomy in posttraumatic kyphosis with neurologic compromised osteoporotic fracture. Spine (Phila Pa 1976) 28:2170–2175. doi: 10.1097/01.BRS.0000090889.45158.5A.

[55] Ataka H, Tanno T, Yamazaki M. (2009). Posterior instrumented fusion without neural decompression for incomplete neurological deficits following vertebral collapse in the osteoporotic thoracolumbar spine.

Eur Spine J 18:69–76. doi: 10.1007/s00586-008-0821-8.

[56] Uchida K, Kobayashi S, Matsuzaki M, Nakajima H, Shimada S, Yayama T, Sato R, Baba H. (2006). Anterior versus posterior surgery for osteoporotic vertebral collapse with neurological deficit in the thoracolumbar spine. Eur Spine J 15:1759–1767. doi: 10.1007/s00586-006-0106-z.

[57] Uchida K, Nakajima H, Yayama T, Miyazaki T, Hirai T, Kobayashi S, Chen K, Guerrero AR, Baba H. (2010). Vertebroplasty-augmented short-segment posterior fixation of osteoporotic vertebral collapse with neurological deficit in the thoracolumbar spine: Comparisons with posterior surgery without vertebroplasty and anterior surgery. J Neurosurg Spine 13:612–621. doi: 10.3171/2010.5.SPINE09813.

[58] Saita K, Hoshino Y, Higashi T, Yamamuro K. (2008). Posterior spinal shortening for paraparesis following vertebral collapse due to osteoporosis. Spinal Cord 46:16–20. doi: 10.1038/sj.sc.3102052.

[59] Saita K, Hoshino Y, Kikkawa I, Nakamura H. (2000). Posterior spinal shortening for paraplegia after vertebral collapse caused by osteoporosis. Spine (Phila Pa 1976) 25:2832–2835.

[60] Verlaan JJ, Dhert WJ, Verbout AJ, Oner FC. (2005). Balloon vertebroplasty in combination with pedicle screw instrumentation: A novel technique to treat thoracic and lumbar burst fractures. Spine (Phila Pa 1976) 30:E73–E79.

[61] Peh WC, Gilula LA. (2003). Percutaneous vertebroplasty: Indications, contraindications, and technique. Br J Radiol 76:69–75.

[62] Liu BA, Gordon M, Labranche JM, Murray TM, Vieth R, Shear NH. (1997). Seasonal prevalence of vitamin D deficiency in institutionalized older adults. J Am Geriatr Soc 45:598–603.

[63] Dawson-Hughes B, Harris SS, Krall EA, Dallal GE. (2000). Effect of withdrawal of calcium and vitamin D supplements on bone mass in elderly men and women. Am J Clin Nutr 72:745–750.

[64] Chapuy MC, Arlot ME, Duboeuf F, Brun J, Crouzet B, Arnaud S, Delmas PD, Meunier PJ. (1992). Vitamin D3 and calcium to prevent hip fractures in the elderly women. N Engl J Med 327:1637–1642. doi: 10.1056/NEJM199212033272305.

[65] Harris ST. (2001). Bisphosphonates for the treatment of postmenopausal osteoporosis: Clinical studies of etidronate and alendronate. Osteoporos Int 12(Suppl 3):S11–S16.

[66] Chestnut CH 3rd. (1993). Calcitonin in the prevention and treatment of osteoporosis. Osteoporos Int 3(Suppl 1):206–207.

[67] Barrett-Connor E, Mosca L, Collins P, Geiger MJ, Grady D, Kornitzer M, McNabb MA, Wenger NK. (2006). Effects of raloxifene on cardiovascular events and breast cancer in postmenopausal women. N Engl J Med 355:125–137. doi: 10.1056/NEJMoa062462.

[68] Neer RM, Arnaud CD, Zanchetta JR, Prince R, Gaich GA, Reginster JY, Hodsman AB, et al. (2001). Effect of parathyroid hormone (1–34) on fractures and bone mineral density in postmenopausal women with osteoporosis. N Engl J Med 344:1434–1441. doi: 10.1056/NEJM200105103441904.

[69] Finkelstein JS, Hayes A, Hunzelman JL, Wyland JJ, Lee H, Neer RM. (2003). The effects of parathyroid hormone, alendronate, or both in men with osteoporosis. N Engl J Med 349:1216–1226. doi: 10.1056/NEJMoa035725.

[70] Bouxsein ML, Chen P, Glass EV, Kallmes DF, Delmas PD, Mitlak BH. (2009). Teriparatide and raloxifene reduce the risk of new adjacent vertebral fractures in postmenopausal women with osteoporosis. Results from two randomized controlled trials. J Bone Joint Surg Am 91:1329–1338. doi: 10.2106/JBJS.H.01030.

[71] Fassett DR, Harrop JS, Maltenfort M, Jeyamohan SB, Ratliff JD, Anderson DG, Hilibrand AS, Albert TJ, Vaccaro AR, Sharan AD. (2007). Mortality rates in geriatric patients with spinal cord injuries. J Neurosurg Spine 7:277–281. doi: 10.3171/SPI-07/09/277.

[72] Kannus P, Niemi S, Palvanen M, Parkkari J. (2000). Continuously increasing number and incidence of fall-induced, fracture-associated, spinal cord injuries in elderly persons. Arch Intern Med 160:2145–2149.

[73] Hagen EM, Aarli JA, Gronning M. (2005). The clinical significance of spinal cord injuries in patients older than 60 years of age. Acta Neurol Scand 112:42–47. doi: 10.1111/j.1600-0404.2005.00430.x.

[74] Alander DH, Parker J, Stauffer ES. (1997). Intermediate-term outcome of cervical spinal cordinjured patients older than 50 years of age. Spine (Phila Pa 1976) 22:1189–1192.

[75] Jackson AP, Haak MH, Khan N, Meyer PR. (2005).Cervical spine injuries in the elderly: Acute postoperative mortality. Spine (Phila Pa 1976) 30:1524–1527.

[76] Koyanagi I, Iwasaki Y, Hida K, Akino M, Imamura H, Abe H. (2000). Acute cervical cord injury without fracture or dislocation of the spinal column. J Neurosurg 93:15–20.

[77] Pickett GE, Campos-Benitez M, Keller JL, Duggal N. (2006). Epidemiology of traumatic spinal cord injury in Canada. Spine (Phila Pa 1976) 31:799–805. doi: 10.1097/01.brs.0000207258.80129.03.

[78] Prasad VS, Schwartz A, Bhutani R, Sharkey PW, Schwartz ML. (1999). Characteristics of injuries to the cervical spine and spinal cord in polytrauma patient population: Experience from a regional trauma unit. Spinal Cord 37:560–568.

[79] Vaccaro AR, Oner C, Kepler CK, Dvorak M, Schnake K, Bellabarba C, Reinhold M, et al. (2013). AOSpine thoracolumbar spine injury classification system: Fracture description, neurological status, and key modifiers. Spine (Phila Pa 1976) 38:2028–2037. doi: 10.1097/BRS.0b013e3182a8a381.

[80] Cloyd JM, Acosta FL Jr., Ames CP. (2008). Effect of age on the perioperative and radiographic complications of multilevel cervicothoracic spinal fusions. Spine (Phila Pa 1976) 33:E977–E982. doi: 10.1097/BRS.0b013e31818e2ad7.

[81] Cloyd JM, Acosta FL Jr., Ames CP. (2008). Complications and outcomes of lumbar spine surgery in elderly people: A review of the literature. J Am Geriatr Soc 56:1318–1327. doi: 10.1111/j.1532-5415.2008.01771.x.

[82] Kannus P, Palvanen M, Niemi S, Parkkari J, Jarvinen M. (2000). Epidemiology of osteoporotic pelvic fractures in elderly people in Finland: Sharp increase in 1970–1997 and alarming projections for the new millennium. Osteoporos Int 11:443–448. doi: 10.1007/s001980070112.

[83] Lourie H. (1982). Spontaneous osteoporotic fracture of the sacrum. An unrecognized syndrome of the elderly. JAMA 248:715–717.

[84] Weber M, Hasler P, Gerber H. (1993). Insufficiency fractures of the

sacrum. Twenty cases and review of the literature. Spine (Phila Pa 1976) 18:2507–2512.

[85] Dasgupta B, Shah N, Brown H, Gordon TE, Tanqueray AB, Mellor JA. (1998). Sacral insufficiency fractures: An unsuspected cause of low back pain. Br J Rheumatol 37:789–793.

[86] Denis F, Davis S, Comfort T. (1988). Sacral fractures: An important problem. Retrospective analysis of 236 cases. Clin Orthop Relat Res 227:67–81.

[87] Finiels H, Finiels PJ, Jacquot JM, Strubel D. (1997). [Fractures of the sacrum caused by bone insufficiency. Meta-analysis of 508 cases]. Presse Med 26:1568–1573.

[88] Pommersheim W, Huang-Hellinger F, Baker M, Morris P. (2003). Sacroplasty: A treatment for sacral insufficiency fractures. AJNR Am J Neuroradiol 24:1003–1007.

[89] Frey ME, Depalma MJ, Cifu DX, Bhagia SM, Carne W, Daitch JS. (2008). Percutaneous sacroplasty for osteoporotic sacral insufficiency fractures: A prospective, multicenter, observational pilot study. Spine J 8:367–373. doi: 10.1016/j. spinee.2007.05.011.

[90] Uemura A, Matsusako M, Numaguchi Y, Oka M, Kobayashi N, Niinami C, Kawasaki T, Suzuki K. (2005). Percutaneous sacroplasty for hemorrhagic metastases from hepatocellular carcinoma. AJNR Am J Neuroradiol 26:493–495.

32

骨盆骨折

John Keating

简介

老年人骨盆骨折是最常见的低能量骨质疏松性骨折或骨盆功能不全骨折。尽管这些骨折实际上是最常见的创伤性骨盆损伤，但与管理较高能量骨盆损伤的文献相比，它的文献报道相对较少，并且骨质疏松性骨折与创伤性骨折的比较并不常见。值得注意的是，在所有骨盆骨折患者中，老年患者占73%。骨质疏松症是正常矿化骨量减少并使骨骼易受低能量损伤的影响。骨盆骨折的不完全骨折，是在正常生理负荷的情况下自发发生且没有明显的创伤所致。尽管高能量损伤也造成骨盆骨折，但它们不太常见，并且明显会危及老年患者生命。老年人遇到的大多数骨盆骨折是稳定的，并且可以进行非手术治疗，但他们对医疗保健资源的需求很大，因为他们常常伴有长时间的住院和康复需求。

流行病学

低能量骨质疏松性骨折是老年患者最常见的骨盆损伤类型。据估计，老年患者中2/3的骨盆骨折是由于低能量损伤所致，最常见是因单纯跌倒所致。骨盆骨折发生率随着年龄而增加，骨盆骨折的总发病率估计在每年20/10万~37/10万。然而，在60岁以上的患者中该发病率每年增加到92/10万，并且在85岁以上的患者中每年增加到446/10万。年龄在60岁以上的骨盆骨折患者超过90%以上存在骨质疏松症。此外，老年人骨盆骨折的实际发病率也在增加。Clement和Court-Brown报道称在10年内发病率从7.9/100 000增加到13.1/100 000。Kannus等报道芬兰在1970—1997年骨质疏松性骨盆骨折增加了3倍。实际骨折数量的增加可以在一定程度上由老年人群数量的增加来解释，但也有证据表明，欧洲流行病学研究中骨盆骨折的年龄特异性发病率正在增加，但对此的解释并不清楚。

评估

大多数患者有跌倒的病史，但在认知障碍患者中，病史可能不可靠。高能量创伤导致骨盆骨折虽然也发生，但比年轻患者少见。老年人不稳定的骨折类型更易发生在高能量的坠落而不是交通事故。患者最常抱怨前腹股沟疼痛，通常伴有后骨盆疼痛。主诉后骨盆痛的患者可能有后部骨折，这些患者应考虑通过CT或MRI进一步检查。孤立的耻骨支骨折，是低能量创伤中导致最常见的骨盆损伤，但体征有限。在大多数情况下，没有下肢外旋或短缩，而髋部骨折则容易出现。在少数涉及高能量创伤的患者中表现为多发伤，根据高级创伤生命支持（ATLS）指南进行评估是必要的。高能量骨盆骨折在老年患者中并不常见，但与年轻患者相比死亡率更高。人们认识到，即使是机械稳定的模式（例如侧向压迫损伤）也与出血风险有关。老年患者的评估可能很困难，比如正常血压的表现可能实际上代表了高血压的患者的处于低血压状态。对于服用β受体阻滞剂或其他抗心律失常药物的患者，发生生理性心动过速以应对出血的这个调节机制可能受损。华法林用于房颤或其他适应证的患者则更容易出现严重出血。

影像学表现

X线可识别大多数骨盆前环骨折，但常常会造成后环漏诊。Lau和Leung报道，在出现明显孤立的耻骨支骨折的患者中，后环骨折的发生率为59%。其他研究人员报道发病率更高。Scheyerer等描述了在耻骨支骨折的患者，用CT扫描后发现有96.8%的患者存在后环损伤。但患者中有一部分是高能量创伤所致的平均年龄较小的患者，而不是单独的耻骨支骨折。在MRI检查中，90%以上的骨盆损伤患者中都有后环损伤。但是，在老年患者跌倒后，即使是完全正常的X线片也不能排除骨折。Ohishi等报道了113例老年人跌倒后骨盆X线片呈阴性，在MRI扫描中发现90%以上有骨骼或软组织异常，1/3的患者在有隐匿性骨盆环骨折。因此，骨盆环的隐匿性骨折非常常见，在X线片上没有异常并不能排除骨折。

出现髋部骨折的患者应仔细评估是否存在骨盆骨折。据报道，疑似髋部骨折的住院患者的隐匿性骨盆骨折发生率为11%~51%。除前环损伤外，最常见的骨折部位为骶骨。

虽然可以常规行骨盆入口和出口位X线片，但它们在现代骨科临床实践中并不常用，特别是在低能量跌倒的老年患者中。最常见的情况是可疑后环损伤伴有耻骨支骨折的患者或摔倒后骨盆疼痛但X线阴性患者。CT可发现大部分隐匿或与耻骨支骨折相关的损伤（图32.1）。如果检查结果为阴性，那么MRI扫描通常会发现软组织损伤，这可能是疼痛的根源。显然，并不是所有稳定的低能量的耻骨支骨折的老年患者都需要额外的影像学检查。但是，如果损伤机制不是低能量摔倒所致，则应考虑CT扫描。其他相关适应证则是指怀疑有明显的后环病变或有明显持续性疼痛的患者。

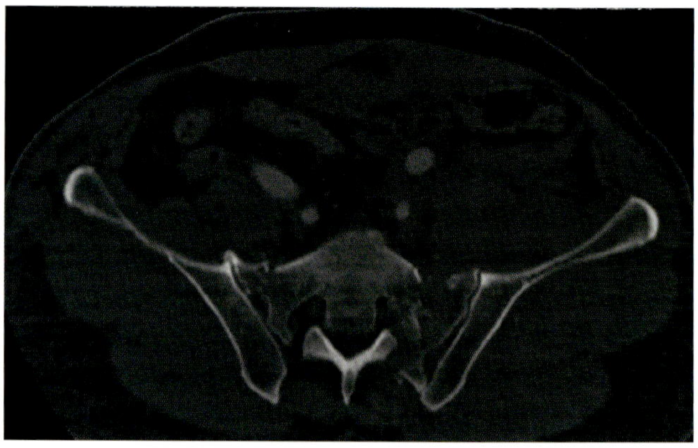

图32.1　骶骨CT扫描示双侧骶骨骨质疏松性骨折

分型

高能量骨盆环损伤通常使用2种影像分类系统进行描述：Tile设计的AO/OTA分类和Baltimore开发的Young-Burgess分类。Tile/OTA分类系统是一种形态学分类系统，基于骨盆环稳定性，特别是后部韧带复合体的完整性。受伤分为稳定型（A型），旋转不稳定型（B型）和垂直不稳定型（C型）。旋转不稳定类型被分类为开书样损伤（B1），侧方挤压损伤（B2）或这两种损伤模式的组合（B3）。垂直不稳型被分为垂直剪切类型是单侧（C1），结合对侧旋转损伤（C2）或双侧垂直剪切（C3）。这是最全面的分类系统，能够详细描述大多数伤害模式，并在每个主要类别下再次分组。

老年人最常见的损伤类型是单独的耻骨支骨折，在这个分类系统中，这种损伤被认为是骨盆环的稳定骨折并被称为A2.2损伤。考虑到可以通过CT或MRI扫描检测到的隐匿性后部病变，将这些骨折是否分类为侧方挤压性损伤（B2）存在争议。然而，后部损伤通常是轻微的骶骨前方压缩，通常不会影响管理。在使用这种分类对老年骨盆骨折患者进行的一项研究中，85%为孤立的耻骨支骨折（称为A2.2损伤）（图32.2），其余8%为其他A型，是稳定的骨盆环损伤，仅有7%为机械不稳定骨盆环破坏的B型或C型损伤。

Young-Burgess分类系统用于高能骨盆环损伤，它将损伤骨盆环的机制与预期的损伤联系起来。这是一种更简单的分类，将骨折模式分为前后压缩（APC），侧向压缩，垂直切变和组合机械损伤（CMI）。该系统并不真正涉及低能量骨质疏松性骨折。因此，它的应用实际上仅限于较小比例的持续性高能量骨盆创伤的老年患者，其比例不到10%。虽然它确实指导了外科医生来治疗预期的损伤（例如APC损伤与输血要求和尿道/膀胱损伤的关联），但这些关联特别敏感性或特异性不是特别高。2种分类系统都被广泛使用并在已发表的研究中报道，但2

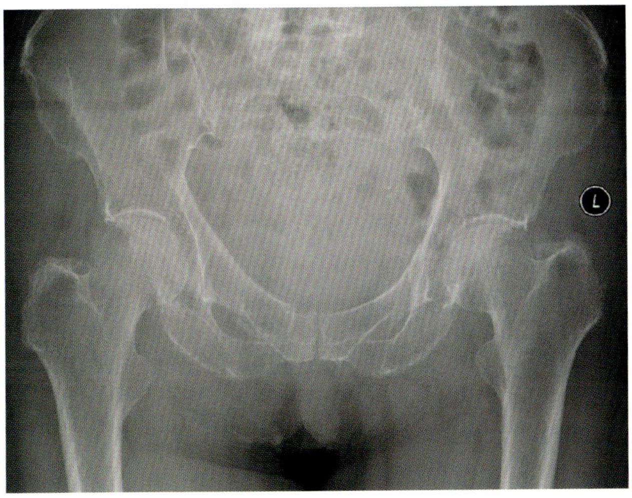

图32.2 骨盆的正位X线片显示右侧耻骨支骨折，这是老年患者最常见的骨盆骨折类型

个分类系统的观察者间一致性并不相同。

老年患者骨盆骨折类型的一个主要区别是韧带损伤相对较少，较低的能量损伤发生率较高，这导致与上述分类系统所涵盖的损伤谱非常不同。在此基础上，Rommens和Hofmann最近提出了骨盆脆性骨折的新分类（FFP;表32.1）。这是基于对245例平均年龄为80岁的骨盆环骨折患者的分析。此分类将这些骨折分为4组，并且每组的不稳定性逐渐增加。表32.1给出了分类摘要。为了准确使用这种分类，需要通过CT或MRI扫描进行额外的成像。

1型和2型患者存在单独的前部损伤或与其相关的无移位后部损伤，此类型适用于非手术治疗。同时也建议在某些2型损伤中需要考虑经皮固定。在类型3和类型4中分别存在单侧或双侧移位后部损伤。研究人员认为这些骨折更不稳定，最好采用标准内固定方法治疗。在研究中观察到，与年轻人不同，经椎间孔骶椎骨折非常常见，在老年患者中，骨折几乎总是局限于骶骨翼（图32.1）。这种分类和相关治疗还需要前瞻性临床研究来支持。

对于大多数患者来说，骨盆的X线片足以进行诊断和计划治疗，而这种治疗通常是非手术治疗。

在出现以下情况的则要通过CT或MRI扫描来进行进一步检查：

- 血流动力学不稳定
- 机械不稳定骨盆骨折模式
- 怀疑后环受累
- 持续2周盆腔疼痛

表32.1　骨盆脆性骨折的分类

种类	类型	影像学特色
单纯前方损伤	1a	单独的单侧损伤
	1b	单独的双侧损伤
无移位的后方损伤	2a	单独的骶骨骨折，无前环病变
	2b	无移位的骶骨粉碎性骨折，伴随前骨盆环骨折
	2c	无移位的骶骨、髂骨及骶髂关节骨折，伴随前骨盆环损坏
移位的单侧后方损伤	3a	移位的单侧髂骨骨折
	3b	移位的单侧骶髂关节破坏
	3c	移位的单侧骶骨骨折
移位的双侧后方损伤	4a	双侧髂骨骨折或骶髂关节破坏
	4b	双侧骶骨骨折或者脊柱骨盆分离
	4c	联合不同背侧不稳定

治疗

低能量骨盆骨折

耻骨支骨折

虽然耻骨支骨折可以发生在任何年龄段，但在年轻患者中它们并不常见。Hill等报道每年总发生率为6.9/100 000，但60岁以上的患者年增长率为每年25.9/100 000。其中大部分是由于摔倒，导致侧方挤压损伤，它们通常伴有后环损伤，但其中大多数是I型髂骨翼状压缩性骨折，其稳定且不需要手术干预。单独的耻骨支骨折被分类为A2.2型损伤，占老年人骨盆骨折的85%（图32.2）。最常见的损伤类型是单侧耻骨上下支骨折。如果疼痛可以耐受的话，管理是多种多样的，可以是短时间的卧床休息或者镇痛以及制动。尽管如前所述，后部隐匿性骨折的发生率很高，但这些几乎总是稳定的，并且它们的存在不会改变管理或预后。因此，没有指出这些患者需要通过CT或MRI扫描来进行常规检查。

这些骨折并发症有骨折不愈合和移位（图32.3），但是非常罕见。为了促进康复，足够的镇痛非常重要。如果不这样做将妨碍恢复运动，增加并发症的风险并延长住院时间。认知功能障碍患者可能很难沟通镇痛药的需求，这应该在管理中考虑到。需要谨慎选择镇痛药物，因为阿片类药物会加重意识障碍，并且最好避免使用非甾体类抗炎药，因为会造成肾和心血管副作用。

一些研究人员建议对选定患者进行干预。Tosounidis等报道，如果疼痛持续时间超过2周，可以使用外固定支架治疗伴有骶骨骨折的耻骨支骨折患者，同时，经皮髓内钉和骶髂螺钉固定也是一种选择。Winkelhagen等报道了6例患者，他们在用髓内钉治疗单独的耻骨支骨折后持续疼痛。他们注意到疼痛的显著改善促进了运动。该技术的优点是微创，生物力学作用等同于钢板。同时有报道将甲基丙烯酸甲酯骨水泥注入骨折的耻骨支以减轻疼痛。这些技术仅在少数患者中有报道，可能只适用于存在后环病变并且以疼痛控制为主的患者之中。

Lau和Leung报道了一系列耻骨支骨折患者，并建议在B型侧方挤压性骨折伴有后髂骨翼新月形骨折时进行内固定。其他骨折模式通过非手术治疗达到愈合。其他研究人员则报道手术治疗率相对较高。Scheyerer等报道了一系列在X线片上有耻骨支骨折的患者中，CT扫描发现后环骨折的发生率为96.8%，手术率为30%。然而，这些患者平均年龄为56岁，其中包括许多侧方挤压骨折，因此可以假设他们的发现不适用于在简单摔倒后出现低能量耻骨支骨折的老年人群。

同时，药物也可能在加速愈合中发挥作用。

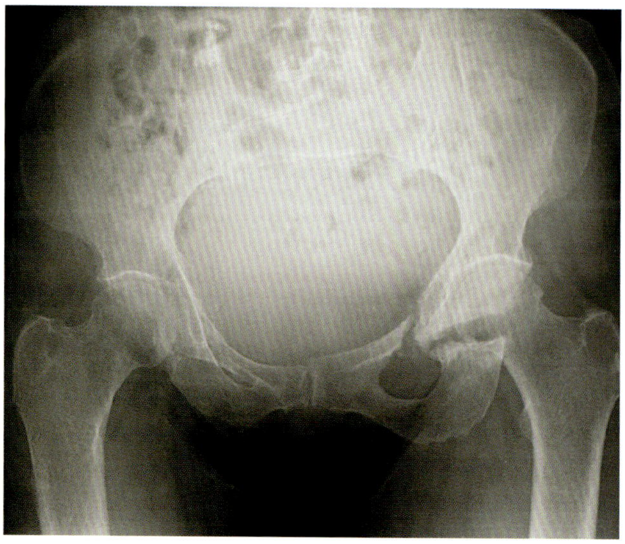

图32.3 损伤后2年骨盆的前后位（AP）显示耻骨支骨不连，这是一种罕见的低能量耻骨支骨折并发症

Peichl等报道了使用甲状旁腺激素（PTH1-84）治疗低能量耻骨支骨折的患者。在接受PTH1-84注射的21例患者中，骨折平均愈合时间为7.8周，而对照组44例患者的骨折愈合时间为12.6周，治疗组骨折愈合明显更快。通过视觉模拟评分来测量疼痛缓解程度和通过计时测试来测量功能，二者在治疗组中数据明显更好。

大多数耻骨支骨折的主要问题是医疗系统的负担。据报道，住院时间从9~17天不等。较短的住院时间与患者年龄较小和骨折后可以独立活动相关。

一旦患者出院，不需要对这些患者进行常规随访（大多数患者在伤后6~8周内愈合）。虽然大多数患者确实恢复其以前的活动水平，但骨折仍是脆弱的标志。然而，Hill等在他们的研究中报道平均住院时间为9天，78%的患者已经出院。报道1年和5年的总生存率分别为86.7%和45.6%。在另一项关于耻骨支骨折和骶骨功能不全骨折的研究中，1年死亡率为23%，3年死亡率为47%。男性似乎与更差的生存率相关。Clement和Court-Brown报道男性患者的1年死亡率为40%，显著高于女性患者。

髂骨翼骨折

单独髂骨的骨质疏松性骨折较少见（图32.4）。有关其管理的文献非常有限，主要是高能量损伤导致骨折的年轻患者，这类骨折一般是直接撞击髂骨本身造成的，这在老年人中是一种不常见的损伤机制。骨折时，它们通常相对粉碎但没有广泛的移位，并且通常可以选择非手术治疗，大部分可以达到预期愈合。但有时两部分骨折可能会旋转或显著移位，在这种情况下，不愈合风险较高。此时，钢板固定是这些骨折的首选治疗方式。

骨盆和骶骨不完全骨折

在骨盆疼痛的老年患者中，骨盆不完全骨折普遍被认识到但在临床上却诊断不足。患者表现出腰背部和盆腔疼痛，2/3的患者有损伤史，身体活动会加剧疼痛。骨盆骨折经常存在其他合并症，尤其是骨质疏松症、类风湿性关节炎、代谢性骨疾病（包括Paget病）、甲状旁腺功能亢进症和骨软化症。查体包括骶髂关节压缩试验和屈曲外展外旋试验（FABER测试）。神经损伤很少见，但也有报道。骶骨不完全骨折常常伴有耻骨支骨折，有报道78%

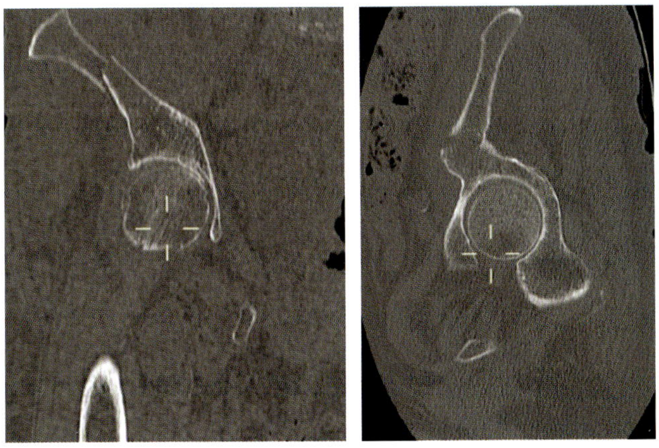

图32.4 单独的髂骨翼骨折的二维CT重建图像。在这种情况下，只要有良好的骨性结合，就可以选择非手术治疗

的病例伴有耻骨支骨折。

这些损伤在X线片上常常不明显，并且疼痛经常被误诊为劳力性背痛。因此，延迟诊断1~2个月是很常见的。在这两项研究中，普通X线片在确定诊断方面的敏感度均低于40%。

通常需要其他成像来确定诊断。骨显像将显示骨摄取增加，但也可能在受伤后48~72h扫描为阳性。典型骨扫描显示骶骨和骶髂关节放射性核素摄取呈"H"形模式。CT扫描将显示大多数病例早期时的新鲜骨折线或后期呈现的骨折硬化愈合。即使在CT扫描中，结果可能也非常微妙。然而，主要的鉴别诊断是骨髓炎或骨恶性肿瘤，CT扫描通常会排除这些疾病。MRI是最有用和最敏感的检查，特别是STIR像和抑脂像T2加权图像。

Denis等根据骨折线位置对骶骨骨折进行了分类。Ⅰ型骨折位于骶骨孔外侧，Ⅱ型为经骶骨孔，Ⅲ型位于骶骨孔内侧。骶骨不完全骨折最常见于骶骨翼，是Ⅰ型骨折。

治疗包括卧床休息，然后康复锻炼。一般来说，对于大多数患者至骨愈合及完全疼痛缓解来说，这可能需要2~4个月。虽然已发表的研究支持非手术治疗作为首选，在一些患者中可能存在延迟愈合，甚至永久残疾。这些患者需要进一步检查，以确定是否有可逆的潜在代谢原因导致延迟或不愈合。

针对不完全骨折的患者，提出了许多手术治疗措施，其中包括经皮髂骨螺钉固定、经髂骨固定钉棒固定和骶髂关节注射聚甲基丙烯酸甲酯骨水泥固定。有关这些技术预后的已发表文献有限，所有这些干预措施都有公认的并发症发生率，其中一些发生率较高。目前，推荐选择非手术治疗，对于那些骨折未能愈合及疼痛持续存在的患者中，考虑进行固定治疗。

不稳定骨盆骨折

老年人不稳定骨盆骨折的治疗极具挑战，这些损伤在骨质量较好的年轻患者中难以进行治疗，并且在老年患者中难度更大。出于各种原因，高能量骨盆破坏导致老年患者预后非常差。骨盆骨折或相关损伤造成的低血压难以忍受，特别是如果症状持续很长一段时间。在骨盆周围的相关软组织损伤通常更严重，伴有非常广泛的瘀斑和脱皮。粉碎性骨折是常见的，并且恢复骨骼稳定性非常困难（图32.5）。

急性期

近年来，患者急性期管理发生了一些重大变化，特别是伴有不稳定骨盆骨折的血流动力学不稳定患者的初始治疗方法有了相当大的进展。以前在不稳定的患者中积极使用晶体治疗，通过应用外固定架减少骨盆容积，并对这些措施没有反应的患者进行骨盆血管造影和栓塞。这些干预都有合理的理论基础，但有一些非常明确的缺点。用晶体进行过度液体治疗可能产生多种不利影响，如在尚未控制出血来源情况下，过度输液则可导致体温过低，稀释凝血因子和继续出血。

应用骨盆前部外固定架来减少盆腔容积对于开书样损伤患者来说（APC或AO分型B1损伤模式）最为有效。然而，此方法对于其他类型骨折并不是一直有效，特别是在肥胖患者或腹部膨胀患者中。错误应用此技术是非常普遍的，除非操作者有丰富的骨盆外固定的经验并且需要足够的手术时间。此外，尽管前方外固定架在闭合骨盆前部方面有效，但实际上可能会增加后环移位，并且由于骨盆的后环区域经常是失血的来源，这可能是非常危险的。老年患者髂骨翼粉碎骨折是骨盆骨折的常见表现，并可能妨碍在此位置外固定架应用（图32.6）。

最后，虽然血管造影和栓塞已被报道是一种有效的干预措施，但在大多数患者中，失血的主要来源是静脉，并且不会受到动脉栓塞的影响。手术过程耗时一般较长，因此对于有生命危险的低血压患者可能不适用。Hou等在最近的一项研究中报道，使

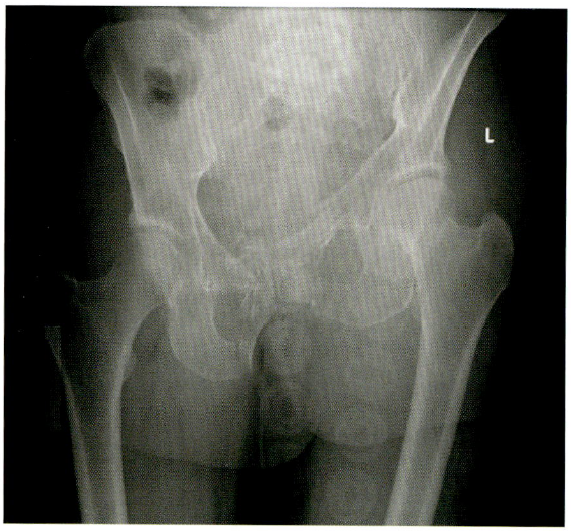

（a）

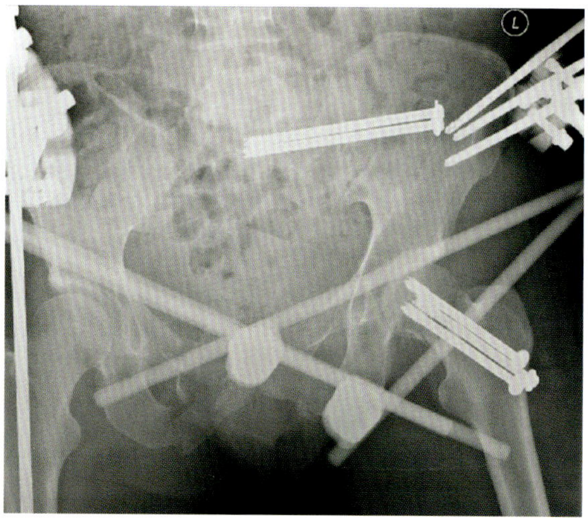

（b）

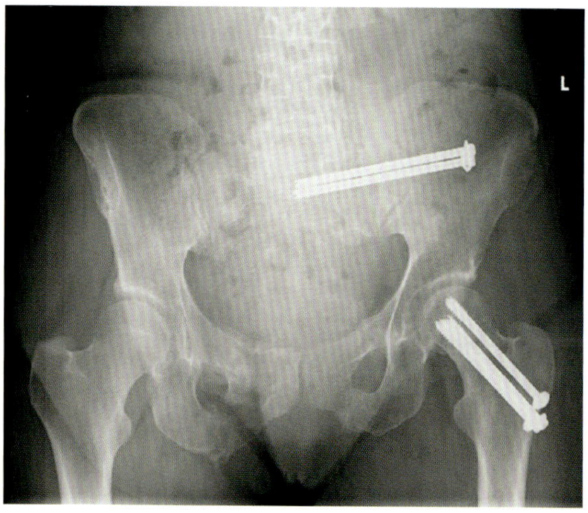

（c）

图32.5 （a）老年女性伴有粉碎性耻骨支骨折和左侧骶骨骨折的垂直剪切损伤，同时伴有左侧股骨颈骨折；（b）骨盆外固定架和经皮髂骨螺钉内外固定相结合；（c）移除外固定架后骨折愈合，有一定程度的骨盆畸形愈合

用血管造影术控制骨盆腔骨折出血的死亡率很高，建议不要将这种干预措施作为急性期治疗的一部分。

现代治疗方法已经过修改，以下列方式解决这些缺点：

- 早期应用骨盆黏合剂
- 容许性低血压和大量输血方案的发展
- 对严重无反应性低血压的选定病例进行盆腔填塞

骨盆黏合剂

使用骨盆黏合剂已经在很大程度上取代了在血流动力学不稳定时急性期使用外固定。这些具有许多优点，特别是在老年患者中。这些包括：

- 可以很快应用
- 可以在复苏过程的很早阶段应用
- 有限的技术专长必要
- 在骨盆周围施加周围压力，并关闭骨盆环的前环和后环
- 应用于转子水平，可以使腹部露出

在进行其他治疗时，骨盆黏合剂可以留在原位。这显然不是提供明确的骨盆稳定的方法，并且如果黏合剂长期置于原位，可能会加剧软组织损伤。

液体治疗

直到2006年，传统的液体治疗方法是在早期使用晶体、胶体和红细胞，在后期使用血浆和血小板。正如已经指出的那样，大量晶体的强力灌注不再被认为是最有效的策略。在早期阶段，“容许性低血压”的概念现在很流行。其基本概念是将血压恢复到安全水平，但低于正常水平，以限制所用晶体的体积，并将进一步失血加剧的风险降至最低。收缩压在80~100mmHg之间被认为是合适的，在这个水平下桡动脉仍然可触及。然而，对于哪种亚组患者将从这种方法中获益最大的确切水平和确切证据，没有普遍的一致意见。

对于年龄较大的患者，这种治疗可能存在一些明确的危险。许多老年患者患有高血压，并且可能无法确定安全程度。有些患者存在肾功能损害，甚至中等程度的低血压可能加剧这种情况。在头部损伤时运用此技术可能会危及脑灌注。

早期的液体治疗改变了以往的“止血治疗”模

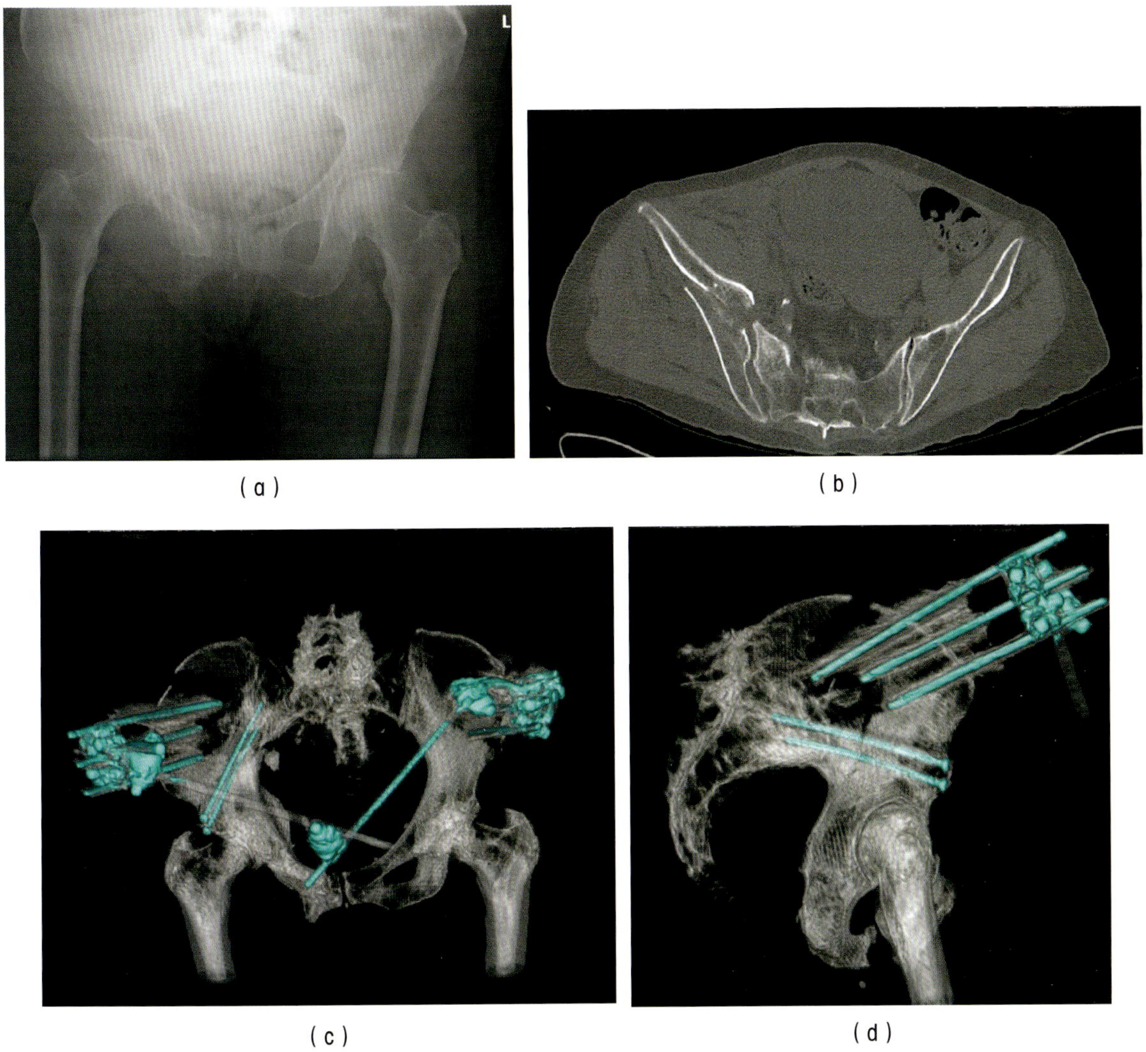

图32.6 （a，b）骨盆侧方挤压骨折伴髂骨翼骨骨折；（c）显示外固定架和经皮螺钉固定髂骨骨折的CT正位图像；（d）CT侧面视图

式。这包括在早期急性治疗阶段输注血液制品。这一变化的发生是因为许多研究表明在军事实践中，危及生命的出血患者的生存率更高。现在主要的输血方案有从一开始就输注红细胞、新鲜冰冻血浆和血小板，很少使用晶体和胶体。有人建议应该使用1：1：1或2：1：1的比例，但是这些血液制品的最佳比例仍有待确定，并且一直存在争议，一些研究人员认为已发表的研究结果存在偏差。

对出血患者凝血的监测也发生了变化。人们认识到，包括凝血酶原时间和部分凝血活酶时间在内的传统实验室检测只能检测凝血过程中选定的成分，它们还有一个显著的缺点，即耗费时间，在患者存在血流动力学时不稳定时难以操作。老的级联凝血模型现在已被更新的基于细胞的模型取代，该模型强调了细胞成分，特别是血小板在止血中的作用。这种基于细胞的模型分为3个阶段：启动、扩增和增殖，止血的质量取决于凝血酶生成量。测试已经开发出来，以反映这种新的止血概念，并且包括血栓弹性成像和旋转血栓弹力测量法的黏弹性止血测定这些测试比以前的研究具有更多优点：它们可以更快地执行，因此在治疗阶段可以看到效果。它们还可以显示低纤维蛋白原，较差的血小板功能和纤溶亢进，因此它们是血液产品需求和所需产品类型的更好指导。

手术控制止血

不稳定骨盆骨折的患者倾向于分为两组：第一组是初次治疗时血流动力学稳定的患者或初次治疗

后反应迅速的患者，第二组是对初始液体治疗无响应的潜在危及生命的低血压患者。后一组是在早期阶段处于死亡风险最高的组，不久即可导致死亡。严重危及生命的出血患者是骨盆骨折人群中相对较小的一部分，约占总数的10%。骨盆骨折的失血主要来自盆腔静脉丛。在15%~20%的病例中发现动脉源性失血。骨髓出血也会发生，但并不重要。减少盆腔容积将有助于控制失血并实现血流动力学稳定性。现代实践中最有效的方法是使用骨盆黏合剂。这比现在使用频率低得多的外部固定要快得多并且更安全。骨盆黏合剂将在骨盆周围施加环形压力，这对于具有后部损伤的患者是优选的。

如上所述，用血液制品进行早期强有力的治疗应在第二步进行，但在这些患者中，这些措施仍然不够，低血压情况会持续存在。在这些患者中，应该通过快速CT扫描或者腹部超声确定病因。其中CT扫描是更可取的，因为它是一个更准确地调查，并且从头骨顶部扫描到耻骨联合，以便识别对其他身体部位的伤害。如果没有发现其他的失血源，那么可以选择盆腔填塞或血管造影和栓塞。盆腔填塞可以迅速完成，对于严重低血压患者更适合。这可能是通过腹膜外入路治疗无腹腔内出血的患者最好的方法此方法可以通过低位脐部切口或Pfannenstiel切口完成。

盆腔血管造影这种方法更费时间，但对于反复发生但无生命危险的低血压的患者来说，可能是一种合理的替代方案，此时时间就显得不是那么重要了。随着骨盆黏合剂的出现，早期止血和盆腔填塞血管造影可能比以前更少用了。但它在控制盆腔出血方面的作用有限，它与臀部坏死等软组织并发症的风险有关，特别是当主要血管栓塞时。

手术治疗

老年患者主要的不稳定骨折模式并不常见，但是当它们发生时，与年轻的类似受伤患者相比，它们存在的问题会更多，主要区别是：

- 更大的粉碎骨折
- 骨质疏松骨更难以实现稳定的复位和固定
- 骨盆韧带断裂的发生率较低
- 软组织差，增加了切口破裂和其他并发症的风险

可接受的骨盆骨折固定适应证包括：

- 耻骨联合大于2.5cm的开书样损伤骨折
- 垂直剪切模式，使骨盆的位移大于1cm
- 耻骨联合或倾斜骨折的侧向压缩模式
- 侧方压缩模式与移位新月体骨折
- 以上的综合类型

一开始，固定的方式取决于损伤的性质和相关的破坏模式。这个年龄组中的许多骨盆骨折是由于较低的能量创伤而发生的，并且侧方挤压类型的发生率很高。由于骨盆韧带完好无损，几乎所有情况下都可以认为这些骨折是稳定的。因此，大多数人都可以接受非手术治疗。

老年患者手术治疗的适应证与年轻患者相同。但是，考虑到在骨质疏松患者中管理这些骨折的困难，对不稳定骨折模式的管理进行了一些修改。近年来，固定的时机也有所改变。当出现所谓致死性三联（亚低温、凝血障碍和酸中毒）时，可在术前纠正这些异常。没有这些特征的稳定患者可以安全地进行手术，但有越来越多的证据表明，这些生理异常的患者进行手术可以使异常生理逆转。

外固定架固定

外固定具有微创的优点，但在老年患者中却有许多缺点。这些患者通常髂骨翼粉碎性骨折，而且这些位置就是外固定架定位点，这可能使外固定不可用。其他缺点包括针道感染、患者活动受限和非常高的畸形愈合率，特别是在更不稳定的损伤模式中。对于垂直剪切损伤，当外固定被用作确定性治疗时，已报道95%的畸形愈合率（图32.5c）。

一个好的替代方案可能是前部皮下外固定器装置。这是应用于髋臼上部的微创方法。这些骨针被放置在这个区域中，连接针的杆被定位在皮下，具有将骨针放置在骨质较好的骨头中的优点，并且该装置不经皮，因此无针道感染问题。这在老年患者中可能是有利的，其中骨折粉碎或骨质量差使得传统的髂骨位置更容易出现并发症，包括骨针松动和针道感染。与使用传统外固定装置相比，它更舒适，并且使患者能够更容易地坐和行走。

经皮固定

使用经皮髂骨螺钉和逆行髓内钉可能对于有限的老年患者手术范围非常有用。这些技术需要高质量的成像，实现闭合复位，并且它们可能在技术上

要求安全植入。然而对于耻骨支骨折和Ⅰ型或Ⅱ型骶骨骨折的患者，它们是非常有用的替代方案。

并发症

死亡

老年患者骨盆骨折的死亡率可能较年轻患者会更高，但文献中对此的数据存在矛盾。Holstein等分析了德国骨盆创伤登记处超过5000例骨盆骨折患者死亡的危险因素。他们没有发现年龄和死亡率之间的任何关系。70岁以上的患者中约有40%的幸存者。然而，与这些研究结果相反，Gabbe等回顾了澳大利亚人群的死亡率，并确定了65岁以上患者的年龄与死亡率增加有关。与15~34岁的患者相比，65岁以上的患者死亡率增加了8倍。Bible等对60岁以上的70例单独的B型和C型骨盆骨折患者进行了回顾性分析，报道其1年死亡率为12.9%，总结此数据低于髋部骨折或其并发症预期死亡率。Dong等报道了40例老年骨盆骨折患者，并指出25岁以上患者的损伤严重程度评分与死亡率显著增加有关。70%的患者存在额外损伤，52%的患者在受伤后15个月内独自生活能力逐渐降低。

总体医学并发症

正如所料，在低能量骨盆骨折后，老年患者的并发症并非罕见。Mears和Berry报道了这些患者的医疗并发症。发生率为15%~50%，双侧移位骨折发生率较高，单侧未移位的耻骨或骶骨不完全骨折发生率较低。并发症包括尿路感染、肺炎、谵妄、尿潴留、褥疮和心房纤颤。

主要骨盆骨折是深静脉血栓形成和肺栓塞发展的公认风险因素。这些并不少见于骨盆骨折后，但有研究表明，这些骨折的发生率与年龄相关，随年龄增长而增高的风险相关。Kim等报道，年龄超过50岁是这种并发症的高风险群体。一般来说，更严重的不稳定骨盆骨折和手术固定需要导致并发症的风险增加。

对于老年人中更常见的低能量骨盆骨折，目前关于血栓栓塞并发症发生率的文献很少。然而，这些骨折总是伴随着一段时间的制动，并且似乎可以合理地断定，损伤后早期深静脉血栓形成的风险会增加。目前接受的临床实践是规定某种形式的血栓栓塞预防。

功能结果

不稳定骨盆骨折与发病率和致残率明显有关，一般来说，更严重的不稳定程度较大的伤害会导致更糟的结果。特别是在老年人中，损伤的侧方挤压模式是最常见的不稳定骨盆骨折模式。虽然这些通常可以非手术治疗，但它们与功能障碍有关。Hoffman等通过短肌肉骨骼功能评估（SMFA）问卷测量，报道了固定侧向挤压骨折后的功能结果。甚至在2年时间内，在骨盆骨折患者中，持续性残疾证据也存在显著差异。

在另一项使用EuroQol残疾问卷调查研究功能结果的研究中，更严重的干预模式和年龄增加与功能减退相关。

一般来说，老年人能量较低的骨盆骨折预计会有更好的结果，但有证据表明即使这些损伤也与不良的功能结果有关。Mears和Berry报道了65岁以上患者低能量骨盆骨折后的功能结果。他们包括耻骨支骨折和骶骨功能不全骨折患者。他们报道骨折后的活动性和独立生活显著恶化。其他研究人员报道，这些骨折还与活动和独立性水平降低有关。Hill等报道60%的患者恢复了先前的活动水平，81%在耻骨支骨折后恢复到受伤前的状态。

参考文献

[1] Court-Brown CM, Caesar B. Epidemiology of adult fractures: A review. Injury 2006;37:691–697.

[2] Koval KJ, Aharonoff GB, Schwartz MC, et al. Pubic rami fracture: A benign pelvic injury? J Orthop Trauma 1997;11:7–9.

[3] Boufous S, Finch C, Lord S, et al. The increasing burden of pelvic fractures in older people, New South Wales, Australia. Injury 2005;36:1323–1329.

[4] Callaway DW, Wolfe R. Geriatric trauma. Emerg Med Clin North Am 2007;25:837–860.

[5] Melton LJ, Sampson JM, Morrey BF, et al. Epidemiologic features of pelvic fractures. Clin Orthop Relat Res 1981;155:43–47.

[6] Ragnarsson B, Jacobsson B. Epidemiology of pelvic fractures in a Swedish county. Acta Orthop Scand 1992;63:297–300.

[7] Kannus P, Palvanen M, Niemi S, et al. Epidemiology of osteoporotic pelvic fractures in elderly people in Finland: Sharp increase in 1970–1997 and alarming projections for the new millennium. Osteoporos Int 2000;11:443–448.

[8] Montgomery KD, Potter HG, Helfet DL. The detection and

management of proximal deep venous thrombosis in patients with acute acetabular fractures: A follow-up report. J Orthop Trauma 1997;11:330–336.

[9] Clement ND, Court-Brown CM. Elderly pelvic fractures: The incidence is increasing and patient demographics can be used to predict the outcome. Eur J Orthop Surg Traumatol 2014;24(8):1431–1437.

[10] Ohishi T, Ito T, Suzuki D, et al. Occult hip and pelvic fractures and accompanying muscle injuries around the hip. Arch Orthop Trauma Surg 2012;132:105–112.

[11] Clement ND, Aitken S, Duckworth AD, et al. Multiple fractures in the elderly. J Bone Joint Surg Br 2012;94-B:231–236.

[12] Vanderschot P. Treatment options of pelvic and acetabular fractures in patients with osteoporotic bone. Injury 2007;38:497–508.

[13] Henry SM, Pollak AN, Jones AL, et al. Pelvic fracture in geriatric patients: A distinct clinical entity. J Trauma 2002;53:15–20.

[14] Kimbrell BJ, Velmahos GC, Chan LS, et al. Angiographic embolization for pelvic fractures in older patients. Arch Surg 2004;139:728–732.

[15] Velmahos GC, Toutouzas KG, Vassiliu P, et al. A prospective study on the safety and efficacy of angiographic embolization for pelvic and visceral injuries. J Trauma 2002;53:303–308.

[16] Demetriades D, Sava J, Alo K, et al. Old age as a criterion for trauma team activation. J Trauma 2001;51:754–756.

[17] Lau T, Leung F. Occult posterior pelvic ring fractures in elderly patients with osteoporotic pubic rami fractures. J Orthop Surg 2010;18(2):153–157.

[18] Scheyerer MJ, Osterhoff G, Wehrle S, et al. Detection of posterior pelvic injuries in fractures of the pubic rami. Injury 2012;43:1326–1329.

[19] Cosker TD, Ghandour A, Gupta SK, et al. Pelvic ramus fractures in the elderly: 50 patients studied with MRI. Acta Orthop 2005;76:513–516.

[20] Bogost GA, Lizerbram EK, Crues JV 3rd. MR imaging in evaluation of suspected hip fracture: Frequency of unsuspected bone and soft-tissue injury. Radiology 1995;197:263–267.

[21] Chana R, Noorani A, Ashwood N, et al. The role of MRI in the diagnosis of proximal femoral fractures in the elderly. Injury 2006;37:185–189.

[22] Frihagen F, Nordsletten L, Tariq R, et al. MRI diagnosis of occult hip fractures. Acta Orthop 2005;76:524–530.

[23] Galloway HR, Meikle GR, Despois M. Patterns of injury in patients with radiographic occult fracture of neck of femur as determined by magnetic resonance imaging. Australas Radiol 2004;48:21–24.

[24] Kim KC, Ha YC, Kim TY, Choi JA, Koo KH. Initially missed occult fractures of the proximal femur in elderly patients: Implications for need of operation and their morbidity. Arch Orthop Trauma Surg 2010;130:915–920.

[25] Lee KH, Kim HM, Kim YS, et al. Isolated fractures of the greater trochanter with occult intertrochanteric extension. Arch Orthop Trauma Surg 2010;130:1275–1280.

[26] Lim KB, Eng AK, Chng SM, et al. Limited magnetic resonance imaging (MRI) and the occult hip fracture. Ann Acad Med Singapore 2002;31:607–610.

[27] Oka M, Monu JU. Prevalence and patterns of occult hip fractures and mimics revealed by MRI. AJR Am J Roentgenol 2004;182:283–288.

[28] Sankey RA, Turner J, Lee J, et al. The use of MRI to detect occult fractures of the proximal femur. J Bone Joint Surg 2009;91-B:1064–1068.

[29] Tile M. Pelvic ring fractures: Should they be fixed? J Bone Joint Surg Br 1988;70:1–12.

[30] Tile M. Acute pelvic fractures: I: Causation and classification. J Am Acad Orthop Surg 1996;4:143–151.

[31] Dalal SA, Burgess AR, Siegel JH, et al. Pelvic fracture in multiple trauma: Classification by mechanism is key to pattern of organ injury, resuscitative requirements, and outcome. J Trauma 1989;29:981–1000.

[32] Fracture and dislocation compendium. Orthopaedic Trauma Association Committee for Coding and Classification. J Orthop Trauma 1996;10(Suppl 1): v–ix, 1–154.

[33] Furey AJ, O' Toole RV, Nascone JW, et al. Classification of pelvic fractures: Analysis of interand intraobserver variability using the Young-Burgess and Tile classification systems. Orthopedics 2009;32:401–406.

[34] Gabbe BJ, Esser M, Bucknill A, et al. The imaging and classification of severe pelvic ring fractures: Experiences from two level 1 trauma centres. Bone Joint J 2013;95-B:1396–1401.

[35] Koo H, Leveridge M, Thompson C, et al. Interobserver reliability of the Young-Burgess and Tile classification systems for fractures of the pelvic ring. J Orthop Trauma 2008;22:379–384.

[36] Rommens PM, Hofmann A. Comprehensive classification of fragility fractures of the pelvic ring: Recommendations for surgical treatment. Injury 2013;44(12):1733–1744.

[37] Hill RM, Robinson CM, Keating JF. Fractures of the pubic rami. Epidemiology and five-year survival. J Bone Joint Surg Br 2001;83:1141–1144.

[38] Beall DP, D' Souza SL, Costello RF, et al. Percutaneous augmentation of the superior pubic ramus with polymethyl methacrylate: Treatment of acute traumatic and chronic insufficiency fractures. Skelet Radiol 2007;36:979–983.

[39] Steinitz D, Guy P, Passariello A, et al. All superior pubic ramus fractures are not created equal. Can J Surg 2004;47:422–425.

[40] Tosounidis G, Wirbel R, Culemann U, et al. Misinterpretation of anterior pelvic ring fractures in the elderly. Unfallchirurg 2006;109:678–680.

[41] Winkelhagen J, van den Bekerom MPJ, Bolhuis HW, et al. Preliminary results of cannulated screw fixation for isolated pubic ramus fractures. Strategies Trauma Limb Reconstr 2012;7:87–91.

[42] Simonian PT, Routt ML Jr, Harrington RM, et al. Internal fixation of the unstable anterior pelvic ring: A biomechanical comparison of standard plating techniques and the retrograde medullary superior pubic ramus screw. J Orthop Trauma 1994;8:476–482.

[43] Peichl P, Holzer LA, Maier R, Holzer G. Parathyroid hormone 1-84 accelerates fracture-healing in pubic bones of elderly osteoporotic women. J Bone Joint Surg Am 2011;93:1583–7.

[44] Matityahu A, Marmor M, Elson JK, et al. Acute complications of

patients with pelvic fractures after pelvic angiographic embolization. Clin Orthop Relat Res 2013;471:2906–2911.

[45] Abrassart S, Stern R, Peter R. Morbidity associated with isolated iliac wing fractures. J Trauma 2009;66(1):200–203. doi: 10.1097/TA.0b013e31814695ba.

[46] Switzer JA, Nork SE, Routt ML Jr. Comminuted fractures of the iliac wing. J Orthop Trauma 2000;14(4):270–276.

[47] Finiels H, Finiels PJ, Jacquot JM, et al. Fractures of the sacrum caused by bone insufficiency. Meta-analysis of 508 cases. Presse Med 1997;26:1568–1573.

[48] Aretxabala I, Fraiz E, Perez-Ruiz F, et al. Sacral insufficiency fractures. High association with pubic rami fractures. Clin Rheumatol 2000;19:399–401.

[49] Soubrier M, Dubost JJ, Boisgard S, et al. Insufficiency fracture. A survey of 60 cases and review of the literature. Joint Bone Spine 2003;70:209–218.

[50] Ries T. Detection of osteoporotic sacral fractures with radionuclides. Radiology 1983;146:783–5.

[51] Denis F, Davis S, Comfort T. Sacral fractures: An important problem. Retrospective analysis of 236 cases. Clin Orthop Relat Res 1988; 227:67–81.

[52] Gotis-Graham I, McGuigan L, Diamond T, et al. Sacral insufficiency fractures in the elderly. J Bone Joint Surg Br 1994;76:882–886.

[53] Weber M, Hasler P, Gerber H. Insufficiency fractures of the sacrum. Twenty cases and review of the literature. Spine 1993;18:2507–2512.

[54] Garant M. Sacroplasty: A new treatment for sacral insufficiency fracture. J Vasc Interv Radiol 2002;13:1265–1267.

[55] Lever M, Lever E, Lever EG. Rethinking osteoporotic sacral fractures. Injury 2009;40: 466–467.

[56] Pommersheim W, Huang-Hellinger F, Baker M, et al. Sacroplasty: A treatment for sacral insufficiency fractures. Am J Neuroradiol 2003;24:1003–1007.

[57] Hou Z, Smith WR, Strohecker KA, et al. Hemodynamically unstable pelvic fracture management by Advanced Trauma Life Support guidelines results in high mortality. Orthopedics 2012;35(3):319–324.

[58] American Society of Anesthesiologists Task Force on Perioperative Blood Transfusion and Adjuvant Therapies. Practice guidelines for perioperative blood transfusion and adjuvant therapies: An updated report by the American Society of Anesthesiologists Task Force on Perioperative Blood Transfusion and Adjuvant Therapies. Anesthesiology 2006;105(1):198–208.

[59] Pieracci FM, Biffl WL, Moore EE. Current concepts in resuscitation. J Intensive Care Med 2012;27(2):79–96.

[60] Stahel PF, Moore EE, Schreier SL, et al. Transfusion strategies in postinjury coagulopathy. Curr Opin Anaesthesiol 2009;22(2):289–298.

[61] Jansen JO, Thomas R, Loudon MA, et al. Damage control resuscitation for patients with major trauma. BMJ 2009;338:b1778.

[62] Stahel PF, Smith WR, Moore EE. Hypoxia and hypotension, the "lethal duo" in traumatic brain injury: Implications for prehospital care. Intensive Care Med 2008;34(3):402–404.

[63] Borgman MA, Spinella PC, Perkins JG, et al. The ratio of blood products transfused affects mortality in patients receiving massive transfusions at a combat support hospital. J Trauma 2007;63(4):805–813.

[64] Holcomb JB, Jenkins D, Rhee P, et al. Damage control resuscitation: Directly addressing the early coagulopathy of trauma. J Trauma 2007;62(2):307–310.

[65] Johansson PI, Hansen MB, Sørensen H. Transfusion practice in massively bleeding patients: Time for a change? Vox Sang 2005;89(2):92–96.

[66] Rajasekhar A, Gowing R, Zarychanski R, et al. Survival of trauma patients after massive red blood cell transfusion using a high or low red blood cell to plasma transfusion ratio. Crit Care Med 2011;39(6):1507–1513.

[67] Snyder CW, Weinberg JA, McGwin G Jr, et al. The relationship of blood product ratio to mortality: Survival benefit or survival bias? J Trauma 2009;66(2):358–362.

[68] Segal JB, Dzik WH, Transfusion Medicine/Hemostasis Clinical Trials Network. Paucity of studies to support that abnormal coagulation test results predict bleeding in the setting of invasive procedures: An evidence-based review. Transfusion 2005;45(9):1413–1425.

[69] Johansson PI. Coagulation monitoring of the bleeding traumatized patient. Curr Opin Anaesthesiol 2012;25(2):235–241.

[70] Smith WR, Moore EE, Osborn P, et al. Retroperitoneal packing as a resuscitation technique for hemodynamically unstable patients with pelvic fractures: Report of two representative cases and a description of technique. J Trauma 2005;59:1510–1514.

[71] Osborn PM, Smith WR, Moore EE, et al. Direct retroperitoneal pelvic packing versus pelvic angiography: A comparison of two management protocols for haemodynamically unstable pelvic fractures. Injury 2009;40(1):54–60.

[72] Vaidya R, Colen R, Vigdorchik J, Tonnos F, Sethi A. Minimally invasive treatment of unstable pelvic ring injuries with an internal anterior fixator and posterior iliosacral screw. J Orthop Trauma 2012;26(1):1–8.

[73] Vaidya R, Kubiak EN, Bergin PF, et al. Complications of anterior subcutaneous internal fixation for unstable pelvis fractures: A multicenter study. Clin Orthop Relat Res 2012;470:2124–2131.

[74] Holstein JH, Culemann U, Pohlemann T. What are predictors of mortality in patients with pelvic fractures? Clin Orthop Relat Res 2012;470:2090–2097.

[75] Gabbe BJ, de Steiger R, Esser M, Bucknill A, Russ MK, Cameron PA. Predictors of mortality following severe pelvic ring fracture: Results of a populationbased study. Injury 2011;42(10):985–991.

[76] Bible JE, Kadakia RJ, Wegner A, et al. Oneyear mortality after isolated pelvic fractures with posterior ring involvement in elderly patients. Orthopedics 2013;36(6):760–764. doi: 10.3928/01477447-20130523-21.

[77] Dong J, Hao W, Wang B, et al. Management and outcome of pelvic fractures in elderly patients: A retrospective study of 40 cases. Chin Med J 2014;127(15):2802–2807.

[78] Mears SC, Berry DJ. Outcomes of displaced and nondisplaced pelvic and sacral fractures in elderly adults. J Am Geriatr Soc 2011;59:1309–1312.

[79] Greets WH, Code KI, Jay RM, et al. A prospective study of venous thromboembolism after major trauma. N Engl J Med 1994;331:1601–1606.

[80] Hill J, Treasure T, Guideline Development Group. Reducing the risk of venous thromboembolism (deep vein thrombosis and pulmonary embolism) in patients admitted to hospital: Summary of the NICE guideline. Heart 2010;96:879–882.

[81] O'Malley KF, Ross SE. Pulmonary embolism in major trauma patients. J Trauma 1990;30:748–750.

[82] Kim JW, Oh CW, Oh JK, et al. The incidence and the risk factors of venous thromboembolism in Korean patients with pelvic or acetabular fractures. J Orthop Sci 2014;19:471–477.

[83] Hoffmann MF, Jones CB, Sietsema DL. Persistent impairment after surgically treated lateral compression pelvic injury. Clin Orthop Relat Res 2012;470:2161–2172.

[84] Holstein JH, Pizanis A, Köhler D, et al. What are predictors for patients' quality of life after pelvic ring fractures? Clin Orthop Relat Res 2013;471:2841–2845.

33

髋臼骨折

Sameer Jain，Peter V. Giannoudis

简介

背景

由于人口逐渐老龄化，老年人髋臼骨折愈加普遍。老年患者是英国人口中增长最快的部分，这是由于医疗保健水平提高，生活水平提高以及全民健康意识增强所致。除了预期寿命延长之外，这些患者仍然参加大量活动，并且有更高的生理需求。这组患者的髋臼骨折治疗困难，因为他们骨矿物质密度降低，既往可能有髋部疾病以及其他合并症，并且通常骨折类型复杂。由于对治疗的期望越来越高，对医疗资源的需求越来越高，所以带来明显的社会经济影响。高龄曾经是手术治疗的禁忌证，但老年人群日益活跃和社会要求日益高涨，这导致了对这些复杂伤害的治疗方式发生改变。保守治疗涉及长时间卧床休息，这与院内感染、压疮和静脉血栓栓塞导致死亡率和发病率较高密切相关。此外，最近外科技术和内植物技术方面的进步使手术治疗有更多可行的选择与更可预测的疗效。

解剖

“髋臼”这个词源于拉丁文，字面意思是“醋杯”。它形成了髋关节的近端部分，并在滑膜球窝关节内与股骨头关节连接。它由髂骨、坐骨和耻骨汇合而成。它进一步分为前后两列，成倒“Y”形（图33.1）。前柱由髂骨前半部分组成，并向下延伸至耻骨联合。后柱由髂骨的后半部分组成，并向下延伸至坐骨。臼窝是髋臼底部凹陷的非关节部分，其作为韧带的止点。髋臼的内侧壁称为四边体，其比上部负重表面更薄，因此更容易在老年人群中发生骨折。一个厚的盂唇通常包围髋臼的边缘并有助于髋关节的稳定。向下运动的是横向髋臼韧带，在髋关节负荷载期间起到张力带的作用。髋臼的自然倾角为40°~48°，前倾角为18°~21°。髋臼血供由冠状动脉提供，冠状动脉分别通过上腹动脉和闭孔动脉吻合髂外动脉和髂内动脉。

损伤机制

髋臼骨折具有双峰分布。高能量钝损伤是大多数年轻患者骨折的原因，而低能量创伤是老年患者主要损伤的原因。这些情况最常发生在髋关节侧部，通过大转子传导至股骨颈，然后这些力传递到髋臼通常会导致非典型骨折模式。尽管单纯跌倒是老年患者最常见的表现，但髋臼骨折也可能是高能量创伤的造成的，例如道路交通事故。这些可能涉及同侧股骨转子间区域，股骨颈或骨盆的伴随损伤。即使没有外伤，在骨矿物质密度降低的情况下可能发生髋臼不完全骨折，并且可能难以诊断。尽管这些患者通常可以采用保守治疗，但手术治疗可能使这些患者早期治疗并且改善预后。髋臼的病理性骨折最常发生在该年龄组的转移性沉积物中，并且可能导致严重残疾。关于病理性骨折管理的完整叙述不在本章的范围之内，但重要的是以骨科骨肿瘤外科医生、肿瘤科医生、职业治疗师和物理治疗师的多学科小组方法治疗这些患者，以提供对治疗

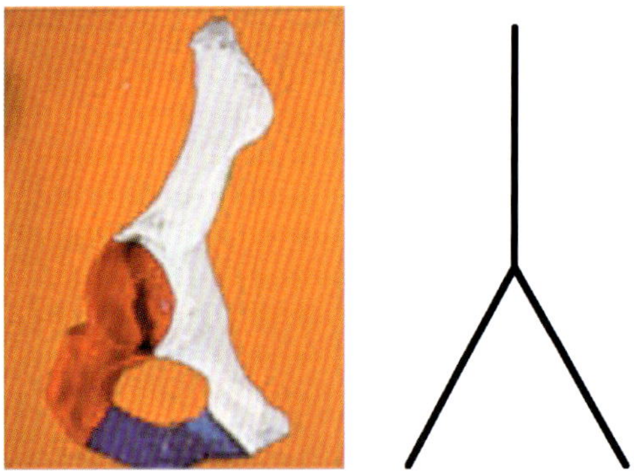

图33.1 倒“Y”代表双柱理论。红色：后柱；白色：前柱

目标和重建选择。

目的

临床和影像学评估后，在选择适当的管理策略之前必须考虑某些因素。这些包括需要手术的骨折移位和可用骨量的分析以及患者认知状态和功能需求的全面评估。由于患者症状和治疗期望的巨大差异，管理计划必须根据患者的个人需求进行个性化处理。由于许多老年患者有复杂的合并症和社会需求，因此非常具有挑战性。另外，老年人特有的某些骨折特征可能会使手术治疗极其困难。本章的目的是概述老年人群中髋臼骨折的流行病学、分类、影像学评估和治疗。

流行病学

髋臼骨折的流行病学很少被研究，因此难以准确描述。根据所有年龄组的统计，Laird和Keating估计英国人群髋臼骨折的年发病率为3/10万。这一流行病学研究中的数据集共涉及了16年间的351例患者，其中男性231例（65.8%），女性120例（34.2%）。随着时间的推移，患者的平均年龄从46.8岁增加至53.7岁，但这并无显著统计学差异。越来越多的单纯性跌倒损伤机制被观察到，这可能是由于患者平均年龄增加所致。同时，女性受伤的比例也有所增加，重要的是死亡率显著下降。

一项前瞻性流行病学数据库研究显示，在美国27年来收集的1309例髋臼骨折患者中，235例（17.9%）患者年龄超过60岁。在研究的前半期，62例（10%）患者超过60岁，而在后半期，174例（24%）患者在这个年龄组。这反映了老年患者髋臼骨折患病率增加了2.4倍。在这一组中，117例（49.8%）患者发生简单的低能量伤害机制，而88例（37.4%）患者是高能量损伤（如道路交通事故）。值得注意的是，虽然髋臼骨折与其他损伤（如胸部和腹部损伤）相关，但527例（49.1%）60岁以下的老年患者中只有70例（29.8%）同时发生损伤。这可以解释为老年人髋臼骨折通常具有低能量损伤，而不太可能患有多发伤。在那些同时出现并发症的患者中，老年患者更可能并发肢体损伤，而年轻患者更易并发内脏损伤。

分型

Letournel分型

许多分类系统已被用于描述髋臼骨折，但最著名的是Letournel分型。这种解剖分类是基于对髋臼前后柱进行X线评估来分类的。这对于描述骨折模式非常有用，同时也有助于计划手术方式。与普通X线摄影相比，CT显著统一了观察者间的一致性。根据该分型，骨折可分为2个主要组，每个组进一步分为5个亚型（表33.1）。一般来说，股骨头在撞击时的位置决定了骨折的类型。如果髋部处于外旋位置，那么前柱很可能受伤，而在内旋位时，更可能发生后柱的损伤。在外展位置，较低的横行骨折更常见，而在内收位置，较高的横形骨折更可能发生。关于所谓的相关骨折模式，了解其命名背后的关键原则很重要。如果双柱都骨折，这就是所谓的横行骨折（将髂骨分成两段，即上髂骨和下髂骨），但如果发生双柱骨折并彼此分离，则称为“T”形骨折。这与复杂的双柱骨折形成对比，它们彼此分离且关节表面从髂骨和股骨头的中心脱位。647例髋臼骨折的放射学分析显示后壁骨折（24.2%）是最常见的基本模式，而横形伴后壁骨折（20.7%）和双柱骨折（20.2%）是最常见的相关模式。

为了使关于髋臼骨折的术语标准化并引入可能影响手术决策的因素，Tile修改了该系统以包括许多预后指标，例如半脱位、脱位、关节内粉碎和关节表面受累。在此描述中，根据AO综合分类（表33.2），3个主要骨折组按照字母顺序进行分类。A型损伤是部分关节内骨折，涉及单个柱，并进一步细分为后壁骨折、后柱骨折和前壁或前柱骨折。B型

表33.1 Letournel分类

主要组	亚组
基本组	后壁骨折
	后柱骨折
	前壁骨折
	前柱骨折
	横形骨折
相关组	"T"形骨折
	后柱伴后壁骨折
	横形伴后壁骨折
	前柱伴后半横形骨折
	前壁伴后半横形骨折
	双柱骨折

损伤也是部分关节内骨折，但这些涉及双柱，并进一步细分为横形骨折，"T"形骨折和前柱加后半横形骨折。C型损伤是完全关节内骨折并伴有关节面分离，类似于Letournel描述的双柱骨折。这些进一步细分为高位型、低位型和骶髂关节型。可以添加进一步的骨折特征作为限定因素以指导预后（表33.3）。

针对老年患者的研究

Letournel和Tile描述的骨折类型通常涉及高能量创伤的年轻患者。老年骨质疏松症患者更可能出现非典型骨折模式，这种模式不一定符合任何一种描述的分类系统。Ferguson等报道在研究1309例老年髋臼骨折时，与年轻患者相比，前柱的移位骨折显著更为常见（64%：43%）。总体而言，基本组骨折的发生率低于相关骨折组中发生率最高的复杂双柱骨折。老年人特有的特征是分离的四边体，前壁骨折的顶部嵌塞和后壁骨折的粉碎和边缘嵌塞。同样，Ochs等在大型创伤数据库研究中发现，60岁以上患者更多出现前壁、前柱和前柱伴后半横形骨折。此外，股骨头中心骨折脱位伴四边体内侧移位在老年人群中更为常见，并且常常伴有相关的骨折类型（图33.2）。

这些观察结果可以通过老年人骨质疏松来解释。随着骨质疏松症的严重程度增加，将出现更多的特征如粉碎、撞击和关节软骨丢失。这些特征被认为是不良的预后指标，并与更差的临床结果相关。许多在老年人群中常见的复杂骨折模式不易通过任何现有的分类系统来定义。然而，如果骨质良

表33.2 AO综合分类

类型	描述	亚型
A	部分关节内骨折，单柱	A1 后壁骨折
		A2 后柱骨折
		A3 前壁或者前柱骨折
B	部分关节内骨折，双柱	B1 横形骨折
		B2 "T"形骨折
		B3 前柱半后半横形骨折
C	完全关节内骨折，双柱与关节面分离	C1 高位
		C2 低位
		C3 累及骶髂关节

表33.3 AO限定分类

类型	描述	亚型
α	股骨头半脱位	α1 前半脱位
		α2 内半脱位
		α3 后半脱位
ξ	股骨头脱位	ξ1 前半脱位
		ξ2 内半脱位
		ξ3 后半脱位
χ	髋臼关节面	χ1 软骨病变
		χ2 嵌插性骨折
δ	股骨头关节面	δ1 软骨病变
		δ2 嵌插性骨折
		δ3 骨软骨骨折
		ε1需要切除的关节内骨块
		ф1无移位的髋臼骨折

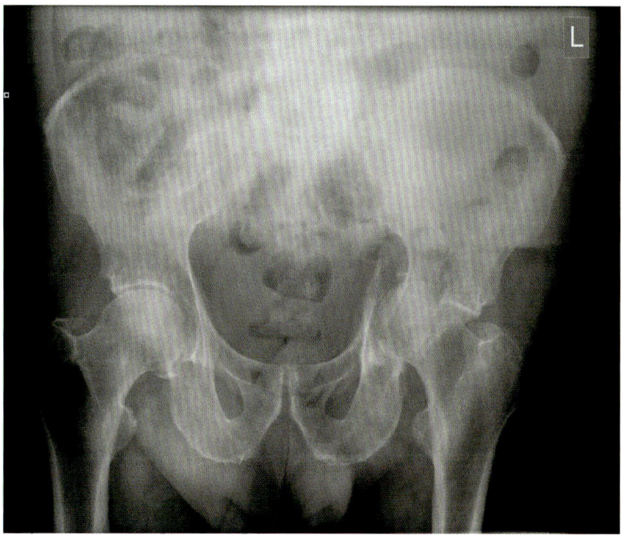

图33.2 左侧股骨头中央骨折脱位伴四边体损伤及关节面嵌插

好，可以预见年轻患者会出现更典型的骨折类型，因此Letournel分类可以更可靠地使用。

影像学表现

髋臼骨折的诊断主要依靠影像学检查。因为老年患者跌倒后有骨盆和股骨近端多处骨折的风险，所以伤后应进行骨盆和髋关节的初始正位和股骨近端的侧位检查，以避免忽略股骨颈骨折。如果怀疑有骨盆环或骶骨受伤，还应加上入口和出口位X线片。在与髋臼解剖有关的骨盆正位X线片上有6个重要标志，这些有助于确定骨折线和指导分类（图33.3）。

- 髂耻线（1）–这是弓形线，沿骨盆边缘的内侧从大坐骨切迹到耻骨联合，这条线断裂表示前柱骨折
- 髂坐线（2）–也称为Kohler线，由髂骨的四边体表面的后方形成，并从坐骨大切迹垂直向下延伸至闭孔的内缘。此线断裂表示后柱骨折
- 后壁和前壁（分别为3和4）–通常可见前壁叠加在后壁上，后壁由于正常的髋臼前倾而向侧方突出。任何一个线的异常都表明有壁破裂。如果发现两壁“交叉”，那么这可能表示由于先天存在的髋关节发育不良导致的后倾髋臼
- 髋臼的顶部（5）–也被称为圆顶或sourcile，即法国人的“眉毛”。此标记代表上髋臼负重部分的软骨下区域。大于46°的顶部弧角证实存在完整的负重表面
- 泪滴（6）–这是由髋臼下端无名骨的压缩形成，通常为“U”形。它由内侧和外侧边组成。内侧边由四边体的前内侧部分形成，并与髂坐线连续。外侧边与髋臼的底部相连，代表了前壁的下方

Judet等还建议在原始正位X线片上鉴定髋臼骨折后使用额外的闭孔和髂骨斜位视图（图33.4），通过将患者健侧倾斜45° 内旋而获得闭孔斜视图（图33.5）。这显示了闭孔，并更清晰地显示前柱、后壁和髂骨的一部分。髂骨斜视图（图33.6）是通过将患者向患侧倾斜45° 外旋获得。这显示了髂骨翼并清晰地显示后柱和前壁。按照惯例，球管束以耻骨联

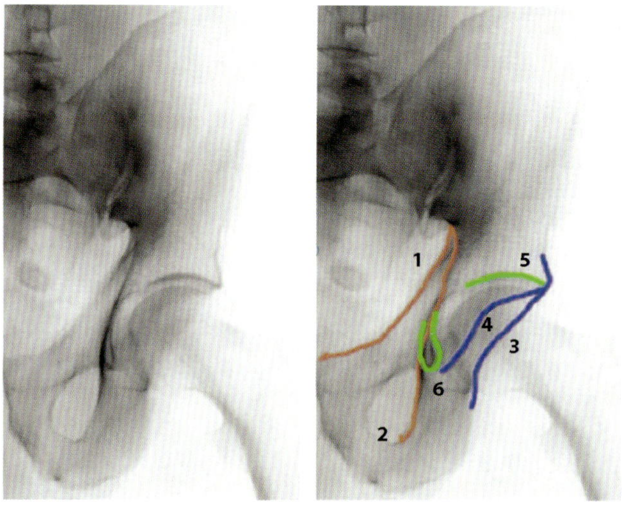

图33.3 X线片上的标志

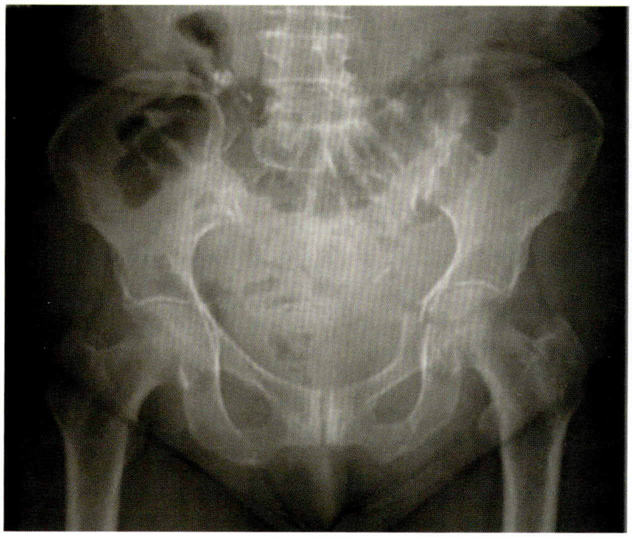

图33.4 老年患者左侧横形髋臼骨折的正位X线片

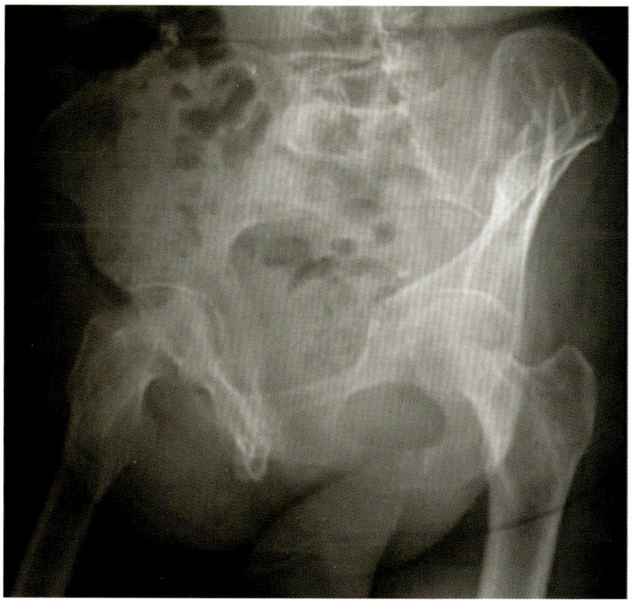

图33.5 左侧髋臼横形骨折的闭孔斜位X线片

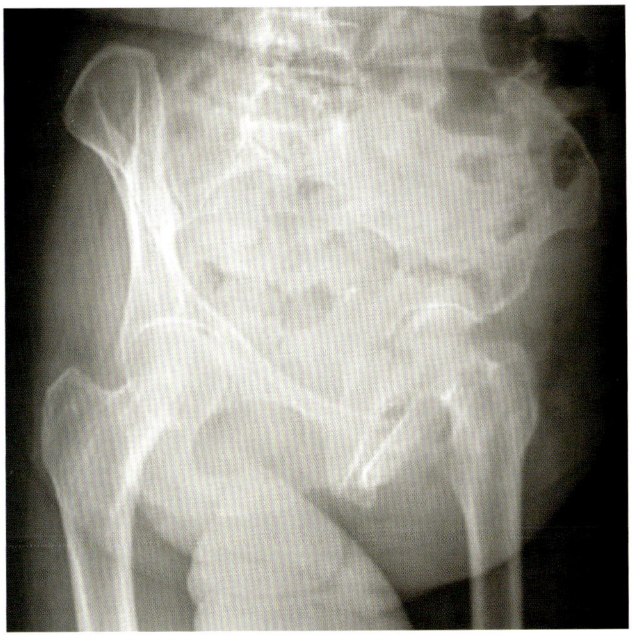

图33.6 左髋臼横形骨折的髂骨斜位X线片

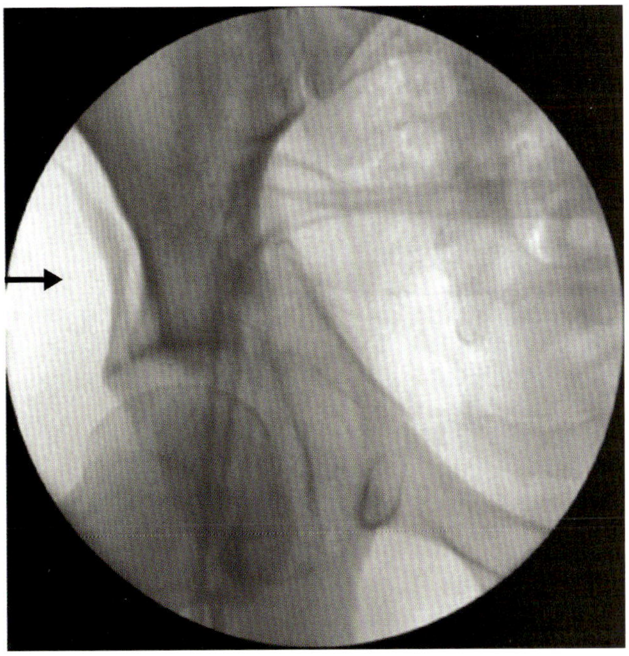

图33.7 马刺征

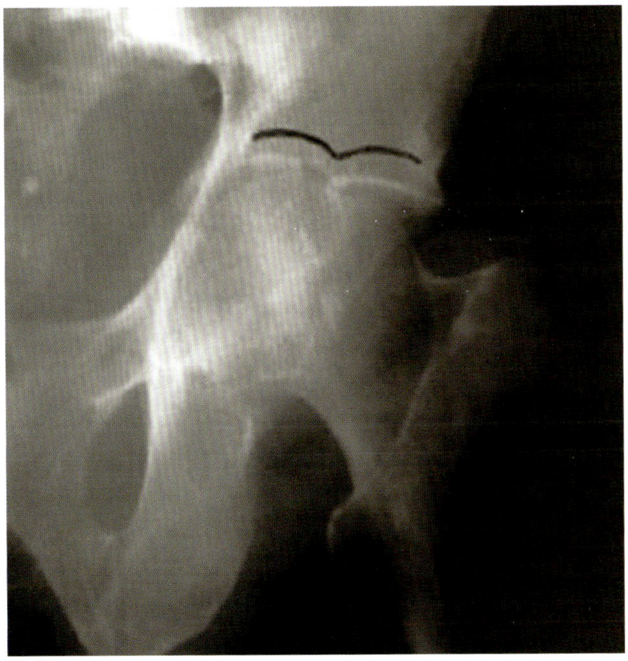

图33.8 “海鸥征”标志

合为中心，使得两个髋臼可视化。

因此，一个髋臼的闭孔斜位X线片可以显示对侧的髂侧斜位。仔细评估这3种髋臼视图可以帮助识别骨折并分类骨折类型。一个重要的特征是“马刺征”（图33.7），它是双柱骨折伴髋关节内侧移位的特征性表现，并且在闭孔斜视图上经常可见。髂骨骨折块与断裂的髋臼分开，但仍附着于骶髂关节，导致特征外观。“海鸥征”（图33.8）通常在X线片中可见，代表了关节表面的边缘撞击。该标志与老年患者髋臼骨折内固定术后预后不良有关。

研究人员几乎总是推荐以2~3mm层距的CT进一步成像，特别是在移位骨折的手术治疗前。这不仅提供了关于骨折解剖的更多细节，而且还提供了多平面成像，这在手术计划时非常有用。此外，小关节内碎片可以更准确地识别，这就突出了手术干预的必要。由于提供了额外的细节，可以更精确地定义和评估其他关键特征，例如，骨折粉碎程度可用骨量、关节表面的边缘撞击以及骨盆和股骨近端的隐性骨折。在允许的情况下，推荐使用CT三维重建，以帮助术前规划内固定形式。除非怀疑有髋臼或骨盆带的病理性骨折，否则在髋臼骨折的初步评估中不常规使用MRI。但是，MRI在检测正常X线片上存在不足性骨折时可能起作用。

治疗

初步治疗

尽管老年患者与年轻患者相比不太可能遭受高能量创伤，但由于存在基础疾病，心肺功能降低和生理反应改变，他们的死亡率和发病率显著增高。因此，在对这些患者进行初步评估和治疗期间，必须对细节进行仔细的关注。与所有形式的创伤一样，对疑似髋臼骨折的老年患者的初步评估始于全面的病史采集和体格检查。具体而言，必须获得关于损伤机制、疼痛定位和相关伤害的细节。此外，必须对患者过去的病史和当前服用的药物进行全面评估，因为这将提供重要信息以指导初步治疗和明确管理。老年患者的体力活动水平、功能需求和治疗期望有很大差异，必须获得关于他们的社会环境、住宿、受伤前流动状态、家庭护理支持水平和驾驶能力的信息。这些患者中的许多患者会患有慢性认知功能障碍，因此可能无法提供这些信息，甚至无法进行评估。必须尽一切努力从其他相关来源获得遗漏的细节，例如医院病例、全科医生记录和护理记录。最后，必须保持对于问题的高度怀疑，特别是在病史和后续评估之间有差异的时候。

这些患者的体格检查应采用与评估髋部骨折患者的预期标准类似的系统方法。应该仔细检查患肢以评估是否存在畸形、肿胀、瘀伤或脱皮损伤。这也应该包括评估压疮区域和小腿皮肤，因为许多患者合并胫前破损，这影响随后的牵引治疗。四肢的触诊可以详细检查影像学检查的目标区域，但患肢必须减少不必要移动以避免疼痛。同时，必须进行完整的神经血管评估并明确记录，以及全身体格检查，以避免错过任何并发病理表现。这包括格拉斯哥昏迷量评分表，完整的心肺和腹部检查，骨骼调查和认知功能评估以及简略心理测试评分。在存在多处或高能量创伤的情况下，应遵循高级创伤和生命支持指南。

最初的治疗措施必须包括适当的吸氧，确保足够的镇痛并进行谨慎的液体治疗。初步实验室检查必须包括常规血液检查，包括全血细胞计数、尿素和电解质、肝功能检查、凝血功能和血型分析。如果存在严重的血流动力学不稳定性，输血需要紧急交叉配血。最初，心肺评估必须通过心电图和胸部X线进行，并根据需要进行额外的检查，例如超声心动图和肺功能检查。尿液分析可以排除存在尿脓毒症，如果有症状，必须治疗。如前所述，髋臼骨折的标准影像学评估包括骨盆的前后位和患侧髋关节的2个斜位，随后根据需要进行X线检查。大多数老年髋臼骨折患者需要住院治疗，患肢牵引肢固定，以控制疼痛和减少骨折。这些患者的下肢通常具有非常差的皮肤，因此这类患者最好通过骨骼牵引而不是皮肤牵引来实现，往往可以在局部麻醉的急诊室进行。然而，相关的股骨头脱位需要在全身麻醉下紧急复位，这最好在手术室中完成，在这期间可以放置牵引针。建议预防静脉血栓栓塞，并可通过低分子量肝素进行治疗。

在这些复杂病例中做出最适当的管理决策是非常有挑战性和有争议的，这涉及治疗方式，手术干预时机，手术入路以及内植物的选择。这些可以被分为患者因素、骨折因素以及手术因素。患者因素包括身体情况水平、基础疾病、认知功能水平、个人治疗期望。骨折因素包括移位大小、粉碎程度、可用的骨重建量、不完全性骨折或病理性骨折。手术因素包括手术入路、内固定专业水平、复杂骨折的一期置换、内固定的获得以及手术室的可行性。

非手术治疗

老年髋臼骨折非手术治疗的主要适应证是稳定的、外周的而非承重区域关节面的骨折，稳定的髋臼骨折必须满足以下条件：

- 无移位骨折
- 微小移位的骨折，移位大小小于2mm
- 髋臼壁骨折，但髋臼稳定性仍存在
- 双柱骨折时，股骨头和髋臼骨折块成整体性，尽管髂骨畸形愈合在不完全骨折中是可接受的。

只要骨折稳定并且关节保持匹配而不受牵引，患者就可以非手术成功进行管理，例如前壁骨折占关节面的20%以下、低位前柱骨折低、低位横形骨折或低位“T”形骨折。此外，由于死亡率过高，患有严重合并症的患者被认为不适合麻醉。与非门诊患者一起，这些患者也将成为非手术治疗的候选人。保守治疗患者需要休息一段时间，然后进行早期和渐进的活动。膝关节伸展支具也可以在短期内防止髋部屈曲。长时间的卧床休息和骨牵引通常会使年轻患者获得可接受的临床和影像学结果然而，由于长时间制动导致住院发病率和死亡率增加，使得老年患者的预后较差。因此，在这个老年患者组中，建议只短时间索引。如果需要延长牵引时间以使骨折愈合，则应采用手术措施。此外，与老年患者相关的某些骨折模式通常不可能通过闭合复位，例如四边体骨折。除非有明确的禁忌证，否则应该将这些患者视为手术治疗人选。

卧床休息后，应尽快开始髋关节的活动，以防止关节僵硬和肌肉萎缩。功能理疗包括在3~6个月内逐渐增加患者的负重状态。该操作应根据患者特定的要求和能力进行个性化治疗。谨慎应用于骨质疏松症患者，因为他们的骨折可能需要更多时间才能愈合，因此他们可能需要更加逐步的康复治疗。一旦通过帮助从床上下来活动，可以制定计划进行适当的康复，进一步的身体和职业治疗。预防静脉血栓栓塞应该按照当地的指导原则继续进行，或者直到患者出院。为确认骨性愈合并指导康复，必须每1~2周定期进行影像学随访。如果对关节一致性和骨折移位的关注程度最低，可以不定期拍摄X线片，即前3个月里每4~6周拍摄一次。

大多数关于非手术治疗髋臼骨折的临床和预后的研究涉及不同年龄组的不同类型患者。然而，一些评估老年患者这些损伤的小案例系列显示，大约1/3的患者因非手术治疗而出现不令人满意的临床和功能结果。显示增加失败率的因素包括骨质疏松症、伴有股骨头骨折、诊断延迟、不完整的X线片、牵引不当和过早负重。因此，老年患者出现稳定性骨折、全髋关节和完整负重的臼顶骨折或具有危及生命的手术禁忌证时，非手术治疗是正确的做法。如果达到足够的镇痛效果，保守治疗也可以用于治疗更多移位或不稳定骨折类型的非门诊患者。

手术治疗

手术治疗老年髋臼骨折的适应证通常是被认为适合麻醉和手术的患者：

- 骨折位移超过2mm
- 不匹配的髋关节
- 髋关节不稳定
- 影响负重面的骨折，即髋臼顶弧角度小于46°。

一般来说，管理这些患者的目的是恢复关节表面的一致性，减轻疼痛，允许早期活动并最大限度地改善预后。这些可以通过各种成熟的技术来实现，并且关于向患者使用哪种技术基于如前所讨论的几个因素。这项具有挑战性的决定最好采用多学科团队协作方法，涉及具有髋臼重建手术和翻修关节成形术。目前手术选择包括切开复位内固定（ORIF），急性全髋关节置换术（THR）和延迟THR。表33.4总结了这些选择的优缺点。

切开复位内固定

髋臼骨折的ORIF使得关节面得到解剖复位，同时保留了股骨头。通过恢复关节匹配，使得发生创伤后骨关节炎的风险降低，患者的原始骨储备应允许使用THR内植物。然而，骨质疏松症、粉碎性骨折、相关股骨头骨折和原有骨关节炎的存在可能导致骨质改变，使得内固定稳定性受到影响。因此，在老年人群中存在重建失败和（或）髋关节塌陷的风险。此外手术固定是复杂且耗时的，因此患者必须具有强壮的身体以承受漫长的手术时间和潜在的失血。通常，术后需要部分负重，但是有些患者不能遵守。因此，ORIF的适应证是存在骨折，通过单次非外展暴露进行固定，而不通过转子截骨术或破坏外展肌肉组织来进行适当的固定，完整的股

表33.4 手术选择

	切开复位内固定	急性全髋关节置换	延期全髋关节置换
优势	恢复关节一致性	一期手术	避免复杂内固定
	最小化骨性关节炎风险	早期活动	有足够时间处理其他损伤
	保留储存骨及股骨头	避免一期固定失败及塌陷风险	内固定手术的补救
		预防延期全髋关节置换	技术挑战
劣势	骨质较差是个挑战	手术复杂	非正常解剖
	要求符合部分承重	经常联和ORIF	骨盆畸形
	长时间手术	需要三级转诊	内植物残留
	失血量	相比延期全髋关节置换，手术时间长，失血量大，异位骨化	早期异位骨化失血量大
			需要翻修内植物

骨头重建可以在合理的手术时间内完成。手术一般应尽快进行，但术后可能因为各种风险而需要长时间卧床。

内固定可以通过标准的开放手术或经皮手术进行，并在X线透视引导下进行，以确保内植物不会穿透髋关节。标准开放式方法可更好地显露骨折块，因此可以在直视下使用内固定装置进行更彻底的复位。避免骨螺钉的任何异常定位非常重要，这可能导致内脏损伤并导致潜在的致命后果。经皮技术可以更好地缓解疼痛并更快恢复。支持者认为，关节表面的解剖复位对老年患者来说并不是强制性的，因为其具有令人满意的功能。然而，这些技术是高度专业性的，并且通常难以实现，特别是由于更高能量损伤导致的移位骨折类型。术后患者仍然存在发生创伤性关节炎并伴有不完全复位的重大风险，这是不可接受的。

入路的选择取决于骨折的特点，并由术前CT成像指导。一般来说，后柱骨折最好通过后Kocher-Langenbeck入路来暴露。如果有THR指征，这对于翻修手术也是有利的。前柱骨折最好采用前方髂腹股沟入路治疗，但这会对股神经和股外侧皮神经造成损伤。经骨盆前路或Stoppa方法为四边体骨折提供了良好的入路，但必须注意鉴别和结扎冠状动脉以防止大量出血。尽管扩大髂股入路可以更好地观察双柱，但它与更高的发病率和异位骨化的高发生率有关，因此在老年患者中最好避免使用。

最常用的植入物包括骨盆重建钢板和螺钉。尽管锁定板增强了骨质疏松骨中的结构刚度，但目前这些锁定板的价值有限，因为锁定孔通常具有固定角度并且不允许准确放置到骨盆的天然骨骼轮廓中。新型钛合金设计采用了多向锁定螺钉，但生物力学测试显示，与标准方法相比，生物力学测试具有相似的结构刚度支撑钢板是单独前后壁骨折中应用最为频繁的固定方法，因为它们限制了在移动过程中经常遇到的剪切力。用于支撑粉碎的后壁骨移植物、骨水泥或合成磷酸钙的弹簧板可能需要。前后柱骨折通常需要使用具有大直径螺钉的轮廓重建钢板，可用于压缩或容纳相当大的骨折碎片。通常拉力螺钉在骨质疏松骨中几乎没有加压作用，并且需要辅助中和钢板。较小的关节碎片可以用克氏针、光滑的生物可吸收钉、小型钢板和缝合锚钉固定。在全面粉碎的情况下，骨移植物、

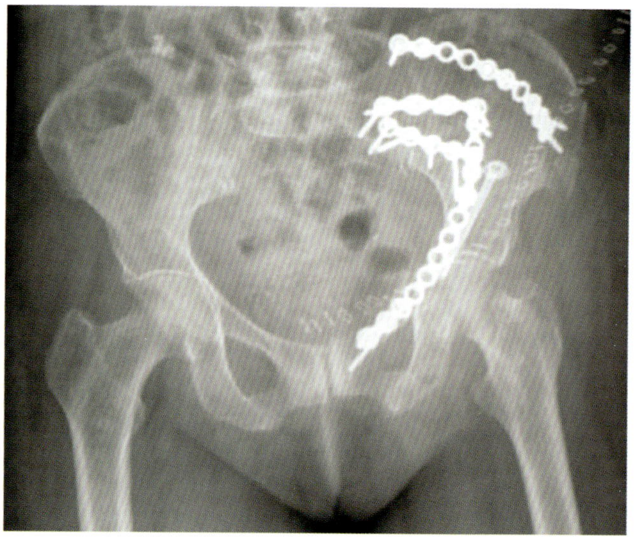

图33.9 使用重建钢板和关节周围螺钉治疗左髋臼横形骨折

骨水泥或合成磷酸钙可能是需要的。由于老年人许多骨折是更复杂的类型损伤，通常需要结合使用技术（图33.9）。这突出表明需要细致的术前规划和CT成像。这些与重建钢板组合使用提供了一种选择。

老年人髋臼骨折的ORIF结果尚未像年轻患者那样得到广泛的研究，因此很少有发表的研究结果。Helfet等报道了18例通过髂腹股沟入路Kocher-Langenbeck入路接受ORIF的老年患者。21例者除1例外，其他都被认为在2年内获得了可接受的功能结果。有2例肺栓塞患者通过抗凝治疗解决。Anglen等发表了48例需要ORIF的移位骨折患者的结果。39%的患者难以获得解剖复位，这与X线结果密切相关。然而，功能结果通常非常好，并且与年龄匹配的对照相似。Jeffcoat等报道了41例经髂腹股沟入路手术治疗髋臼骨折的患者，与标准的三窗口方法相比，使用有限的双窗口方法可显著减少失血量和手术时间。

Laflamme等调查了21例患者通过Stoppa入路治疗中间移位的四边体骨折的结果。在达到了解剖复位患者中，只有52.4%的病例有“海鸥征”与不良预后密切相关。其中，闭孔神经创伤性损伤1例，术后髋内收肌暂时无力2例。Archdeacon等还报道了39例四边体骨折患者通过髂腹股沟入路或Stoppa入路治疗骨盆边缘和耻骨下肢骨折。术后3年时，56%的患者有良好的功能结果，46%有良好的影像学结果，19%需要THR。还研究了经皮固定髋臼骨折的老年

患者。Gary等报道了79例接受经皮穿刺复位和固定治疗的患者的短期功能结果可接受。然而，1/4的患者平均在1.4年后行THR。

急性全髋关节置换

一般来说，老年人对ORIF的急性THR的适应证包括严重的股骨头损伤、伴随股骨颈骨折、明显的后壁损伤、严重的髋臼撞击，需要扩大ORIF入路，防止内部稳定固定的严重骨质疏松症或粉碎，病理性骨折和预先存在的症状性骨关节炎。急性THR的优势在于它一期手术，可以立即活动，避免了内固定失败的风险，也避免了延迟THR的需要。然而，由于扭曲的软组织和骨骼解剖结构，这是一种复杂的主要关节成形术手术，并且在技术上可能非常具有挑战性。此外，为了实现髋臼假体的充分固定，要么需要一些固有的骨折稳定性，要么需要联合内固定（图33.10）。其他选择包括使用修复THR髋臼重建技术，例如，非骨水泥杯、高度多孔金属增强件、防伸缩笼或屋顶增强环。由于手术的复杂性，需要一个经验丰富的手术团队包括熟练的盆腔创伤和关节外科医生。如果这在当地医院无法进行，那么建议转诊。

在这种情况下，内固定的优先顺序是后柱和后壁。如果由于粉碎的程度而无法做到这一点，那么可以使用股骨头作为结构性自体移植物来移除和重建后壁的碎片。后路Kocher-Langenbeck手术方式经常被利用，因为这有助于THR和骨折固定。在这个年龄组中，标准的金属对聚乙烯轴承表面是足够的并且成本也是合理的。由于骨水泥溢出的风险，建议在骨水泥植入物中使用可选择补充螺钉固定的非骨水泥型髋臼假体。股骨组件可以根据几何形状，骨质量和外科医生的偏好来选择。应该使用更大的头部来减少不稳定的风险。术后，通常建议允许部分负重来促进骨折愈合和骨向内生长。为了防止早期的移位和部件松动，必须在术后活动方面采取标准的关节成形术预防措施。

最近，DeBellis等在系统综述中对综合ORIF的急性THR的结果进行了很好的总结。在所有评估的研究中，通过各种验证的髋关节功能评分系统报道了令人满意的临床疗效。此外，几乎所有患者都会步行，但许多患者需要额外的辅助手段以辅助步行。自从这项研究以来，Malhotra等在15例老年患者中使用了具有可塑性钛合金髋臼笼的非骨水泥钛合金支架，可以定制螺钉固定，报道同样令人满意。最近，Rickman等报道了2种方法联合应用急性THR和钢板稳定的方法，随后进行早期活动。所有患者1周后完全负重，所有骨折6个月后愈合，无组织迁移迹象。Tidermark等报道了10例患者的急性THR而没有同时进行内固定的结果，其中髋臼假体由抗牵引笼和自体骨移植支撑平均38个月，所有组件均稳定，没有松动的迹象，所有患者都独立行走，但对步行辅助器的需求略有增加。

延期全髋关节置换

在非手术或手术治疗不成功后，可以对创伤后骨关节炎进行延迟THR治疗老年髋臼骨折。早期实施该策略的一个争论是，它避免了对于某些骨折类型不可预测的复杂内部固定的需要，例如边缘嵌插、后壁粉碎。延迟手术还可以在发生重大创伤事件后有时间进行医疗优化和康复。这种方法的主要缺点是髋臼骨折后THR术在技术上更加困难，并且伴随着更长的手术时间和更多的失血量。挑战包括

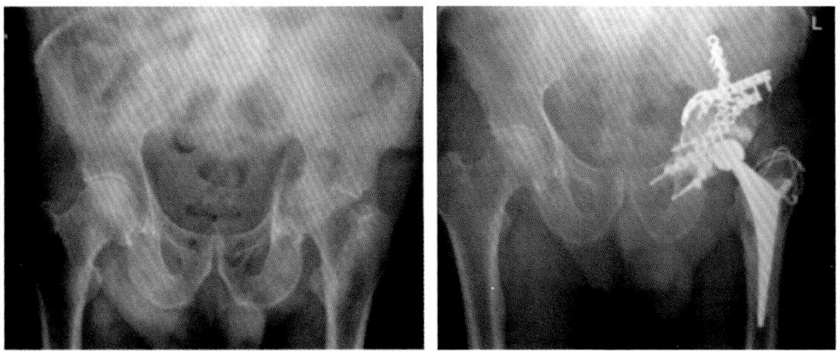

（a）　（b）

图33.10　急性全髋关节置换术（THR）结合左髋臼骨折的切放复位内固定（ORIF）。（a）中央脱位的左髋臼骨折；（b）急性全髋关节置换联合切开复位内固定

残余骨盆畸形、不愈合、畸形愈合、保留的植入物、异位骨化形成、先前的瘢痕、先前的神经损伤和骨质疏松，特别是髋臼内侧壁的骨质疏松。

延迟THR的原理类似于髋臼骨质疏松时修复关节成形术。必须使用CT成像来定义和分类骨质疏松程度。必须始终考虑血清炎症标志物基线和关节情况。如果干涉髋臼，可以选择性去除先前的内植物和异位骨化，这应该在THR期间执行以避免多次手术。然而，如果获得阳性微生物培养物，则需要分期治疗。使用预防性非甾体类抗炎药物和（或）放射疗法可以抑制异位性骨形成，尽管这可能影响髋臼的固定。为了恢复骨储备以充分固定髋臼假体，可以使用多种技术，包括使用结构体的同种异体移植物，应用网状物和骨移植术，巨大的非骨水泥型髋臼假体，高度多孔的金属增强物和杯臼构造。这需要仔细考虑，因为为髋臼假体提供足够的固定对预防进一步的发病是至关重要的。骨水泥型髋臼假体在10年时失效率高达50%，因此应该避免此情况发生。

已有文献对髋臼骨折后延迟THR的结果进行详细记录，有着可期待的临床疗效和功能改善。使用现代内固定和技术，临床疗效与非创伤性条件下的主要一期THR类似。然而，值得注意的是，大多数已发表的延期THR研究并没有区分老年人和年轻患者。Ranawat等报道了一组32例平均年龄为52岁的患者，接受延迟性非骨水泥型THR5年后修复、松动、脱位或感染的概率为79%，但单纯无菌性髋臼松动的概率为97%。翻修手术与髋关节中心的非解剖修复和以前的感染史相关。最近，Lai等在平均年龄为50岁的31例患者中发表了延迟的非骨水泥型THR的结果，并报道了翻修手术或影像学髋臼松动概率为100%。既往治疗对临床疗效无影响，但由于软组织瘢痕形成，异位骨化、内植物移除和重建的复杂性，之前前接受ORIF治疗的患者翻修时手术时间更长，失血更多。与急性THR相比，Sermon等报道了接受THR延迟治疗的121例老年患者中，有着更好的功能结果，但由于不稳定性和感染导致异位骨化和翻修手术的发生率更高。最近，Makridis等对654例患者进行了系统回顾，并发现术后10年髋臼假体松动、骨质溶解或翻修的概率为81%，而THR延迟的患者为76%。然而，两项研究中两组之间的差异无统计学意义。

并发症

切开复位内固定

据报道，老年人髋臼骨折手术治疗后的总体死亡率为19.1%，5年内非致命性并发症发生率为39.8%的。老年患者发生严重全身并发症较年轻患者风险较高，如静脉血栓栓塞、心肌梗死、胸部感染和脑血管意外，因为老年患者之前存在合并症和生理储备减少导致的。适当的医疗治疗包括静脉血栓栓塞预防可以减少这些风险，但患者必须得到恰当的咨询。一般来说，ORIF后预后差的预测因素包括年龄较大、骨质疏松、合并症、股骨头损伤，粉碎性后壁骨折、骨折延伸至软骨下臼顶部、“海鸥征”、手术时机、复位质量和外科医生的经验。

ORIF后的局部并发症包括切口愈合延迟、感染、不愈合、畸形愈合、固定失败、创伤后骨关节炎以及神经、血管和内脏器官损伤。切口愈合问题和感染在老年人群中发病率增加，因此建议膳食补充剂确保足够的营养。严重的骨质疏松和骨折粉碎可能导致不愈合和固定失败，以及畸形愈合。这可能导致功能恶化和骨关节炎的快速进展，最终需要THR。最近对平均年龄为71.8岁的415例老年髋臼骨折患者进行系统回顾发现，4年内THR率为23.1%。由于同时存在椎管狭窄，老年患者也存在神经损伤风险增加。因此，在软组织暴露和髋关节后部结构回缩时必须非常小心。在手术过程中保持伸髋屈膝姿势可以防止对坐骨神经的牵拉损伤。由于动脉粥样硬化，老年人更容易发生血管损伤，导致血管壁破裂或血栓形成。这再次强调了仔细软组织回缩的需要。术中影像学检查的使用可以显示螺钉位置，并可以降低腹内穿透的可能性。

全髋关节置换

DeBellis等报道了急性THR后的并发症发生率，系统回顾了6项研究中206例患者。总体而言，5例患者（2.4%）发生系统性并发症，其中4例发生深静脉血栓形成和1例发生短暂性脑缺血发作。局部并发症包括轻度切口问题（1%）、异位骨化（高达40%）和术后脱位（高达14%）。Chémaly等报道了髋臼骨折急性THR后异位骨化（38%）的发生率相似。他们还指出受伤后早期接受手术的患者发生这种并发症的机会增加了4倍，失血和手术时间也比那些延迟THR的患者多出2倍。Sarkar等报道了最高的翻修率（42%）以及影像学松动发生率最高（21%）。然而，大多数THR手术均使用骨水泥，骨水泥一直表现出早期失败率高。使用非骨水泥型髋臼部分可靠地给予低无菌性松动率，类似于选择性进行的THR。

Weber等发表了66例患者的结果，这些患者在先前ORIF治疗髋臼骨折后进行了创伤后骨关节炎的治疗。进行THR治疗时患者的平均年龄为52岁，44例患者使用了骨水泥髋臼组件，22例中使用了非骨水泥髋臼组件。术后9.6年时，17例患者（25.8%）需要翻修THR。其中，16例患者中行1~2个部件的无菌性松动翻修。以无菌性松动翻修为终点的10年总体生存率为78%，髋臼部分为87%，股骨部分为84%。没有任何非骨水泥髋臼部分显示影像学松动。需要对无菌性松动修正的预测因素包括：年龄在50岁以下、体重超过80kg并合并髋臼缺损。

参考文献

[1] Mears DC. Surgical treatment of acetabular fractures in elderly patients with osteoporotic bone. J Am Acad Orthop Surg 1999;7(2):128–141.

[2] Walsh KA, Bruza JM. Review: Hospitalization of the elderly. Ann Long-Term Care 2007;5(11):18–23.

[3] Lohe F, Eckstein F, Sauer T, Putz R. Structure, strain and function of the transverse acetabular ligament. Acta Anat 1996;157:315–323.

[4] Berst MJ, El-Khouri GY. Acetabular insufficiency fractures. Emerg Radiol 2000;7(2):98–102.

[5] Wright RW, Schwartz HS. Pathologic acetabular fractures: New concepts in surgical management. Semin Arthroplasty 1994;5(2):95–105.

[6] Laird A, Keating JF. Acetabular fractures: A 16-year prospective epidemiological study. J Bone Joint Surg Br 2005;87(7):969–973.

[7] Ferguson TA, Patel R, Bhandari M, Matta JM. Fractures of the acetabulum in patients aged 60 years and older: An epidemiological and radiological study. J Bone Joint Surg Br 2010;92(2):250–257.

[8] Judet R, Judet J, Letournel E. Fractures of the acetabulum: Classification and surgical approaches for open reduction. J Bone Joint Surg 1964;46A(8):1615–1647.

[9] Letournel E. Acetabulum fractures: Classification and management. Clin Orthop Relat Res 1980;(151):81–106.

[10] Ohashi K, El-Khoury GY, Abu-Zahra KW, Berbaum KS. Interobserver agreement for Letournel acetabular fracture classification with multidetector CT: Are standard Judet radiographs necessary? Radiology 2006;241(2):386–391.

[11] Tile T. Fractures of the acetabulum. Orthop Clin North Am 1980;11:481–506.

[12] Ochs BG, Marintschev I, Hoyer H, Rolauffs B, Culemann U, Pohlemann T, Stuby FM. Changes in the treatment of acetabular fractures over 15 years: Analysis of 1266 cases treated by the German Pelvic Multicentre Study Group (DAO/DGU). Injury 2010;41(8):839–8351.

[13] White G, Kanakaris NK, Faour O, Valverde JA, Martin MA, Giannoudis PV. Quadrilateral plate fractures of the acetabulum: An update. Injury 2013;44(2):159–167.

[14] Chuckpaiwong B, Suwanwong P, Harnroongroj T. Roof-arc angle and weight-bearing area of the acetabulum. Injury 2009;40(10):1064–1066.

[15] Johnson TS. The spur sign. Radiology 2005;235(3):1023–1024.

[16] Anglen JO, Burd TA, Hendricks KJ, Harrison P. The "gull sign": A harbinger of failure for internal fixation of geriatric acetabular fractures. J Orthop Trauma 2003;17(9):625–634.

[17] Tile M, Helfet DL, Kellam JF. Fractures of the Pelvis and Acetabulum, 3rd ed. Lippincott, Philadelphia, 2003.

[18] Sen RK, Veerappa LA. Long-term outcome of conservatively managed displaced acetabular fractures. J Trauma 2009;67:155–159.

[19] Matta JM, Anderson LM, Epstein HC, Hendricks P. Fractures of the acetabulum: A retrospective analysis. Clin Orthop 1986;205:241–250.

[20] Spencer RF. Acetabular fractures in older patients. J Bone Joint Surg Br 1989;71B:774–776.

[21] Helfet DL, Borrelli J, DiPasquale T, Sanders R. Stabilization of acetabular fractures in elderly patients. J Bone Joint Surg Am 1992;74:753–765.

[22] Miller AN, Prasarn ML, Lorich DG, Helfet DL. The radiological evaluation of acetabular fractures in the elderly. J Bone Joint Surg Br 2010;92(4):560–564.

[23] Culemann U, Holstein JH, Köhler D, Tzioupis CC, Pizanis A, Tosounidis G, Burkhardt M, Pohlemann T. Different stabilisation techniques for typical acetabular fractures in the elderly—A biomechanical assessment. Injury 2010;41(4):405–410.

[24] Richter H, Hutson JJ, Zych G. The use of spring plates in the internal fixation of acetabular fractures. J Orthop Trauma 2004;18(3):179–181.

[25] Jeffcoat DM, Carroll EA, Huber FG, Goldman AT, Miller AN, Lorich DG, Helfet DL. Operative treatment of acetabular fractures in an older population through a limited ilioinguinal approach. J Orthop Trauma 2012;26(5):284–289.

[26] Laflamme GY, Hebert-Davies J, Rouleau D, Benoit B, Leduc S. Internal fixation of osteopenic acetabular fractures involving the quadrilateral plate. Injury 2011;42(10):1130–1134.

[27] Archdeacon MT, Kazemi N, Collinge C, Budde B, Schnell S. Treatment of protrusio fractures of the acetabulum in patients 70 years and older. J Orthop Trauma. 2013;27(5):256–261.

[28] Gary JL, VanHal M, Gibbons SD, Reinert CM, Starr AJ. Functional outcomes in elderly patients with acetabular fractures treated with minimally invasive reduction and percutaneous fixation. J Orthop Trauma 2012;26(5):278–283.

[29] Gary JL, Lefaivre KA, Gerold F, Hay MT, Reinert CM, Starr AJ. Survivorship of the native hip joint after percutaneous repair of

acetabular fractures in the elderly. Injury 2011;42(10):1144–11451.

[30] Sierra RJ, Mabry TM, Sems SA, Berry DJ. Acetabular fractures: The role of total hip replacement. Bone Joint J 2013;95-B(11 Suppl A):11–16.

[31] De Bellis UG, Legnani C, Calori GM. Acute total hip replacement for acetabular fractures: A systematic review of the literature. Injury 2014;45(2):356–361.

[32] Malhotra R, Singh DP, Jain V, Kumar V, Singh R. Acute total hip arthroplasty in acetabular fractures in the elderly using the Octopus System: Mid term to long term follow-up. J Arthroplasty 2013;28(6):1005–1009.

[33] Rickman M, Young J, Trompeter A, Pearce R, Hamilton M. Managing acetabular fractures in the elderly with fixation and primary arthroplasty: Aiming for early weightbearing. Clin Orthop Relat Res 2014;472(11):3375–3382.

[34] Tidermark J, Blomfeldt R, Ponzer S, Söderqvist A, Törnkvist H. Primary total hip arthroplasty with a Burch-Schneider antiprotrusion cage and autologous bone grafting for acetabular fractures in elderly patients. J Orthop Trauma 2003;17(3):193–197.

[35] Romness DW, Lewallen DG. Total hip arthroplasty after fracture of the acetabulum: Long-term results. J Bone Joint Surg Br 1990;72-B:761–764.

[36] Ranawat A, Zelken J, Helfet D, Buly R. Total hip arthroplasty for posttraumatic arthritis after acetabular fracture. J Arthroplasty 2009;24(5):759–767.

[37] Lai O, Yang J, Shen B, Zhou Z, Kang P, Pei F. Midterm results of uncemented acetabular reconstruction for posttraumatic arthritis secondary to acetabular fracture. J Arthroplasty 2011;26(7):1008–1013.

[38] Sermon A, Broos P, Vanderschot P. Total hip replacement for acetabular fractures. Results in 121 patients operated between 1983 and 2003. Injury 2008;39(8):914–921.

[39] Makridis KG, Obakponovwe O, Bobak P, Giannoudis PV. Total hip arthroplasty after acetabular fracture: Incidence of complications, reoperation rates and functional outcomes: Evidence today. J Arthroplasty 2014;29(10):1983–1990.

[40] Daurka JS, Pastides PS, Lewis A, Rickman M, Bircher MD. Acetabular fractures in patients aged >55 years: A systematic review of the literature. Bone Joint J 2014;96-B(2):157–163.

[41] Matta JM. Fractures of the acetabulum: Accuracy of reduction and clinical results in patients managed operatively within three weeks of the injury. J Bone Jt Surg 1996;78(A):1632–1645.

[42] Saterbak AM, Marsh JL, Nepola JV, Brandser EA, Turbett T. Clinical failure after posterior wall acetabular fractures: The influence of initial fracture patterns. J Orthop Trauma 2000;14(4):230–237.

[43] Giannoudis PV, Grotz MR, Papakostidis C, Dinopoulos H. Operative treatment of displaced fractures of the acetabulum. A meta-analysis. J Bone Joint Surg Br 2005;87(1):2–9.

[44] Zha GC, Sun JY, Dong SJ. Predictors of clinical outcomes after surgical treatment of displaced acetabular fractures in the elderly. J Orthop Res 2013;31(4):588–595.

[45] Chémaly O, Hebert-Davies J, Rouleau DM, Benoit B, Laflamme GY. Heterotopic ossification following total hip replacement for acetabular fractures. Bone Joint J 2013;95-B(1):95–100.

[46] Sarkar MR, Wachter N, Kinzl L, Bischoff M. Acute total hip replacement for displaced acetabular fractures in older patients. Eur J Trauma 2004;5:296–304.

[47] Weber M, Berry DJ, Harmsen WS. Total hip arthroplasty after operative treatment of an acetabular fracture. J Bone Joint Surg Am 1998;80(9):1295–1305.

34

关节囊内股骨近端骨折

Kjell Mate，Jan-Erik Gjertsen

简介

根据目前的文献估计，未来几十年髋部骨折的病例数量会急剧增加。到2050年，估计全球髋部骨折总数将每年超过600万人。对每个人来说，髋部骨折可能导致短期或长期疼痛，功能受损和生活质量下降。高达50%的患者不会恢复受伤前的活动，独立生活可能丧失，并且死亡率也很高。

股骨颈骨折占全部髋部骨折的60%。这些骨折已成为骨科文献中研究最深入的内容之一。但是，我们仍然不知道每位患者的最佳治疗方法，并且没有公认的关于如何处理这些损伤的指南。近年来，治疗已经转向了增加关节成形术的使用和复位固定。哪些患者仍应该固定骨折？如果这仍然是一个有效的选择，我们是否找到了理想的植入物和固定方法？老年人关节置换术治疗移位股骨颈骨折不再引起争议。但我们如何定义“老年患者”？此外，应该使用什么类型的关节成形术，并且这应该是骨水泥还是非骨水泥手术？许多选项都可用，但这些问题没有明确的答案。

流行病学

髋部骨折发病率在不同国家和各大洲之间差异很大。在欧洲，北部斯堪的纳维亚国家的髋部骨折发病率高于南部的地中海国家。南北美洲和亚洲国家之间也有类似的区别。在挪威首都奥斯陆，1988—1989年发现的最高髋部骨折发生率（≥50岁的患者每年124/10万）与农村地区相比，这些数字表示奥斯陆髋部骨折风险增加50%。众所周知，年龄、性别、合并症、吸烟、低体重指数（BMI）和既往骨质疏松性骨折导致髋部骨折风险的增加。此外，光照和维生素D以及钙对骨骼健康的重要性已得到很好的证实，身体活动的积极作用也是如此。遗传和种族差异在髋部骨折的个体风险中也起着重要作用。

在挪威，髋部骨折患者平均年龄为80岁，72%的患者是女性。在世界上预期寿命较低的部分地区，由于显而易见的原因，老年性骨折问题较少。然而，预计发展中国家的预期寿命将大幅度增加，亚洲和西方国家的老年人口在未来几十年内将大幅度增加。尽管这些人口变化是健康状况和生活条件改善的指标，但也会带来重大挑战即，为子孙后代提供足够的医疗服务和快速增长的老年患者需求量很大。然而，最近几项来自西方国家的研究发现髋部骨折发病率下降，尤其是女性。这是否反映出一般健康状况较好，继发于药物治疗的骨质疏松性骨折减少或其他原因尚不清楚。

分型

传统上将股骨颈骨折分类为囊内或囊外骨折。根据解剖位置（头下型或经股骨颈型），骨折位移（Garden和AO/OTA分型）或骨折角度（Pauwels角度），设计了几种分类系统对囊内骨折进行分级。许多研究人员认为，在临床和科学论文中，最可靠的囊内股骨颈骨折分类仅仅是将骨折分为移位和非移位骨折。

Garden 分型

Garden分型于1961年首次提出，到现在仍然是囊内骨折最常用的分类系统。根据前后位（AP）X线片上的移位类型和程度（图34.1），骨折分为4型。Garden Ⅰ型骨折是一个完整的内侧钙化和外翻嵌塞的不完全骨折。Garden Ⅱ型骨折是完全骨折但未移位。Garden Ⅲ型骨折是一种完全骨折，不完全移位，其中近端碎片中的小梁线相对于远端碎片和髋臼中的骨小梁是内翻的。Garden Ⅳ型骨折是完全移位的完全骨折。

Garden分型的一个主要缺点是具有较差的可靠性，几位研究人员主张简化分类为非移位组（Garden Ⅰ和Ⅱ型）和移位组（Garden Ⅲ和Ⅳ型）骨折，这增加了可靠性。研究发现这种简化足以满足临床应用的需要，而且在进一步细分未移位和移位的骨折时并不会带来益处。因此，简化的Garden分型具有临床相关性，并且广泛用于治疗指南和科学论文。

Pauwels 分型

1935年提出了Pauwels分型。该分型使用正位X线上骨折线和水平线之间的倾角来确定股骨颈骨折的3种亚型（图34.2）。Pauwels Ⅰ型骨折角度小于30°，Ⅱ型骨折角度为30°~50°，Ⅲ型角度大于50°。骨折的剪应力随着压力的增加而增加，因此，Pauwels认为骨折角度越大，内固定后骨折不愈合和失败的可能性越大。然而，这种关联在文献中尚未得到支持。有关使用Pauwels分型的几个问题。首先，测量骨折角度是困难的，因为股骨可能会旋转。其次，文献中分类系统的解释经常是错误的。最后，Pauwels分型被广泛认为是可靠的。

AO分型

AO（Arbeitsgemeninschaft für Osteosynthese-fragen）已根据其严重性和复杂性在髋部B1~B3型患者中开发出了一种综合分类系统。B1型包括具有嵌插或轻微移位的头下型骨折，B2亚型为经颈骨折，B3亚型为移位的头下型骨折。然而，AO分型因为其复杂性，不经常用于临床或用于研究目的。

临床评估

这些患者的临床评估很困难，因为患者存在认知障碍和可能跌倒导致骨折的隐匿原因。对患者应该进行完整的病史询问和体格检查。来自家庭成员或护理人员提供的相关病史也是非常宝贵的。病史应明确确定伤害机制以及导致症状的原因，例如，

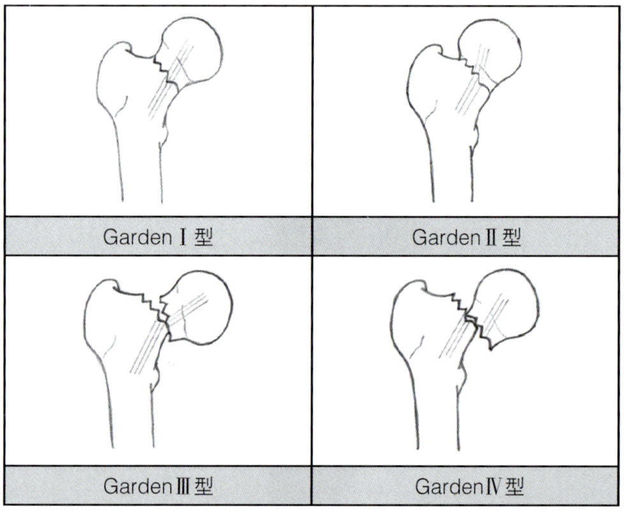

图34.1 Garden分型

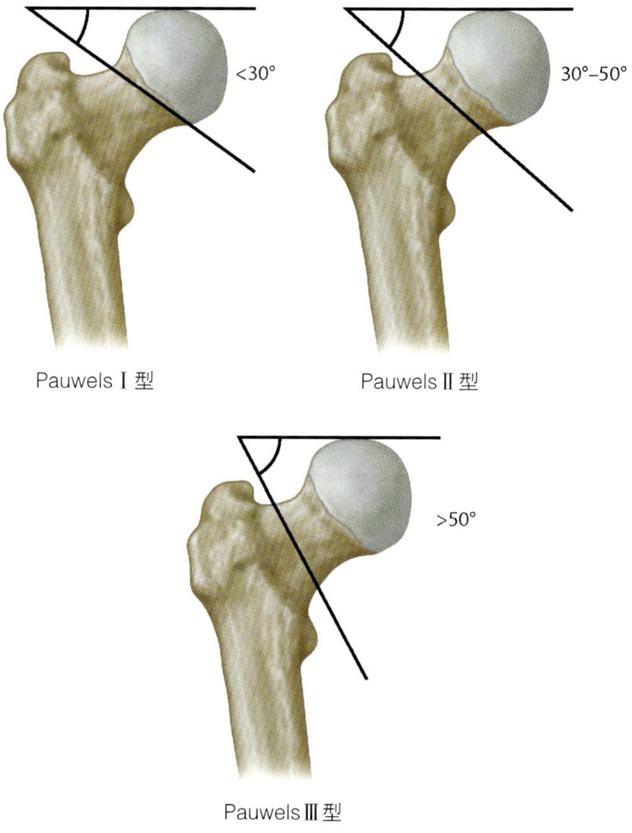

图34.2 Pauwels分类

心律失常或脑卒中。确保患者在症状出现前准备对策，因为这会导致肌钙蛋白水平升高和肾功能衰竭。

采集病史和用药史应该确定所有合并症和服用药物，可能需要在围术期调整的抗凝剂。了解患者的基本认知和功能状态至关重要。

股骨颈骨折的典型特征是髋关节疼痛、无力、短缩和患肢外旋。应评估肢体的神经血管状况，以及是否有任何相关损伤。请参阅下面的围手术期护理部分。

影像学表现

成像应该包括骨盆的正位X线和患侧的髋关节的侧面图。当诊断有疑问或怀疑有病理性骨折时，可能需要高级成像，如骨扫描、CT或MRI。

治疗

股骨颈骨折的治疗应个体化。通常，文献认为老年人的股骨颈骨折应用关节置换治疗，而不再采用闭合复位内固定。这将减少疼痛，改善功能并大大降低手术并发症的数量及减少后期需要再次手术的患者量。挪威髋部骨折登记处（NHFR）的数据也反映了这种趋势，这种趋势在过去几十年中从内固定改为关节置换术（图34.3）。然而，哪种类型的关节置换术最好，关节置换术是否应黏接也不太清楚。此外，哪种骨折和哪类患者仍可能需要内固定治疗，目前仍存在争议。最后，几种用于内固定的植入物是可选的，并且关于哪种植入物应该是优选的没有明确的共识。决策应该是基于患者生理年龄、功能状态和骨折模式的详细分析。

非手术治疗

一般来说，老年人股骨近端骨折应通过手术治疗。未经治疗的骨折会增加继发性移位的风险，或者一期移位，将导致难以耐受的疼痛，并且不可能对患者进行适当的护理或动员。这些患者的死亡率很高。

年轻患者的外翻嵌插或未移位的股骨颈骨折（Garden Ⅰ和Ⅱ型）的保守治疗可能具有良好的预后和可接受的二次置换率，但老年人的并发症发生率则高得多。Shuqiang等研究115例未移位的股骨颈骨折患者。发现二次置换与年龄之间有很强的相关性，而骨折不稳定性与性别，美国麻醉医生学会（ASA）分级和Pauwels角度无关。对于70~80岁的患者，发现48%的再次脱臼率。Raaymakers在311例患者的无移位骨折研究中发现了与年龄相似的相关性。对于<70岁的健康患者，发现7%的再次脱臼率，而70岁以上的患者中有41%发生继发性骨折错位。此外，还发现骨折不稳定性受合并症的负面影响，对于70岁以上伴有多种并发疾病的患者，失败率增加至83%。

但是，在老年患者中也可以考虑非手术治疗。

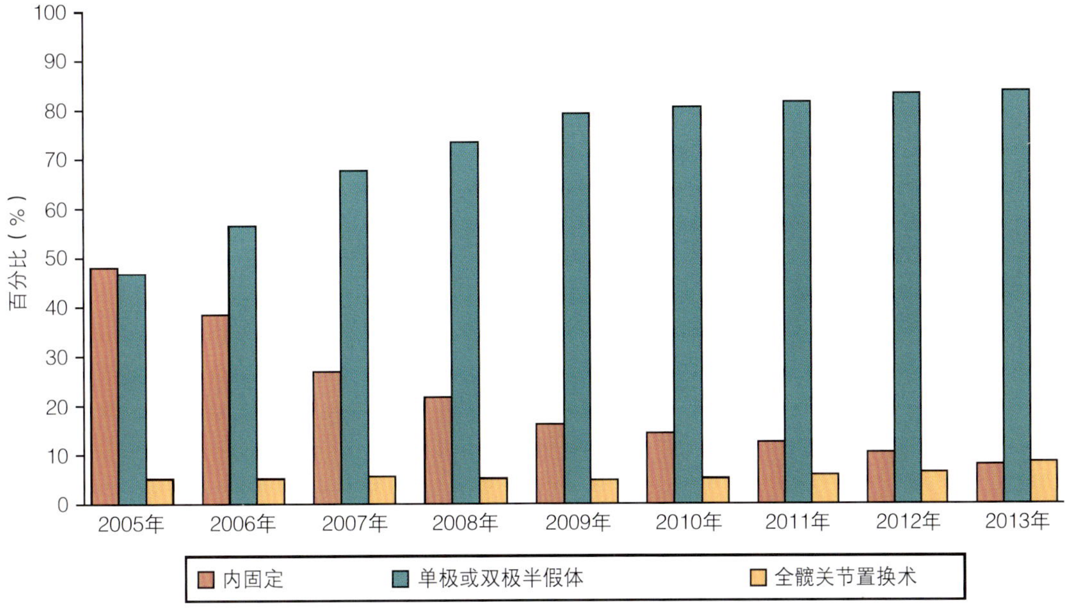

图34.3 移位股骨颈骨折治疗的时间趋势（挪威髋部骨折登记数据，2014年报道）

当患者因为不适以至于他们不能耐受手术时，非手术治疗是合理的。非手术治疗应包括早期活动，如果需要缓解疼痛，则只需要短时间卧床休息。避免负重是可取的，但如果这是不可能的，应该接受可耐受的负重。如果随着时间的推移疼痛不消退，不能行走，如果骨折移位明显，则应该建议手术治疗。保守治疗急性髋部骨折需卧床休息几周或几个月不应再作为选择。在研究过程中，任何种类的股骨颈骨折的非手术治疗效果都是不确定的，因此不推荐。

内固定治疗

对于年轻患有移位囊内型股骨颈骨折的患者，目标是保留原有股骨头，一般建议采用闭合复位和骨折内固定。然而，在老年人中，最近的文献表明，移位的股骨颈骨折使用关节置换术治疗与内固定相比，对老年患者立即进行髋关节置换术可以预期地减轻疼痛，加速恢复，改善功能并大大降低手术并发症的发生率以及后期对再次手术的需求。

无移位骨折

所有髋部骨折中15%~20%为外翻嵌插或未移位股骨颈骨折（Garden Ⅰ和Ⅱ型）。无论患者的年龄和功能状态如何，内固定通常被认为是这些骨折的良好治疗选择。使用空心螺钉或滑动髋螺钉（SHS）经皮或微创手术技术是最常用的方法。Parker等比较了346例空心螺钉治疗未移位的囊内骨折的患者和一组配对置换术后半关节置换术的患者。他们报道用空心螺钉治疗后，与半髋关节置换术相比，内固定再次手术风险增加，但内固定导致围手术期减少并发症，更好的功能结果和更低的1年死亡率。他们得出结论认为，对于所有未移位的股骨颈骨折，即使对于老年患者，内固定应该是治疗选择。Sikand等在他们的研究中得出了同样的结论。他们发现半髋关节置换术后死亡率更高，但内固定组的再次手术率更高。

尽管如此，治疗方法明显一致，相对较好的预后，机械性失效，缺血性坏死、骨不连及内植物相关疼痛可能导致未移位骨折内固定后再手术率为11%~27%，另外，未移位髋部骨折当前治疗标准的研究大多基于旧的和非骨水泥假体，并有文献记录其治疗结果较差。今天，这些假体可能不应再使用。因此，在这些研究中有利于内固定的结果应谨慎解读。

NHFR最近的一项观察性研究发现，使用空心螺钉治疗的无移位骨折的患者临床疗效较差，1年后再次手术率显著高于同期采用半髋关节置换治疗的移位股骨颈骨折患者。数据表明，使用半髋关节置换术治疗无移位股骨颈骨折后可能会改善结果。NHFR的另一项研究未发现1年内死亡率与移位骨折中内固定（IF）和半髋关节成形术（HA）比较有显著差异。

Hui等建议将半髋关节置换术作为80岁以上患者未移位骨折的首选治疗方案。对80岁以上SHS患者的无移位骨折再次手术率为31%，而80岁以下患者预后明显较好，只有7%的再手术率。同样，80岁以上的患有移位骨折的患者采用半髋关节置换术治疗，再次手术率为7%。在他们的研究中，治疗组的死亡率没有差异。

在进行研究分析时，没有发表比较IF和HA治疗无移位骨折的随机临床试验。目前文献中的证据是不一致和有限的，而且一期髋关节置换术在治疗老年人未移位的股骨颈骨折中的作用尚不清楚。在长期使用关节置换术治疗老年无移位股骨颈骨折患者之前，需要进行更多的研究，优选大型随机试验，作为常规治疗。这些研究还应考虑到治疗的健康问题和经济因素。

移位骨折

总的来说，不再推荐闭合复位内固定治疗老年人股骨颈骨折。这些骨折最好用关节置换术治疗，并在本章后面讨论。然而，一些健康的老年人仍然非常活跃，他们的活动水平、骨量和生物学年龄可能与更年轻的人相当。关节置换术可能与他们的生活方式和对高度活跃的预期不相符。为了保持高水平的功能，即使增加机械性失效风险、骨不连和缺血性坏死，闭合复位和内固定可能是这些特定患者治疗的理由。除非获得完美的骨折复位，否则关节置换术应该是这些患者的首选治疗。

内植物

用于股骨颈骨折内固定的内植物仍然是一个值得讨论的问题。尚未证实空心钉带有或不带有抗旋转螺钉的SHS是否是更好的内植物。以往的研究尚未得到足够的支持以给出明确的答案，甚至Meta分析至今无法发现这两种内植物之间结果的任何主要差异。30个随机试验的结果汇总，比较了6000多例股骨颈骨折患者中的不同内植物，结论是现有证据并未明确支持一种类型的空心螺钉效果在另一种之上。尽管空心螺钉可能手术时间短、失血少，用SHS治疗的骨折出现缺血坏死较少，但长期临床疗效和并发症发生率相当。关于这些植入物问题的大多数相关文献都不是最新的。目前一项大型随机多中心和跨国临床试验中探讨空心螺钉和SHS装置之间是否存在临床相关差异的问题。

近年来发明了几种新的内植物，其目的在于改善股骨颈骨折的内固定后的预后，包括各种角度稳定植入物以及羟基磷灰石涂层或增强植入物。到目前为止，这些新型植入物是否会超越传统方法仍需要进一步证明。股骨颈骨折内固定后的结果似乎更依赖于骨折类型、患者特征、复位质量和植入位置，而不是植入物本身。在股骨颈外侧或股骨颈基底部骨折中，空心螺钉的支撑距不再完整，SHS则为首选。

预后和手术技巧

年龄增长、ASA评分高、认知障碍和骨折前住所差是预测股骨颈骨折内固定术后骨折不愈合和机械性失效的较差预后指标。不幸的是，这些因素并不会受到影响。但是，复位的质量和内植物位置也是重要的预测因素，并且可以优化这些因素。

骨折复位

骨不连和机械失效与骨折类型和骨折复位质量相关。Garden于1961年在他的经典论文中指出，差的复位几乎与不愈合是同义的，并且好的复位极大地改善了预后。Yang等发现，与未移位的骨折相比，移位的囊内髋部骨折内固定后机械性失效的风险增加3倍。骨折非解剖复位比解剖复位失败率高18倍。尽管结果差异不均匀，但所有研究均认同机械失效的解剖复位和再次手术率的重要性。因此，解剖复位应始终作为目标，但可接受股骨头的轻微外翻位置。应该避免内翻的复位，因为这是一个更不稳定的状态，这会产生剪切力而不是横跨骨折线的压力。

在侧位片中，未移位的骨折可能具有股骨头的后倾。Palm等已经描述了一种测量股骨头在侧面的后倾的方法，发现后倾角超过20°的骨折的1年再手术率为56%，而后倾角低于20°的患者再手术率为14%。在其他研究中也发现了类似的结果，但Lapidus等在回顾了382例未移位的股骨颈骨折时未发现后倾角测量的预后价值。研究人员建议年轻患者通过小心地牵引和腿部内旋来复位任何主要的背侧成角，但肯定不会以骨折移位为代价。在没有任何移位的情况下，空心螺钉获得理想的位置并有维持稳定性是困难的。无论何时当骨折无法令人满意地复位时，假体应该是治疗的选择。在老年患者中，后倾大于20°的骨折应该可以作为移位骨折治疗。

内植物位置

植入物的位置很重要，无论使用的空心螺钉的数量如何，第一枚螺钉的位置都很低，并且位于股骨头和颈部的中央。这个螺钉应该有直接的矩支撑，螺纹应该固定在软骨下骨（图34.4）。这给了空心螺钉最好的三点固定和支撑骨折的方法。第二枚螺钉与第一枚螺钉平行并且尽可能远离第一枚螺钉（在AP视图中）。尽管如此，这种螺钉应该固定在股骨头和颈的后部，以便在骨骼中获得最佳效果。为了提供三点支持，第二枚螺钉应该位于（后部）皮层上。如果使用3枚螺钉，则应将两枚螺钉放置在上述位置，第三枚螺钉应放置在股骨头和颈部碎块的前方，从而与另外两枚螺钉一起形成倒三角形（图34.5）。为了使骨折稳定，并且能够在不旋转的情况下进行压缩，螺钉是平行的，这一点至关重要。如果出于不稳定的原因，感觉需要更多的螺钉，则应该进行关节置换术。

3枚螺钉似乎是大多数国家最常用的固定装置，但在斯堪的纳维亚半岛最常使用两个平行螺钉。螺钉的数量或类型似乎对结果没有任何重大影响。股骨颈骨折中SHS装置股骨头和颈部螺钉的位置较少受到关注。如股骨粗隆间骨折所描述的，前后位和侧面位中心位置可能是囊内股骨颈骨折的最佳固定位置。或者，至少在添加额外的防旋螺钉时，位置可能略微更靠近尾部。股骨颈基底部骨折，骨折线垂直的骨折或粉碎的骨折导致固有的不稳定性就属于这种情况。

关节置换

半髋关节置换

半髋关节置换术的主要适应证是移位的股骨

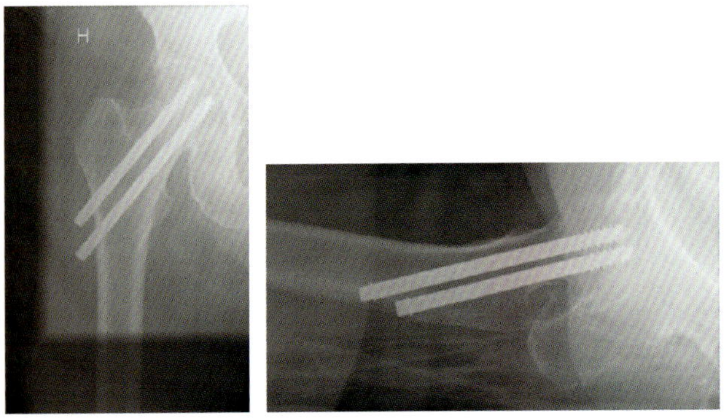

（a） （b）

图34.4 用两个空心螺钉进行内固定。（a）右侧髋关节正位（AP）X线；（b）侧位X线

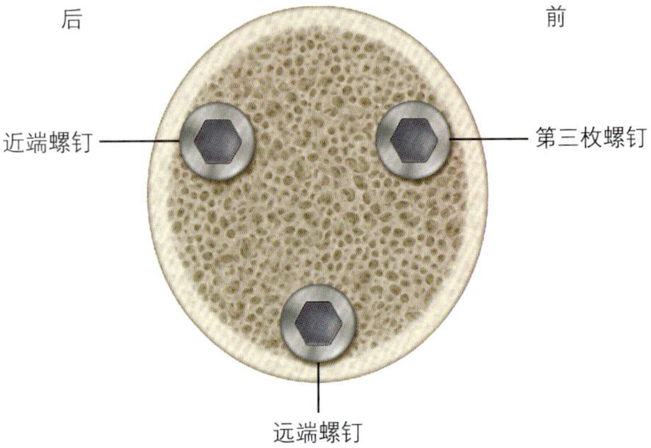

图34.5 空心螺钉的分布

颈骨折。历史上，较差临床结果的修复体，例如Austin-Moore和Thompson修复体，已被用于治疗髋部骨折。在过去的10年中，当代假体更为常用。当进行半关节置换术时，应尽可能选择在全髋关节置换术中效果效好的股骨柄。

在几项研究中将半髋关节置换术与内固定相比较（表34.1）。与内固定相比，半髋关节置换治疗减少了并发症和再次手术次数。现代半髋关节的功能结果也被发现优于内固定。

研究比较旧的、未修补的Austin-Moore半髋关节假体和内固定没有这种差异，表明这些假体较差，不应再使用。从经济角度来看，半髋关节置换优于内固定。随着内固定术后再次手术和再次接受的手术费用的增加，相对于半髋关节置换术而言，内固定的初始成本较低。根据目前的文献，对于老年股骨颈骨折患者来说，现代半髋关节置换术似乎优于内固定治疗。

半髋关节假体可以是单极或双极（图34.6）。几项研究比较了双极和单极假体的结果。结果总结在表34.2中。单极和双极半髋关节假体似乎具有相同的短期临床疗效。单极假体的主要问题是髋臼侵蚀导致疼痛和髋关节功能受损的风险，一些人认为它们的使用应限于需求低且寿命相对较短的老年患者。侵蚀的严重程度与年龄、体力活动水平和随访时间有关。随着时间的推移，增加的侵蚀可能会导致髋臼的突出，术后10年单极假体的发生率高达16%。

已发现双极假体可降低双轴承系统导致髋臼磨损的风险。双极半髋关节假体的一个缺点是聚乙烯磨损可能增加假体松动或假体间脱位的风险。研究发现双极半髋关节置换术后翻修的风险增加，特别是老年患者的感染和假体周围骨折。目前文献中没有证据支持手术后1年的双极假体修复术的临床疗效。然而，大多数比较单极和双极假体的研究仅有短期随访。一些随访时间较长的研究发现双极假体置换患者有着较好的生活质量。

对于活动水平较大且预期寿命更长的老年患者，双极半髋关节置换术可以减少侵蚀风险并随着时间推移改善功能，即使成本更高也可以使用。单极假体对于年龄较大、活跃度较低的患者当然是合适的。

全髋关节置换

文献记录全髋关节置换术（Totalhiparthropl-Asty，THA）是一种治疗既往健康和能独立活动的无认知障碍患者移位性股骨颈骨折的良好方法。对于影响髋关节的全身性疾病（如类风湿关节炎），THA应被视为股骨颈骨折的主要治疗方法。与内固定和半髋关节置换术相比，认知正常患者的THA表现出优越的结果，包括疼痛较少、生活质量的改善以及更好的髋关节功能和步行能力。比较THA和内固定的研究结果总结在表34.3中。与内固定相比，THA后再次手术报道较少。

表34.4总结了比较半髋关节置换术和THA结果的研究结果。根据3项Meta分析，半髋关节置换术与全髋关节置换术相比，再次手术的总体风险增加了1倍。与全髋关节置换术相比，全髋关节置换术提供了良好和可预测的远期疗效，但代价是早期脱位的风险增加。与半髋关节置换术相比，THA患者的脱位发生率是半髋关节置换术的2倍，认知功能障碍和后路入路是与较高脱位发生率相关的因素。为了尽量减少脱位风险，建议使用较大的头部。双流动杯

表34.1 比较半髋关节成形术（HA）和内固定术（IF）后临床结果的研究概况

研究作者及时间	患者数量（例）	随访时间	再手术率		生活质量（分）		髋关节Harris评分（分）	
			HA	IF	HA	IF	HA	IF
Ravikumar和Marsh（2000年）	290	13年	24%	33%	未调查	未调查	62	55
Parker等（2002年）	455	3年	5%	40%	未调查	未调查	未调查	未调查
Blomfeldt等（2005年）	60	2年	13%	33%	0.06	0.20	未调查	未调查
Keating等（2006年）	307	2年	5%	39%	0.53	0.55	未调查	未调查
Frihagen等（2007年）	222	2年	10%	42%	0.72	0.61	71	67
Gjertsen等（2008年）	4335	1年	3%	23%	0.60	0.51	未调查	未调查
Hedbeck等（2013年）	60	2年	3%	23%	0.25	0.11	未调查	未调查
Stoen等（2014年）	222	6年	10%	43%	0.34	0.54	66	66

表34.2 比较双极与单极半髋关节置换假体的临床结果的研究概况

研究作者及时间	患者数量（例）	随访时间	翻修		侵蚀	
			HA	IF	HA	IF
Calder等（1996年）	250	1.6/1.9年	–	–	2%	0
Raia等（2010年）	115	1年	3.3%	0	影像学测量:1.5mm	影像学测量:0.6mm
Jeffcote等（2005年）	52	2年	3.7%	4.2%	20%	5%
Hedback等（2011年）	120	1年	5.0%	10.0%	未调查	未调查
Leonardsson等（2012年）	23509	1.5年	2.5%	3.5%	71%	67%
Enocson等（2012年）	830	3.1年	7.3%	6.0%	0.5%	0.5%
Inngul等（2013年）	120	2年	5.0%	13.0%	19%	14%

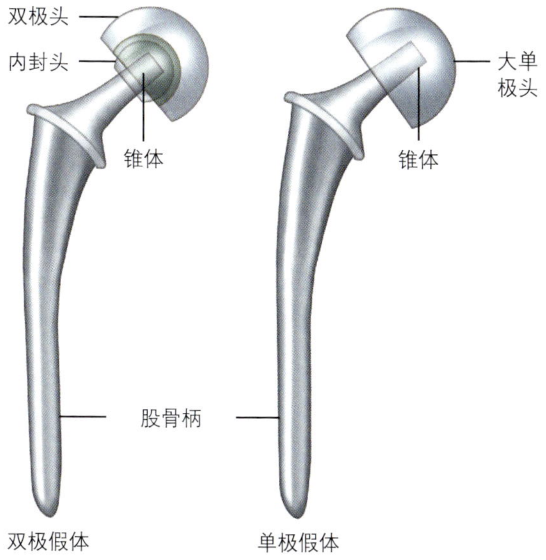

图34.6 单极和双极半髋关节置换假体

的使用可能进一步降低脱位的风险，因此对于脱位危险特别高的患者应予以考虑。

与半髋关节置换相比，THA手术时间更长，失血更多，患者手术创伤更大。即使如此，一般并发症的数量或死亡率也没有差异。最后，THA比半髋关节置换费用更高。然而，考虑到长期内植物有效性、优越的功能结果以及获得THA患者的独自活动能力，这些费用似乎是合理的。

根据最近的文献，老年人、认知能力合格的患者行全髋关节置换术治疗移位股骨颈骨折是一种安全的方法，并发症发生率可接受，远期疗效好。具有良好功能和合并症较少的患者应该首选THA进行治疗。

手术入路

半髋关节置换术和全髋关节置换的手术方法一直是一个有争议的。Hardinge描述的外侧入路涉及脱离臀中肌的前部。在这种入路后，一些患者出现髋关节外展肌缺陷，产生痛苦的Trendelenburg步态。在后路入路中，会剥离短外旋肌群止点。在髋部骨折患者中，应该重新缝合关节后囊和（或）外旋肌群，以降低脱位风险。与外侧入路相比，半髋关节

表34.3　比较全髋关节置换术（THA）和内固定术（IF）后临床结果的研究概况

研究作者及时间	患者数量（例）	随访时间	再手术率		生活质量（分）		髋关节Harris评分（分）	
			THA	IF	THA	IF	THA	IF
Ravikumar和Marsh（2000年）	290	13年	24%	33%	未调查	未调查	62	55
Blomfeldt等（2005年）	102	4年	4%	47%	0.61	0.54	未调查	未调查
Keating等（2006年）	307	2年	5%	39%	0.53	0.55	未调查	未调查
Chammout等（2012年）	100	17年	23%	53%	未调查	未调查	84	76
Wani等（2014年）	100	1.5年	0%	20%	未调查	未调查	94	91
Cao等（2014年）	285	5年	10%	34%	未调查	未调查	89b	58b

表34.4　比较全髋关节置换术（THA）和半髋关节置换术（HA）后临床结果的研究概况

研究作者及时间	患者数量（例）	随访时间	再手术率		生活质量（分）		髋关节Harris评分（分）	
			THA	HA	THA	HA	THA	HA
Ravikumar和Marsh（2000年）	290	13年	24%	33%	未调查	未调查	62	55
Keating等（2006年）	307	2年	5%	39%	0.53	0.55	未调查	未调查
Blomfeldt等（2007年）	120	1年	3%	0	0.68	0.63	87	79
Hedback等（2011年）	120	4年	5%	0	0.68	0.57	未调查	未调查

置换后方入路术后脱位风险的增加了2倍，THA后增加了6倍。相反，外侧入路与术后血肿引起的再次手术率增加有关，因此，两项研究报道后外侧入路后的再手术总数相似

屈膝筋膜和臀中肌之间的Watson-Jones前外侧肌间入路最近变得越来越流行。即使早期恢复更快，与外侧入路相比，该入路的长期结果并没有优势。Watson-Jones入路手术时间更长、内植物定位变化更大。

很少使用缝匠肌与阔筋膜张肌之间的Smith-Petersen入路。与外侧入路相比，这与术后疼痛和手术时间增加有关。

微创手术（MIS）最近越来越受欢迎。直视下复位，增加软组织牵拉以及失去标志可能会增加MIS期间错位的风险。MIS是否应用于治疗髋部骨折仍存在争议，不同研究比较MIS与常规手术的结果不明确。

这些入路有其优点但也有复杂性。几乎没有证据支持一种入路相对于另一种方法存在优越性。决定手术结果的最重要的因素可能不是手术本身，而是在进行关节置换手术时的手术的经验，年轻外科医生总是应该协助具有关节置换手术经验的高级外科医生进行手术，因为高年资医生更熟悉手术方式。

内植物和固定

关节置换手术中最重要的问题之一是假体的固定。这对于种植体的存活至关重要。不满意的固定增加了假体早期松动的风险。股骨柄和髋臼假体可以是骨水泥或非骨水泥设计（图34.7）。在过去，老式的非骨水泥型假体治疗老年股骨颈骨折结果并不好。最近使用了具有羟基磷灰石涂层的现代柄。当使用骨水泥柄时，大多数外科医生使用抗生素浸渍的骨水泥，这已被证明可以降低感染风险。与非骨水泥假体相比，骨水泥柄与再次手术的风险降低相关，特别是由于假体周围骨折和感染。当仅比较当代股骨柄时，也发现再次手术率降低。在一项基于现代骨水泥和非骨水泥假体研究中，5年内植物存活率骨水泥柄为95%，非骨水泥柄为91%。与骨水泥柄相比，非骨水泥柄再次手术的风险增加了1倍，假体周围骨折风险也有增加。

假体周围骨折是非骨水泥型和某些骨水泥型假体的并发症。老年骨质疏松症患者发生这些骨折的频率更高。有人担心有使用骨水泥假体相关的潜在心肺风险。发生轻微或重大不良事件，并且与非骨水泥相比，骨水泥型假体型半髋关节置换术后发现围手术期死亡率增加。在伴有多种合并症的患者中死亡率增加最为明显。

相反，英国国家髋部骨折数据库的一项大型研究报道，与非骨水泥型手术相比，骨水泥型关节置换术患者的围手术期生存率提高。所谓的骨水泥植

入综合征可能导致严重的术中心肺并发症。因此，在使用骨水泥植入物时，在手术前优化患者至关重要，并且麻醉剂对于减少心肺并发症至关重要。已显示真空骨水泥技术可以减少严重栓塞事件的发生次数，并且可以考虑用于最脆弱的患者。与使用铰刀相比，缩小股骨柄也会稍微降低水泥压力，这可能有利于这些耐受性差的患者。否则，对于更健康的患者（即ASA1~2级），应该使用现代固定技术，包括高压灌洗和插入髓内远端塞，以降低植入物松动的风险，尽管这是半髋关节置换术后进行翻修的一个不常见原因。

根据目前的文献，骨水泥型植入物显示着优越性，手术并发症和再手术次数均较少。另一方面，骨水泥植入综合征引起的心肺副作用必须降到最低。无论选择哪种假体和哪种固定方式，获得良好手术结果的最重要因素可能是良好的手术技术。

围手术期护理

为了降低发病率、死亡率和减少并发症及促进快速康复，多学科合作方法是必不可少的。股骨颈骨折应在24h内进行处理，最晚在入院后48h内进行治疗。并且，有些患者需要进行手术前的优化。这些患者在手术前应由经验丰富的骨科医生和麻醉师进行评估。应尽可能确定和治疗谵妄，甚至尽可能防止谵妄出现。没有研究证实术前牵引有任何益处，因此不建议使用。优选的镇痛药为对乙酰氯基酚和其他阿片类药物。周围神经阻滞剂作为一个筋膜阻滞剂，可以提供有效的镇痛，从而减少对阿片

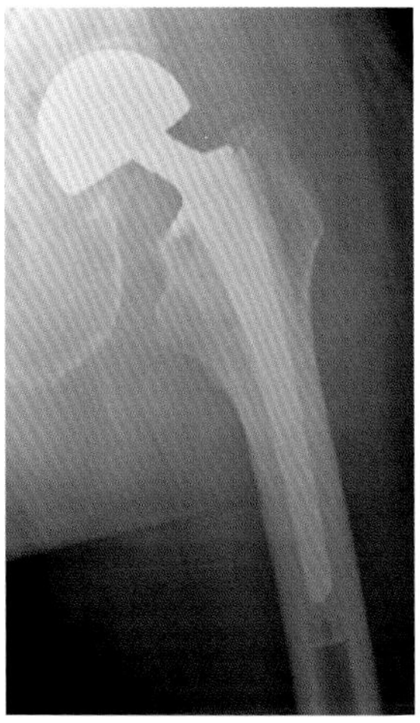

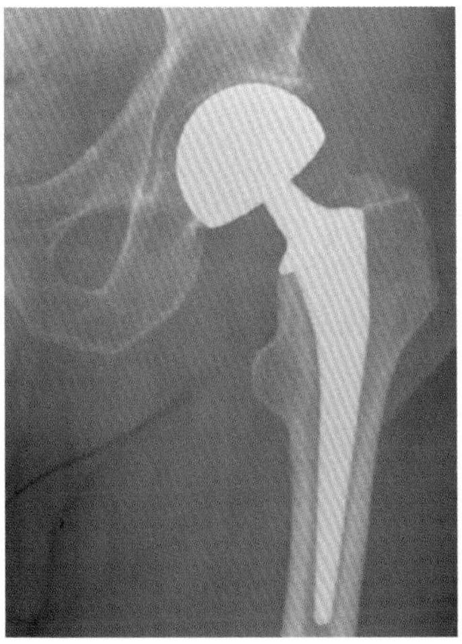

图34.7 （a）骨水泥股骨假体；（b）非骨水泥股骨假体

类药物的需求。

手术通常在局部麻醉下进行，或者在特定的情况下，当禁忌时使用全身麻醉。对于哪种方法是优选方法还是优越方法尚无统一意见。但是，由于出血风险，使用新型口服抗凝剂治疗的患者存在神经轴索问题。

目前，对于髋部骨折手术后预防静脉血栓栓塞的最佳方案尚无统一意见。研究中在术前使用低分子量肝素进行预防。为了降低术后感染的风险，无论采用何种手术方式，所有髋部骨折患者均使用预防性抗生素。

手术应由有经验的外科医生进行或监督，以减少再次手术的发生率。物理治疗师在术后早期和出院后至关重要。合适的出院时机取决于患者的合并症，门诊能力和社会支持网络，以及康复设施的可用性。康复的目标应该是迅速恢复到以往的水平，并防止长期残疾。

预防

在髋部骨折时选择正确内植物和进行良好的手术治疗是无可争辩的。但是，这并不会阻止患者髋部骨折。因此在未来需要制订一项限制髋部骨折流行的策略。骨质疏松症和跌倒预防的诊断和治疗是需要解决的两个关键问题。应该制订识别风险患者的策略和记录完善的预防措施并随后在日常实践中实施。

骨折联络服务（FLS）代表了预防二次骨折的系统方法，已被证明对预防新型骨折具有效果。在格拉斯哥引入FLS后，髋部骨折率降低了7.3%，同时，在英格兰的这一比率上升了17%。引入有效的预防跌倒计划必须是预防髋部骨折的另一个主要目标，并且发现髋部保护支具在使用时是有效的。应该鼓励进一步的研究和产品发展，并且建立改进合规性的方法。

最终，患者跌倒的原因是多方面的。需要详细分析和了解有关跌倒（何时、何地、为何、如何以及以何种方式发生）的信息，以便以最佳方式优化资源并进行干预。为了实现这些目标，医疗服务提供者和社会需要作出重大努力及明确重点。提高老年患者的平衡、力量和全身体力无疑是有益的，但如何实现这些目标，以及如何评估减少跌倒次数采取的不同步骤的个体效应是一项重大挑战，需要加

以探索。

研究人员首选治疗方式

随着时间的推移，我们治疗股骨颈骨折已经有了进展。要解决的患者因素仍然是相同的，但不同治疗方案的适应证以及患者每次治疗应该提供的指征已经改变。

在我们看来，骨折移位是最重要的因素，前后位及侧位中的位移和角度必须被考虑。其次，必须解决患者的医疗状况。在做出决定之前，应评估患者的年龄、合并症、认知功能、活动性、依从性和骨量情况。无论患者选择何种治疗，所有患者的围手术期治疗都必须按本章前面所述进行优化。一般来说，研究建议对老年患者的所有股骨颈骨折进行手术治疗，治疗流程总结在图34.8中。

无移位骨折

无移位的股骨颈骨折采用内固定治疗，与年龄无关。我们知道3枚空心螺钉常用于股骨头和颈部的倒三角形中，但在我们手中，这些骨折仅使用了2枚平行的空心螺钉。没有很好的文献证明3枚螺钉效果优于2枚螺钉。完美的复位和螺钉的位置比螺钉的数量更重要。为2枚螺钉提供三点支撑，螺钉在正位视图中位于下方和中央。在侧视图中，远端螺钉位于中央，而近端螺钉位于后方。年龄较大的患者可以借助拐杖行走。对于年轻的患者，如果可能的话，可考虑适当负重。一些在正位视图上没有移位的骨折，但是在侧面观察时后倾角超过20°，文献中显示在用内固定治疗时结果较差。这些骨折应被视为移位骨折。

年轻患者的移位骨折

在65岁以下的健康患者中，在大多数情况下采用闭合复位内固定并用2枚平行螺钉治疗。特别注意实现一个好的复位是至关重要的。如果骨折不能成功复位，应考虑关节置换术。一些年轻患者，可能已经患有骨质疏松症，并且其功能需求很低。对于这些患者，也可以考虑某种形式的关节置换术。假体的类型基于个体评估，考虑患者的功能需求和预期寿命。通常使用骨水泥双极半髋关节成形术。在依从性差的患者中（如酒精滥用），可采用双头活动性全髋关节置换术来降低脱位风险。在我们看

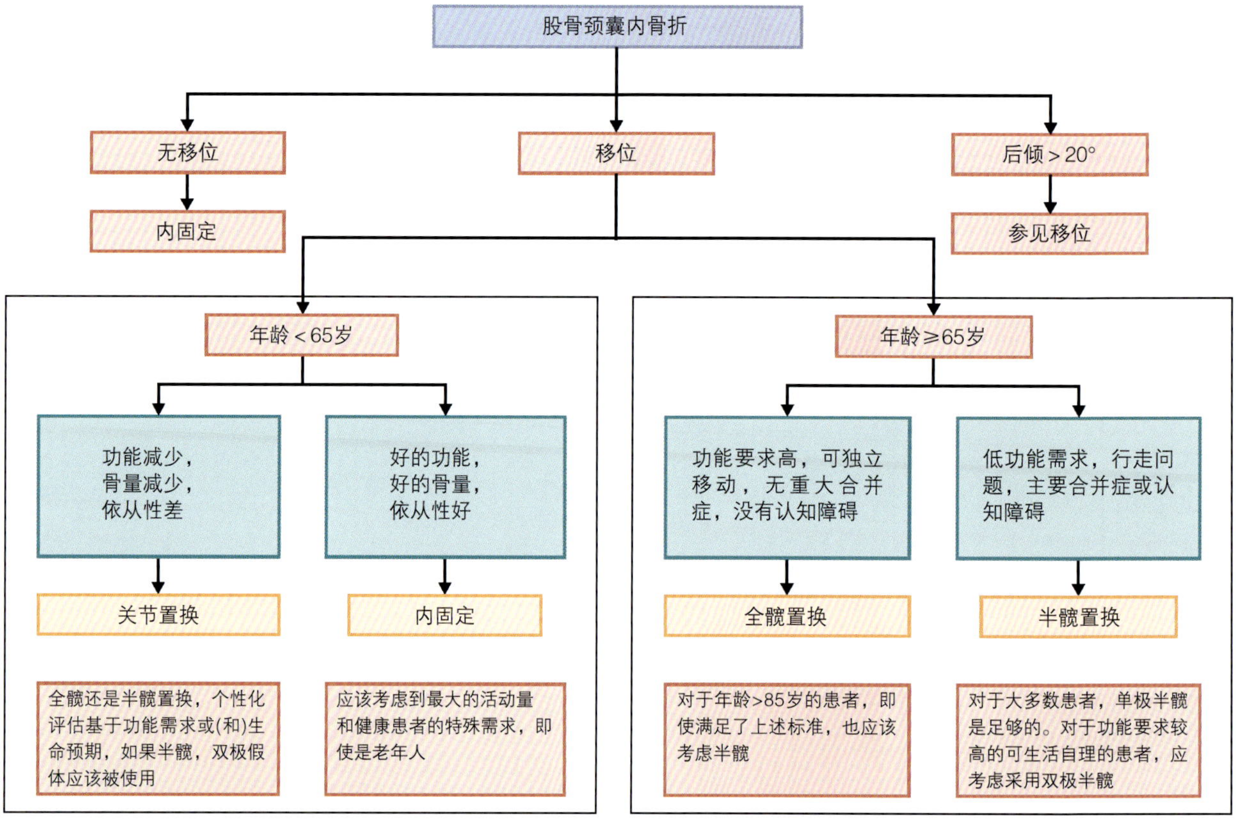

图34.8 研究人员建议的诊疗疗程

来，最好用THA治疗伴有症状性髋关节骨关节炎或类风湿性关节炎的股骨颈骨折患者。

老年患者的移位骨折

对于65岁以上的大多数患者，研究人员更喜欢的关节置换术。选择的假体类型基于患者的功能需求、行走能力、合并症、年龄和认知状态。文献中有越来越多的证据表明，在治疗这些骨折时，全髋关节置换术优于半髋关节置换术。因此，对于具有高功能需求的健康、独自活动的患者，应该采用全髋关节置换术。在研究过程中，全髋关节置换术治疗患者没有年龄上限，但通常使用半关节成形术治疗年龄过大的患者，即使满足上述标准。研究人员总是使用大型金属假体头（32mm）和侧向入路来降低脱位风险。然而，大多数股骨颈骨折患者的功能降低，存在步行障碍或认知障碍。对于这些患者，研究人员更喜欢骨水泥型半髋关节置换术。到目前为止，双极半髋关节置换术已成为研究人员青睐的内植物。由于单极和双极半髋关节似乎具有相同的短期临床疗效，因此单极半髋关节置换术对于高龄和活动度较低的患者可能已足够。对于更活跃的老年患者，预期寿命更长，双极半髋关节置换术可以降低侵蚀风险并随着时间推移改善功能。为了降低假体周围骨折的风险，建议对老年患者的所有关节置换术使用记录完善的骨水泥现代柄。然而，为了降低骨水泥植入综合征的风险，通常会减小股骨柄的大小并缓慢插入。所有接受关节成形术治疗的患者都可以耐受逐渐负重。

术后随访

回顾性研究术后3个月在门诊接受关节置换术治疗的所有患者。内固定治疗患者术后6周复查，随访至术后3个月或直至骨折愈合。

并发症

考虑到骨折的性质、患者的年龄和频繁发生合并症，一些并发症是不可避免的。手术并发症的治疗，更重要的是为了预防骨科手术并发症，这对骨科医生来说是一项挑战。考虑到具体的骨折和患者因素，以及对手术过程中的细节的关注，所以需要结合患者病情选择治疗方式，可能会预防手术并发症。

内固定失效及骨折不愈合

2/3的囊内股骨颈骨折行关节置换（GardenⅢ或Ⅳ型），大部分移位骨折目前均采用关节置换术治疗。因此，老年移位股骨颈骨折患者骨折不愈合和内固定失效问题较少。然而，内固定是治疗无移位骨折的首选治疗方法，对于这些稳定骨折，并发症和再手术率为11%~27%。

可能发生继发性骨折移位、骨不连、内植物失效和迟发性股骨头坏死。在这个年龄组中，这样的并发症通常需要相同的治疗——假体髋关节置换术。在Gjertsen等的一项研究中，85%的患者在内固定治疗无移位骨折的患者中进行了人工髋关节置换。此外，在愈合过程中移除导致局部疼痛的植入物也是有道理的。在老年患者中，包括翻修内固定在内的二次手术很少成为一种选择。

假体脱位

脱位是髋关节假体手术后骨折的文献记录常见并发症。术后第1年脱位的风险最为明显。与骨关节炎患者相比，使用THA治疗的髋部骨折患者的脱位风险是其2倍。文献报道的脱位率为2%~29%。随着年龄增长，认知功能障碍和后路入路与脱位风险增加有关。使用较大的假体头部或双移动臼杯可降低脱位风险。此外，对于股骨颈骨折，半髋关节置换术后脱位的风险比THA术后低50%。因此，为了降低脱位风险高的患者的翻修风险，应尽量避免后路入路。并且应考虑使用具有大头、双移动杯或半空泡的假体。

通常可以用镇静剂或在全身麻醉下进行闭合复位来治疗THA和单极半髋关节脱位。闭合式双侧半髋关节置换术并不总是可行的，并且可能需要开放复位。40%的复发性THA脱位患者进行翻修手术。内植物错位可能是脱位最重要的原因。这可以通过CT检查得到准确的结果，如果确定错位，应该翻修假体。假体的翻修通常包括增加偏移量，改变内植物位置或转换为双向移动性假体。

感染

术后感染可能是髋部骨折手术后最严重和最具破坏性的并发症。年龄增长和合并症是与感染风险增加有关的因素。关节置换手术后感染的发病率从

20世纪60年代后期的5%~10%下降到现在的约1%。这可能是由于改进的手术技术，更好的围手术期治疗和抗生素预防所致。全身和局部抗生素骨水泥使用使得髋关节置换术后感染风险降低，并且全身抗生素预防应该是所有假体置换术后强制性的措施。

症状可以从低等级疼痛（伴随或不伴有其他感染症状），到最剧烈的假体关节感染危及生命的脓毒症。根据临床症状、血液检查，包括炎症标记物、影像学检查结果以及内植物周围组织和液体的微生物学/组织病理学检查结合进行诊断。对于模棱两可的情况，建议臀部穿刺。

对于髋关节置换术，急性术后感染或急性迟发性感染（血源性）的治疗在大多数情况下是在保留假体的情况下进行冲洗和清创。对于慢性假体感染和软组织清创后的持续性感染，应进行翻修并更换假体。对于不易耐受进一步手术的身体虚弱的患者而言，由于敏感的微生物病原体而导致的感染，一期翻修可能是一种替代方法。然而，假体的延迟植入、临时植入或不植入同时使用抗生素的二期翻修被许多人视为金标准，且复发感染率最低。当手术对非常衰老和虚弱的患者造成过高的风险时，单独使用抗生素可能是另一种选择。

结论

股骨近端骨折是典型的老年性骨折。在这组老年人和体弱者中，严重的保守治疗并发症很常见，并且死亡率很高。老年髋部骨折患者的30天死亡率约为10%，1年死亡率为20%~30%。每年髋部骨折的数量在全世界范围内增加，而现在对老年髋部骨折患者的管理和护理，以及未来将是所有医疗系统的主要挑战。骨质疏松症和跌倒预防的诊断和治疗是需要解决的两个主要问题。

使用多学科方法来管理这些患者至关重要。同时需要加强对预防和优化治疗的关注。对于预防的更多研究和兴趣，以及更少关注手术技巧和内植物相关问题应该是未来的目标。为了识别处于危险中的患者并制订完善的预防措施，并将这些措施落实到日常生活中，社会和医疗保健专业人员将共同承担责任。

参考文献

[1] Dennison E, Mohamed MA, Cooper C. Epidemiology of osteoporosis. Rheum Dis Clin North Am 2006;32:617–629.

[2] Gjertsen JE, Engesaeter LB, Furnes O, Havelin LI, Steindal K, Vinje T, Fevang JM. The Norwegian Hip Fracture Register. Experiences after the first 2 years and 15,576 reported hips. Acta Orthop 2008;79(5):583–593.

[3] Falch JA, Kaastad TS, Bohler G, Espeland J, Sundsvold OJ. Secular increase and geographical differences in hip fracture incidence in Norway. Bone 1993;14:643–645.

[4] Brauer CA, Coca-Perraillon M, Cutler DM, Rosen AB. Incidence and mortality of hip fractures in the United States. JAMA 2009;302:1573–1579.

[5] Kannus P, Niemi S, Parkkari J, Palvanen M, Vuori I, Jarvinen M. Nationwide decline in incidence of hip fracture. J Bone Miner Res 2006;21:1836–1838.

[6] Lofthus CM, Osnes EK, Falch JA, Kaastad TS, Kristiansen IS, Nordsletten L, Stensvold I, Meyer HE. Epidemiology of hip fractures in Oslo, Norway. Bone 2001;29:413–418.

[7] Garden RS. Low-angle fixation in fractures of the femoral neck. J Bone Joint Surg Br 1961;43-B:647–663.

[8] Frandsen PA, Andersen E, Madsen F, Skjodt T. Garden’s classification of femoral neck fractures. An assessment of inter-observer variation. J Bone Joint Surg Br 1988;70:588–590.

[9] Scavenius M, Ibsen A, Rønnebech J, Aagaard H. Inter- and intra observer variation in the assessment of femoral neck fractures according to the Garden classification. Acta Orthop Scand 1996;67(Suppl. 267):29.

[10] Van ED, Rhemrev SJ, Genelin F, Meylaerts SA, Roukema GR. The reliability of a simplified Garden classification for intracapsular hip fractures. Orthop Traumatol Surg Res 2012;98:405–408.

[11] Thomsen NO, Jensen CM, Skovgaard N, Pedersen MS, Pallesen P, Soe-Nielsen NH, Rosenklint A. Observer variation in the radiographic classification of fractures of the neck of the femur using Garden’s system. Int Orthop 1996;20:326–329.

[12] Eliasson P, Hansson LI, Karrholm J. Displacement in femoral neck fractures. A numerical analysis of 200 fractures. Acta Orthop Scand 1988;59:361–364.

[13] Parker MJ. Garden grading of intracapsular fractures: Meaningful or misleading? Injury 1993;24:241–242.

[14] Pauwels F. Der Schenkelhalsbruch. Ein mechanisches Problem. Beilagheft Z. Orthop Chir. 63, F. Enke, Stuttgart, 1935.

[15] Parker MJ, Dynan Y. Is Pauwels classification still valid? Injury 1998;29:521–523.

[16] Bartonicek J. Pauwels’ classification of femoral neck fractures: Correct interpretation of the original. J Orthop Trauma 2001;15:358–360.

[17] Van ED, Roukema GR, Rhemrev SJ, Genelin F, Meylaerts SA. The Pauwels classification for intracapsular hip fractures: Is it reliable? Injury 2011;42:1238–1240.

[18] Muller ME. [Classification and international AO-documentation of

femur fractures]. Unfallheilkunde 1980;83(5):251–259.

[19] Blomfeldt R, Tornkvist H, Ponzer S, Soderqvist A, Tidermark J. Comparison of internal fixation with total hip replacement for displaced femoral neck fractures. Randomized, controlled trial performed at four years. J Bone Joint Surg Am 2005;87:1680–1688.

[20] Cao L, Wang B, Li M, Song S, Weng W, Li H, Su J. Closed reduction and internal fixation versus total hip arthroplasty for displaced femoral neck fracture. Chin J Traumatol 2014;17:63–68.

[21] Chammout GK, Mukka SS, Carlsson T, Neander GF, Stark AW, Skoldenberg OG. Total hip replacement versus open reduction and internal fixation of displaced femoral neck fractures: A randomized long-term follow-up study. J Bone Joint Surg Am 2012;94:1921–1928.

[22] Wani IH, Sharma S, Latoo I, Salaria AQ, Farooq M, Jan M. Primary total hip arthroplasty versus internal fixation in displaced fracture of femoral neck in sexa- and septuagenarians. J Orthop Traumatol 2014;15(3):209–214.

[23] Frihagen F, Nordsletten L, Madsen JE. Hemiarthroplasty or internal fixation for intracapsular displaced femoral neck fractures: Randomised controlled trial. BMJ 2007;335:1251–1254.

[24] Gjertsen JE, Vinje T, Lie SA, Engesaeter LB, Havelin LI, Furnes O, Fevang JM. Patient satisfaction, pain, and quality of life 4 months after displaced femoral neck fracture. A comparison of 663 fractures treated with internal fixation and 906 with bipolar hemiarthroplasty reported to the Norwegian Hip Fracture Register. Acta Orthop 2008;79(5):594–601.

[25] Gjertsen JE, Vinje T, Engesaeter LB, Lie SA, Havelin LI, Furnes O, Fevang JM. Internal screw fixation compared with bipolar hemiarthroplasty for treatment of displaced femoral neck fractures in elderly patients. J Bone Joint Surg Am 2010;92-A:619–628.

[26] Keating JF, Grant A, Masson M, Scott NW, Forbes JF. Randomized comparison of reduction and fixation, bipolar hemiarthroplasty, and total hip arthroplasty. Treatment of displaced intracapsular hip fractures in healthy older patients. J Bone Joint Surg Am 2006;88:249–260.

[27] Parker MJ, Pryor GA. Internal fixation or arthroplasty for displaced cervical hip fractures in the elderly: A randomised controlled trial of 208 patients. Acta Orthop Scand 2000;71:440–446.

[28] Parker MJ, Khan RJ, Crawford J, Pryor GA. Hemiarthroplasty versus internal fixation for displaced intracapsular hip fractures in the elderly. A randomised trial of 455 patients. J Bone Joint Surg Br 2002;84:1150–1155.

[29] Parker MJ, Gurusamy K. Internal fixation versus arthroplasty for intracapsular proximal femoral fractures in adults. Cochrane Database Syst Rev 2006;(4):CD001708.

[30] Ravikumar KJ, Marsh G. Internal fixation versus hemiarthroplasty versus total hip arthroplasty for displaced subcapital fractures of femur—13 year results of a prospective randomised study. Injury 2000;31:793–797.

[31] Roden M, Schon M, Fredin H. Treatment of displaced femoral neck fractures: A randomized minimum 5-year follow-up study of screws and bipolar hemiprostheses in 100 patients. Acta Orthop Scand 2003;74:42–44.

[32] Raaymakers EL. The non-operative treatment of impacted femoral neck fractures. Injury 2002;33(Suppl. 3):C8–14.

[33] Shuqiang M, Kunzheng W, Zhichao T, Mingyu Z, Wei W. Outcome of non-operative management in Garden I femoral neck fractures. Injury 2006;37:974–978.

[34] Bhandari M, Devereaux PJ, Tornetta P, III, Swiontkowski MF, Berry DJ, Haidukewych G, Schemitsch EH, et al. Operative management of displaced femoral neck fractures in elderly patients. An international survey. J Bone Joint Surg Am 2005;87:2122–2130.

[35] Parker MJ, White A, Boyle A. Fixation versus hemiarthroplasty for undisplaced intracapsular hip fractures. Injury 2008;39(7):791–795.

[36] Sikand M, Wenn R, Moran CG. Mortality following surgery for undisplaced intracapsular hip fractures. Injury 2004;35:1015–1019.

[37] Bjorgul K, Reikeras O. Outcome of undisplaced and moderately displaced femoral neck fractures. Acta Orthop 2007;78:498–504.

[38] Conn KS, Parker MJ. Undisplaced intracapsular hip fractures: Results of internal fixation in 375 patients. Clin Orthop Relat Res 2004;(421):249–254.

[39] Gjertsen JE, Fevang JM, Matre K, Vinje T, Engesaeter LB. Clinical outcome after undisplaced femoral neck fractures. Acta Orthop 2011;82:268–274.

[40] Palm H, Gosvig K, Krasheninnikoff M, Jacobsen S, Gebuhr P. A new measurement for posterior tilt predicts reoperation in undisplaced femoral neck fractures: 113 consecutive patients treated by internal fixation and followed for 1 year. Acta Orthop 2009;80:303–307.

[41] Rogmark C, Flensburg L, Fredin H. Undisplaced femoral neck fractures—No problems? A consecutive study of 224 patients treated with internal fixation. Injury 2009;40:274–276.

[42] Hui AC, Anderson GH, Choudhry R, Boyle J, Gregg PJ. Internal fixation or hemiarthroplasty for undisplaced fractures of the femoral neck in octogenarians. J Bone Joint Surg Br 1994;76:891–894.

[43] Watson A, Zhang Y, Beattie S, Page RS. Prospective randomized controlled trial comparing dynamic hip screw and screw fixation for undisplaced subcapital hip fractures. ANZ J Surg 2013;83:679–683.

[44] Parker MJ, Stockton G. Internal fixation implants for intracapsular proximal femoral fractures in adults. Cochrane Database Syst Rev 2001;(4):CD001467.

[45] Bhandari M, Sprague S, Schemitsch EH. Resolving controversies in hip fracture care: The need for large collaborative trials in hip fractures. J Orthop Trauma 2009;23(6):479–484.

[46] Yang JJ, Lin LC, Chao KH, Chuang SY, Wu CC, Yeh TT, Lian YT. Risk factors for nonunion in patients with intracapsular femoral neck fractures treated with three cannulated screws placed in either a triangle or an inverted triangle configuration. J Bone Joint Surg Am 2013;95:61–69.

[47] Clement ND, Green K, Murray N, Duckworth AD, McQueen MM, Court-Brown CM. Undisplaced intracapsular hip fractures in the elderly: Predicting fixation failure and mortality. A prospective study of 162 patients. J Orthop Sci 2013;18:578–585.

[48] Lapidus LJ, Charalampidis A, Rundgren J, Enocson A. Internal fixation of Garden I and II femoral neck fractures: Posterior tilt did not influence the reoperation rate in 382 consecutive hips followed for

a minimum of 5 years. J Orthop Trauma 2013;27:386–390.

[49] Baumgaertner MR, Curtin SL, Lindskog DM, Keggi JM. The value of the tip-apex distance in predicting failure of fixation of peritrochanteric fractures of the hip. J Bone Joint Surg Am 1995;77:1058–1064.

[50] Gjertsen JE, Lie SA, Vinje T, Engesaeter LB, Hallan G, Matre K, Furnes O. More reoperations with uncemented hemiarthroplasties than with cemented hemiarthroplasties for the treatment of displaced femoral neck fractures. An observational study of 11,116 hemiarthroplasties reported to the Norwegian Hip Fracture Register. J Bone Joint Surg Br 2012;94(8):1113–1119.

[51] Leonardsson O, Garellick G, Karrholm J, Akesson K, Rogmark C. Changes in implant choice and surgical technique for hemiarthroplasty. 21,346 procedures from the Swedish Hip Arthroplasty Register 2005–2009. Acta Orthop 2012;83:7–13.

[52] Blomfeldt R, Tornkvist H, Ponzer S, Soderqvist A, Tidermark J. Internal fixation versus hemiarthroplasty for displaced fractures of the femoral neck in elderly patients with severe cognitive impairment. J Bone Joint Surg Br 2005;87:523–529.

[53] Hedbeck CJ, Inngul C, Blomfeldt R, Ponzer S, Tornkvist H, Enocson A. Internal fixation versus cemented hemiarthroplasty for displaced femoral neck fractures in patients with severe cognitive dysfunction: A randomized controlled trial. J Orthop Trauma 2013;27:690–695.

[54] Stoen RO, Lofthus CM, Nordsletten L, Madsen JE, Frihagen F. Randomized trial of hemiarthroplasty versus internal fixation for femoral neck fractures: No difference at 6 years. Clin Orthop Relat Res 2014;472:360–367.

[55] Frihagen F, Waaler GM, Madsen JE, Nordsletten L, Aspaas S, Aas E. The cost of hemiarthroplasty compared to that of internal fixation for femoral neck fractures. 2-year results involving 222 patients based on a randomized controlled trial. Acta Orthop 2010;81:446–452.

[56] Rogmark C, Carlsson A, Johnell O, Sembo I. Costs of internal fixation and arthroplasty for displaced femoral neck fractures: A randomized study of 68 patients. Acta Orthop Scand 2003;74:293–298.

[57] Calder SJ, Anderson GH, Jagger C, Harper WM, Gregg PJ. Unipolar or bipolar prosthesis for displaced intracapsular hip fracture in octogenarians: A randomised prospective study. J Bone Joint Surg Br 1996;78:391–394.

[58] Raia FJ, Chapman CB, Herrera MF, Schweppe MW, Michelsen CB, Rosenwasser MP. Unipolar or bipolar hemiarthroplasty for femoral neck fractures in the elderly? Clin Orthop Relat Res 2003;(414):259–265.

[59] Jeffcote B, Li MG, Barnet-Moorcroft A, Wood D, Nivbrant B. Roentgen stereophotogrammetric analysis and clinical assessment of unipolar versus bipolar hemiarthroplasty for subcapital femur fracture: A randomized prospective study. ANZ J Surg 2010;80:242–246.

[60] Hedbeck CJ, Blomfeldt R, Lapidus G, Tornkvist H, Ponzer S, Tidermark J. Unipolar hemiarthroplasty versus bipolar hemiarthroplasty in the most elderly patients with displaced femoral neck fractures: A randomised, controlled trial. Int Orthop 2011;35(11):1703–1711.

[61] Leonardsson O, Karrholm J, Akesson K, Garellick G, Rogmark C. Higher risk of reoperation for bipolar and uncemented hemiarthroplasty. Acta Orthop 2012;83(5):459–466.

[62] Enocson A, Hedbeck CJ, Tornkvist H, Tidermark J, Lapidus LJ. Unipolar versus bipolar Exeter hip hemiarthroplasty: A prospective cohort study on 830 consecutive hips in patients with femoral neck fractures. Int Orthop 2012;36(4):711–717.

[63] Inngul C, Hedbeck CJ, Blomfeldt R, Lapidus G, Ponzer S, Enocson A. Unipolar hemiarthroplasty versus bipolar hemiarthroplasty in patients with displaced femoral neck fractures. A four-year followup of a randomised controlled trial. Int Orthop 2013;37:2457–2464.

[64] Phillips TW. Thompson hemiarthroplasty and acetabular erosion. J Bone Joint Surg Am 1989;71:913–917.

[65] Baker RP, Squires B, Gargan MF, Bannister GC. Total hip arthroplasty and hemiarthroplasty in mobile, independent patients with a displaced intracapsular fracture of the femoral neck. A randomized, controlled trial. J Bone Joint Surg Am 2006;88:2583–2589.

[66] Wachtl SW, Jakob RP, Gautier E. Ten-year patient and prosthesis survival after unipolar hip hemiarthroplasty in female patients over 70 years old. J Arthroplasty 2003;18:587–591.

[67] Figved W, Norum OJ, Frihagen F, Madsen JE, Nordsletten L. Interprosthetic dislocations of the Charnley/Hastings hemiarthroplasty. Report of 11 cases in 350 consecutive patients. Injury 2006;37:157–161.

[68] Rogmark C, Fenstad AM, Leonardsson O, Engesaeter LB, Karrholm J, Furnes O, Garellick G, Gjertsen JE. Posterior approach and uncemented stems increases the risk of reoperation after hemiarthroplasties in elderly hip fracture patients. Acta Orthop 2014;85:18–25.

[69] Cornell CN, Levine D, O' Doherty J, Lyden J. Unipolar versus bipolar hemiarthroplasty for the treatment of femoral neck fractures in the elderly. Clin Orthop Relat Res 1998;(348):67–71.

[70] Ong BC, Maurer SG, Aharonoff GB, Zuckerman JD, Koval KJ. Unipolar versus bipolar hemiarthroplasty: Functional outcome after femoral neck fracture at a minimum of thirty-six months of follow-up. J Orthop Trauma 2002;16:317–322.

[71] Sabnis B, Brenkel IJ. Unipolar versus bipolar uncemented hemiarthroplasty for elderly patients with displaced intracapsular femoral neck fractures. J Orthop Surg (Hong Kong) 2011;19:8–12.

[72] Stoffel KK, Nivbrant B, Headford J, Nicholls RL, Yates PJ. Does a bipolar hemiprosthesis offer advantages for elderly patients with neck of femur fracture? A clinical trial with 261 patients. ANZ J Surg 2013;83:249–254.

[73] Wathne RA, Koval KJ, Aharonoff GB, Zuckerman JD, Jones DA. Modular unipolar versus bipolar prosthesis: A prospective evaluation of functional outcome after femoral neck fracture. J Orthop Trauma 1995;9:298–302.

[74] Abboud JA, Patel RV, Booth RE, Jr., Nazarian DG. Outcomes of total hip arthroplasty are similar for patients with displaced femoral neck fractures and osteoarthritis. Clin Orthop Relat Res 2004;(421):151–154.

[75] Healy WL, Iorio R. Total hip arthroplasty: Optimal treatment for displaced femoral neck fractures in elderly patients. Clin Orthop Relat Res 2004;(429):43–48.

[76] Hedbeck CJ, Enocson A, Lapidus G, Blomfeldt R, Tornkvist H, Ponzer S, Tidermark J. Comparison of bipolar hemiarthroplasty with total hip arthroplasty for displaced femoral neck fractures: A concise fouryear follow-up of a randomized trial. J Bone Joint Surg Am 2011;93:445–450.

[77] Johansson T, Jacobsson SA, Ivarsson I, Knutsson A, Wahlstrom O. Internal fixation versus total hip arthroplasty in the treatment of displaced femoral neck fractures: A prospective randomized study of 100 hips. Acta Orthop Scand 2000;71:597–602.

[78] Leonardsson O, Rolfson O, Hommel A, Garellick G, Akesson K, Rogmark C. Patient-reported outcome after displaced femoral neck fracture: A national survey of 4467 patients. J Bone Joint Surg Am 2013;95:1693–1699.

[79] Blomfeldt R, Tornkvist H, Eriksson K, Soderqvist A, Ponzer S, Tidermark J. A randomised controlled trial comparing bipolar hemiarthroplasty with total hip replacement for displaced intracapsular fractures of the femoral neck in elderly patients. J Bone Joint Surg Br 2007;89:160–165.

[80] Tidermark J, Ponzer S, Svensson O, Soderqvist A, Tornkvist H. Internal fixation compared with total hip replacement for displaced femoral neck fractures in the elderly. A randomised, controlled trial. J Bone Joint Surg Br 2003;85:380–388.

[81] Liao L, Zhao J, Su W, Ding X, Chen L, Luo S. A meta-analysis of total hip arthroplasty and hemiarthroplasty outcomes for displaced femoral neck fractures. Arch Orthop Trauma Surg 2012;132:1021–1029.

[82] Yu L, Wang Y, Chen J. Total hip arthroplasty versus hemiarthroplasty for displaced femoral neck fractures: Meta-analysis of randomized trials. Clin Orthop Relat Res 2012;470:2235–2243.

[83] Zi-Sheng A, You-Shui G, Zhi-Zhen J, Ting Y, Chang-Qing Z. Hemiarthroplasty vs primary total hip arthroplasty for displaced fractures of the femoral neck in the elderly: A meta-analysis. J Arthroplasty 2012;27:583–590.

[84] Burgers PT, Van Geene AR, Van den Bekerom MP, Van Lieshout EM, Blom B, Aleem IS, Bhandari M, Poolman RW. Total hip arthroplasty versus hemiarthroplasty for displaced femoral neck fractures in the healthy elderly: A meta-analysis and systematic review of randomized trials. Int Orthop 2012;36:1549–1560.

[85] Bystrom S, Espehaug B, Furnes O, Havelin LI. Femoral head size is a risk factor for total hip luxation: A study of 42,987 primary hip arthroplasties from the Norwegian Arthroplasty Register. Acta Orthop Scand 2003;74:514–524.

[86] Woolson ST, Rahimtoola ZO. Risk factors for dislocation during the first 3 months after primary total hip replacement. J Arthroplasty 1999;14:662–668.

[87] Berry DJ, von Knoch M, Schleck CD, Harmsen WS. Effect of femoral head diameter and operative approach on risk of dislocation after primary total hip arthroplasty. J Bone Joint Surg Am 2005;87:2456–2463.

[88] Enocson A, Hedbeck CJ, Tidermark J, Pettersson H, Ponzer S, Lapidus LJ. Dislocation of total hip replacement in patients with fractures of the femoral neck. Acta Orthop 2009;80(2):184–189.

[89] Adam P, Philippe R, Ehlinger M, Roche O, Bonnomet F, Mole D, Fessy MH. Dual mobility cups hip arthroplasty as a treatment for displaced fracture of the femoral neck in the elderly. A prospective, systematic, multicenter study with specific focus on postoperative dislocation. Orthop Traumatol Surg Res 2012;98:296–300.

[90] Bensen AS, Jakobsen T, Krarup N. Dual mobility cup reduces dislocation and re-operation when used to treat displaced femoral neck fractures. Int Orthop 2014;38(6):1241–1245.

[91] Tarasevicius S, Busevicius M, Robertsson O, Wingstrand H. Dual mobility cup reduces dislocation rate after arthroplasty for femoral neck fracture. BMC Musculoskelet Disord 2010;11:175.

[92] Hardinge K. The direct lateral approach to the hip. J Bone Joint Surg Br 1982;64:17–19.

[93] Edmunds CT, Boscainos PJ. Effect of surgical approach for total hip replacement on hip function using Harris Hip scores and Trendelenburg' s test. A retrospective analysis. Surgeon 2011;9:124–129.

[94] Moore AT. The self-locking metal hip prosthesis. J Bone Joint Surg Am 1957;39-A:811–827.

[95] Enocson A, Tidermark J, Tornkvist H, Lapidus LJ. Dislocation of hemiarthroplasty after femoral neck fracture: Better outcome after the anterolateral approach in a prospective cohort study on 739 consecutive hips. Acta Orthop 2008;79(2):211–217.

[96] Tarasevicius S, Robertsson O, Wingstrand H. Posterior soft tissue repair in total hip arthroplasty: A randomized controlled trial. Orthopedics 2010;33:871.

[97] Biber R, Brem M, Singler K, Moellers M, Sieber C, Bail HJ. Dorsal versus transgluteal approach for hip hemiarthroplasty: An analysis of early complications in seven hundred and four consecutive cases. Int Orthop 2012;36:2219–2223.

[98] Bertin KC, Rottinger H. Anterolateral miniincision hip replacement surgery: A modified Watson-Jones approach. Clin Orthop Relat Res 2004;(429):248–255.

[99] Martin R, Clayson PE, Troussel S, Fraser BP, Docquier PL. Anterolateral minimally invasive total hip arthroplasty: A prospective randomized controlled study with a follow-up of 1 year. J Arthroplasty 2011;26:1362–1372.

[100] Landgraeber S, Quitmann H, Guth S, Haversath M, Kowalczyk W, Kecskemethy A, Heep H, Jager M. A prospective randomized peri- and post-operative comparison of the minimally invasive anterolateral approach versus the lateral approach. Orthop Rev (Pavia) 2013;5:e19.

[101] Mouilhade F, Matsoukis J, Oger P, Mandereau C, Brzakala V, Dujardin F. Component positioning in primary total hip replacement: A prospective comparative study of two anterolateral approaches, minimally invasive versus gluteus medius hemimyotomy. Orthop Traumatol Surg Res 2011;97:14–21.

[102] Auffarth A, Resch H, Lederer S, Karpik S, Hitzl W, Bogner R, Mayer M, Matis N. Does the choice of approach for hip hemiarthroplasty in geriatric patients significantly influence early postoperative outcomes? A randomized-controlled trial comparing the modified Smith-Petersen and Hardinge approaches. J Trauma 2011;70:1257–

1262.
[103] Park KS, Oh CS, Yoon TR. Comparison of minimally invasive total hip arthroplasty versus conventional hemiarthroplasty for displaced femoral neck fractures in active elderly patients. Chonnam Med J 2013;49:81–86.
[104] Repantis T, Bouras T, Korovessis P. Comparison of minimally invasive approach versus conventional anterolateral approach for total hip arthroplasty: A randomized controlled trial. Eur J Orthop Surg Traumatol 2015;25(1)111–116.
[105] Tsukada S, Wakui M. Minimally invasive intermuscular approach does not improve outcomes in bipolar hemiarthroplasty for femoral neck fracture. J Orthop Sci 2010;15:753–757.
[106] Keene GS, Parker MJ. Hemiarthroplasty of the hip—The anterior or posterior approach? A comparison of surgical approaches. Injury 1993;24:611–613.
[107] Engesaeter LB, Lie SA, Espehaug B, Furnes O, Vollset SE, Havelin LI. Antibiotic prophylaxis in total hip arthroplasty: Effects of antibiotic prophylaxis systemically and in bone cement on the revision rate of 22,170 primary hip replacements followed 0–14 years in the Norwegian Arthroplasty Register. Acta Orthop Scand 2003;74:644–651.
[108] Espehaug B, Engesaeter LB, Vollset SE, Havelin LI, Langeland N. Antibiotic prophylaxis in total hip arthroplasty. Review of 10,905 primary cemented total hip replacements reported to the Norwegian Arthroplasty Register, 1987 to 1995. J Bone Joint Surg Br 1997;79:590–595.
[109] Foster AP, Thompson NW, Wong J, Charlwood AP. Periprosthetic femoral fractures—A comparison between cemented and uncemented hemiarthroplasties. Injury 2005;36:424–429.
[110] Langslet E, Frihagen F, Opland V, Madsen JE, Nordsletten L, Figved W. Cemented versus uncemented hemiarthroplasty for displaced femoral neck fractures: 5-year followup of a randomized trial. Clin Orthop Relat Res 2014;472:1291–1299.
[111] Viberg B, Overgaard S, Lauritsen J, Ovesen O. Lower reoperation rate for cemented hemiarthroplasty than for uncemented hemiarthroplasty and internal fixation following femoral neck fracture: 12- to 19-year follow-up of patients aged 75 years or more. Acta Orthop 2013;84:254–259.
[112] Berry DJ. Epidemiology: Hip and knee. Orthop Clin North Am 1999;30(2):183–190.
[113] Dorr LD, Glousman RF, Hoy AL, Vanis RF, Chandler R. Treatment of femoral neck fractures with total hip replacement versus cemented and noncemented hemiarthroplasty. J Arthroplasty 1986;1(1):21–28.
[114] Costain DJ, Whitehouse SL, Pratt NL, Graves SE, Ryan P, Crawford RW. Perioperative mortality after hemiarthroplasty related to fixation method. Acta Orthop 2011;82:275–281.
[115] Talsnes O, Vinje T, Gjertsen JE, Dahl OE, Engesaeter LB, Baste V, Pripp AH, Reikeras O. Perioperative mortality in hip fracture patients treated with cemented and uncemented hemiprosthesis: A register study of 11,210 patients. Int Orthop 2013;37(6):1135–1140.
[116] Yli-Kyyny T, Sund R, Heinanen M, Venesmaa P, Kroger H. Cemented or uncemented hemiarthroplasty for the treatment of femoral neck fractures? Acta Orthop 2014;85:49–53.
[117] Costa ML, Griffin XL, Pendleton N, Pearson M, Parsons N. Does cementing the femoral component increase the risk of peri-operative mortality for patients having replacement surgery for a fracture of the neck of femur? Data from the National Hip Fracture Database. J Bone Joint Surg Br 2011;93:1405–1410.
[118] Donaldson AJ, Thomson HE, Harper NJ, Kenny NW. Bone cement implantation syndrome. Br J Anaesth 2009;102:12–22.
[119] Engesaeter LB, Strand T, Raugstad TS, Husebo S, Langeland N. Effects of a distal venting hole in the femur during total hip replacement. Arch Orthop Trauma Surg 1984;103:328–331.
[120] Pitto RP, Koessler M, Kuehle JW. Comparison of fixation of the femoral component without cement and fixation with use of a bone-vacuum cementing technique for the prevention of fat embolism during total hip arthroplasty. A prospective, randomized clinical trial. J Bone Joint Surg Am 1999;81:831–843.
[121] American Society of Anaesthesiologists. New classification of physical status. Anaesthesiology 1963;24:111.
[122] Vidan M, Serra JA, Moreno C, Riquelme G, Ortiz J. Efficacy of a comprehensive geriatric intervention in older patients hospitalized for hip fracture: A randomized, controlled trial. J Am Geriatr Soc 2005;53:1476–1482.
[123] Dy CJ, Dossous PM, Ton QV, Hollenberg JP, Lorich DG, Lane JM. Does a multidisciplinary team decrease complications in male patients with hip fractures? Clin Orthop Relat Res 2011;469:1919–1924.
[124] Kammerlander C, Roth T, Friedman SM, Suhm N, Luger TJ, Kammerlander-Knauer U, Krappinger D, Blauth M. Ortho-geriatric service—A literature review comparing different models. Osteoporos Int 2010;21:S637–646.
[125] Pedersen SJ, Borgbjerg FM, Schousboe B, Pedersen BD, Jorgensen HL, Duus BR, Lauritzen JB. A comprehensive hip fracture program reduces complication rates and mortality. J Am Geriatr Soc 2008;56:1831–1838.
[126]National Institute for Health and Clinical Excellence. The management of hip fractures in adults (Clinical guideline CG124). NICE, 2011. https://www.nice.org. uk/guidance/cg124
[127] Dy CJ, Dossous PM, Ton QV, Hollenberg JP, Lorich DG, Lane JM. The medical orthopaedic trauma service: An innovative multidisciplinary team model that decreases in-hospital complications in patients with hip fractures. J Orthop Trauma 2012;26:379–383.
[128] Hamlet WP, Lieberman JR, Freedman EL, Dorey FJ, Fletcher A, Johnson EE. Influence of health status and the timing of surgery on mortality in hip fracture patients. Am J Orthop (Belle Mead NJ) 1997;26:621–627.
[129] Orosz GM, Magaziner J, Hannan EL, Morrison RS, Koval K, Gilbert M, McLaughlin M, Halm EA, Wang JJ, Litke A, Silberzweig SB, Siu AL. Association of timing of surgery for hip fracture and patient outcomes. JAMA 2004;291:1738–43.
[130] Zuckerman JD, Skovron ML, Koval KJ, Aharonoff G, Frankel VH. Postoperative complications and mortality associated with operative delay in older patients who have a fracture of the hip. J Bone Joint Surg

Am 1995;77:1551–1556.

[131] National Institute for Health and Clinical Excellence. Delirium: Diagnosis, Prevention and Management (Clinical guideline CG103). NICE, 2010. https://www. nice.org.uk/guidance/cg103

[132] Egol KA, Strauss EJ. Perioperative considerations in geriatric patients with hip fracture: What is the evidence? J Orthop Trauma 2009;23:386–394.

[133] Foss NB, Kristensen BB, Bundgaard M, Bak M, Heiring C, Virkelyst C, Hougaard S, Kehlet H. Fascia iliaca compartment blockade for acute pain control in hip fracture patients: A randomized, placebo-controlled trial. Anesthesiology 2007;106:773–778.

[134] Benzon HT, Avram MJ, Green D, Bonow RO. New oral anticoagulants and regional anaesthesia. Br J Anaesth 2013;111(Suppl. 1):i96–113.

[135] Southwell-Keely JP, Russo RR, March L, Cumming R, Cameron I, Brnabic AJ. Antibiotic prophylaxis in hip fracture surgery: A metaanalysis. Clin Orthop Relat Res 2004;(419):179–184.

[136] Gillespie WJ, Walenkamp GH. Antibiotic prophylaxis for surgery for proximal femoral and other closed long bone fractures. Cochrane Database Syst Rev 2010;(3):CD000244.

[137] Palm H, Jacobsen S, Krasheninnikoff M, Foss NB, Kehlet H, Gebuhr P. Influence of surgeon’s experience and supervision on re-operation rate after hip fracture surgery. Injury 2007;38:775–779.

[138] Marsh D, Akesson K, Beaton DE, Bogoch ER, Boonen S, Brandi ML, McLellan AR, Mitchell PJ, Sale JE, Wahl DA. Coordinator-based systems for secondary prevention in fragility fracture patients. Osteoporos Int 2011;22:2051–2065.

[139] McLellan AR, Wolowacz SE, Zimovetz EA, Beard SM, Lock S, McCrink L, Adekunle F, Roberts D. Fracture liaison services for the evaluation and management of patients with osteoporotic fracture: A cost-effectiveness evaluation based on data collected over 8 years of service provision. Osteoporos Int 2011;22:2083–2098.

[140] Kannus P, Parkkari J, Niemi S, Pasanen M, Palvanen M, Jarvinen M, Vuori I. Prevention of hip fracture in elderly people with use of a hip protector. N Engl J Med 2000;343:1506–1513.

[141] Havelin LI, Furnes O, Engesaeter LB, Fenstad AM, Dybvik E. The Norwegian Arthroplasty Register. Annual report 2014. http://nrlweb.ihelse.net/Rapporter/Rapport2014.pdf.

[142] Lindberg HO, Carlsson AS, Gentz CF, Pettersson H. Recurrent and non-recurrent dislocation following total hip arthroplasty. Acta Orthop Scand 1982;53:947–952.

[143] Mishra V, Thomas G, Sibly TF. Results of displaced subcapital fractures treated by primary total hip replacement. Injury 2004;35:157–160.

[144] Gjertsen JE, Lie SA, Fevang JM, Havelin LI, Engesaeter LB, Vinje T, Furnes O. Total hip replacement after femoral neck fractures in elderly patients: Results of 8,577 fractures reported to the Norwegian Arthroplasty Register. Acta Orthop 2007;78(4):491–497.

[145] Godoy MD, Iserson KV, Jauregui J, Musso C, Piccaluga F, Buttaro M. Total hip arthroplasty for hip fractures: 5-year follow-up of functional outcomes in the oldest independent old and very old patients. Geriatr Orthop Surg Rehabil 2014;5:3–8.

[146] Johansson T. Internal fixation compared with total hip replacement for displaced femoral neck fractures: A minimum fifteen-year follow-up study of a previously reported randomized trial. J Bone Joint Surg Am 2014;96:e46.

[147] Tarasevicius S, Robertsson O, Dobozinskas P, Wingstrand H. A comparison of outcomes and dislocation rates using dual articulation cups and THA for intracapsular femoral neck fractures. Hip Int 2013;23:22–26.

[148] Daly PJ, Morrey BF. Operative correction of an unstable total hip arthroplasty. J Bone Joint Surg Am 1992;74:1334–1343.

[149] Ridgeway S, Wilson J, Charlet A, Kafatos G, Pearson A, Coello R. Infection of the surgical site after arthroplasty of the hip. J Bone Joint Surg Br 2005;87:844–850.

[150] Charnley J. Postoperative infection after total hip replacement with special reference to air contamination in the operating room. Clin Orthop Relat Res 1972;87:167–187.

[151] Gaine WJ, Ramamohan NA, Hussein NA, Hullin MG, McCreath SW. Wound infection in hip and knee arthroplasty. J Bone Joint Surg Br 2000;82:561–565.

[152] Parvizi J, Adeli B, Zmistowski B, Restrepo C, Greenwald AS. Management of periprosthetic joint infection: The current knowledge: AAOS exhibit selection. J Bone Joint Surg Am 2012;94:e104.

35

股骨近端骨折

Paul M. Lafferty

转子间骨折

简介

髋部骨折与患者死亡率、功能受损和生活质量下降有关。髋部骨折后的1年死亡率约为20%，其中男性75岁以上患者和养老院患者的风险较高。在髋部骨折前独立生活的患者中，只有约一半能够在骨折后自行行走，最终需要长期护理。髋部骨折治疗的目标是减少疼痛并使患者恢复到他们的骨折前功能水平。

股骨转子间骨折是股骨近端的囊外骨折，涉及大转子和小转子之间的区域。这种延伸到小转子远端区域的骨折被描述为具有转子下转子组分。股骨转子间区域具有丰富的血液供应，这使得该区域的骨折比股骨颈骨折更不容易骨坏死和骨不连。区分股骨转子间线近端的股骨转子间骨折是非常重要，因为这些骨折称为股骨颈基底部股骨颈骨折，骨坏死的风险更高（在某些情况下继发于囊内）且导致畸形愈合。但是，可能会使用与股骨转子间骨折相同的植入物进行治疗。

股骨转子间骨折的内固定是治疗的主要手段，但偶尔会改用假体置换。股骨转子间骨折的挑战包括骨质减少、骨质疏松或与许多转子间骨折模式的不利生物力学。其他影响因素包括既往存在的骨关节炎、骨折粉碎和既往存在的合并症。

关于股骨转子间骨折的文献指出应用基于证据的治疗流程存在困难。目前的证据是相互矛盾的，并不总是支持在实践中广泛使用的治疗方式。

发病率和病因

股骨转子间骨折与股骨颈骨折发病率相近，女：男比例在2：1到8：1之间。股骨颈骨折患者比股骨转子间骨折患者年龄稍大。典型的发生机制是骨质疏松患者从站立高度跌倒后导致骨折。

解剖

骨性解剖

股骨转子间区域是在大转子和小转子之间延伸部分。它由密集的小梁骨组成。股骨距是从股骨干后内侧延伸到股骨颈后部的密集骨区域（图35.1）。

肌肉解剖

数个肌肉以髋部为起点或为止点（图35.2），这些肌肉导致了受伤后发生的典型畸形。

患者评估

查体

移位股骨转子间骨折患者典型表现为在摔倒后无法行走，腹股沟、髋关节和（或）臀部疼痛，并且下肢会缩短和外旋。神经血管状态应仔细记录，然而神经血管损伤在单独的股骨转子间骨折中很少见。

影像学评估

在所有情况下，均应获得骨盆正位和患侧髋关

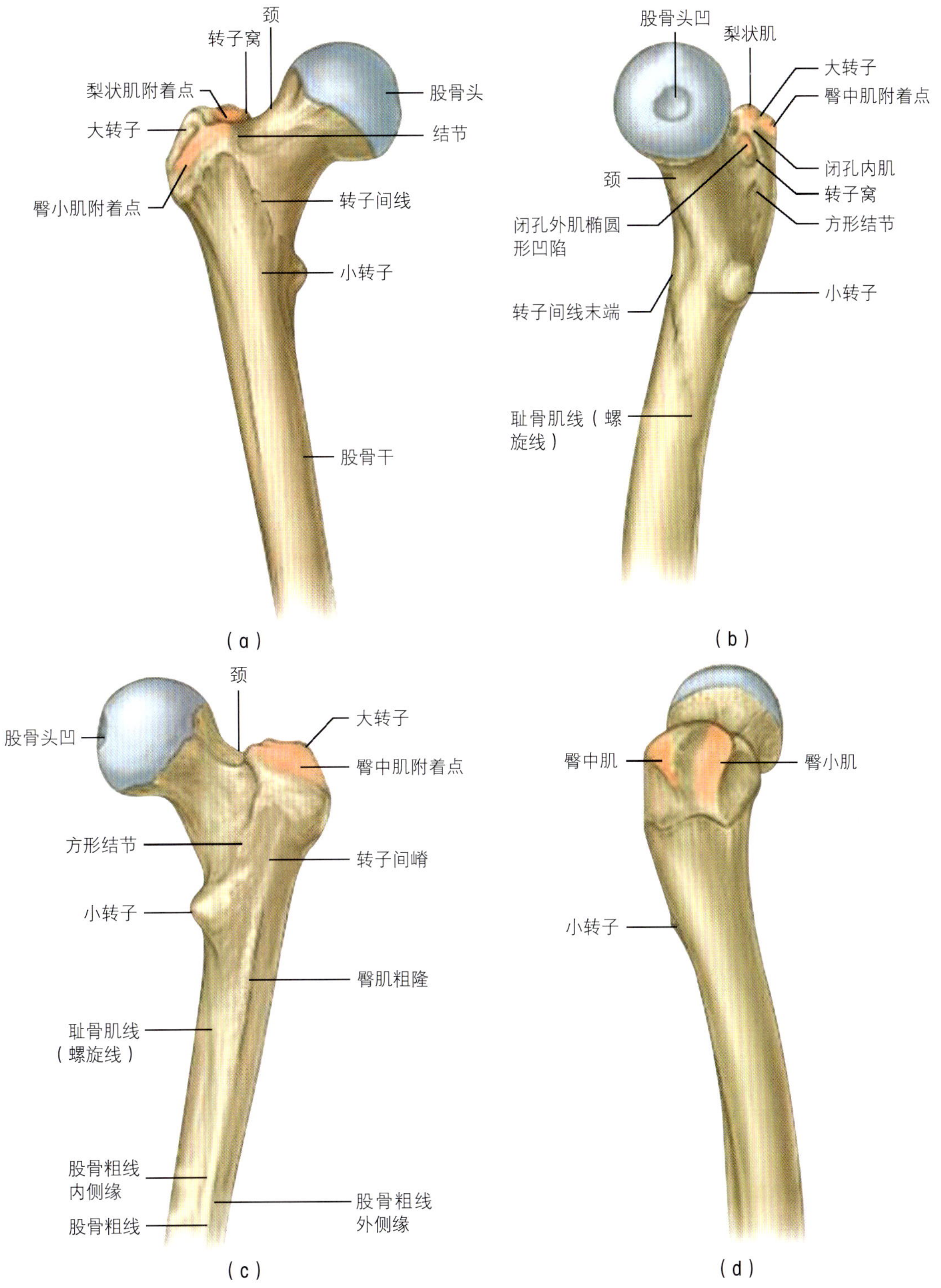

图35.1　近端股骨骨解剖

节的侧位X线片。骨盆正位X线片中对侧髋关节用于辅助术前规划，确保外科医生具有合适颈干角度的植入内固定。如果担心转子下延伸或正在考虑长植入物，应获得全长股骨片。在正常X线的情况下疑似骨折，应行MRI检查以评估非移位骨折。

分型

大多数股骨转子间骨折分类系统的可靠性和可重复性较差。一个简单分类系统基于与后内侧皮质状况相关的骨折稳定性来分类，以帮助评估治疗方

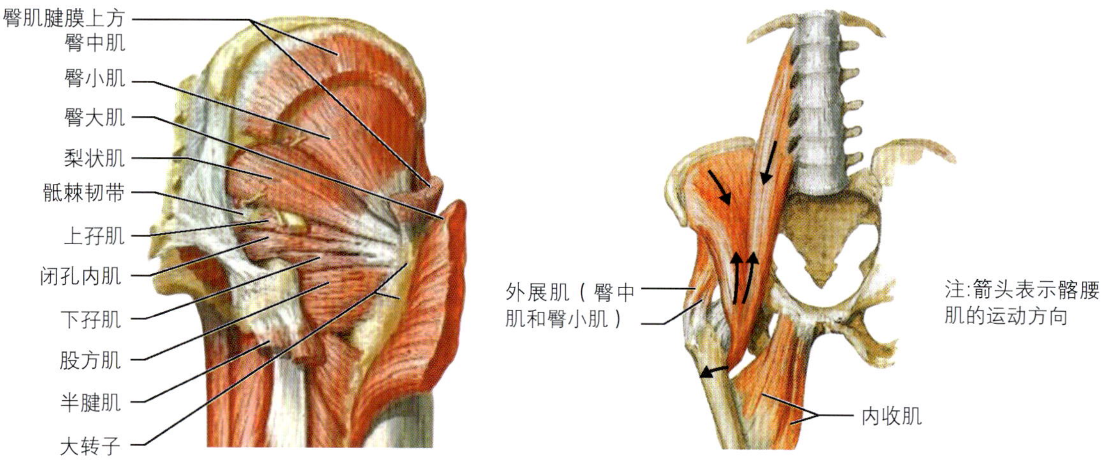

图35.2 近端股骨肌肉解剖。影响股骨近端骨折的变形力包括髂腰肌、短外旋肌群和髋外展肌

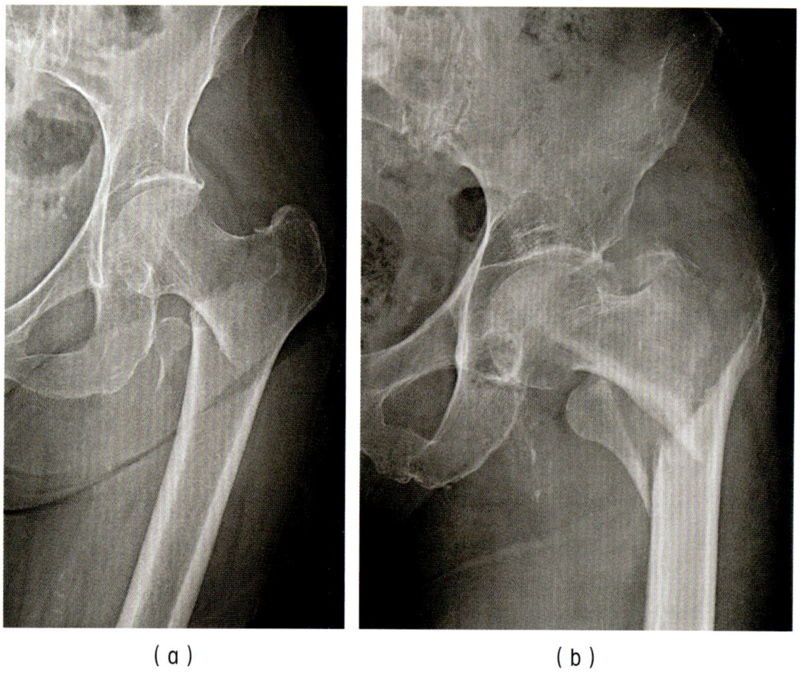

图35.3 （a）稳定股骨转子间骨折；（b）不稳定股骨转子间骨折。注意（a）中的内侧股骨距与（b）中所见的相比较小。必要时可以获得牵引内旋转视图，以描绘股骨转子间骨折和基底颈股骨颈骨折之间的关系

式。在没有粉碎的后内侧皮质、反向倾斜和转子延伸的情况下，骨折被认为是稳定的。

股骨转子间骨折通常分为稳定型或不稳定型。当内侧股骨距或外侧壁明显受累以及存在反斜形骨折模式或转子下扩张时，通常认为骨折不稳定（图35.3）。这些骨折也可根据AO/OTA系统进行分类（图35.4）。

管理

非手术治疗

非手术治疗股骨转子间骨折通常适用于MRI示非移位或合并症使得麻醉风险较高的患者。手术治疗的死亡通常由心肺并发症、血栓栓塞和败血

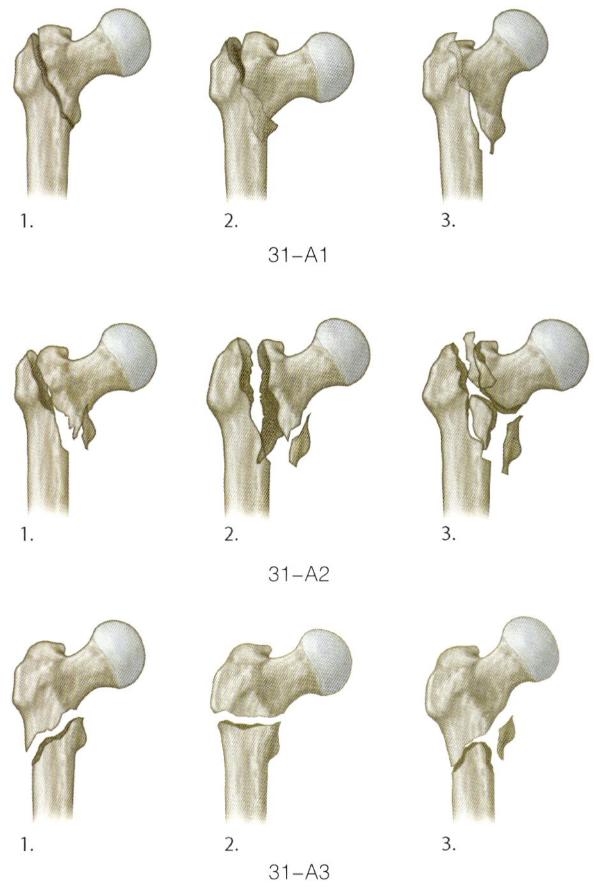

图35.4 股骨转子间骨折的AO/OTA分类

症引起。

手术治疗

表35.1列出了固定股骨转子间骨折时需要考虑的10个有用提示。使用目前的随机试验文献，无法对任何类型的髋部骨折采用特殊手术治疗。如果有的话，接受不同方式治疗的患者疗效可能只会产生轻微的差异。一种内植物相对于另一种内植物的任何有益效果似乎在术后6个月内相同。此外，鉴于患者特征、骨折类型和提供者的差异影响治疗质量，文献中支持一种治疗相对于另一种治疗的证据的整体强度很低，目前的随机试验文献既没有充分地也没有一致地确定骨折模式亚型足以将特定的骨折模式与非死亡率结果相关联，特别是对于股骨转子间骨折。外科医生将AO/OTA 31-A骨折亚型分类为稳定型和不稳定型的不一致性，也显著阻碍了骨科随机试验结果的比较。

尽管缺乏支持一种固定方式强于另一种固定方式的证据，但骨科医生对固定设备的偏好发生了巨大的变化，特别是年轻的骨科医生和在培训中的医学生。美国骨科手术数据库的审查发现，使用髓内装置从1999年的3%增加到2006年的67%。退伍军人医院患者的有效性研究发现，1998—2005年，髓内钉使用率显著增加，但与标准板螺钉相比并未降低围手术期死亡率或并症发生率。此外，这项研究和其他研究发现内植物选择的地域差异很大。骨科医生会根据临床疗效证据以外的因素选择内植物。所涉及的因素可能包括更高的手术髓内钉的费用，以及手术报销费用。

内植物选择

虽然一些早期研究表明髓内钉治疗不稳定骨折的效果更好，但最近的随机试验和病例研究未能明确定义髓内钉的益处，报道也未涉及类似结果，且与滑动髋螺钉相比成本更高。

内植物决定有时是在评估患者并骨折复位之后做出的。急诊X线的质量往往不是最佳的，因此有时需要使用术前牵引-内旋X线明确术前诊断，或者在手术室评估骨折形态。小转子和后内侧支柱完整是稳定性骨折的一个重要因素。

不稳定的骨折应考虑髓内钉治疗，而使用滑动髋螺钉可以充分治疗稳定性骨折。横向壁完整也很关键。已经发现，损伤的股骨外侧壁完整性是再次手术的重要预测指标。这些患者可能无法用滑动髋螺钉装置充分治疗，却可能受益于髓内装置。如果对部件数量和稳定性有疑问，可在滑动髋螺钉或髓内钉装置上加装转子稳定钢板。

体位

患者仰卧在手术台上，有条件的情况下可以在允许X线透视的手术台上进行，有或没有牵引架均可手术。如果有必要，同侧手臂固定在胸部以允许髓内钉操作。患侧的肢体被牵引，健侧腿可以放置于截石位（图35.5）。

在准备和铺单之前，骨科医生必须确保足够的患侧暴露并且进行复位。通常通过施加牵引力来恢复患肢长度来实现复位。过度牵引会导致骨盆在会阴柱周围旋转以及内旋。髌骨应该指向前方。然后调整髋关节的外展/内收以确保骨折不再内翻。必须

表35.1 固定股骨转子间骨折的有用技巧

技巧1 使用顶尖距	• 显示股骨头中头颈部拉力螺钉深度和中心位置，有助于分析术中指标（无论是否使用钉或钢板） • 金属内植物位置的测量，有助于明确拉力螺钉的作用 • 拉力螺钉在两个平面的理想位置都是位于股骨头中央深处，距离软骨下骨10mm • 小于25mm的顶尖距通常可以预测成功的结果; 然而，大多数创伤学专家的目标是尖端到尖端的距离小于20mm
技巧2 外侧壁不完整不用髋螺钉	• 涉及外侧壁的股骨近端骨折可分为反向斜形骨折或经转子无任何骨性支撑骨折 • 使用滑动髋螺钉可导致此类型骨折股骨干向内侧移位 • Haidukewych博士及其同事发现使用滑动髋螺钉治疗股骨近端反向斜形骨折的失败率为56% • 锁定钢板和95° 髁钢板可作为假的外侧皮质，但在有问题的股骨近端骨折应用中尚无研究 • 对于反向斜形骨折，髓内钉似乎优于动力髁螺钉
技巧3 了解不稳定转子间骨折类型，使用髓内钉	• 不稳定股骨转子间骨折应采用髓内钉治疗，其生物力学性能优于滑动髋螺钉 • 靠近重心，内固定可以承受更高的力量 • 髓内固定装置可防止骨干内移这个常见的并发症 • 有4种经典的不稳定转子间骨折类型:反向倾斜骨折、经转子骨折、骨折后内侧大骨块、骨折延伸到转子下 • 小转子的单纯骨折不一定被定义为不稳定骨折 • 目前还不知道多大的后内侧骨片才能在机械稳定上具有重要意义 • 当对股骨距的状况有疑问时，最好使用髓内钉
技巧4 注意股骨干前弓	• 随着年龄增长，股骨干增大，股骨弓增大 • 髓内钉的曲率半径最好是≤2m • 如果在插入时遇到阻力，一定要检查股骨远端侧位X线片 • 在弯曲的骨质疏松股骨上使用直髓内钉可导致股骨前干骺端皮质的撞击 • 在植入时，撞击前皮质的钉子会造成医源性骨折 • 股骨远端锁定螺钉也可能引起应力上升，导致术后骨折
技巧5 当使用转子入钉时，从大转子顶端稍微内侧开始进钉	• 使用一个起点略内侧的精确的转子顶部进针 • 确定在股骨近端部分良好的位置再使用钻孔器扩孔 • 这些做法避免近端隧道逐渐横向扩大 • 近端隧道增大可能会导致髓内钉的放置位置比预期的更偏向外侧，可能导致近端骨块内翻或股骨头颈钉在股骨头颈内位置偏高
技巧6 不要对未复位的骨折扩孔	• 股骨转子间骨折必须在扩孔和植入髓内钉前复位 • 一旦在近端扩孔后就无法使用复位工具或髓内钉来完成复位操作，因为骨质太软，隧道太大

续表

	• 建议X线透视下行闭合复位 • 如果无法进行闭合复位，建议采用经皮复位或小切口复位 • 沿小转子应用骨钩、经皮操纵杆或复位钳可协助复位，而无须大量剥离软组织
技巧7　注意髓内钉的插入轨迹，不要强行用锤子将髓内钉击入	• 沿轨迹垂直插入髓内钉至关重要 • 倾斜角度插入会因为髓内钉压缩入口处的松质骨而导致入口处呈椭圆形和进钉口位置偏外 • 应采用徒手轻柔旋转的方式插入髓内钉 • 可能需要使用髓内钉夹具上的重锤敲击完成最终的匹配 • 不建议使用锤子锤打的方式植入髓内钉，这可能会导致医源性股骨骨折 • 如果不用锤子，髓内钉很难进入，那就需要确定是否有别的问题存在 • 建议扩髓至比所用髓内钉直径大1mm
技巧8　避免骨折近端内翻——利用转子顶点与股骨头中心之间的关系判断	• 髋内翻和高拉力螺钉固定增加了髓内钉和滑动髋螺钉的固定失败率 • 在手术中，注意大转子的顶点和股骨头的中心应在同一平面 • 存在内翻复位：股骨头的中心在大转子顶点的远端 • 存在外翻复位：股骨头的中心在大转子顶点的近端 • 了解所用髓内钉的颈干角极为重要：最常用的髓内钉颈干角为130° • 术前健侧髋部X线片对于确定正常的颈干角十分有用
技巧9　应用髓内钉后，如果骨折存在轴向或旋转不稳定，则应将髓内钉远端锁定	• 对于多数股骨近端不稳定骨折，需要使用长的髓内钉并将远端锁定 • 尽管锁定螺钉直径较小，但使用短的主钉可能会导致后期转子下骨折 • 老年患者的脆性骨折应被视为病理性骨折，并使用较长的内固定装置进行治疗以保护整个股骨
技巧10　当应用髓内钉固定时，应避免骨折端分离移位	• 横形或反向斜形骨折使用髓内钉固定时，骨折端的旋转和分离移位很常见 • 在骨折端分离情况下锁定，由于断端缺乏接触，会增加内固定装置的载荷 • 在骨折端分离情况下锁定会增加骨不连和内固定失败的风险 • 为了避免骨折端分离，在植入远端锁定螺钉之前应去除下肢的牵引 • 应该使用X线透视检查来确认骨折端之间的接触

在正位和侧位检查复位。如果闭合复位失败，则需要切开复位。

滑动髋螺钉

此技术使用外侧入路。切口可向近端延伸以容纳转子稳定钢板。直线切口平行于股骨轴线。切开皮肤及皮下各层组织，切开股外侧筋膜。劈开股外侧肌或从筋膜的后方抬高并向前牵拉。抬高股外侧肌可以减少出血。为了避免出血，可夹住遇到的任何穿孔血管。使用骨拔离子来暴露滑动板的位置。然后将Bennett牵开器放置在股骨的前面和后面方便观察。如果需要植入转子稳定钢板或切开复位骨折，切口可向近端延伸至大转子，可以使用尖头复位器来进行复位。

根据从对侧髋关节测量的颈干角选择合适的瞄准装置。将导针插入瞄准装置，并将其推入头部中

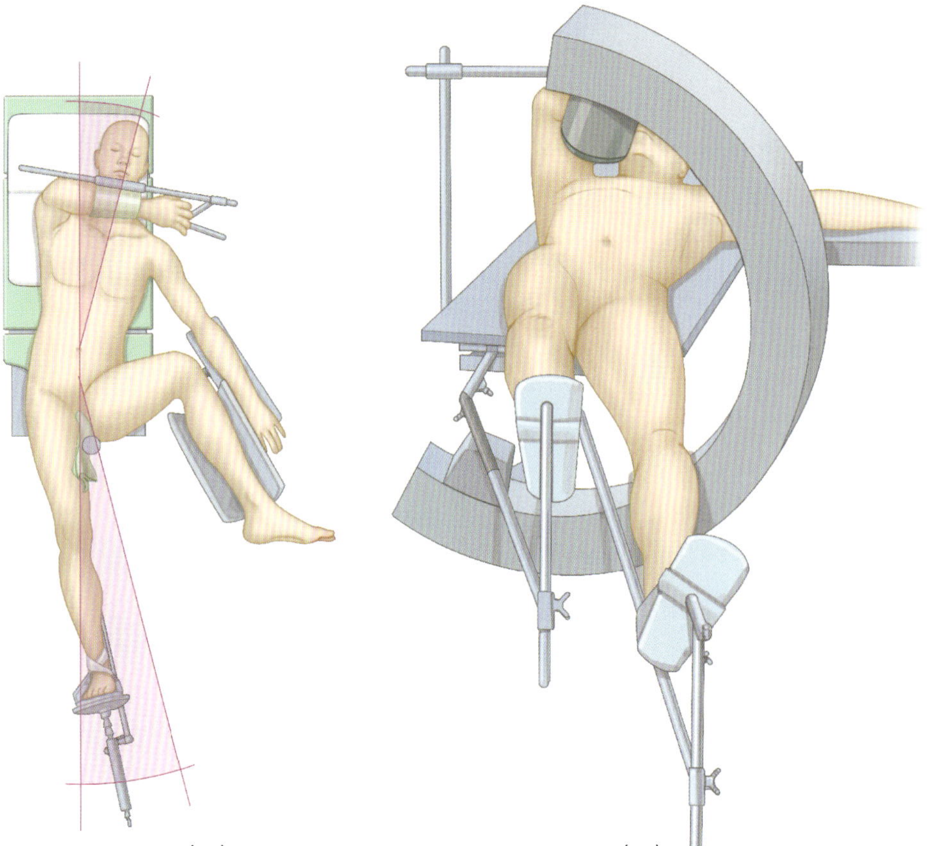

（a） （b）

图35.5 患者体位摆放于（a）半截石位；（b）剪刀位。注意在这两种情况下，躯干已经转移到对侧使得髓内钉通过大转子

心位置的软骨下骨，距关节约10mm。将其定位，使其在正位上位于颈部尾部的一半，轴位上位于颈部中央。借助测量装置确定滑动髋螺钉的长度。选择比测量长度短10mm的螺钉。将空心三向铰刀调整到所选长度。为螺钉和板套钻一个孔，正确安装螺丝在并插在导丝上。不要用力推否则会造成骨折分离。在骨质较硬的患者中，最好使用丝锥制造螺纹，否则螺钉可能无法植入，并且当试图插入螺钉时，会通过旋转近端碎片导致骨折移位。插入“T”形手柄应平行于骨头的长轴，以确保板的正确位置。据研究显示，保持尖顶距不超过25mm可防止螺钉切出。

放置选定钢板并将其滑过导丝，并选择合适的螺钉。然后将钢板越过螺钉，并用打击器将其打入股骨头。用适当数量和尺寸皮质螺钉将该板固定到股骨干上。最后，加压紧螺钉。如果担心骨折是一种过渡型骨折（股骨颈基底部），可以增加一枚抗旋转螺钉（图35.6）。

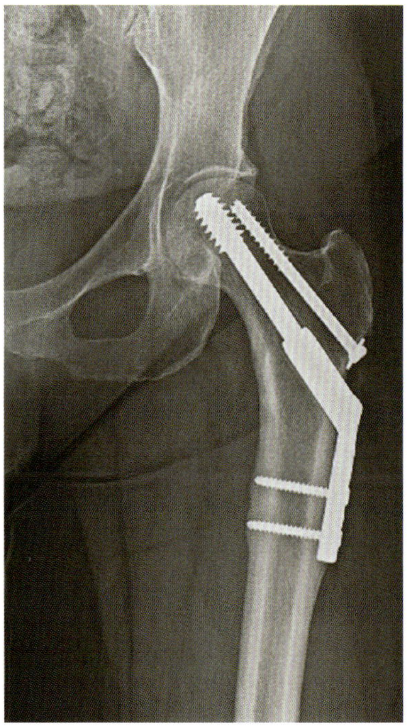

图35.6 愈合的股骨粗隆间骨折。因为损伤被认为是一种过渡性骨折（股骨转子间/股骨颈基底部变异），所以加入了一枚抗旋转螺钉

髓内钉

确保髓内钉可以沿大转子植入是很重要的。要做到这一点，尽可能将躯干旋转10°~15°到健侧。A型股骨近端骨折髓内钉通过大转子顶部进入，但是大转子的确切入口点取决于钉子的设计。

皮肤切口与股骨干轴线一致，并在股骨近端约5cm处切开。根据切口分割筋膜。根据纤维分离臀肌。将导丝放置在正位的大转子末端的外侧，侧位上在股骨颈中部。将导丝插入股骨并借助C臂检查其位置。理想情况下，根据内植物在正位的侧向弯曲程度，导丝在股骨干中的位置应该位于中央并略微向外侧偏移。在侧位X线片中，它必须在股骨颈中部。将有保护套的套管针插入导丝，并将其穿过软组织，直至其抵靠子大转子。然后拔出套管针并在导丝上插入合适的钻头。

用手或用为骨质疏松患者特制锥子来避免损伤脆性转子干骺端骨。对于骨质良好的患者，请使用强力钻。钻孔后可取出导丝。如果骨折穿过导丝入口部位，则随着动力铰刀的缓慢推进施加到外侧转子区域，横向移动大转子有助于防止骨折部位的移位。这允许适当地为主钉创建通道，使得其插入不会分离骨折并产生内翻畸形。避免内翻畸形对于改善固定和保留功能重要的解剖结构非常重要。在大多数患者中，植入螺钉可以手动拧入。使用C臂作为帮助，并将主钉插入至合适深度，以使髓内钉位于股骨颈中部。

用于瞄准臂安装到主钉把手上，并在适当的地方做一个小的皮肤切口。将钻套组件插入瞄准装置，并将其穿过软组织到达皮质。如果使用的是带有柱螺钉的设备，则正位中导丝的理想位置与颈部的轴线一致，稍微偏下一半。在侧视图中，它必须与股骨颈的轴线一致。导丝插入到股骨头软骨下骨。它的尖端应该在关节近端5mm处。检查股骨颈螺钉略微突出侧皮层。髓内固定必须用固定螺钉装置锁定。在此之后，设备的加压特征可用于压缩骨折部位。最后，进行远端锁定。使用短钉时，使用X线透视定位。使用长钉时，通过经皮切口使用完美圆圈技术插入远端交锁螺钉（图35.7）。

外固定

这种技术在特殊情况下很有用。一项前瞻性随机对照研究比较了100例连续患者的转子间外固定（PF）和滑动髋螺钉固定。研究人员使用了一种特殊设计的股骨转子间固定器，该固定器将两个带螺纹的半针以110°~130°的角度插入股骨颈至软骨下位置，并将两个自钻半针以90°插入股骨近端。研究人员发现使用PF可显著减少失血量、缩短手术时间、减轻疼痛、缩短住院时间、提早活动和减少机械并发症（$P<0.001$）。浅表感染以PF较常见（$P<0.001$）。在愈合、死亡率或功能结果方面没有差异。

关节置换

人工髋关节置换一般不被视为主要治疗选择，通常用于翻修情况。与股骨颈骨折外展机制不同，股骨转子间骨折涉及更多的股骨远端区域，并且大转子和外展肌通常不会附着在股骨近端。在这种情况下，假体置换需要更复杂的手术过程，并可能导致更高的发病率。对于既往存在症状性退行性关节炎的患者，原发性假体置换术可能是最佳选择。对于严重骨质疏松骨质粉碎的转子间骨折，也可考虑内固定方法，通常需要Calcar内植物。

随机前瞻性Ⅰ级老年患者不稳定股骨转子间骨折的疗效比较研究发现，两组患者在功能结果，住院时间、体重增加时间方面或并发症的风险无显著

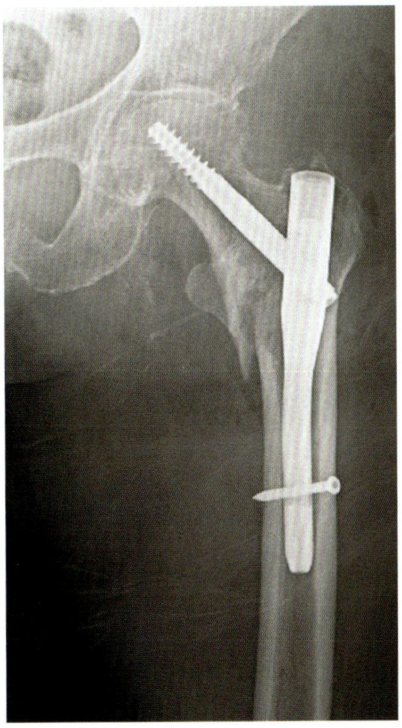

图35.7 图35.3中患者的不稳定股骨转子间骨折、用短的头部髓内钉固定

差异。然而，PFN组的手术时间、失血量、输血需求和死亡率均显著降低。

在研究的另一个层面上，将半髋关节置换术与滑动髋关节螺钉进行比较。手术时间、切口并发症或死亡率无显著差异。然而，半髋关节组报道输血率较高。

特殊情况

无移位骨折

与非移位股骨颈骨折一样，未移位的股骨转子间骨折最好使用MRI进行确诊。一旦发现，治疗是有争议的，因为通过手术和非手术方法都可以成功治疗（图35.8）。

反转子间或横形骨折

这些都是真正的股骨转子间骨折。它们是根据骨折模式进行分类。骨折线在大转子和小转子之间，在小转子上方及股骨外侧的内下方（图35.9）。

反斜形骨折通常会因为外展肌的牵拉而发生典型的移位，造成近端骨折外展和弯曲。仔细确定骨折线的远端延伸，因为非移位骨折线可以向远侧延伸到股骨干。

尽管一些研究表明这些骨折可以通过滑动髋螺钉进行有效治疗，并且一些研究报道了类似的滑动髋螺钉和髓内钉失败率，其他项研究报道当这些骨折模式用滑动髋螺钉时，治疗失败率高达80%。虽然生物力学研究表明，随着解剖复位和骨接触，135° 髋关节螺钉，95° 髋关节螺钉和髓内髋螺钉的性能相当，但髓内钉明显刚性更强，另一项随机前瞻性研究比较了髓内钉和95° 髋螺钉，发现髓内钉治疗的患者手术时间短、输血量少、住院时间短、内植物失败率明显较低，其他几项研究显示出采用髓内钉治疗的患者有着良好的预后，并发症发生率也较低。

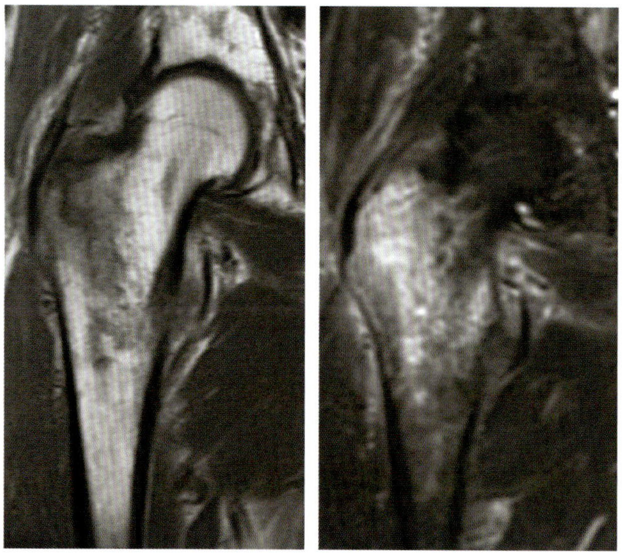

图35.8 无移位的股骨转子间骨折的T1（a）和STIR（b）MRI图像

术后管理

虽然外科医生根据具体情况作出了有关负重的决定，但总体而言，文献支持选择合适的髋部骨折内部固定之后可以进行即刻负重。立刻负重已经证明了患者平衡性和活动性的益处，这可能降低发病率并促进更大的独立性。手术治疗股骨转子间骨折后，可安全地建议无痴呆患者承受足够的体重。计算机负重和步态分析表明，这些患者将自动调节并自愿限制受伤肢体的负荷。

Koval等报道了一组老年患者的结果，他们被允许立即负重并随访1年以上。研究人员报道了208例患有稳定或不稳定股骨转子间骨折的患者，所有患者均采用滑动髋螺钉治疗。在所有情况下，由于股骨头拉力螺钉切断，固定丢失的翻修率为2.9%。

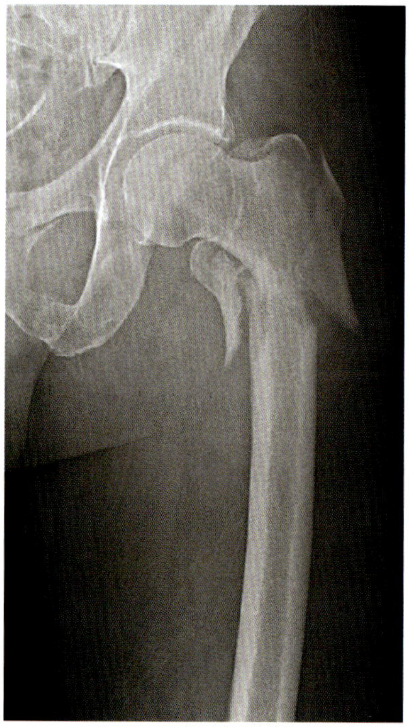

图35.9 反转子间骨折

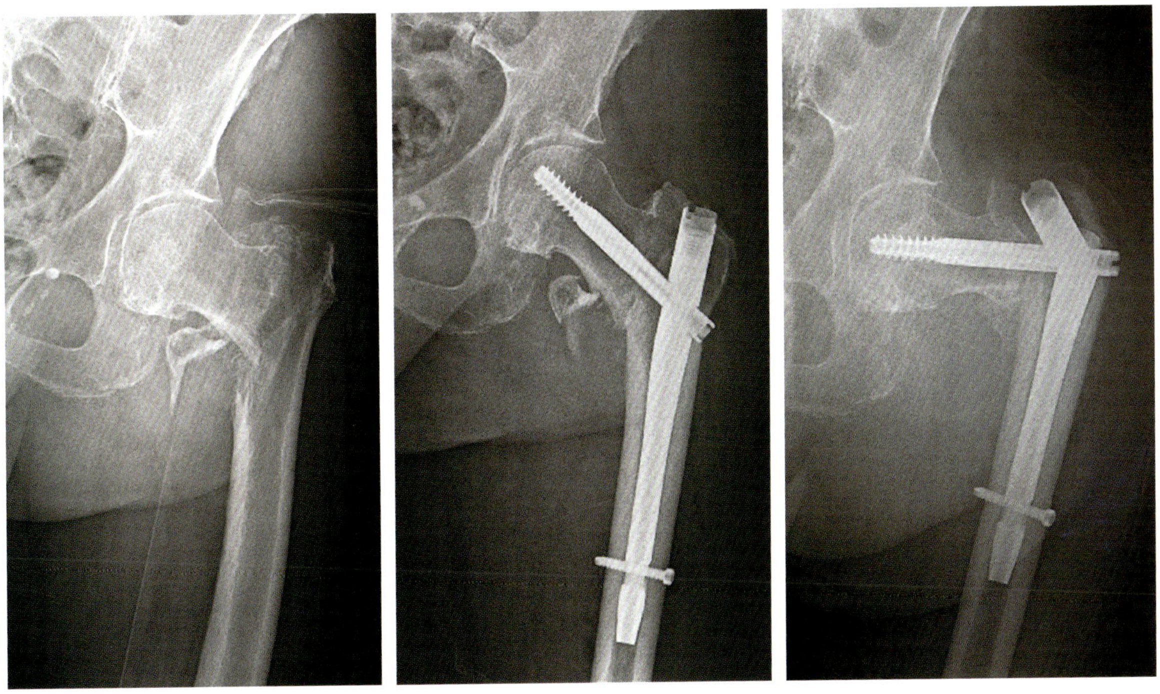

图35.10 (a)股骨转子间不稳定骨折；(b)用髓内钉固定；(c)内固定失效

Herrera等报道了551例老年(平均年龄82.8岁)股骨转子间骨折患者，这些患者用短的髓内钉治疗，并在术后立即承受负重。报道，在最终随访中，螺钉切出率为1.4%，塌陷至继发性内翻>10°的比例为4%。

并发症

保持25mm或更小的尖顶距可以防止螺钉切除。已经发现，在调整尖端距离和螺钉位置后，A3骨折比A1骨折更易发生螺钉切出，也会发生螺旋刀片以低速率切出股骨头。已证实侧方股骨外侧壁完整性是滑动髋关节螺钉治疗患者再次手术的重要预测指标。也有多篇报道螺旋刀片进入到骨盆。在拉力螺钉位置髓内钉的断裂也有报道(图35.10)。

补救措施

大多数股骨转子间髋部骨折不愈合发生在近端骨质差的老年患者，并且由于股骨头内植物切出而失效。根据患者特征、骨折类型、骨质量和髋关节状态，进行修复内固定与假体置换的决定。已发现关节置换术是一种有效的手术，大多数患者可以得到疼痛缓解和功能改善并且并发症发生率低。关节置换术可以使患者早日活动，从而有利于康复(图35.11)。

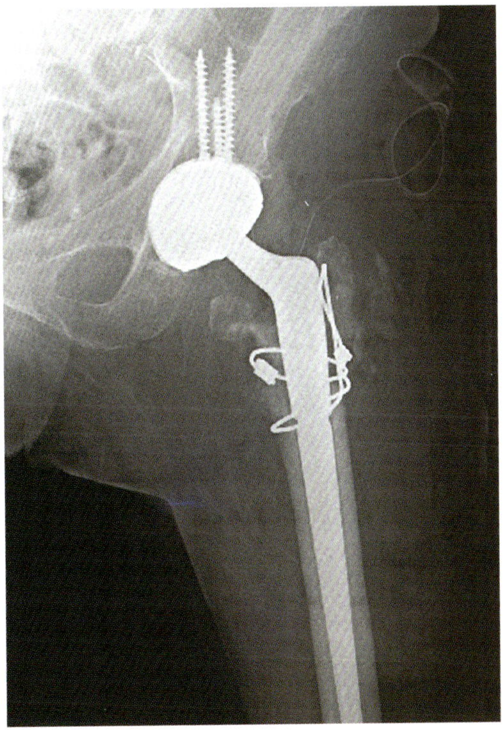

图35.11 图35.9中的患者内固定失效后接着翻修为全髋关节置换术

当进行髋关节置换术以翻修失效的股骨转子间骨折时，必须解决具体的技术问题。最初的决定是是否进行全髋关节置换术或半髋关节置换术。先前的内固定切出造成髋关节二次损伤并不罕见。通常，在这种情况下或者在患有严重的关节炎的患者中，进行全髋关节置换术。对于保存完好的关节软骨，可考虑半髋关节成形术。半髋关节置换术与全髋关节置换术在治疗股骨颈骨不连时有可能出现转子间骨折的不愈合现象。

以前的股骨干内固定装置的缺损会造成应力集中，导致股骨的术中骨折，或者扭转。在去除内植物之前髋关节的初步脱位可能减少这些髋部的股骨骨折风险，这些患者髋部通常非常僵硬，需要很大的力才能脱位，通常也会出现螺丝断裂。

大多数转子间骨折固定失效的患者在一期全髋关节置换术中，骨质流失低于标准切除水平。因此，许多人需要更换假体，以恢复腿部长度和髋部稳定性。为了防止在使用较长的柄时发生骨折的可能性，研究人员认为在两个皮质直径旁绕过股骨中的螺纹孔是明智的。此外，已经发现在髓内钉固定失效后的关节置换术会导致更大的转子间骨折和骨不连的风险。成功的股骨固定可以通过骨水泥型或非骨水泥型植入物来实现。

结论

疼痛和功能

关于股骨转子间骨折患者的疼痛和功能结果的文献很少。随机对照试验表明，无论是钢板螺钉还是髓内钉都不会带来极好的患者预后。一些研究发现，髓内钉与更多的疼痛相关，但早期的负重和活动性有所改善。然而，这些改善是短暂的，在术后几个月到1年内恢复不显著。5项Ⅰ级研究表明，无论固定类型如何，患者均恢复相同的走动状态。然而，Ⅰ级和Ⅱ级两项研究得出的结论是髓内装置可以加快恢复治疗前的动态功能。值得注意的是，目前许多研究在评估走动状态时并未将稳定性与不稳定性分开。Cochrane回顾并支持在治疗稳定性和不稳定性股骨转子间骨折时，钢板螺钉优于髓内钉，主要原因是持续性髓内钉手术的并发症发生率更高。有一些证据表明，在不稳定的AO/OTA A3骨折中，钢板螺钉装置的并发症发生率更高。相反，在简单的两部分AO/OTA A1骨折中，髓内装置被发现术后1年和术后3年再次手术率较高。固定失效的再次手术率相似，但髓内钉组内植物锻炼和内植物相关疼痛的再手术率明显较高。

评估短期功能结果的观察性研究发现，较年轻患者的年龄和较高的骨折前功能水平是以独立生活能力、日常生活活动或流动性衡量功能恢复的预测因子。功能恢复的其他预测因素还包括美国麻醉医生协会评分（ASA）评分，髋部骨折前住在社区，并且有股骨颈而不是股骨转子间骨折。发现髋部骨折后长期功能的患者预测因素具有相同的模式。控制骨折类型的观察性研究发现与那些从最终分析中排除骨折类型相比有着类似的功能结果。

罕见的是，患者有着同侧股骨干和股骨转子间骨折。一项回顾性研究完成了26例这样的患者，使用重建钉或滑动髋螺钉和逆行钉治疗。结果发现，对于大多数结局指标，两个治疗组之间功能结果评分没有显著差异。

死亡

多种随机临床试验的死亡率在各种板螺钉模型之间，不同的髓内钉模型之间，钢板螺钉装置与髓内钉之间，钢板螺钉装置与髓内钉治疗不稳定转子间骨折之间，或内固定与半髋关节置换术治疗不稳定股骨转子间髋部骨折相比，均未发现显著差异。

然而，与随机临床试验相比，观察性研究提供了更多关于患者因素和骨折类型与预后之间的信息。对于短期（3~6个月）的死亡率，已发现年龄增加，合并症增加和骨折前功能低下与髋部骨折一般死亡率较高有关。年龄、男性、心力衰竭和股骨转子间骨折与10年死亡率较高有关。但髋部骨折后2年内死亡率无显著差异。

研究人员还测试了90天死亡率与患者数量之间的关系。发现住院患者死亡率的风险在有手术的患者中有所增加。术后超过30天，死亡风险的增加仅在最基层医院的患者中持续存在。然而，研究人员指出，这些发现并不意味着需要将髋部骨折的患者专门转诊到大型就诊中心，但他们表示在基层医院发现的较高死亡率值得进一步调查。

患者住院时间

使用美国外科医生学会国家外科质量改进计划（ACSN SQIP）数据库对4432例70岁以上的患者比较髓外和髓内内植物进行回顾性组别研究。共有1612例（36.4%）接受了髓外植入物治疗，2820例（63.6%）接受了髓内植入物治疗。植入类型的“严重不良事件”和“任何不良事件”的发生率没有差异。髓内植入的患者平均术后住院时间短于髓外植入的患者（5.4∶6.5；$P<0.001$）。植入物类型、手术时间和再住院率没有差异。这些结果强化了先前随机试验的结果，表明植入物类型之间一般手术不良事件的发生率几乎没有差异。然而，该研究的结果确实与之前的试验存在重大差异，其发现髓内植入物治疗的患者平均术后住院时间较短（1.1天）。研究人员推测，这些发现可能忽略了髓内治疗相关成本。

股骨转子下骨折

简介

由低能量创伤引起的股骨转子下骨折比其他股骨近端骨折更少见，但它们发生在类似的老年人群中。股骨转子下骨折定义为小转子与股骨干近中1/3的交界处发生骨折。这些骨折可能会向近端延伸到梨状窝或远端进入股骨峡部。骨折的近端延伸是可变的，可能包括骨折类型和股骨转子间骨折和股骨颈骨折。这些模式通常被统称为转子间骨折，以反映所涉骨折的复杂组合。无论相关骨折如何，所有股骨转子下骨折的共同因素是骨折延伸至小转子水平，留下短的近端骨折。转子下骨折可能会被误诊为股骨转子间骨折。未能确定股骨转子下骨折延伸可能会导致复位困难和固定选择不当，从而导致内植物失效。

解剖

骨性解剖

股骨近端由股骨头和颈部以及大转子和小转子组成（图35.1）。股骨距是沿着股骨近端后内侧的一块骨，从小转子的远端开始并延伸到股骨颈后下方近端。

肌肉解剖

髂肌和腰肌主要肌肉组成髂腰肌。腰大肌是一种从L1~L5椎体和椎间盘突出的大肌肉，通过肌腱与髂骨连接，并连接到股骨小转子。髂肌起源于髂骨的髂窝。这些肌肉一起通常被称为髂腰肌。

外展肌由臀肌组成，包括臀大肌、臀中肌和臀小肌，它们覆盖髂骨的外侧面。形成臀部大部分肌肉的臀大肌起源于髂骨和骶骨，并止于股骨臀部粗隆以及髂胫束。臀中肌和臀小肌起始于髂骨上的臀大肌前方，并且均止于股骨的大转子。

短外旋肌群由闭孔外肌、闭孔内肌、梨状肌、上孖肌和下孖肌以及股方肌组成。这6个起始于髂骨的髋臼或下方并止于股骨大转子上或附近（图35.2）。

生物力学

内侧的股骨距受到显著的压缩力。已经发现，一个90.7kg的人在股骨的内侧面，小转子的远侧2.5~7.6cm处上产生高达84kg/cm^{2}的力。由于这些压力，股骨近端的转子下区域由非常致密的皮质骨组成，非常难以断裂，特别是在年轻患者中。

受伤机制

人们早已认识到股骨转子下骨折存在双峰年龄分布。第一个患病高峰发生在较年轻的创伤患者，这些患者由于高能量的损伤机制而骨折。第二个患病高峰出现在老年骨质疏松症和骨质强度下降的老年人群。这些患者通常因跌倒而受伤，并可能出现与其他髋部骨折相同的问题，例如丧失独立性和走动性、肺炎、败血症和死亡。

行股骨近端手术之后的老年患者也可能发生股骨转子下骨折。植入小转子远端的空心螺钉用于治疗股骨颈骨折，在股骨外侧皮质处形成应力集中，这可能导致骨折。当放置3枚空心螺钉来稳定股骨颈骨折时，倒三角形（三角形远端）比三角形的基部远端（三角形近端）不可能与随后的股骨转子下骨折相关。骨折也可能发生在骨折后移除滑动髋关节螺钉时。

分型

RUSSELL-TAYLOR 分型

该系统基于机械稳定性和断裂延伸以实际的方式描述了断裂模式。包括骨折延伸至梨状窝（Ⅰ型和Ⅱ型）和小转子（A型和B型）的粉碎（图35.12）。

AO/OTA 分类

这个分类是详细的，对研究目的很有用。然而，许多人认为这对于日常交流来说太麻烦（图35.13）。

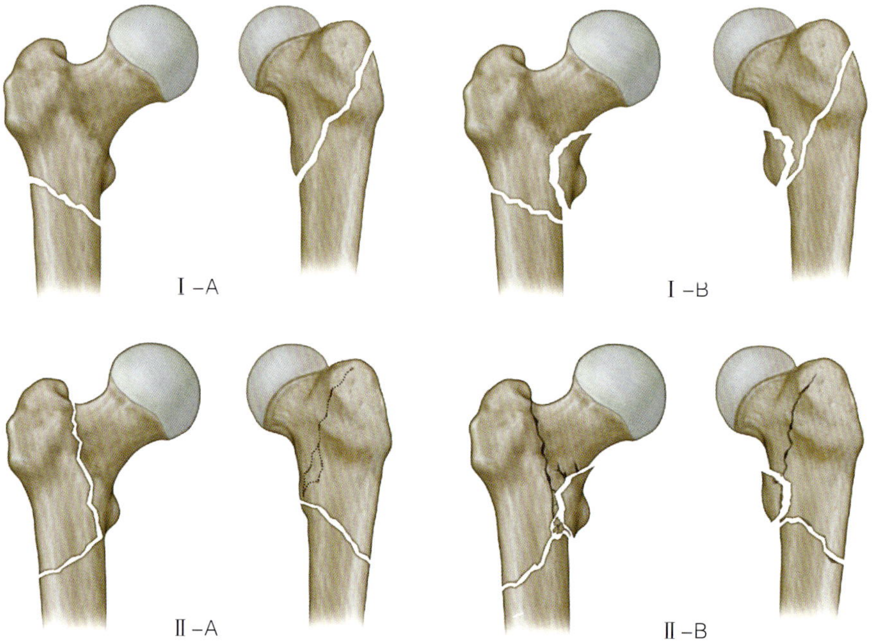

图35.12 股骨转子下骨折的Russell-Taylor分类

诊断

查体

股骨转子下骨折的患者表现为患肢短缩和下肢外旋。近端骨折块通常因髂腰肌和臀肌表现为弯曲和外展。近端骨折片可以通过股四头肌肌肉组织扣紧。远端骨折块通常在股四头肌和腿肌、外展肌、臀肌和短外旋肌作用下表现为缩短、内收和外旋畸形，可以注意到肢体运动时可见的滑膜，而且软组织包膜通常是肿胀和紧张。虽然罕见，但应评估患者是否有骨筋膜室综合征征象。必须完成彻底的神经血管检查。必须进行第二次调查以评估相关损伤，因为低能量跌倒可能导致骨质疏松症老年患者出现多处骨折。

初步治疗

立即牵引可以通过减少损伤区域内的潜在腔隙，通过压塞效应将与骨折相关的失血降至最低。牵引也可以减轻与这些伤害相关的疼痛。通过使用下肢牵引装置，可以在伤害现场立即施加牵引力。这可以通过股骨远端牵引转换成骨骼牵引。由于髂腰肌牵拉使近端骨折块呈现屈曲，因此股骨转子下通常在牵引下复位。

手术治疗

只要有适当的资源可用，应该以适当的方式进行最终固定。更重要的是，手术团队应该意识到手术期间额外出血的可能性，其中大部分可能由于微创手术而不可见。对于一些严重受伤的患者，主要手术的生理性第二次打击加上大量失血可能造成创伤过大，可以行最初稳定患者的损伤控制程序，并且延迟3~5天固定。

患者体位

手术台

具有牵引装置的手术台通常是股骨转子下骨折的首选手术台。患者位于仰卧位（图35.5）或侧卧位（图35.14）。侧卧位在肥胖患者中是有利的。此外，侧向定位可以通过抵消骨折内翻的趋势来帮助复位。

影像台

患者可以仰卧位（仰卧位有沙袋或受影响髋部以下的大隆起）或侧卧位（使用臀部定位器或沙袋）（图35.15）接受X线透视的手术台。

术中成像

在上述任何体位中都可以轻松获得成像。X线从对侧射入，在骨科医生准备之前，确保所有必要视图能够可靠地获得是至关重要的。

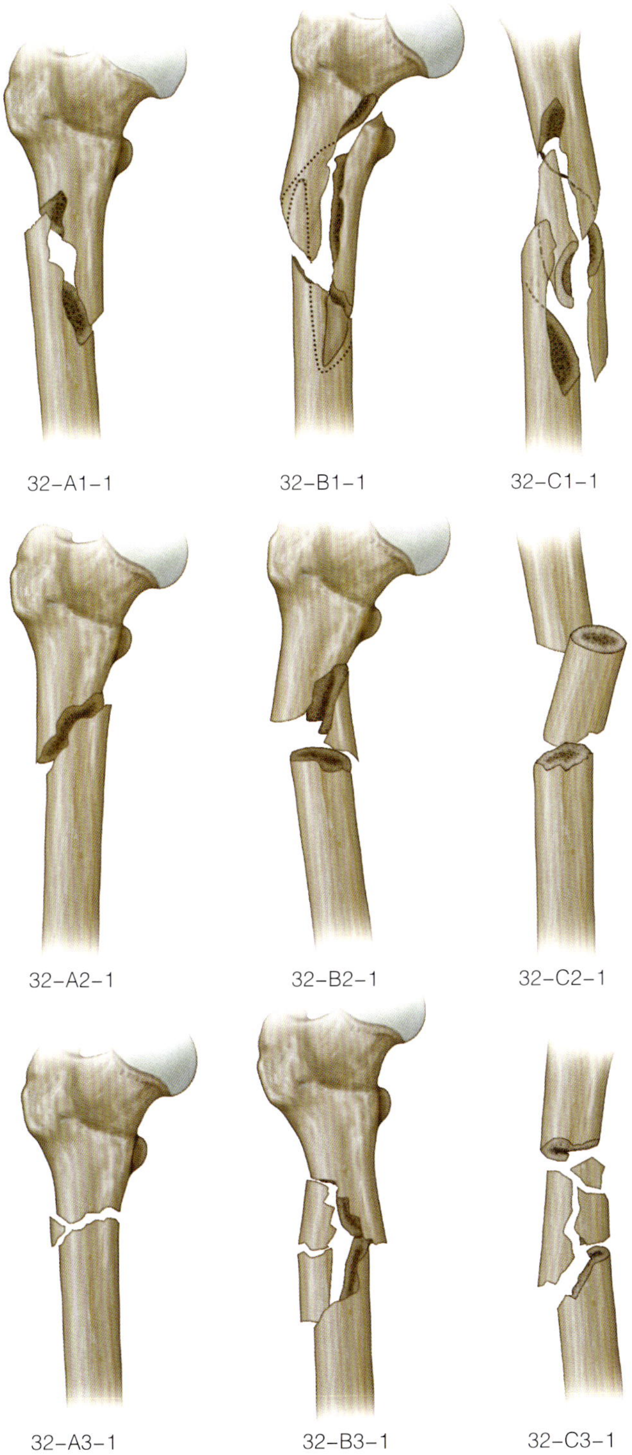

图35.13 股骨转子下骨折的AO/OTA分类

内植物选择

髓内装置

一般情况

对于许多治疗股骨转子下骨折的骨科医生而言，髓内装置已成为首选内植物。这些内植物可以是从梨状窝或转子窝进入。进针点之间没有发现显著差异。进针点应根据外科医生的舒适程度进行选择。另一个必须考虑的因素是主钉的曲率半径。股骨弓随患者年龄增加。螺钉的曲率半径不同，并且可能大于患者的曲率半径。这种不匹配会导致远端皮层穿孔。

复位

在将导针进入套管之前，外科医生必须确保骨折充分复位，并确认并纠正所有畸形。在整个钻孔过程中必须保持这种复位。髓内钉不会复位骨折。如果股骨骨折复位不良，最终复位的数量将造成复位畸形并且不令人满意，最终导致固定失败。

可以采用多种方法来维持复位。牵引确定长度。需要外旋远端骨折块使其与近端片段对齐。股骨长度的恢复，对齐和旋转应通过判断缩小的碎片的排列或通过与对侧完整的股骨进行比较来评估。如果闭合复位失败，可以采用经皮复位，可借助骨钩和尖头顶棒。如果经皮复位失败，则可以采用切开式钳夹辅助复位。如果应用适当的话，切开复位已被证明是成功的。内侧股骨碎片的生存能力至关重要。应小心处理这些碎片，以尽量减少软组织剥离并避免医源性损伤。在评估复位的适当性时，骨科医生应努力完善。然而，在困难的转子下骨折中，10° 成角或1cm的短缩是常见的。

标准髓内钉

使用标准的第一代交锁髓内钉，如果一个完整的近端碎片足够大，普通螺钉和锁定螺钉可以安全地控制（图35.16），那么可以使用标准的第一代交锁髓内钉来稳定股下侧股骨骨折。唯一与固定接触的坚硬接触带是正向插入的片段是梨状窝和交锁髓内钉的锁定点。因此，如果担心近端骨折延长，应选择另一种植入物。未能充分稳定近端碎片会导致固定失败并丧失复位，通常由导管和内翻组合组成。顺行钉固仍然是绝大多数股骨转子下骨折的治疗选择。然而，对于选择的一组患者中的一些转子下骨折，如多发伤和病态肥胖患者，逆行股骨钉可能是有效的治疗选择。使用标准的髓内钉插入顺行或逆行治疗股骨下转子下骨折已有报道，愈合率高达99%。

重建钉

重建钉是具有股骨颈和头部的近端交锁的钉。该特征由于允许髓内钉与股骨颈和头部接触增加而更好地固定近端骨折块。重建钉可用于稳定所有类型的转子下骨折，包括延伸至小转子和梨状窝的骨折。

重要的是要认识到重建固定的进针点必须比标准的顺行髓内钉更靠近前方。在侧位中，股骨颈的轴线位于股骨干轴的前方。将螺钉放置在近端片段更向前以允许近端螺钉进入股骨颈和头部，而不是从后外侧向前内侧引导。然而，必须谨慎行事，因为通过将进针点向前移动远离梨状窝而产生的环向应力可能会破坏近端骨折块。

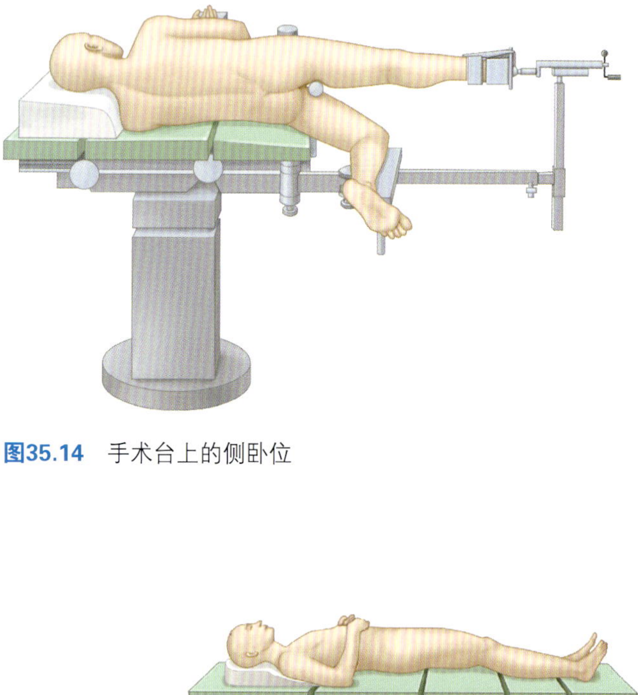

图35.14 手术台上的侧卧位

头颈髓内钉

头颈髓内钉经常用于转子下骨折，已成为许多骨科医生首选的内植物（图35.7）。这些装置在髓内钉的近侧具有顶端–中间弯曲部，以允许髓内钉容易地穿过髓腔。头钉髓内钉具有较大的近端直径并采用螺钉或刀片与股骨颈啮合。这使得它们适用于治疗基本上所有的转子下骨折的变异，而不管近端骨折线如何延伸。

95° 角钢板

多年来，95° 角钢板植入物已被用于稳定股骨转子下骨折（图35.17）。这些植入物可为95° 加压钢板螺钉和95° 刀片。在描述髓内固定技术之前，95° 成角度的植入物通常是这些损伤中选择的装置。难以稳定的股骨骨折的许多早期进展大部分是由于成功使用了95° 的刀片。

95° 刀片的手术技术非常具有挑战性。这些板必须精确地插入3个平面（轴向、矢状和冠状面）。许多外科医生发现使用这种设备是一个困难的经历。95° 钉板与95° 刀片相比，其优点是可以在压缩螺钉放置后在矢状面上调整结构。因此，这种设备在放置时出现错误的可能性较小，特别是在矢状面上。使用95° 螺钉钢板和95° 刀片治疗股骨转子下骨折已有良好结果报道。

类似于髓内装置治疗股骨转子下骨折，应尽可能采用微创和间接复位技术。当使用95° 螺钉板时，维持骨折的生物学环境是十分重要的。

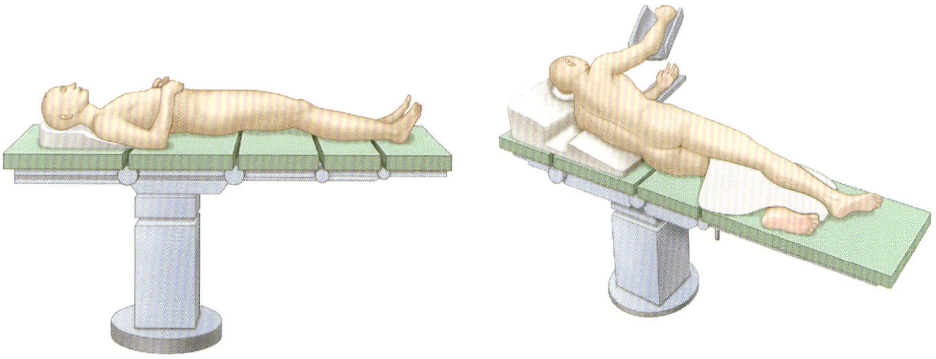

（a） （b）

图35.15 （a）仰卧位；（b）侧卧位，在透射X线的手术台上可以自由摆放腿部

股骨近端锁定板

股骨转子下骨折的切开和微创固定也可以通过股骨近端锁定加压板来完成。在这两种方法中，应尽可能采用间接复位技术保存生物学环境。维持骨折生物学环境是至关重要的。研究人员观察到这种内植物的并发症发生率很低，并且愈合率很高。

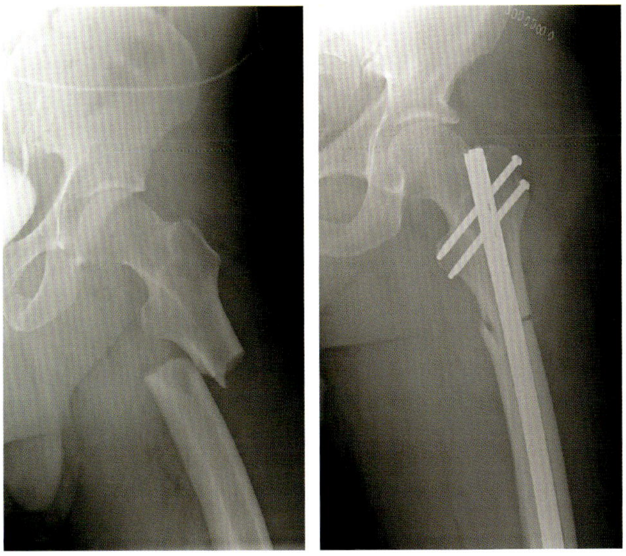

（a）　（b）

图35.16 （a）股骨下端骨折；（b）用标准髓内钉固定。如果近侧有足够的骨头以容纳标准的互锁螺钉，则不需要使用头钉髓内钉

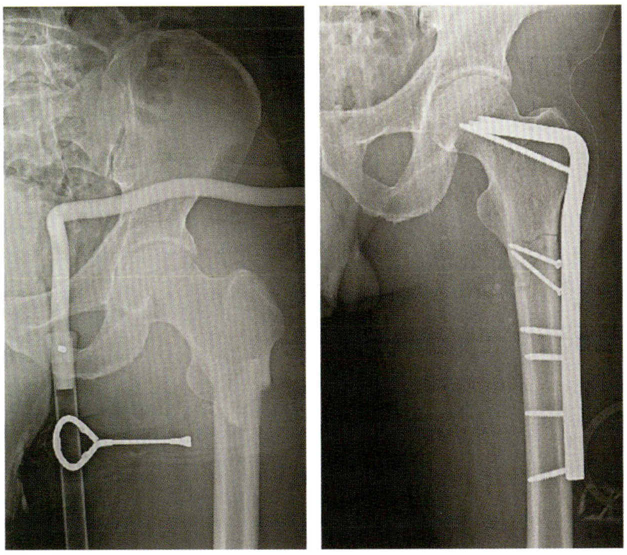

（a）　（b）

图35.17 （a）股骨转子下骨折；（b）用拉力螺钉和95° 刀片板稳定

特殊情况

开放性骨折

开放性下转子骨折很少见，但往往发生在高能量情况下。中期目标是预防感染、骨折稳定和软组织覆盖。立即稳定包括外固定或根据局部和系统患者因素确定固定。由于这些目标是相互依赖的，因此需要一个有早期手术干预的协调治疗计划。重建手术与受伤肌肉康复的协调是强制性的，以确保最大限度地恢复功能。

应力/不完全骨折和非典型骨折

以类似的方式处理压力和不完全骨折和非典型（双磷酸盐）骨折。一些病例报道和文献已经确定了与双磷酸盐相关的股骨干非典型骨折的亚组，可以是双侧的（图35.18）。然而，基于人口的研究并不支持这种联系。使用3项大型随机双磷酸盐试验的结果进行二次分析。股骨转子下或骨干骨折的发生非常罕见，即使在用双磷酸盐治疗达10年之久的女性中也是如此。双磷酸盐使用风险没有显著增加，但该研究的结论不足以得出明确的结论。然而，最近7年研究期间的一项研究发现，一直接受双磷酸盐治疗≥5年的绝经后妇女亚组转子下或股骨干骨折风险增加了。中期或短期使用与风险增加无关。这导致一些医生在5年后推荐“双磷酸盐假期”或转为另

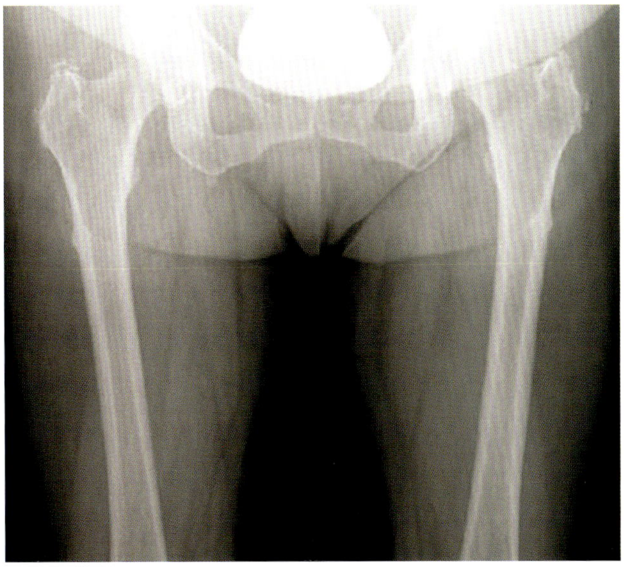

图35.18 双侧双磷酸盐相关性股骨转子下骨折

一种药物。

如果骨折确实发生，则表示需要手术固定。当发现不完全骨折时，需要做出关于治疗方法的决定。非手术治疗由基于疼痛的负重和紧密随访组成。如果X线出现“黑线”，可能是转化为手术治疗的指征。很少发现一侧完整骨折而对侧是不完全骨折。已经发现，手术治疗的患者相较于非手术治疗的患者有着高比例的无症状并且表现出早愈合的影像学证据。当治疗不完全的双磷酸盐相关股骨骨折时，发现手术干预对缓解症状是有效的。应该告知患者有关预防性手术的风险以及潜在的益处。

术后管理

提倡负重取决于骨科医生对确定固定时所达到的稳定性以及患者遵守教导能力的印象，横形骨折通常可立即负重，而粉碎、螺旋和倾斜骨折通常需要不同程度的负重。髋关节、膝关节和踝关节立即开始运动。在术后2周、6周、12周、24周和52周进行新的X线随访。

应注意与股骨近端骨折相关的深静脉血栓形成发生率相对较高。根据临床情况，患者在家时应考虑机械和化学预防。门诊深静脉血栓预防通常持续4~6周。

并发症

固定失效或者不愈合

转子下畸形愈合被定义为缩短>1cm，任何平面10°成角或旋转不对齐<15°。许多Russell-Taylor IB股骨转子下骨折复位出现内翻畸形。在股骨转子下骨折中实现适当复位和稳定固定的重要性怎么强调都不为过。确保骨折的解剖复位降低了固定失效的可能性（图35.19）。选择合适的内植物并正确使用以复位骨折是最佳的治疗方式。

老年患者股骨近端固定骨质疏松性骨质受限，并伴有作用于转子下区域的巨大力量，导致股骨下转子下骨折内固定失效。继发于影响骨折片的多种变形肌肉力量，近端骨块可保持弯曲（导致先前的畸形复位）、外展（导致内翻畸形）和外旋（导致内旋转）。在扩孔和螺钉放置期间，始终适当复位并保持对近端骨折块的控制是绝对关键的。

不愈合

骨不连在股骨转子下骨折的治疗中是不常见的。然而，不愈合在发生时是有问题的。过度的软组织剥离，内侧碎片的鲁莽处理可能通过断开骨碎片造成骨不连。如果发生骨不连且患者继续负重，内固定通常最终会失效，并需要进行翻修固定。畸形复位和固定不良也可能导致不愈合。

在翻修之前，应该行CT检查和炎症标志物（ESR、C-反应蛋白和CBC差别）。还应完成筛查代谢评估，包括维生素D、钙和完整PTH，并进行额外的检查，并在需要时进行内分泌学检查。另外，在怀疑骨髓炎的情况下可以考虑骨扫描。应优化患者的总体中间状态，包括优化营养状况，控制合并症（特别是糖尿病、理想情况下HgA1c<8%）以及吸烟和饮酒。

预后

低能量创伤引起的股骨转子下骨折与其他股骨近端骨折相似，伤后1年内死亡率高。与老年人的其他股骨近端骨折一样，他们对社会依赖程度增加，使用步行辅助器的情况增多，他们的活动性降低。

如果操作恰当的话，在使用各种内植物治疗股骨转子下股骨骨折后，可以获得优良的预后。髓内钉是大多数骨科医生治疗股骨转子下骨折的主要方

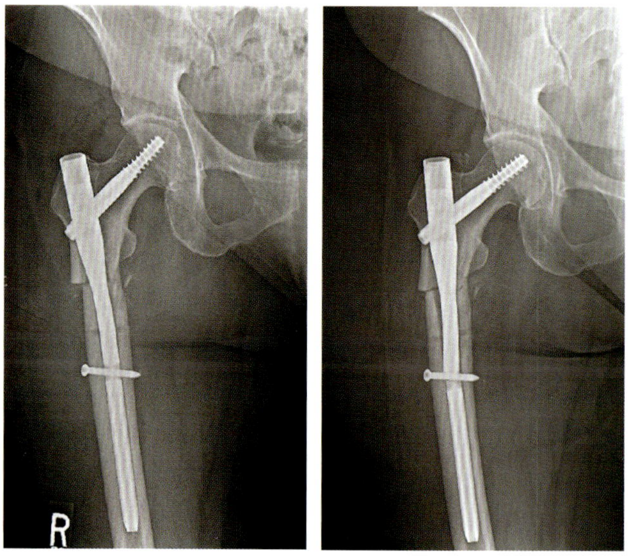

（a）　（b）

图35.19 头部髓内钉失效。（a）术后正位，因互锁螺丝孔处的钉子破裂而导致内植物失效；（b）内翻畸形可能导致内植物破坏

法，手术并发症发生率可以接受，功能预后良好，愈合率高，并发症发生率低。

MEDLINE（1950—2007年6月），CINAHL（1982—2007年6月）和EMBASE（1980—2007年6月）的搜索进行了一项比较髓内和髓外固定治疗转子下骨折的系统评价。确定了3个Ⅰ级和9个Ⅳ级研究，并将其用于系统回顾股骨转子下骨折髓内和髓外固定的结果。研究发现，有B级证据表明手术时间缩短，并且使用髓内植入物治疗股骨转子下骨折可减少内固定失效率。研究人员建议未来的研究应根据抽样人群的类型（即年轻与老年人）和股骨转子下骨折类型进行亚组分析。

在一项针对302例低能量转子下骨折患者的研究中，研究人员发现在术后1年，74例（24.5%）患者死亡，17例（5.6%）失访。其余211例（69.9%）患者在伤后第1年进行功能评估和术后并发症评估。与其他老年人股骨近端骨折一样，社会依赖程度增加，助行器使用增加，幸存者活动性降低。虽然在受伤后1年评估的211例患者中有88例（41.7%）有一定程度的髋关节不适，但仅有2例描述了疼痛严重且失能。302例患者中有27例（8.9%）需要因内植物或者骨折并发症而再次手术，但只有18例患者需要进行髓内钉翻修，翻修率为7.1%。在伤后6个月存活的250例患者中，有5例（2%）在手术探查时证实为骨不连。

参考文献

[1] Roche JJ, Wenn RT, Sahota O, Moran CG. Effect of comorbidities and postoperative complications on mortality after hip fracture in elderly people: Prospective observational cohort study. BMJ 2005;331(7529):1374.

[2] Endo Y, Aharonoff GB, Zuckerman JD, Egol KA, Koval KJ. Gender differences in patients with hip fracture: A greater risk of morbidity and mortality in men. J Orthop Trauma 2005;19(1):29–35.

[3] Koval KJ, Skovron ML, Aharonoff GB, Zuckerman JD. Predictors of functional recovery after hip fracture in the elderly. Clin Orthop Relat Res 1998;(348):22–28.

[4] Koval KJ, Skovron ML, Aharonoff GB, Meadows SE, Zuckerman JD. Ambulatory ability after hip fracture. A prospective study in geriatric patients. Clin Orthop Relat Res 1995; (310):150–159.

[5] Rockwood CA, Green DP, Bucholz RW. Rockwood and Green’s Fractures in Adults. 6th ed. Philadelphia: Lippincott Williams & Wilkins; 2006.

[6] Parker MJ, Handoll HH. Conservative versus operative treatment for extracapsular hip fractures. Cochrane Database Syst Rev 2000;(2):CD000337.

[7] Haidukewych GJ. Intertrochanteric fractures: Ten tips to improve results. J Bone Joint Surg Am 2009;91(3):712–719.

[8] Butler M, Forte ML, Joglekar SB, Swiontkowski MF, Kane RL. Evidence summary: Systematic review of surgical treatments for geriatric hip fractures. J Bone Joint Surg Am 2011;93(12):1104–1115.

[9] Forte ML, Virnig BA, Eberly LE, Swiontkowski MF, Feldman R, Bhandari M, et al. Provider factors associated with intramedullary nail use for intertrochanteric hip fractures. J Bone Joint Surg Am 2010;92(5):1105–1114.

[10] Anglen JO, Weinstein JN, American Board of Orthopaedic Surgery Research Committee. Nail or plate fixation of intertrochanteric hip fractures: Changing pattern of practice. A review of the American Board of Orthopaedic Surgery Database. J Bone Joint Surg Am 2008;90(4):700–707.

[11] Radcliff TA, Regan E, Cowper Ripley DC, Hutt E. Increased use of intramedullary nails for intertrochanteric proximal femoral fractures in veterans affairs hospitals: A comparative effectiveness study. J Bone Joint Surg Am 2012;94(9):833–840.

[12] Forte ML, Virnig BA, Kane RL, Durham S, Bhandari M, Feldman R, et al. Geographic variation in device use for intertrochanteric hip fractures. J Bone Joint Surg Am 2008;90(4):691–699.

[13] Utrilla AL, Reig JS, Munoz FM, Tufanisco CB. Trochanteric gamma nail and compression hip screw for trochanteric fractures: A randomized, prospective, comparative study in 210 elderly patients with a new design of the gamma nail. J Orthop Trauma 2005;19(4):229–233.

[14] Jones HW, Johnston P, Parker M. Are short femoral nails superior to the sliding hip screw? A meta-analysis of 24 studies involving 3,279 fractures. Int Orthop 2006;30(2):69–78.

[15] Palm H, Jacobsen S, Sonne-Holm S, Gebuhr P, Hip Fracture Study Group. Integrity of the lateral femoral wall in intertrochanteric hip fractures: An important predictor of a reoperation. J Bone Joint Surg Am 2007;89(3):470–475.

[16] De Bruijn K, den Hartog D, Tuinebreijer W, Roukema G. Reliability of predictors for screw cutout in intertrochanteric hip fractures. J Bone Joint Surg Am 2012;94(14):1266–1272.

[17] Baumgaertner MR, Curtin SL, Lindskog DM, Keggi JM. The value of the tip-apex distance in predicting failure of fixation of peritrochanteric fractures of the hip. J Bone Joint Surg Am 1995;77(7):1058–1064.

[18] Vossinakis IC, Badras LS. The external fixator compared with the sliding hip screw for pertrochanteric fractures of the femur. J Bone Joint Surg Br 2002;84(1):23–29.

[19] Kim SY, Kim YG, Hwang JK. Cementless calcarreplacement hemiarthroplasty compared with intramedullary fixation of unstable intertrochanteric fractures. A prospective, randomized study. J Bone Joint Surg Am 2005;87(10):2186–2192.

[20] Stappaerts KH, Deldycke J, Broos PL, Staes FF, Rommens PM, Claes P. Treatment of unstable peritrochanteric fractures in elderly patients with a compression hip screw or with the Vandeputte (VDP) endoprosthesis: A prospective randomized study. J Orthop Trauma 1995;9(4):292–297.

[21] Willoughby R. Dynamic hip screw in the management of reverse obliquity intertrochanteric neck of femur fractures. Injury 2005;36(1):105–109.

[22] Brammar TJ, Kendrew J, Khan RJ, Parker MJ. Reverse obliquity and transverse fractures of the trochanteric region of the femur; a review of 101 cases. Injury 2005;36(7):851–857.

[23] Haidukewych GJ, Israel TA, Berry DJ. Reverse obliquity fractures of the intertrochanteric region of the femur. J Bone Joint Surg Am 2001;83-A(5):643–650.

[24] Kuzyk PR, Lobo J, Whelan D, Zdero R, McKee MD, Schemitsch EH. Biomechanical evaluation of extramedullary versus intramedullary fixation for reverse obliquity intertrochanteric fractures. J Orthop Trauma 2009;23(1):31–38.

[25] Sadowski C, Lubbeke A, Saudan M, Riand N, Stern R, Hoffmeyer P. Treatment of reverse oblique and transverse intertrochanteric fractures with use of an intramedullary nail or a 95 degrees screw-plate: A prospective, randomized study. J Bone Joint Surg Am 2002;84-A(3):372–381.

[26] Chou DT, Taylor AM, Boulton C, Moran CG. Reverse oblique intertrochanteric femoral fractures treated with the intramedullary hip screw (IMHS). Injury 2012;43(6):817–821.

[27] Koval KJ, Sala DA, Kummer FJ, Zuckerman JD. Postoperative weight-bearing after a fracture of the femoral neck or an intertrochanteric fracture. J Bone Joint Surg Am 1998;80(3):352–356.

[28] Koval KJ, Friend KD, Aharonoff GB, Zukerman JD. Weight bearing after hip fracture: A prospective series of 596 geriatric hip fracture patients. J Orthop Trauma 1996;10(8):526–530.

[29] Herrera A, Domingo J, Martinez A. Results of osteosynthesis with the ITST nail in fractures of the trochanteric region of the femur. Int Orthop 2008;32(6):767–772.

[30] Lenich A, Mayr E, Ruter A, Mockl C, Fuchtmeier B. First results with the trochanter fixation nail (TFN): A report on 120 cases. Arch Orthop Trauma Surg 2006;126(10):706–712.

[31] Frank MA, Yoon RS, Yalamanchili P, Choung EW, Liporace FA. Forward progression of the helical blade into the pelvis after repair with the Trochanter Fixation Nail (TFN). J Orthop Trauma 2011;25(10):e100–103.

[32] Haidukewych GJ, Berry DJ. Hip arthroplasty for salvage of failed treatment of intertrochanteric hip fractures. J Bone Joint Surg Am 2003;85-A(5):899–904.

[33] Exaltacion JJ, Incavo SJ, Mathews V, Parsley B, Noble P. Hip arthroplasty after intramedullary hip screw fixation: A perioperative evaluation. J Orthop Trauma 2012;26(3):141–147.

[34] Kaplan K, Miyamoto R, Levine BR, Egol KA, Zuckerman JD. Surgical management of hip fractures: An evidence-based review of the literature. II: Intertrochanteric fractures. J Am Acad Orthop Surg 2008;16(11):665–673.

[35] Parker MJ, Handoll HH. Gamma and other cephalocondylic intramedullary nails versus extramedullary implants for extracapsular hip fractures in adults. Cochrane Database Syst Rev 2005;(4):CD000093.

[36] Matre K, Havelin LI, Gjertsen JE, Espehaug B, Fevang JM. Intramedullary nails result in more reoperations than sliding hip screws in two-part intertrochanteric fractures. Clin Orthop Relat Res 2013;471(4):1379–1386.

[37] Forte ML, Virnig BA, Swiontkowski MF, Bhandari M, Feldman R, Eberly LE, et al. Ninety-day mortality after intertrochanteric hip fracture: Does provider volume matter? J Bone Joint Surg Am 2010;92(4):799–806.

[38] Bohl DD, Basques BA, Golinvaux NS, Miller CP, Baumgaertner MR, Grauer JN. Extramedullary compared with intramedullary implants for intertrochanteric hip fractures: Thirty-day outcomes of 4432 procedures from the ACS NSQIP database. J Bone Joint Surg Am 2014;96(22):1871–1877.

[39] Drake RL, Vogl W, Mitchell AWM. Gray' s Anatomy for Students. 2nd ed. Philadelphia, PA: Churchill Livingstone/Elsevier; 2009.

[40] Netter FH. Atlas of Human Anatomy. 4th ed. Philadelphia, PA: Saunders/Elsevier; 2006.

[41] Kloen P, Rubel IF, Lyden JP, Helfet DL. Subtrochanteric fracture after cannulated screw fixation of femoral neck fractures: A report of four cases. J Orthop Trauma 2003;17(3):225–229.

[42] Oakey JW, Stover MD, Summers HD, Sartori M, Havey RM, Patwardhan AG. Does screw configuration affect subtrochanteric fracture after femoral neck fixation? Clin Orthop Relat Res 2006;443:302–306.

[43] Lasanianos NG, Kanakaris NK, Giannoudis PV. Intramedullary nailing as a 'second hit' phenomenon in experimental research: Lessons learned and future directions. Clin Orthop Relat Res 2010;468(9):2514–2529.

[44] Ostrum RF, Levy MS. Penetration of the distal femoral anterior cortex during intramedullary nailing for subtrochanteric fractures: A report of three cases. J Orthop Trauma 2005;19(9):656–660.

[45] Afsari A, Liporace F, Lindvall E, Infante A Jr, Sagi HC, Haidukewych GJ. Clamp-assisted reduction of high subtrochanteric fractures of the femur. J Bone Joint Surg Am 2009;91(8):1913–1918.

[46] Ostrum RF, Marcantonio A, Marburger R. A critical analysis of the eccentric starting point for trochanteric intramedullary femoral nailing. J Orthop Trauma 2005;19(10):681–686.

[47] Menezes DF, Gamulin A, Noesberger B. Is the proximal femoral nail a suitable implant for treatment of all trochanteric fractures? Clin Orthop Relat Res 2005;439:221–227.

[48] Starr AJ, Hay MT, Reinert CM, Borer DS, Christensen KC. Cephalomedullary nails in the treatment of high-energy proximal femur fractures in young patients: A prospective, randomized comparison of trochanteric versus piriformis fossa entry portal. J Orthop Trauma 2006;20(4):240–246.

[49] Robinson CM, Houshian S, Khan LA. Trochantericentry long cephalomedullary nailing of subtrochanteric fractures caused by low-energy trauma. J Bone Joint Surg Am 2005;87(10):2217–2226.

[50] Pai CH. Dynamic condylar screw for subtrochanteric femur fractures with greater trochanteric extension. J Orthop Trauma 1996;10(5):317–322.

[51] Yoo MC, Cho YJ, Kim KI, Khairuddin M, Chun YS. Treatment of unstable peritrochanteric femoral fractures using a 95 degrees angled

blade plate. J Orthop Trauma 2005;19(10):687–692.

[52] Saini P, Kumar R, Shekhawat V, Joshi N, Bansal M, Kumar S. Biological fixation of comminuted subtrochanteric fractures with proximal femur locking compression plate. Injury 2013;44(2):226–231.

[53] Yoon RS, Beebe KS, Benevenia J. Prophylactic bilateral intramedullary femoral nails for bisphosphonateassociated signs of impending subtrochanteric hip fracture. Orthopedics 2010;33(4):267–270.

[54] Black DM, Kelly MP, Genant HK, Palermo L, Eastell R, Bucci-Rechtweg C, et al. Bisphosphonates and fractures of the subtrochanteric or diaphyseal femur. N Engl J Med 2010;362(19):1761–1771.

[55] Park-Wyllie LY, Mamdani MM, Juurlink DN, Hawker GA, Gunraj N, Austin PC, et al. Bisphosphonate use and the risk of subtrochanteric or femoral shaft fractures in older women. JAMA 2011;305(8):783–789.

[56] Egol KA, Park JH, Prensky C, Rosenberg ZS, Peck V, Tejwani NC. Surgical treatment improves clinical and functional outcomes for patients who sustain incomplete bisphosphonaterelated femur fractures. J Orthop Trauma 2013;27(6):331–335.

[57] Kuzyk PR, Bhandari M, McKee MD, Russell TA, Schemitsch EH. Intramedullary versus extramedullary fixation for subtrochanteric femur fractures. J Orthop Trauma 2009;23(6):465–470.

36

股骨干骨折

Jouce S. B. Koh，Tet Sen Howe

简介

股骨是人体中最长、最强壮的骨干。股骨的骨折通常被认为是由高能量损伤引起的，主要发生于汽车事故或高空坠落之后。人们越来越认识到，老年人的骨折是由于骨质疏松引起。与年轻人的骨折不同，患者通常为70岁以上的女性，并且创伤极小。这种患者需要详细检查其他部位有无骨质疏松性骨折。

老年人骨折中的小部分是由于恶性肿瘤、代谢性骨病以及应力性骨折所致。这些骨折虽然罕见，但在所有情况下都必须考虑到，需行X线片检查。适当情况下，需做另外的血液学检查和影像学检查。

对老年人股骨干骨折的研究很少。经研究表明，他们的死亡率和发病率与同年龄患者的髋部骨折死亡率和发病率几乎相同。在大多数发达国家，随着年龄分布的增加，这些骨折的发病率和绝对数量都有可能会增加。

绝大多数骨折都是需要手术治疗的，除非是在患者身体条件不允许的情况下。总的来说，他们应该像髋部骨折一样接受治疗，目的是允许早期负重和康复。

老年人股骨骨折的流行病学调查

Singer和Hedlund等研究表明老年人股骨骨折的流行病学模式呈双峰分布。Singer研究表明在1992—1993年间在爱丁堡皇家医院收治的股骨干骨折患者中，股骨干骨折的平均发病率为每10 000人每年有1~1.33人发病，这些病例集中在15~34岁年龄组（每10 000人口中发病率为1.64~3.73人），而超过70岁患者的发病率同样达到高峰（每10 000人口中有2.30~37.14人）。在本书第1章表明，在爱丁堡皇家医院所有股骨骨折的患者中≥65岁的患者占69.9%，其中女性≥65岁的患者占84%。

Singer和Hedlund研究表明老年人股骨骨折的流行病学模式除了双峰分布，还存在特定的性别模式。Singer研究的年轻组别主要为男性患者，而老年组别涉及的女性患者比例更高。在另一项从1998—2004年的瑞典研究中，男性的年龄中位数较小（27岁，IQR12~68岁），而女性年龄的中位数要高得多（79岁，IQR 62~86岁），几乎都是骨质疏松性髋关节骨折。根据分析表明54%的入院患者为女性，46%为男性。

虽然人们对股骨近端骨折的流行趋势、预防和管理的重视程度很高，但老年患者股骨干骨折可能也会产生大致相同的影响。对比分析20世纪50年代到20世纪70年代和20世纪80年代早期的组别研究，Bengnér和他的合著者指出，老年女性低能量股骨干骨折的风险有增加。这些患者可能身体条件更差，需要更多的医疗资源，高达85%的患者表现为低能量股骨干骨折，并发症较多，住院时间（15天）比骨质疏松性髋部骨折组的时间更长。随着大多数发达国家人口的迅速老龄化，我们可能会看到老年股骨干骨折的增加趋势，这将会给医疗保健系统带来压力。1996—2006年，在美国医院的出院调查和医疗索赔数据中，髋部骨折的年发病率（600/100 000/年~400/100 000人/年）下降，这可能是由于积极预防骨质疏松性骨折的结果。相比之下，股骨转子下、股骨干和股骨下段骨折年发病率保持稳定，尽管远低于20/100 000。在男性中观察到的趋势类似，但比例低于女性。

损伤的分类和机制

老年股骨干骨折无特异性分类。AO/OTA分型仍然是用于分类这些骨折最常用的分型系统。在AO/OTA分型中，A型骨折为简单骨折，包括螺旋形骨折（A1）、斜形骨折（A2）和横形骨折（A3）。B型骨折为楔形骨折，包括螺旋楔形（B1）、弯曲楔形（B2）和粉碎楔形（B3）。C型骨折为复杂骨折，C1组均为螺旋形骨折，C2组均为多段骨折，C3组均为粉碎性骨折。在A型和B型骨折中，后缀0.1代表的是次转子区的骨折，其中0.2用于中间区，0.3用于远端区。在C型骨折中，0.1~0.3表示骨损伤的增加。

区分发生在老年人中的高能量骨质疏松性骨折和低能量骨折很重要。老年人股骨干骨折的小部分来自多发伤，通常由于机动车事故导致。老年患者在高能量损伤中股骨骨折的表现与具有类似损伤的年轻患者相似，只是他们的生理储备较少。他们的康复时间可能会更长，康复会更麻烦。

低能量的骨质疏松性股骨干骨折

在20世纪90年代中期，股骨中1/3的AO/OTA A1螺旋形骨折被报道为低能量股骨干骨折最常见的类型（图36.1a）。这些骨折都是闭合性的，没有或只有极少的粉碎。这种骨折被认为是由于骨质疏松骨的扭转力所致。2/3的患者至少有一个局部或全身因素弱化了骨的机械强度。在大多数患者中，股骨干骨折是一种独立的损伤，没有合并伤。

大部分这些骨折与年龄相关的骨质流失和骨量减少以及相关的患病条件有关。老龄化也与其他易导致股骨干骨折的病理生理变化和条件紧密相关。它们大致可分为由结构或生化异常引起的应力性骨折、转移性或原发性骨病的病理性骨折，影响骨骼和假体周围骨折的代谢性疾病。

非典型股骨骨折

在2000年中期，老年股骨干骨折的类型发生了有趣的变化。与之前报道的螺旋形相反，这些骨折常为横形或短斜形。（AO/OTA A3型），有特征的尖端和内侧的突出，长度不等，几乎没有任何粉碎。（图36.1b）美国骨与矿物质研究学会（ASBMR）以这些具有诊断学特征的特点为基础定义了非典型股骨骨折（AFF），这一术语意味着背离典型的螺旋形或斜形骨质疏松性股骨干骨折的一般特征。

与常见于中间1/3的骨质疏松性骨折不同，非典型的股骨骨折可以发生在股骨干的任何地方，范围从股骨转子下区到整个股骨干。它们很少出现在股骨干的中间1/3处，几乎只涉及股骨的拉伸应力区域。这些骨折通常是由于低能量的摔倒造成的，但有些是无创伤的，30%~50%是双侧的。一般认为起源于外侧皮质层的应力性骨折，表现为局部皮质增厚，前驱症状为大腿疼痛，并且在增厚区域有“黑线”存在，已证实与完全骨折的高风险有关。临床医生最初不了解这种情况，导致即使有影像学证据

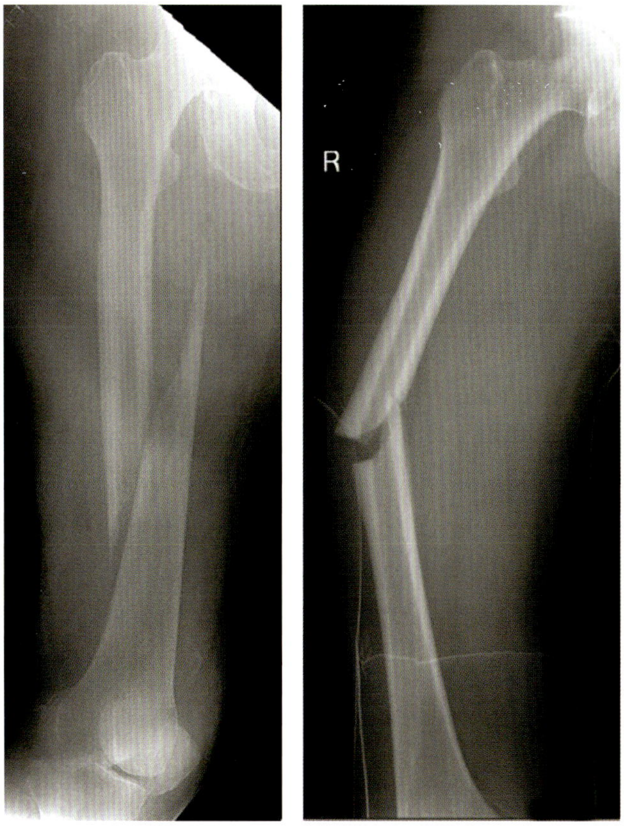

图36.1 （a）螺旋形骨质疏松性骨折；（b）非典型股骨骨折（AFF）

显示应激损伤造成的疼痛，也会误诊为导致相关疼痛的椎管狭窄或髋关节炎或膝关节炎。通常认为这些患者患有膝骨性关节炎，并错误地实施全膝关节置换（图36.2）。

在已知有长期双磷酸盐治疗史的患者中，外科医生假定AFF是一种应力性骨折，由双磷酸盐治疗过度抑制骨周转率引起的。

老年人股骨应力性骨折

由于生理性弯曲和继发于终末期关节病的严重内翻，可能会出现应力性骨折。年龄相关的股骨形态变化与膝关节僵硬相关，可导致股骨干的应力性骨折（图36.3）。由于股骨弯曲和膝内翻的增加，导致重心的转移，可能会导致股骨干外侧皮质的延伸失败。

病理性骨折

病理性骨折可能是由于远处肿瘤的转移或骨的原发性肿瘤引起，最常见的是多发性骨髓瘤。

转移性疾病

转移性骨病的病理性骨折虽然不常见，但由于癌症患者存活率的提高，年轻一代（报道中位年龄为63岁）的发病频率越来越高。骨骼是癌症转移的第三最常见的位置，乳腺、前列腺、肺、甲状腺和肾脏的癌症通常会转移到骨骼，而乳腺癌是最常见的原发肿瘤。

股骨是受肿瘤转移影响最常见的长骨（44%），其中上1/3占50%。这些骨折在少数患者中经常被漏诊，若为可疑的病理性骨折，需要作进一步的影像检查。这些骨折中的绝大多数通过闭合固定进行治疗，并且通常不进行活组织检查。

股骨的病理性骨折是预防性稳定的一个指标。Mirel评分系统根据4个参数给出骨折风险的评估：病变部位和大小，病变类型和疼痛程度。转移性骨折已在第16章讨论。

骨髓瘤

多发性骨髓瘤在这个年龄组中已经变得越来越普遍，并且经常被误诊，原因是怀疑程度低，导致治疗延迟，以及随后的骨折进一步发病。由于目前有许多良好的治疗方案，未能及早诊断会严重影响

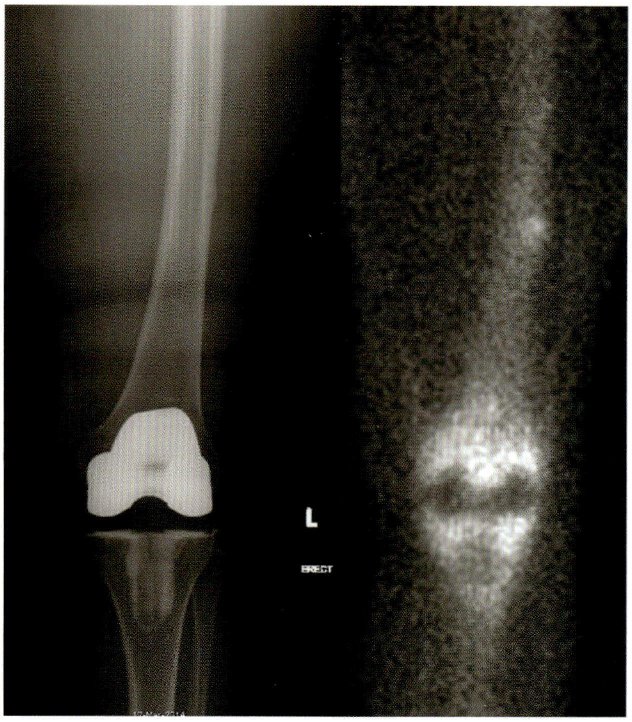

图36.2 诊断为骨关节炎的非典型股骨骨折并进行全膝关节置换，骨扫描显示外侧皮质为典型的热区

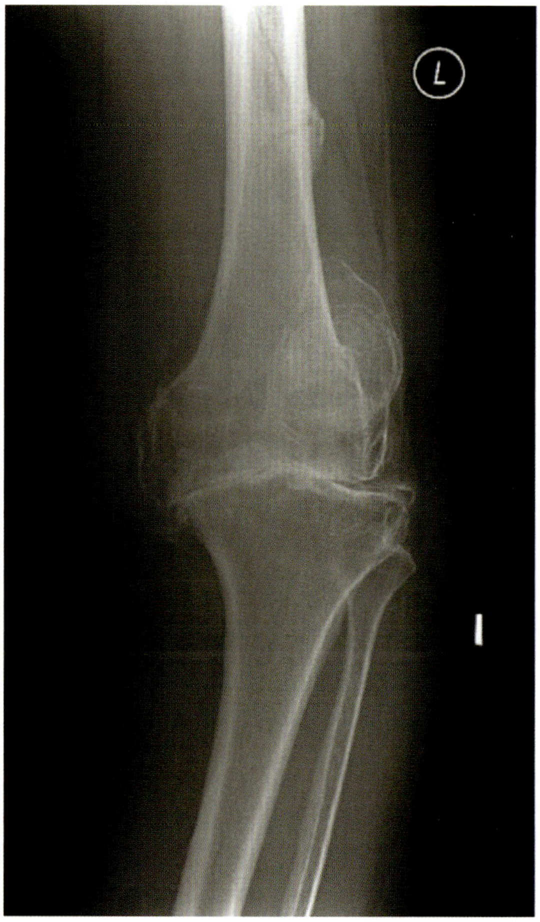

图36.3 骨关节炎造成的股骨应力性骨折，导致膝关节内翻和僵硬

患者的长期预后。

代谢性骨病

许多老年患者有相关的合并症，可能导致代谢性骨病。常见的疾病包括终末期肾病、Paget病（图36.4）。维生素D缺乏症、营养不良和甲状旁腺功能减退症，可疑病例可能需要内分泌科会诊。

假体周围骨折和内植物

髋关节置换术和膝关节置换术的应用越来越多，这对内植物周围的骨折造成了挑战。根据梅奥诊所关节登记处，在首次髋关节置换术后的发病率为1.1%，在翻修后的人工关节置换术后发病率为4.0%，已记录了12例。平均年龄为68.1岁，男女比例为1：2。原生骨与内植物之间的相互作用可能会影响骨折的类型，影响愈合或其他内固定装置的放置，而内固定的长期存在甚至可能改变骨的结构，增加骨折的风险。Duncan和Masri根据部位、内植物的稳定性和骨量丢失程度，提出了温哥华分型，以解释这些因素的复杂相互作用，并提供了一种算法来改善这些骨折的治疗。第17章讨论了假体周围骨折。

老年人多发伤

随着发达国家预期寿命的增加，在创伤中心预计会看到老年患者由于多发伤导致股骨骨折持续增加。在性别、年龄、受伤严重程度评分（ISS）和合并症相匹配的人群中，股骨骨折的发生导致了并发症的增加，住院时间延长，更多的出院到康复中心，伴随长骨骨折的发生率增加，手术也相应增加。然而，无论患者是否有股骨骨折，在ICU时间和住院时间，术后6个月和1年死亡率均无差异。老年人多发伤已在第14章中讨论。

合并伤

1%~9%的股骨颈骨折病例与股骨干骨折相关。这些病例中15%~50%的同侧骨折可能会漏诊，除非特别关注。股骨骨折也可延伸到股骨远端的髁上或关节内区域，因此限制了常见的治疗选择（例如髓内钉）。须仔细检查整个股骨的影像学图片，防止任何不必要的手术意外。

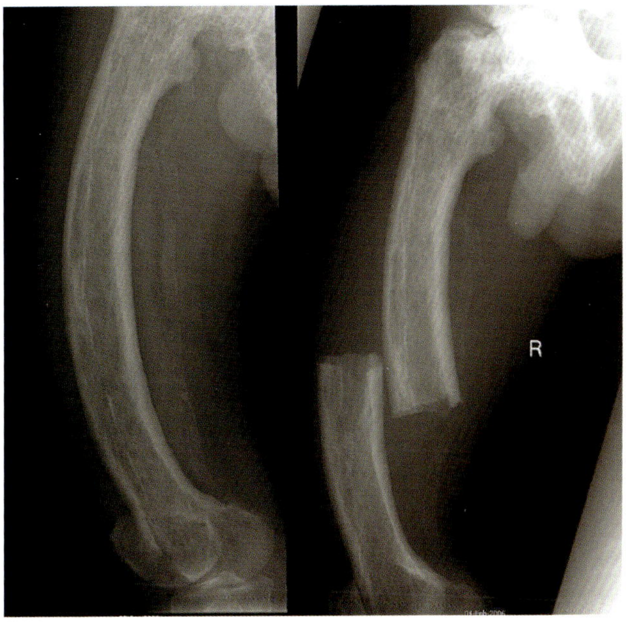

图36.4 80岁高龄的患者，他患有Paget病，随后发生股骨干弯曲和“粉笔棒”骨折

低能量股骨骨折往往单独存在。AFF可能会发生例外，对侧受累可能导致双侧股骨干骨折。一旦确诊AFF，就需要对对侧股骨进行完整的影像学评估。

诊断

对股骨干骨折的诊断通常相对简单。普通X线片能显示大部分这些骨折的类型和模式。但是，获得高质量的影像学图片至关重要。在大量人群中，标准的X线可能无法覆盖股骨的两端，或者一端可能会被穿透或穿透不足。在这些情况下，髋关节和（或）膝关节应该有一个单独良好的定位X线。应该仔细检查髋关节和膝关节相关骨折。

由于老年人的大多数骨质疏松性骨折是由扭转引起的，导致了许多这些病例为螺旋形骨折。如果不仔细观察，股骨远端通常会被忽略，并且可能会导致不理想的骨折固定，如钢板或髓内钉太短（图36.5）。如有疑问，应进行CT和（或）MRI等影像学检查。

评估和术前准备

这组老年患者应尽快手术并迅速手术。大多数研究显示髋部骨折的发病率和死亡率相当。如果可以的话，建议老年医学科和麻醉科协作治疗。所有患者均当作股骨干骨折来治疗，常规动脉血气和（或）脉氧监测，特别是在第一个24h内。老年患者对失血的耐受性较差，应该比年轻患者更早接受晶体和胶体容量灌注和输血。所有老年患者在入院后应接受四肢和胸部的理疗，以减少呼吸系统的并发症和褥疮。建议在手术时间尽可能短的情况下，使用肢体麻醉或简单的牵引来缓解疼痛。在手术治疗时间延长的情况下，建议使用一种通过股骨远端插入骨牵引针的平衡牵引方式。推荐的牵引重量为体重的15%。

治疗

手术的目的是让患者尽快恢复正常的行走功能和正常的生活方式。很少有患者非手术治疗，除非患者麻醉风险非常高。然而，即使卧床不起的患者也能从手术中获益，因为手术治疗使日常生活的护理、搬运和活动更容易进行。因此，髓内钉治疗是老年股骨干骨折治疗的首选方法。若有手术指证，大多数患者将接受闭合髓内钉手术。建议不要行急诊手术，除非患者已完全做好术前准备并且有手术经验丰富的医疗团队。在尽可能的情况下，手术应在24h内完成。

同时发生髋部和股骨干骨折

与较年轻的患者相比，髋关节骨折的治疗方法不同，其重点是保护股骨头的血供。在老年患者中，髋部骨折，尤其是不稳定的骨折，在治疗中不一定要优先考虑。治疗髋部骨折的髋关节置换术和股骨干骨折的治疗可分开。在某些情况下，股骨钢板治疗是必要的。如果选用钢板，建议选用锁定钢板。

老年股骨干骨折的髓内钉

优势

髓内钉是一种负荷分担装置。这种结构允许早期移动和负重。当以闭合的方式完成手术时，软组织和血肿的破坏要小得多。锁定髓内钉的广泛使用消除了许多短缩和旋转稳定性的问题。尽管这些好处对所有患者都很重要，但对老年人和骨质疏松的

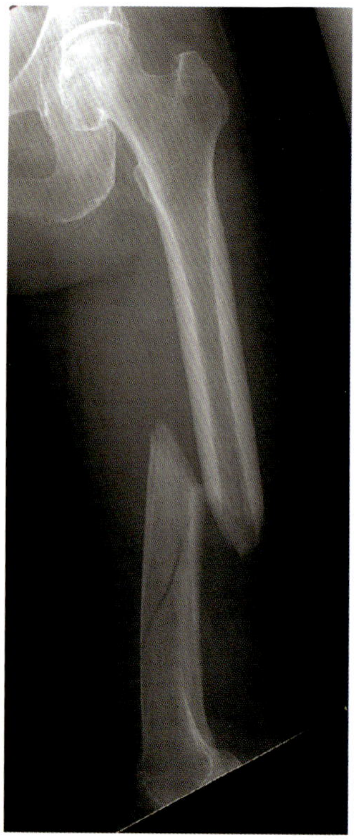

图36.5 老年患者股骨干骨折，很小的螺旋扩张

患者来说，它们尤其重要，而其他的结构却常常会失效。股骨的髓内钉横跨整根股骨，在病理性骨折中尤其重要。

缺点

股骨的髓内钉要花更长的时间，需要更高水平的外科手术经验，并且需要承受术中X线的照射。在老年人中，由于股骨的弯曲，股骨髓内钉操作可能更加困难。股骨严重弯曲是股骨髓内钉的相对禁忌证。

适应证

髓内钉现在已经成为股骨干骨折的手术首选，除非骨科医生找到充足的理由不做这个手术。新一代的髓内钉有更多的锁定，更坚固的螺钉，更符合解剖学结果。它们放宽了髓内钉的适应证，包括股骨近端和远端干骺端骨折。在AFF中特别推荐使用一根长髓内钉来覆盖股骨全长。这些骨折通常被认为具有较慢的愈合时间，可能发生在同一股骨的相邻位置，并且容易出现应力的升高。

顺行髓内钉

顺行髓内钉已经成为骨干部骨折的首选治疗方式。术前计划是顺利、无事故手术的重要保证。当有疑问时，对侧股骨应行X线检查以评估股骨的弯曲和髓腔内径。髋关节应仔细检查，防止漏诊隐匿性髋部骨折。

股骨髓内钉可以使用仰卧位，术中可选择性使用牵引床，也可以采用侧位。如果缺少熟练的助手，建议使用牵引床，因为这样可以更好地控制患者的体位。无牵引床的股骨髓内钉术在腹股沟区的牵引损伤发生率较低，对侧肢体的神经失用症和骨筋膜室综合征的发生率也降低。小体形的老年患者，尤其是女性，可能股骨髓腔狭窄。术前测量股骨干的峡部（考虑放大的倍数）并确保合适大小的髓内钉是非常重要的。股骨髓腔非常狭窄是相对禁忌证，应用钢板代替治疗。

目前还没有强有力的证据显示梨状肌的入钉点相对于转子入钉点的优势。在肥胖患者中，转子入钉点比较容易，植钉的问题较少，髋关节外展机制的干扰也更少，但它与医源性内侧壁粉碎和内翻不齐的风险有较高相关性。还有一种可能是偏心扩张股骨外侧壁，特别是如果入钉点偏外侧。较新的具有侧向近侧弯曲的髓内钉设计使这些问题最小化。梨状肌入钉点与股骨干在一条线上，但可能入钉更难。

无论使用什么入钉点，这都是过程中最关键的部分，建议用非常小心的方法来完成定位过程，并找到最佳的入钉点。这将在手术过程中避免很多问题。

即使当髓内钉被锁定时，扩髓置钉术也提供了更好的贴合性、更稳定性和更高的愈合率。扩髓量取决于使用髓内钉的具体类型。作为一般原则，如果存在最佳的入钉点和正常的股骨形态，则股骨髓腔应该被最小化地扩大。通常情况下，只有狭部周围的区域需要重新扩髓。扩髓为骨折部位提供自体骨移植，可提高愈合率。然而，如果外科医生遇到了困难，对髓腔过度扩髓并使用细长的髓内钉可以顺利完成手术，而不会带来灾难性的问题，但是结构不会特别坚固。

目前市面上可用的髓内钉的曲率半径与股骨的前屈存在不匹配。与普通股骨相比，可用的髓内钉通常有更大的曲率半径。在大多数中股骨干骨折中，这导致了股骨前屈的轻微损失，但这是一个相对较小的问题。在肿瘤病例中，未骨折的股骨的预防性髓内钉固定可能会累及股骨的前皮质（图36.6）。

这组患者的另一个问题是他们可能在冠状面有严重的股骨前屈。这可能使他们不适合做髓内钉手术。选择转子的入钉点髓腔内存在近侧屈曲，突出了髓内钉问题。在轻微屈曲的情况下，为梨状肌切入点设计的直髓内钉可以与转子入钉点一起使用，以最小化股骨损伤的风险（图36.7）。这种技术结合过度扩髓和使用更小更灵活的髓内钉可以钉住冠状面上屈曲的股骨。AFF可能会有一个内骨架，导致偏心扩髓。偶尔会有一个完整的骨架，需要钻孔以重建髓腔的连续性（图36.8）。

建议在所有情况下使用锁定髓内钉，以防止缩短。在完成锁钉前要仔细评估患肢的旋转，以避免术后残留的旋转畸形。建议使用长髓内钉，它可以到达髌骨的上极。手术完成后，应进行肢体长度和旋转的评估，以排除患者被唤醒前严重的骨折对线不齐和旋转问题。

逆行髓内钉

关于在老年人中使用逆行髓内钉的文献很少，适应证与年轻患者相同。老年人群的主要手术指征是伴随同侧髋部骨折的股骨干骨折。这种方法可以对每个骨折进行最佳治疗，而不会影响任何一个骨折的固定。逆行髓内钉也被成功应用于股骨远端假体周围骨折，并采用开放的髁间固定系统。不建议在股骨近端使用逆行髓内钉固定，因为髓内钉的近端部分终止于转子间区域。而在转子区域，最常发生骨折。

病理性骨折

股骨是老年人转移性疾病的常见部位。所有的X线检查结果都应该带着高度怀疑的态度仔细观察。如果有任何疑问，应进行进一步的影像学检查以排除病理性骨折。对侧股骨也应行X线检查。长期随访后发现，股骨的早期稳定比延迟手术结果好，因此在手术之前这些检查结果不需要完备。建议在手术时用长的穿刺针对病变进行活检（图36.9）。穿刺为组织学提供了更多更好的组织，但是扩髓的组织也应该送活检。如果在股骨近端有任何肿瘤侵袭的嫌

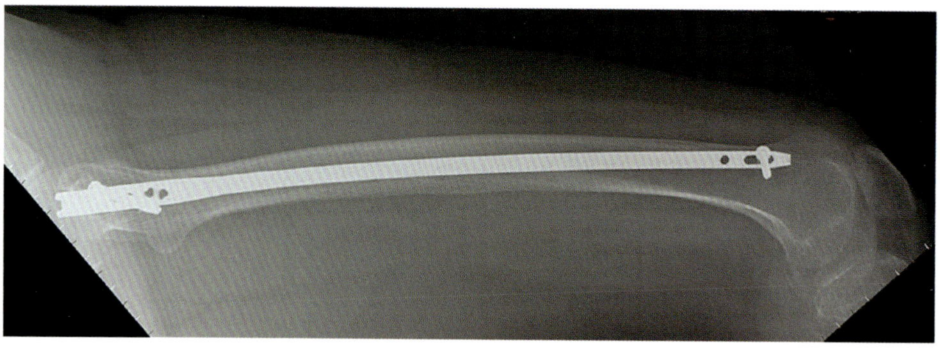

图36.6 大多数股骨髓内钉的曲率半径大于股骨的前屈角度，导致髓内钉固定的不完整或病理性骨折

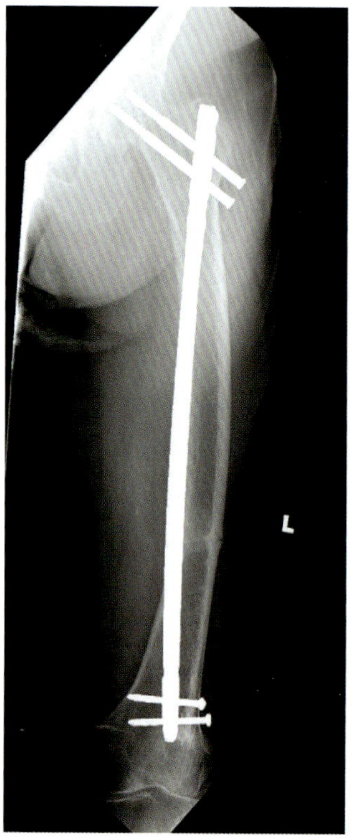

图36.7 股骨弯曲处和转子入钉的叠加图，显示了髓内钉和股骨干在弯曲的方向相反

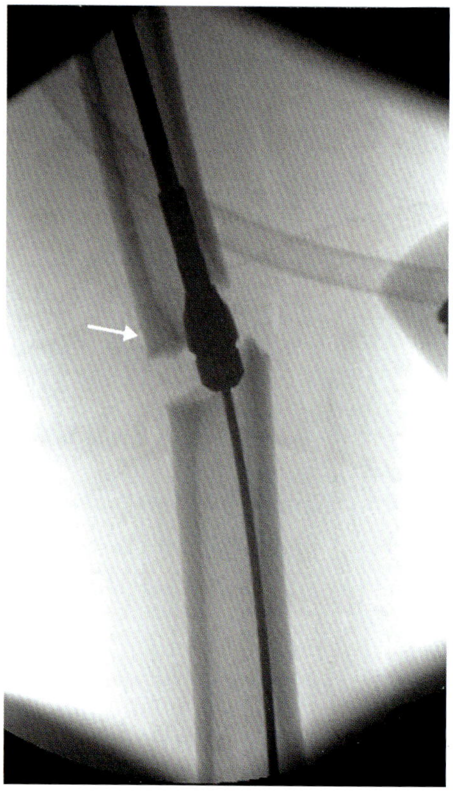

图36.8 非典型股骨骨折，内骨架导致偏心扩髓

疑，建议使用重建髓内钉，使用螺钉穿过股骨颈进入股骨头。植钉后，应对整个股骨进行影像学检查。

髓内钉的缺陷和结果

大数据调查显示使用髓内钉带来优良的结果，骨愈合率始终高于95%，感染率低于1%。然而肢体旋转、活动角度和肢体长度仍然存在问题。在股骨近端和远端使用髓内钉时，角度畸形是一个问题，扩髓导致髓内钉的空间相对较松，导致畸形率增加。这种情况可以使用阻挡钉将髓内钉限制在髓腔的中心部分。有了足够的关注和专业知识，这些问题中的大部分都可以被最小化。

老年人股骨干骨折的治疗

股骨干骨折治疗的原始理念是精确复位后用钢板内固定，现在已趋向于相对稳定后功能活动的原则，使用在前一节讨论的髓内固定装置。

尽管在大多数情况下，老年股骨干骨折的髓内钉固定是目前的标准治疗方法，但在某些情况下，股骨干骨折的钢板固定仍是治疗股骨干骨折的重要技术。

优点

股骨干骨折使用钢板切开复位内固定术可以直

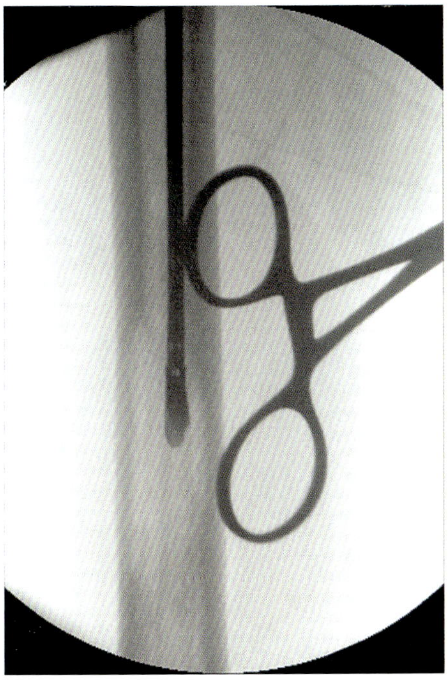

图36.9 活检穿刺针用于股骨的局部活检

视骨折线，并实现骨折碎片的解剖复位。通常认为除非累及关节面和关节周围的骨折，股骨干骨折大部分没有必要行切开复位内固定。还应记住，由于老年人的骨质疏松，髓内钉的入钉点和锁定螺钉的偏心放置可能会增加医源性股骨颈和股骨远端骨折的风险。在冠状面严重弯曲的股骨中插入髓内钉基本上也是不可能的，或者如果股骨的解剖结构被先前的畸形扭曲了，那么就需要使用钢板进行固定，以恢复股骨的解剖结构。

缺点

由于外科方法广泛暴露造成的软组织剥离，导致软组织损伤和失血，老年患者对此耐受性较差。此外，钢板的应力保护也会导致在最后一个螺钉孔和邻近骨交界处发生应力性骨折。此外，钢板固定治疗骨质疏松的股骨干骨折，在螺钉取出和早期内固定丢失方面也有额外的挑战。在延迟愈合的情况下，钢板作为承重装置，应力将在螺纹-骨界面处传递，从而增加已受损的螺钉在质量较差的骨骼中拔出的机会。

适应证

虽然髓内钉已被确定为股骨干骨折手术首选治疗方式，但是如果髓内钉在技术上不可行或对患者造成潜在生理危害的情况下，钢板可能是有利的。这些包括：

- 伴有头部创伤或肺损伤的老年多发伤
- 需要探查和修复的开放性骨折伴血管损伤
- 过于狭窄的髓腔
- 畸形愈合后出现骨折
- 严重弯曲的股骨
- 骨折延伸至干骺端或关节内区域
- 假体或内固定周围骨折
- 髓内钉术后股骨不愈合处的扩张性钢板
- 股骨颈合并股骨干骨折
- 骨折位于股骨近端或远端
- 缺乏髓内钉所需设备的可用性

股骨干骨板的演变

随着对软组织生物学的理解，对骨干骨愈合和骨干钢板的生物力学更好的理解，股骨干骨折的钢板经历了一个典型转变。

了解软组织的重要性及其对骨膜血供和骨折愈合的贡献，带来了桥接钢板的概念（图36.10a），包括仔细的组织解剖，外骨膜的暴露和间接复位骨折，尽量减少骨碎片的剥离和血液断流。减少软组织剥离也会减少对股四头肌的牵拉和改善膝关节活动范围。20世纪80年代所提倡的常规骨移植治疗中，由于软组织剥离消除了血管刺激的需要，因此不再提倡使用。钢板的结构和设计也能优化生物愈合。有限接触动态加压钢板现在改进到允许钢板下骨膜的血液供应。与普通钢板相比，钛合金钢板具有更好的生物相容性。

为了优化钢板和螺钉固定在疏松骨中的生物力学作用，相对于骨折长度的较长板被认为是特别重要的。这增加了钢板的杠杆臂。钢板两端的斜螺钉也作为优化固定强度的另一种手段。为了避免较长的钢板插入所需的较长时间的暴露，微创接骨板术（MIPO）技术可以在近侧和远侧使用经皮螺钉插入。同时，还建议在钢板上合适位置放置螺钉（图36.10a），而不是在钢板长度上放满螺钉（图36.10b）。建议在每个部分放置3枚螺钉，在板的末端有1枚螺钉（最好是斜向），在骨折部位附近和骨折中间各放置1枚螺钉，以改善内植入物的旋转稳定性。在钢板的两边使用双皮质螺钉和在钢板外使用多枚拉力螺钉的方法早已弃用。

波浪板（图36.11）已成功用于解决股骨干骨折的不愈合和再骨折问题。它的使用更好地保护骨膜血供，从骨折部位获得有利的生物力学杠杆臂。当用于粉碎性骨折时，它有利于继发性骨愈合，形成丰富的骨痂组织。另一个优点是能够在骨折部位应用骨膜移植物。

锁定钢板和螺钉

锁定加压钢板（LCP）的引入彻底改变了骨干骨折的管理，并可能为骨质疏松性股骨干骨折的治疗带来一些优势。根据应用和锁定板和螺钉的结构，它们提供不同的生物环境来治疗。

LCP仍可用作简单股骨干骨折的加压钢板。最开始螺钉以标准加压方法植入，额外的锁定螺钉可以改善骨质疏松骨中的抗拔出强度。虽然传统的钢板和螺钉结构通过钢板在骨面加压产生摩擦来对抗骨折块的运动，但锁定板螺钉结构通过锁定螺钉在钢板上的结合来对抗这种运动。尽管常规螺钉和锁定螺钉从骨上拔出的强度都是相似的，但这种力在锁定螺钉时更有效，因为它不需要将钢板拉至骨面上。这在治疗骨质疏松性骨折方面具有明显的优势。

在骨质疏松性骨中，锁定钢板在骨干/干骺端跨越短节段骨折时越来越多地表现出潜在的局限性。在这种情况下，锁定钢板已被证明可以在轴向载荷下的提高固定强度。然而，与普通钢板相比，弯曲和扭转的固定强度降低。为了提高抗扭强度，建议在另外的单皮质结构中加入双皮质锁定螺钉。

当桥接严重粉碎性骨折时，应考虑使用LCP。LCP用作内固定装置，而不是加压钢板。在这种结构中，骨折部位和钢板的接触很少或没有接触，最内层的螺钉的位置尽可能靠近骨折，可以减少动态负荷的潜在失效率。更长的钢板长度也被用来改善整体的轴向刚度。

LCP构造刚性和工作长度

尽管锁定螺钉改善拔出强度有潜在优势，但一直担心的问题是LCP系统会产生高度刚性的结构，不利于骨愈合所需的微动。这与简单的骨折相关，与

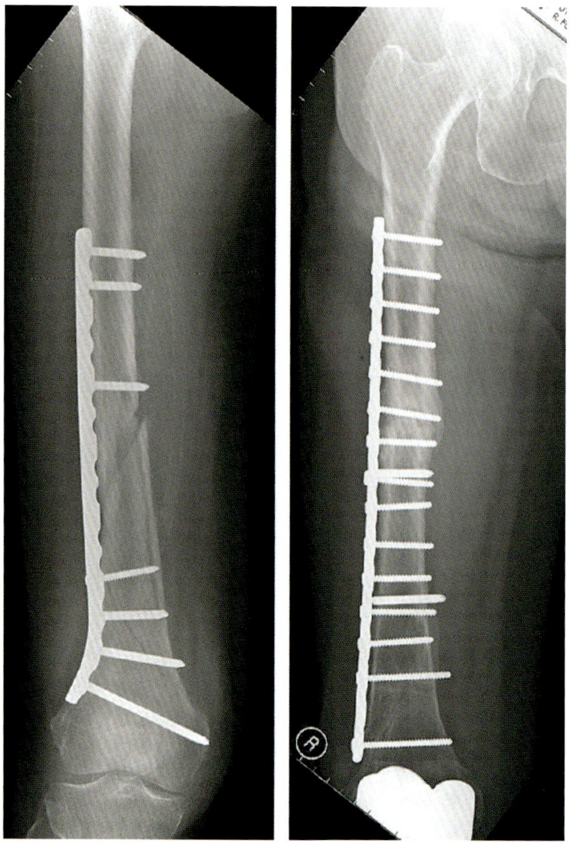

（a）　（b）

图36.10　（a）桥接钢板，最理想的螺钉位置；（b）螺钉的过度使用

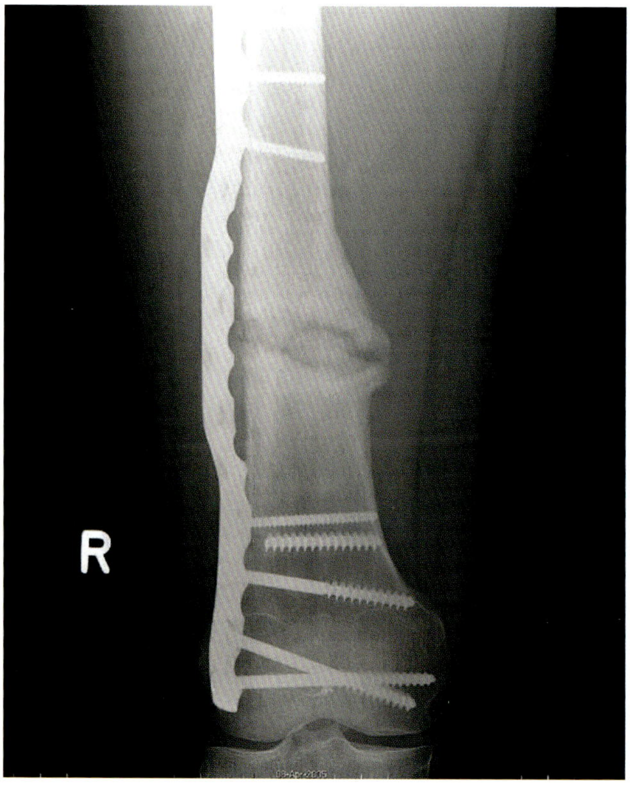

图36.11　波浪钢板

粉碎性骨折相比，类似的形变力会使骨折部位受到更多的张力。

为了改善LCP构造的刚性，提出了工作长度概念。工作长度定义为最靠近骨折部位的近端和远端螺钉之间的距离（图36.12）。轴向刚度和扭转刚度主要受工作长度的影响。在骨折的任何一侧减少1枚锁定螺钉，这个结构在加压和扭转上几乎增加2倍的弹性。就每段螺钉的数量而言，每端3枚以上的螺钉几乎不会增加轴向刚度，4枚螺钉也不会增加扭转刚度。在简单的骨质疏松性骨折中，通过增加工作长度，即通过减少邻近骨折部位的2枚螺钉，可以降低刚性以优化骨痂形成。

结合使用锁定螺钉和非锁定螺钉的混合结构也越来越多地被提倡降低整体结构的刚性。生物力学研究表明，与单纯锁定螺钉结构相比，混合结构的弯曲强度高7%，扭转强度高42%，轴向加压弱7%。轴向强度的小幅下降可以更好地耐受保护下负重，因此混合构造可能对骨质疏松的固定有益。另一项研究主张在锁定结构的末端使用非锁定螺钉，以减少骨质疏松性骨干骨折中内固定周围骨折的风险，方法是减少钢板末端的应力集中。

内植钢板和假体周围骨折

随着全球活跃的老年人组别中髋关节和膝关节置换的数量增加，股骨假体周围骨折越来越多。由于内植物影响固定骨折的近端或远端部分，会带来独特的挑战。治疗应根据骨折相对于植入物的位置，假体的稳定性以及是否存在相关的骨丢失进行个体化处理。

管理骨折的分型，以及关于股骨假体周围骨折的温哥华分型是一个被广泛接受的分类系统，用来指导外科治疗。术前进行讨论以确定合适的器械、植入物进而避免术中常出现的问题。

大部分稳定的股骨近端周围（髋关节周围）假体骨折和股骨远端的全膝关节置换术股骨假体周围骨折中大多数假体周围骨折均可使用钢板。简单或粉碎的骨折模式将决定特定的钢板技术，加压钢板或桥接钢板。间接复位技术的发展和大批关节周围钢板允许安全的钢丝放置，锁定螺钉构造和可变角度螺钉的放置等增强了在植入物骨段中获得足够稳定性的能力，用来早期活动和骨折愈合。

通常，宽的大段钢板用于固定髓内假体柄周

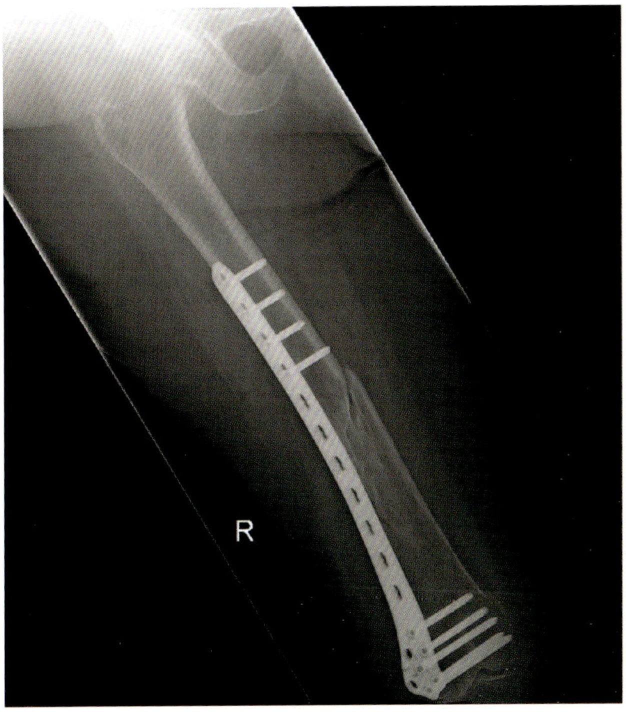

图36.12 工作长度较长的钢板

围，其具有足够的长度，从而允许髓内植入物与至少6个或8个孔重叠。在骨质疏松骨中，也提倡一种较长钢板，该较长钢板可放置在靠近骨干的末端，而不是干骺端接合处，以避免潜在的应力提升。其他步骤包括内植物在冠状面上协助复位，用钢缆和锁定螺钉对植入段的临时固定，以及用加压螺钉复位其他骨折碎片，通过额外的锁定螺钉加强固定。对比锁定钢板和传统的缆钢板，锁定钢板在轴向载荷和扭转方面表现出更硬的结构，更有可能失效。

在没有股骨柄松动和骨量丢失（温哥华B1型骨折）的情况下，一项系统性综述显示，使用额外的同种异体支撑会导致深度感染率增加和愈合时间延长。有关假体周围骨折的更多信息，请参阅第17章。

钢板的缺陷和结果

与股骨髓内钉相比，大多数涉及股骨干骨折钢板的研究显示结果较差。最常见的并发症包括感染、畸形愈合、延迟愈合、不愈合、软组织疼痛和膝关节软组织瘢痕和短缩。

早期的股骨干加压钢板经验显示6%~11%的病例出现内植物松动，2%~8%的不愈合和0~7%的感染。Böstman等表明在20世纪80年代治疗的381例股骨骨折患者中，378例股骨骨折患者接受股骨钢板治疗而非髓内钉固定，出现了大量严重并发症。

在骨质疏松骨中，螺钉拔出导致内固定失效是最常见的失败原因。锁定钢板技术的引入已经在很大程度上避免了这个问题，但导致了其他失效模式，例如过度刚性结构的延迟愈合，钢板螺钉结构末端处的应力集中导致内植物周围骨折，螺钉断裂和钢板的变形和破坏。

Rozbruch等的研究结果显示，新的生物内固定的结果有所改善。后来的另一系列研究表明，开放性钢板强调保留软组织完整性，与股骨干骨折肌肉下钢板之间没有区别，2.5%的骨不连发生率和5%的感染发生率。感染率的降低和近期文献中愈合率的提高可能是目前对骨折生物学的理解的结果，其重点在于软组织完好和骨折稳定的微创技术。越来越多的老年创伤学家正在提倡使用股骨的长钢板固定（从转子到髁），以避免骨质疏松性骨的应力集中（图36.13）。

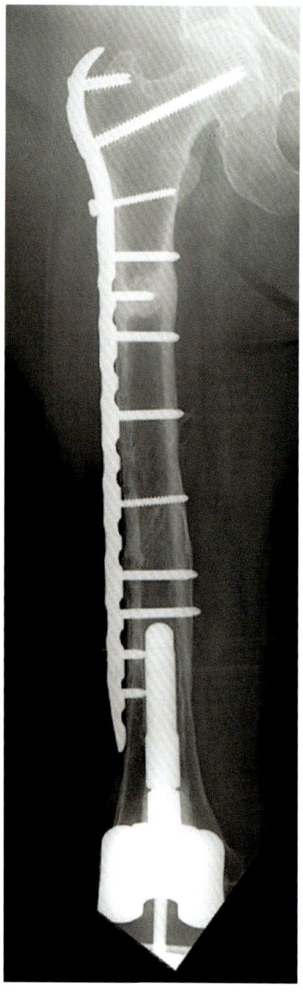

图36.13 钢板跨越整个股骨周围骨折

最近越来越多的文献详述了使用锁定钢板治疗股骨干骨折的倾向，包括股骨转子下骨折、股骨远端骨折或假体周围和内植物周围骨折。后者是一项挑战，既要考虑到患者的生理状况，这些患者往往是患有多种并发症的老年人，又要解决围绕假体周围固定的困难。多轴锁定植入物是最近LCP技术的一个分支，在复杂骨质疏松性股骨骨折的微创治疗中，并发症发生率高达14%。在另一个完全由假体周围骨折和内植物周围骨折固定的组别中，主要为手术的并发症。在41例患者中进行5次手术翻修（12.1%），包括早期血肿清除（1例），钢板断裂（2例）和韧带不稳定和髌骨软组织平衡问题（1例）。愈合时间为4~6个月。因此，内植物周围骨折和假体周围骨折仍然充满了并发症，即使采用现有技术，结果仍然无法保证。

结论

骨质疏松老年人的股骨干骨折的治疗具有挑战性。关于手术时间、发病率和死亡率以及手术总体获益的数据仍然很少。一般原则建议通过手术来减少长时间固定不动的并发症。髓内钉仍然是选择的方法。然而，锁定钢板技术已经取得了显著的进步，这种技术可以用于一些不适合髓内钉手术的患者。如果使用得当，这种方法也会得到一个好的结果。随着人口老龄化，这些具有挑战性的伤害将会增加，临床医生必须学会识别和管理困难的骨质疏松性骨折。

参考文献

[1] Kanis JA, Oden A, Johnell O, Jonsson B, de Laet C, Dawson A. The burden of osteoporotic fractures: A method for setting intervention thresholds. Osteoporos Int 12 (2001):417–427.

[2] Nieves JW, Bilezikian JP, Lane JM, Einhorn TA, Wang Y, Steinbuch M, Cosman F. Fragility fractures of the hip and femur: Incidence and patient characteristics. Osteoporos Int 21 (2010):399–408.

[3] Singer BR, McLauchlan GJ, Robinson CM, Christie J. Epidemiology of fractures in 15,000 adults: The influence of age and gender. J Bone Joint Surg Br 80 (1998):243–248.

[4] Hedlund R, Lindgren U. Epidemiology of diaphyseal femoral fractures. Acta Orthop Scand 57 (1986):423–427.

[5] Weiss RJ, Montgomery SM, Al Dabbagh Z, Jansson KA. National data of 6409 Swedish inpatients with femoral shaft fractures: Stable

incidence between 1998 and 2004. Injury 40 (2009):304–308.
[6] Bengnér U, Ekbom T, Johnell O, Nilsson BE. Incidence of femoral and tibial shaft fractures. Epidemiology 1950–1983 in Malmö, Sweden. Acta Orthop Scand 61 (1990):251–254.
[7] Salminen S, Pihlajamäki H, Avikainen V, Kyrö A, Böstman O. Specific features associated with femoral shaft fractures caused by low-energy trauma. J Trauma 43 (1997):117–122.
[8] Shane E, Burr D, Abrahamsen B, Adler RA, Brown TD, Cheung AM, et al. Atypical subtrochanteric and diaphyseal femoral fractures: Second report of a task force of the American Society for Bone and Mineral Research. J Bone Miner Res 29 (2014):1–23.
[9] Koh JS, Goh SK, Png MA, Kwek EB, Howe TS. Femoral cortical stress lesions in long-term bisphosphonate therapy: A herald of impending fracture? J Orthop Trauma 24 (2010):75–81.
[10] Oh Y, Wakabayashi Y, Kurosa Y, Ishizuki M, Okawa A. Stress fracture of the bowed femoral shaft is another cause of atypical femoral fracture in elderly Japanese: A case series. J Orthop Sci 19(4) (2014):579–586.
[11] Narazaki DK, de Alverga Neto CC, Baptista AM, Caiero MT, de Camargo OP. Prognostic factors in pathologic fractures secondary to metastatic tumors. Clinics (Sao Paulo) 61 (2006):313–320.
[12] Berry DJ. Management of periprosthetic fractures: The hip. J Arthroplasty 17(4 Suppl 1) (2002):11–13.
[13] Patel KV, Brennan KL, Davis ML, Jupiter DC, Brennan ML. High-energy femur fractures increase morbidity but not mortality in elderly patients. Clin Orthop Relat Res 472 (2014):1030–5.
[14] Nork SE. Fractures of the shaft of the femur. In: Bucholz RW, Heckman JD, Court-Brown CM, eds. Rockwood and Green’ s Fractures in Adults (6th Ed.). Lippincott Williams & Wilkins: Philadelphia, 2006:1845–1914.
[15] DeCoster TA, Miller RA. Closed locked intramedullary nailing of femoral shaft fractures in the elderly. Iowa Orthop J 23 (2003):43–45.
[16] Bone LB, Johnson KD, Weigelt J, Scheinberg R. Early versus delayed stabilization of femoral fractures. A prospective randomized study. J Bone Joint Surg Am 71 (1989):336–340.
[17] Ricci WM, Gallagher B, Haidukewych GJ. Intramedullary nailing of femoral shaft fractures: Current concepts. J Am Acad Orthop Surg 17 (2009):296–305.
[18] Canadian Orthopaedic Trauma Society. Reamed versus unreamed intramedullary nailing of the femur: Comparison of the rate of ARDS in multiple injured patients. J Orthop Trauma 20 (2006):384–387.
[19] Zhan X, Takano AM, Kesavan S, Howe TS. Laparoscopic grasper for intramedullary biopsy: A technique to improve tissue sampling. Singapore Med J 55(8) (2014):e116–e118.
[20] Wenda K, Runkel M, Degreif J, Rudig L. Minimally invasive plate fixation in femoral shaft fractures. Injury 28(Suppl 1) (1997):A13–A19.
[21] Rozbruch SR, Müller U, Gautier E, Ganz R. The evolution of femoral shaft plating technique. Clin Orthop Relat Res 354 (1998):195–208.
[22] Stoffel K, Stachowiak G, Forster T, Gächter A, Kuster M. Oblique screws at the plate ends increase the fixation strength in synthetic bone test medium. J Orthop Trauma 18 (2004):611–616.
[23] Ring D, Jupiter JB, Sanders RA, Quintero J, Santoro VM, Ganz R, Marti RK. Complex nonunion of fractures of the femoral shaft treated by waveplate osteosynthesis. J Bone Joint Surg Br 79 (1997):289–294.
[24] Fitzpatrick DC, Doornink J, Madey SM, Bottlang M. Relative stability of conventional and locked plating fixation in a model of the osteoporotic femoral diaphysis. Clin Biomech (Bristol, Avon) 24 (2009):203–209.
[25] Stoffel K, Dieter U, Stachowiak G, Gächter A, Kuster MS. Biomechanical testing of the LCP—How can stability in locked internal fixators be controlled? Injury 34 (Suppl 2) (2003):B11–B19.
[26] Doornink J, Fitzpatrick DC, Boldhaus S, Madey SM, Bottlang M. Effects of hybrid plating with locked and nonlocked screws on the strength of locked plating constructs in the osteoporotic diaphysis. J Trauma 69 (2010):411–417.
[27] Bottlang M, Doornink J, Byrd GD, Fitzpatrick DC, Madey SM. A nonlocking end screw can decrease fracture risk caused by locked plating in the osteoporotic diaphysis. J Bone Joint Surg Am 91 (2009):620–627.
[28] Ricci WM, Bolhofner BR, Loftus T, Cox C, Mitchell S, Borrelli J Jr. Indirect reduction and plate fixation, without grafting, for periprosthetic femoral shaft fractures about a stable intramedullary implant. Surgical technique. J Bone Joint Surg Am 88 (2006):275–282.
[29] Fulkerson E, Koval K, Preston CF, Iesaka K, Kummer FJ, Egol KA. Fixation of periprosthetic femoral shaft fractures associated with cemented femoral stems: A biomechanical comparison of locked plating and conventional cable plates. J Orthop Trauma 20 (2006):89–93.
[30] Moore RE, Baldwin K, Austin MS, Mehta S. A systematic review of open reduction and internal fixation of periprosthetic femur fractures with or without allograft strut, cerclage, and locked plates. J Arthroplasty 29 (2014):872–876.
[31] Böstman O, Varjonen L, Vainionpää S, Majola A, Rokkanen P. Incidence of local complications after intramedullary nailing and after plate fixation of femoral shaft fractures. J Trauma 29 (1989):639–645.
[32] Zlowodzki M, Vogt D, Cole PA, Kregor PJ. Plating of femoral shaft fractures: Open reduction and internal fixation versus submuscular fixation. J Trauma 63 (2007):1061–1065.
[33] El-Zayat BF, Zettl R, Efe T, Krüger A, Eisenberg F, Ruchholtz S. [Minimally invasive treatment of geriatric and osteoporotic femur fractures with polyaxial locking implants (NCB-DF®)]. Unfallchirurg 115 (2012):134–144.
[34] Ruchholtz S, El-Zayat B, Kreslo D, Bücking B, Lewan U, Krüger A, Zettl R. Less invasive polyaxial locking plate fixation in periprosthetic and peri-implant fractures of the femur—A prospective study of 41 patients. Injury 44 (2013):239–248.

37

股骨远端骨折

Eleanor Davidson，Charles M. Court-Brown

简介

多年来，骨科医生已经理解治疗老年股骨远端骨折的复杂性。近30年来，不同的固定技术及其结果都得到了详细的研究。Wade和Okinaka1在1959年报道了23例股骨髁上骨折患者，其中18例为女性，大多数为80岁左右。他们表明，骨折的诱发原因有骨质疏松症，髋关节和膝关节的先天性残疾以及其他疾病。

大多数患者都是通过骨牵引来进行非手术治疗，但研究人员观察到，在伴有髁间脱位或粉碎的骨折时，通常需行内固定。尽管研究人员认为外科手术患者通常会有更严重的并发症，但在两组患者中，住院患者的死亡率和住院时间都非常相似。研究人员更倾向于使用接骨板进行手术治疗，但也使用了髓内钉。

有人可能会问Wade和Okinaka的研究后有多少变化？第1章显示骨质疏松性骨折的患病率随着预期寿命的延长而增加，并且许多患有股骨远端骨折的老年患者很可能健康状态比50~60年前的老年患者更差。外科技术基本上保持不变，尽管接骨板在很大程度上被锁定钢板所取代，现常通过肌下插入的方法植入钢板。现今可用的髓内钉优于Wade和Okinaka使用的Küntscher钉。此外，目前经常使用关节成形术来治疗股骨远端骨折。Wade和Okinaka的经典研究发现的一个问题是假体周围股骨远端骨折，现在变得越来越普遍。

流行病学

Kolmert和Wulff在1969—1976年分析了瑞典Malmö的股骨远端骨折的流行病学。他们发现，股骨远端骨折占所有股骨骨折的4%，年龄>16岁的患者年发病率为5.1/10^5。他们指出，84%的骨折发生在50岁以上的患者中，并且在>60岁的患者中，87%为女性。在135例患者中，19%的患者双腿功能受损，42%的患者由于疾病或既往骨折而导致累及腿部的功能受损。

2010—2011年苏格兰爱丁堡骨折流行病学分析显示，股骨远端骨折占股骨骨折的4%，但其在≥16岁患者中的年发病率为7/10^5，提示在过去的30~40年，股骨远端骨折的发病率有所增加。在之前的研究中显示股骨远端骨折在≥65岁患者中占0.9%，在≥80岁患者中占1.2%。他们在≥65岁的男性和女性中的年发病率分别为8.4/10^5和30.1/10^5，80岁以上组的年发病率分别为20.1/10^5和64.0/10^5。他们有两种类型（见第1章），年龄在65~90岁，年龄增加与女性骨折发病率增加相关，但与男性不同。为了更详细地评估老年人股骨远端骨折的流行病学，对1996—2010年期间在爱丁堡皇家医院进行的所有股骨远端骨折进行了为期15年的研究。皇家医院是唯一收纳约有520 000例16岁以上成年人受伤的医院。在此期间，392例患者入院，其中271名（69.1%）≥65岁。所有出现股骨远端骨折患者的平均年龄为69.3岁。AO/OTA A、B、C型骨折患者的平均年龄分别为74.3岁、59.2岁和62.9岁，表明年轻患者高能量B型和C型骨折的患病率较高。股骨远端假体周围骨折患者的平均年龄为78.7岁。

AO/OTA A型髁上骨折186例（68.3%），其中B型髁突骨折31例（11.6%），C型髁间骨折54例（20.1%）。

图37.1描述了不同类型的股骨远端骨折的骨折分布曲线。整体分布曲线显示，女性年龄> 85岁的骨折发病率显著增加，而男性发病率低得多，在80岁后趋于下降。

图37.1显示A型髁上骨折的骨折分布曲线与整体骨折分布曲线基本相同，强调了这种骨折在老年人群中的重要性。然而，B型和C型骨折的骨折分布曲线是不同的。随着年龄的增长，老年女性的发病率也在增加，但男性B型骨折发病率在85岁以后下降，而C型骨折发病率在70岁后下降。在15年的研究中，年龄> 80岁的男性没有髁间骨折。这表明与老年女性相比，男性更易受伤。假体周围骨折与B型和C型骨折的骨折分布曲线相似，80岁以上患者中，老年女性骨折发病率增加，男性发病率下降。

总的来说，在15年的研究中，92.9%的年龄≥65岁的患者因跌倒而骨折，另有3.7%的患者为自发性骨折。有趣的是没有观察到转移性股骨远端骨折，尽管在同一时期出现股骨远端骨折年龄在50~64岁患者中，8.7%的患者有转移性骨折。在≥65岁组中，仅有1.5%的股骨远端骨折是由于高能量损伤造成的，其中25%是在高处坠落和75%的道路交通事故后发生的。

Wade和Okinaka1以及Kolmert和Wulff都指出，许多存在股骨远端骨折的老年患者往往身体虚弱，健康状况不佳。这仍然表明，在15年研究中的数据分析显示，只有64.9%的患者居住在家中，9.7%的人在家庭护理中，其余的25.4%在养老院或医院时发生骨折。在骨折前，只有22.4%的患者在没有辅助的情况下正常行走。另有28%的人使用1~2根拐杖，28.7%使用助行架，15.7%使用轮椅。其余的3.7%是卧床不起的。股骨远端假体周围骨折患者年龄较大可能是因为67.7%的人住在家中，而只有16.6%的人没有使用辅助器具走路。

开放性骨折

老年人群中开放性股骨远端骨折非常罕见。对15年内接受治疗的271例股骨远端骨折的回顾性分析中只有6例（2.2%）开放性。5例（2.7%）为开放性髁上骨折，1例（3.2%）开放性髁骨折并且没有开放性髁间骨折。≥65岁患者的开放性骨折年发病率为$0.4/10^5$，男性为$0.2/10^5$，女性为$0.6/10^5$。没有GustiloⅢ b型骨折证实老年人这些骨折的低能量性质。有3个GustiloⅠ型，1个GustiloⅡ型和2个GustiloⅢa型骨折。其中4例是由于道路交通事故造成的，其中有2例是因为跌倒造成的。

分型

许多分类系统已经被提出，但是现在大多数外科医生使用的分类系统是最初由Müller等提出的AO/OTA分型。在该分型中，第一个数字是指股骨“3”，第二个数字指股骨内的位置“3”，字母A，B和C指的是骨折类型。A是关节外骨折，B是部分关节内骨折，C是复杂的关节内骨折。随后的数字1~3指的是0.1~0.3的骨折形态，更精确详细地描述了形态。表37.1给出了AO/OTA分类，图37.2给出了骨折类型的示意图。图37.3指的是1例AO/OTA 33 A3.2股骨远端骨折。

解剖学

股骨髁上区域是股骨髁和干骺端与股骨干骨交界处之间的区域。它包括股骨远端15cm。股骨干几乎是圆柱形的，但到下端扩张成两个弯曲的髁（图37.4a）。股骨远端呈梯形，前方比后方窄，有一个约25°的倾斜角。在两个髁的前方形成与髌骨连接的关节。在后方，内外髁被很深的髁间窝分隔开来，供十字韧带附着。外上髁来自外侧髁表面并引出外侧或腓骨侧副韧带。外上髁远端是腘肌腱的斜槽。内上髁供内侧或胫骨侧副韧带附着，并将外展肌腱插入内收肌结节。当股骨远端骨折时，股四头肌和腘绳肌的牵拉导致肢体缩短和内翻畸形。附着在股骨外侧和股骨髁上的腓肠肌牵拉导致尖端向后成角，如图37.3所示。

图37.4b显示了股骨远端骨折和重建手术后易损伤到的神经和动脉。腘动脉和静脉穿过也包含胫神经的腘窝。腓总神经是坐骨神经的另一个末端分支，位于腘窝的正上方，并沿着窝的外侧边缘下

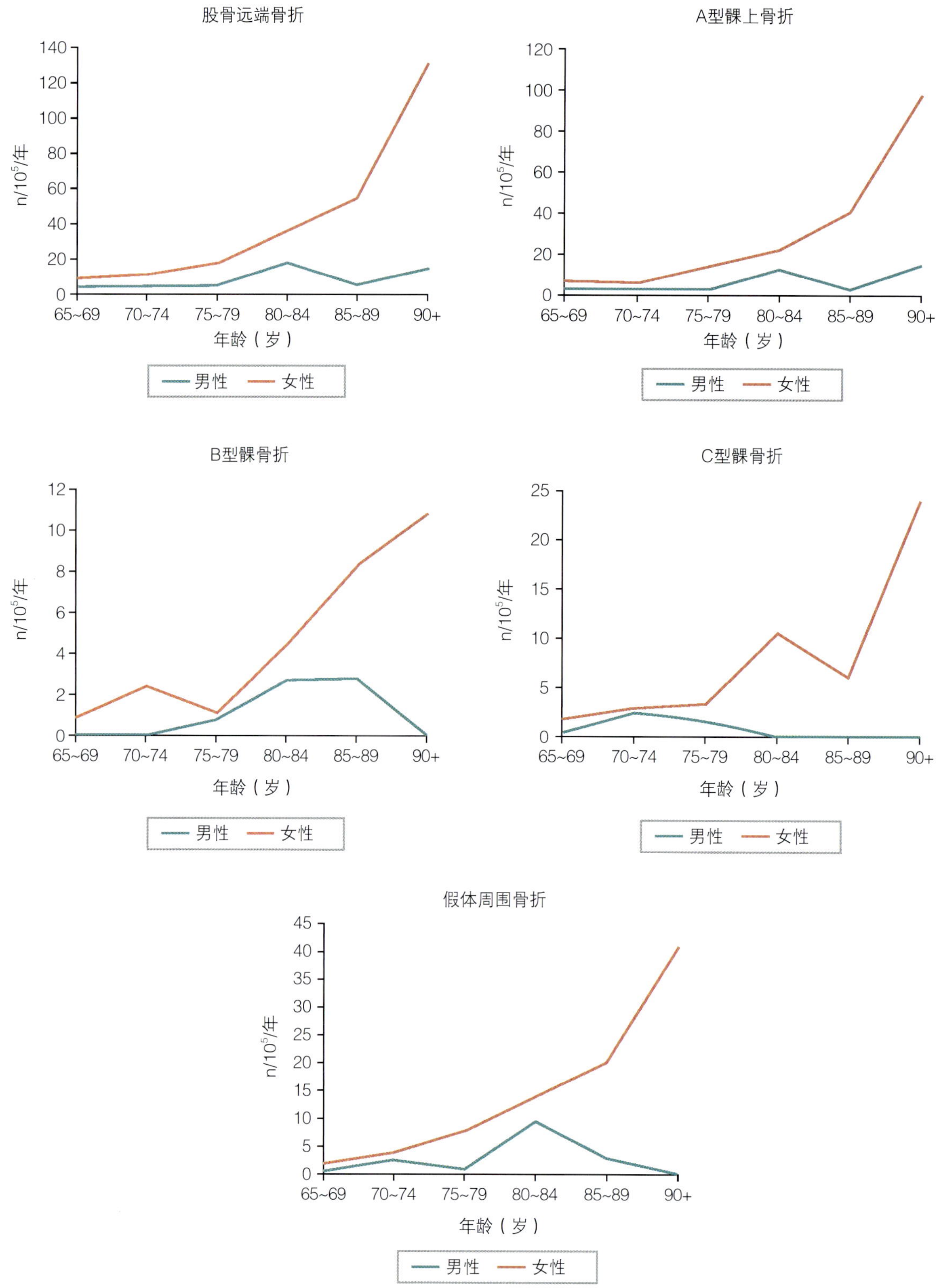

图37.1 股骨远端骨折的骨折分布曲线

降。它在腓肠肌的外侧头和腓骨颈部周围分布，然后分成腓浅和腓深神经。

表37.1 股骨远端骨折的AO/OTA分类

33A 关节外骨折
A1 单纯性关节骨折
　A1.1 骨突骨折
　A1.2 干骺端斜形或螺旋形骨折
　A1.3 干骺端横形骨折
A2 干骺端楔型骨折
　A2.1 完整的外侧或内侧楔型
　A2.2 外侧楔型骨块
　A2.3 内侧楔型骨块
A3 干骺端复杂骨折
　A3.1 中段劈裂骨块
　A3.2 不规则，局限于干骺端
　A3.3 不规则，骨折延伸至骨干
33B 部分关节骨折
B1 外侧髁，矢状面
　B1.1 简单，通过髁间切迹
　B1.2 简单，通过承重关节面
　B1.3 粉碎
B2 内侧髁，矢状位
　B2.1 简单，通过髁间切迹
　B2.2 简单，通过承重关节面
　B2.3 粉碎
B3 正面
　B3.1 前方或外侧片状骨折
　B3.2 单侧后(外侧或内侧)
　B3.3 双后髁
33C 完全性关节骨折
C1 关节内简单骨折，干骺端简单骨折
　C1.1 “T”形或“Y”形，轻微位移
　C1.2 “T”或“Y”形，显著位移
　C1.3 “T”形，骨骺
C2 关节简单，干骺端粉碎
　C2.1 完整的楔形，外侧或内侧
　C2.2 楔形碎片，外侧或内侧
　C2.3 复合
C3 粉碎
　C3.1 干骺端简单
　C3.2 干骺端粉碎
　C3.3 干骺端-骨干 粉碎

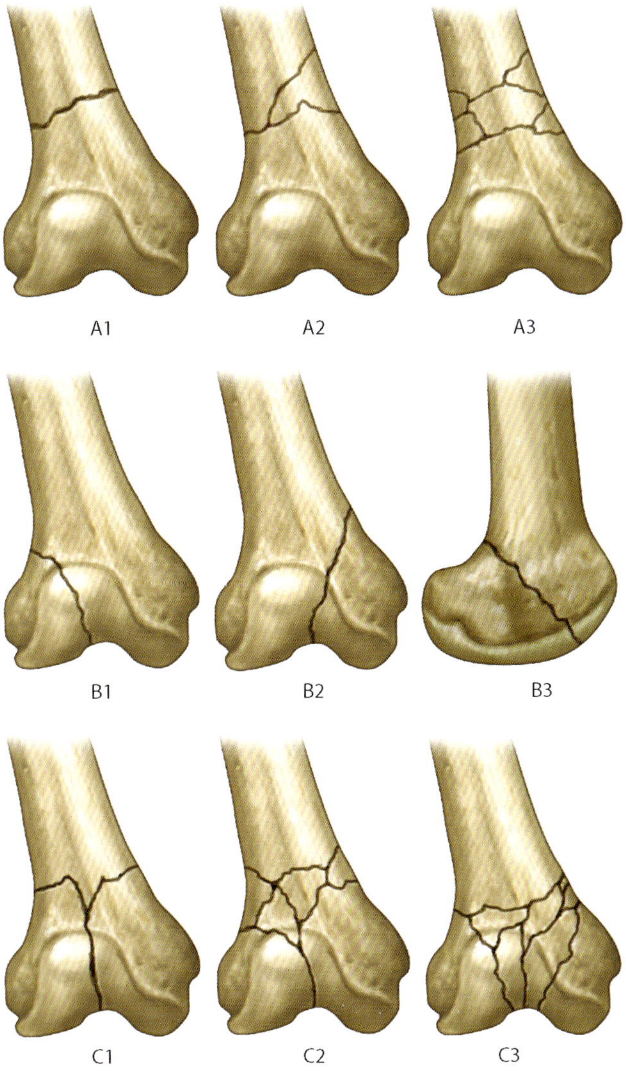

图37.2 AO/OTA分类定义的不同类型的股骨远端骨折

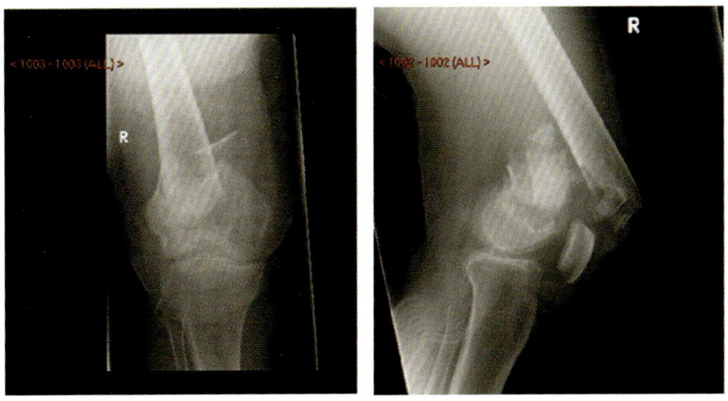

图37.3 AO/OTA A3.2股骨远端骨折的正侧位X线片。注意显著的干骺端粉碎和远端粉碎的后方移位

手术方法

外侧入路

这可能是股骨远端手术最常用的入路。患者可取仰卧位或侧卧位。皮肤切口沿着股骨干中部外侧，远端向前弯曲到外侧髁的中心。切开髂胫束，从股骨粗线上抬起股外侧肌。如果有必要，可以横向切开治疗B型或C型骨折。

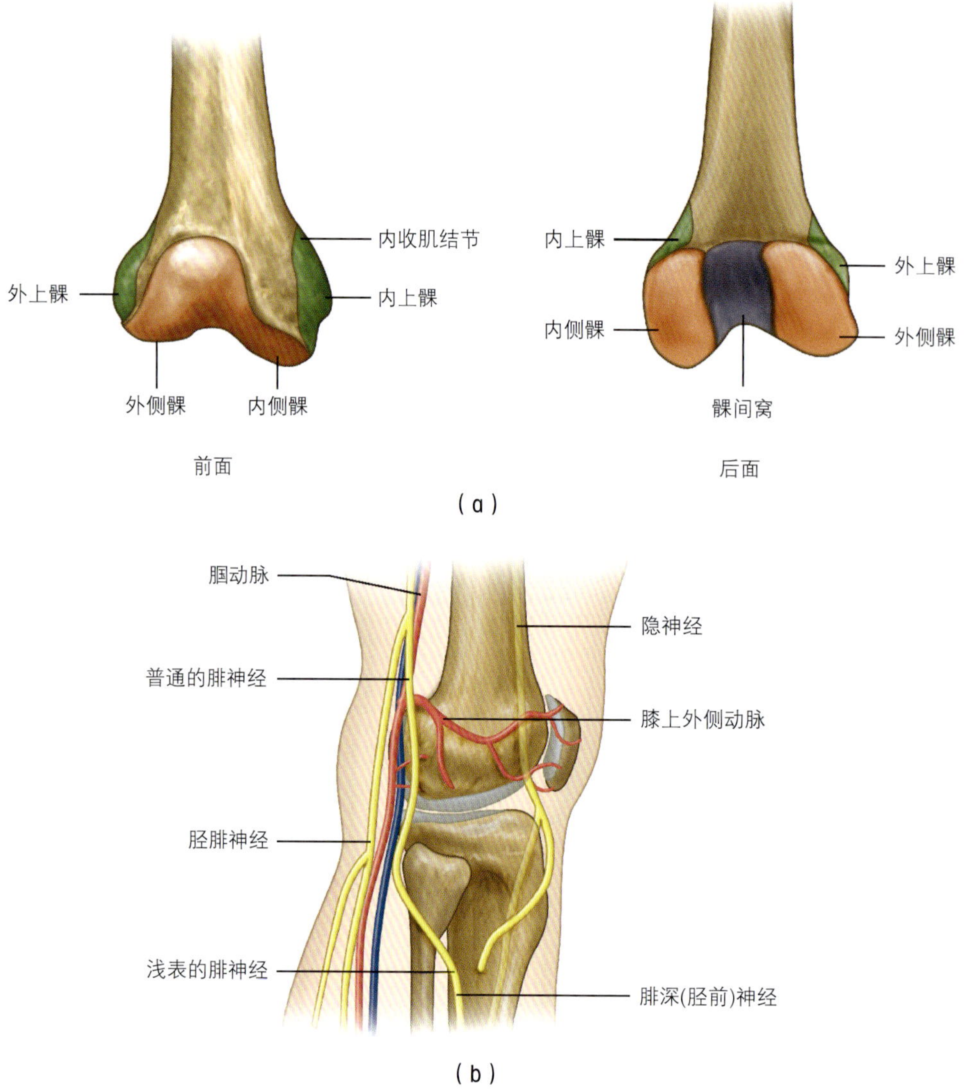

图37.4 （a）股骨远端的解剖；（b）在手术过程中解剖易损伤到的血管神经

微创外侧入路

这种方法近年来越来越流行，因为软组织剥离较少。它采用缩短的皮肤切口，为5~6cm，局限于外侧髁和远端干骺端区域。切开髂胫束并显露股骨远端。肌肉下滑动植入钢板，透视下近端小切口植入螺钉。

内侧入路

这用于内侧髁骨折的开放复位内固定，皮肤切口沿着内收肌腱。确定内收肌结节并向近端寻找肌腱，但应记住股动脉在膝关节以上10~12cm穿过内收肌。股内侧肌收缩，暴露股骨远端。应注意保护内侧副韧带的前部，避免损伤内侧半月板。

逆行髓内钉治疗的方法

距离髌骨下极2cm中线处做纵向皮肤切口。髌腱向旁边回缩，解剖内侧组织。现可以将导丝插入髌骨内侧。解剖学标志是Blumensaat线，对应髁间窝的顶部。应注意不要损伤后交叉韧带和关节软骨。如果要治疗C型骨折，也可以使用前内侧切口，许多骨科医生更倾向于使用前外侧入路。

治疗

如上所诉，虽然在钢板和螺钉在设计方面已经有相当大的改进，但是用于股骨远端骨折的治疗方法在50~60年内变化不大，大多数外科医生更倾向使用锁定钢板。关节成形术也是一种新的治疗方法，使用得越来越多。非手术治疗的理念已发生改变。值得注意的是，1984年第2版Rockwood和Green推荐许多股骨远端骨折适合闭合治疗，特别是在老年患者中。尽管早期的文献显示内固定倾向于取得更好的结果，但牵引术仍被广泛使用。掌握不同治疗方法的使用是很困难的，假设患者年龄较大，则通过内固定或关节成形术治疗。为了研究这一点，研究人员分析了15年内在爱丁堡皇家医院接受治疗的老年人股骨远端骨折的治疗方法（表37.2）。发现30%的患者采用非手术治疗，没有使用牵引，但很明确的是许多无移位或很小移位骨折的患者接受了支具治疗。表37.2显示，非手术治疗的患者是不宜手术的患者，其中只有10%能够不使用助行器行走，只有50%居住在家。很可能有一些老年人股骨远端骨折被认为不适合手术。表37.2还表明髓内钉在21世纪早期使用广泛，但2003年以后最新钢板的出现后普遍使用钢板。大约40%的老年患者接受了钢板治疗。

非手术治疗

如前所述，目前大多数外科医生将为无移位或很小移位的骨折或终末期患者和病情过重的患者采用非手术治疗。最近许多文献对比牵引与手术治疗更偏向于手术。Healy和Brooker研究了17例接受骨牵引治疗的患者，只有4例（23.5%）取得良好的效果。Butt等进行了一项前瞻性对照试验，比较了> 60岁患者使用牵引和动力髁螺钉的情况。他们在53%的手术组和31%的非手术组中表现出优异或良好的结果。非手术组有更多的并发症和更长的住院时间，他们强烈建议手术治疗。

现在不采用骨牵引，对于无移位或很小移位骨折的适合的老年患者非手术治疗应该保留。不幸的是，迄今尚无研究分析存在移位或很小移位骨折患者的非手术治疗结果。

钢板

曾经钢板作为治疗股骨远端骨折的主要方法，大多数文献描述了使用接骨板或动态髁螺钉和钢板。Schatzker描述了钢板的如何使用。他分析了35例患者的治疗结果，其中30例患者使用钢板进行治疗。他发现71%的患者遵循坚强内固定的原则，取得了良好或优异的结果，21%的患者未能达到坚强内固定，则没能取得良好的结果。他特别表明，在老年患者中使用不当的固定方法后疗效不佳。Ostrum和Geel使用动态髁螺钉和钢板获得了87%良好和优异的结果，并指出内固定失败中的66.6%发生在老年骨质疏松症妇女中。

近年来，接骨板和动态髁螺钉和钢板已经在很大程度上被锁定钢板所取代，锁定钢板为单轴或多轴（图37.5）。此外，外科医生倾向于使用更多的“生物学”切口，并将钢板放置在肌肉下。大多数使用这些钢板的研究已经在1级创伤中心进行，因此这些研究中的许多患者是年轻的高能量损伤患者。但是，也有一些文献记录了老年患者接受钢板治疗的结果。

Smith等系统回顾分析了使用微创稳定系统（LISS）钢板治疗股骨远端骨折。他们在21项研究中分析了663例患者的694个骨折。平均年龄为58.7岁（16~101岁）。与所有系统回顾一样，研究人员发现很难分析使用LISS板的所有方面，但他们记录了19%的复位失败，6%延迟或不愈合和5%内植物失效。他们指出，大部分并发症在2005年以前发表的文献中描述。

Hoffmann等研究了使用锁定钢板治疗股骨远端骨折的111例患者。平均年龄为54岁（18~95岁），40.5%的骨折为开放性，这表明许多骨折是年轻患者的高能量骨折。这些患者在两个1级创伤中心接受治疗，仅有36.9%的骨折为低能量坠落引起。研究人员记录了74.8%的骨折在手术后愈合，91%最终取得愈合。肌肉下微创手术不愈合率较低。他们发现内植物故障与不愈合有关，全膝关节置换术后骨折发生率较高，临床疗效最差。他们表明，75.7%的患者可以接受屈曲，屈曲减少与高龄和假体周围骨折有关。总体结果与年龄无关，但他们报道较差结果与患者的体重指数（BMI）和假体周围骨折有关。总体结果与是否进行开放手术或肌肉下手术无关。在进一步的研究中，Hanschen等在德国的4个创伤中心比较了单轴和多轴板。他们发现多轴钢板治疗后膝关节的屈曲更好，但无显著差异。钢板之间没有其他区别。

现代钢板系统在治疗股骨远端骨折中的作用受到了Vallier和Immler的质疑。他们比较了95° 角接骨板和锁定髁钢板。他们发现用接骨板治疗的10%的患者出现了并发症，而用锁定髁钢板治疗的35%的

表37.2 1996—2010年间在爱丁堡皇家医院271例65岁以上股骨远端骨折患者治疗方法的分析

	患病率				
	非手术	钢板	髓内钉	成形术	其他
年					
1996	21.7	47.8	13.0	8.7	8.7
1997	41.2	17.6	23.5	17.6	0
1998	47.9	7.1	14.3	0	21.4
1999	23.5	41.2	17.6	0	17.6
2000	25.0	25.0	37.5	6.3	6.3
2001	40.0	15.0	35.0	5.0	5.0
2002	22.7	22.7	22.7	31.8	0
2003	28.6	42.9	21.4	7.1	0
2004	20.0	66.6	6.7	6.7	0
2005	30.0	20.0	10.0	30.0	10.0
2006	40.0	50.0	10.0	0	0
2007	11.1	72.2	5.6	5.6	5.6
2008	34.8	43.5	13.0	8.7	0
2009	30.0	40.0	5.0	15.0	10.0
2010	21.0	68.4	5.3	5.3	0
总计	29.5	39.1	16.0	10.8	5.2
平均年龄	83.1	82.2	78.0	85.2	84.9
住所					
家(%)	50.6	75.8	76.9	61.5	57.2
住宅(%)	40.5	12.1	4.7	3.8	7.1
疗养院/医院(%)	8.9	12.1	18.6	34.6	35.7
步行能力					
正常	10.1	29.3	32.6	15.4	35.7
手杖	25.3	29.3	32.6	26.9	28.6
步行器	27.8	31.3	20.9	38.5	21.4
轮椅	27.8	9.1	13.9	15.4	7.1
卧床	8.9	1.0	–	3.8	7.1

注：显示平均年龄、居住地点及行走能力。“其他”栏包括9名接受螺钉治疗的髁骨折患者，2名截肢患者和3名治疗前死亡的患者。“髓内钉”栏包括顺行和逆行髓内钉

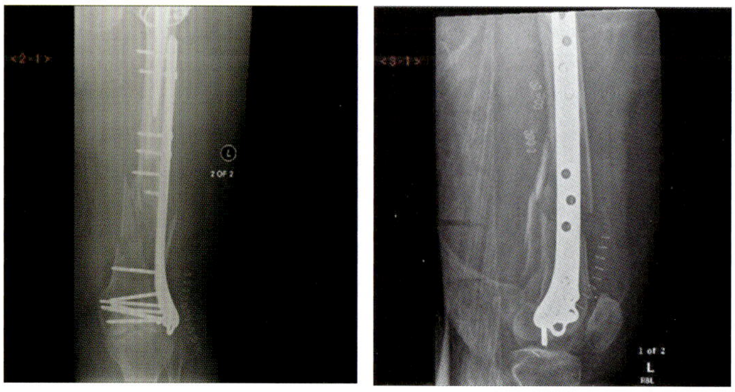

图37.5 AO/OTA A3.3用单轴锁定钢板治疗的股骨远端骨折

患者出现了并发症。并发症包括深部感染、不愈合和骨不连。并发症在女性中更为常见，发生并发症的患者平均年龄为63.9岁，而无并发症患者平均年龄为52.8岁。他们发现，低能量损伤的老年患者和使用锁定髁钢板治疗的患者更容易出现并发症，特别是在A型骨折和女性患者中。他们指出，现代钢板比前一代钢板贵得多，但似乎并没有产生更好的结果。

Forster等还将几种不同类型钢板的结果与其他治疗股骨远端骨折的方法进行了比较。该研究在使用多轴钢板之前，但文献回顾表明，相比于动态髁螺钉钢板（71%~74%）和单轴钢板（72%~88%），角钢板在52%~85%的病例中取得良好或极好的结果。不愈合、畸形愈合和感染的发生率相似。

有许多研究选择性地检验了钢板在老年患者中的作用。4项研究的结果见表37.3。所有使用的单轴或多轴锁定钢板为所有患者提供单独的结果。两项研究仅检查老年患者，另外两项研究包括所有年龄段的患者。表37.3清楚地显示，几乎所有老年患者的股骨远端骨折发生在低能量坠落，而大多数年轻患者由高能量损伤引起。很明显，低能量损伤后的老年患者与高能量损伤后的年轻患者表现出来的结果几乎相同，均为优异和良好结果。这表明Vallier和Immler指出的老年患者在承受相同损伤后所表现出的结果欠佳是正确的。两篇专门讨论老年患者的文献描述的40例患者中，出现的并发症相对较少，仅有2例发生松动。不愈合的总体发生率为5%。

许多研究已经阐述了股骨远端骨折不愈合的患病率和原因。Smith等在对694例骨折的研究中指出，延迟或不愈合的患病率为5.8%。Hoffmann等研究的111例患者的不愈合率为18%，显然他们主要治疗的是高能量骨折，而且有40.5%的骨折是开放性的。Rodriguez等在3个创伤中心治疗的283例骨折中感染率为9.9%。他们表示，肥胖、开放性骨折、感染和使用不锈钢板是骨折的固有风险，但年龄、性别和AO/OTA分型不是不愈合的风险因素。大多数老年人股骨远端骨折由低能量损伤引起，5%的不愈合率可能是准确的。在表37.3的4项研究中，没有报道有老年患者感染，尽管Smith等报道了21项对年轻和老年患者的研究报道中有3.9%的患病率。

髓内钉

锁定髓内钉成为股骨干骨折治疗的首选方法后，股骨远端骨折髓内钉的推广应用日益广泛。之前使用的是无锁定的髓内钉，骨科医生经常不得不通过环扎来稳定骨折。使用小直径弹性髓内钉，例如Rush钉、Ender钉或Zickel钉，但它们不提供刚性固定，并且通常需要额外支具保护。然而，报道结果良好，Forster等报道72%~84%的患者有良好或极好的结果，不愈合率为2%。但他们强调膝关节僵硬是一个问题。

表37.3　研究结果显示，部分患者膝关节功能的结果已展示

		骨折原因(%)		膝关节功能	
	无	跌倒	高能量	优/良	可/差
Syed等（≥65年）	11	100.0	0	100.0	0
Syed等（＜65年）	7	14.3	85.7	28.6	71.4
Erhardt等（≥65年）	9	66.6	33.3	44.4	55.6
Erhardt等（＜65年）	16	18.7	68.8	93.8	6.2
Doshi等（≥65年）	24	100.0	0	79.2	20.8
Wong等（≥65年）	16	93.8	6.2	62.5	37.5
所有研究（≥65年）	60	93.3	6.7	73.3	26.7
所有研究（＜65年）	23	17.4	82.6	73.9	26.1

注：Syed等使用了单轴钢板、开放外侧入路和纽约特种外科医院(HSS)膝关节评分。Erhardt等使用了多轴钢板、微创方法和HSS评分。Doshi等使用了单轴钢板、微创入路和膝关节社会评分。Wong等使用了单轴钢板、微创入路和牛津膝关节评分

大多数研究关于股骨远端骨折的髓内钉都通过膝关节插入锁定的髁上钉（图37.6）。表37.2显示该技术在20世纪90年代后期使用更加广泛，但近年来它已被单轴和多轴钢板所取代。然而，有关髓内钉的文献比有关钢板的文献更多地关注老年人骨折，给人的印象是，许多骨科医生认为，髓内钉在老年人和虚弱的患者中是一种更有用的技术。

Papadokostakis等回顾了股骨远端骨折逆行钉的文献。与钢板的文献一样，这类研究包括所有年龄段的患者。研究人员表示，逆行钉的平均感染率为1.4%，愈合率为96.9%。膝关节活动的平均范围为105°，16.5%的患者主诉有膝关节疼痛。再次手术率为17%，5.2%的患者存在畸形愈合。

已有许多研究调查了逆行钉在老年股骨远端骨折中的应用。6项研究的结果见表37.4。结果突出显示了该组患者相对体弱，14%的患者在骨愈合前死亡。但是表37.4显示，这个老年人群膝关节活动正常，并发症发生率很低。没有感染，不愈合率为4%。骨不连仍是一个问题，但在大多数病例中，只有老年群体能接受这个结果。

在他们的研究中，Dunlop和Brenkel分析了结果。在6个月的时间里，在存活的患者中有85%的优秀或令人满意的结果。他们记录了60%的患者来自他们自己的家，50%的患者出院回家。急症病房的平均住院时间为19天。手术后没有短期死亡病例，但有29%的患者在1年内死亡。

另一种手术是使用顺行钉。最近的一项对30例患者研究表明，使用这种技术可获得良好效果。患者的平均年龄为48.7岁，研究人员记录了所有患者的结果，在年龄≥60岁且未失访的7例患者中，6例具有优异的结果，1例具有良好的结果。膝关节活动的平均范围是103°。他们使用此技术治疗AO/OTA A型和C型骨折，尽管所有C型骨折都是C1型骨折。如果此技术用于C型骨折，则必须在植入主钉之前植入骨折块间加压螺钉。

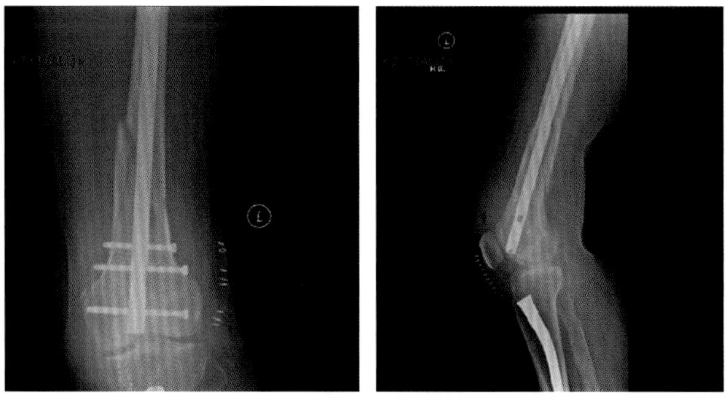

图37.6 使用逆行髓内钉治疗A2.1股骨远端骨折

在对所有治疗股骨远端骨折的方法进行分析时，Forster等文献指出，69%~91%的病例髁上钉与良好或优异的结果相关，而单轴钢板为72%~88%。不愈合率和感染率相同，但髓内钉畸形发生率略高。Markmiller等前瞻性地比较了髁上钉和单轴钢板治疗AO/OTA A型和C型骨折的结果。两组患者的结果几乎相同，两组中有87.5%的患者有良好或优异的结果。唯一的区别是单轴钢板的使用与排列不齐的发生率相关。

文献显示，股骨远端骨折的髓内钉可以获得优异的结果。老年人A型和简单C型骨折预计会有良好的效果，目前没有证据表明钢板或髓内钉与优秀的结果相关。

关节成形术

老年患者已经有明显的医疗和社会合并症，并且很少出现膝关节炎，在老年患者中治疗股骨远端骨折的困难导致骨科医生需要通过切除股骨远端和插入假体来治疗一些骨折（图37.7）。这是Wolfgang于1982年首次提出的，他提出了在髁上骨折和类风湿性关节炎患者中使用全膝关节置换术。Bell等报道了一组研究数据。他们在患有AO / OTA A型和C型骨折的13例患者中使用铰接式膝关节置换术。结果非常好。患者平均手术4天活动，在急症病房平均8天。没有感染，唯一的并发症是髌腱15个月时裂开并在5年后出现假体松动。

在同一研究机构的后续研究中，查验了54例用膝关节置换术治疗的骨折。研究人员提出，患者的社交依赖性和活动性差。平均年龄为82岁，只有14%可以在没有帮助的情况下行走。鉴于其严重的医疗和身体问题，患者情况良好，只有7例需行进一步的手术。有1例深部感染（1.9%）导致截肢，4例（7.7%）患者出现假体周围骨折。这组患者身体状况差，中位生存时间为1.7年。存活分析显示，第1年的死亡率为41.1%。5年后这一比例上升到82%。研究人员的结论是，只要选择了合适的患者，假体和患者一起存活的可能性很高。

最近的研究证实了首次关节成形术治疗股骨远端骨折的成功率。Parratte等分析了26例患者，报道

表37.4 研究使用逆行钉治疗老年人股骨远端骨折的研究结果

	病例（例）	随访前死亡（例）	平均年龄（岁）	AO/OTA类型A(%)	膝关节活动范围（°）	骨不连（%）	畸形愈合	感染（%）
Janzing等	26	2	82	83.3	–	0	–	0
Gynning和Hansen	30	9	82	62.1	90~130	7.1	–	0
Dunlop和Brenkel	31	5	82	80.6	–	7.7	–	0
Kumar等	16	1	82	100.0	100	6.2	> 19.0	0
El-Kawy等	23	2	75	78.3	100（6周）	0	39.0	0
Kim等	13	0	79	100.0	116	0	7.7	0

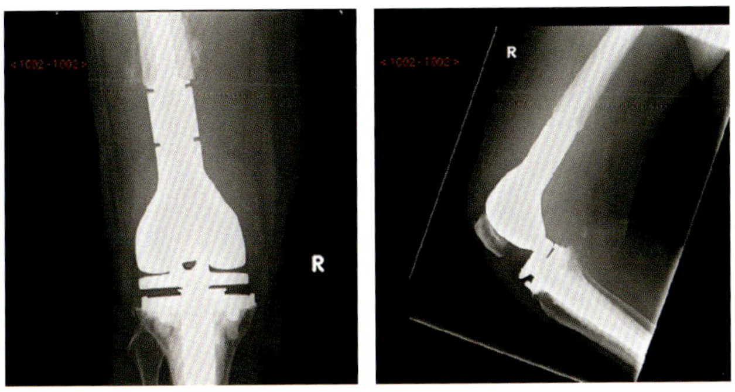

图37.7 初次关节置换术治疗图37.3所示的股骨远端骨折

了1例术后患者死亡和1例深部感染。在随访的23例患者中，19例重新回到术前住所，平均膝关节弯曲度为99°。Choi等对88例平均年龄为77岁的患者进行了治疗，也证实了类似的结果。没有出现术后患者死亡或感染，在最后的随访中，膝关节活动的平均范围是114°。

随着患者年龄的增长和骨科医生倾向于对身体条件较差的人群施行手术，关节置换术的使用可能更广泛。文献显示，虽然骨科医生过去倾向于使用铰接式假体，但现在正在使用各种各样的假体。建议如果行关节成形术，则应在患有骨关节炎的老年患者中使用。如果患者有髋关节假体，则应谨慎行此手术，因为有文献记录过假体周围骨折这样的并发症。

外固定

外固定架已被证实对年轻患者股骨远端骨折是有用的。Hoffmann等用外固定治疗了26.1%的股骨远端骨折，之后行锁定钢板固定。他们表示，38.5%的骨折是开放性的。有报道说外固定作为标准的治疗方法是成功的，但不适用于老年患者。目前不推荐使用外固定治疗老年患者的股骨远端骨折。

假体周围骨折

1996—2010年期间在爱丁堡皇家医院接受治疗的假体周围股骨远端骨折的回顾性分析表明，对于年龄≥65岁的患者，年发病率为$6.6/10^5$，男性年发病率为$2.5/10^5$，女性$9.4/10^5$。对80岁以上人群的分析显示，假体周围骨折的年发病率上升到$16.1/10^5$，男性为$6.3/10^5$，女性为$20.7/10^5$。在65岁以上的患者中，大多数关节周围股骨远端骨折（58.8%）与之前植入的膝关节假体相关，20.6%与髋关节假体相关，13.4%与骨折内植物相关。在剩下的7.2%的患者中，髋关节和膝关节均有内植物。在这组患者中，93%的假体周围骨折是髁上骨折，3.5%是髁骨折，3.5%是髁间骨折。

假体周围股骨远端骨折的治疗与非假体周围骨折的治疗显然不同。表37.2显示，假体周围股骨远端骨折的患者比非假体周围骨折的患者稍微年长一些。在15年研究中，只有61.5%的人住在家中，只有15.4%的患者可以不用步行辅助工具。未来假体周围骨折的发病率很可能会上升，并且在未来的几十年中，股骨远端假体周围骨折患者可能身体条件更差。治疗方法可能会相应发展。

最常用的髁上假体周围骨折分类系统是Lewis和Rorabeck（表37.5）。这是一个简单的分型，它基于骨折移位和股骨远端假体的稳定性。在回顾假体周围骨折的治疗过程中，Johnston等注意到定义关于股骨假体近端的确切骨折形态的重要性。他们还强调了确定股骨远端骨折块能否为螺钉植入提供充足骨的重要性。Johnston等也发表了关于膝关节假体周围骨折相关的危险因素列表（表37.6）。

与所有股骨远端骨折一样，假体周围骨折的初始处理要么是非手术治疗，要么采用弹性的髓内固定，比如Rush钉。Herrera等对膝关节置换术后的415例急性股骨远端骨折的系统回顾表明，非手术治疗的不愈合率为12%，深度感染率为0.8%，18%的患者需要二次手术。目前很少有外科医生会对有移位的假体周围骨折采用非手术治疗，并且与非假体周围骨折一样，当假体周围骨折无移位时或患者不能耐受大手术时，稳定的假体应该保留。

已证实使用接骨板和动态髁螺钉钢板可有效治疗假体周围骨折。Healy等用各种钢板治疗了20例股骨假体周围骨折。15例患者接受了骨移植，18例患者获得骨愈合。其他研究人员还没有取得成功，可能是因为患者身体较差和累及的股骨严重的骨质减少。

近年来，聚甲基丙烯酸甲酯、自体移植物和同种异体移植物已被用于辅助常规的钢板固定系统，但与非假体周围骨折一样，人们已将注意力转向现代钢板系统和髓内钉。Large等比较锁定钢板与非锁定钢板和髓内钉治疗的52例假体周围骨折。他们认为锁定钢板能带来更好的膝关节屈曲、降低畸形愈合率和不愈合率以及减少再次手术。然而，Herrera等在对415例病例进行的系统回顾中发现，虽然锁定钢板的效果优于常规钢板，但效果不如髓内钉。锁定钢板治疗后的不愈合率为5.3%，内固定失败率为3.5%，深度感染率为5.3%，二次手术率为8.8%。髓内钉的相应数字分别为1.5%、1.5%、0和4.6%。Horneff等对假体周围股骨远端骨折的逆行钉和锁定钢板进行了回顾性对比研究。两组患者的平均年龄和BMI相似。研究人员记录了愈合时间，完全承重的时间和手术修复的要求。他们发现术后36周锁定钢板愈合率较高，翻修率较低。他们得出结论认为锁定钢板比髓内钉更好。

表37.5　髁上假体周围骨折的分类

类型	描述
1	无移位骨折; 假体完好无损
2	骨折移位; 假体完好无损
3	移位或无移位的骨折; 假体松动或失效

表37.6　与膝关节假体周围骨折有关的危险因素

骨质疏松
女性
慢性类固醇使用
年龄增加
骨质溶解
感染
假体磨损/松动
膝关节僵硬
股骨前开槽
神经系统异常
膝关节置换术的翻修

在第二项回顾性对比研究中，Meneghini等对91例患者的锁定钢板和髓内钉固定进行了比较。在这项研究中，髓内钉治疗的患者表现好于用钢板治疗的患者。髓内钉组有9%的不愈合率，锁定钢板组的不愈合或延迟愈合率为19%。然而，髓内钉组的活动度低于锁定钢板组，且研究人员认为对于坐得多活动少的患者更倾向于使用髓内钉固定。

另一种股骨远端假体周围骨折的治疗方法是股骨远端置换。这适用于骨量充足，骨折明显粉碎，假体松动或受损的患者身上。Mortazavi等记录了20例患者进行了22次关节成形术的翻修，平均年龄为69.5岁。他们随访了16例患者，患者满意率很高，61.1%的结果非常好。5例患者需行二次手术。Jassim等回顾了11例年龄较大患者的股骨远端置换。患者平均年龄为81岁，均存在合并症和术前活动障碍。可以预见的是，结果不如Mortazavi等研究的年轻组别患者，但术后并发症率合理，大部分患者表现良好。

死亡率

文献清楚地表明，与患有股骨近端骨折的患者一样，许多患有股骨远端骨折的老年患者身体较差。这在表37.2中得到了证实。在15年的研究中，3个月时总体死亡率为19.5%，6个月时为25%，1年时为32%。这与股骨近端骨折后的死亡率非常相似。Kammerlander等对43例平均年龄为80岁的患者进行了记录，发现在随访的5.3年时间内，有51.2%的患者曾发生过骨折，30.2%的患者发生了进一步的骨折。他们使用Barthel指数来评价患者日常行动的能力，并发现它与股骨近端骨折患者的评分非常相似。患者的院内死亡率为4.6%，1年内死亡率为18.4%，3年内死亡率为39.1%。在骨折之前，只有65.1%的患者居住在家。

Streubel等在92例大于60岁的低能量损伤骨折患者中发现了类似的结果。他们分别记录了术后30天、6个月和1年的死亡率分别为6%、18%和25%，并发现非假体周围骨折的总体死亡率为30%，假体周围骨折患者的死亡率为46%，表明这些是身体较差的一组患者。表37.2证实了这一点，显示只有比假体周围骨折患者身体条件更差的骨折患者接受了非手术治疗。他们证明死亡率与股骨近端骨折患者的死亡率相似。

建议的治疗

大多数患有股骨远端骨折的患者年老体弱。文献表明，他们的生活状态和合并症与股骨近端骨折患者中所见到的不同。研究人员认为，一旦患者能耐受麻醉，应立即对两组患者进行快速的手术治疗。无移位或移位很小的骨折可以采取非手术治疗，但必须强调的是，对这种治疗方法的结果知之甚少。许多患者因身体情况较差而无法接受手术，而在少数患者中，骨折程度的严重和患者的身体状况较差将意味着可能需要进行膝上截肢。

Shulman等比较了治疗方法相似的股骨远端骨折患者的生活质量和功能结果。他们分析了57例患者，分为年龄≥65岁和年龄<65岁的患者。所有患者均接受髓内钉或钢板固定。6个月的骨愈合率相似。研究人员表示，老年患者的膝关节活动度稍差，但差异无统计学意义。虽然情感或活动指数没有差异，但老年患者组的功能得分也较差。他们认为，年龄不应作为决定手术治疗的决定因素。表37.3所示的结果支持这个观点，很明显治疗低能量损伤老年患者的结果与治疗年轻患者高能量损伤的结果并无不同。

近年来，引入现代钢板系统意味着大多数患者将使用单轴或多轴钢板进行治疗。几乎没有证据表明这些钢板比上一代钢板有更好的效果，但似乎使用新的钢板不可能不继续。如果使用钢板，则使用单轴或多轴钢板的结果之间没有显著差异。建议选用肌下入路，而不是开放入路。

有证据表明，逆行髓内钉在老年人中效果稍好，且并发症少。然而，使用锁定板或逆行钉并没有明确的指证，使用的植入物取决于骨科医生的偏好。研究人员认为，对于已经患有显著膝骨关节炎的老年患者，应考虑初次的关节成形术。文献显示结果良好，外科医生应该记住，尽管可能发生假体周围骨折，与这些骨折高死亡率相关的假体失效率是很低的。

参考文献

[1] Wade PA, Okinaka AJ. The problem of the supracondylar fracture of the femur in the aged person. Am J Surg 1959; 97: 499–510.

[2] Kolmert L, Wulff K. Epidemiology and treatment of distal femoral fractures in adults. Acta Orthop Scand 1982; 53: 957–962.

[3] Gustilo RB, Anderson JT. Prevention of infection in the treatment of 1035 open fractures of long bones: Retrospective and prospective analysis. J Bone Joint Surg Am 1976; 58: 453–458.

[4] Müller ME, Nazarian S, Koch P, Schatzker J. The Comprehensive Classification of Fractures of Long Bones. Springer, Berlin, 1990.

[5] Hohl M. Fractures and dislocations of the knee, Part 1: Fractures about the knee. In: Rockwood CA, Green DP (eds.). Fractures in Adults, 2nd ed. JB Lippincott, Philadelphia, PA, 1984, pp. 1429–1444.

[6] Brown A, D' Arcy JC. Internal fixation for supracondylar fractures of the femur in the elderly patient. J Bone Joint Surg Br 1971; 53-B: 420–424.

[7] Schatzker J, Lambert DC. Supracondylar fractures of the femur. Clin Orthop Rel Res 1979; 138: 77–83.

[8] Healy WL, Brooker AF. Distal femoral fractures. Clin Orthop Rel Res 1983; 174: 166–171.

[9] Butt MS, Krikler SJ, Ali MS. Displaced fractures of the distal femur in elderly patients. J Bone Joint Surg Br 1995; 77-B: 110–114.

[10] Ostrum RF, Geel C. Indirect reduction and internal fixation of supracondylar femur fractures without bone graft. J Orthop Trauma 1995; 4: 278–284.

[11] Smith TO, Hedges C, MacNair R, Schankat K, Wimhurst JA. The clinical and radiological outcomes of the LISS plate for distal femoral fractures: A systematic review. Injury 2009; 40: 1049–1063.

[12] Hoffmann MF, Jones CB, Sietsema DL, Tornetta P, Koenig SJ. Clinical outcomes of locked plating of distal femoral fractures in a retrospective cohort. J Orthop Surg Res 2013; 8: 13.

[13] Hanschen M, Aschenbrenner IM, Fehske K, Kirchhoff S, Keil L, Holazpfel BM, Winkler S, et al. Mono- versus polyaxial locking plates in distal femur fractures: A prospective randomized multicentre clinical trial. Int Orthop 2014; 38: 857–863.

[14] Vallier HA, Immler W. Comparison of the 95-degree angled blade plate and the locking condylar plate for the treatment of distal femoral fractures. J Orthop Trauma 2012; 26: 327–332.

[15] Forster MC, Komarsamy B, Davison JN. Distal femoral fractures: A review of fixation methods. Injury 2006; 37: 97–108.

[16] Syed AA, Agarwal M, Giannoudis PV, Matthews SJE, Smith RM. Distal femoral fractures: Long-term outcome following stabilization with the LISS. Injury 2004; 35: 599–607.

[17] Erhardt JB, Vincenti M, Pressmar J, Kuelling FA, Spross C, Gebhard F, Roederer G. Mid term results of distal femoral fractures treated with a polyaxial locking plate: A multi-center study. Open Orthop J 2014; 8: 34–40.
[18] Doshi HK, Wenxian P, Burgula MV, Murphy DP. Clinical outcomes of distal femoral fractures in the geriatric population using locking plates with a minimally invasive approach. Geriatr Orthop Surg Rehabil 2013; 4: 16–20.
[19] Wong M-K, Leung F, Chow SP. Treatment of distal femoral fractures in the elderly using a less-invasive plating technique. Int Orthop 2005; 29: 117–120.
[20] Rodriguez EK, Boulton C, Weaver MJ, Herder LM, Morgan JH, Chacko AT, Appleton PT, Zurakowski D, Vrahas MS. Predictive factors of distal femoral fracture nonunion after lateral locked plating: A retrospective multicenter casecontrol study of 283 fractures. Injury 2014; 45: 554–559.
[21] Marks DS, Isbister ES, Porter KM. Zickel supracondylar nailing for supracondylar femoral fractures in elderly or infirm patients. J Bone Joint Surg Br 1994; 76-B: 596–601.
[22] Papadokostakis G, Papakostidis C, Dimitriou R, Giannoudis PV. The role and efficacy of retrograde nailing for the treatment of diaphyseal and distal femoral fractures: A systematic review of the literature. Injury 2005; 36: 813–822.
[23] Janzing HMJ, Stockman B, Van Damme G, Rommens P, Broos PLO. The retrograde intramedullary supracondylar nail: An alternative in the treatment of distal femoral fractures in the elderly. Arch Orthop Trauma Surg 1998; 118: 92–95.
[24] Gynning JB, Hansen D. Treatment of distal femoral fractures with intramedullary supracondylar nails in elderly patients. Injury 1999; 30: 43–46.
[25] Dunlop DG, Brenkel IJ. The supracondylar intramedullary nail in elderly patients with distal femoral fractures. Injury 1999; 30: 475–484.
[26] Kumar A, Jasani V, Butt MS. Management of distal femoral fractures in elderly patients using retrograde titanium supracondylar nails. Injury 2000; 31: 199–173.
[27] El-Kawy S, Ansara S, Moftah A, Shalaby H, Varughese V. Retrograde femoral nailing in elderly patients with supracondylar fracture femur; is it the answer for a clinical problem? Int Orthop 2007; 31: 83–86.
[28] Kim J, Kang S-B, Nam K, Rhee SH, Won JW, Han H-S. Retrograde intramedullary nailing for distal femur fracture with osteoporosis. Clin Orthop Surg 2012; 4: 307–312.
[29] Kulkarni SG, Varshneya A, Kulkarni GS, Kulkarni MG, Kulkarni VS, Kulkarni RM. Antegrade interlocking nailing for distal femoral fractures. J Orthop Surg 2012; 20: 48–54.
[30] Markmiller M, Konrad G, Südkamp N. Femur-LISS and distal femoral nail for fixation of distal femoral fractures. Clin Orthop Rel Res 2004; 426: 252–257.
[31] Wolfgang GL. Primary total knee arthroplasty for intercondylar fracture of the femur in a rheumatoid patient. Clin Orthop Rel Res 1982; 171: 80–82.
[32] Bell KA, Johnstone AJ, Court-Brown CM, Hughes SPF. Primary knee arthroplasty for distal femoral fractures in elderly patients. J Bone Joint Surg Br 1992; 74-B: 400–402.
[33] Appleton P, Moran M, Houshian S, Robinson CM. Distal femoral fractures treated by hinged total knee replacement in elderly patients. J Bone Joint Surg Br 2006; 88-B: 1065–1070.
[34] Parratte S, Bonnevialle P, Pietu G, Saragaglia D, Cherrier B, Lafosse JM. Primary total knee arthroplasty in the management of epiphyseal fracture around the knee. Orthop Traumatol Surg Res 2011; 97: S87–94.
[35] Choi N-Y, Sohn J-M, Cho S-G, Kim S-C, In Y. Primary total knee arthroplasty for simple distal femoral fractures in elderly patients with knee osteoarthritis. Knee Surg Rel Res 2013; 25: 141–146.
[36] Ali F, Saleh M. Treatment of isolated complex distal femoral fractures by external fixation. Injury 2000; 31: 139–146.
[37] Lewis PL, Rorabeck CH. Periprosthetic fracture. In: Engh GA, Rorabeck CH (eds.). Techniques of Revision Surgery. Williams & Wilkins, Philadelphia, PA, 1997.
[38] Johnston AT, Tsiridis E, Eyres KS, Toms AD. Periprosthetic fractures in the distal femur following total knee replacement: A review and guide to management. Knee 2012; 19(3): 156–162.
[39] Herrera DA, Kregor PJ, Cole PA, Levy BA, Jönsson A, Zlowodzki M. Treatment of acute distal femur fractures above a total knee arthroplasty. Acta Orthop 2008; 79: 22–27.
[40] Large TM, Kellam JF, Bosse MJ, Sims SH, Althausen P, Masonis JL. Locked plating of supracondylar periprosthetic femur fractures. J Arthroplasty 2008; 23: 115–120.
[41] Horneff JG, Scolaro JA, Jafari SM, Mirza A, Parvizi J, Mehta S. Intramedullary nailing versus locked plating for treating supracondylar periprosthetic femur fractures. Orthopedics 2013; 36: e561–566.
[42] Meneghini RM, Keyes BJ, Reddy KK, Maar DC. Modern retrograde intramedullary nails versus periarticular locked plates for supracondylar femur fractures after total knee arthroplasty. J Arthroplasty 2014; 29: 1478–1481.
[43] Mortazavi SM, Kurd ME, Bender B, Post Z, Parvizi J, Purtill JJ. Distal femoral arthroplasty for the treatment of periprosthetic fractures after total knee arthroplasty. J Arthroplasty 2010; 25: 775–780.
[44] Jassim SS, McNamara I, Hopgood P. Distal femoral replacement in periprosthetic fracture around total knee arthroplasty. Injury 2014; 45: 550–553.
[45] Kammerlander C, Riedmüller P, Gosch M, Zegg M, Kammerlander-Knauer U, Schmid R, Roth T. Functional outcome and mortality in geriatric distal femoral fractures. Injury 2012; 43: 1096–1101.
[46] Streubel PN, Ricci WM, Wong A, Gardner MJ. Mortality after distal femur fractures in elderly patients. Clin Orthop Rel Res 2011; 469: 1188–1196.
[47] Shulman BS, Patsalos-Fox B, Lopez N, Konda SR, Tejwani NC, Egol KA. Do elderly patients fare worse following operative treatment of distal femur fractures using modern techniques? Geriatr Orthop Surg Rehab 2014; 5: 27–30.

38

髌骨骨折

Olivia C. Lee，Mark S. Vrahas

简介

髌骨是人体内最大的籽骨是股四头肌和髌腱的伸肌支点。髌骨将股四头肌的力臂前移，从而增加伸膝的力量。髌骨骨折最常见于老年人摔倒后，开放性骨折罕见。在老年患者中，骨折也可发生在全膝关节置换术后或由于病理性损伤。

老年患者治疗的主要目标是恢复功能。治疗以骨的质量、骨折类型、体格检查以及患者的功能情况和合并症为指导。治疗方案包括非手术治疗、切开复位内固定、部分髌骨切除术以及罕见的全髌骨切除术。

流行病学

髌骨骨折约占所有骨折的1%，在国家数据库中，65岁以上老年人的发病率为0.05%。女性发生髌骨骨折的风险比男性高3.5倍。关于年龄每相差10岁髌骨骨折的发生风险是否会增加方面的数据仍存在争议。Shabat等在一项对年龄在65岁以上发生髌骨骨折的68例患者进行的研究中表明，66%的患者发生粉碎性骨折，85%的患者骨折的发生与伸肌机制的破坏有关，需要手术固定。

相关的损伤包括髋关节脱位、膝关节韧带损伤、股骨颈或干骨折以及股骨远端或胫骨近端骨折。骨折也可以发生在全膝关节置换术后，前交叉韧带（ACL）移植或由于病理性病变。原发性髌骨肿瘤极为罕见，主要在病例报道和少量系列的文献报道中提及。良性肿瘤比恶性肿瘤更常见，骨巨细胞瘤是最常见的病变。

损伤机制

髌骨骨折可以由直接暴力或通过股四头肌偏心收缩的间接暴力引起。老年人最常见的损伤机制是从站立高度跌倒，是一种简单的低能量损伤。髌骨位于皮下，增加了直接创伤和开放性损伤的风险。开放性髌骨骨折很少见，并且在机动车碰撞等高能量损伤后发生地更为频繁。开放性骨折更可能发生相关的损伤并具有更高的损伤严重程度评分（ISS）。

假体周围骨折

据评估，在50岁以上的患者中，美国全膝关节置换术的总体患病率为4.2%，并且在每个10年中患病率都在增加。据统计，仅在美国进行全膝关节置换术的患者总人数超过400万。髌骨骨折可能是发生在全膝关节置换术后最常见的假体周围骨折，报道的患病率范围很广（0.05%~21%）。假体周围髌骨骨折的实际发病率可能低于1%。然而，鉴于目前和以后全膝关节置换术患者的数量众多，老年人群中假体周围髌骨骨折将更加常见。

全膝关节置换术（TKA）髌骨复位后，髌骨骨折更常见。已有数据表明在复位术后增加骨折风险的因素包括术前的复位次数、术前机械性的肢体畸形、术后髌腱长度和术后髌骨切除厚度。

分型

髌骨骨折通常使用的分型系统本质上是描述性的。骨折可以被描述为无移位型和移位型。移位型被定义为大于2mm的关节面台阶和（或）大于3mm的骨折块分离。移位程度与内外侧韧带损伤的严重程度有关。伴有伸膝装制中断的移位型骨折由于非手术治疗预后不良，常常通过外科手术治疗。

无移位型和移位型骨折可进一步根据骨折的位置和骨折线来分类。通过髌骨骨折的位置和骨折线的描述可以预测损伤机制。图38.1显示了几种常见的骨折图案。骨折图案包括横向、垂直、星状和多碎片。这些线可能是粉碎或非粉碎的。老年患者更容易发生髌骨的粉碎性骨折。位置描述包括近极、远极或骨软骨。骨软骨骨折常见于年轻患者。

骨科创伤协会（OTA）分型系统按照位置来划分髌骨。该分型将髌骨骨折分为标准的A型为关节外，B型为部分关节内，垂直和C型为全关节内，非垂直。OTA分型系统没有预后相关数据；但它对于研究而言是有用的。

解剖因素

髌骨是位于股四头肌肌腱内的三角形骨。它是凸起的，并被股四头肌肌腱前方的延续部覆盖。3/4的髌骨后方被厚厚的关节软骨覆盖。髌骨远端前顶点作为髌腱的起点。髌骨的后表面分为两个主要的内外侧小平面，由一个大的垂直分开。内外侧小平面由两条较小的嵴横向分开，形成上、中、下小平面。髌骨后内侧边缘的小的垂直嵴将内侧面与小平面分隔开。

髌骨通常由单个骨化中心形成。大约3%的人群中存在异常骨化，导致二分或三分髌骨。在髌骨的上外侧部分可见一个或两个皮质边缘光滑的碎块。这种异常现象在二分髌骨中更为常见。这种异常发育不应该误认成急性骨折（图38.2）。

由于骨坏死的风险以及损伤后膝前部疼痛的多发，髌骨血供引起了关注。Scapinelli描述了髌骨的骨外和骨内血供。骨外系统是一个吻合环，由膝最上、内侧膝上、内侧膝下、外侧膝上、外侧膝下和胫前动脉组成。骨内动脉分为两个独立的系统。第一个是从前表面进入髌骨的髌骨中段血管。第二个是从髌腱和关节软骨之间的进入髌骨远极的极性血管。由于这种血管分布，髌骨近端在骨折后有血供被切断的风险（图38.3）。

临床评估

应该对患者进行完整的病史和体格检查。若有膝关节直接创伤史或偏心负重后膝关节疼痛史，临床医生应注意可能有伸膝装制的损伤。是否存在关节内积血取决于韧带有无损伤。去除关节积血和注射局部麻醉剂有助于进行进一步的体格检查，尽管仅有有限的文献支持这一观点。如果内侧和（或）外侧韧带是完整的，患者通常可以在髌骨骨折的位置保留一部分伸展功能。在这种情况下，经常会看到伸展滞后。随着髌骨骨折和韧带完全断裂，患者将无法主动伸展膝关节并进行直腿抬高。

如果可以的话，应进行髌骨体表触诊确认是否

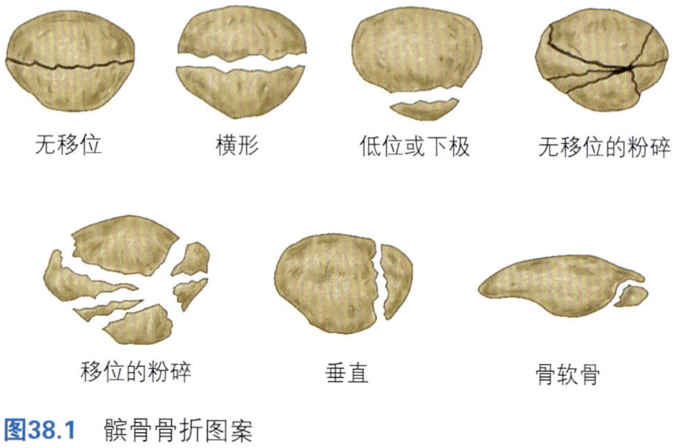

图38.1 髌骨骨折图案

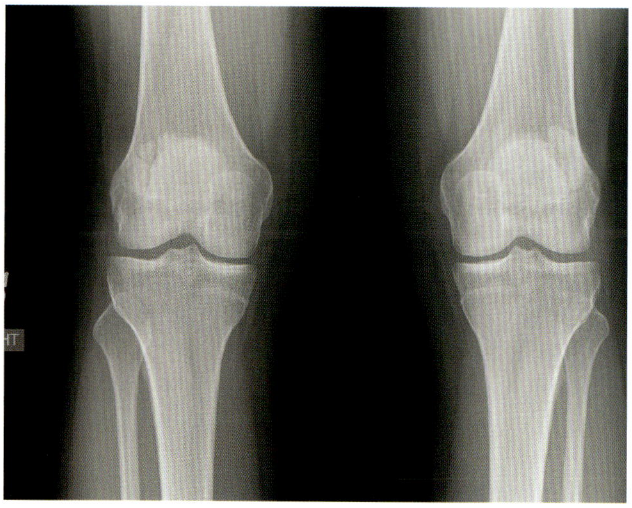

图38.2 直立的双侧膝关节X线片显示右侧为三分髌骨，左侧为二分髌骨

有压痛，骨折或骨折块有无分离。任何裂伤、擦伤和挫伤都必须仔细检查是否有开放性损伤。如有疑问，可进行生理盐水负荷试验，向关节内注射150mL无菌生理盐水，并观察伤口或软组织的外渗情况。

影像学检查

评估髌骨骨折应拍摄正位、侧位和日出位X线片。前后位片（AP）上叠加的股骨远端可能会干扰读片。侧位片能够显示髌骨的侧面，显示出移位和关节面的不匹配。轴位片有助于观察垂直骨折和骨软骨骨折的图案（图38.4）。进一步的影像学检查，如骨扫描、CT或MRI很少需要用到。然而，在评估老年骨质疏松患者的应力性骨折或髌骨的其他病理性损伤时，进一步的影像学检查可能会发挥作用。

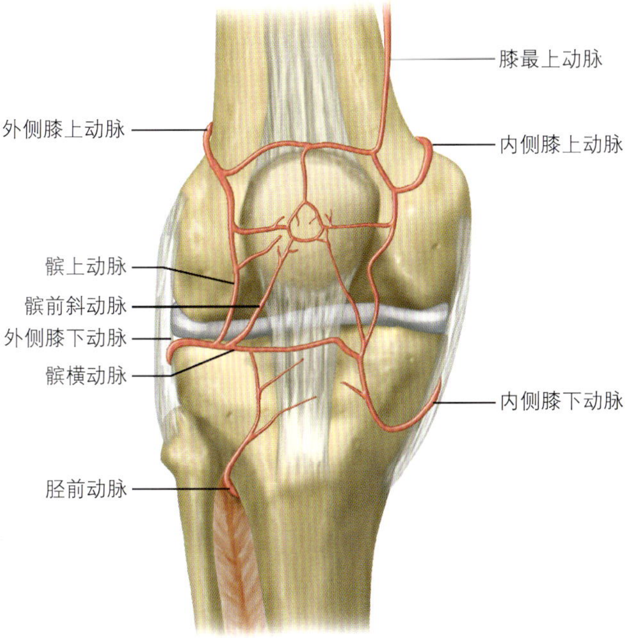

图38.3 髌骨骨外的膝关节系统和骨内系统的动脉供应

治疗

老年患者髌骨骨折的治疗目标是恢复先前的功能水平，保持伸膝装制的功能并恢复关节的平整。骨折治疗的选择取决于骨折类型，体格检查结果以及患者的功能状态和合并症。在老年人中，考虑年龄、骨质量、手术风险以及维持负重和活动度限制。

治疗应尽可能保留髌骨，然而在严重粉碎的情况下，可能不得不切除部分或全部髌骨。治疗选择包括非手术治疗、开放复位内固定、部分髌骨切除术和全髌骨切除术。

非手术治疗

无移位骨折适合非手术治疗。骨折可以是横形的、星状的或垂直的。骨折块间距不应超过3mm或关节面台阶小于2mm，体格检查时应该有完整的伸膝装制。

患者在膝关节伸直位固定4~6周。这可以用柱形或长腿支具、铰接式膝关节支撑或膝关节固定。在伸直位时，允许膝关节承受负重。几天后开始做直腿抬高锻炼。

如果有任何皮肤问题，必须更换支具。老年人可以更好地佩戴较轻的铰链式膝关节矫正器或膝关节固定器。然而，患者必须牢固地佩戴支具，并将

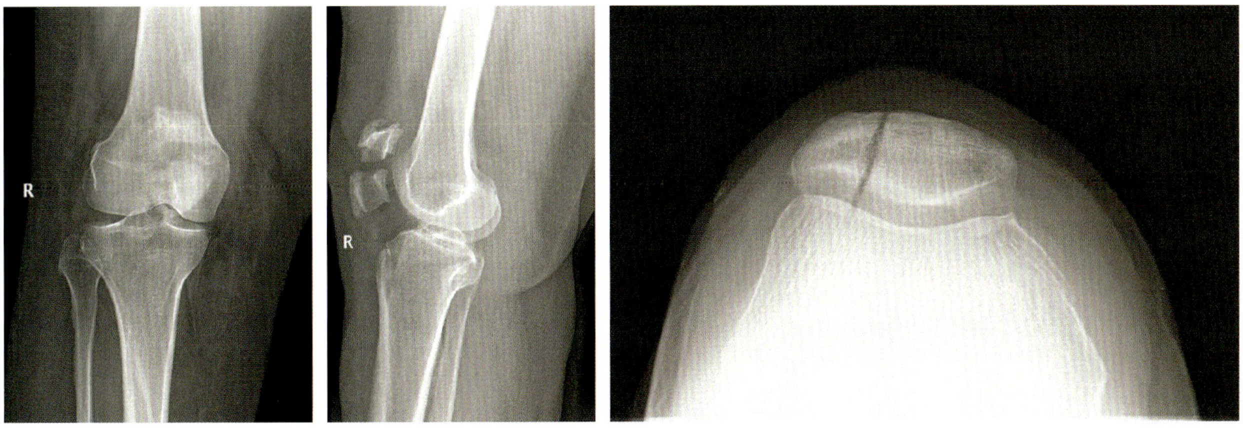

（a） （b） （c）

图38.4 （a）髌骨横形骨折移位的前后位（AP）；（b）侧位；（c）垂直髌骨骨折的日出位

膝关节固定在伸直位以便行走。在观察到有愈合迹象后，开始加强主动活动。通常，允许膝关节以分阶段的形式弯曲。这可以通过铰链式膝关节固定架来完成，它可以在伸直位上继续锁定膝关节以便活动，直到四头肌力量恢复和髌骨愈合后才允许在无痛下行直腿抬高。在伸直位固定6周后将允许膝关节0° ~30° 屈曲活动。随后每2~3周将屈曲度数增加30° ，并进行仔细的随访以确保没有进一步的移位。老年患者可能需要一个密切监测的物理治疗方案，以最大限度地提高力量和活动。

非手术治疗可能适用于有重大合并症的骨折移位患者。这些患者可以在他们的疼痛耐受范围内，允许他们行走，并开始在范围内活动。Pritchett报道了18例髌骨骨折移位超过1 cm的非手术治疗患者。随访2年，12例患者依然健在。在随访中，没有患者有严重的疼痛，9例患者只有极小或中等的活动受限。

手术

对于骨折移位和不能直腿抬高的患者，通常需要手术干预。通常，移位定义为大于2mm的移位和（或）关节不匹配。首选的手术入路是以髌骨为中心做纵向中线切口。这种方法可以在需要的时候向股四头肌腱和胫骨结节远端延伸。经皮和外固定的方法也有过描述。这些技术可用于伴有严重软组织损伤的情况。

切开复位内固定

移位较大的垂直骨折可以单独用拉力螺钉固定。对于横形或粉碎性的骨折，多种技术已有过描述，包括环扎或张力带固定。这些技术已经通过生物力学和临床的评估。改良的前方张力带技术与其他的钢丝技术相比提供了更好的骨折稳定性。在屈曲时穿过髌骨的力量导致前方顶端前角。前张力带将张力转换成髌骨关节面处的压力。特别是对粉碎性骨折，可以通过增加环扎或松质骨螺钉以加强稳定性 。进一步的研究显示，当张力带钢丝穿过空心螺钉时，稳定性增加，并发症减少并且临床疗效良好。

改良的前方张力带钢丝

虽然Benjamin等展示了单独的螺钉固定足以满足骨量充足患者的横形骨折，但老年患者需要更稳定的固定。改良的前方张力带钢丝仍然是骨量充足的横形、非粉碎性髌骨骨折的治疗选择。切开后，暴露骨折边缘并清理血肿和软组织。膝关节应彻底冲洗。可以用复位钳临时复位，并评估复位情况。关节面的复位应该通过触诊撕裂的韧带。如果撕裂太小，则可以按照Carpenter等和Gardner等分别描述的方法进行纵向内侧或外侧关节切开术。随后，可以用垂直，平行的方式打入1.6 mm的克氏针或4.0 mm的松质骨螺钉以维持复位并固定环扎线。也可以让克氏针逆行穿过骨折部位来复位。然后在克氏针末端的后面将14或16号留置针穿过髌骨和髌骨附近的股四头肌肌腱。这使环扎钢丝和骨之间的软组织最小化。然后将18号钢丝以圆形或“8”字形穿过导管。确认关节面复位后，收紧钢丝。当使用“8”字形环扎时，内外侧钢丝应对称收紧。将克氏针的近端弯曲，扭转以朝向环扎的后方，然后埋入近端髌骨中，最后去除克氏针多余的远端部分（图38.5）。

注意必须修复所有的韧带撕裂。在中断的部位“8”字缝合。这些缝合线可以在最终复位髌骨骨折之前放置并暂时夹紧。在最终的膝关节冲洗后，可以将韧带的缝合线连接起来。

Miller等报道，当单独使用钢丝固定时，老年患者的失效率较高。改良的前方张力带可以用几种方法辅助。Fortis等在尸体模型中使用环扎辅助改良的前方张力带技术时显示出生物力学上压力增加。改良的前方张力带技术也可以与空心加压螺钉结合使用，以减少骨折完全移位和骨质疏松骨折的影响。在这种技术中，4.0mm带螺纹的空心螺钉部分穿过插入纵向平行的克氏针上。螺钉在髌骨内较短，以免除螺钉末端张力带钢丝的应力。18号钢丝穿过空心螺钉成环形或“8”字形图案，内外侧对称收紧（图38.6）。

处理粉碎的横形骨折，在使用上述技术之前，骨碎片可能需要去除或骨折先固定。可能需要单独的拉力螺钉，克氏针或环扎钢丝来拼接粉碎的骨碎片。为了保证一致性，需要对关节表面进行触诊和直接评价。关节切开术可以促进这些粉碎性骨折的复位和固定。可以使用所描述的张力带技术。

带环扎的Lotke前方张力带

Lotke和Ecker描述了一种可用于严重粉碎性星状骨折的备用技术。这些骨折可能没有足够大的碎片来让改良的前方张力带着力。将18号环扎钢丝放置在邻近髌骨的骨的周围。随后，使用2.0mm的克氏针

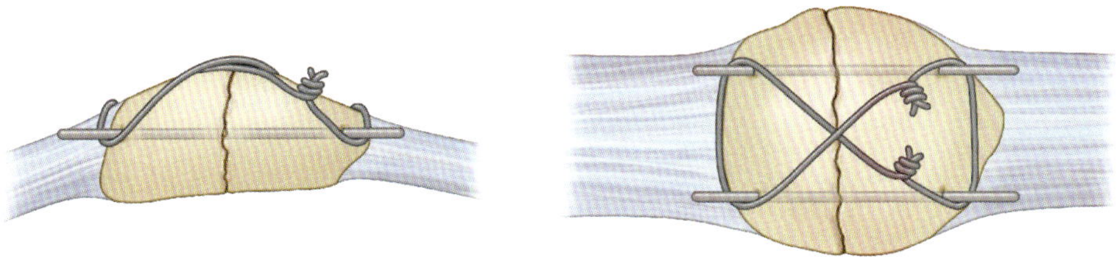

图38.5 改良的前方张力带结构

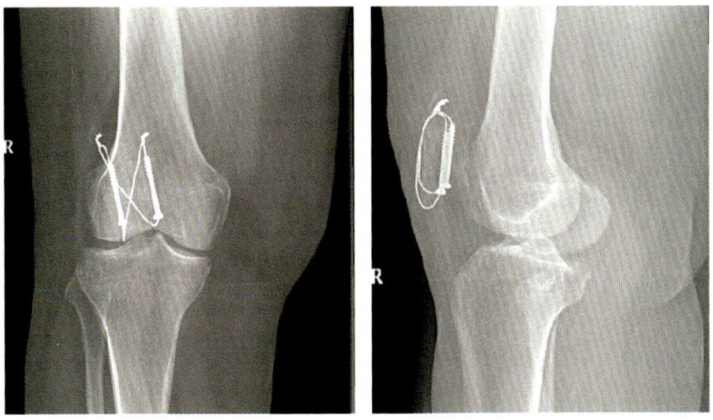

（a） （b）

图38.6 （a）膝关节正位X线片；（b）侧位X线片上的空心螺钉张力带

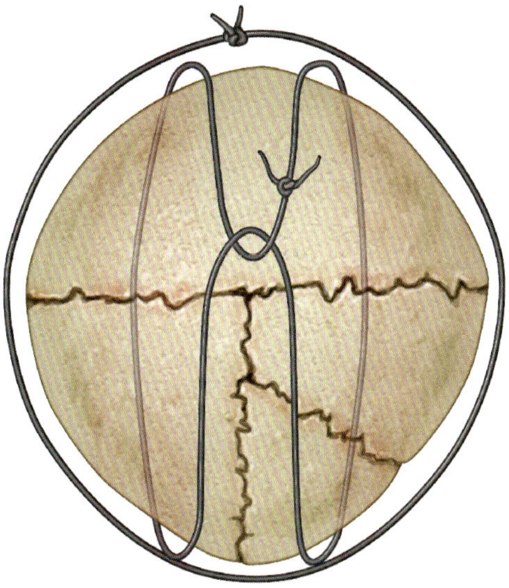

图38.7 带环扎的Lotke前方张力带

穿过复位后髌骨，从骨的内外侧边缘约1cm处纵向平行钻出。18或20号钢丝的两端向远侧穿过克氏针孔形成一个环。钢丝的一个自由近端通过远端环。近端固定在一起并拧紧（图38.7）。

缝合固定

可以考虑使用不可吸收的聚酯缝线而不是标准钢丝。使用尸体生物力学模型在改良的前方张力带和Lotke前方张力带结构中比较不可吸收的聚酯缝线与标准钢丝。缝合线或钢丝模型在测试1000次后都没有出现故障。一项临床研究比较了钢丝固定的21例患者和缝线固定的16例患者，钢丝组的再手术率为38%，感染率为14%，缝线组为6%，无感染。使用缝线可以避免断丝的并发症，这在老年患者中尤其重要，因为合并症和皮肤质量会导致切口愈合存在潜在问题。缝线固定可能降低再手术率，使得缝线固定成为标准钢丝固定的合理替代方案。必须保持在髌骨上闭合附着的原则，确保有足够的缝合张力。

部分髌骨切除术

对于极性骨折块的未粉碎的极性骨折或粉碎的极性骨折可以使用改良的前方张力带或Lotke前方张力带和所描述的环扎技术充分固定。如前描述使用单独的垂直钢丝和篮筐钢板保护下极骨块，在临床上取得了成功。这些技术可以允许更早的活动范围和保持髌骨高度。应尽一切努力保存大的关节面骨折块。但是，如果无法挽救极性骨块，可以进行部分髌骨切除术，也能获得好的结果。虽然去除40%以上的髌骨后疗效很差，但Saltzman等报道了一组40例接受了部分髌骨切除术的患者，该组股四头肌的平均强度为对侧肢体的85%，在78%的患者中观察到良好或极好的结果。

尽管部分髌骨切除术减少了髌股关节的接触面积并增加了关节接触压力，但Marder等证明髌腱的前侧的再附着显著降低了这些接触压力。这个前附着部位更准确地恢复了解剖结构。

粉碎的、不可修复的极性骨折可以使用部分髌骨切除术，当成股四头肌或髌腱撕脱伤来治疗。对于下极的部分髌骨切除术，剩余的髌骨上方骨块准备形成一个横向的表面。在上方骨块出口处钻出3个均匀间隔的平行孔。用一种结实的、不可吸收的缝合线来做连锁式缝线，比如Krakow缝合。这根针沿着肌腱的一个边缘向下移动，然后向上移动到肌腱的中心。在肌腱的另一边缝合第二根缝线。随后使缝合线末端穿过3个钻孔，使2根中心缝合线穿过中心孔。然后将这些过伸的缝线与膝关节捆在一起，并使肌腱边缘接近髌骨骨折部分。这种修复常常通过穿过胫骨结节和髌骨近端的钢丝或结实的缝线进行辅助和保护（图38.8）。

全髌骨切除术

全髌骨切除术可导致伸膝装制的功效降低。髌骨切除术后的膝关节伸直需要股四头肌力量增加30%，几项研究表明，髌骨切除术后股四头肌力量减少约50%。如果能维持关节面的匹配，应尽一切努力保留一块骨块。然而，髌骨切除术是不可重建的髌骨骨折的选择，也可用于固定失效、肿瘤或感染等特殊情况。

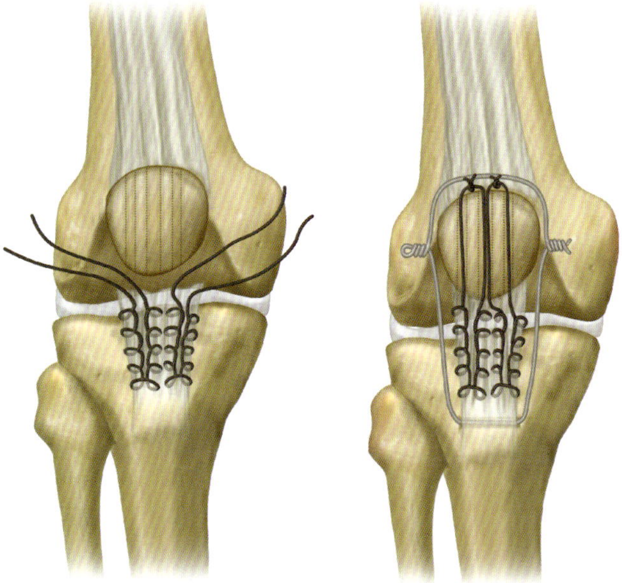

图38.8 髌腱修复剩余的髌骨。（a）两种结实的不可吸收的缝线以Krakow式穿过肌腱。在髌骨上打入3个平行钻孔；（b）缝合线穿过钻孔并使膝关节固定在过伸位，保证肌腱–骨相连接。这可以通过保护性的钢丝来环扎或缝合来加强

去除髌骨骨块和不健康的肌腱，然后对剩余的伸肌装置进行初步修复。髌骨的去除有效地延长了伸膝装制，因此修复必须包括剩余肌腱的重叠，不然将导致伸肌滞后。膝关节通过范围活动，并且在90°屈曲时张力应该明显。

如果肌腱不足，可以进行四头肌的翻转。如果需要的话，这也能提供一些髌前软组织。Shorbe和Dobson描述了一种常见的用股四头肌肌腱倒“V”成形的方法。“V”的顶点位于游离缘的近端6.3cm处。肢体向远端延伸5.1cm，使1.2cm的肌腱与韧带连接。“V”的角可根据需要用缝线加固。然后在髌腱的近端部分，将顶端向远端折叠并缝合。剩余的股四头肌肌腱像修复韧带一样修复（图38.9）。

对于没有足够股四头肌腱的大缺损，Gallie和Lemesurier描述了一种利用游离筋膜或腱膜移植的方法。膝关节伸直位测量清创后的缺损。一个1.5cm厚的阔筋膜的长度是缺损长度的2倍再加5.1cm。它沿着自身的长度转动并自身缝合。然后将这种移植物穿过剩余的股四头肌肌腱或肌肉，穿过髌韧带，然后再与自身缝合。

Gunal等发现当髌骨切除术结合股内斜肌前移时，患者的力量和主观功能会得到改善。在这种技术中，髌骨切除术的缺损是纵向闭合的，然后股内斜肌向远端外侧前移至缺损处（图38.10）。

假体周围骨折

TKA后髌骨骨折的治疗可以依据3个主要的标准：伸肌机制的完整性，髌骨内植物的固定状态和剩余骨的质量。应力性骨折，具有完整伸肌机制的骨折和内植物稳定的骨折通常可以采取非手术治疗并能取得很好的结果。Hozack等发现TKA术后髌骨无移位骨折的最佳治疗方法是非手术治疗，没有伸膝滞后的移位骨折也可以采取非手术治疗。

Ortiguera和Berry根据他们的分型系统推荐治疗（表38.1）。Ⅰ型骨折具有稳定的内植物和保存的伸膝装制，可采取非手术治疗。Ⅱ型骨折具有稳定的内植物和伸肌机制的破坏。这些患者可采用部分髌骨切除术，全髌骨切除术或骨折切开复位内固定来修复伸肌机制。Ⅲ型骨折是那些内植物不稳定的骨折，并进一步细分为Ⅲa型（髌骨骨质好）和Ⅲb型（髌骨骨质差）。如果有症状，都需要手术治疗。Ⅲa型骨折可采用髌骨假体翻修或假体去除和髌骨成

形术治疗。Ⅲb型骨折采用假体去除和部分或全髌骨切除术进行治疗。这些患者组的所有手术干预均伴有高并发症率、再手术率和后遗症率。

术后管理和康复

应在术中检查固定，以评估可立即耐受的屈曲量。术后范围活动度的方案从立即持续的被动运动到石膏固定制动不等。术后立刻开始负重，建议手术后至少6周开始活动。通常在切口愈合之前，活动范围被完全限制或小于30°。然后通过切口愈合，伸膝装制的稳定性和修复的稳定性来指导活动。当伸肌机制保持纵向完整时，活动可以相对较快地进行。但是，大多数这些损伤需要更严格的修复保护。

Shabat等的两项研究专注于手术干预后的老年人康复。在这两项研究中，患者首先在4~6周内以10°屈曲固定在圆柱体支具中。所有患者在停止固定后接受物理治疗。在14例手术治疗的八旬老人中，所有患者都能够达到大于100°的屈曲，并且所有认定的功能不受限或几乎不受限。得出的结论是，固定恰恰适用于老年人的粉碎性骨质疏松性骨折而对最终结果无不良影响。

并发症

一些研究报道19%~69%的患者在手术治疗髌骨骨折后功能不良，28%的患者对膝关节功能不满意。Dy等对24项研究（髌骨骨折737例）进行的Meta分析显示，髌骨骨折的开放复位内固定后，预估再次手术率为33.6%、感染率为3.2%、骨不连率为1.9%。这些比率没有受到年龄、性别、手术技巧或发表日期的显著影响。

复位失败

Smith等发现，当使用具有早期活动范围的改良前方张力带（MATB）技术时，复位失败大于2mm的比率为22%。目前还不清楚受保护的活动范围是否会预防这些并发症。Miller等指出，109例手术治疗的髌骨骨折患者的失败率为12%。预测失败的因素是患者的年龄较大以及在张力带结构中克氏针的使用。未发现其他类型内固定（螺钉、钢丝）以张力带方法固定导致的失败。如果骨折块分离超过3~4mm或导致关节不匹配超过3mm，建议修改固定方法（图38.11）。

不愈合

文献中髌骨骨折不愈合的总体发生率为2.4%~12.5%。这包括非手术和手术治疗的骨折。手术治疗被发现有1.9%的不愈合率。开放性骨折和横形骨折可能会增加骨折不愈合的风险。

Klassen和Trousdale报道了一组20例延迟愈合或不愈合髌骨骨折患者，采用非手术治疗（n=12）和手术治疗（n= 8）。如果有症状，建议患者进行手术。据发现，症状轻的骨折不愈合可以非手术治

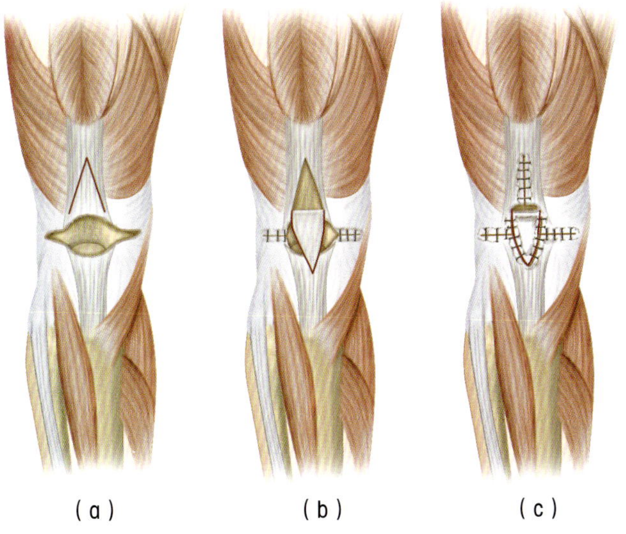

图38.9 Shorbe和Dobson股四头肌肌腱倒“V”形成形术。（a）髌骨切除后伸肌装制横断面会出现缺损，需要先修复内外侧韧带；（b）将四头肌腱的倒“V”形皮瓣向远端翻转以修复剩余的中心缺损；（c）然后将皮瓣缝合到位，覆盖并加固缺损

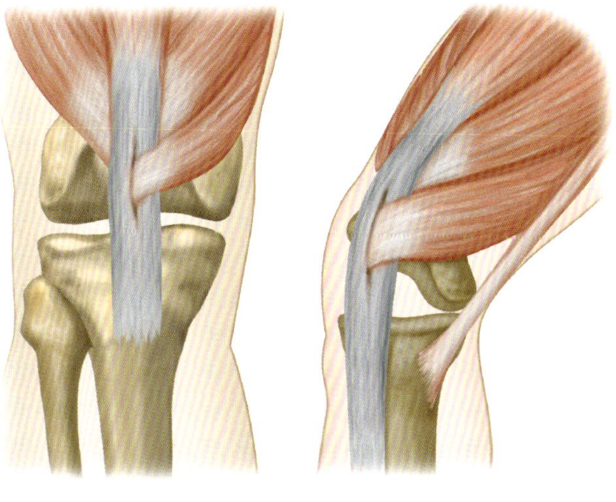

图38.10 股内斜肌前移补充髌骨切除术

表38.1 全膝关节置换术后髌骨骨折的分型和治疗建议

骨折类型	描述	治疗
Ⅰ	内植物完整、伸肌装制完好	非手术
Ⅱ	内植物完整、伸肌装制破坏	通过部分/全髌骨切除术或ORIF修复伸肌装制
Ⅲa	假体松动、骨质好	如有症状：髌骨假体翻修或假体切除关节成形术
Ⅲb	假体松动、骨质差	如果有症状：去除髌骨假体用髌骨成形术或全髌骨切除术

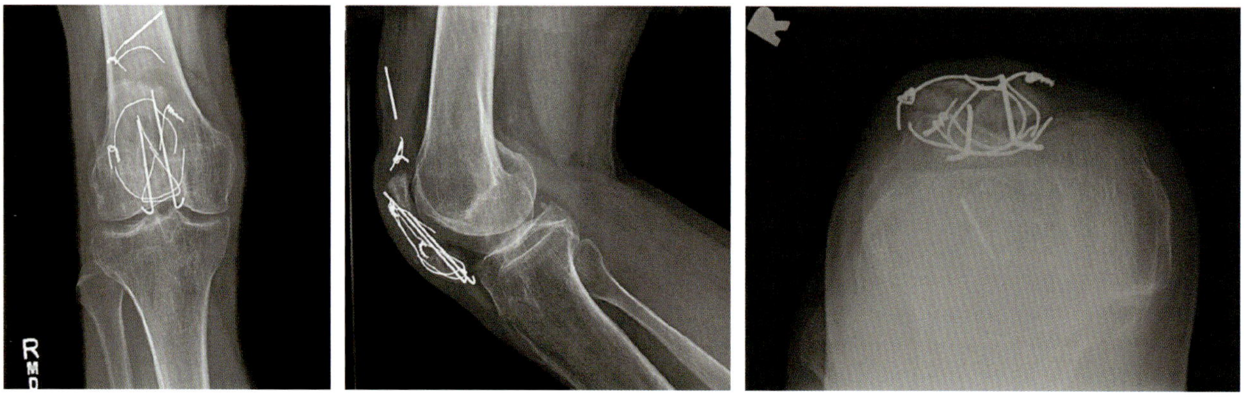

(a) (b) (c)

图38.11 （a）膝关节正位；（b）侧位；（c）日出位X线片上固定失效

疗，尽管这些骨折最终未完全愈合。据发现，不愈合的手术治疗功能改进后能达到愈合。建议采取非手术治疗的患者与那些建议手术治疗而拒绝手术的患者相比，其改善程度有统计学差异。

感染

手术治疗髌骨骨折的Meta分析感染率为3.2%，发生率为0~12.8%。开放性骨折和免疫功能低下患者的感染率较高。浅表感染可能需要口服抗生素，切口护理或骨折愈合后将突出的内固定去除。必须去除失活的软组织和不稳定的内固定。在彻底清创术和使用特定的静脉用抗生素后，深度感染或骨髓炎的情况下稳定的内固定可以保留。尽管可能需要使用取髌骨切除术来控制感染，但仍应尽一切努力保留所有剩余的髌骨。皮瓣可能需要足够的软组织覆盖。

有症状的内固定

有症状的内固定的出现率范围为0~60%，其中许多患者需要取出内固定。有症状的内固定可能已损坏或完好无损。Miller等发现内固定取出的唯一预测因素是随访时间的增加。骨折愈合后，如果出现症状，可以取出内固定。有报道称，损坏的内固定从髌骨移动到腘窝和心脏右心室。这些病例提示考虑钢丝断裂的内固定移除或定期拍摄X线片来评估内固定的移位。

僵硬

髌骨骨折的稳定固定允许早期的范围运动。如果最初4~6周需要或选择固定，Shabat等研究表明，功能活动范围可以通过物理治疗重新获得。如果在治疗过程中，僵硬没有改善，可以考虑在麻醉下处理。操作必须小心谨慎，以防止破坏软组织或内固定的失效。如果处理不能达到足够的活动范围，在严重的病例中可考虑在关节镜下粘连松解。硬膜外麻醉，持续的被动活动和频繁的物理治疗可以与手术相结合。如果在术后9~12个月时膝关节仍僵硬，则可考虑采用股四头肌成形术，尽管在老年人中这可能很少会用到。

后遗神经炎

髌骨骨折在非手术和手术治疗后髌股关节炎的

长期发生率在16%~70%。Sorensen 指出，髌股关节炎在髌骨骨折中的发病率为70%。然而，30%的患者在对侧无骨折的膝关节中也有髌股关节炎，所有患者无症状或症状轻微。大多数髌股关节炎可通过物理治疗、股四头肌锻炼和非甾体类抗炎药进行治疗。适合的患者可以考虑关节内注射和全膝关节置换。

结论

髌骨骨折最常发生于老年人低能量摔倒后，粉碎性骨折最常见。在老年患者中，我们可能会看到全膝关节置换术后髌骨骨折的数量越来越多。

在治疗老年患者的这些损伤时，考虑患者自身和骨折特征是很重要的。虽然最好能恢复骨折的关节面平整和伸膝装制，但必须考虑到手术干预的潜在并发症。对老年患者损伤的手术和非手术长期预后结果需要更多的数据。要考虑的重要结果是患者报道的并发症的结果以及再手术率。

参考文献

[1] Bostrom A. Fracture of the patella. A study of 422 patellar fractures. Acta Orthop Scand Suppl 1972;143:1–80.

[2] Levack B, Flannagan JP, Hobbs S. Results of surgical treatment of patellar fractures. J Bone Joint Surg Br 1985;67(3):416–419.

[3] Baron JA, Karagas M, Barrett J, Kniffin W, Malenka D, Mayor M, et al. Basic epidemiology of fractures of the upper and lower limb among Americans over 65 years of age. Epidemiology 1996;7(6):612–618.

[4] Shabat S, Mann G, Kish B, Stern A, Sagiv P, Nyska M. Functional results after patellar fractures in elderly patients. Arch Gerontol Geriatr 2003;37(1):93–98.

[5] Bhagat S, Sharma H, Bansal M, Reid R. Presentation and outcome of primary tumors of the patella. J Knee Surg 2008;21(3):212–216.

[6] Weinstein AM, Rome BN, Reichmann WM, Collins JE, Burbine SA, Thornhill TS, et al. Estimating the burden of total knee replacement in the United States. J Bone Joint Surg Am 2013;95(5):385–392.

[7] Sheth NP, Pedowitz DI, Lonner JH. Periprosthetic patellar fractures. J Bone Joint Surg Am 2007;89(10):2285–2296.

[8] Keating EM, Haas G, Meding JB. Patella fracture after post total knee replacements. Clin Orthop Relat Res 2003;(416):93–97.

[9] Ortiguera CJ, Berry DJ. Patellar fracture after total knee arthroplasty. J Bone Joint Surg Am 2002;84-A(4):532–540.

[10] Reed MR, Farhan MJ, Chaudhuri C. Patellar stress fracture: A complication of knee joint arthroplasty without patellar resurfacing. J Arthroplasty 1999;14(3):383–385.

[11] Parvizi J, Kim KI, Oliashirazi A, Ong A, Sharkey PF. Periprosthetic patellar fractures. Clin Orthop Relat Res 2006;446:161–166.

[12] Seo JG, Moon YW, Park SH, Lee JH, Kang HM, Kim SM. A case-control study of spontaneous patellar fractures following primary total knee replacement. J Bone Joint Surg Br 2012;94(7):908–913.

[13] Carpenter JE, Kasman RA, Patel N, Lee ML, Goldstein SA. Biomechanical evaluation of current patella fracture fixation techniques. J Orthop Trauma 1997;11(5):351–356.

[14] Braun W, Wiedemann M, Ruter A, Kundel K, Kolbinger S. Indications and results of nonoperative treatment of patellar fractures. Clin Orthop Relat Res 1993;(289):197–201.

[15] Bostman O, Kiviluoto O, Nirhamo J. Comminuted displaced fractures of the patella. Injury 1981;13(3):196–202.

[16] Harris R. Fractures of the patella and injuries to the extensor mechanism. In: Bucholtz R, Heckman J, Court-Brown C, editors. Rockwood and Green' s Fractures in Adults. 6th ed. Philadelphia, PA: Lippincott Williams & Wilkins; 2006. pp. 1969–1997.

[17] Lotke PA, Ecker ML. Transverse fractures of the patella. Clin Orthop Relat Res 1981;(158):180–184.

[18] Marsh JL, Slongo TF, Agel J, Broderick JS, Creevey W, DeCoster TA, et al. Fracture and dislocation classification compendium—2007: Orthopaedic Trauma Association classification, database and outcomes committee. J Orthop Trauma 2007;21(10 Suppl):S1–133.

[19] Todd TW, McCally WC. Defects of the patellar border. Ann Surg 1921;74(6):775–782.

[20] Scapinelli R. Blood supply of the human patella. Its relation to ischaemic necrosis after fracture. J Bone Joint Surg Br 1967;49(3):563–570.

[21] Lazaro LE, Wellman DS, Klinger CE, Dyke JP, Pardee NC, Sculco PK, et al. Quantitative and qualitative assessment of bone perfusion and arterial contributions in a patellar fracture model using gadolinium-enhanced magnetic resonance imaging: A cadaveric study. J Bone Joint Surg Am 2013;95(19):e1401–1407.

[22] Nord RM, Quach T, Walsh M, Pereira D, Tejwani NC. Detection of traumatic arthrotomy of the knee using the saline solution load test. J Bone Joint Surg Am 2009;91(1):66–70.

[23] Apple JS, Martinez S, Allen NB, Caldwell DS, Rice JR. Occult fractures of the knee: Tomographic evaluation. Radiology 1983;148(2):383–387.

[24] Pritchett JW. Nonoperative treatment of widely displaced patella fractures. Am J Knee Surg 1997;10(3):145–7; discussion 147–148.

[25] Ma YZ, Zhang YF, Qu KF, Yeh YC. Treatment of fractures of the patella with percutaneous suture. Clin Orthop Relat Res 1984;(191):235–241.

[26] Wardak MI, Siawash AR, Hayda R. Fixation of patella fractures with a minimally invasive tensioned wire method: Compressive external fixation. J Trauma Acute Care Surg 2012;72(5):1393–1398.

[27] Liang QY, Wu JW. Fracture of the patella treated by open reduction and external compressive skeletal fixation. J Bone Joint Surg Am 1987;69(1):83–89.

[28] Weber MJ, Janecki CJ, McLeod P, Nelson CL, Thompson JA. Efficacy of various forms of fixation of transverse fractures of the patella. J

Bone Joint Surg Am 1980;62(2):215–220.
[29] Burvant JG, Thomas KA, Alexander R, Harris MB. Evaluation of methods of internal fixation of transverse patella fractures: A biomechanical study. J Orthop Trauma 1994;8(2):147–153.
[30] Curtis MJ. Internal fixation for fractures of the patella. A comparison of two methods. J Bone Joint Surg Br 1990;72(2):280–282.
[31] Berg EE. Open reduction internal fixation of displaced transverse patella fractures with figure-eight wiring through parallel cannulated compression screws. J Orthop Trauma 1997;11(8):573–576.
[32] Benjamin J, Bried J, Dohm M, McMurtry M. Biomechanical evaluation of various forms of fixation of transverse patellar fractures. J Orthop Trauma 1987;1(3):219–222.
[33] Gardner MJ, Griffith MH, Lawrence BD, Lorich DG. Complete exposure of the articular surface for fixation of patellar fractures. J Orthop Trauma 2005;19(2):118–123.
[34] Archdeacon M, Sanders R. Patella fractures and extensor mechanism injuries. In: Browner B, Levine A, Jupiter J, Trafton P, Krettek C, editors. Skeletal Trauma. 4th ed. Philadelphia, PA: Saunders; 2009. pp. 2131–2166.
[35] Miller MA, Liu W, Zurakowski D, Smith RM, Harris MB, Vrahas MS. Factors predicting failure of patella fixation. J Trauma Acute Care Surg 2012;72(4):1051–1055.
[36] Fortis AP, Milis Z, Kostopoulos V, Tsantzalis S, Kormas P, Tzinieris N, et al. Experimental investigation of the tension band in fractures of the patella. Injury 2002;33(6):489–493.
[37] Patel VR, Parks BG, Wang Y, Ebert FR, Jinnah RH. Fixation of patella fractures with braided polyester suture: A biomechanical study. Injury 2000;31(1):1–6.
[38] Gosal HS, Singh P, Field RE. Clinical experience of patellar fracture fixation using metal wire or non-absorbable polyester—A study of 37 cases. Injury 2001;32(2):129–135.
[39] Yang KH, Byun YS. Separate vertical wiring for the fixation of comminuted fractures of the inferior pole of the patella. J Bone Joint Surg Br 2003;85(8):1155–1160.
[40] Kastelec M, Veselko M. Inferior patellar pole avulsion fractures: Osteosynthesis compared with pole resection. J Bone Joint Surg Am 2004;86-A(4):696–701.
[41] Matejcic A, Puljiz Z, Elabjer E, Bekavac-Beslin M, Ledinsky M. Multifragment fracture of the patellar apex: Basket plate osteosynthesis compared with partial patellectomy. Arch Orthop Trauma Surg 2008;128(4):403–408.
[42] Saltzman CL, Goulet JA, McClellan RT, Schneider LA, Matthews LS. Results of treatment of displaced patellar fractures by partial patellectomy. J Bone Joint Surg Am 1990;72(9):1279–1285.
[43] Marder RA, Swanson TV, Sharkey NA, Duwelius PJ. Effects of partial patellectomy and reattachment of the patellar tendon on patellofemoral contact areas and pressures. J Bone Joint Surg Am 1993;75(1):35–45.
[44] Kaufer H. Mechanical function of the patella. J Bone Joint Surg Am 1971;53(8):1551–1560.
[45] Sutton FS, Jr, Thompson CH, Lipke J, Kettelkamp DB. The effect of patellectomy on knee function. J Bone Joint Surg Am 1976;58(4):537–540.
[46] Watkins MP, Harris BA, Wender S, Zarins B, Rowe CR. Effect of patellectomy on the function of the quadriceps and hamstrings. J Bone Joint Surg Am 1983;65(3):390–395.
[47] Shorbe HB, Dobson CH. Patellectomy; repair of the extensor mechanism. J Bone Joint Surg Am 1958;40-A(6):1281–1284.
[48] Gallie WE, Lemesurier AB. The late repair of fractures of the patella and of rupture of the ligamentum patellae and quadriceps tendon. J Bone Joint Surg Am 1927;9(1):47–54.
[49] Gunal I, Taymaz A, Kose N, Gokturk E, Seber S. Patellectomy with vastus medialis obliquus advancement for comminuted patellar fractures: A prospective randomised trial. J Bone Joint Surg Br 1997;79(1):13–16.
[50] Hozack WJ, Goll SR, Lotke PA, Rothman RH, Booth RE, Jr. The treatment of patellar fractures after total knee arthroplasty. Clin Orthop Relat Res 1988;(236):123–127.
[51] Shabat S, Folman Y, Mann G, Gepstein R, Fredman B, Nyska M. Rehabilitation after knee immobilization in octogenarians with patellar fractures. J Knee Surg 2004;17(2):109–112.
[52] Carpenter JE, Kasman R, Matthews LS. Fractures of the patella. Instr Course Lect 1994;43:97–108.
[53] Hung LK, Chan KM, Chow YN, Leung PC. Fractured patella: Operative treatment using the tension band principle. Injury 1985;16(5):343–347.
[54] Dy CJ, Little MT, Berkes MB, Ma Y, Roberts TR, Helfet DL, et al. Meta-analysis of re-operation, nonunion, and infection after open reduction and internal fixation of patella fractures. J Trauma Acute Care Surg 2012;73(4):928–932.
[55] Smith ST, Cramer KE, Karges DE, Watson JT, Moed BR. Early complications in the operative treatment of patella fractures. J Orthop Trauma 1997;11(3):183–187.
[56] Klassen JF, Trousdale RT. Treatment of delayed and nonunion of the patella. J Orthop Trauma 1997;11(3):188–194.
[57] Nathan ST, Fisher BE, Roberts CS, Giannoudis PV. The management of nonunion and delayed union of patella fractures: A systematic review of the literature. Int Orthop 2011;35(6):791–795.
[58] Torchia ME, Lewallen DG. Open fractures of the patella. J Orthop Trauma 1996;10(6):403–409.
[59] Catalano JB, Iannacone WM, Marczyk S, Dalsey RM, Deutsch LS, Born CT, et al. Open fractures of the patella: Long-term functional outcome. J Trauma 1995;39(3):439–444.
[60] Choi HR, Min KD, Choi SW, Lee BI. Migration to the popliteal fossa of broken wires from a fixed patellar fracture. Knee 2008;15(6):491–493.
[61] Biddau F, Fioriti M, Benelli G. Migration of a broken cerclage wire from the patella into the heart. A case report. J Bone Joint Surg Am 2006;88(9):2057–2059.
[62] Sorensen KH. The late prognosis after fracture of the patella. Acta Orthop Scand 1964;34:198–212.

39

胫骨近端骨折

Matthew D. Karam，J. Lawrence Marsh

简介

在北美洲，随着人口老龄化，越来越多的老年患者（见第1章）承受包括胫骨平台骨折在内的损伤。不幸的是，在这一年龄段患有胫骨平台骨折的患者中，相对缺乏报道治疗技术和治疗结果的高质量文献。胫骨近端骨折的大部分研究基于骨折或治疗类型分层分析，而不将老年人作为亚组进行评估。鉴于缺乏公开的信息，本章中的治疗建议通常是根据对无年龄或骨质量分层的胫骨平台骨折的研究，并结合研究人员的个人经验得出的。

胫骨近端骨折是复杂的损伤，骨质疏松或骨质减少的加大了治疗难度。即使是低能量损伤也会导致比正常骨量患者更大的骨折粉碎。考虑到骨的相对脆弱性，手术和非手术治疗都会增加继发性移位的风险。即使使用现代的植入物设计和固定技术，对于骨质疏松的老年患者效果有时也较差。此外，老年患者不耐受长时间的非负重或固定。

尽管在治疗患有胫骨近端骨折的老年患者方面存在困难，但与其他涉及下肢的骨质疏松性关节周围骨折相比，该治疗的强度较低，在某些情况下操作更容易。例如，对于许多类型的损伤，都可以进行非手术治疗。相反，维持股骨远端骨折或髋部骨折的患者需要在动员前进行手术治疗。当选择手术时，在胫骨近端较少的侵入性手术方法和植入物是可能的。膝关节可比髋关节更大程度地承受关节不协调。尽管关节不协调和创伤性骨关节炎的影像学证据中，患者保持相对无症状和功能良好并不少见，只要保持肢体的整体对齐。由于这些原因，在患有骨质疏松症和胫骨平台骨折的老年患者中，通常应尽量采用减少损害的手术方法，并着重于保持肢体的机械对准，同时将并发症的风险降至最低。

在本章中，研究人员将老年人、骨质量差、骨质疏松症和骨质减少症相对互换使用，因为在这些情况下内容会存在大量重叠。这些挑战性创伤的流行病学，评估和治疗方法将包括在内。

流行病学

胫骨近端骨折发生于各年龄段的患者，从维持骨骺损伤的年轻患者到大多数老年患者，低能机制可导致多种不同的骨折部位。多项研究表明，胫骨平台骨折的发生率最高的50多岁人群，其次是40多岁和60多岁人群。同时也存在性别差异，由于能量机制较高，男性通常在20~40岁发病率较高。随着年龄的增长，女性的胫骨平台骨折发生率不断增加，通常在70岁达到顶峰。正是在这一人群中，骨质疏松性胫骨近端骨折最常见，并且较低的能量机制开始占主导地位。

虽然胫骨平台骨折合并骨质疏松的具体发病率仍难以阐明，但这种骨折的发生越来越普遍。先前的研究已经表明，30%~40%的胫骨平台骨折可能有一定程度的骨质疏松或骨质减少。鉴于老年人口的增加和评估骨质疏松症的技术的改进，一项重点研究得到的结果可能会发生改变。

分类

胫骨平台骨折是一组复杂多样的损伤，涉及不同的损伤机制，不同程度的影像学位移和相关的软组织损伤。这些不同的损伤需要不同的评估和治疗技术，但仍然被分类为胫骨平台骨折。没有什么变化比老年患者更明显，损伤模式涵盖了从机动车事故导致的严重高能量双髁骨折脱位模式到关节撞击的低能量外翻负荷骨折的整个范围。

胫骨平台骨折的两种最常用的分类方案是Sastkes分类法和AO/OTA分类法。这些分类用于老年患者，与年轻胫骨平台骨折患者使用的分类方式有时相同。

胫骨平台骨折的相对发生率在骨质疏松或骨量减少的患者与正常骨量的患者相比有所不同。侧裂性凹陷骨折（Sastker-Ⅱ，41-B）在骨质疏松或骨质疏松症患者中最常见的骨折类型。在患骨破坏的患者中，外翻负荷主要导致侧向平台的过度负荷和分裂性凹陷骨折，而在正常骨的个体中，由于较好的结构完整性，可能会发生骨挫伤或内侧韧带损伤。同样，在骨质疏松症患者中很少发生单纯裂口骨折（Schatzker Ⅰ），因为这种模式需要骨结构的完整性。与年轻的正常骨量患者相反，老年人的双髁骨折模式可能会出现高能量机制。当它们发生时，显著粉碎和松质骨丢失或嵌塞导致随后的手术管理的困难。粉碎、骨丢失和小关节碎片与干骺端粉碎是老年患者的这些模式的共同特征（图39.1）。

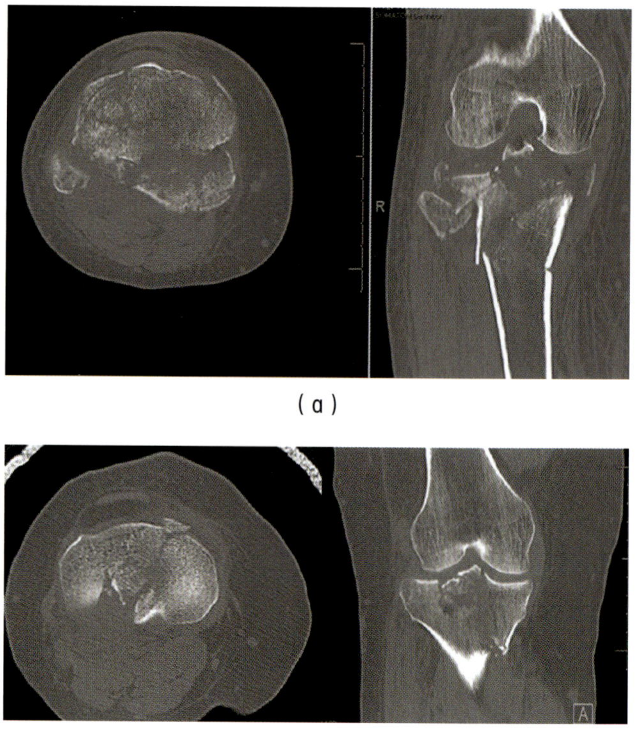

（a）

（b）

图39.1 （a）72岁女性胫骨平台闭合性骨折的轴位和冠状位CT影像；（b）1名38岁妇女的轴位和冠状位CT影像，她患有胫骨平台骨折，包括双髁。值得注意的是，尽管有类似的损伤机制，但在老年妇女中明显有更多的干骺端粉碎和松质骨嵌塞

治疗

评价

相关的软组织损伤，包括开放性损伤、室间隔综合征和血管损伤，都可能与高能量胫骨平台骨折有关。骨质疏松症或骨质疏松症患者的相对较低能量的创伤可能会产生高能量骨折模式，因此，即使机制很简单，也必须考虑这些相关的损伤并仔细评估患者。

尽管在文献中没有明确记载，血管损伤可能更常见于严重损伤模式，因为潜在钙化血管顺应性较差（图39.2）。在老年患者中，软组织包膜的弹性较小，血管化程度较低。因此，在手术前仔细评估软组织与年轻患者同等或重要。老年骨质疏松性骨折患者的软组织包膜可能不耐受广泛的手术方法。

膝关节韧带损伤常与胫骨平台骨折有关。例如，在外侧劈开性压迫伤或膝盖外翻负荷引起的局部外侧压迫性骨折这种老年人口常见的损伤模式中，可能会发生内侧副韧带损伤。然而，由于骨量减少的保护膝关节的韧带结构，一般认为骨损伤的发生率较高，因为组织损伤是通过骨而不是软组织发生的。

体格检查是重要的，应该类似于其他胫骨平台骨折患者。这包括对软组织的检查以及详细的神经血管检查，这两种检查对于确定后续治疗策略都是至关重要的。当考虑非手术治疗时，对于低能量类型的骨折类型，稳定性测试或韧带检查可能是合适的，因为机械稳定性和肢体复位对于获得满意的结果很重要。有时仅评估仰卧位的肢体复位有助于评估可能的畸形而无须手术治疗。

胫骨平台骨折的影像学评估和处理与骨质量无关。这包括前后、侧方和尾部或高原视图射线照片。可以显示包括髋关节和踝关节的相邻关节的X线

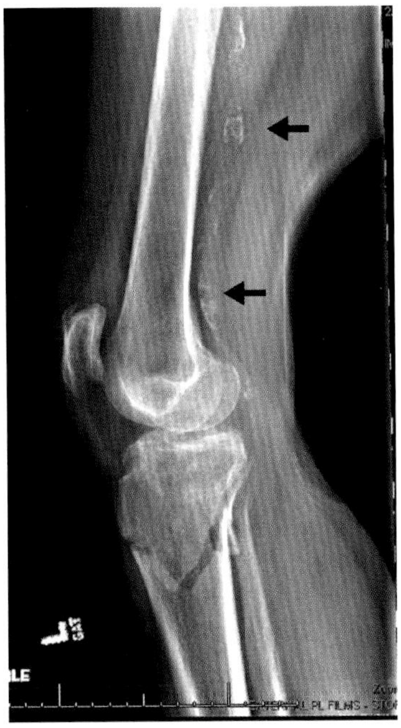

图39.2 89岁男性双髁胫骨平台骨折的侧位X线片。血管钙化（黑色箭头）可以很容易地看到

片。当考虑手术治疗时，受伤肢体的CT扫描将有助于手术规划。MRI可能识别出半月板和韧带相关的软组织损伤，但并非在所有平台骨折中都常规使用它。在老年患者中，很少进行MRI检查，因为需要评估和治疗韧带和半月板损伤较少。对于老年或骨质疏松患者膝关节内或关节周围软组织损伤的治疗，研究人员没有发现具体的研究。

一般考虑

老年骨质疏松症患者胫骨近端骨折的治疗需要几方面的考虑，这可能导致比年轻骨性好的患者所选择的治疗技术。老年人或骨质疏松症患者骨储备减少的患者比正常人更容易发生功能性需求下降。此外，老年人或体弱患者的并发症尤其有问题。由于这些原因，较不积极的治疗技术，包括非手术治疗，通常比年轻或活跃程度相当的患者更适合。文献支持许多外科和非外科技术，青年患者和潜在骨质疏松症或骨质疏松症患者在胫骨平台骨折后可取得令人满意的结果。鉴于这一发现，骨科医生可以放心，一个潜在的损伤较小的手术策略可能会产生一个可接受的结果。

在决定治疗时，骨科医生应该考虑那些导致良好结果的因素，这是避免肢体畸形的关键。大于10°的错位可能会改变负重轴，并倾向于不利的预后。像错位一样，膝关节的持续不稳定性也很难容忍，并且应该尽量恢复稳定。持续性关节内位移被认为是预后的重要预测因素，但是关节残余移位的耐受性仍然难以完全阐明。在健康骨和骨质疏松性骨的比较中，这仍然是一个有争议的话题。仅设计用于维持或恢复四肢对齐的较不积极的治疗技术可能比旨在完美减少受伤的关节表面的干预更为可取。当功能需求非常低时，即使肢体对齐也变得不那么重要。在非卧床患者中，适度的畸形几乎没有功能或美容意义。

在可能的情况下，胫骨平台骨折的早期关节运动应该成立，事实上，这被认为是术后管理的主要优点之一。然而，应注意的是，胫骨平台骨折在非手术治疗下经4~6周的固定而无不良后果。

预后不良患者的出现与手术并发症如感染、切口破裂和神经损伤有着明显的联系，因此，应尽可能避免这些并发症。并发症可能需要长期和困难的治疗，尤其是在更高能量机制导致的损伤中。

非手术治疗

胫骨平台骨折的非手术治疗可能是老年患者的选择。不同于其他部位的骨折，包括髋部或股骨远端，非手术治疗不需要长时间的骨骼牵引。患者可以用简单的夹板或支架进行动员，没有明显困难。因此，手术可以保留在最终膝关节功能可实现的改善的情况下。鉴于老年患者骨缺损的并发症和手术治疗难度增加，该类患者的非手术治疗的适应证增加。对于那些没有明显外翻不稳定的侧向分裂型骨折患者，治疗将包括早期膝关节活动范围和康复器术或辅助支撑的负重（图39.3）。在受伤后的6周内，一般情况下开始发展完全负重。最常见的是，临床症状包括疼痛和明显的肿胀，并且患者能够在最初受伤后的几个月内恢复全部基本功能。通常情况下，当患者有不稳定的损伤模式，例如外翻不稳定时，可以考虑使用更稳定的固定方式。然而，这必须权衡减少动员和潜在的需要增加护理支持。Segal及其同事已经证明，在不超过2mm的位移情况下，可以允许在铸造型支架中负重。随着骨折的初始移位和双髁骨折模式的增加，非手术治疗常常导致畸形和不满意的结果。

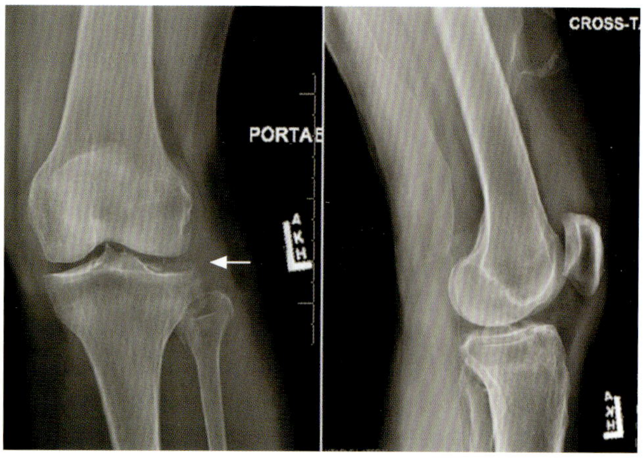

（a）

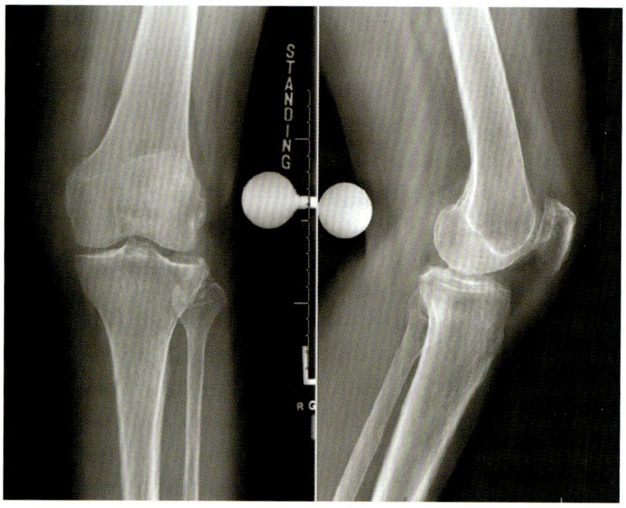

（b）

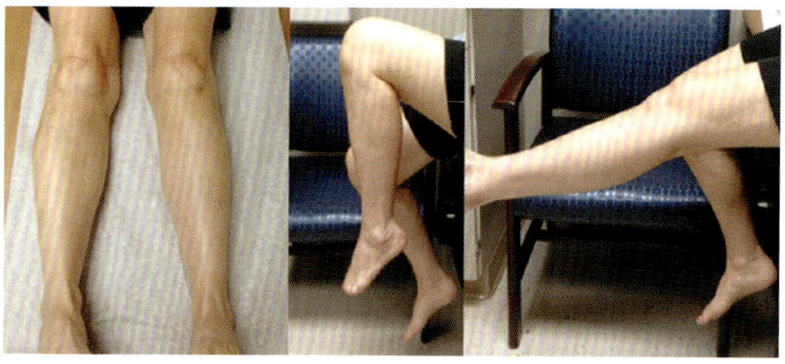

（c）

图39.3　（a）66岁女性左膝扭转伤前后位、侧位X线片（骨折线，白色箭头）；（b）伤后8周站立前位和侧位X线片；（c）患者肢体对齐、膝关节屈曲、膝关节伸展的临床照片。患者用铰链式膝关节矫形器进行了6周的保护负重；不行走时，活动范围不受限制

在高能量损伤模式中，如双髁胫骨平台骨折或可预测不稳定大于10°的骨折或在无法达到满意的肢体排列的情况下，可考虑骨骼牵引；然而，在此类患者中，长期不动或卧床休息往往耐受性差，手术治疗可能更合适。使用横跨固定器牵引通常是可取的。

手术治疗适应证

与所有手术治疗移位的胫骨平台骨折的患者一样，尤其是在骨质量受损的患者中，手术前必须考虑许多因素。显然，老年患者接受手术治疗，包括复位和固定，比那些健康或正常骨量的患者的预后更差。这些不太满意的结果可能部分地是由于关节表面的较高的术后沉降或塌陷率和减少用于保持骨折碎片的植入物的稳定性。其他考虑因素包括麻醉风险以及即使手术管理成功也可能导致活动能力下降。尽管存在这些潜在的风险，但仍有患者将从周到、精心计划和执行手术干预中获益。在许多情况下，手术计划必须根据患者、骨折模式和骨质量而个性化。同样，患者的基线功能需求和最终期望也必须仔细考虑。当非手术治疗预测伴有严重关节凹陷、基线外翻畸形或双髁骨折的患者出现严重的初始移位时，需要进行手术治疗。当选择手术时，一些较新的技术在骨储备不足的患者中可能具有特殊优势。这些包括经皮植入技术，其对软组织和锁定板和螺钉结构的损伤较小，这提供了改进的固定方式，并且在某些情况下避免了更严重的软组织损伤，包括伸展和双重方法。此外，磷酸钙骨水泥可以保持关节抬高到比自体更高的程度。使用有限内固定的外固定器可以控制冠状位对准，同时尽量减少可能导致灾难性并发症的手术软组织剥离。跨度外固定可在难于选择骨折治疗方案的问题中使用，作为有或没有有限内固定的确定性治疗。

在下面的章节中，我们将回顾手术治疗技术在老年患者的具体胫骨平台骨折模式。

手术治疗

分离性凹陷性外侧平台骨折

老年人胫骨平台骨折最常见的是分裂性凹陷侧平台骨折（图39.4）。考虑到持续移位可能导致在这种骨折模式中不可接受的外翻对齐，可以考虑手术。为了术前规划，CT有助于骨折精确定位。CT还可以进一步显示骨折线、患肢旋转和骨折碎片的平移距离。

手术方法用于一个分裂性凹陷性外侧平台骨折的复位和内固定与用于正常骨的患者相同，在老年患者人群中，通过半月板关节切开术直接进行关节可视化是不必要的。在研究人员的实践中，尤其是对于目标不是理想的关节全合的老年骨质疏松患者，首选通过透视检查间接评估减少的方法。可以考虑使用其他方法，包括使用经皮钢板和螺钉放置导向器，以最大程度地减少手术引起的软组织创伤（图39.5）。

该方法从在Gerdy结节处或周围的前外侧切口开始，并与胫骨轴相吻合。应当仔细解剖，以考虑随后的切口闭合，包括轻柔的皮肤和皮下组织回缩，清楚地识别出下面的筋膜，并在可能的情况下，在胫骨前稍稍做筋膜切口，以便进行适当的分层闭合。可以通过使用手术器械（例如止血器或骨撬等）从凹陷的关节碎片下方抬高塌陷的关节；手术抬高过程中的关节面应该使用X线透视成像。对侧膝关节的比较视图常常有助于评估外侧关节的复位。外侧裂性凹陷骨折的抬高，特别是在骨量较低的老年患者中，通常在软骨下松质骨中留下空隙。各种骨空隙填充物可用于回退该空隙，包括磷酸钙骨水泥或异基因芯片。磷酸钙骨水泥的抗压强度和关节下陷的抵抗力与自体骨的抗压强度比较好。这些非自体空隙填充物应用于减少自体髂嵴等自体移植手

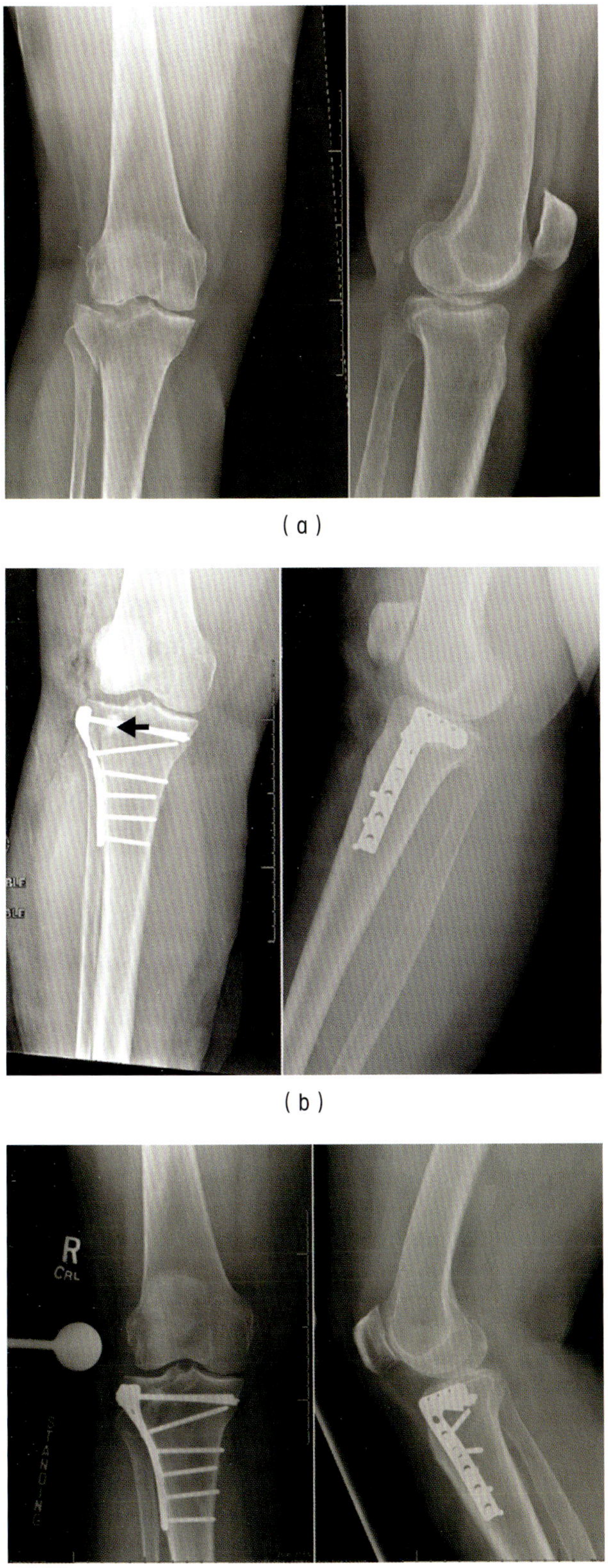

（a）（b）（c）

图39.4 （a）1位72岁妇女的孤立性外侧裂陷性骨折的前后位和侧位X线片；（b）术后膝关节前后位及侧位片（注意使用磷酸钙骨内填充物，黑色箭头）；（c）术后18个月前后位和侧位X线片显示关节复位维持。患者可以毫无痛苦地走动

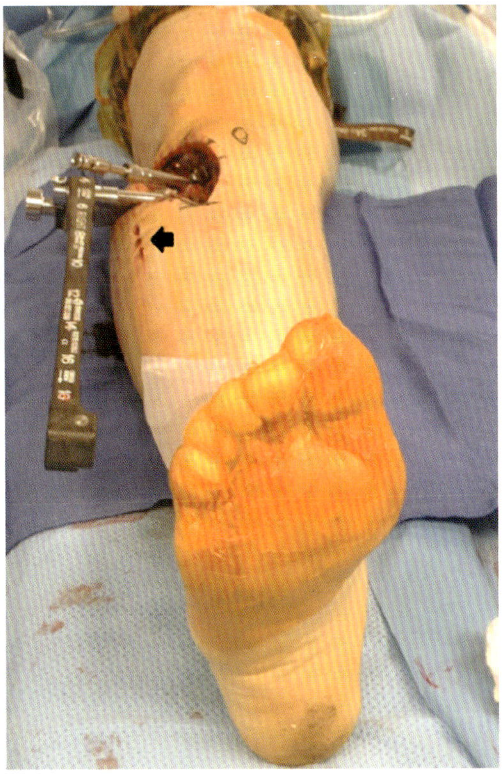

图39.5 前外侧小切口、经皮导管和经皮螺钉植入的3个远端切口（黑色箭头）。如图所示，靶向装置可用于减少手术软组织剥离

术的发病率。

一般而言，骨质疏松性胫骨外侧平台骨折复位后需要支撑钢板固定和软骨下漂浮螺钉支撑。多种钢板结构可供使用，包括预成形的近端胫骨板，具有多种非锁定和锁定螺钉选项。当前尚无证据表明需要在凹陷的平台骨折中使用锁定螺钉。钢板起到支撑薄弱的侧壁并通过压缩恢复侧面稳定性的作用。非锁定螺钉有助于实现这一重要功能，而锁定螺钉阻止了这一重要功能。

双髁或干骺骨干破裂骨折

双髁胫骨平台骨折表现出较高的能量谱。它们经常出现在年轻患者的正常骨存量。但是，它们确实发生在骨量受损的老年患者中，并且可能导致明显的关节内粉碎，骨折移位和受损的软组织受损，很难固定骨折碎片，所有这些都可能导致难以做出更困难的管理决策。

与更年轻，更健康的患者类似的治疗策略相比，对这些损伤进行积极的外科治疗可能导致更多的并发症。在年轻患者中，双切口和内侧、外侧和后钢板技术在双髁胫骨平台骨折中的受欢迎程度越来越高，但在更多的老年患者中，只有在仔细考虑软组织损伤后，才能做出这些选择，包括骨量减少，骨折并发症和有功能需求的患者（图39.6）。在老年患者中放置180°的双板失效的临床结果是一个可怕的问题。一般而言，二级全膝关节置换术需要分期手术方式，包括内固定移除，然后是数周或数月后的膝关节置换（图39.7）。

通常手术方式可能比双镀层稍微保守一些。当遇到主要为胫骨平台内侧的骨折并导致胫骨干相对于股骨远端明显缩短和移位时，采用内侧抗滑膜钢板的内侧入路可能是合适的（图39.8）。

所采用的手术方法是在腹股沟肌腱后方和腓肠肌内侧头之前的间隔中进行纵向手术切口。这种方法和板的位置即使在软组织创伤的情况下也具有良好的软组织覆盖率。对于具有医学髁骨折的另一种治疗方式是对骨量较差的老年患者的这些双髁胫骨平台骨折使用侧向固定角度钢板。侧方植入物可通过单一的前外侧手术入路，通常使用有限软组织剥离的经皮导引（图39.9）。在这些情况下，固定角度锁定螺钉对于防止“O”形轴弯曲力的内翻具有很大的益处。在这种情况下，手术管理的优先级应包括

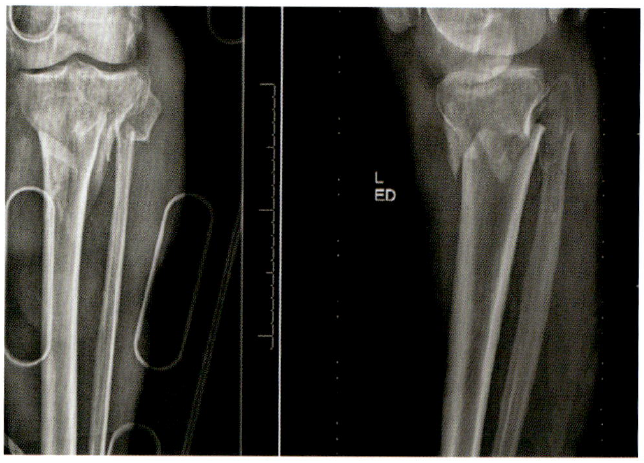

（a）

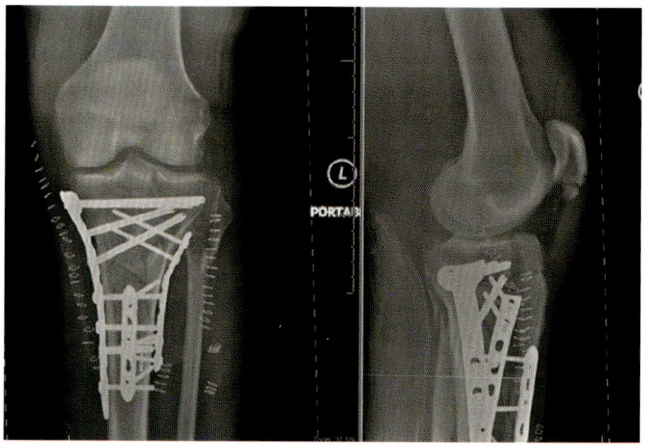

（b）

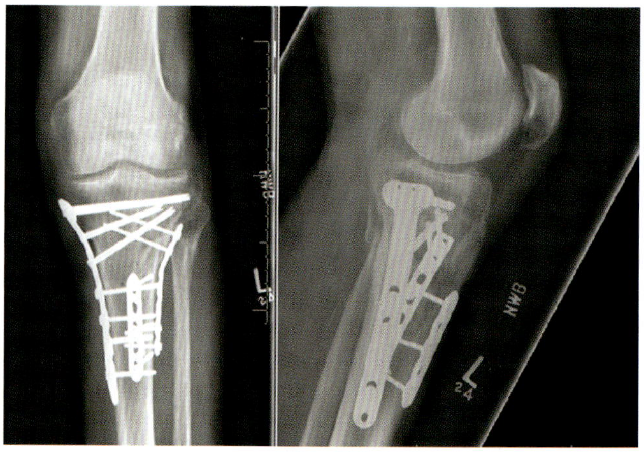

（c）

图39.6 （a）1位81岁男子的前后位和侧位无X线片，他在一宗机动车辆意外后，罹患闭合性二髁胫骨平台骨折；（b）双切口切开复位内固定术后前后位及侧位片；（c）术后8个月的前后位和侧位片，显示维持肢体对齐和关节复位。患者报告说，他走路时左膝只偶尔疼痛

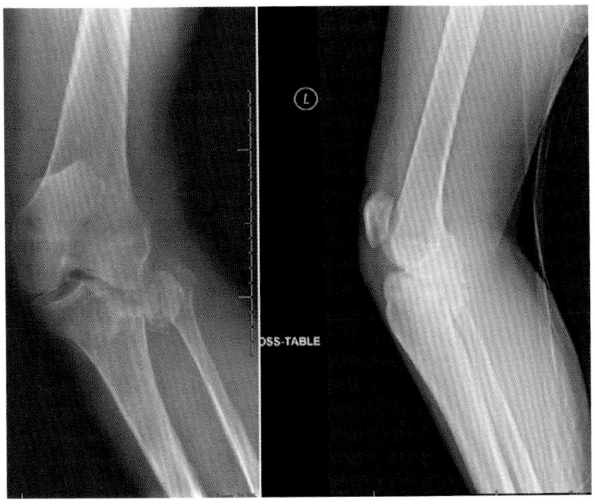

(a)

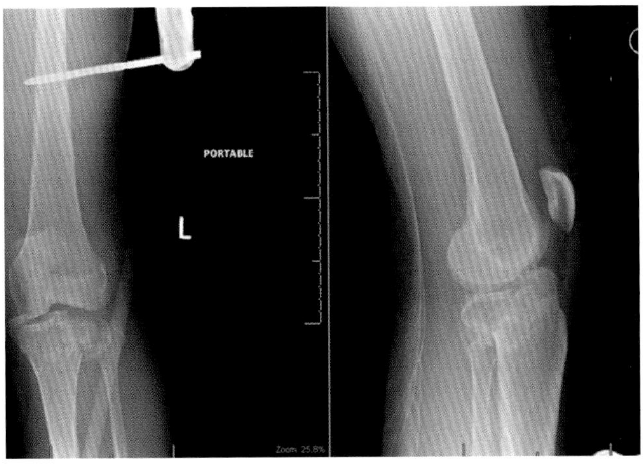

(b)

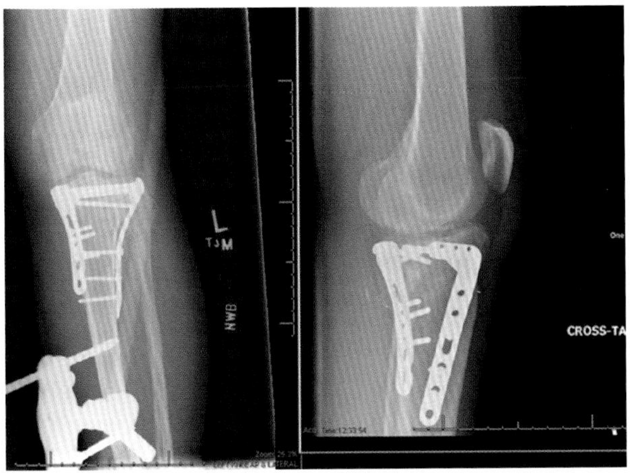

(c)

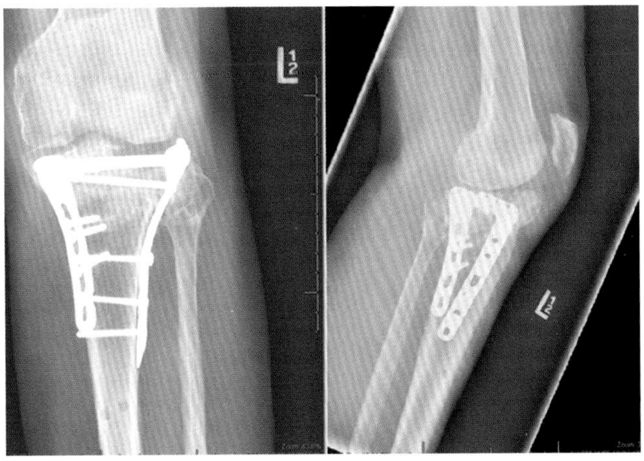

(d)

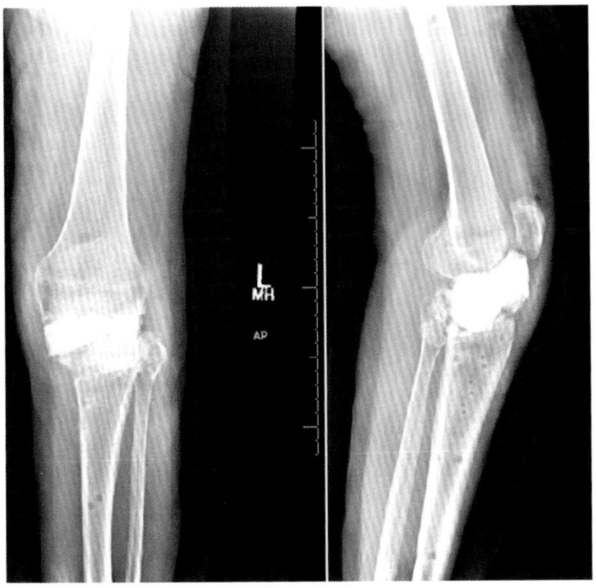

(e)

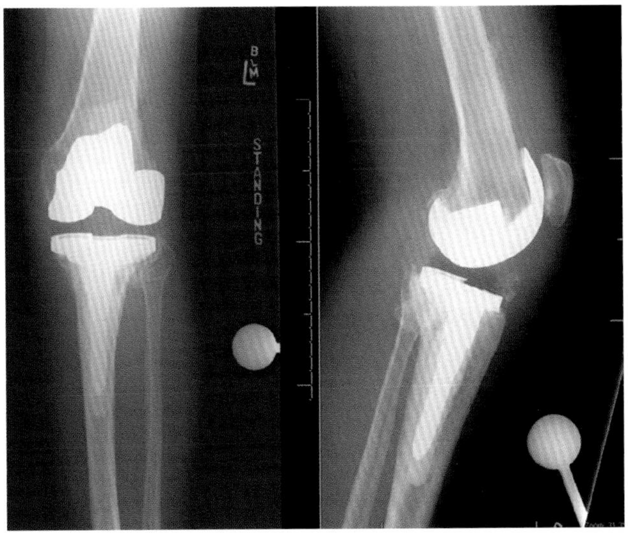

(f)

图39.7 （a）1位69岁妇女从梯子上跌落，左膝的前后位和侧位X线片；（b）受伤当晚放置跨越式外固定器后的前后位和侧位X线片；（c）双切口内固定后的前后位及侧位片（注：术后4周内固定）；（d）6个月时前后位和侧位X线片，引流侧窦，持续疼痛，负重；（e）去除硬体、清创和放置抗生素水泥间膈片后的前后位和侧位X线片；（f）全膝关节置换术后14个月，膝关节前后位及侧位片

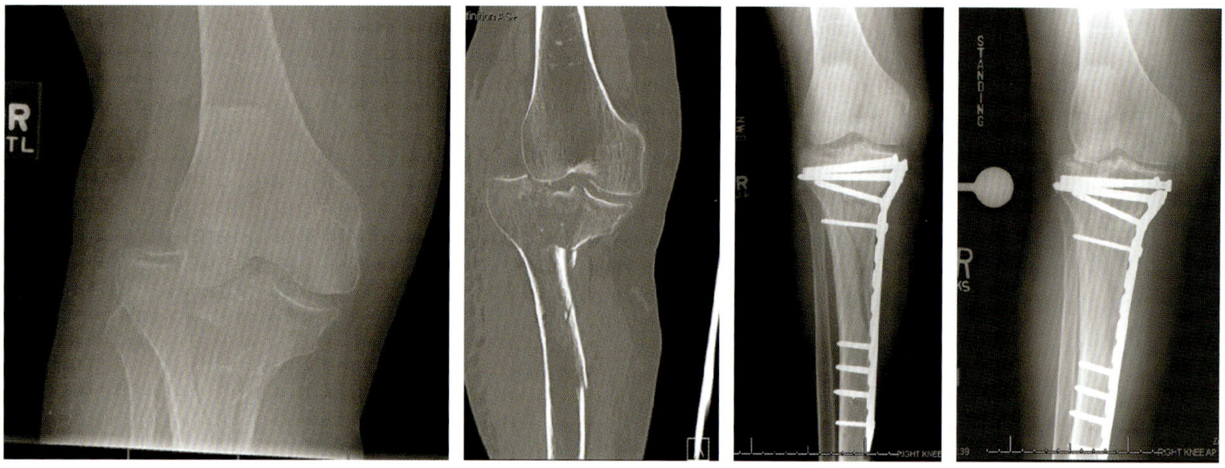

（a） （b） （c） （d）

图39.8 （a）82岁女性胫骨平台内侧骨折脱位正位X线片。可见胫骨近端骨质疏松和缩短；（b）冠状位CT检查显示完整的外侧皮质表面和显著的内侧粉碎和移位；（c）1个月的正位X线片；（d）随访1年的站立正位X线片。尽管外侧关节表面有一定程度的沉降，但患者仍能自由行走，无疼痛

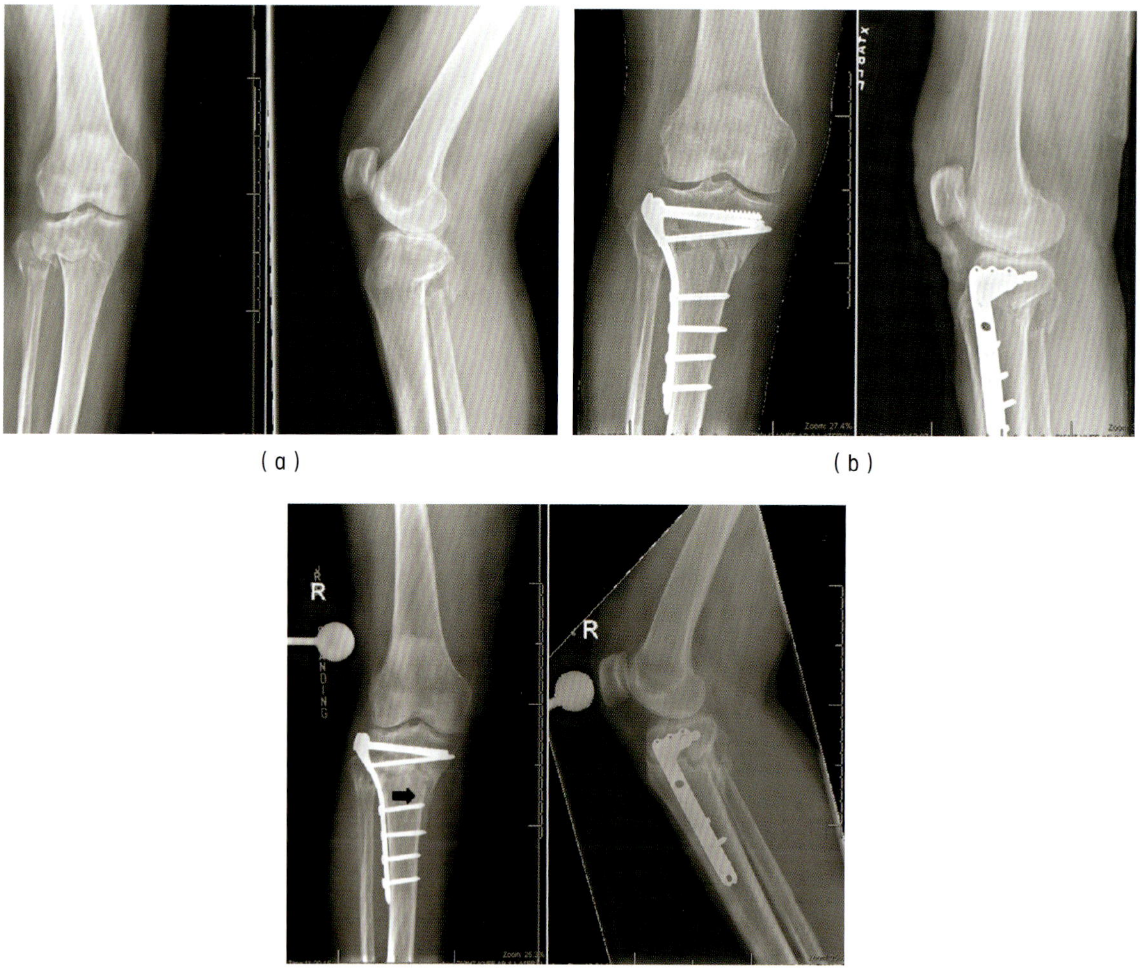

（a） （b）

（c）

图39.9 （a）1位70岁妇女的前后位和侧位X线片，她在从站立高度跌倒后发生了胫骨平台双髁骨折；（b）手术后前后位和侧位X线片，包括有限切口和侧位内固定；（c）正位和侧位X线片，注意一些下沉与桥接内侧骨痂（黑色箭头）和轻微的内翻对齐，这是一个可接受的结果，以避免双重电镀

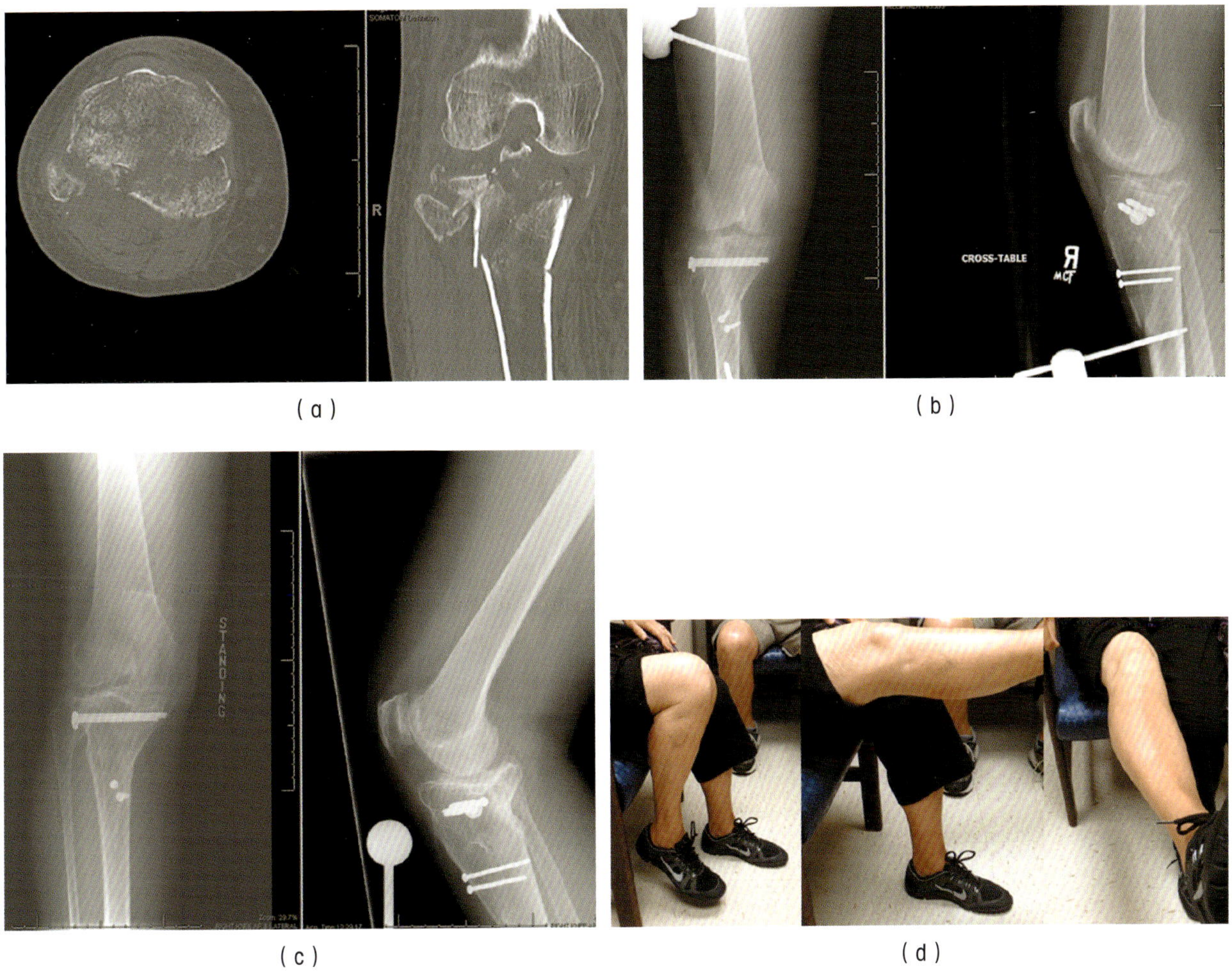

图39.10 （a）72岁女性胫骨平台粉碎性骨折伴明显闭合性软组织损伤的轴位和冠状位CT检查图像；（b）术后8周的前后位和侧位X线片，采用有限内固定和确定的膝关节交叉外固定；（c）伤后3年的前后位和侧面站立位X线片；（d）患者膝关节屈伸的临床照片。患者每天走几千米的路，身体很不舒服。这个病例说明了在没有完美的解剖修复的情况下，用侵入性较小的技术也可能获得可接受的结果

恢复肢体的整体机械对准和支撑软骨下表面。仅用外侧锁定板控制骨折的能力将取决于内侧平台骨折的特征。冠状裂隙导致单独的后内侧碎片是重要的骨折特征，这会导致侧面固定困难小角度的后续内翻可能是优选的双电镀和双切口，鉴于功能需求往往较少，二级全膝关节置换术，如果必要的话，将不太复杂。当担心持续内翻时，内侧外固定器可增加内侧支持，并防止随后的内翻畸形，疗效优于双板。

外固定架可作为胫骨平台骨折的预防性治疗方法，然而临床研究通常包括所有患者，而不具体地检查那些患有骨质疏松症的患者。但是，Ali等确实报道称，骨质疏松性双髁胫骨平台的载荷在使用双钢板或外固定技术时相似。外固定的优点包括最小的软组织破坏，机械对准的保持，以及单独放置经皮螺钉以减少关节面的压力。

胫骨髁间骨折伴骨缺损、胫骨近端及关节面明显粉碎，胫骨近端外固定困难。这部分是由于持续的骨折不稳定性，尽管外部固定架和导线横穿与关节连通的关节凹陷。通常，针或线应尽量远离关节放置，并仍需获得近端固定。膝关节手术针线接种感染性关节炎的报道引起了关注，目前仅允许一部分双髁手术适用于该技术。

在复杂的双髁胫骨平台骨折中，当存在软组织损伤、骨折移位和难以固定的骨量碎片时，跨关节外固定器作为明确的治疗可能是一种合适的替代方案（图39.10）。该技术避免了损伤区域，与有限关节复位相适应，恢复了长度和整体对准，并允许患者动员。缺点是，这种技术通常不能完全恢复胫骨近端解剖结构，需要关节不活动期。未完全恢复的解剖结构在某些患者中是可以接受的，并且大多数患者长达6周都可以很好地耐受固定，并且正常的膝

关节活动性恢复是正常的。在老年患者中，如果在非常困难的骨折模式中避免并发症，膝关节活动度的丧失可能是一个令人接受的结果。

结果

手术后骨折复位一直是一个值得关注的问题。胫骨平台骨折患者骨量较低，部分胫骨近端骨折再移位较为常见。通过X线片测量分析表明，在5例手术治疗的胫骨平台骨折中，3例患者的平均位移为2.8mm，其中胫骨平台骨折抬高了凹陷的骨碎片、骨移植、松质骨螺钉的放置。非手术治疗后的移位也是常见的。在胫骨平台骨折手术或非手术治疗后再移位是一个值得关注的问题，并且在老年患者中是比较常见的，已经注意到影像学位移与最终功能结果之间的相关性很小。可以发现放射学测量与功能之间没有相关性。此外，不能将关节的数目与功能相关。然而，角度错位似乎与长期结果相关。Lansiger等在他们20年的随访中发现，在完全伸长的膝关节不稳定度小于10° 的患者中，优良率为90%。当考虑骨储备差的患者，在手术和非手术的情况下更常见的晚期移位时，这一数据尤为重要。

很少有研究侧重于骨质疏松症或老年患者的胫骨近端骨折。Biyani等指出，在接受手术治疗且年龄超过65岁的一组患者中，膝部X线片的外观与临床结果之间没有相关性。 他们指出，在32例接受正式切开复位和内部固定的患者中，有23例获得了良好至优异的结果。重要的是，这些患者也没有严重的并发症。多个研究包括在临床系列中进行手术或非手术治疗的老年患者，并且与年轻患者组别的其余部分相比没有表现出二度或更差的临床结果。

胫骨平台骨折后的全膝关节置换是比较少见的，这是胫骨平台骨折后膝关节功能丧失的一个很少见的指标。最近对8426例接受胫骨平台骨折和匹配对照组的患者的研究表明，10年的全膝关节置换率为7.3%，与对照组相比增加了5.3倍。在胫骨平台骨折治疗失效后，采用人工全膝关节置换术，疼痛和功能得到改善，但围手术期并发症发生率仍较高（21%）。

根据这些报道，很明显潜在的骨质疏松症患者不能在影像学表现和功能结果之间建立直接关联。因此，当老年或骨质疏松患者维持胫骨平台骨折时，应通过考虑合并症和功能需求的治疗来指导决策，并强调最小化并发症和保持肢体对齐。

结论

总之，骨质疏松症和骨质减少症使近1/3的胫骨平台骨折复杂化。在这些患者中最常见的骨折类型是侧裂性凹陷骨折，但也会出现严重的和不典型的老年人双髁骨折。

胫骨平台骨折不同于其他主要的下肢骨质疏松性骨折（髋部和股骨远端），可采用非手术技术治疗。非手术治疗可导致可接受的功能结果，同时最小化与手术管理相关的风险。手术治疗遵循的技术建议在正常骨量患者，但应强调更有限的方法，同时关注肢体对齐，而不是完美的关节复位。锁定钢板、有限的手术入路、磷酸钙骨水泥和选择使用外固定架都是治疗骨质疏松患者胫骨平台骨折的有效工具。外科医生应该认识到，在最初的X线片上，再移位或持续移位的骨折发生在骨质疏松或骨量减少的患者中更常见于类似的模式但具有正常骨量的患者。

参考文献

[1] Foltin E. Osteoporosis and fracture patterns. A study of split-compression fractures of the lateral tibial condyle. Int Orthop 1988;12(4):299–303.

[2] McKinley TO, Rudert MJ, Koos DC, Brown TD. Incongruity versus instability in the etiology of posttraumatic arthritis. Clin Orthop Relat Res 2004;(423):44–51.

[3] Biyani A, Reddy NS, Chaudhury J, Simison AJ, Klenerman L. The results of surgical management of displaced tibial plateau fractures in the elderly. Injury 1995;26(5):291–297.

[4] Rasmussen PS, Sorensen SE. Tibial condylar fractures—Non-operative treatment of lateral compression fractures without impairment of kneejoint stability. Injury 1973;4(3):265–271.

[5] Honkonen SE. Indications for surgical treatment of tibial condyle fractures. Clin Orthop Relat Res 1994;(302):199–205.

[6] Schatzker J, McBroom R, Bruce D. The tibial plateau fracture. The Toronto experience 1968–1975. Clin Orthop Relat Res 1979;(138):94–104.

[7] Marsh JL, Slongo TF, Agel J, Broderick JS, Creevey W, DeCoster TA, et al. Fracture and dislocation classification compendium—2007: Orthopaedic Trauma Association classification, database and outcomes committee. J Orthop Trauma 2007;21(10 Suppl):S1–133.

[8] Krappinger D, Struve P, Smekal V, Huber B. Severely comminuted

bicondylar tibial plateau fractures in geriatric patients: A report of 2 cases treated with open reduction and postoperative external fixation. J Orthop Trauma 2008;22(9):652–657.

[9] Ali AM, Saleh M, Eastell R, Wigderowitz CA, Rigby AS, Yang L. Influence of bone quality on the strength of internal and external fixation of tibial plateau fractures. J Orthop Res 2006;24(11):2080–2086.

[10] Ali AM, Burton M, Hashmi M, Saleh M. Treatment of displaced bicondylar tibial plateau fractures (OTA-41C2&3) in patients older than 60 years of age. J Orthop Trauma 2003;17(5):346–352.

[11] Barei DP, Nork SE, Mills WJ, Henley MB, Benirschke SK. Complications associated with internal fixation of high-energy bicondylar tibial plateau fractures utilizing a two-incision technique. J Orthop Trauma 2004;18(10):649–657.

[12] Canadian Orthopaedic Trauma Society. Open reduction and internal fixation compared with circular fixator application for bicondylar tibial plateau fractures. Results of a multicenter, prospective, randomized clinical trial. J Bone Joint Surg Am 2006;88(12):2613–2623.

[13] Levy BA, Zlowodzki MP, Graves M, Cole PA. Screening for extremity arterial injury with the arterial pressure index. Am J Emerg Med 2005;23(5):689–695.

[14] Gardner MJ, Yacoubian S, Geller D, Suk M, Mintz D, Potter H, et al. The incidence of soft tissue injury in operative tibial plateau fractures: A magnetic resonance imaging analysis of 103 patients. J Orthop Trauma 2005;19(2):79–84.

[15] Delamarter RB, Hohl M, Hopp E Jr. Ligament injuries associated with tibial plateau fractures. Clin Orthop Relat Res 1990;(250):226–233.

[16] Rasmussen PS. Tibial condylar fractures. Impairment of knee-joint stability as an indication for surgical treatment. J Bone Joint Surg Am 1973;55(7):1331–1350.

[17] Katsenis D, Athanasiou V, Megas P, Tyllianakis M, Lambiris E. Minimal internal fixation augmented by small wire transfixion frames for high-energy tibial plateau fractures. J Orthop Trauma 2005;19(4):241–248.

[18] Keating JF. Tibial plateau fractures in the older patient. Bulletin 1999;58(1):19–23.

[19] Lansinger O, Bergman B, Korner L, Andersson GBJ. Tibial condylar fractures—A 20-year follow-up. J Bone Joint Surg Am 1986;68A(1):13–19.

[20] Schwartsman R, Brinker MR, Beaver R, Cox DD. Patient self-assessment of tibial plateau fractures in 40 older adults. Am J Orthop 1998;27(7):512–519.

[21] Marsh JL, Smith ST, Do TT. External fixation and limited internal fixation for complex fractures of the tibial plateau. J Bone Joint Surg Am 1995;77(5):661–673.

[22] Burri C, Bartzke G, Coldewey J, Muggler E. Fractures of the tibial plateau. Clin Orthop Relat Res 1979;(138):84–93.

[23] Gausewitz S, Hohl M. The significance of early motion in the treatment of tibial plateau fractures. Clin Orthop Relat Res 1986;(202):135–138.

[24] Gaston P, Will EM, Keating JF. Recovery of knee function following fracture of the tibial plateau. J Bone Joint Surg Br 2005;87(9):1233–1236.

[25] DeCoster TA, Nepola JV, el-Khoury GY. Cast brace treatment of proximal tibia fractures. A ten-year follow-up study. Clin Orthop Relat Res 1988;(231):196–204.

[26] Ruffolo MR, Gettys FK, Montijo HE, Seymour RB, Karunakar MA. Complications of high-energy bicondylar tibial plateau fractures treated with dual plating through 2 incisions. J Orthop Trauma 2015;29(2):85–90.

[27] Segal D, Mallik AR, Wetzler MJ, Franchi AV, Whitelaw GP. Early weight bearing of lateral tibial plateau fractures. Clin Orthop Relat Res 1993;(294):232–237.

[28] Apley AG. Fractures of the lateral tibial condyle treated by skeletal traction and early mobilisation; a review of sixty cases with special reference to the long-term results. J Bone Joint Surg Br 1956;38-B(3):699–708.

[29] Weiss NG, Parvizi J, Trousdale RT, Bryce RD, Lewallen DG. Total knee arthroplasty in patients with a prior fracture of the tibial plateau. J Bone Joint Surg Am 2003;85-A(2):218–221.

[30] Rademakers MV, Kerkhoffs GM, Sierevelt IN, Raaymakers EL, Marti RK. Operative treatment of 109 tibial plateau fractures: Five- to 27-year followup results. J Orthop Trauma 2007;21(1):5–10.

[31] Russell TA, Leighton RK, Alpha-BSM Tibial Plateau Fracture Study Group. Comparison of autogenous bone graft and endothermic calcium phosphate cement for defect augmentation in tibial plateau fractures. J Bone Joint Surg Am 2008;90A(10):2057–2061.

[32] Hall JA, Beuerlein MJ, McKee MD, Canadian Orthopaedic Trauma Society. Open reduction and internal fixation compared with circular fixator application for bicondylar tibial plateau fractures. Surgical technique. J Bone Joint Surg Am 2009;91(Suppl 2 Pt 1):74–88.

[33] Anglen J, Kyle RF, Marsh JL, Virkus WW, Watters WC 3rd, Keith MW, et al. Locking plates for extremity fractures. J Am Acad Orthop Surg 2009;17(7):465–472.

[34] Barei DP, Nork SE, Mills WJ, Coles CP, Henley MB, Benirschke SK. Functional outcomes of severe bicondylar tibial plateau fractures treated with dual incisions and medial and lateral plates. J Bone Joint Surg Am 2006;88(8):1713–21.

[35] Georgiadis GM. Combined anterior and posterior approaches for complex tibial plateau fractures. J Bone Joint Surg Br 1994;76(2):285–289.

[36] Ryd L, Toksvig-Larsen S. Stability of the elevated fragment in tibial plateau fractures. A radiographic stereophotogrammetric study of postoperative healing. Int Orthop 1994;18(3):131–134.

[37] Wasserstein D, Henry P, Paterson JM, Kreder HJ, Jenkinson R. Risk of total knee arthroplasty after operatively treated tibial plateau fracture: A matched-population-based cohort study. J Bone Joint Surg Am 2014;96(2):144–150.

[38] Mehin R, O'Brien P, Broekhuyse H, Blachut P, Guy P. Endstage arthritis following tibia plateau fractures: Average 10-year follow-up. Can J Surg 2012;55(2):87–94.

40

胫骨和腓骨骨干骨折

Leela C. Biant，Charles M. Court-Brown

介绍

由于人口不断增加和人口老龄化，许多骨折的发病率在不断上升。但是，这并不包括胫骨和腓骨骨折。2000年，Court-Brown和Caesar记录说，在英国一个确定的人群中，胫骨骨干骨折占全部成人骨折的1.9%。然而，在2010—2011年期间，胫骨骨折仅占同一人群骨折的1%。

胫骨骨折患病率下降相对较快，同时在股骨近端，肱骨近端和桡骨远端等脆性骨折的发生率增加，这意味着处理老年人胫骨骨折的文献有些不足。几乎没有文章讨论老年人胫骨骨折的治疗方法，并且支持研究人员撰写本章，研究人员使用了在苏格兰爱丁堡为期13~15年建造的3个数据库的数据。首先是连续收集的187例年龄大于65岁的胫骨骨折患者，共收集了13年。该数据库已被骨科医生用于确定骨折类型，并确定相应的治疗方法。第二个数据库是Clement等使用的233例患者，用于确定老年人胫骨骨折的并发症及其发生的原因。第三个数据库收集了15年的的时间，由484例老年人连续开放性骨折组成，我们从中可以研究老年人胫骨开放性骨折的特征。在这15年期间，65岁以上的患者共有48例胫骨开放性骨折。

整形外科医生一直对胫骨骨折感兴趣。较早的非手术治疗的观点已基本消失，大多数骨科医生现在使用手术方式，通常是髓内钉。老年人中开放性骨折和高能量骨折的发病率很高意味着治疗可能很困难，而且并发症发生率相对较高。本章将分析65岁以上老年人和80岁以上老年人胫骨骨折的流行病学特征。我们还将分析为什么骨科医生选择特定的治疗方法以及这些方法的成功程度。此外，我们还将简要介绍老年腓骨骨折与胫骨近端骨折或踝关节骨折无关。

流行病学

毫无疑问，老年患者的肱骨近端骨折和桡骨远端骨折等脆性骨折的发病率正在增加，但胫骨干骨折的发生率正在下降。1991年在爱丁堡皇家医院治疗的胫骨骨干骨折的回顾显示发生率为24.4/10^5/年。2010年/2011年度降至13.5/10^5/年。男性发病率从37.2/10^5/年下降到20.1/10^5/年，女性发病率从13.5/10^5/年下降到7.3 /10^5/年（图40.1）。

由于工作场所的安全立法以及酒驾处罚的改进，预期年轻患者的发病率会下降。然而，相关文献的回顾显示，65岁以上及85岁以上年龄组胫骨骨折骨折的总体发病率有所下降。这主要见于女性（图40.1）。图40.1显示男性的发病率基本没有变化，但女性并非如此。1991年的发病率≥65岁女性为56.1/10^5/年。 2000年下降到27.5 /10^5/年，2010年/2011年下降到6/10^5/年。≥80岁人口的相应数字分别为97.9/10^5/年，47.4/10^5/年和13.5/10^5/年。在≥80岁的男性中，1991年没有骨折，2000年和2010年/2011年的发生率非常相似，分别为13.7/10^5/年和10.5 /10^5/年。

老年人胫骨骨干骨折发病率出现下降。第1章（表1.6）显示，老年人的胫骨骨干骨折通常是由于跌倒或由于道路交通事故造成的高能量伤害所致。结果显示高能量损伤引起的胫骨干骨折多于老年人其他骨折。这在过去20年似乎没有变化。1991年对老年人胫骨骨折骨折的分析显示，34.5%是由道路交通事故引起的，其中90%发生在步行的时候。另有58.6%是由跌倒引起的，与2010—2011年的68.8%相似。虽然老年人胫骨干骨折的发病率似乎有相当大的下降，尤其是女性，但骨折的两个主要原因的发病率并没有太大变化。有人可能会认为道路安全措施的改进是的老年妇女受到汽车撞击的机会减少，但这无法解释跌倒导致的骨折的发病率下降，因为跌倒是难以避免的。

无论如何，年老体弱显然是一个因素，因为80岁以上女性的骨折发生率高于65岁以上女性（第1章，表1.5）。应该记住，胫骨骨干骨折不是脆性骨折，如果老年人跌倒，更可能导致股骨近端、肱骨近端或桡骨远端骨折。这可能是因为导致胫骨骨干骨折的跌倒与一般的跌倒有所不同。这些跌倒可能涉及更多的能量，但研究人员认为跌倒往往会对胫骨骨干产生旋转力，导致老年人常见的螺旋骨折。

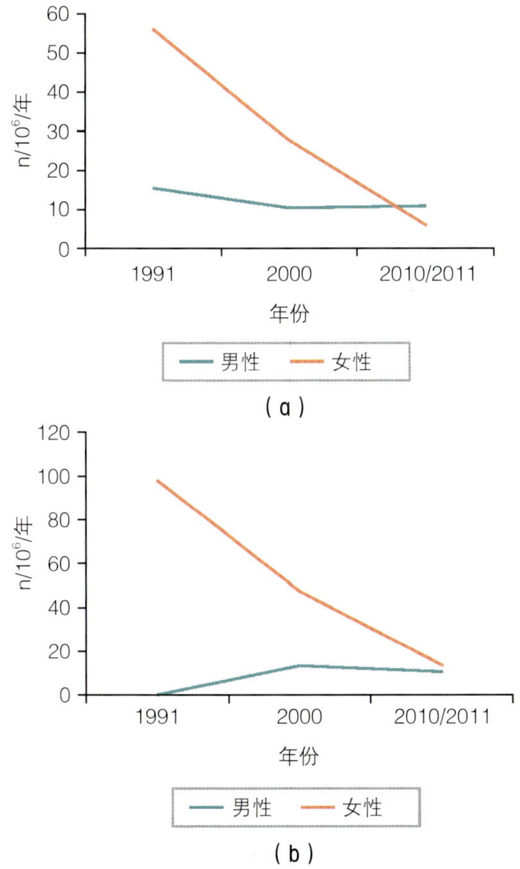

图40.1 胫骨干骨折的发生率。超过20年的65岁以上的患者（a）和80岁以上的患者（b）

开放性骨折

开放性胫骨骨折在老年人中非常常见。第1章中的表1.6显示，在最近的2年研究中，65岁以上年龄组中43.8%的骨折是开放性的。有人可能会认为开放性骨折是由高能量损伤引起的，但跌倒导致的骨折中36.4%是开放性的，这可能是因为老年人软组织质量差、胫骨皮下位置过浅。第1章中的表1.7和1.8还表明，软组织质量差的问题在女性中更常见。一个长达15年的关于开放性骨折的分析显示，65岁以上女性开放性胫骨骨折中48.6%为Gustilo Ⅲ型。80岁以上女性Gustilo Ⅲ型骨折的患病率相似，但65岁以上男性Gustilo Ⅲ型骨折的患病率仅为7.7%，且80岁以上男性无Gustilo Ⅲ型骨折。这表明男性更容易年老体衰，因为80岁以上男性的活跃程度要低于女性。

第1章中的表1.7和表1.8给出了胫骨和腓骨开放性骨折的合并发病率，以$x/10^6$/年表示。分析显示，在长达15年治疗的48例胫骨和腓骨骨折病例中，46例胫骨开放性骨折，2例则是单纯腓骨骨折。这表明65岁以上患者的胫骨开放性骨折发病率为$3.1/10^5$/年，而80岁以上患者胫骨骨折发病率为$4.4/10^5$ /年。开放性腓骨骨折的等效数据为$0.1/10^6$/年和$0.2/10^6$/年，证实了它们的罕见性。

48例胫骨或腓骨骨折患者中，25例（52.1%）为孤立性损伤。其余23例（47.9%）患者的平均伤害严重程度评分（ISS）为18分，总共8例（16.7%）的ISS≥16分。所有这些患者都是被机动车撞到的行人。第13章讨论了开放性骨折。

不完全骨折

由于重复正常负载，骨的功能下降，形成异常骨，导致不完全骨折。显然，所有的骨质疏松和骨质疏松性骨折都可以被认为是不完全骨折，但这些骨折一般需要确定的损伤机制，一般是跌倒。在老年人骨折中，有一部分没有致病机制，研究人员称之为不完全骨折。187例65岁以上老年患者的胫骨分析显示，8例（4.3%）是不完全骨折。这些骨折均发生于女性，平均年龄为72.5岁。65岁以上女性胫骨关节骨折发生率为$1.1/10^5$/年，80岁以上女性为$0.4/10^5$/年。图40.2显示了胫骨缺血性骨折的一个病例。

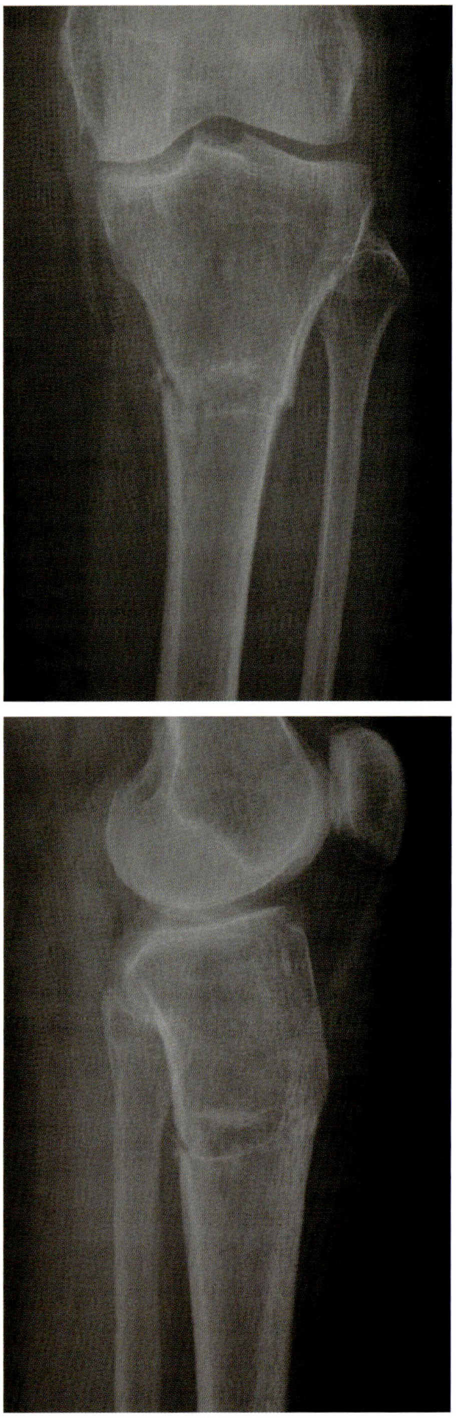

图40.2 胫骨近端骨干不完全骨折

转移性骨折

老年人群胫骨转移性骨折罕见，13年的研究中仅有2例（1.1%）发生，在大于65岁组的总体发生率约为$0.2/10^5$/年。将种改为例是由腺癌转移引起的，另将种改为例是由恶性黑色素瘤转移引起的。第16章详细讨论了转移性骨折。

假体周围骨折

在187例年龄大于65的患者中，有3例假体周围胫骨骨折（图40.3），平均年龄为69.7岁。这表明假体周围胫骨骨折的发生率约为$0.2/10^5$/年。胫骨假体周围骨折的罕见意味着文献中关于它们的信息很少。在梅奥诊所的一系列的102例骨折中估计梅奥诊所25年内进行的膝关节成形术中有0.4%发生了髋臼周围骨折。第17章讨论了假体周围骨折。

分类

最常用于胫骨骨干骨折的分类系统是AO / OTA系统。图40.4显示了该分类系统划定的基本骨折类型。A型骨折是简单的骨折，A1型骨折为螺旋型骨折，A2型骨折为角度≥30°的斜形骨折，A3型骨折为<30°的斜形骨折。B型骨折是楔形骨折，B1型骨折具有螺旋楔形，B2骨折是弯曲楔形，B3骨折则是碎裂的楔形。C型骨折是复杂的骨折，C1骨折呈螺旋形。C2骨折是段状骨折，C3骨折是不规则的粉碎性骨折。后缀.X用于定义A型和B型骨折中相关的腓骨骨折。因此.1意味着腓骨完整，.2意味着腓骨骨折与胫骨骨折不在同一水平，而.3意味着它处于同一水平。在C型骨折中，后缀.1，.2和.3详细描述了骨干损害的数量。

骨骼断裂

65岁以上组骨折形态分析显示，AO / OTA A型骨折占64.4%，B型占15.6%，C型占20%。≥80岁组的相应数字分别为58.8%、11.8%和29.4%。随着年龄的增加和脆弱程度的增加，严重骨折的患病率增加。然而，进一步的分析表明53.3%的胫骨骨折有A1或B1的形态，91.7%的骨折伴随着跌倒，这有力地表明跌倒会对胫骨骨干骨折产生力的螺旋分量。

治疗

与所有胫骨干骨折一样，大多数老年人最常用的治疗方法是非手术治疗、髓内钉固定、外固定和金属板覆盖。偶尔可能会进行初级截肢。

近年来，大多数骨科医生已经从胫骨干骨折的

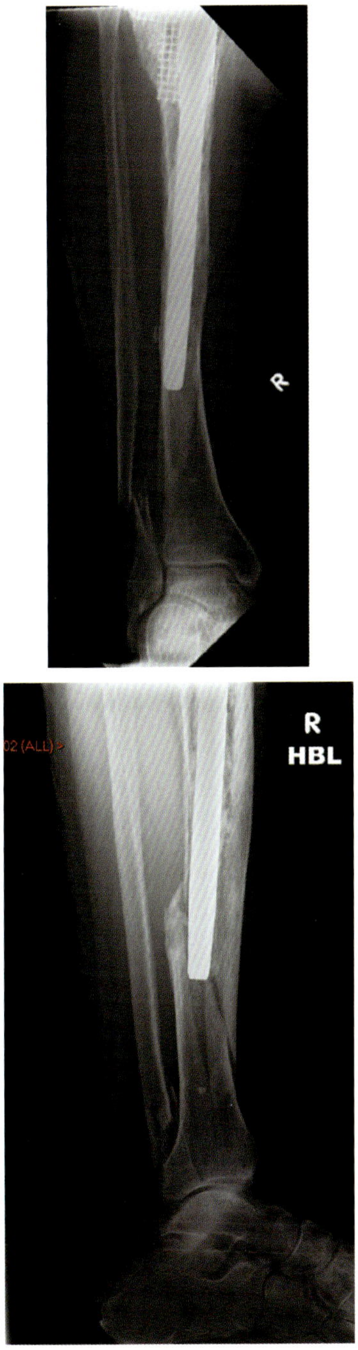

图40.3 膝关节置换术后假体周围胫骨骨干骨折

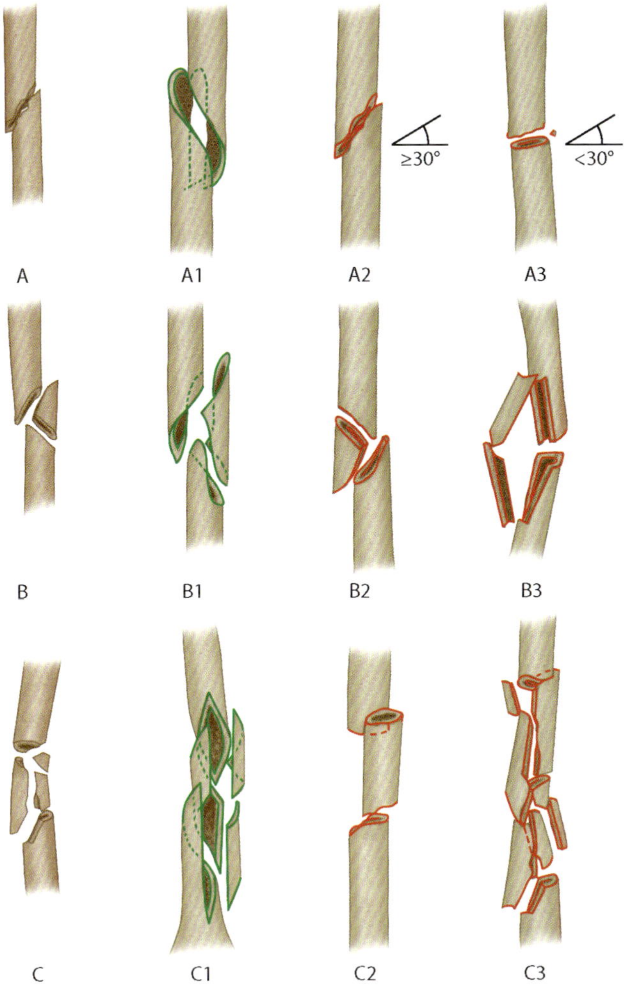

图40.4 胫骨骨干骨折的AO/OTA分型

非手术治疗转为手术治疗，其中髓内钉是闭合性骨折和大多数开放性骨折的首选方法。钢板已经不太流行，特别是在老年人中，老式钢板会导致较高的内固定失效率、不愈合以及感染。最近引入了单轴和多轴固定板，许多骨科医生现在正在使用微创钢板固定技术来尽量减少这些并发症。目前还没有证明单轴或多轴钢板固定技术在老年胫骨干骨折患者中有较大用处。

为了试图确定在老年人中采用特殊治疗方法的原因，研究人员分析了187例采用不同治疗方法的实例，这些病例都已经被详细的描述了出来。研究人员发现64.7%的患者接受髓内钉治疗，20.3%为非手术治疗，12.8%为外固定，1.1%为原发截肢。1例患者（0.5%）用动态压缩板治疗，1例患者在治疗前死亡。

髓内钉

在过去的20~25年里，髓内钉已成为治疗闭合性胫骨骨折和大多数开放性骨折的标准方法，其结果优于其他治疗方法。研究人员认为这是治疗老年胫骨骨干骨折的首选技术。这是一个相对简单的治疗方法，可以让患者充分调动负重，因为他们能够做到这一点。很明显，在老年患者中，尽可能让患者承受负担来促进恢复是非常重要的。

髓内胫骨钉技术，使用锁钉，已有详细记录。手术可以在钉子桌或标准手术台上进行。然而，减少骨折是至关重要的，使用钉子桌有利于这一点。大多数骨科医生在髌韧带上使用纵向切口，并穿过肌腱或收回肌腱。在胫骨粗隆与膝关节之间的大约一半处的近侧胫骨中形成前孔。钝头扩孔器穿过近端干骺端，然后将导丝穿过骨折部位，使其位于前后和侧向荧光透视图中的远侧胫骨中部。未将导丝置于胫骨远端中部增加了骨折错位的风险，特别是在胫骨远端骨干或干骺端骨折中。

然后对胫骨进行扩髓以允许髓内钉通过。在老年患者中，髓内管比年轻患者更宽，通常需要11~13mm的髓内钉。髓内管应扩大到比拟定的钉直径多1~2mm。评估指甲的长度。插入指甲以确保骨折减少。然后插入适当的锁定螺钉。应该了解的是，老年人的许多胫骨骨干骨折位置远端或近端，并且具有螺旋形态，并且经常需要静态锁定。图40.5显示了用髓内钉治疗胫骨远端骨干骨折的例子。

应鼓励术后运动和负重。显然这取决于患者的总体健康状况以及他们是否有任何显著的合并症。另一个相关的事实是，一部分患者会有其他骨折，这可能会妨碍使用拐杖或其他行走辅助器具。在秋季相关骨折中，许多并存的骨折位于上肢，使得使用助行器变得困难。

几乎没有关于老年人胫骨髓内钉成功的信息。然而Clement等回顾了233例老年胫骨骨折，他们注意到在髓内钉治疗的骨折中，不愈合率为7.3%，联合率为5.7%，深度感染率为4.9%。截肢率也有1.6%（表40.1）。这项研究还表明，老年患者用髓内钉治疗120天死亡率为16%，1年死亡率为22%。

非手术治疗

尽管研究人员认为髓内钉是治疗老年人胫骨骨折的首选方法，但也需要使用其他方法。无论采用何种方法，理想情况下都应该术后运动和非手术治疗，这些应该在有充分理由避免手术时使用。表40.2显示了在13年研究期间，38例（20.3%）老年患者首选非手术治疗的原因。最常见的原因是骨折没有移位或移位很小，骨科医生准备让患者术后承重。相似数量的患者在骨折前无法行走。这些患者中的大多数患有痴呆，少数患有其他合并症，如类风湿性关节炎或多发性硬化症。另有15.8%的患者出现功能不全和11.6%的患者被认为不适合手术。1例（2.6%）患者因先前骨折继发的胫骨畸形阻止了髓内钉的固定。

Clement等表示，在老年人中使用非手术治疗，与26.4%的畸形愈合率相关，但没有不愈合或感染（表40.1）。120天死亡率为12%，1年时死亡率为36%。据推测，骨不连的缺失与非移位骨折、以及功能不全性骨折的频发有关；与由年龄造成的高死亡率，以及许多患者在骨折前有显著的严重并发症有关。

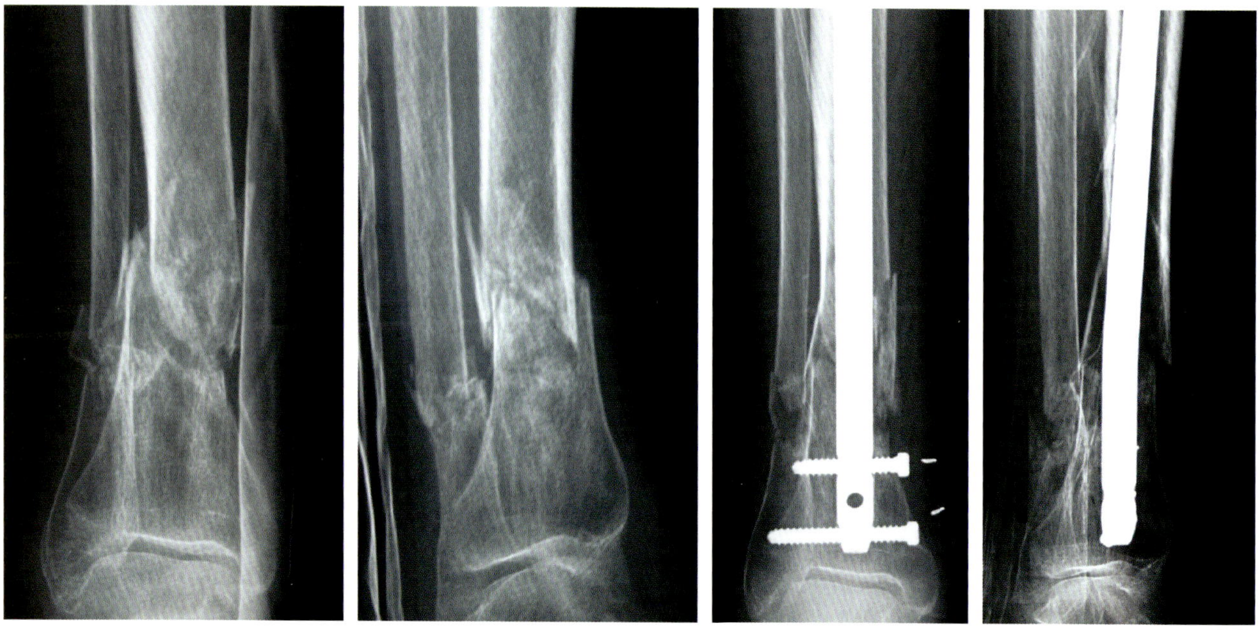

图40.5 76岁女性胫骨骨干骨折，使用髓内钉治疗

外固定

对于年轻患者的高能量严重开放性骨折的治疗，外固定架已被广泛使用，但其在老年患者中使用的很少。应谨慎考虑，因为老年患者术后不能承受负重，而外固定需要大量的术后护理和医疗护理，这可能会干扰老年患者日后生活。

表40.2显示，在近端或远端骨折中，45.8%使用外固定。研究发现老年人胫骨干骨折50%以上有螺旋形状，骨科医生倾向于外固定，因为螺旋骨折太近或过远会导致髓内钉直接交锁。使用外固定架的另一个主要原因是开放骨折非常严重或患者受伤严重，外科医生希望进行损伤控制手术。3例患者（12.5%）有膝关节成形术，2例（8.3%）患者出现显著的皮肤脓毒症。1例（4.2%）患者的髓内管非常狭窄。

Clement等表示外部固定导致老年患者14%的不愈合率，38%的畸形愈合率和10%的深度感染率（表40.1）。所有这些参数均高于髓内钉，但分析显示，外固定治疗的骨折中有37.5%为开放骨折，而髓内钉治疗骨折的比例为14%。老年人外固定胫骨骨折的120天死亡率为17%，1年死亡率为20%。

固定板

固定板以前是治疗年轻患者胫骨骨干骨折的一种非常受欢迎的方法，但它有较大概率导致骨不连和感染。因此在20世纪80年代和20世纪90年代它大部分被髓内钉固定。然而，最近引入的单轴和多轴锁定钢板以及经皮或微创手术已重新激发了对胫骨钢板的兴趣，特别是在胫骨远端，在这种情况下，人们发现骨折对齐更难以实现。没有关于老年人使用固定板的数据，但有些情况下可能使用钢板，在187例患者中，动态压缩钢板用于稳定远端骨干性假体周围骨折。还有其他一些情况可能在胫骨干处使用固定板，图40.6显示了一个例子，其中之前的胫骨骨折已经被非手术治疗，并且由此导致的不愈合妨碍了钉子的固定，这时使用固定板。

经皮穿刺胫骨远端的基本原理是对软组织的损伤较小，因此可以改善血管，促进骨结合和患者功能恢复。固定板设计用于改善骨质疏松性骨中的固定，但没有证据表明它们比肱骨近端、股骨远端和踝关节中的先前的板更有效。

已有许多研究比较了胫骨远端骨折的固定板和髓内钉。已经研究的骨折主要是远端骨干骨折，而不是干骺端骨折。锁定钢板改为固定钢板，排列改为对准。总的来说，他们主张使用髓内钉。

Vallier等在一项主要是年轻患者重伤的研究中比较了钉和板。他们发现了类似的结果，但是髓内钉会比钢板导致更差的对准度。Xue等进行了一项Meta分析，比较了髓内钉和板，结果显示髓内钉与更好

表40.1 老年患者并发症的患病率

	平均	65岁以上	80岁以上	男	女	AO A型	AO B型	AO C型	闭合骨折	开放骨折	IM钉子	水泥浇筑	固定前
不愈合（%）	9.9	12.2	6.4	9.5	10.0	3.2	17.2	17.3	5.5	20.3	7.3	0	13.8
骨折畸形愈合（%）	17.1	17.2	17.0	14.3	18.2	12.2	25.9	19.2	17.1	17.4	5.7	26.4	37.9
感染（%）	6.9	9.3	3.2	12.7	4.7	2.4	6.9	17.3	3.0	15.9	4.9	0	10.3
截肢（%）	3.0	2.9	3.2	3.2	2.9	0.8	5.2	5.8	0	10.1	1.6	1.6	0

表40.2 选择非手术治疗或外固定架治疗老年人胫骨干骨折的原因

治疗方法			
非手术		外固定	
无移位或最小移位骨折	36.8%	近端骨折延伸	25.0%
无法移动患者	34.2%	重伤/严重开放性骨折	25.0%
不完全骨折	15.8%	远端骨折延伸	20.8%
不适合手术	11.5%	膝关节置换	12.5%
胫骨畸形	2.7%	皮肤感染	8.3%
		髓内管狭窄	4.2%

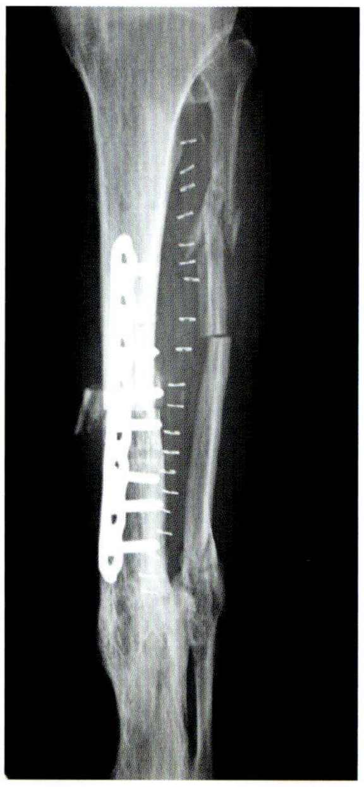

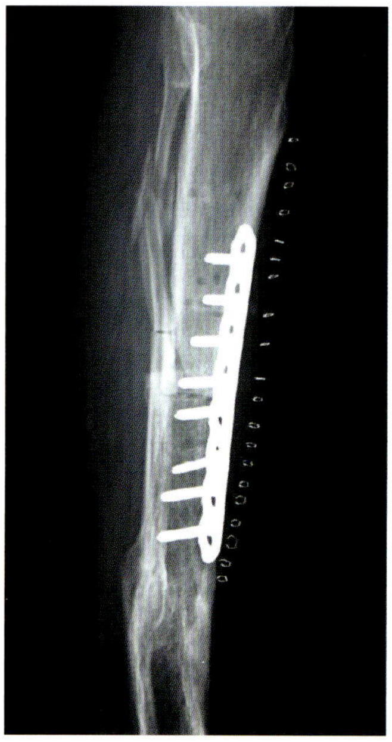

图40.6 用于治疗老年患者胫骨骨折的锁定板，以前的畸形阻止了螺钉植入

表40.3 老年胫骨骨折患者截肢指征

缺血时间> 6h，无生命的肢体无法挽回的血管损伤，动脉造影无侧支血流
严重粉碎性损伤，存在严重合并症或疾病
冗长的手术程序可能会危及生命
严重多系统损伤的存在可能导致多器官功能障碍综合征（MODS）和死亡
组织损伤非常严重，以至于截肢肢体功能会更好
非常广泛的转移或原发肿瘤
开放性骨折的治疗

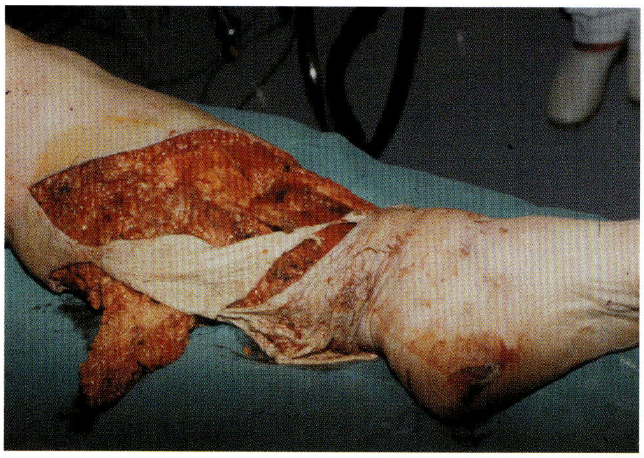

图40.7 老年患者的Gustilo Ⅲa型开放性骨折，注意脱脂

的功能和更低的感染率相关，与Vallier等一样，他们发现板时骨折愈合率较低。总的来说，髓内钉可能比板更好，特别是如果在引入钉之前正确地复位的话。没有专门研究老年患者的研究，但从逻辑上看，髓内钉固定对于治疗胫骨干骨折是一种更好的技术。

截肢

初级截肢的要求很少，但在表40.3中有一些。有人可能会认为这对老年人来说很少需要，但是重伤的发生率相对较高，如果其他治疗不合适可能需要截肢以挽救患者的生命。另外，骨科医生必须考虑任何可能的晚期重建手术的程度以及患者是否会接受。在老年患者中，严重的腿部损伤很可能意味着患者无论如何都只能坐在轮椅上，并且截肢可能会简化治疗，从而使患者受益。

开放性骨折的治疗

与年轻患者一样，老年人对开放性骨折的治疗包括仔细处理软组织和稳定骨折。在最初的清创过程中，必须注意评估老年患者经常发生的皮肤脱落程度（图40.7）。必须小心地将脱套的皮肤从流血的真皮切下。软组织覆盖涉及与年轻患者相同的技术。这些在第13章中讨论。在爱丁堡15年的48例老年患者的开放性骨折治疗中，56.2%不需要进行整形手术，12.5%需要皮肤移植，31.2%需要皮瓣覆盖。

植入物的选择通常是髓内钉或外固定。对于严重程度高达Gustilo Ⅲa型骨折，建议使用髓内钉。没有证据表明在老年人的Gustilo Ⅲb型骨折中髓内钉或外固定是否可取。然而，骨科医生应该意识到在严重受伤的老年患者中延长手术时间的问题，并且使用损伤控制技术的外固定可能对该组患者有用。已经讨论过的截肢（表40.3），在严重受伤的老年患者和大多数Gustilo Ⅲc型患者中应该考虑这种治疗，特别是如果伴有广泛的软组织损伤。

不完全骨折治疗

不完全骨折通常通过标准的X线正位片和侧位片诊断（图40.2），但如果临床怀疑，没有影像学证据，可以使用CT和MRI检查。大多数胫骨关节不全骨折可以不进行手术治疗，但在爱丁堡13年治疗的187例胫骨骨折中，其中2例（25%）因移位而行髓内钉治疗。

假体周围骨折

胫骨假体周围骨折通常使用Felix等开发的系统进行分类。Ⅰ型骨折是胫骨平台的髁状突骨折，既可以是凹陷骨折又可以是劈裂骨折。Ⅱ型骨折是植入物柄周围胫骨的干骺端或近端骨干骨折。Ⅲ型骨折位于种植体柄远端，Ⅳ型骨折是胫骨粗隆的撕脱骨折。图40.3显示了Ⅲ型胫骨假体周围骨折的例子。根据假体固定的充分性和骨折的时间，将骨折进一步细分。A型骨折发生在固定良好的假体上，而B型骨折发生假体松动。C型骨折是术中骨折。

Felix等记录，胫骨假体周围骨折中59.8%为Ⅰ型，21.6%为Ⅱ型，16.7%为Ⅲ型，仅2%为Ⅳ型。他们还发现81.4%的胫骨假体周围骨折是术后骨折，62.6%的术后骨折患者没有创伤史。

治疗取决于假体的固定。如果假体稳定，支具和受保护的重量通常是足够的。如果有胫骨移位，则需要内固定或外固定，如果假体松动，则需要修复关节成形术。

建议疗法

在可能的情况下，研究人员认为髓内钉应该用于治疗老年人的胫骨骨折。表40.1显示髓内钉结果比其他技术的结果好。然而，对于不适合手术、无法行走或者手术前存在多种重度骨折并发症的患者，非手术治疗是明显的治疗方法。这组患者的死亡率无法得知，但一定非常高。如果患者严重受伤或严重开放性骨折，骨科医生可能会使用外部固定器，特别是如果患者有术前合并症并且外科医生希望使用损伤控制技术。如果患者出现近端或远端螺旋骨折而难以植钉，则可以使用外固定或者多轴固定板。如果表40.3中列出的条件存在，则应考虑截肢。

并发症

Clement等分析了233例≥65岁患者胫骨干骨折治疗中出现的并发症，他们的结果如表40.1所示。

骨不连

65岁以上患者的骨折不愈合率约为10%（表40.1）。这比许多患者预期的要高，但应该了解的是，与年轻人群相比，严重骨折和开放性骨折在患有更多疾病和医疗及社会合并症的人群中的患病率很高。80岁以上患者的感染率较低，同时高能量骨折患病率较低。

骨折的形态与骨不连患病率之间存在明确的关系。AO/OTA型A型骨折的不愈合率远低于AO/OTA型B型和C型骨折（表40.1）。可以预测，闭合性骨折中骨不连的概率远低于开放性骨折，并且和年轻人群中的概率相近。与开放性骨折相关的感染率约为20%，明显高于年轻胫骨骨干骨折患者。Court-Brown表明，所有年龄段的247例所有Gustilo类型的开放性胫骨骨干骨折总体感染率为7.7%。这在此强调了骨科医生在治疗患者时会面对更多并发症的困难。

最初由髓内钉固定的无菌骨不连可以通过交换骨钉来进行再次治疗。有许多研究显示年轻患者的效果很好，但老年患者的相关信息很少。没有理由相信结果是不相同的，Swanson等研究了包括5例60岁以上患者在内的46例无菌胫骨骨不连患者，发现结果和年轻患者相似。交换钉是广泛使用的，仅涉及将钉子拔出，将髓内管扩孔1~2mm，然后植入较大的钉子，通常不用十字螺钉，除非骨折非常近或远。该手术是成骨的，结果非常好。已经证明，使用扩髓钉可以在无菌的非愈合区域内治疗长达2cm长的骨缺损，治疗后再生骨的周长可恢复50%。

表40.1显示Clement等报道的233例骨折患者中不存在骨不连。研究人员认为这是因为这组患者死亡率高。但是，如果发生骨不连，其治疗取决于胫骨是否有畸形。最好的治疗方法是髓内钉固定，但如果胫骨需要矫直，则可能需要使用开放技术。文献显示可以获得良好的结果。如果骨折非常近端或远端，骨科医生可能更愿意去除骨不连部分并使用辅助性骨移植或骨移植替代物。钢板治疗产生的骨不连最佳治疗方法也是髓内钉固定。这种技术已被证明是成功的，并且很少需要补充植骨。

由于老年人感染的发病率较高，外固定术后胫骨非联合治疗更加困难。如果有感染，则应采用适当的骨骼和软组织切除术治疗，然后用髓内钉或带软组织覆盖的外固定器固定，并根据需要进行植骨。Brinker和O'Connor记录了Ilizarov方法治疗老年患者胫骨非结合的方法。他们治疗了23例平均年龄为72.8岁的患者。4例患者死亡或失访，其余56.2%的患者有良好或非常好的结果。 所有20例完成完全治疗的患者恢复了正常负重，但在出现感染的骨不连的患者中，需要平均佩戴外固定426天，而未被感染的骨不连的患者中则是244天。

骨不连对患者有毁灭性的影响，进行初次外科手术和后续早期治疗的骨科医生有责任尽量减少骨不连发生的概率，尤其是对于有重大社会和医疗问题的人群。Brinker等分析了骨不连的影响，并得出结论认为对身体健康，精神健康和疼痛有显著影响。他们的结论是，胫骨不愈合对身体健康的影响与报告的末期髋关节影响相当，而且比充血性心力衰竭更大。Antonova等还研究了骨不连的后遗症，并表明会占用大量的医学资源。

骨折畸形愈合

表40.1表明，65岁以上和80岁以上组的畸形愈合率较高。进一步的分析表明，这是因为超过25%的石膏固定和约40%的外固定器固定患者治疗中发生了畸形愈合。在表40中提到的研究中，畸形愈合被定义为> 5°的角度或旋转畸形或>1cm的缩短。在老年人群中，衡量畸形愈合偏移的微小角度有多重要是个值得讨论的问题。许多石膏固定的患者是无法活动的，患有痴呆症或有其他严重的他合并症，畸形愈合不会成为他们的问题。即使在健康老年患者中，轻微程度的畸形愈合也不太可能成为重大问题。但是，表40.1确实表明，如果治疗主要使用髓内钉，则与较低的畸形发生率相关。

感染

表40.1显示，Clement等记录的233例老年患者的总体感染率为6.9%。这比总体平均水平要高。Court-Brown分析了1106例闭合和开放的髓内钉治疗成人胫骨骨折的感染率，发现总体感染率为3.1%。有趣的是观察到80岁以上组的感染率低于65岁以上组。这可能是因为该组中严重损伤较少（第1章表1.6），尽管两组GustiloⅢ型患者的患病率非常相似。另一种解释是，这个80岁以上的人群可能比65岁以上组愈合更好。这也可能反映在男性患者与女性患者相比感染率较高。不出所料，开放性骨折的感染率高于闭合性骨折；同时，相较于外固定，髓内钉会导致更低的骨不连和感染概率，尽管这可能只是因为一些患有严重开放性胫骨骨折的患者采用了外固定治疗。

老年人感染的治疗方法与年轻人相同，但有一个例外，即痴呆症患者或患有严重骨髓炎无法活动的患者，或那些可能无法通过多次手术存活的严重合并症患者，最好采用截肢治疗。感染的治疗包括清除软组织和坏死骨，骨折固定，软组织重建和骨重建。对于患者而言，这可能是非常耗时和困难的，并且截肢可能是一些患者的首选。

房室综合征

房室综合征在老年患者中相对不常见。关于老年患者的房室综合征的信息非常有限，但Clement等记录了65岁以上患者中2.6%的患病率。本组患者中房室综合征的严重程度可由以下事实说明：在本组数据中，50%的房室综合征并发深部感染，16.6%由皮肤坏死引起。第6章详细讨论了隔室综合体。

截肢

表40.1显示Clement等详述的233例患者的截肢率为3%。这在开放性骨折中上升至10.1%。正如在关于感染的章节中已经讨论的那样，截肢可能是老年体弱患者，痴呆患者或无法移动患者的首选。许多

老年难以承受涉及多种手术的长期治疗方案，或者说难以在术后存活，外科医生应该记住，一些老年患者在严重胫骨骨折并发感染后无法再行走。

腓骨骨折

单独的腓骨骨折很少见。大多数腓骨骨折并发胫骨平台骨折或踝关节骨折。在年轻患者中，男性更常见，并且通常是由直接打击造成的。对第1章中使用的数据的分析显示，在2年内65岁以上患者中有8例孤立性腓骨骨折。65岁以上组腓骨骨折发生率为4.1/10^5/年，80岁以上组为3.9/10^5/年。男性/女性比例为37/63，老年人由于跌倒而导致的发病率为62.5%。其余骨折是由于直接打击（12.5%），道路交通事故（12.5%）或高尔夫伤害（12.5%）造成的。分析显示，75%的骨折位于腓骨近端，其余25%位于骨干。开放性腓骨骨折非常罕见，其发病率已在关于开放性骨折流行病学的部分中给出。老年人孤立性腓骨骨折的治疗几乎总是无效的。如果有明显的位移，应该复位并固定。

参考文献

[1] Court-Brown CM, Caesar B. Epidemiology of adult fractures: A review. Injury 2006;37:691–697.

[2] Court-Brown CM. The epidemiology of fractures and dislocations. In: Court-Brown CM, Heckman JD, McQueen MM, Ricci WM, Tornetta P, eds. Rockwood and Green' s Fractures in Adults. 8th ed. Philadelphia, PA: Lippincott Williams & Wilkins, 2014, pp. 59–108.

[3] Clement ND, Beauchamp NJF, Duckworth AD, McQueen MM, Court-Brown CM. The outcome of tibial diaphyseal fractures in the elderly. Bone Joint J 2013;95-B:1255–1262.

[4] Court-Brown CM, Biant LC, Clement ND, Bugler KE, Duckworth AD, McQueen MM. Open fractures in the elderly: The importance of skin ageing. Injury 2015;46(2):189–194.

[5] Hooper GJ, Keddell RG, Penny ID. Conservative management or closed nailing for tibial shaft fractures: A prospective randomised trial. J Bone Joint Surg Br 1991;73-A:83–85.

[6] Court-Brown CM, Christie J, McQueen MM. Closed intramedullary tibial nailing: Its use in closed and type I open fractures. J Bone Joint Surg Br 1990;72-B:605–611.

[7] Court-Brown CM. Reamed intramedullary tibial nailing: An overview and analysis of 1106 cases. J Orthop Trauma 2004;18:96–101.

[8] Gustilo RB, Anderson JT. Prevention of infection in the treatment of 1025 open fractures of long bones: Retrospective and prospective analysis. J Bone Joint Surg Am 1976;58-A:453–458.

[9] Gustilo RB, Mendoza RM, Williams DM. Problems in the management of type III (severe) open fractures: A new classification of type III open fractures. J Trauma 1984;24:742–746.

[10] El Moghraoui A, Morjane F, Nouijai A, Achemlal L, Bezza A, Ghozlani I. Vertebral fracture assessment in Moroccan women: Prevalence and risk factors. Maturitas 2009;62:171–175.

[11] Ven den Berg M, Verdiik NA, van den Bergh JP, Geusens PP, Talboom-Kamp EP, Leusink GL, Pop VJ. Vertebral fractures in women aged 50 years and older with clinical risk factors for fractures in primary care. Maturitas 2011;70:74–79.

[12] Soubrier M, Dubost J-J, Boisgard S, Sauvezie B, Gaillard P, Michel JL, Ristori J-M. Insufficiency fracture: A survey of 60 cases and review of the literature. Joint Bone Spine 2003;70:209–218.

[13] Breglia MD, Carter JD. Atypical insufficiency fracture of the tibia associated with long-term bisphosphonate therapy. J Clin Rheumatol 2010;16:76–78.

[14] Felix NA, Stuart MJ, Hanssen AD. Periprosthetic fractures of the tibia associated with total knee arthroplasty. Clin Orthop Rel Res 1997;345:113–124.

[15] Fracture and dislocation compendium: Orthopaedic Trauma Association Committee for Coding and Classification. J Orthop Trauma 1996;10(Suppl):1–154.

[16] Jost B, Spross C, Grehn H, Gerber C. Locking plate fixation of the proximal humerus: Analysis of complications, revision strategies and outcome. J Shoulder Elbow Surg 2013;22:542–549.

[17] Vallier HA, Immler W. Comparison of the 95-degree angled blade plate and the locking condylar plate for the treatment of distal femoral fractures. J Orthop Trauma 2012;26:327–332.

[18] Schepers T, Van Lieshout EMM, De Vries MR, Van der Elst M. Increased rates of wound complications with locking plates in distal fibular fractures. Injury 2011;42:1125–1129.

[19] Guo JJ, Tang N, Yang HL, Tang TS. A prospective, randomized trial comparing closed intramedullary nailing with percutaneous plating in the treatment of distal metaphyseal fractures of the tibia. J Bone Joint Surg Br 2010;92-B:984–988.

[20] Vallier HA, Cureton BA, Patterson BM. Factors influencing functional outcomes after distal tibial shaft fractures. J Orthop Trauma 2012;26:178–183.

[21] Xue X-H, Yan SG, Cai X-Z, Shi M-M, Lin T. Intramedullary nailing versus plating for extra-articular distal tibial metaphyseal fracture: A systematic review and meta-analysis. Injury 2014;45:667–676.

[22] Court-Brown CM, Keating JF, Christie J, McQueen MM. Exchange intramedullary nailing. Its use in aseptic tibial non-union. J Bone Joint Surg 1995;77-B:407–411.

[23] Swanson EA, Garrard EC, O' Connor DP, Brinker MR. The results of a systematic approach to exchange nailing for the treatment of aseptic tibial nonunions. J Orthop Trauma 2015;29(1):28–35.

[24] Richmond J, Colleran K, Borens O, Kloen P, Helfet DL. Nonunions of the distal tibia treated by reamed intramedullary nailing. J Orthop Trauma 2004;18:603–610.

[25] Wu CC. Reaming bone grafting to treat tibial shaft nonunion after plating. J Orthop Surg 2003;11:16–21.

[26] Brinker MR, O' Connor DP. Outcomes of tibial nonunion in older adults following treatment using the Ilizarov method. J Orthop Trauma 2007;21:634–642.
[27] Brinker MR, Hanus BD, Sen M, O' Connor DP. The devastating effects of tibial nonunion on health-related quality of life. J Bone Joint Surg Am 2013;95:2170–2176.
[28] Antonova E, Kim Le T, Burge R, Mershon J. Tibia shaft fractures: Costly burden of nonunions. BMC Musculoskelet Disord 2013;14:42.

41

远端胫骨骨折

Paul S. Whiting，William T. Obremskey

介绍

随着老年人比例的增加与平均寿命的延长，骨折发生率在此人口中正在上升。除了降低骨密度（BMD）外，人们还提出了多种假说来解释老年人骨折发生率增加，包括“衰弱”，即日常生活活动能力下降，通常以缺乏活动和体重减轻为特征。对于骨质疏松性骨折的其他危险因素包括维生素D缺乏症、营养不良、慢性炎症状况、身体失调和平衡差。

尽管远不如典型的股骨近端、骨盆、肱骨近端和桡骨远端脆性骨折常见，但老年人胫骨远端和腓骨骨折最常见的原因是类似的损伤机制——地面跌倒。从胫骨骨干和骨骺获得骨密度测量的测量已经显示可以像从髋骨或腰椎获得的BMD测量那样准确地预测临床骨折风险，这证实了骨量减少和骨质疏松症在整个骨骼中是明显的。

流行病学

尽管大多数在脆性骨折的发病率最近的文献研究的变化集中在上面描述的经典脆性骨折上，Court-Brown等最近发表了65岁及以上患者骨折的详细流行病学分析。在数据收集24个月以上的4 786例骨折中，胫骨远端仅发生16例（0.33%），总发生率 每10万人每年8.2人（男性3.9人，女性11.0人）。

16例胫骨远端骨折中，15例发生低能跌倒，1例发生自发骨折（Court-Brown CM, personal communication）。与其他许多脆性骨折不同，随着年龄增长，胫骨远端骨折发生率并没有显著增加（表41.1）。

分类

远端胫骨和腓骨骨折，使用两个主要分类系统来表征。Rüedi和Allgöwer系统于1968年首次以德文发表，但随后于1969年以英文翻译并出版，将胫骨远端关节内骨折分为3种类型是一种相对简单的描述性分类系统。非移位关节内骨折被分类为Ⅰ型骨折。Ⅱ型骨折涉及远端胫骨关节面的移位而无明显粉碎。Ⅲ型骨折取代了关节内骨折并伴有明显的粉碎，常伴有关节嵌塞。

AO/OTA分类系统将所述胫骨远端骨折分为3个主要类型：如在图41.1中描述的关节外（A型）、部分关节（B型）和完全关节（C型）。 每种类型的骨折均可根据裂缝粉碎分为3组中的一组，根据其他断裂特征，每组可以进一步细分为3个亚组。AO/OTA分类系统有27种骨折类型，是一种综合性的描述性系统，用于包括关节外和关节内的所有可能的胫骨远端骨折。

尽管Martin等用AO/OTA分类系统（kappa=0.60）显示了比Rüedi和Allgöwer系统（kappa=0.46）更好的观察者间信度，Swiontkowski等则表明，AO/OTA 对于骨折类型（kappa=0.43）和亚类（kappa=0.41），确定骨折类型（A、B或C，kappa=0.57）和更低的分类系统是最好的。尽管只获得了适中的整体观察者

表41.1 每10万人中胫骨远端骨折的发生率在65岁及以上的个体，在5年的年龄范围进行分组，以*P*值的组间计算

	年龄（岁）						
	65~69	70~74	75~79	80~84	85~89	90+	*P*值
男性（例）	3.9	4.6	0	0	16.7	0	0.67
女性（例）	17.7	13.1	4.2	5.3	8	30.4	0.87

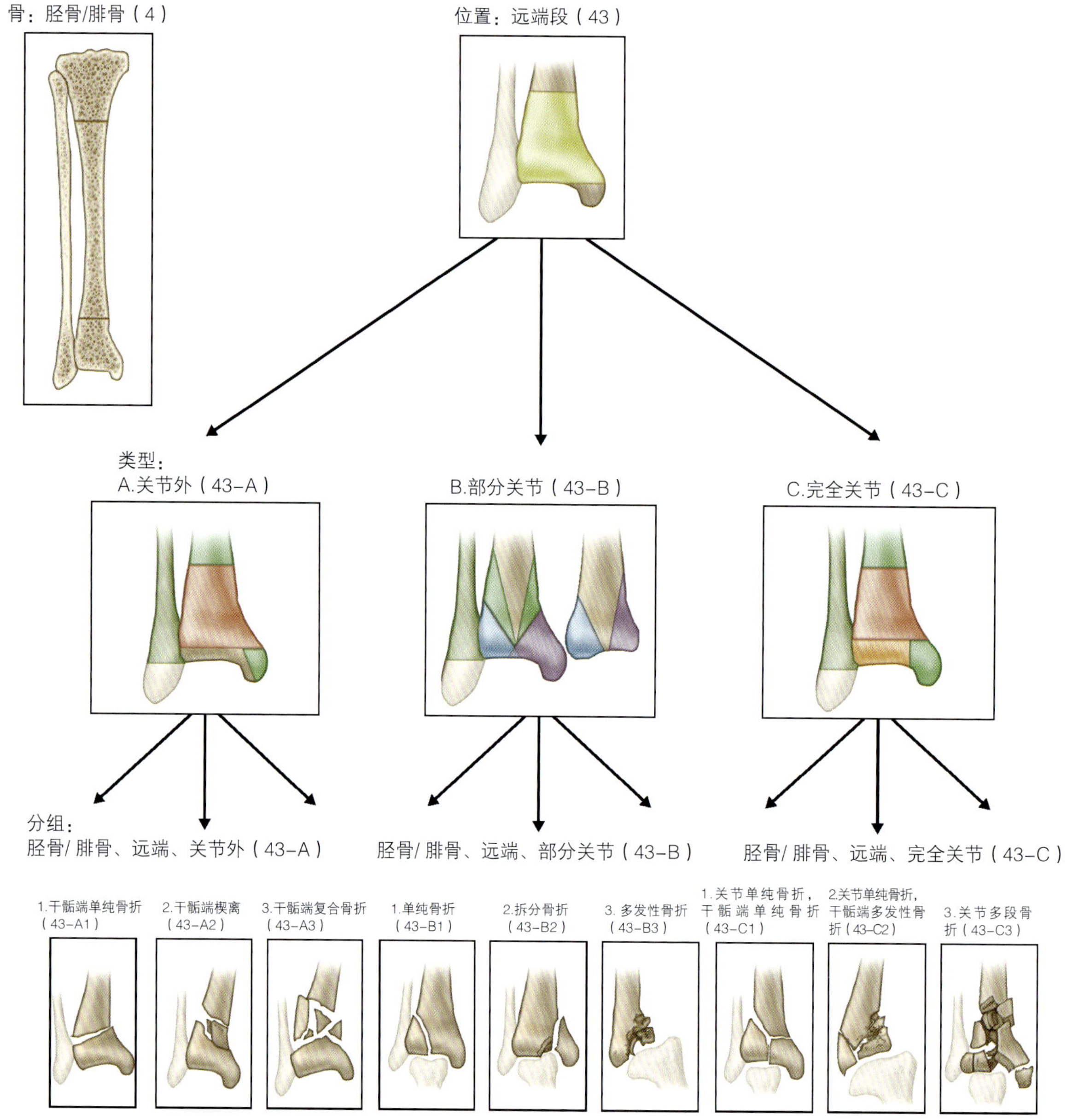

图41.1 AO/OTA远端胫骨和腓骨骨折分类系统

间可靠性分数，但这两种系统在临床上可用（用于医护人员之间的有效通信，确定适当的治疗计划和术前计划）并用于研究目的。

治疗

老年人胫骨远端骨折存在多种治疗方案。完整评估骨折模式和骨质量需要整个胫骨和踝关节X线片。判断骨折是关节外还是关节内是十分关键的。如果存在或怀疑有关节内扩张，CT检查可能有助于对骨折的进一步表征，包括任何关节不协调、嵌塞或粉碎。

虽然多数中老年人胫骨远端骨折的发生是由于低能量损伤机制，但对软组织包膜的仔细评估至关重要。在考虑手术和非手术治疗选择时，必须注意软组织损伤的程度，是否存在开放性伤口或慢性静脉淤滞，基线蜂窝组织炎和以前手术瘢痕的位置。同样地，患者合并症（如糖尿病、心血管疾病和周边血管疾病）和危险因素伤口并发症（如吸烟，营养不良和免疫抑制）必须在提出的任何外科手术之前被识别和优化。在开发个性化治疗计划时，必须考虑患者的功能需求，包括门诊状态，独立性水平和支持系统。

非手术治疗

直到20世纪60年代，非手术治疗几乎完全用于胫骨远端关节外骨折的治疗。尽管不存在胫骨对齐的循证指南，但非手术治疗的可接受标准包括骨折缩短小于1cm，外翻小于5° 和内翻0° ，矢状面角度小于10° ，外旋-10° ，无内旋。在包括近端，中轴和远端骨折在内的一系列700多例胫骨干骨折中，Nicoll报道只有8.6%的骨折愈合率。然而，Coles和Gross报道31.7%的畸形愈合率，13.1%的延迟愈合率和4.1%的非愈合率，这些文献系统回顾了前瞻性文献，确定了145例非手术治疗的胫骨骨折。同时，非手术治疗踝、膝关节高僵硬率（在Nicoll报道中的25%）也已经有了相关报道。

Sarmiento推广了近端，骨干和远端胫骨骨折封闭治疗的功能支具。在一个450例胫骨远端骨折的大型病例系列治疗中，Sarmiento和Latta报道仅有0.9%的不愈合率。不到10%的患者在任何平面上的角畸形均大于6° ，内翻畸形在腓骨完整的情况下更为常见。2/3的患者在任何平面上的畸形均小于5° ，而90%的患者的畸形小于8° 。据报道，缩短的平均长度为5.1mm，94.2%的患者愈合时少于12mm。

平均骨折缩短并未从损伤到骨折愈合，因此作者得出结论： 轴向不稳定的胫骨远端骨折在功能性支具中非手术治疗时不会进一步缩短。 这些有利的结果与Sarmiento更多的1000多例闭合性骨干胫骨骨折治疗功能性支具的结果相当，联合发生率超过99%。

胫骨远端关节内骨折的非手术治疗已被证明是不太成功的。在19例Pilon骨折的小病例系列中，Ayeni报道了11例Rüedi和Allgöwer Ⅰ型骨折非手术治疗的良好临床结果，但3例Ⅱ型骨折非手术治疗的临床结果普遍较差。Kellam和Waddell根据骨折类型（旋转或压缩）将26个Pilon骨折分为两组， 对于两组患者，非手术治疗后的临床结果均低于手术治疗的结果，非手术治疗只能成功治疗旋转性损伤，而这些损伤并未在治疗过程中发生位移。 根据这些病例和其他病例系列，非手术治疗最适合于非移位的关节内胫骨远端骨折，这些骨折在石膏固定过程中不可能发生位移。此外，非手术治疗可能仍然是治疗某些老年患者关节内胫骨远端骨折的首选治疗方法。对于非门诊患者（包括四肢瘫痪或截瘫患者），绝对禁用手术治疗（主动脉瓣狭窄或其他不稳定心肺疾病）和功能有限患者（痴呆/阿尔茨海默病）或代谢性骨疾病如骨生成非手术治疗可能是最佳的治疗方法（图41.2）。

外固定

外固定是用于显著开放性伤口或严重的软组织肿胀的胫骨远端骨折的有效临时固定技术。外固定的多种技术可以被利用，包括细线、半针和混合构建体（将细线和半针组合在一起）。虽然解剖学上“安全走廊”已经为细线固定在胫骨远端进行了描述，但尸体研究中熟悉这些“走廊”的骨科医生分别在胫骨远端放置两根细导线，结果显示55%丝线刺穿至少一个越过了踝关节的肌腱。其他有细线穿刺危险的结构是隐静脉，腓浅神经和踝关节的上部囊状反射，平均延伸到内踝以上32 mm，在前内侧关节线上方可延伸21 mm。

在远端胫骨骨折的确定治疗中，外固定通常不如其他固定方法成功。这是Richards等在多个1级创伤中心的前瞻性比较试验中， 评估了延迟切开复位内固定（ORIF）与固定外固定治疗胫骨远端关节内骨折的疗效后的结果。

外固定与延迟愈合率或不愈合率显著相关（22.2% ：3.7%，P=0.05），并且ORIF组在6个月时具有明显更好的短型36（SF36）身体功能评分，在术后6个月和术后12个月时具有更好的爱荷华踝评

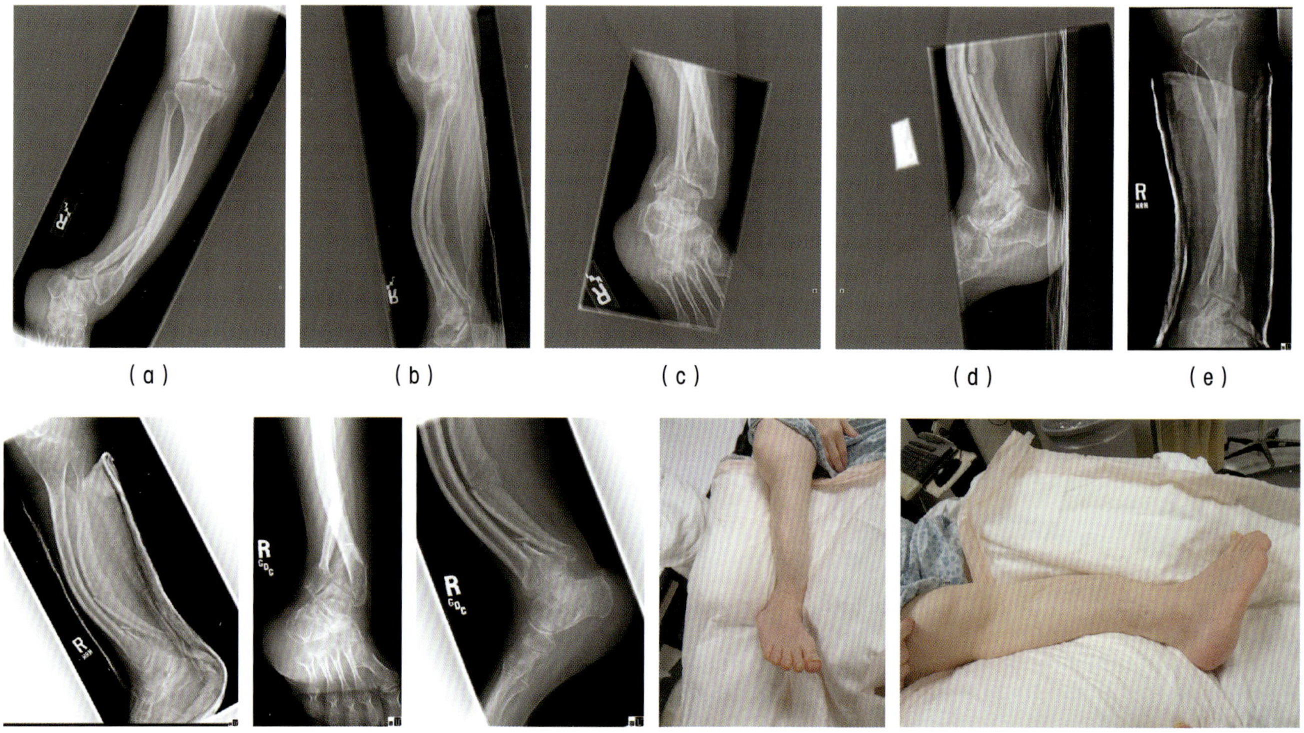

(a) (b) (c) (d) (e)

(f) (g) (h) (i) (j)

图41.2 1位55岁的成骨不全女性患者，在机动车碰撞事件中发生持续关节外胫骨远端骨折。显示了胫骨（a，b）和脚踝（c，d）的正位和侧位图；（e，f）根据患者的非卧床状态和骨质量差，选择非手术治疗并施加短腿夹板；（g，h）X线在损伤16周后显示有大量瘢痕组织形成和愈合；（i，j）患者使用右下肢进行转移能够恢复到她的基本功能水平，临床照片显示出她所需要的移动性令人满意

分。两组患者术前、骨折特点、关节复位质量及深部感染发生率均无差异。

钢板固定

在20世纪70年代，钢板固定开始取代非手术治疗作为治疗远端胫骨骨折的首选方法。在胫骨远端的多个解剖位置适合于钢板固定。Lee等回顾性分析88例用前外侧板（n=49）或内侧板（n=39）治疗的胫骨远端骨折。研究人员发现在手术时间率、骨折愈合率、畸形愈合率、踝关节活动范围或功能结果方面无差异，但内侧板与硬件并发症和总并发症发生率较高有关。

对伤口感染和内固定突出的担忧已经促进了钢板植入技术的发展，其既将骨折环境的破坏最小化，又限制了对胫骨远端的脆弱软组织包膜的额外损伤程度。

微创钢板接骨术（MIPO）涉及制作相对较小的关节周围切口，通过该关节切口将板的最远侧面适当地定位在骨上。然后用相对无损伤的器械进行肌肉（骨外）解剖，以便向近侧“滑动”板。在平板上的近端孔以经皮方式填充并具有刺入切口，并且通常在平板的近端上进行反作用。Bloomstein等描述了一种有用的经皮平板应用技术。使用系在板的近侧部分的缝合线能够操纵板的两个杆，这有助于实现解剖板定位，同时避免软组织剥离。MIPO技术可用于软组织包膜处于危险中的各种临床情况。

Collinge等评估了26例高度胫骨远端骨折患者最小或无关节内扩大的微创内侧电镀治疗的临床疗效。

除有2例固定失败（8%）外，所有病例均获得了可接受的定位，即在任何平面上缩短<1cm且角度<5°。愈合的危险因素包括显著的骨折粉碎、骨质流失和高度开放性骨折，35%的患者需要二次手术来实现愈合。尽管如此，2年后81%的患者SF-36功能评分已恢复正常。

最近，Collinge和Protzman报道了38例胫骨远端骨折患者采用混合MIPO技术（在骨折上方和下方使用锁定和非锁定螺钉）治疗的功能结果。所有病例均获得骨折愈合，1例患者（3%）发生排列不齐和失去固定，2例患者（6%）需要二期手术以达到结合。38例患者中有30例（79%）达到了美国骨科足踝外科医生（AOFAS）和Olerud &Molander量表的良好至完美的功能结果，平均SF36评分与规范性数据相比仅在身体功能区显著减少。在一项类似的研究中，Oh等报道用MIPO治疗的21例胫骨远端骨折100%愈合。没有矢状位或冠状位错位>5° 的病例，仅发生一例旋转不良（内旋10°）。用MIPO治疗的老年胫骨远端骨折的结果更可能接近后两项研究的结果，这些研究代表了17~82岁年龄段的低、高能量损伤谱。

随着MIPO的普及，人们开始关注各种手术方法治疗胫骨远端损伤神经血管结构的情况。Wolinsky和Lee进行了一项尸体研究，以调查胫骨前外侧板与下肢重要神经血管结构损伤之间的关系。研究中使用为微创肌肉应用和经皮近端固定设计的预成型前外侧板，研究人员在远端伤口的所有10个尸体标本中检查了腓浅神经，并得出结论，该结构没有损伤风险。由腓深神经和胫前动脉和静脉组成的神经血管蒂位于近端板块的后面，但向前延伸，在踝关节近端4~11cm处的某一区域穿过板块，这个位置使它们处于危险中。

在类似的研究中，Ozsoy等调查了在进行MIPO时有损伤危险的解剖结构。Synthes 3.5/4.5mm锁定加压胫骨远端干骺板的4，5和6孔以及Synthes 3.5mm锁定加压内侧远端的3，5和8孔的隐神经和大隐静脉风险最高。为了尽量减少对这些神经血管结构的损伤，研究人员建议小心解剖至骨板，在螺钉植入过程中无创伤地放置钻套并保护软组织。Mivza等还用内侧MIPO技术研究了隐神经和静脉损伤的风险。在平板的每个孔中经皮放置平滑的克氏针导致在内踝尖端附近2.0~4.7cm处的每个样本中的两个结构都受到损伤。本研究还评估了腓骨经皮侧穿刺对腓浅神经损伤的风险。结果发现离开外侧踝尖平均11.5cm处出现外侧间隔筋膜的神经仅在10个样本中的一个中受伤。

软组织因素，如开放伤口，以前的瘢痕，广泛的肿胀或骨折水泡往往能排除一个或多个到远端胫骨的解剖进路。在这种情况下，骨科医生必须熟悉多种手术方法和固定选项。Sheerin等报道了一种固定远端胫骨骨折的技术，其具有显著的内外侧软组织折衷。使用通过后外侧入路应用的90° 插管刀片，研究人员在15例中的14例获得了大致愈合；在1例延迟愈合的病例中通过骨移植术后骨折愈合。如Sciadini等所述，另一种固定严重前内侧软组织损伤时胫骨远端和腓骨骨折的有效技术是通过腓骨进行的跨腱索固定。在该技术中，3.5mm锁定加压板置于已经完成了骨折复位后腓骨后侧的表面。然后通过穿过平板和腓骨的长的跨同型螺旋钉将其固定延伸到胫骨中（图41.3）。在已经通过两个腓骨皮层的这些螺钉充当角稳定螺丝，和一起充当桥梁板构造的腓骨和腓骨板用于远端胫骨骨折。研究人员报道这一技术在6例为期至少14个月的随访中（图41.3）取得了良好的效果。

髓内针固定

Nork等报道以下36个胫骨远端骨折（位于踝关节5cm以内）使用2个或3个远端互锁螺钉的髓内钉得到优良的结果。尽管有3例患者（10%）由于显著外伤性骨质流失需要分期自体移植手术，但在所有30例患者的随访中92%的骨折中获得了可接受的X线检查对齐（任何平面<5° 成角）。35%的患者2年后功能评分结果中，SF36功能评分与8个亚组中的7个（身体机能仍然下降）的规范值没有差异。2年时的平均肌肉骨骼功能评估（MFA）评分优于之前公布的单独膝，腿或踝损伤后的平均MFA评分。Wysocki等在胫骨骨折用髓内钉治疗时髓内钉通过和锁定期间通过使用双螺钉外固定器（“行走牵引”）实现了可接受的对齐（在任何平面内<5°，骨缩短长度<1cm）。同时，股骨牵引器可用于相同的目的。

Obremskey和Medina调查了社区矫形外科医生与骨科创伤专科医生用髓内钉治疗胫骨远端骨折时胫骨远端骨折的发生率。社区矫形外科医生治疗的骨折中，23%发生超过5° 的角度错位，而由骨科创伤外科医生治疗中该发生率仅5%（$P<0.05$）。

在肌骨骼结果数据评估和管理系统（MODEMS）中，跛行性骨折患者的身体疼痛评分比良好定向骨折的患者显著较高。MODEMS计划是于20世纪90年代后期由美国骨科医生学会发起，旨在制订与肌肉骨骼系统相关的标准化评估标准和测量工具。

尽管该计划取得了早期的成功，但它从未获得足够多的患者，从而未能实现经济上可行和财务上

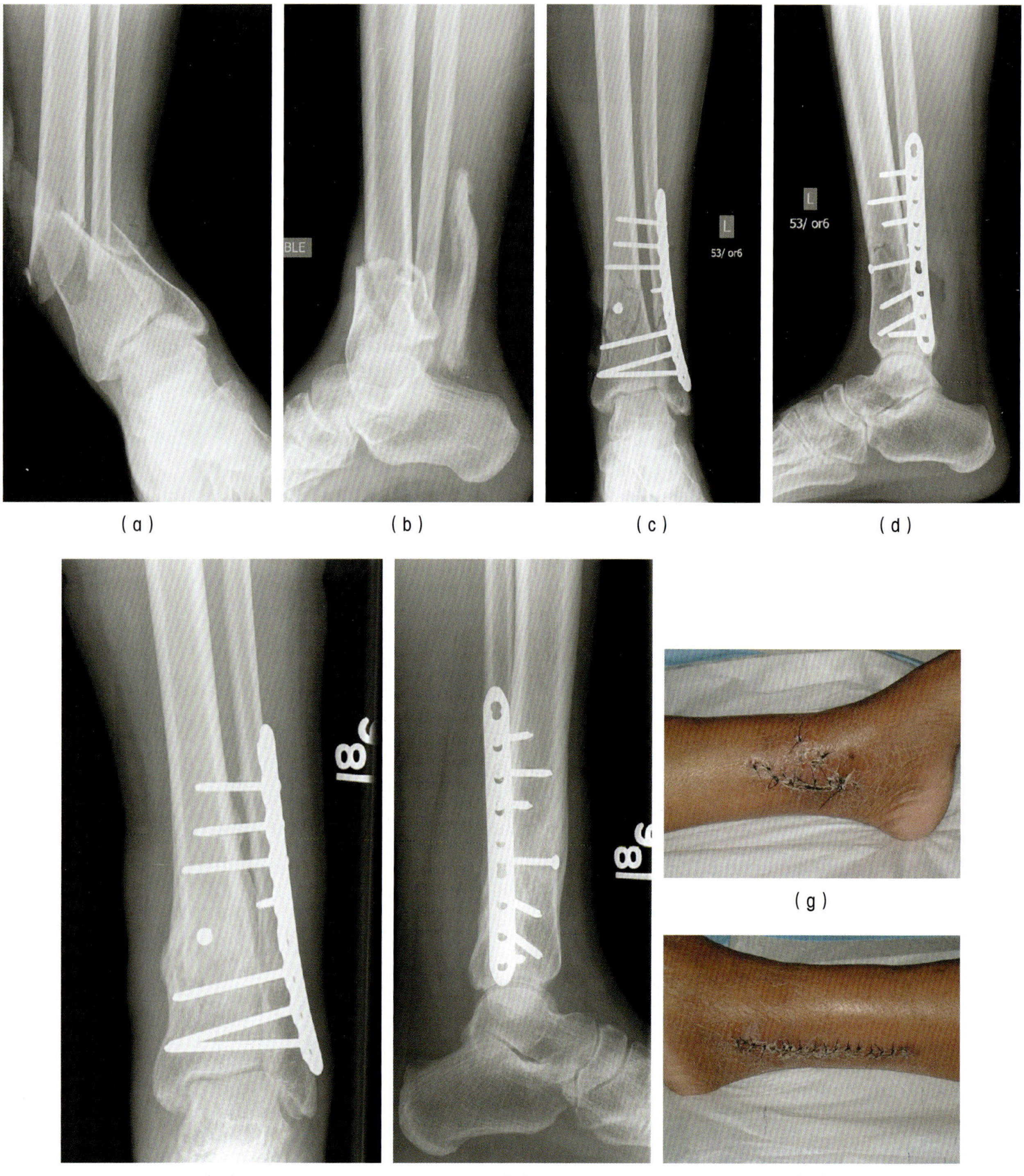

图41.3 （a，b）1例持续Ⅲa型胫骨远端开放性腓骨骨折伴大面积内侧创面的老年女性患者术前前后位（AP）和侧位的X线片；（c，d）通过后外侧入路进行反式韧带联合腓骨电镀治疗，通过软组织包络以提供骨折固定；（e，f）固定6个月后的前后位和侧位X线片；（g，h）显示骨折愈合良好，实现了内侧创伤伤口和后外侧手术切口的简单愈合

的成功。然而，MODEMS计划的努力有助于为肌肉骨骼系统的临床结果研究设定质量标准。

骨折线从胫骨远端骨干延伸到关节面不一定是髓内钉固定的禁忌证。Konrath等报道20例胫骨远端骨折中有19例（95%）使用拉力螺钉固定治疗关节内扩大，随后进行髓内钉固定。20例患者中有19例获得了良好的愈合。

胫骨髓内钉固定腓骨仍是胫骨远端骨折治疗争议的话题。在一项72例胫骨髓内钉固定治疗胫骨远端骨折并腓骨固定治疗的回顾性研究中，Egol等发现腓骨固定与术后12周的复位维持有关。

腓骨固定术中仅有4%发生复位，而非腓骨固定术中复位仅为13%。因此必须对腓骨固定的优缺点进行权衡，以防止由于外周血管疾病，慢性静脉瘀滞或脆弱软组织包膜而可能具有较差愈合可能性的老年患者的额外切口风险。

骨科医生必须考虑所有的选项制订一个计划，以实现和保持下肢力线保持一致。对于胫骨远端骨折后软组织包膜较差的患者，远端骨折的不寻常选择是逆行后足融合钉。由于需要牺牲距下关节和踝关节，因此这种选择只能作为远端切口不可行或不可取的移位骨折的最后手段（图41.4）。然而，同侧肢体的手术和不利的软组织状况也可能使某些固定方法无效，使非传统骨折构造如后足融合钉更为合适（图41.5）。

生物力学

众多关于胫骨和腓骨骨折的生物力学研究已经开展，研究了与这些骨折相关的各种参数。大多数这些研究使用了代表骨质疏松骨的高龄或尸体标本。相关腓骨骨折固定的生物力学影响一直是文献中争议的主题。在尸体模型，Weber等测试了腓骨固定（用板和螺钉构造或恩德斯髓内钉）对胫骨稳定性的影响。标本的年龄未被报道。当胫骨用任一外固定器固定而不是用髓内钉固定时，腓骨固定导致胫骨骨折部位的运动显著减少。这项研究表明，如果胫骨的髓内钉固定稳定，则不必进行腓骨固定，但如果胫骨固定的刚性较弱，则腓骨固定可显著增加构建稳定性。

Kumar 等在另一项使用老年标本的尸体研究中

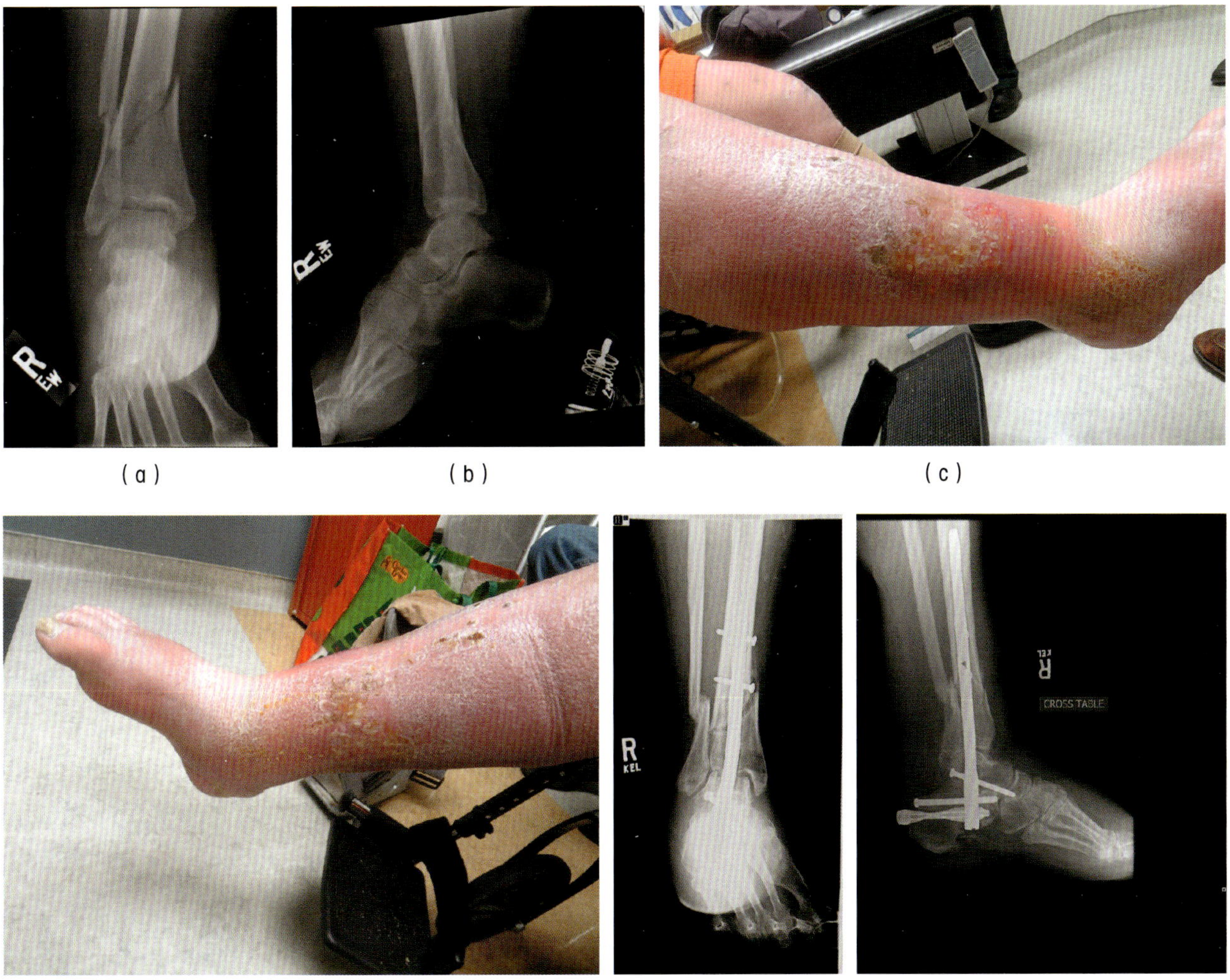

(a) (b) (c) (d) (e) (f)

图41.4 （a，b）术前X线片；（c，d）远端胫骨和腓骨骨折的58岁男子伴有严重慢性静脉瘀血症和有溃疡周边凹陷性水肿；（e，f）患者还有慢性同侧胫骨不稳定的病史。这个骨折用后脚钉处理，以解决以上两个问题。术后12周X线片显示腓骨完全愈合和胫骨愈合的证据

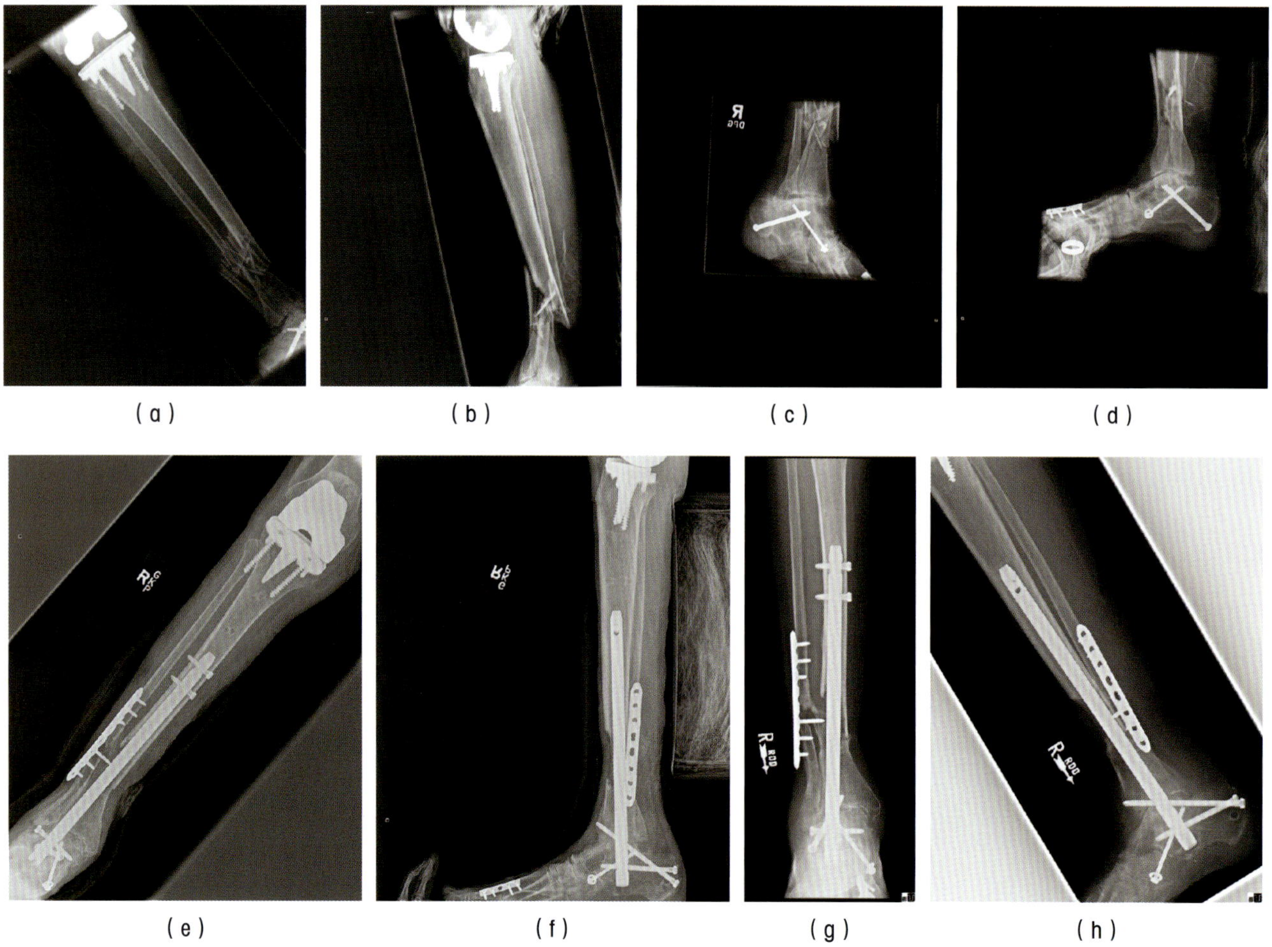

图41.5 术前正位（AP）、侧位胫骨（a，b）和踝关节（c，d）X线片显示Ⅲa型开放粉碎性胫骨远端和腓骨骨折伴关节内伸展，该77岁女性有严重类风湿性关节炎和既往同侧胫骨下融合和全膝关节置换史。患者希望保肢。鉴于她的骨质量差和软组织包膜不好，用后足融合钉治疗这种损伤被确定为保护胫骨关节首选方法。分期管理包括用抗生素珠初始跨越外部固定。最终的治疗包括腓骨固定，然后用后足融合钉将踝关节融合。术后即刻正位和侧位X线片（e，f）显示出良好的下肢力线。8个月后拍摄的正位和侧位X线片显示对齐良好，没有并发症（g，h）

（平均年龄75岁）证实了这些发现。研究人员确定，在胫骨远端骨折髓内钉固定时腓骨固定导致初始扭矩测试点的旋转稳定性仅略有增加，但不会增加扭矩。Attal等在尸体研究中（平均标本年龄78岁）进一步证明了腓骨固定在老年胫骨和腓骨骨折治疗中的重要性。胫骨髓内钉腓骨多方向远端锁定与传统的胫骨远端腓骨固定相比，其旋转稳定性显著更加稳定。研究人员认为，多方向远端锁定使腓骨固定在很大程度上是不必要的，除非它是导引工具所必需。

在腓骨骨折的远端胫骨骨折同时存在或各有其一的尸体模型中，Strauss等测试了锁定钢板与髓内钉在各种负载情况下的构造稳定。

尸体标本的年龄从45到63岁不等。经锁定的电镀结构在前、中、后轴向负载时被证明具有明显的强度，而髓内钉构造在前悬臂弯曲后方和后方更为僵硬。而在内侧或侧面垂直载荷或扭转载荷下的结构之间没有区别。并发腓骨骨折时会在骨折部位产生更大的位移并降低两种构造的扭转强度，并且在这些情况下使用锁定板比髓内钉明显更僵硬。

在一项尸检研究中，Krettek等研究了用髓内钉固定和锁定螺钉对老年胫骨远端骨折（平均年龄67岁）稳定性的影响。注意到在胫骨远端干骺端加入阻断螺钉后，骨植入结构的变形率下降了57%。由于添加阻塞螺钉似乎增加了由髓内钉固定的远端胫骨骨折的稳定性，该技术在老年患者的胫骨远端骨折治疗中可能具有一定作用，其中骨质量差放大了对加强干骺端固定的需要。Gorczyca等使用尸体研究来测试从胫骨钉末端移除1cm的生物力学影响。研究发现末端修饰或未修饰组的对比中，在骨强度、扭转、压缩弯曲、载荷等方面没有差异，这表明通过这种简单的末端修饰可以成功修复远端骨折（离踝关节至少4cm）。许多胫骨钉的重新设计得以使在极近端或极远端的骨折固定效果实现改善，在很大程度上使这种修饰是不必要的。该研究的一个重要的次要发现是使用髓内钉的固定强度不足以抵抗适度的压缩弯曲载荷，提示髓内钉固定的胫骨远端骨折需要负重保护提供额外的稳定性直至骨折愈合。虽然研究中没有报道平均标本年龄，但这一结论显然更适用于由于较差的骨骼股使远端固定更为脆弱的老年人。

在一项老年腓骨远端骨折生物力学研究中，Dunn等研究了在用板和髓内克氏针初次固定后，通过远端腓骨植入胫骨远端的3枚四方螺钉，辅助固定胫骨远端骨折。在合适的尸体标本中，加入3枚跨踝关节螺钉显著减少了轴向变形并增加了平均强度、外旋30° 时的强度和失效时的强度。 在另一项关于骨质疏松性腓骨远端骨折的生物力学研究中，在螺钉植入之前，在钻孔中有无硫酸钙和磷酸钙复合移植物的合适尸体腿中测试结构稳定性。

该研究人员总结说，与非增强型结构相比，增强型结构减少了位移，增加了载荷和破坏时的能量。然而，正如研究人员所言，这些研究的结果是否代表临床上的显著差异，并且是否允许老年人在踝骨折固定之后的早期负重需要进一步的临床研究。

Hoenig等进行了一项生物力学研究，以比较四种固定方法-标准电镀、锁定电镀、标准髓内钉和角状稳定钉-在完整腓骨的关节外胫骨远端骨折中的应用。尸体标本来自死亡时61~97岁的个体，平均BMD在所有4组中均相当。在轴向负载中，与锁定钢板固定相比，髓内钉固定结构与标准镀层相比，其表现出更大的刚度、负荷和失效能量。虽然角钉稳定结构比标准钉结构更早失效，但差异并不显著。由于所有髓内钉标本和8个锁定板标本中的7个在初始和周期性载荷后存活（确定为模拟71.4kg人的体重），研究人员认为髓内钉和锁定钢板可以在远端关节外胫骨骨折中稳定地固定。在一项类似的研究，Hoegel等测试固定的四种方法-扩髓髓内钉，不扩髓钉，不扩髓角稳定钉和锁定钢板-在带有10mm骨折缝隙的合成胫骨中。与锁定板构造相比，所有髓内钉构造在断裂间隙处的位移明显较少，但是只有铰钉在轴向压缩时实现了显著的强度。与锁定板相比，所有钉子结构都获得了更大的扭转强度，并且扩孔钉再次胜过了两种不扩髓方法。

Gueorguiev等还研究了角状稳定型远端联锁和髓内钉固定结构对胫骨远端骨折稳定性的影响。结果表明二者无显著差异。然而，与标准联锁相比，角度稳定的远端联锁在轴向压缩时在断裂间隙位移减少且与统计显著相关。

综上所述，生物力学数据有助于证明扩髓髓内钉固定和锁定钢板固定提供的强度足以稳定胫骨远端干骺端骨折以使骨折愈合。与锁定钢板相比，髓内钉似乎在整体结构强度方面具有轻微优势 ，而远端联锁的理想类型仍然存在争议。无论胫骨固定的方法如何，并发腓骨骨折固定倾向于增加整体结构稳定性，尽管多向远端胫骨互锁可能使这种增加的稳定性无效。

表41.2 非手术治疗、IM钉和钢板固定治疗胫骨远端骨折的不愈合、感染、畸形愈合和二次手术的比例

治疗	*N*（例）	不愈合（95%CI）	感染（95%CI）	畸形愈合（95%CI）	二次手术（95%CI）
非手术	521	1.3%（0.7%~2.7%）	—	15.0%（12.2%~18.3%）	4.3%（1.4%~11.7%）
IM钉	489	5.5%（3.7%~8.1%）	4.3%（2.6%~7.0%）	16.2%（16.0%~20.0%）	16.4%（12.7%~21.2%）
钢板	115	5.2%（2.4%~10.9%）	2.6%（0.9%~7.4%）	13.1%（8.0%~20.8%）	8.7%（4.8%~15.3%）
总计	1125	3.4%（2.5%~4.7%）	3.9%（2.5%~6.9%）	16.1%（14.0%~18.6%）	12.8%（10.1%~16.1%）

结果

治疗比较

在2005年发表的关于1125例关节外胫骨远端骨折的综述中，Zelle等报道了非手术和手术中髓内钉或钢板内固定治疗骨折的汇总结果数据。总体而言，骨不连率为2.4%，畸形愈合率为14.3%。虽然非随机非对照汇总数据显示非手术治疗与髓内钉固定的不愈合率显著降低，但髓内钉组的开放性骨折此项比例明显高于非手术组（28.1%：1%，$P<0.001$）（表41.2）。在本研究数据收集时，尚未有比较非手术与手术治疗或不同手术固定方法的前瞻性随机试验。

Vallier等回顾性分析113例经胫骨髓内钉或内侧板治疗的据胫骨骨端4~11cm的胫骨远端骨折。髓内钉治疗的患者中，29%的患者发生任何平面骨角度不良5°以上，仅5.4%的患者接受了电镀治疗（$P=0.003$）。髓内钉术后二次手术比一次手术更常见（23.7%：13.5%，$P=0.033$）。与电镀相比，髓内钉也导致骨愈合延迟或骨不连率较高（12%：2.7%，$P=0.10$）。此外，无论使用胫骨内固定的方法，同时行腓骨固定的患者（14%：2.6%，$P=0.04$）的胫骨不愈合率显著更高。

在过去的10年里，已经进行了多项随机对照试验来评估髓内钉和钢板固定胫骨远端骨折的影像学和临床结果。Im等将胫骨远端78个连续骨折随机分为闭合复位和髓内钉固定组，其中64个用于2年随访。

与经皮电镀相比，髓内钉与手术时间显著缩短（72：89min，$P=0.02$），感染率下降（2.9%：23.3%，$P=0.03$）和改善踝关节背屈（14°：7°，$P=0.001$）更少的解剖复位（平均角度0.9°：2.8°，$P=0.01$）相关联。在愈合时间或Olerud&Molander功能性脚踝评分则无显著差异。

Guo等随机对85例胫骨干骺端骨折患者进行扩髓髓内钉治疗或使用MIPO技术加压锁定加压钢板治疗。所有骨折愈合时间均约12个月，各组之间的时间差异无统计学意义，包括愈合、复位、疼痛评分、平均AOFAS评分或伤口并发症比例。与经皮电镀相比，髓内钉与手术时间显著缩短（81.2：97.9min，$P=0.001$）和透视时间（2.1：3.0min，$P=0.001$）相关。

Vallier等随机将104例关节外胫骨远端骨折用扩髓髓内钉或标准大片内侧板治疗。各组之间深度感染率，不愈合率或二次手术率间无显著差异。然而，与电镀组相比，IM钉组中原发性角度排列紊乱的发生率显著较高（23%：8.3%，$P=0.02$）。有趣的是，在错位的13处骨折中，有11处（85%）没有固定相关的腓骨骨折。在他们的讨论中，研究人员报道了当前试验的结果和之前在其机构进行的回顾性比较研究的结果。在这个综合分析中，与电镀相比，IM钉与较高的不愈合率（9.8%：3.5%，$P=0.04$）和畸形愈合率（27.3%：12.9%，$P=0.006$）相关。

Vallier等使用同一个患者人群研究影响胫骨远端骨折手术固定术后功能预后的因素。在至少12个月的随访中，电镀组和髓内钉组的畸形愈合率、二次手术率、持续麻醉要求，踝关节或膝关节疼痛、足功能指数（FFI）或MFA评分间没有显著差异。

27%的髓内钉患者出现膝关节和踝关节疼痛，而用钢板固定治疗的这一数据为15%，没有达到统计学意义（$P=0.08$）。总体而言，受伤时受雇者中有95%已在随访期间返回工作岗位，尽管31%的人因受伤而改变了工作。Mauffrey等还试图通过一项初步研究的方法，探讨24例胫骨远端关节外骨折患者随机接受IM钉或电镀的手术研究，探讨胫骨远端骨折手术固定后的功能性效果。6个月后，在支持IM钉的残疾评级指数（DRI，主要结果指标）中差异为13分。虽然这个量级的差异是DRI仪器的最小临床显著差异（MCID）的1.5倍以上，但这种差异未能达到与患者数量和随访时间的统计学显著性差异。目前尚未公布65岁以上患者的预期结果，但预计结果将比年轻患者报告的结果差。

并发症

不愈合

在Vallier等的前瞻性研究中，48%的主要并发症发生在100%的闭合性骨折中，但是开放性骨折的不愈合率为15%。对超过400例手术治疗的胫骨干骨折的分析发现，延迟或不愈合的独立危险因素包括远端骨折位置，大于5cm的开放性伤口和骨折部位的术后间隙。皮肤伤口大于5cm的开放性骨折对预测的结合率影响最大，延迟或不愈合与闭合性骨折相对危险度为5.7。存在多种治疗胫骨远端不愈合的选择。与原发性骨折固定的情况一样，在选择合适的治疗方案时，必须考虑多个和患者骨折相关的因素。Richmond等报道了他们用扩髓钉固定治疗胫骨远端的32个不愈合的病例。在32个骨折病例中，29个在平均3.5个月后痊愈，其余3个在动态化之后（2个）或交换钉（1个）后愈合。在4例术中细菌培养阳性的患者中，只有2例患者需要拔除髓内钉，最终随访时均未发生慢性骨髓炎。Chin等发表了13个胫骨远端不愈合使用90° 插管板处理的病例，所有这些均实现了平均15.6周无须二次手术并实现影像学和临床上的愈合。且最终随访时所有患者均可在没有器械辅助下自行走动。

感染

感染的不愈合的胫骨远端的治疗是骨外科医生更大的挑战。对于该区域菲薄的软组织包膜造成的外伤通常会造成重建方案选择的局限。

Dhar等报道了55例用急性对接治疗远端胫骨感染伴不愈合的55岁以上患者，最长不愈合距离达2.5cm。在最后一次随访时平均肢体缩短为1.8cm，在12例中有11例获得良好至优异的影像学结果和功能结果。如果其他重建方案都失败了，对接似乎是一个合理的可用来考虑的抢救过程。

二次手术

Sathiyakumar等对93例行关节外或胫骨远端关节内部骨折的患者进行了回顾性研究，以确定影响再次手术的因素。总体而言，35.5%的患者需要至少一次再手术（28.6%的闭合性损伤和45.9%的开放性损伤，P=0.12）。开放性损伤患者更有可能接受不愈合再手术，而闭合性损伤患者更可能因疼痛/内植物突出而重新手术。

参考文献

[1] Suh TT and Lyles KW. Osteoporosis considerations in the frail elderly. Curr Opin Rheumatol. 2003; 15: 481–486.

[2] Popp AW, Senn C, Franta O, Krieg MA, Perrelet R and Lippuner K. Tibial or hip BMD predict clinical fracture risk equally well: Results from a prospective study in 700 elderly Swiss women. Osteoporos Int. 2009; 20: 1393–1399.

[3] Court-Brown CM, Clement ND, Duckworth AD, Aitken S, Biant LC and McQueen MM. The spectrum of fractures in the elderly. Bone Joint J. 2014; 96-B: 366–372.

[4] Ruedi T, Matter P and Allgower M. [Intra-articular fractures of the distal tibial end]. Helv Chir Acta. 1968; 35: 556–582.

[5] Rüedi TP and Allgöwer M. Fractures of the lower end of the tibia into the ankle-joint. Injury. 1969; 1: 92–99.

[6] Marsh JL, Slongo TF, Agel J, et al. Fracture and dislocation classification compendium—2007: Orthopaedic Trauma Association classification, database and outcomes committee. J Orthop Trauma. 2007; 21: S1–133.

[7] Martin JS, Marsh JL, Bonar SK, DeCoster TA, Found EM and Brandser EA. Assessment of the AO/ASIF fracture classification for the distal tibia. J Orthop Trauma. 1997; 11: 477–483.

[8] Swiontkowski MF, Sands AK, Agel J, Diab M, Schwappach JR and Kreder HJ. Interobserver variation in the AO/OTA fracture classification system for pilon fractures: Is there a problem? J Orthop Trauma. 1997; 11: 467–470.

[9] Petrisor BA, Bhandari M and Schemitsch E. Tibial Shaft Fractures. In: Bucholz RW, Heckman JD, Court-Brown CM, Tornetta P, eds. Rockwood and Green’s Fractures in Adults. Philadelphia, PA: Lippincott Williams & Wilkins; 2010, pp. 1867–1927.

[10] Nicoll EA. Fractures of the tibial shaft. A survey of 705 cases. J Bone Joint Surg Br. 1964; 46: 373–387.

[11] Coles CP and Gross M. Closed tibial shaft fractures: Management and treatment complications. A review of the prospective literature. Can J Surg. 2000; 43: 256–262.

[12] Sarmiento A and Latta LL. 450 closed fractures of the distal third of the tibia treated with a functional brace. Clin Orthop Relat Res. 2004; (428): 261–271.

[13] Sarmiento A, Sharpe FE, Ebramzadeh E, Normand P and Shankwiler J. Factors influencing the outcome of closed tibial fractures treated with functional bracing. Clin Orthop Relat Res. 1995; (315): 8–24.

[14] Ayeni JP. Pilon fractures of the tibia: A study based on 19 cases. Injury. 1988; 19: 109–114.

[15] Kellam JF and Waddell JP. Fractures of the distal tibial metaphysis with intra-articular extension—The distal tibial explosion fracture. J Trauma. 1979; 19: 593–601.

[16] Vives MJ, Abidi NA, Ishikawa SN, Taliwal RV and Sharkey PF. Soft tissue injuries with the use of safe corridors for transfixion wire placement during external fixation of distal tibia fractures: An anatomic study. J Orthop Trauma. 2001; 15: 555–559.

[17] Richards JE, Magill M, Tressler MA, Shuler FD, Kregor PJ and Obremskey WT. External fixation versus ORIF for distal intra-articular tibia fractures. Orthopedics. 2012; 35: e862–867.

[18] Lee YS, Chen SH, Lin JC, Chen YO, Huang CR and Cheng CY. Surgical treatment of distal tibia fractures: A comparison of medial and lateral plating. Orthopedics. 2009; 32: 163.

[19] Bloomstein L, Schenk R and Grob P. Percutaneous plating of

periarticular tibial fractures: A reliable, reproducible technique for controlling plate passage and positioning. J Orthop Trauma. 2008; 22: 566–571.

[20] Collinge C, Kuper M, Larson K and Protzman R. Minimally invasive plating of high-energy metaphyseal distal tibia fractures. J Orthop Trauma. 2007; 21: 355–361.

[21] Collinge C and Protzman R. Outcomes of minimally invasive plate osteosynthesis for metaphyseal distal tibia fractures. J Orthop Trauma. 2010; 24: 24–29.

[22] Oh CW, Kyung HS, Park IH, Kim PT and Ihn JC. Distal tibia metaphyseal fractures treated by percutaneous plate osteosynthesis. Clin Orthop Relat Res. 2003; (408): 286–291.

[23] Wolinsky P and Lee M. The distal approach for anterolateral plate fixation of the tibia: An anatomic study. J Orthop Trauma. 2008; 22: 404–407.

[24] Ozsoy MH, Tuccar E, Demiryurek D, et al. Minimally invasive plating of the distal tibia: Do we really sacrifice saphenous vein and nerve? A cadaver study. J Orthop Trauma. 2009; 23: 132–138.

[25] Mirza A, Moriarty AM, Probe RA and Ellis TJ. Percutaneous plating of the distal tibia and fibula: Risk of injury to the saphenous and superficial peroneal nerves. J Orthop Trauma. 2010; 24: 495–498.

[26] Sheerin DV, Turen CH and Nascone JW. Reconstruction of distal tibia fractures using a posterolateral approach and a blade plate. J Orthop Trauma. 2006; 20: 247–252.

[27] Sciadini MF, Manson TT and Shah SB. Transsyndesmotic fibular plating for fractures of the distal tibia and fibula with medial soft tissue injury: Report of 6 cases and description of surgical technique. J Orthop Trauma. 2013; 27: e65–73.

[28] Nork SE, Schwartz AK, Agel J, Holt SK, Schrick JL and Winquist RA. Intramedullary nailing of distal metaphyseal tibial fractures. J Bone Joint Surg Am. 2005; 87: 1213–1221.

[29] Wysocki RW, Kapotas JS and Virkus WW. Intramedullary nailing of proximal and distal onethird tibial shaft fractures with intraoperative twopin external fixation. J Trauma. 2009; 66: 1135–1139.

[30] Obremskey WT and Medina M. Comparison of intramedullary nailing of distal third tibial shaft fractures: Before and after traumatologists. Orthopedics. 2004; 27: 1180–1184.

[31] Konrath G, Moed BR, Watson JT, Kaneshiro S, Karges DE and Cramer KE. Intramedullary nailing of unstable diaphyseal fractures of the tibia with distal intraarticular involvement. J Orthop Trauma. 1997; 11: 200–205.

[32] Egol KA, Weisz R, Hiebert R, Tejwani NC, Koval KJ and Sanders RW. Does fibular plating improve alignment after intramedullary nailing of distal metaphyseal tibia fractures? J Orthop Trauma. 2006; 20: 94–103.

[33] Weber TG, Harrington RM, Henley MB and Tencer AF. The role of fibular fixation in combined fractures of the tibia and fibula: A biomechanical investigation. J Orthop Trauma. 1997; 11: 206–211.

[34] Kumar A, Charlebois SJ, Cain EL, Smith RA, Daniels AU and Crates JM. Effect of fibular plate fixation on rotational stability of simulated distal tibial fractures treated with intramedullary nailing. J Bone Joint Surg Am. 2003; 85-A: 604–608.

[35] Attal R, Maestri V, Doshi HK, et al. The influence of distal locking on the need for fibular plating in intramedullary nailing of distal metaphyseal tibiofibular fractures. Bone Joint J. 2014; 96-B: 385–389.

[36] Strauss EJ, Alfonso D, Kummer FJ, Egol KA and Tejwani NC. The effect of concurrent fibular fracture on the fixation of distal tibia fractures: A laboratory comparison of intramedullary nails with locked plates. J Orthop Trauma. 2007; 21: 172–177.

[37] Krettek C, Miclau T, Schandelmaier P, Stephan C, Mohlmann U and Tscherne H. The mechanical effect of blocking screws (“Poller screws”) in stabilizing tibia fractures with short proximal or distal fragments after insertion of small-diameter intramedullary nails. J Orthop Trauma. 1999; 13: 550–553.

[38] Gorczyca JT, McKale J, Pugh K and Pienkowski D. Modified tibial nails for treating distal tibia fractures. J Orthop Trauma. 2002; 16: 18–22.

[39] Dunn WR, Easley ME, Parks BG, Trnka HJ and Schon LC. An augmented fixation method for distal fibular fractures in elderly patients: A biomechanical evaluation. Foot Ankle Int. 2004; 25: 128–131.

[40] Panchbhavi VK, Vallurupalli S, Morris R and Patterson R. The use of calcium sulfate and calcium phosphate composite graft to augment screw purchase in osteoporotic ankles. Foot Ankle Int. 2008; 29: 593–600.

[41] Hoenig M, Gao F, Kinder J, Zhang LQ, Collinge C and Merk BR. Extra-articular distal tibia fractures: A mechanical evaluation of 4 different treatment methods. J Orthop Trauma. 2010; 24: 30–35.

[42] Hoegel FW, Hoffmann S, Weninger P, Buhren V and Augat P. Biomechanical comparison of locked plate osteosynthesis, reamed and unreamed nailing in conventional interlocking technique, and unreamed angle stable nailing in distal tibia fractures. J Trauma Acute Care Surg. 2012; 73: 933–938.

[43] Gueorguiev B, Wahnert D, Albrecht D, Ockert B, Windolf M and Schwieger K. Effect on dynamic mechanical stability and interfragmentary movement of angle-stable locking of intramedullary nails in unstable distal tibia fractures: A biomechanical study. J Trauma. 2011; 70: 358–365.

[44] Zelle BA, Bhandari M, Espiritu M, Koval KJ, Zlowodzki M and Evidence-Based Orthopaedic Trauma Working Group. Treatment of distal tibia fractures without articular involvement: A systematic review of 1125 fractures. J Orthop Trauma. 2006; 20: 76–79.

[45] Vallier HA, Le TT and Bedi A. Radiographic and clinical comparisons of distal tibia shaft fractures (4 to 11 cm proximal to the plafond): Plating versus intramedullary nailing. J Orthop Trauma. 2008; 22: 307–311.

[46] Im GI and Tae SK. Distal metaphyseal fractures of tibia: A prospective randomized trial of closed reduction and intramedullary nail versus open reduction and plate and screws fixation. J Trauma. 2005; 59: 1219–23; discussion 23.

[47] Guo JJ, Tang N, Yang HL and Tang TS. A prospective, randomised trial comparing closed intramedullary nailing with percutaneous plating in the treatment of distal metaphyseal fractures of the tibia. J Bone Joint Surg Br. 2010; 92: 984–988.

[48] Vallier HA, Cureton BA and Patterson BM. Randomized, prospective comparison of plate versus intramedullary nail fixation for distal tibia shaft fractures. J Orthop Trauma. 2011; 25: 736–741.

[49] Vallier HA, Cureton BA and Patterson BM. Factors influencing functional outcomes after distal tibia shaft fractures. J Orthop Trauma. 2012; 26: 178–183.

[50] Mauffrey C, McGuinness K, Parsons N, Achten J and Costa ML. A randomised pilot trial of "locking plate" fixation versus intramedullary nailing for extra-articular fractures of the distal tibia. J Bone Joint Surg Br. 2012; 94: 704–708.

[51] Audige L, Griffin D, Bhandari M, Kellam J and Ruedi TP. Path analysis of factors for delayed healing and nonunion in 416 operatively treated tibial shaft fractures. Clin Orthop Relat Res. 2005; 438: 221–232.

[52] Richmond J, Colleran K, Borens O, Kloen P and Helfet DL. Nonunions of the distal tibia treated by reamed intramedullary nailing. J Orthop Trauma. 2004; 18: 603–610.

[53] Chin KR, Nagarkatti DG, Miranda MA, Santoro VM, Baumgaertner MR and Jupiter JB. Salvage of distal tibia metaphyseal nonunions with the 90 degrees cannulated blade plate. Clin Orthop Relat Res. 2003; (409): 241–249.

[54] Dhar SA, Butt MF, Mir MR, Kawoosa AA, Sultan A and Dar TA. Draining infected non union of the distal third of the tibia. The use of invaginating docking over short distances in older patients. Ortop Traumatol Rehabil. 2009; 11: 264–270.

[55] Sathiyakumar V, Thakore RV, Ihejirika RC, Obremskey WT and Sethi MK. Distal tibia fractures and medial plating: Factors influencing re-operation. Int Orthop. 2014; 38: 1483–1488.

42

踝关节骨折

Murray D. Spruiell，Cyril Mauffrey

介绍

与更积极的生活方式相关的人口日益老化的趋势正在改变骨折的流行病学，并改变医疗保健成本以及医疗和手术治疗策略。与骨质疏松症相关的问题已成为大多数医疗系统的重点之一，并已做出巨大努力来减少与此一同不断增长的患者的经济负担。然而，尽管有这些努力，骨科医生仍面临着一波希望恢复到伤前水平的脆性骨折患者的流行。装备制造业和整形外科研究人员都致力于解决这一不断扩大的市场，以解决骨质疏松性骨折复位和固定的问题。然而脆性骨折患者的软组织较差，相关的并发症患病率增加，使事情进一步复杂化。与此同时，他们也有较低的生理储备，这使得早期活动更具挑战性。

本章回顾了老年患者的踝关节骨折，并着重介绍了不断变化的流行病学下传统治疗方法失败时的治疗策略和手术选择。我们还回顾了该病常见并发症以及相应的防治措施。

流行病学

老年患者发生踝关节骨折的年龄各不相同，但在最近的研究中有增加的趋势。Beauchamp等在1983年将其定义为为50岁，但Vioreanu等在2007年将其定义为70岁。许多外科医生接受将65岁以上的年龄定义为老年患者，年龄80岁以上的患者定义为超高龄患者。然而，研究人员认为考虑患者的生理年龄而不是他们的年龄是很重要的，因为患者的并发症通常会决定其治疗效果。研究人员认为严格依赖年龄范围往往没有多大实际意义。

踝关节骨折是继股骨近端，桡骨远端和肱骨近端骨折后，65岁以上年龄组的第四个最常见的骨折。对第1章数据的回顾表明，该组中约90%的踝关节骨折是站立跌倒后发生的，只有3%是高能量损伤。另有3%存在多发性骨折。在超高龄组中，高能量损伤较少，但超过6%的患者有多处骨折，证实了该组的相对脆弱性。65岁以上组的踝关节总体骨折类型为Ⅳ型，年龄在65~69岁至90岁以上的女性骨折发生率相对较高，但男性发病率下降（见第1章）。

对第1章介绍的不同类型骨折的回顾表明，AO/OTA A型骨折占25.9%，B型骨折占67.6%，C型骨折占6.5%。在超高龄组中，比例分别为24.1%，74.4%和1.3%，表明随着年龄的增加，C型超联合骨折患病率下降。80岁以上的女性没有C型踝关节骨折，75岁及以上的男性没有C型踝关节骨折。

第1章还介绍了，女性开放性踝关节骨折发生率较高，65岁以上女性只有桡骨远端和尺骨开放性骨折、手指指骨发病率较高。

年龄在65岁以上的女性中，约57%的开放性骨折为Gustilo&Anderson Ⅲ型。超高龄组的这一比例上升至约73%，这证实衰老患者的骨脆弱程度和踝周围软组织状况不佳。

有证据表明老年人踝骨折的发病率正在增加。Kannus等研究芬兰踝骨折的流行病学发现1970—2000年，显示60岁以上患者的踝骨折发生率1970年为57/10^5/年，2000年为150/10^5/年。男性从38/10^5/年上升到114/10^5/年，女性从66/10^5/年上升到174/10^5/年。这项研究仅检查了住院患者，因此可能低估了踝骨折的发生率，特别是在1970年采取了较少的手术治疗时。

对爱丁堡同等数字的分析证实，老年人踝骨折的发病率正在增加。2000年，60岁以上男性踝关节骨折发生率为83/10^5/年。2010年/2011年这一数字上升到$10^7/10^5$。女性的相应数字分别为159/10^5/年和213/10^5/年。在超高龄人群中，男性踝骨折的发病率从2000年的55/10^5/年上升到2010年/2011年的99/10^5/年。超高龄女性组的相应数字分别为166/10^5/年和174/10^5/年。这表明2010年/2011年的男性比2000年的男性更活跃，身体更虚弱。已有研究表明，吸烟，多种药物使用和流动性差是最能预测老年人踝骨折的因素，显然随着老年人越来越健康及人口老龄化，踝关节骨折的发病率将持续增加，并对社会造成更大的影响。

分类

一般而言，Lauge-Hansen和AO/OTA分类用于描述不同类型的踝关节骨折，虽然它们相较于年轻患者群体对老年患者来说并不理想，因为他们在指导治疗方面几乎无作用。此外，Lauge-Hansen分型中表征不同骨折亚型的典型骨折构型在老年患者中并不常见。骨质量差以及长期服用骨质疏松药物的后果可能会改变在年轻患者中能见到的经典骨折模式。但是，迄今为止，尚未有针对老年人的踝关节骨折进行分类的系统。

Lauge-Hansen分类以骨折时的位置（旋后或旋前）和变形力的方向（外展，内收，内旋或外旋）为基础。这种损伤包括旋后外（SER），外旋内旋（PER），旋后内收（SA）和旋前外展（PA）4种类型。然后接一个数字，指的是通过骨和软组织损伤阶段的进展。

表42.1总结了Lauge-Hansen分类。AO/OTA分类源自早期的Weber分类，是一种形态分类。A型骨折发生在下胫腓骨联合韧带水平以下。A1骨折为单侧外侧病变。在A2骨折中存在相关的内侧踝骨折并且在A3骨折中存在相关的后内侧骨折。B型骨折是跨胫腓联合骨折。在B1骨折有一个倾斜或螺旋形远端骨折腓骨。在B2骨折存在相关联的内侧踝骨折和骨折B3还有一个相关联的后踝骨折。C型骨折在老年人中是罕见的。这些是超联合骨折，其中C1骨折具有单纯腓骨骨折并损伤胫腓骨前韧带。在C2骨折中，腓骨骨折是多碎骨折，在C3骨折中，腓骨骨折位于腓骨近端。

在开放性骨折（图42.1）中，Gustilo和Anderson分类是普遍使用的，但它对老年人的预测效果不如年轻患者。这是由于老年人较差的皮肤质量和软组织状态。由于这些患者的手术困难和相关的并发症，在皮肤闭合和软组织治疗方面可能是一种挑战。第13章已进一步讨论老年人的开放性骨折。

治疗

治疗这类患者的目标是早期动员，尽早恢复日常活动，因为这能影响到治疗方案、减轻并发症对患者造成的不利影响，改善预后。无论选择何种治疗方式，骨科医生都必须在治疗阶段强调医疗优化。这包括鼓励患者充足的光照、摄入充足蛋白质和钙的健康饮食、戒酒戒烟、甚至可以安排护理医生跟随患者指导并鼓励进行上述干预措施。必须为患者提供有关骨质疏松症的诊断和治疗的咨询，并在需要时进行DEXA扫描。骨质疏松症是由存在脆性骨折，或者如果脊柱，髋部或腕部的骨密度低于参考平均值（T评分-2.5分或更低）的2.5倍标准偏差来诊断的。美国预防服务工作组（USPSTF）为65岁或65岁以上的妇女提供常规筛查建议。此外，USPSTF建议根据几项临床考虑因素（体重<70kg，吸烟，体重减轻，家族史，酒精/咖啡因的使用/低钙/维生素D），可用于60岁开始筛查高风险女性。

非手术治疗

非手术治疗是指使用支具或支架的治疗。由于能避免手术风险，通常将其称为“保守”治疗。但是必须认识到，在老年人群中使用石膏或支具可能会导致不良反应。糖尿病患者和皮肤脆弱的患者有发生软组织损伤的风险，特别是支具或支架使用不当时。

必须小心注意在骨骼突出部位提供额外的填充。最有风险的是皮肤损伤，常发生于内侧和外侧

表42.1 Lauge-Hansen踝关节骨折分类

骨折严重程度	SER	SA	PER	PA
Ⅰ	前胫腓骨扭伤	距腓扭伤或腓骨远端撕脱	分离性内侧踝骨折或三角肌韧带断裂	分离性内侧踝骨折或三角肌韧带断裂
Ⅱ	稳定的腓骨远端斜向骨折	垂直内踝和腓骨横断骨折，可能伴有内侧软组织嵌塞	前胫腓韧带损伤或Chaput氏结节骨折	前胫腓韧带损伤或Chaput氏结节骨折
Ⅲ	Ⅱ型损伤伴有额外的胫后韧带断裂或胫骨后缘骨折	—	内踝骨折或三角肌韧带损伤伴高腓骨骨折	横向粉碎性腓骨骨折伴内侧踝骨折或三角韧带损伤。可能伴前外侧胫骨嵌塞
Ⅳ	内侧踝骨折或三角韧带断裂，远端腓骨不稳定的短斜向骨折	—	Ⅲ型损伤伴后踝骨折或胫腓韧带损伤	—

注释：PA，内旋外展；PER，内旋外转；SA，旋后内收；SER，旋后外旋

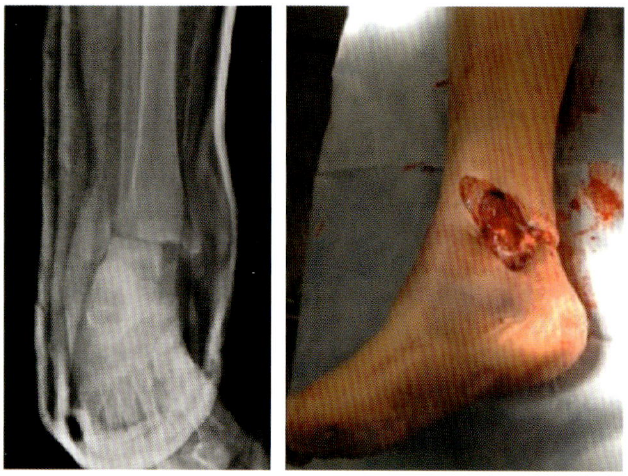

（a） （b）

图42.1 1例77岁出现了开放式Gustilo Ⅱ型踝关节骨折脱位的女性患者。（a）踝关节正位（AP）X线片显示踝关节外侧骨折；（b）暴露内踝的内侧开放伤口的临床照片

踝部和脚跟。为了避免负重相关的损伤，还应该在老年人产品中使用更多的支具材料来增强强度，因为对于老年患者来说，支架保持非负重通常是不切实际的。

由于易于应用和成型，支具通常首选用于支撑材料。但是，石膏材料经历的放热反应会严重烧伤患者也不可忽视。Lavalette表明由于石膏厚度的增加、水温升高以及在夹板下面放置枕头导致的意外绝缘均与引起皮肤灼伤的高温的产生。这对老年患者尤为重要，因为他们脆弱的皮肤和并发症使他们面临更高的风险。Halanski等建议使用温度低于24℃的水，以减少热损伤的风险。夹板材料应切割到合适的长度，并避免折叠。不应将夹板坐在枕头上或通风不足处，不应使用玻璃纤维浇注材料包裹夹层，直到其完全冷却。

在过去的几十年中，老年踝关节骨折患者使用的非手术治疗方式已经发生了变化。

Beauchamp等比较了1976—1979年间超过50岁的126例患者的手术和非手术治疗。他们表示手术固定能获得更好的复位，但女性的并发症发生率更高，同时强调患者的满意度非常相似。Salai等指出，3年后非手术治疗的患者AOFAS评分更高，33%的患者需要进行内固定取出。他们主张，如果能维持石膏复位，应采用非手术治疗。

最近Vioreanu等分析了40例非手术治疗的踝关节骨折患者。平均年龄为78.6岁，28人（70%）独居。他们报道，27.5%的患者随后需要手术，17.2%的患者需要再次手术。只有45%的患者恢复到骨折前活动水平。他们将该组与相似的组别患者进行了比较，这些患者在手术治疗后72%的患者恢复到骨折前的活动水平。

最近的文献表明，非手术治疗的独居老年人踝关节骨折与手术治疗者相比治疗效果差。研究人员建议非手术治疗仅用于无移位骨折，或者由于身体状况不能进行手术的患者。如果其要用于移位骨折，应在还原后拍摄连续X线片，以寻找二次移位。

手术治疗

老年人踝关节骨折的手术治疗会有更好的结果，但不同于年轻患者外科医生面临的挑战更大。老年人较差的骨质量可能会使通常的骨折复位和固定方法更加困难。例如，通常用于减少腓骨骨折的

锯齿状复位镊子以最小的力量都很容易使骨粉碎程度增加。恢复长度和旋转可能非常困难，骨科医生可能不得不依靠更多的间接减负方法。另外，骨折碎片的粉碎会使骨折复位非常困难，而且还不能使用拉力螺钉。现在有许多手术技术可用于治疗老年人的踝关节骨折。

常规电镀

必要时，用于治疗所有年龄段的踝关节骨折的标准技术是用胫骨内踝和后踝的螺钉固定压迫腓骨。近年来引入了不同的钢板，但压缩镀层和螺钉固定仍然广泛使用。通常使用的钢板是1/3的管状板或动态压缩板。如上所述，板固定结合内侧和后侧踝骨的适当固定的疗效优于非手术治疗。

表42.2显示的老年人踝关节骨折固定回顾性结果表明，老年人的钢板固定相关并发症发生率为8%~35%。表42.2中的各项研究列出了它们的并发症，但应该理解的是，许多并发症与医学中一大问题–深静脉血栓的形成相关。非手术治疗中也会发生并发症。表42.2显示老年患者中手术并发症相对患病率低。有文献指出成功的治疗常具有较低深部感染率、不愈合率、畸形愈合率和较高的浅表感染率。

一些研究还调查了钢板固定后的功能结果。Davidovitch等用AOFAS评分来比较年龄小于60岁和大于60岁的患者。他们在术后12个月内没有发现整体差异，但是老年患者在术后3个月，6个月和12个月时报道比年轻患者更大的功能限制。固定后12个月，7.4%的年龄大于 60岁的患者报告功能受限，而小于60岁患者中有29%报道有功能限制。在最近的一项研究中，Little等比较了老年人和年轻人的SER Ⅳ踝关节骨折手术治疗效果（表42.1），他们报道，尽管老年人糖尿病和外周血管疾病的患病率较高，但老年人群中的足部和踝关节结果评分明显高于年轻人群。他们还报道，两组之间在关节复位、髋关节粘连减少、切口并发症、术后感染或运动范围等方面无显著差异。文献表明，72%~84%的老年踝关节骨折患者可恢复到先前的活动水平，Pagliaro等指出91%的患者在踝骨折初步固定后出院。

这里有一项关于超高龄老年人钢板内固定的研究。在这项研究中，92.3%的患者接受常规1/3的管状板或动态压缩板治疗，其余7.7%的患者使用锁定钢板。表42.2显示，与年龄≥65岁组相比，大部分并发症是医疗方面的，手术并发症的发生率与老年患者组相似。30天死亡率为5.4%。在3个月时上升到8.7%，在1年时上升到12%。尽管患者年龄较大，但86%的患者在术后3~6个月恢复至伤前的移动性。

锁定板

近年来，人们对使用单轴和多轴锁定板治疗骨质疏松性骨折具有相当大的兴趣。当螺钉植入不足时，需要采用固定角度的结构（图42.2）。在常规板中，由螺钉植入产生的力的一部分用于平板和骨骼之间产生的摩擦，其余部分抵抗生理负荷的力如承重。在锁定电镀中，没有螺钉力被用于在板和骨之间产生摩擦，因此该构造的功能是抵抗生理负荷并保持固定时实现的对准。

在尸体生物力学模型中发现，与传统的非锁定方法相比，用于骨质疏松性骨骼腓骨固定的轮廓锁定板具有更高的失败转矩和最大转矩。理论上这种固定角度构造可能对那些不太能够遵守负重限制的老年人有利。然而，值得注意的是，锁定结构的固定失效发生不同于传统的板。锁定结构不会因螺钉松动和植入失败而失效，而是由于螺钉拧入板中螺钉周围的骨骼往往会失效而发生灾难性故障，可能会导致整个结构出现灾难性切断和关节内穿透。另外，如果长度不够或者在锁定螺钉植入后放置了非锁定螺钉，则可能会发生断板。由于螺钉无法响应重复的轴向负载而松动也可能会在板下发生断裂。

在其他区域，锁定钢板的使用尚未被证明是有利的，Vallier和 Immler表示，在胫骨远端骨折中，锁定钢板的效果并不比前一代钢板好。Lynde等比较了在60岁以上患者踝关节骨折中使用锁定钢板和非锁定钢板的疗效。他们发现锁定钢板比非锁定钢板有更高的内固定失效率和翻修手术率，但结果没有统计学意义。然而锁定钢板与伤口裂开的统计学相关性显著增加有关。Schepers等进行了一项类似的研究，他们发现与锁定钢板相关的切口并发症有统计学相关性增加。他们发现锁定钢板组的主要并发症增加了8.3倍，需要移除钢板。多因素分析显示，在考虑到性别、患者年龄、吸烟、糖尿病、钛使用、骨科医生等级或骨折分类后，切口并发症的差异仍然显著。这可能是因为较低的外形锁定板另未来切口并发症减少，但目前几乎没有临床证据表明锁定

表42.2 近期讨论了在老年人使用钢板治疗踝关节骨折的情况的论文中列举的并发症

作者及时间	无（例）	年龄（岁）	并发症（%）	深部感染（%）	浅表感染（%）	不愈合/畸形愈合（%）
Pagliaro等（2001年）	23	72.0	34.8	4.3	13.0	0
Srinivasan和Moran（2001）	74	76.0	18.9	1.4	9.5	5.4
Makwana等（2001年）	36	66.0	8.3	0	1.5	0
Vioreanu等（2007年）	72	76.4	9.7	0	4.2	0
Davidovitch等（2009年）	34	68.9	20.6	2.9	2.9	2.9
Shivarathre等（2011年）	92	85.2	22.8	4.3	6.5	3.3
Little等（2013）	27	≥65.0	29.6	3.7	7.4	7.4
Zaghloul等（2014）	186	70.7	23.7	7.0	9.1	4.8
总计	544		20.6	3.9	7.3	3.7

注：在所有的文献中，至少有70%的患者采用了传统的侧镀技术

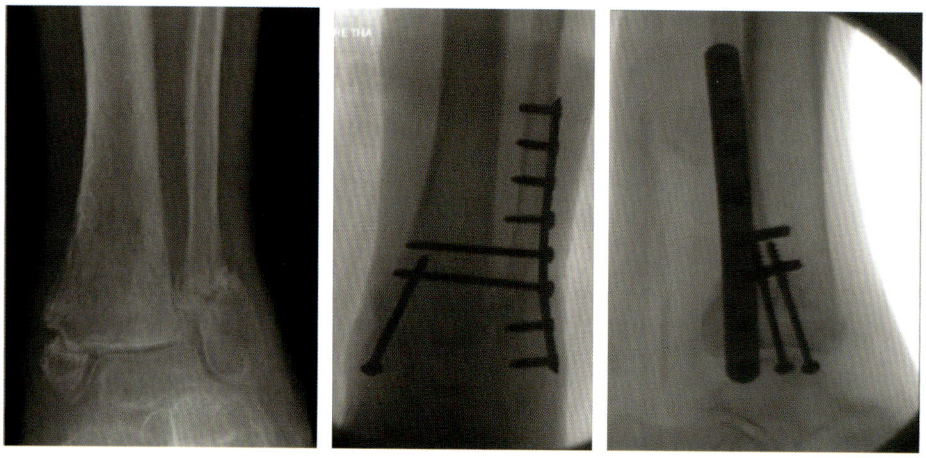

（a） （b） （c）

图42.2 （a）1例82岁女性在非手术治疗双极性踝关节骨折后出现症状性骨不连；（b，c）分别为术后前后位X线片和侧位X线片

钢板与非锁定钢板相比在老年人踝关节骨折治疗中具有任何优势。

后外侧电镀

后外侧电镀也可用于腓骨稳定。这种固定方法有几个优点。与使用常规和锁定板的后侧螺钉固定和侧向电镀相比，使用后外侧电镀有更好的软组织覆盖面并且不大发生切口并发症。几项生物力学研究已经证实固定强度的提高。后外侧固定是稳定固定困难的粉碎性远端片段固定的首选方法，常规不使用。然而，为了额外的稳定性，可以通过在板上放置拉力螺钉来将远端碎片固定到近端腓骨（图42.3）。该技术最常见的并发症是腓骨肌腱发炎，如果发生这种情况，需要将其去除。如果拉力螺钉穿过平板，应注意避免螺钉头突出，这会增加腓骨刺激。

Little等回顾了112例由后外侧电镀治疗的SER踝关节骨折病例。他们记录了4.4%的深度感染和1.8%的表面感染，与表42.2中所示的横向电镀结果相比，他们不得不在7.1%的疼痛患者中取出内固定。

可注射的骨水泥或骨替代品

最近医疗界对使用可注射的骨水泥来增加骨质疏松骨中的螺钉的固定表现出了极大的兴趣。

Motzkin等在生物力学研究中发现，当将皮质螺钉植入流体状态的聚甲基丙烯酸甲酯（PMMA）且硬化后拔出固态PMMA时，其拔出强度有所提高。Larsson等发现可注射磷酸钙骨水泥能改善骨质疏松

性骨生物力学模型的拔出强度。Collinge等将PMMA与磷酸钙水泥相比较，发现了二者拔出强度相当。

Panchbhavi等也发现使用可注射硫酸钙和磷酸钙水泥与非增强螺钉置换相比螺钉固定点和负载显著更多。因此，使用可吸收水泥可能是一个很好的选择，因为它们与PMMA相比具有改进的生物相容性，同时保持了改进的螺丝牢固性和固定的稳定性。这种技术有可能使早期恢复负重和更大的运动范围，但目前还没有临床试验。

张力带接线

张力带接线是用于实现内侧踝骨折的直接骨愈合的经典技术。对于无法接受3.5mm或4.0mm螺钉的粉碎性骨折尤其有用。在这种技术中，克氏针从内踝尖端向近端进入胫骨干骺端，穿过尽可能多的骨折块。克氏针远端通向主骨折线，通常使用两根克氏针，将一个单皮质的部分带螺纹的螺钉倾斜放置在主骨折线近端的远端胫骨干骺端。一根20号线绕着三角肌韧带和克氏针远端缠绕在螺钉头的近端。适当的张力被用于维持骨折的减少（图42.4）。生物力学研究已经显示它具有2倍于最大负荷的上限证明这种技术提供比单独螺钉固定更坚硬的构造。但是应该注意到这些研究没有在骨质疏松骨模型中进行。

胫腓联合固定

McKean等表明，韧带结构参与骨质疏松性踝关节骨折的表现并不典型，因为韧带结构随着年龄的增加而变得比骨骼更强。这与小儿踝关节骨折与开放性骺相关有点类似。但是，在没有任何明显的腱索损伤的情况下，一些骨科医生认为应该采用胫骨前腓骨螺钉结构来获得更好更稳定的固定。这涉及将螺钉穿过腓骨进入胫骨，在3个或4个皮质中固定，而不是标准的双皮质腓骨螺钉放置。

髓内钉

髓内钉固定腓骨是一种软组织解剖最小化并有良好骨折复位和固定的技术。解锁的髓内针已经使用了很多年，效果很好。在一项前瞻性随机研究中，Pritchett比较了使用拉什针和标准横向电镀的治疗效果。他发现，使用拉什针治疗的老年患者中有88%的功能结果良好或较好，而用钢板治疗的患者则只有76%。他还发现，如果使用拉什针术后6周内即可完全负重。

在一项类似的研究中，Lee等比较了Knowles针与横向电镀的使用效果。两组患者的平均年龄都在60岁以上。他们发现用Knowles针治疗的小组比接受电镀治疗组皮肤切口明显较小、手术时间短、住院时

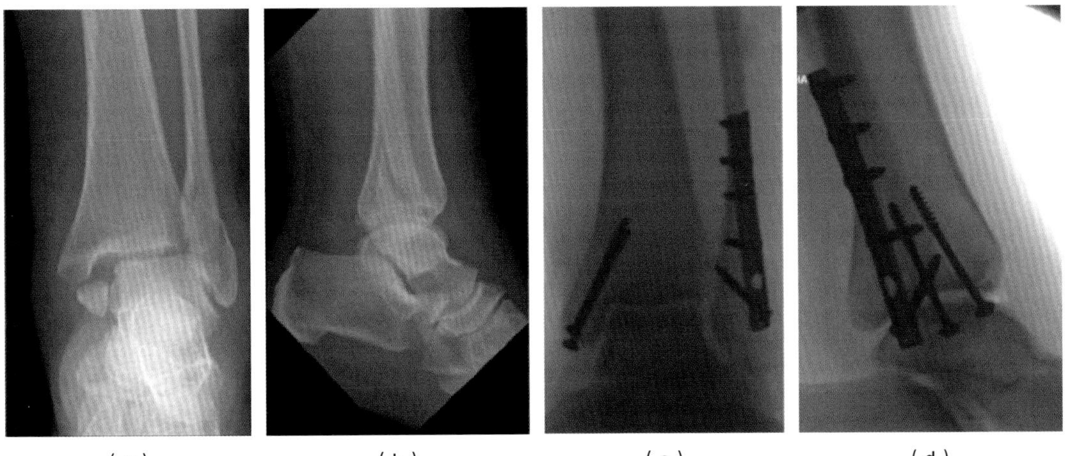

(a) (b) (c) (d)

图42.3 使用后外侧电镀治疗SER Ⅳ型踝关节骨折，用拉力螺钉穿过钢板减少远端碎片。（a，b）术前X线片；（c，d）术后X线片

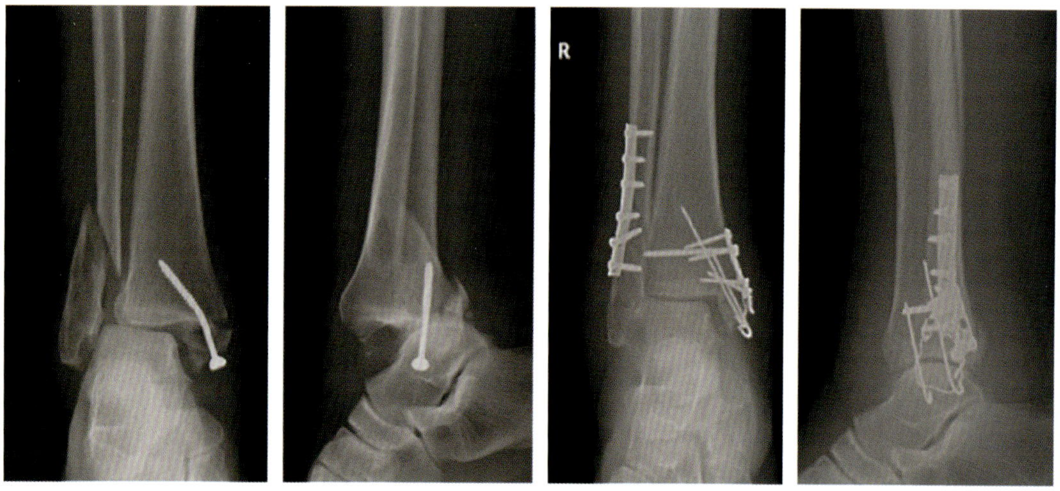

图42.4 该患者28年前曾放置方头螺钉治疗内侧踝骨折，由此持续发生三极性踝关节骨折。(a，b）术前X线片。严重的内踝粉碎需要张力带固定。后侧应用防滑1/3管状板固定大的后部碎片；(c，d）术后X线片

间短、硬件症状少、并发症发生率低。对并发症的分析显示，13.3%的电镀组显示类似于表42.2中列出的并发症。用Knowles针治疗的组均没有并发症。研究人员建议在老年患者中使用腓骨钉。

近年来，使用锁定腓骨钉的热度增加（图42.5）Rajeev等回顾性研究了24例锁定腓骨钉患者，平均年龄为79岁，术中无并发症，平均骨折愈合时间为8.7周。术后无感染、骨不连或切口破损。21例（87.5%）患者在2周内出院，18例（75%）患者在最后随访时没有疼痛产生。

Bugler等对105例平均年龄为64.8岁的患者进行了类似的研究。他们记录了75%的患者存在的并发症。研究人员分析了使用锁钉的优点。6例患者在没有锁定螺钉的情况下钉钉，只有66%的骨折具有令人满意的稳定性。如果使用远端锁定螺钉，96%的骨折稳定，如果使用辅助近端锁定螺钉，93%的骨折稳定。由于他们在锁定系统方面的经验，研究人员建议使用远端锁定螺钉和横跨胫腓联合的螺钉（图42.5）。与表42.2中所示的横向电镀结果相比，使用锁定腓骨钉的有所改善，推荐使用腓骨钉固定似乎合乎逻辑，特别是对于高龄患者和伴有显著并发症的患者。

髓内固定也可以使用髓内螺钉或克氏针进行腓骨固定。这是一种经皮固定技术，特别是对低功能需求的老年糖尿病患者有用。克氏针穿过皮肤突出并在骨折合并时取出。图42.6显示老年肥胖的糖尿病患者经历闭合复位和经皮克氏针固定的情况，由于软组织差和患者合并症而导致有感染的高风险。

外固定

外固定经常用于发生在开放性骨折或严重的软组织损伤不适合原发性切开复位内固定的严重踝关节损伤的分级管理（图42.7）。偶尔外固定可以用作固定的常规模式。研究人员首选的外固定方法包括使用前胫骨针、横向跟骨针置入和三角架。研究人员还安装了外固定架以避免患者直接将其腿放在受损皮肤处。

其他技术

一些踝关节骨折，特别是那些提及到的三级转诊中心的踝关节骨折，可能不适合使用已经描述的技术进行固定。

对于骨创伤学者来说，制订策略可以治疗那些不能用横向电镀，后外侧电镀，锁定钢板或髓内钉固定治疗的骨折患者，这一点很重要。这些病例通常伴有大面积伤口或明显的皮肤损伤，但骨科医生可能还需要治疗骨质疏松症、踝关节骨折、术后感染或腱索不全骨折的患者。

骨科医生将不得不运用他们的经验来判断和应用适当的治疗方法。他们需要考虑骨折类型、骨和软组织质量、感染的存在、骨对齐和愈合的阶段。

其他因素也会影响手术策略。这些因素包括患

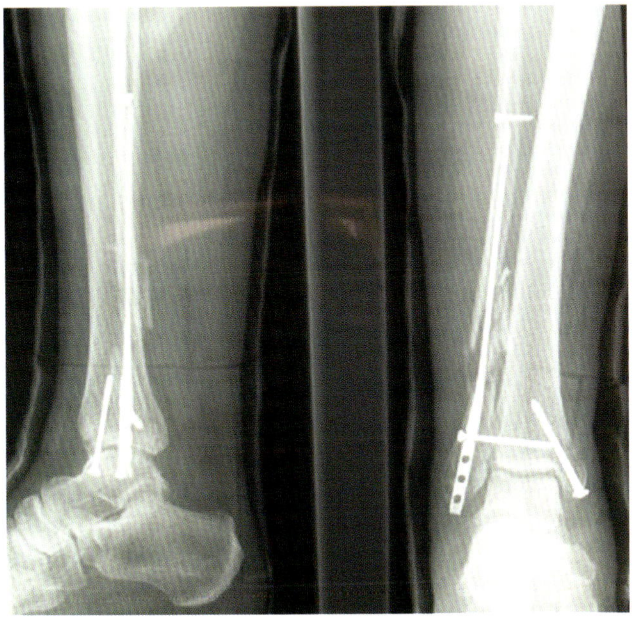

图42.5 旋前外展Ⅲ型损伤伴大面积腓骨粉碎，锁定腓骨钉使用反式踝关节螺钉

者依从性、相关并发症如糖尿病、患者的免疫状态、吸烟和饮酒。针对这些有许多可以使用的手术技术。

经皮手术

这种技术可以用于纠正延迟出现腓骨骨折的患者的距骨移位和不良机械排列。当皮肤的状态不适合手术切口时，也可以使用它。研究人员发现该技术与高并发症率相关，特别是感染，尽管这可能代表选择偏倚。在这种技术中，以减少急性骨折的相同方式间接使用手动牵引来减少骨折块。从脚跟的足底方向垂直向上穿过距下关节和踝关节在达到缩小Steinmann针或克氏针目的（图42.8）的同时可以不影响脚踝周围软组织。

逆行胫骨颈骨钉

逆行指（趾）骨融合术（TTC）经常被描述为踝

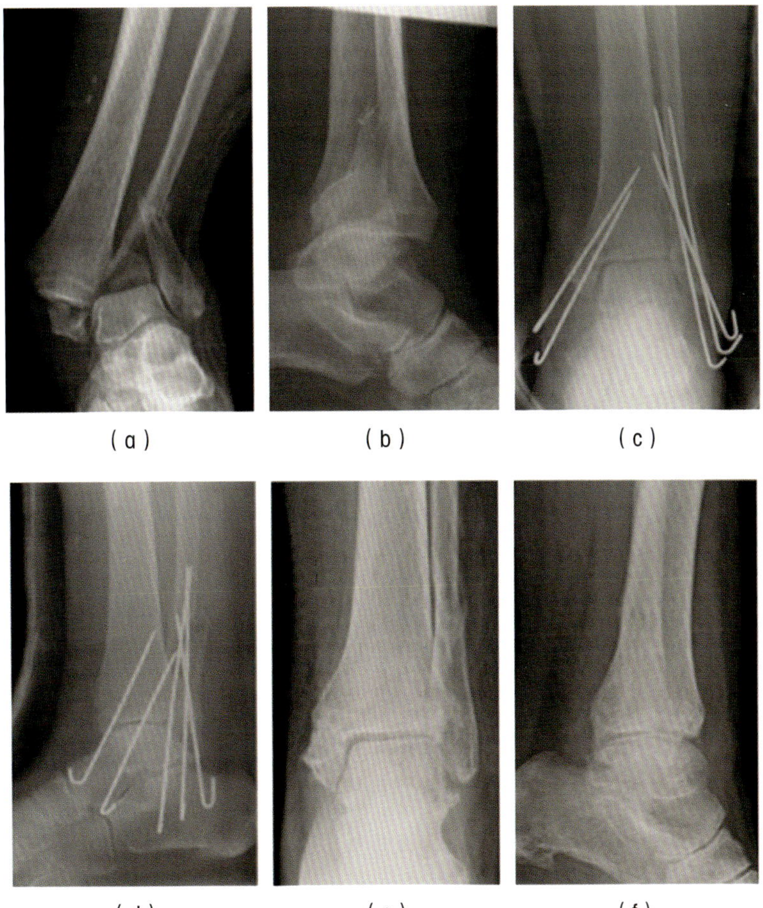

(a) (b) (c) (d) (e) (f)

图42.6 （a，b）1例85岁的肥胖型骨质疏松女性糖尿病患者出现踝部骨折脱位；（c，d）她在内侧和外侧踝关节采用闭合复位克氏针植入治疗。骨折愈合后，克氏针被拔除；（e，f）在固定后4个月拍摄的X线正位片和侧位片显示对齐良好

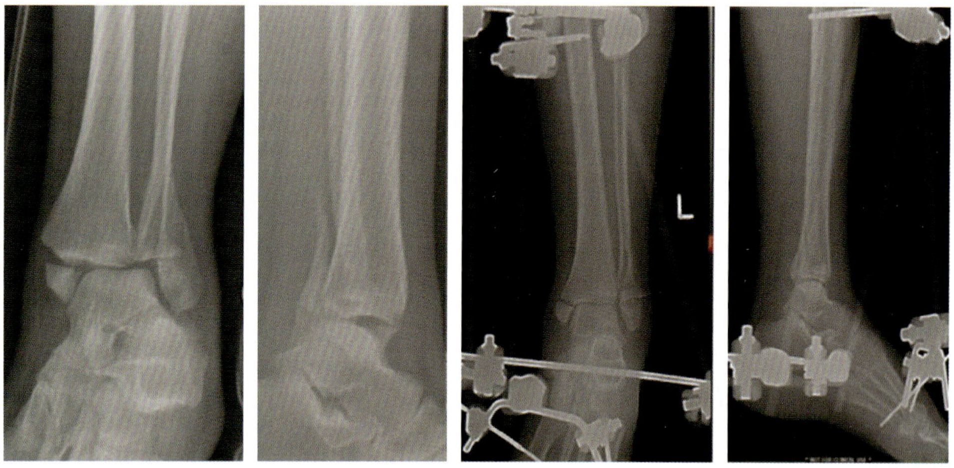

图42.7 （a，b）踝关节骨折脱位的X线正位片和侧位片。2周前持续存在并未被另一家医院处理；（c，d）软组织肿胀不允许开放复位内固定，将患者置于带前脚销的临时外固定器中以防止马蹄内翻畸形，2周后进行最终固定

关节炎、Charcot关节病、距骨缺血性坏死和全踝置换失败的抢救手术对于不适合切开复位内固定的患者是一个可行的选择。对于低需求患者也可考虑逆行植钉，因为这样可以不用后续手术治疗创伤后关节炎，患者可以通过一次手术缓解疼痛（图42.9）。

TTC并非没有其复杂性，Jehan等对33例患者进行的系统性回顾分析显示，最常见的手术适应症为炎症性关节炎（22.6%），其次为神经性关节病（21.7%）和继发性骨关节炎（21.6%），该研究中仅1.2 % 的患者用TTC治疗骨折。该研究中记录的主要并发症是金属问题（30.0%）、骨不连（23.8%）、感染（15.1%）和延迟愈（6.4%）。研究得出的结论是，该技术有较高的愈合率，但并发症发生率也较高。

同样类型的螺钉可以用于稳定老年患者的踝关节骨折，其方式与斯坦曼针所描述的相同。Lemon等描述了12例平均年龄为84岁的女性患者使用可扩张跟骨脐钉的过程。具体方法是将螺钉通过跟骨和距骨放入胫骨髓内管，没有术中并发症，所有患者在手术后1天开始负重，没有延迟愈合、不愈合或胫骨移位的情况。11例患者恢复了受伤前的活动能力且无疼痛感。患者术后 1年死亡率为16.7%，2年死亡率为33.3%。

最近的两项研究也显示了类似的结果，Jonas等对31例平均年龄为77岁的患者进行了回顾性研究。患者术后1天均可负重，大部分在2周内出院，3例（9.7%）假体周围骨折，2例（6.5%）骨钉断裂。研究人员强调，更活跃的患者存在植入失败的风险。Al-Nammari等治疗了48例逆行钉患者。3例患者发生过 次深部感染、4次浅表感染和螺钉断裂。他们强调主要的并发症是医疗相关，如表42.2所示的横向电镀。但他们依然认为这项技术在体弱的老年人患者中非常有用。

该技术可以与增加了抗生素涂层的互锁骨钉一起使用。使用抗生素涂层的水泥互锁骨钉在不可挽救的病例如恶性体内感染、不正常或不整齐的踝骨折中在是有用的。对于这些适应症，研究人员已经开始使用MRI兼容的互锁碳纤维抗生素骨钉（图42.10）。当炎症标记物不可靠时，可以用MRI来监测骨髓炎。

开放性骨折

文献中包含有关开放式踝关节骨折的中老年人的最佳治疗方案及预后的资料非常少。

研究人员已经指出，老年人的开放性踝关节骨折（图42.1）比其他许多开放性骨折更常见，特别是女性和80岁以上的患者。由于皮肤和软组织状态差，Gustilo Ⅲ型骨折的发生率很高。第1章讨论了开放性骨折的流行病学。

表42.2中列出的论文包含了一些关于治疗老年踝关节骨折成功的信息。这些论文记录了30例开放性

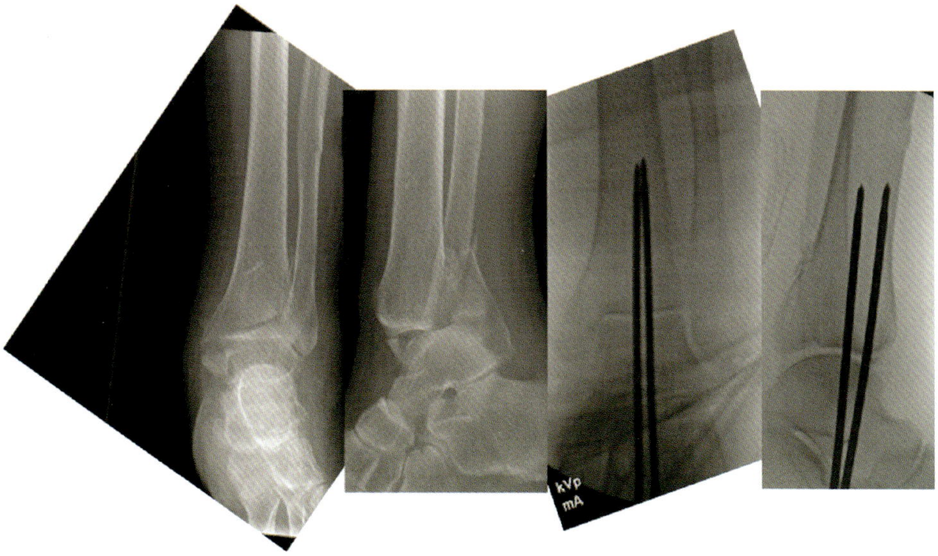

（a）　（b）　（c）　（d）

图42.8　（a，b）70岁糖尿病患者出现严重骨质疏松性双极性踝关节骨折脱位；（c，d）由于皮肤状况和患者的合并症无法进行切开复位内固定，选择经皮穿过跟骨、距骨和胫骨稳定脚踝

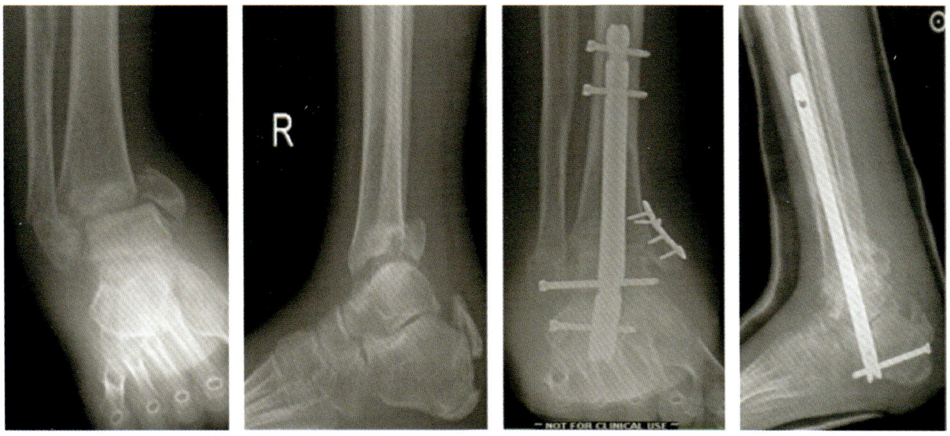

（a）　（b）　（c）　（d）

图42.9　（a，b）1例老年妇女严重受伤，表现为三极骨折，严重的关节损伤和跟骨结节骨折；（c，d）使用逆行胫骨平台骨钉进行踝关节融合

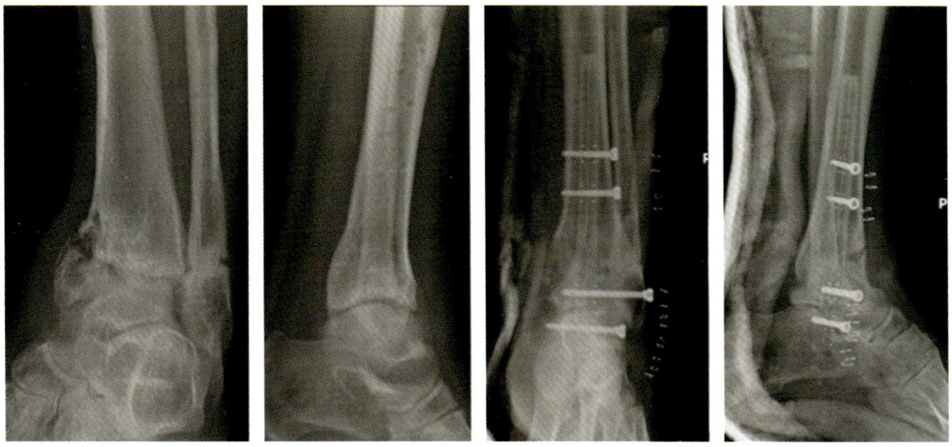

（a）　（b）　（c）　（d）

图42.10　使用MRI兼容碳纤维逆行抗生素互锁融合钉（c，d）治疗不可挽救的骨髓骨关节炎踝关节骨折的畸形愈合（a，b），这使得MRI可以跟进骨髓炎

骨折的资料，尽管在一些研究中只有Gustilo Ⅰ型骨折被纳入了数据。结果表明，治疗开放性踝关节骨折，特别是Gustilo Ⅲ型骨折难度很高，由于并发症发生率高。Zaghloul等提到了10例开放性骨折，但未对其进行分类，其中50%有轻微并发症，10%有主要并发症。Srinivasan和Moran在他们的研究中包括了8例Gustilo Ⅱ型骨折，均采用皮肤剥离移植治疗。结果表明疗效良好，然而Pagliaro等治疗了2例Gustilo Ⅱ型骨折，结果深度感染。

最具价值的研究是Vioreanu等在他们的研究期间治疗了6例开放性踝骨折的老年患者。机动车事故后发生的4例Gustilo Ⅱ型低能量骨折和2例Gustilo Ⅲa型骨折。研究中他们记录了严重并发症的高感染率。结果为1例患者死亡，2例患者膝盖以下截肢。这强调了未来的一个问题——在低质量组织中发生越来越多的开放性骨折。

结果

大多数骨科医生已经表明，如果老年患者的踝关节骨折得到适当治疗，其预后通常会很好。Koval等表示老年患者的预后评分优于年轻患者。

然而，大多数骨科医生会接受年龄是预后的预测因素，老年患者的功能转归比年轻患者更差。研究人员已经报道了一些研究中的死亡率，但Koval等比较了33 000例已经接受治疗的老年脚踝骨折患者手术和非手术治疗后的死亡率。分析表明，与手术固定者相比，非手术治疗患者在所有时间点的总体死亡率显著增高。两组患者的医疗和手术并发症发生率都低于2%。然而，手术组的再住院率更高。当然，非手术组可能代表病情更严重的人群。

Nilsson等研究了65岁以上患者经手术治疗的踝关节骨折后的生活质量。他们使用了许多评分系统，并对患者的骨折前身体状况提出质疑。在骨折后1年，约60%的患者报道出现患处疼痛、肿胀、爬楼梯时出现问题以及日常活动减少。然而，40%的人认为他们的踝关节功能在术后6个月时表现良好或非常好，在术后12个月时比例为60%。在受伤前为体力活动者的患者中，只有43.9%的患者在骨折后1年恢复至其受伤前活动水平。然而，使用Short Form-36评分表明只有女性的功能状态低于瑞典人口的年龄和性别匹配规范数据。

结论

1.老年人的踝关节骨折发病率正在增加，并将成为未来几十年社会日益严重的问题。
2.对描述年轻患者的分类可能不适用于踝关节周围的脆性骨折。
3.必须全面治疗踝关节骨折的老年患者。考虑他们的营养状况、充足的光照和社会支持、糖尿病控制可能会改善他们的预后，并减少进一步骨折的风险。
4.必须将踝关节周围脆性骨折的患者转诊至其主要医疗服务提供单位，以便诊断、治疗和预防骨质疏松症。
5.没有移位的踝关节骨折可以在支具中进行治疗，但支具的确会带来皮肤并发症的高风险。
6.移位踝关节骨折的手术固定预后一般优于非手术固定。
7.迄今为止还没有良好的临床证据表明锁定板的预后比1/3管状或动态压缩板好。
8.腓骨髓内钉固定术效果良好，特别是年老体弱者。
9.使用侵入性较小的解剖复位技术与发生手术部位并发症的风险之间的轻微联系尚待确定。
10.了解治疗策略，如跨脚钉固定和逆行钉固定是非常重要的。这些对于那些不适合切开复位内固定的患者可能很重要。

参考文献

[1] Beauchamp CG, Clay NR, Thexton PW. Displaced ankle fractures in patients over 50 years of age. J Bone Joint Surg Br 1983;65(3):329–332.

[2] Vioreanu M, Brophy S, Dudeney S, et al. Displaced ankle fractures in the geriatric population: Operative or non-operative treatment. Foot Ankle Surg 2007;13(1):10–14. doi:10.1016/j.fas.2006.06.004.

[3] Court-Brown CM, Clement ND, Duckworth AD, et al. The spectrum of fractures in the elderly. Bone Joint J 2014;96-B(3):366–72. doi:10.1302/0301-620X.96B3.33316.

[4] Gustilo RB, Anderson JT. Prevention of infection in the treatment of one thousand and twenty-five open fractures of long bones: Retrospective and prospective analyses. J Bone Joint Surg Am 1976;58:453–458.

[5] Kannus P, Palvanen M, Niemi S, et al. Increasing number and incidence of low-trauma ankle fractures in elderly people: Finnish statistics during 1970–2000 and projections for the future. Bone 2002;31(3):430–433.

[6] Zwipp H, Amlang M. [Treatment of fractures of the ankle in the

elderly]. Orthopade 2014;43(4):332–8. doi:10.1007/s00132-013-2168-z.
[7] Lauge N. Fractures of the ankle; analytic historic survey as the basis of new experimental, roentgenologic and clinical investigations. Arch Surg 1948;56(3):259–317.
[8] Orthopaedic Trauma Association Committee for Coding and Classification. Fracture and dislocation compendium. J Orthop Trauma 1996;10(Suppl 1):1–154.
[9] U.S. Preventive Services Task Force. Osteoporosis: Screening Recommendations summary. 2011. http://www.uspreventiveservicestaskforce.org/3rduspstf/osteoporosis/osteorr.htm (accessed 9 Dec 2015).
[10] Lavalette R, Pope MH, Dickstein H. Setting temperatures of plaster casts. The influence of technical variables. J Bone Joint Surg Am 1982;64(6):907–911.
[11] Halanski MA, Halanski AD, Oza A, et al. Thermal injury with contemporary cast-application techniques and methods to circumvent morbidity. J Bone Joint Surg Am 2007;89(11):2369–77. doi:10.2106/JBJS.F.01208.
[12] Salai M, Dudkiewicz I, Novikov I, et al. The epidemic of ankle fractures in the elderly—Is surgical treatment warranted? Arch Orthop Surg 2000;120:511–513.
[13] Pagliaro AJ, Michelson JD, Mizel MS. Results of operative fixation of unstable ankle fractures in geriatric patients. Foot Ankle Int 2001;22:399–402.
[14] Srinivasan CMS, Moran CG. Internal fixation of ankle fractures in the very elderly. Injury 2001;342:559–563.
[15] Makwana NK, Bhowal B, Harper WM, et al. Conservative versus operative treatment for displaced ankle fractures in patients over 55 years of age. J Bone Joint Surg Br 2001;83-B:525–529.
[16] Davidovitch RI, Walsh M, Spitzer A, et al. Functional outcome after operatively treated ankle fractures in the elderly. Foot Ankle Int 2009;30:728–733.
[17] Shivarathre DG, Chandran P, Platt SR. Operative fixation of unstable ankle fractures in patients aged over 80 years. Foot Ankle Int 2011;32:599–602.
[18] Little MTM, Berkes MB, Lazaro LE, et al. Comparison of supination external rotation ankle Type IV fractures in geriatric versus nongeriatric populations. Foot Ankle Int 2013;34:512–517.
[19] Zaghloul A, Haddad B, Barksfield R, et al. Early complications of surgery in operative treatment of ankle fractures in those over 60: A review of 186 cases. Injury 2014;45:780–783.
[20] Zahn RK, Frey S, Jakubietz RG, et al. A contoured locking plate for distal fibular fractures in osteoporotic bone: A biomechanical cadaver study. Injury. 2012;43(6):718–725. doi:10.1016/j.injury.2011.07.009.
[21] Tan SLE, Balogh ZJ. Indications and limitations of locked plating. Injury. 2009;40(7):683–91. doi:10.1016/j.injury.2009.01.003.
[22] Vallier HA, Immler W. Comparison of the 95-degree angled blade plate and the locking condylar plate for the treatment of distal femoral fractures. J Orthop Trauma 2012;26:327–332.
[23] Lynde MJ, Sautter T, Hamilton GA, et al. Complications after open reduction and internal fixation of ankle fractures in the elderly. Foot Ankle Surg 2012;18:103–107.
[24] Schepers T, Van Lieshout EMM, De Vries MR, et al. Increased rates of wound complications with locking plates in distal fibular fractures. Injury 2011;42:1125–1129.
[25] Schaffer JJ, Manoli A, 2nd. The antiglide plate for distal fibular fixation. A biomechanical comparison with fixation with a lateral plate. J Bone Joint Surg Am 1987;69(4):596–604.
[26] Minihane KP, Lee C, Ahn C, et al. Comparison of lateral locking plate and antiglide plate for fixation of distal fibular fractures in osteoporotic bone: A biomechanical study. J Orthop Trauma 2006;20(8):562–6. doi:10.1097/01.bot.0000245684.96775.82.
[27] Weber M, Krause F. Peroneal tendon lesions caused by antiglide plates used for fixation of lateral malleolar fractures: The effect of plate and screw position. Foot Ankle Int 2005;26(4):281–285.
[28] Little MTM, Berkes MB, Lazaro LE, et al. Complications following treatment of supination external rotation ankle fractures through the posterolateral approach. Foot Ankle Int 2013;34:523–529.
[29] Motzkin NE, Chao EY, An KN, et al. Pull-out strength of screws from polymethylmethacrylate cement. J Bone Joint Surg Br 1994;76(2):320–323.
[30] Larsson S, Stadelmann VA, Arnoldi J, et al. Injectable calcium phosphate cement for augmentation around cancellous bone screws: In vivo biomechanical studies. J Biomech 2012;45(7):1156–1160.
[31] Collinge C, Merk B, Lautenschlager EP. Mechanical evaluation of fracture fixation augmented with tricalcium phosphate bone cement in a porous osteoporotic cancellous bone model. J Orthop Trauma 2007;21(2):124–128.
[32] Panchbhavi VK, Vallurupalli S, Morris R, et al. The use of calcium sulfate and calcium phosphate composite graft to augment screw purchase in osteoporotic ankles. Foot Ankle Int 2008;29(6):593–600. doi:10.3113/FAI.2008.0593.
[33] Ostrum RF, Litsky AS. Tension band fixation of medial malleolus fractures. J Orthop Trauma 1992;6(4):464–468.
[34] Johnson BA, Fallat LM. Comparison of tension band wire and cancellous bone screw fixation for medial malleolar fractures. J Foot Ankle Surg 1997;36(4):284–289.
[35] McKean J, Cuellar DO, Hak D, et al. Osteoporotic ankle fractures: An approach to operative management. Orthopedics 2013;36(12):936–40. doi:10.3928/01477447-20131120-07.
[36] Pritchett JW. Rush rods versus plate osteosynthesis for unstable ankle fractures in the elderly. Orthop Rev 1993;22:691–696.
[37] Lee YS, Huang HL, Lo TY, et al. Lateral fixation of AO type-B2 ankle fractures in the elderly: The Knowles pin versus the plate. Int Orthop 2007;31:817–821.
[38] Rajeev A, Senevirathna S, Radha S, et al. Functional outcomes after fibula locking nail for fragility fractures of the ankle. J Foot Ankle Surg 2011;50(5):547–50. doi:10.1053/j.jfas.2011.04.017.
[39] Bugler KE, Watson CD, Hardie AR, et al. The treatment of unstable fractures of the ankle using the Acumed fibular nail: Development of a technique. J Bone Joint Surg Br 2012;94(8):1107–12. doi:10.1302/0301-620X.94B8.28620.

[40] Rammelt S, Pyrc J, Agren P-H, et al. Tibiotalocalcaneal fusion using the hindfoot arthrodesis nail: A multicenter study. Foot Ankle Int 2013;34(9):1245–55. doi:10.1177/1071100713487526.

[41] Jehan S, Shakeel M, Bing AJF, et al. The success of tibiotalocalcaneal arthrodesis with intramedullary nailing—A systematic review of the literature. Acta Orthop Belg 2011;77(5):644–651.

[42] Lemon M, Somayaji HS, Khaleel A, et al. Fragility fractures of the ankle: Stabilisation with an expandable calcaneotalotibial nail. J Bone Joint Surg Br 2005;87-B(6):809–13. doi:10.1302/0301-620X.87B6.16146.

[43] Jonas SC, Young AF, Curwen CH, et al. Functional outcome following tibio-talar-calcaneal nailing for unstable osteoporotic ankle fractures. Injury 2013;44:994–997.

[44] Al-Nammari SS, Dawson-Bowling S, Amin A, et al. Fragility fractures of the ankle in the frail elderly patient. Treatment with a long calcaneotalotibial nail. Bone Joint J 2014;96-B:817–822.

[45] Mauffrey C, Chaus GW, Butler N, et al. MR-compatible antibiotic interlocked nail fabrication for the management of long bone infections: First case report of a new technique. Patient Saf Surg 2014;8:14. doi:10.1186/1754-9493-8-14.

[46] Koval KJ, Zhou W, Sparks MJ, et al. Complications after ankle fracture in elderly patients. Foot Ankle Int 2007;28(12):1249–55. doi:10.3113/FAI.2007.1249.

[47] Nilsson G, Jonsson K, Ekdahl C, et al. Outcome and quality of life after surgically treated ankle fractures in patients 65 years or older. BMC Musculoskelet Disord 2007;8:127. doi:10.1186/1471-2474-8-127.

[48] Farmer RP, Herbert B, Cuellar DO, et al. Osteoporosis and the orthopaedic surgeon: Basic concepts for successful co-management of patients' bone health. Int Orthop 2014;38(8):173.

43

足部骨折

Dolfi Herscovici. JR.，Julia M. Scaduto

简介

老年患者常常因为视力、听觉或本体感觉获知能力下降、力量丧失、无法识别和避免危险情况，或出现诸如晕厥、脑血管意外、心律失常或药物副作用等医学原因而使其从站立高度或更低的高度跌落而引起足部骨折。但是，现代的老年人口比以往更健康、更活跃、更有活力。虽然许多人的运动时间超过国家指南规定的每天至少适度活动30min，但仍有相当数量的患者未能达到这些建议。根据活动度及生理状态的不同；患者的创伤等级可以分为从简单的脚趾骨折至严重的足部创伤。

然而，在处理老年人脚部创伤时仍然存在一些问题。第一点，大多数研究都是回顾性研究，并且更多的是讨论多发伤或常见损伤，而不是针对更具体的问题。第二，骨骼和软组织损伤经常被划分到一起。第三，研究者更多地是调查所有患者的结果，而不是专门针对老年患者。第四，骨折分类尚且存在困难。分类的问题包括观察者之间和观察者对不同观察对象之间的可靠性问题，分类的易用性问题以及分类是否足以指导治疗的预后，除此之外，分类还往往过于复杂并且仅作为研究工具时才能更好地发挥作用。为了增强共识，本文将一起讨论历史和最近开发的综合分类系统。另外还有一点：决定是否将“某人”归类为老年人是很困难的，因为到底对于多大年龄的患者才能被认为是“老年人”并没有达成共识。

Demetriades等推荐将该年龄界限定为70岁，但无法总结出年龄相关影响的任何结论。根据患者自己的生理状况对这些人进行分类可能比简单地按年龄分类更有用，但这仍可能会造成混淆。我们可以肯定的是，65岁以上的人口将会增加，预计到2040年，美国人口中65岁以上的人口将达到21%。

那么如何处理老年人的足部骨折呢？是否对某些比较昂贵的治疗方法有所保留？研究已经表明，2011年美国医疗保险人群的足部、足踝骨折和脱臼的管理成本约为35亿美元。我们是否会因为老年患者和年轻患者的预期疗效不一样而拒绝治疗？但是对某些治疗方案有所保留会导致一些本可避免的并发症发生，例如导致脚部严重残疾，产生慢性疼痛并导致患者及其家属和医保等系统的社会经济负担。

治疗方案的确定应主要基于患者受伤的情况，而不仅仅是患者的年龄。如果预计手术，讨论应包括术前医学评估以及辅助固定、接合剂和锁定钢板技术的使用。鉴于技术和种植体的进步，本章将有希望为负责处理老年患者脚部骨折的医生提供合理的处理方法。

流行病学

要评估老年人脚部骨折的发病率很困难，因为最近的研究对老年患者的定义不甚明确，其往往只关注低能量损伤或老年女性患者的骨折。其次，其更多地是讨论足部创伤表现为高能量还是低能量损伤，而不包括所有的足部损伤。其中唯一提及到老年人脚部骨折的具体发病率、评估和治疗的只有涉及跟骨的损伤。

最近的一项研究利用国家电子伤害监测系统（NEISS）的数据通过描述原发部位、疾病类别、年龄和受伤情况，分析了所有因出现下肢损伤被送往急诊科的患者。2009年1月1日—2009年12月31日，共近12万份报道分析显示，足部占所有下肢损伤的15%，另有7%的脚趾受伤。在这项研究中，脚趾是下肢骨折最常见的部位（38%），另外17%的下肢骨折位于足部的其他部位。研究人员还观察到年龄增长与下肢躯干骨折之间的相关性，据此他们估计脚踝骨折或趾骨骨折的年发病率为37/10万（表43.1）。然而，除了脚趾骨折之外，他们的发现没有将足部骨折的其他解剖部位分开，也没有专门报道老年人骨折的发生率。

目前，关于老年人脚部骨折的最佳流行病学的报告是Court-Brown等在一项2年的评述中提出的。苏格兰爱丁堡皇家医院提供的所有患者的数据收集2007年7月—2008年6月，并在2010年9月—2011年8月再次收集。研究人员将65岁及以上患者发生的骨折的损伤分为涉及跟骨、距骨、足中部、跖骨和趾骨这几个部位。该研究发现跖骨骨折是最常见的足部损伤，年发病率为67.6/10万（25.4~114.6）。脚趾（趾骨）是第二常见的骨折，年发病率为8.5/10万（0~15.5）。在其他三个部位，距骨骨折年发病率为0.5/10万（0~1.2），中足骨折为2.9/10万（0~5.1），跟骨骨折为4.7/10万（0~7.9）（表43.1）。

距骨

距骨没有腱索附着物，其表面60%以上覆盖有关节软骨。它分为头部、颈部和体部，并与胫骨、腓骨、跟骨和舟状骨连接。血液供应包括骨外供应和骨内供应。骨外供应源于足背、腓骨和胫后动脉，后两者发出跗窦动脉和跗骨管动脉，骨内向头部、颈部、后节距结节和内侧距骨体提供血液。跗骨管动脉供应大部分体部，而足背动脉协助营养头部和颈部。

生物力学上，距骨将足部与腿部连接从而允许进行从脚后跟到脚趾抬起的动作。在距小腿关节它帮助背屈和跖屈。在韧带联合，背屈时，它帮助腓骨外旋和跖屈期间的内旋。在距下关节，它有助于后足的屈曲-外展和伸展-内收。作为跗骨横突或中足的跗横关节的一部分，它也有助于内旋和旋后。因此，距骨排列不齐会影响踝关节、距下关节和跗横关节的运动。

表43.1　足部骨折发生率

	NEISS 研究	Court-Brown 等的研究（范围）
足部骨折	37/10万(未细分)	/
趾骨	37/10万(未细分)	85/1 00万（0~15.5）
跖骨	/	67.6/10万（25.4~114.6）
足中部	/	2.9/10万（0~5.1）
跟骨	/	4.7/10万（0~7.9）
距骨	/	0.5/10万（0~1.2）

分类

距骨骨折包括距骨颈、体部、头部、外侧部、后部或骨软骨损伤。以往使用Hawkins的Canale-Kelly改良分类对距骨颈骨折进行分类。Ⅰ型为非移位型骨折；Ⅱ型为移位型骨折，距下关节半脱位；Ⅲ型为移位型骨折，伴有距下关节和胫骨关节的半脱位或脱位；Ⅳ型为Ⅲ型骨折伴距骨舟状骨脱位。

由于颈部和体部骨折经常合并分析，因此针对体部骨折的分类并未达成共识。为了区分这些骨折，Inokuchi等认为，从前方顺着侧边的骨折线被认为是颈部骨折，如果它存在于后方顺着侧向延伸，则被分为距骨体骨折。体部骨折也可以再分为骨软骨、冠状或矢状切、后结节、侧突或粉碎性骨折。

骨科创伤协会（OTA）纲要将所有距骨骨折分为A、B和C 3个组。A组描述了涉及侧方或后方过程的骨折，距骨头或产生撕脱骨折的骨折。B组将距骨颈骨折分为3种模式：无移位型；移位型距下关节半脱位或移位型距下关节；胫骨关节半脱位。后两者被细分为非粉碎性、粉碎性骨折或涉及距骨头部的骨折。C组将体骨折分为穹顶骨折、影响距下关节的骨折和既累及距下关节又累及胫距骨关节的骨折。所有的分型也被细分为粉碎性与非粉碎性骨折。

非手术治疗：距骨

非移位骨折比较少见。任何显示超过1mm移位的骨折应被诊断为移位骨折。使用CT和（或）MRI可确认患者是否可以非手术治疗。研究人员认为非手术治疗的首选方法是膝盖以下无负重固定6周，患者在2~3周内再次进行X线检查，6周后可拆卸鞋开始治疗。患者在前12周内不负重，然后在接下来的6周内完全负重。

手术治疗：距骨颈

术前规划应包括小型和小型仪器和植入物、小型无头螺钉和聚-L-乳酸（PLLA）生物可吸收螺钉的使用。

大多数骨折通过双切口方法进行治疗。前外侧切口或“Böhler 方法”开始于第三和第四跖骨的基部之间并延伸至胫骨的Chaput结节。在穿过术野时注意保护腓浅神经（图43.1），分开伸肌支持带暴露伸肌腱。在内侧收肌腱处应能看到胫骨平板、穹隆、距骨头部和颈部（图43.2）。内侧切口从内踝延伸至舟状结节，背侧延伸至胫骨后髁（图43.3）。通过两个切口进行工作可以直观地确定是否获得了解剖复位。后路和经皮途径很少被采用，因为它们不能充分地观察骨折部位。

固定闭合性骨折时，是否在6h内接受治疗似乎区别不大。然而，应尽早复位骨折脱位，以避免下层软组织的坏死。除了粉碎性骨折，其他的骨折应当使用加压方法进行治疗。克氏针只能用于临时固定。最终的固定是通过使用埋头螺钉逆行通过头部或顺行穿过体部来实现的，以防止脚踝或脚部运动时的撞击。

治疗目标是在断裂部位上放置至少2枚螺钉（图43.4）。在距骨外侧，研究人员认为首选的是2.7mm或3.5mm的皮质螺钉。将其沿着颈部的外侧边缘或通过距骨头部的外侧关节区域放置，指向距骨体部的后中角。在中间，使用一个逆行的2.7mm或3.5mm螺钉穿过距骨头的下内侧区域并朝向距骨体后侧角。过程中应避免螺钉穿透距下关节以及距骨体后部。

在粉碎性骨折的情况下，应避免使用加压技术，因为其会缩短距骨颈部和脚的内侧柱的长度。为了保持长度，有必要使用穿透螺钉、2.4mm或者2.0mm的小型碎片板。如果选择了钢板，它可以安全地放置在颈部的外侧边缘，靠近头部和外侧突的远端，因为这个区域没有软骨，不会干扰任何关节（图43.5）。也可以在距骨头近侧和距骨内侧关节面远侧，沿颈内侧缘设置一个非常短的平板。距下关节和颈部的透视图可用于测量距骨的长度以及缩小

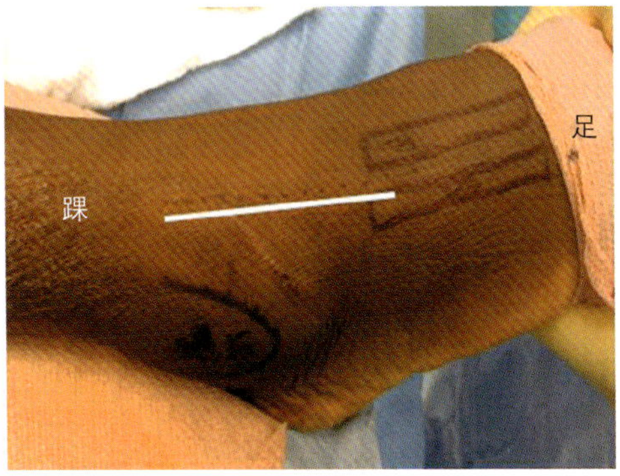

（a）

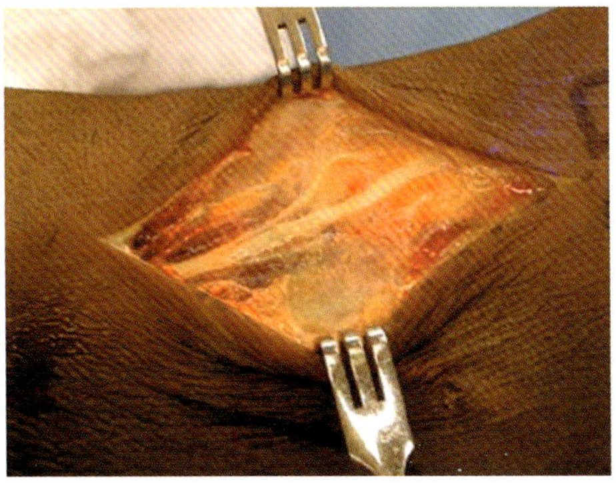

（b）

图43.1 （a）从第三至第四跖骨底部向Chaput结节的前外侧切口；（b）腓浅神经位于皮肤切口下方

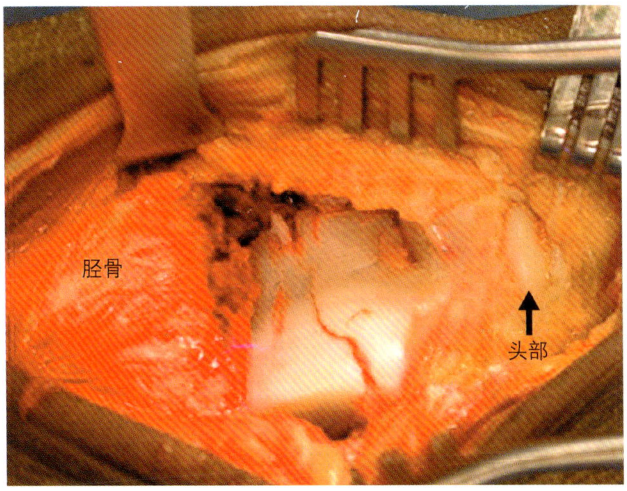

图43.2 深度解剖显示距骨胫骨穹隆、颈部和距骨头部（黑色箭头）

的程度。

治疗结果和并发症

尽管解剖已经达到复位，但结果仍显示平均在固定后3年即可发现显著的功能损害。虽然诸如患者年龄、手术时机和相关距骨体部骨折等因素不影响

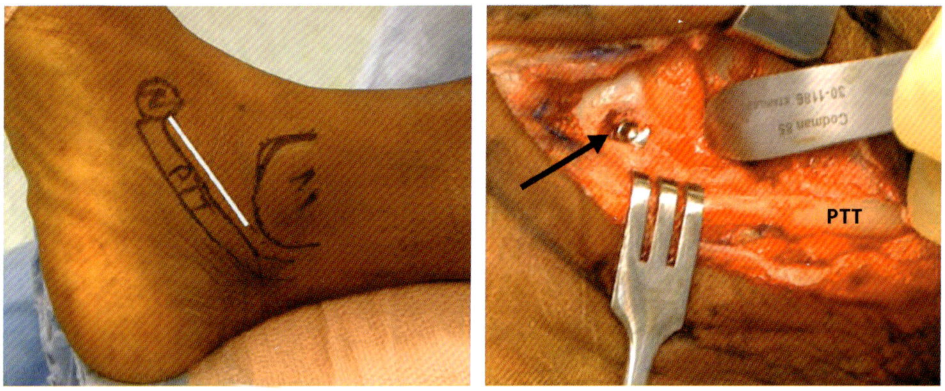

（a）　　　　（b）

图43.3　（a）内侧踝至舟状结节的入路；（b）深部解剖位于胫骨后肌腱背侧。注意通过距骨头的埋头螺钉（箭头）

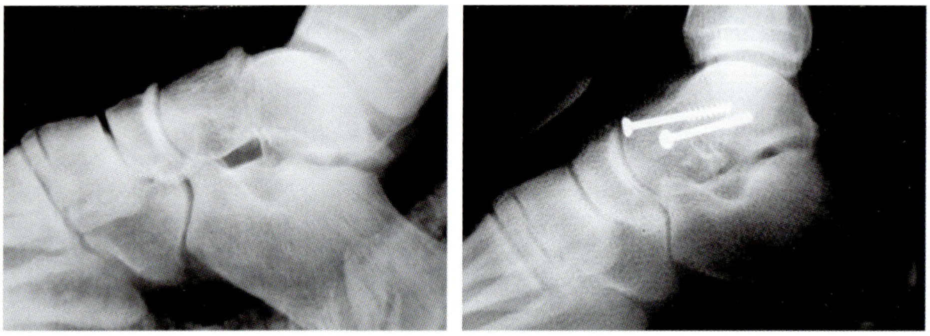

图43.4　Ⅱ型距骨颈部骨折的术前和术后侧位X线片

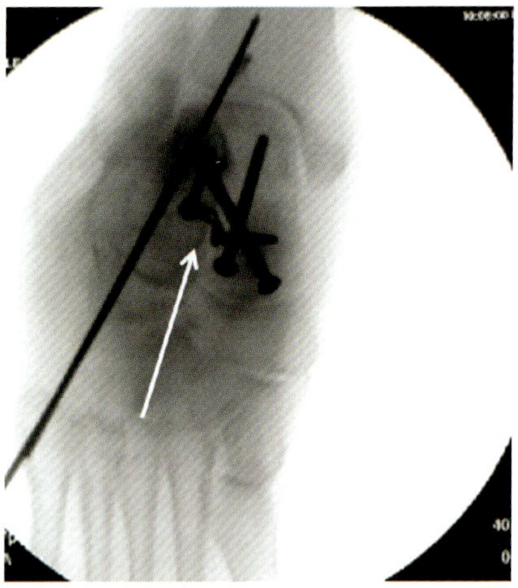

图43.5　Canale视图下一个用于维持距骨颈部长度的平板（箭头所示）

治疗结果，但粉碎性骨折和关节的脱位或半脱位对治疗结果有影响。并发症分为早期并发症和晚期并发症。早期并发症是由于骨折的复位不良，这通常是由于骨折的可视性差，粉碎性骨折的内侧压迫，骨折固定不牢和早期负重所致。晚期并发症包括延迟或不愈合、畸形愈合、骨坏死（无血管性坏死，AVN）和创伤后关节炎。AVN受到了广泛关注。据报道，有60%~100%的患者发生AVN。然而，最近的研究报道显示，无论何时进行确定性固定，VAN的发生率为36%~40%。延迟愈合或不愈合比较少见，报道发病率为4%~13%。它们通常与缩短的距骨颈和前足内收畸形有关，而非骨性愈合通常是由于错位骨折或复位不全所致。然而，报道的最常见的晚期并发症是创伤后关节炎，研究报道，60%~100%的患者会在踝关节、距下关节或肩关节处发生关节炎。

手术治疗：距骨体

体部骨折包括为矢状、冠状或水平样式（图43.6）。为了改善视野暴露，经常需要采用内侧或外侧踝的截骨术。另外，使用“Böhler方法”也可以促进对距骨体外侧一半的暴露。内侧切口开始于内踝近端并向远端延伸（图43.7）。如果内踝分离，研究人员推荐采用“人”字形截骨术，其顶点位于关节表面（图43.8）。这种截骨术稳定性较好，因此不需

表43.2 足部骨折的术后护理

	术后第1周	术后第2~3周	术后第3~12周	术后第4~5月	术后第6月
距骨					
头部、颈部、体部、外侧突	良好衬垫的夹板	非负重短腿石膏	拆线、关节活动度训练、非负重	逐步负重锻炼[a]	不受限活动
跟骨					
舌型、关节内骨折	良好衬垫的夹板	非负重短腿石膏	拆线、关节活动度训练、非负重	逐步负重锻炼	不受限活动
舟状骨	良好衬垫的夹板	非负重短腿石膏	拆线、关节活动度训练、非负重 7~8周时去除外固定	逐步负重锻炼	不受限活动
骰骨	良好衬垫的夹板	非负重短腿石膏	拆线、关节活动度训练、非负重 7~8周时去除外固定	逐步负重锻炼	不受限活动
楔状骨	良好衬垫的夹板	非负重短腿石膏	拆线、关节活动度训练、非负重 7~8周时去除外固定	逐步负重锻炼	不受限活动
跖骨	良好衬垫的夹板	非负重短腿石膏	拆线、关节活动度训练、非负重 7~8周时去除外固定	逐步负重锻炼	不受限活动
趾骨	良好衬垫的夹板	非负重短腿石膏	拆线、关节活动度训练、非负重 第6周时去除外固定	不受限活动	

[a]：穿鞋时，通过把足部放在秤上得到负重量：在开始的(术后4~5月)第1~2周内，负重量为25%体重，3~4周内，50%体重，5~6周，75%，6周后，负重至可以忍受

要预先钻孔。使用小型摆动据及柔性凿子完成截骨术，以完整的三角肌韧带为铰链，向远端反射至内踝（图43.9）。如果视野显示不佳，则可能需要股骨牵张器才能更好地进入骨折区域。

大多数骨折可以使用2.7mm或3.5mm的螺钉固定，钻孔装埋并垂直于骨折线放置（图43.10）。如果存在相邻的骨软骨碎片，也可以使用PLLA针或小型无头螺钉。术后护理见表43.2。

治疗结果和并发症

距骨体骨折是一种严重的损伤，其预后不佳。应该紧急处理开放性损伤和错位，患者的年龄和固定的时机都不会影响治疗结果，对结果有影响的是畸形愈合、AVN或创伤后关节炎。畸形愈合通常是由于暴露不充分或复位技术差导致的，通常是在使用封闭的、经皮的治疗之后出现（图43.11）。AVN的发生常见于开放性骨折，那些伴有明显的粉碎性或涉及距骨颈骨折的患者，报道发病率为35%~40%。

最常见的并发症是创伤后关节炎，常常累及踝关节和距下关节。以往的数据显示，踝关节发病率接近90%，距下关节发生率接近50%。然而，最近的文献显示踝关节发生率为65%，距下关节发病率为35%。

手术治疗：外侧突骨折

外侧突骨折往往容易被忽略，其占体部骨折的24%。通常是由急性踝背屈合并脚内翻所致，且大的移位性骨折还可能会导致慢性踝关节不稳（图43.12）。

骨折区域入路可以选择跗骨窦切口（图43.13），为了获得更佳视野，可以牵张关节。如果是单个大块的碎片，可使用一个或两个2.0mm螺钉固定（图43.14）。如果是粉碎性的骨折，则可使用2.4mm或2.0mm锁定板来支撑。术后护理见表43.2。

治疗结果和并发症

结果和并发症可归因于治疗不当或遗漏的损

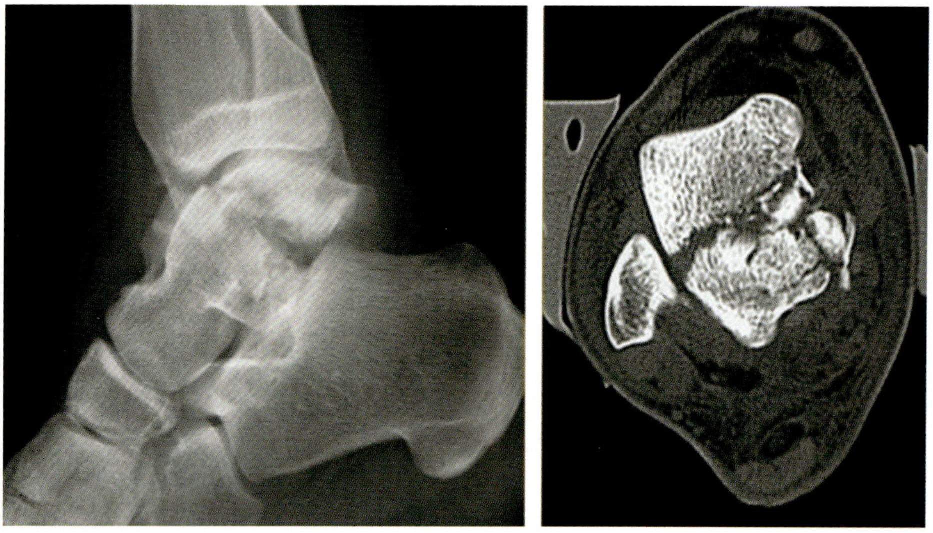

图43.6 侧位X线和轴位CT扫描显示距骨体粉碎性骨折

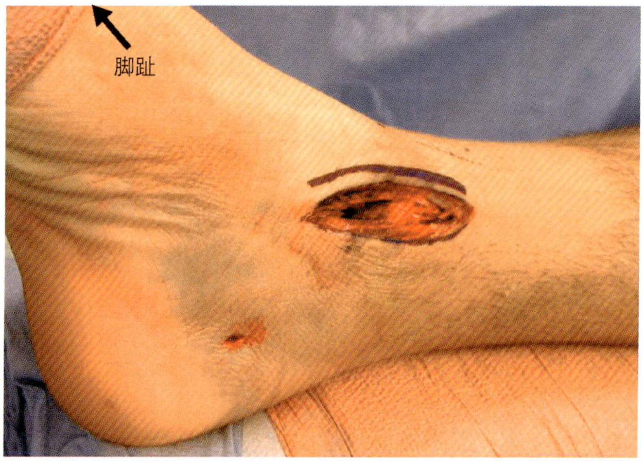

图43.7 脚踝内侧入路，这条线表示大隐静脉的位置

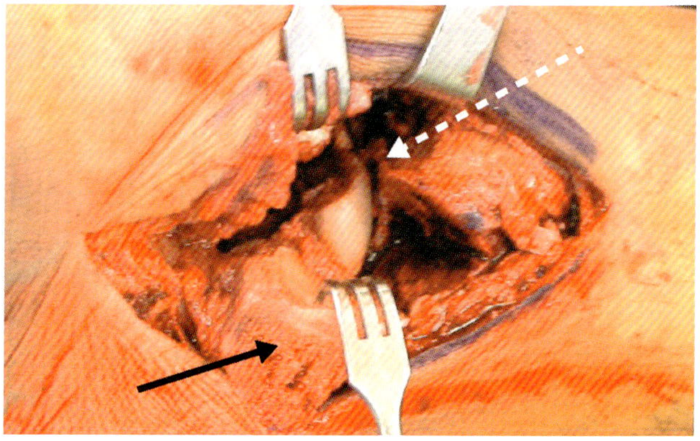

图43.9 深层解剖显示内踝（黑色箭头）和距骨体骨折（白色虚线箭头）。通过牵张，视觉效果得到了改善

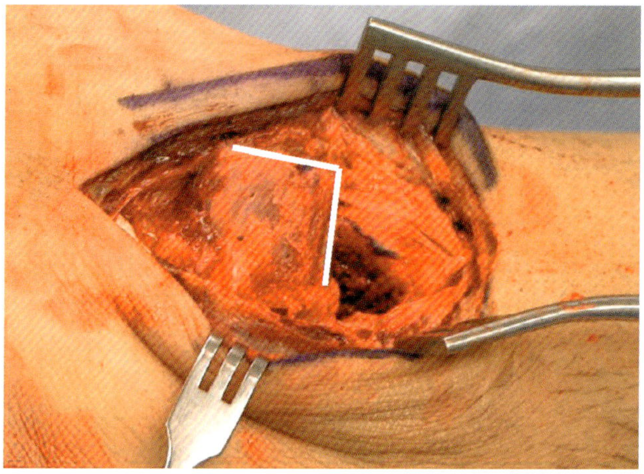

图43.8 “人”字形截骨术完成后

伤，与此相关的并发症包括慢性外侧踝关节不稳定、骨折不愈合、距下关节炎和沿胫腓关节潜在的踝撞击损伤。

手术治疗：距骨头骨折

距骨头骨折占所有距骨骨折的5%~10%，由于足部的显著外展/内收，距骨头骨折因受到舟状骨的撞击或倾斜骨折而呈现为压缩状态，也称为剪切模式。

在背侧、内侧、前外侧或在必要时通过两个切口接近移位骨折区域。钻孔植入2.4mm或2.0mm螺钉可以实现固定，并可以通过使用PLLA针处理较小的骨软骨病变。如果固定不佳，可增加临时经关节针，跨越距舟关节，以增加稳定性。如果发现阻

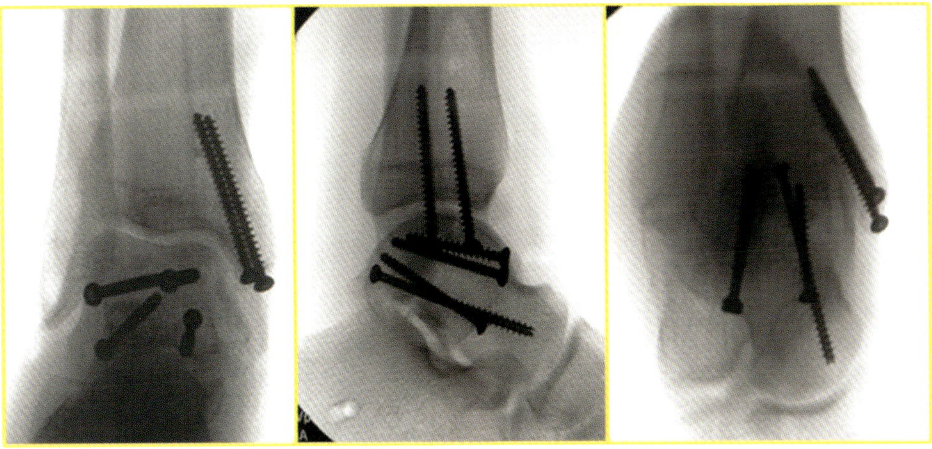

图43.10 正位、侧位和导管位X线片显示距骨体骨折和截骨复位。注意关节面下方的后路螺钉

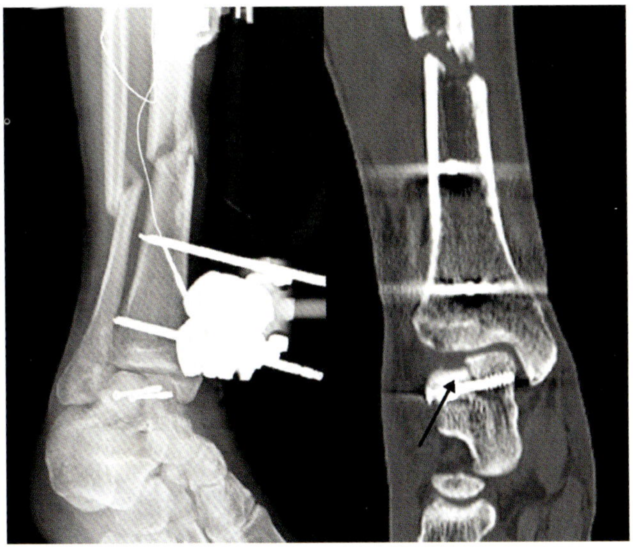

图43.11 踝关节斜位X线和冠状位CT显示距骨体复位不良，源于用2枚经皮放置的螺钉（箭头）治疗

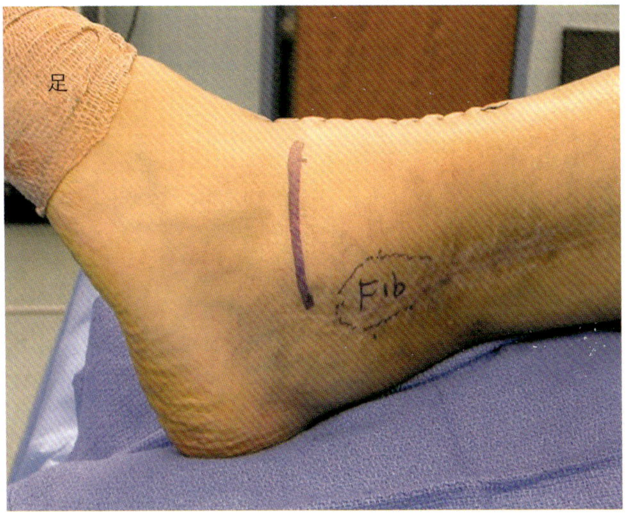

图43.13 手术切口位于跗骨窦上方，腓骨远端

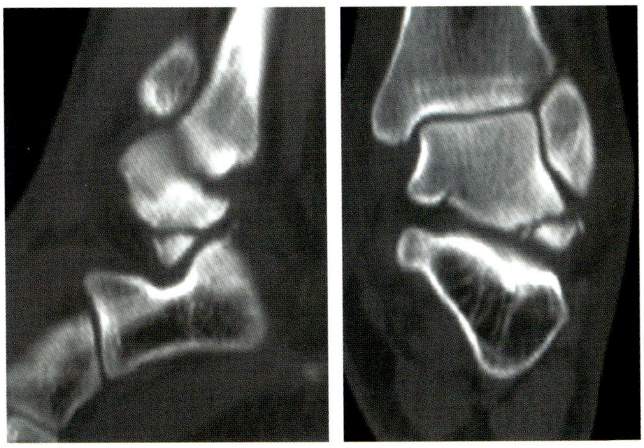

图43.12 矢状位和冠状位CT显示距骨外侧突骨折

塞，则可能需要嵌塞解除法和植骨以恢复内侧柱的稳定性。如果考虑切除，应保留至少70%的头部。术后护理见表43.2。

治疗结果和并发症

结果和并发症可归因于治疗不当或遗漏的损伤。骨折不愈合非常罕见，但是复位不良会导致距舟关节炎的发生，损害足内侧柱的稳定性，并影响其他中间关节，约有10%的病例发生AVN。

跟骨

跟骨分为结节、两个突起和四个关节面。这两

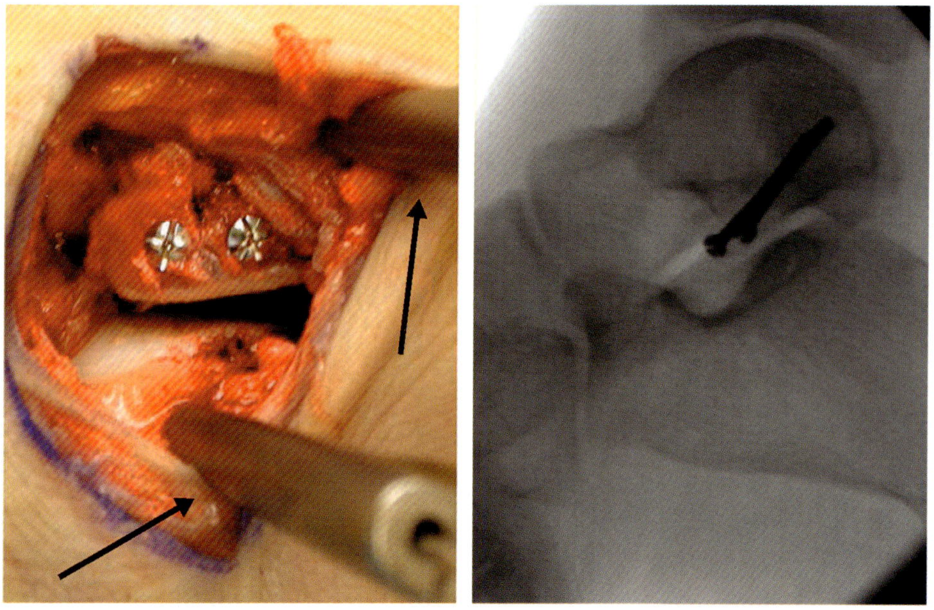

图43.14　用2mm螺钉固定。注意用于关节牵张的别针(箭头)

个突起分别是靠近长方体面的前突和支持距骨颈部和体部的内侧（跟骨载距突）突。在其4个关节面中，3个位于前方、中间和后方的小平面上，并与距骨连接，而第4个位于远端并与长方体形成关节。跟骨血供由内侧和外侧跟骨动脉的分支（胫后和腓动脉的分支）、足底外侧和内侧动脉、跗骨窦和跗骨管的动脉以及直接来自腓动脉的穿支供血。

生物力学上，在距下关节处，跟骨允许屈曲、伸展、外展和内收。在足中部，它通过横骨或Chopart的关节有助于旋后和内旋。当发生不均匀内翻的位置时，它会产生弯曲、旋后和刚性内收的前足，限制外翻。距下关节不稳定（融合）也会影响在距舟关节和跟骰关节处的运动，但跟骰关节不活动导致距下关节或距舟关节的无力较少。

分类

X线片可用于识别结节骨折、突起骨折和关节面骨折。另外，可以使用侧位X线来测量关节内移位，使用Böhler角和Gissane的定位角（图43.15）。一般Böhler角为20°~40°，当夹角平坦（0°）或为负值时表示后端面的塌陷（嵌塞）。它是从结节的后上边缘的最高点到后小关节的后上边缘的最高点的连线，与从前突的前后上缘的最高点绘制的线相交形成的角。Gissane的临界角支撑距骨的外侧突，当角度增大则代表后关节面骨折。该角是由沿前、中、后小关节软骨下骨的相交线所形成。

以往研究人员会根据其与后关节面的关系，通过侧位X线片的结果分为两种骨折模式。第一种是舌型，其中一条垂直线通过Gissane角延伸足底，并与一条横线相交，向后延伸到结节内。第二个是关节凹陷，其后关节面不与结节相连。但现在CT显著提高了研究人员评估和了解关节内移位的能力。

使用CT导致了分类的发展，其中包括Sanders等基于冠状CT提出的4种模式（类型Ⅰ-Ⅳ）。Ⅰ型是无移位骨折。Ⅱ型具有2个关节面片段，其具有3个亚型（A、B和C）。Ⅲ型具有3个后关节面片段，具有中央凹陷段，以及与Ⅱ型相同的3种亚型。Ⅳ型描述了具有4个或更多碎片的粉碎后关节小碎片。尽管关节粉碎的程度是可以确定的，但对于亚型分型却难以达成共识。

OTA纲要已将所有跟骨骨折分为A、B和C型。A型描述了前突、跟骨载距突或结节的骨折，并进一步细分为非粉碎型（1型）或粉碎型（2型）。B型描述了非关节体的骨折并将其分为有或没有粉碎的骨折。C型描述了涉及后关节面的骨折并将其分为非移位、两部分骨折、三部分骨折或四部分或更多部分的骨折。

非手术治疗

跟骨骨折占所有骨折的2%，其中关节内移位骨

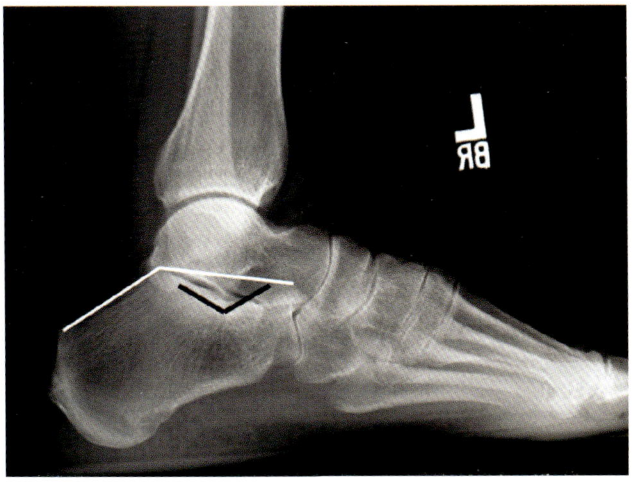

图43.15 侧视图显示Böhler角（白线）和Gissane角（黑线）

折占全部跟骨骨折的75%。固定要求很高，软组织包膜很脆弱，这种骨折的解剖结构复杂，并且手术和非手术并发症发生率高。即使治疗已经取得了新的进展，但仍然存在争议，并且已针对老年患者而提出了特定的年龄偏倚和非手术治疗方法。

非移位骨折推荐非手术治疗，在决定非手术治疗患者时需要考虑的其他因素包括无法手术的严重内科并发症、慢性激素依赖、卧床或轮椅束缚的患者、外周血管疾病或具有显著吸烟史的患者，这些因素会影响整体愈合。患者的年龄不是非手术治疗的指征。在接受非手术治疗的患者中，石膏或夹板固定不应超过3周。这段时间将使软组织包膜得到改善。然后嘱患者使用治疗靴并开始后续治疗。研究人员推荐在前12周内不负重，在随后的6周内达到完全重量，术后5个月时允许无限制的活动。

治疗结果和并发症

如果非手术治疗移位的关节内骨折，可能会导致严重的并发症及不良的治疗效果，从而导致损伤难以恢复以及无法穿鞋等问题。由于受压，结节碎片向侧面和上方移位，产生畸形的内翻或后足外翻。跟骨也会变宽，导致疼痛的骨性外变瘤和跟骨–腓骨挤压。持续挤压会降低高度，导致距骨偏斜，并可能导致胫距骨关节前部挤压。这会导致距骨下、外侧踝和跟骨关节创伤性关节炎的发展（图43.16）。

这些骨性异常会导致腓骨肌腱的挤压、夹伤或脱位以及胫骨和腓肠神经的夹伤。此外，使用非手术方式治疗移位型结节（舌型）骨折可能会导致皮肤出现压迫性坏死，需要游离组织移植，甚至导致截肢。

手术治疗：结节（舌型）骨折

多数为关节外骨折，但有些可残留后小关节面。使用开放技术或更多地经皮放置空心或非空心螺钉固定。有必要时需用金属丝或纤维丝通过空心螺钉辅助固定以防止螺钉从骨质疏松性骨中退出（图43.17）。术后首选足底屈位夹板固定，每2周重新固定一次，逐渐增加背伸至中立位。进一步的术后护理，见表43.2。

治疗结果和并发症

只要有良好的复位和固定，就能取得良好的治疗效果。距下关节的创伤后关节炎很少见。最常见的并发症是皮肤坏死，是由于对后期皮肤的长期压力造成的，因此应紧急治疗骨折。骨折不愈合少见，然而，固定失效或骨折复位不当，会产生扁平足或残余错位的碎片。其他并发症可能包括跟腱或

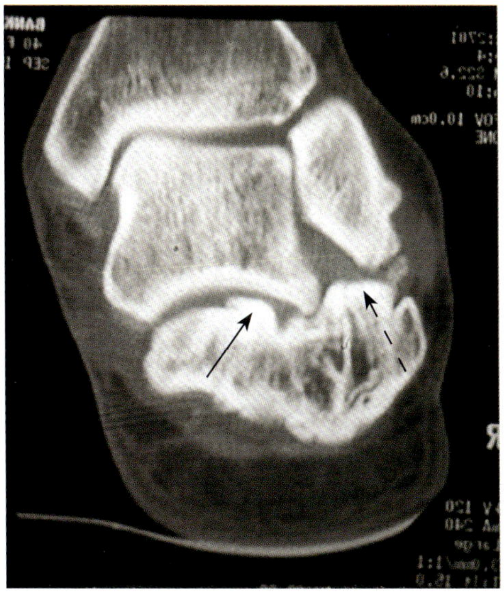

图43.16 非手术治疗移位畸形跟骨关节内骨折的冠状位CT。注意跟骨扁平，不规则的后小关节面（实心黑箭头）和距骨腓骨关节排列不良和挤压（黑色虚线箭头）

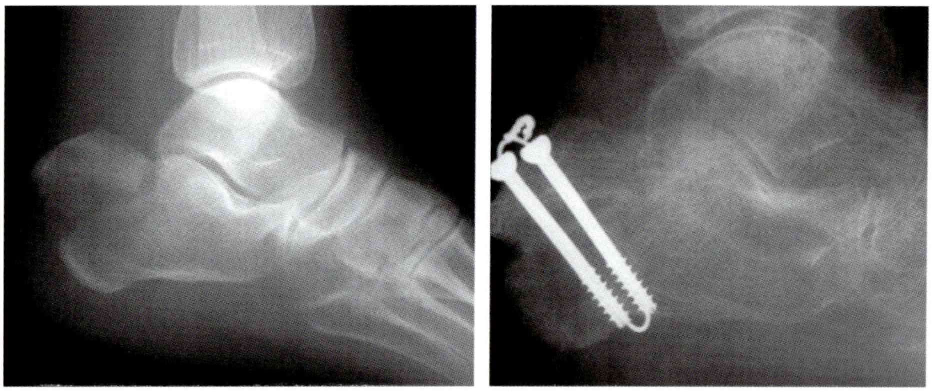

图43.17 使用经皮螺钉固定的舌型骨折的侧面图。注意通过螺丝放置的丝线，以辅助固定

腓肠神经的夹伤或撕裂。

手术治疗：关节骨折

手术治疗关节骨折的目的是重建高度与长度，缩小宽度，矫正结节畸形，减少不当连接（图43.18）。可通过侧向伸展入路，建立了全厚度的筋膜皮瓣，并在腓骨肌腱深处进行解剖，露出跟骰关节和距跟关节（图43.19），可将侧壁取下置于盐水中。

可通过在结节内放置一枚4.0mm或4.5mm的Schanz针来改善视野以及分离骨折、矫正体部内翻畸形。去除关节的外侧1/3~1/2可以看到内侧关节面，抬高内侧关节后，可用Schanz针重建跟骨高度、内侧结节并矫正后脚的内翻畸形。为了保持这个复位，从结节到内侧关节放置克氏针，现在已替换外侧关节，并临时固定后小面。其次是前突的缩减，这有助于减小Gissane角，因为跟骨关节与Gissane角相关联，并且其较为致密，可以放置螺钉。

一旦关节的高度、长度、宽度、内翻畸形和关节面暂时减小，则可以更换侧壁。如果有大的缺损，可用合成骨移植。最终使用3.5mm、2.7mm或2.0mm的螺钉结合低轮廓、预制的锁定跟骨板固定，可以对板进行轮廓加工和切割，以确保其沿跟骨的横向边界正确放置（图43.20）。最后应确认关节处没有放置螺钉。

闭合时需要留一个较小的引流管，比如2.5cm的引流器，其放置在腓骨深处。1-0或2-0的可吸收缝合线贴近缝合筋膜皮肤层。标记缝线，主刀在从

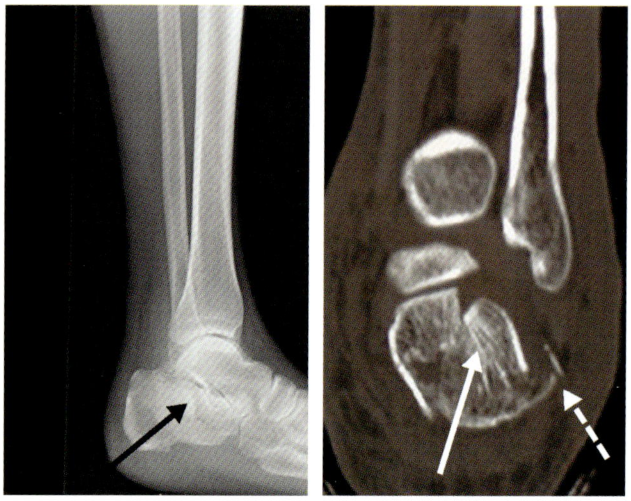

（a） （b）

图43.18 （a）侧位片；（b）冠状位CT显示后1/3侧面（实心箭头）和侧壁（白色虚线箭头）受压

一端向另一端绑扎缝线的同时，助手轻轻地缩小缝隙。使用3-0或4-0尼龙线闭合皮肤，将结点置于切口的后缘和下缘。推荐使用软垫的夹板的固定至少23h，引流前要拉紧引流口。有关术后护理，参见表43.2。

治疗结果和并发症

在老年人中，跟骨骨折的内固定治愈率已接近97%，并发症和预后与年轻患者相当。唯一的区别是由于一些预先存在的关节炎引起的距下关节创伤后关节炎的发展增加。然而，即使采用最佳治疗，

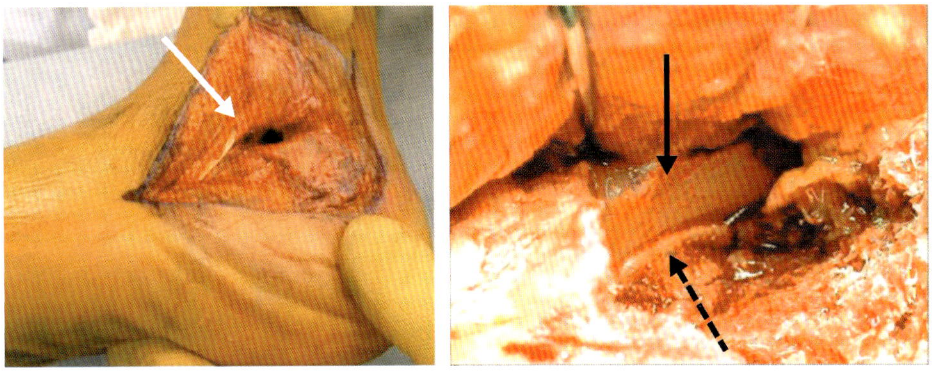

(a) (b)

图43.19 (a)通过侧向入路(白色箭头)已经形成了全厚度筋膜皮肤裂口;(b)拆除侧壁和关节,露出距骨(黑色实线箭头)和后小平面的内侧2/3(黑色虚线箭头)

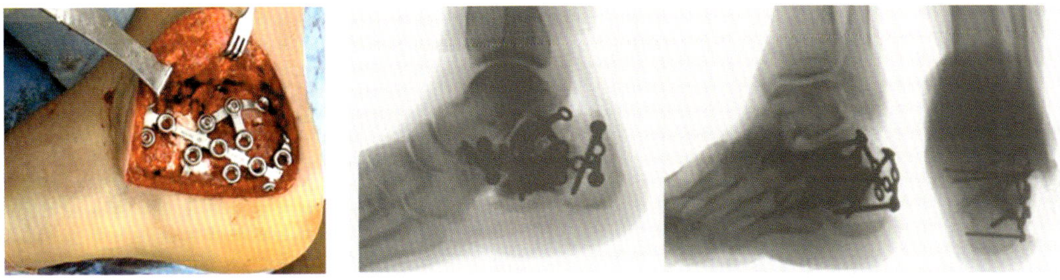

(a) (b)

图43.20 (a)使用加硫酸钙植骨的锁定钢板进行复位后;(b)X线侧位片。Broden与Harris确认已经复位

仍可能出现并发症。

最常见的软组织并发症包括开裂和切口边缘坏死。闭合性骨折的发生率为2%,通常发生在切口的顶点。风险因素包括吸烟、糖尿病和开放性损伤。尽管可能发生深部感染,但大多数切口通常可以通过非手术方式进行处理。如果保守治疗失败,可能需要连续清创、负压治疗、静脉注射抗生素和使用游离组织移植。其他软组织并发症包括腓肠神经损伤、踝管瘢痕和非特异性足跟痛。骨性并发症包括骨折复位不当和关节炎的发展,类似于非移位骨折的非手术治疗。

足舟状骨

足舟状骨为马蹄形,近端凹陷与距骨头连接,远端肾形与楔状骨连接。它提供了分叉韧带的跟腱部分的附着点,并有胫骨后肌腱在到达楔状骨和骰骨前插入其突出的结节。背侧由足背动脉供血,足底由胫后动脉的足底内侧支供血,结节由血管网供血。

从生物力学上看,舟状骨是足部内侧纵弓的基石,作为踝横关节和距骨下关节的一部分,有助于足部的旋前和旋后。

分类

舟状骨骨折不太常见,通常分为4种类型:皮质撕脱或唇背骨折、应力性骨折、结节性骨折和体部骨折。体部骨折最严重并且经常与其他足部损伤有关。Sangeorzan等将其分为了3型。在Ⅰ型中,原发骨折线与足底平行,产生一个大的背侧碎片,但不损害脚的内侧柱。Ⅱ型最常见于从背外侧到跖侧的骨折,常伴有粉碎性骨折。主要碎片位于内侧或背部,伴有足底碎片粉碎。楔舟关节通常没有断裂,所以足部内侧柱保持完整。Ⅲ型是中央或中央外侧粉碎。主要碎片位于内侧,破坏楔舟关节和距骨关节,并造成脚内侧柱不稳定。

OTA纲要提出了一种简单的舟状骨骨折分类方法。其将所有舟状骨骨折分为两种类型:A型,无粉碎性;B型,粉碎性。

非手术治疗

非手术治疗应只应用于未移位的体部骨折、皮质撕脱或微小移位的结节骨折。涉及20%关节面，1mm以上塌陷，或导致发生距舟关节或舟楔关节不稳或半脱位的骨折应手术治疗。

保守的治疗包括一个4周非负重石膏固定。患者前12周无负重，之后6周逐渐转为全负重。5个月时可不受限制活动。

手术治疗：结节和体部

预制的“舟状骨”板是可用的，但是仅使用小型和微型碎片锁定植入物或螺钉即可处理这些损伤。此外，使用市售设备或像小型外部固定器这样简单的装置即可牵张，从而暴露骨折部位。

入路可以选择在胫骨后肌腱的内侧、平行和稍微背侧、胫骨前肌和拇长伸肌腱之间，或这些方法联用来治疗。手术处理分为切除和固定。碎片的切除是针对皮层脊柱或小结节骨折，而固定是针对体部骨折。对于位移大于5mm的结节骨折，应该进行早期固定而不是切除治疗，以避免进行性平凹畸形（图43.21）。

即使使用锁定的微小植入物，也难以固定粉碎性骨折。如果固定不牢固，经关节固定可延伸至楔形骨。在严重粉碎性骨折中，应避免将其完全切除，因为这会导致内侧柱缩短和前足错位，此时应使用外部固定术并辅以临时克氏针固定。术后护理参见表43.2。

治疗结果和并发症

治疗结果与复位是否充分有关，对于非手术治疗的移位骨折，预后较差。并发症包括畸形愈合、AVN、创伤后关节炎、骨质突出、植入物过敏反应、固定失败、半脱位和进行性畸形的发展。导致畸形愈合的原因是过早地去除植入物以及在充分愈合前允许负重。如果至少60%的关节面已经恢复，创伤后关节炎发生率可以降至最低，尽管复位充分，报道的AVN发生率仍为29%。

骰骨

一般来说，骰骨骨折占所有足中段骨折的一半，报告发生率为每10 000例年发生1.8次。但老年人的实际发病率不详。骰骨是金字塔形的，其基部位于中间，其侧边是顶端。其有5个关节面。远端与第四和第五跖骨连接，与跟骨近端连接，中间与楔形骨侧面连接，后内侧与舟状骨连接。其血液供应来自足底动脉网以及足底外侧和内侧动脉，背侧动脉网也有一定的参与。

在生物力学上，它是足部外侧柱的垫片，其长度损失会导致后脚畸形。其与距舟关节配合，和跗骨中间区的“锁住”和“解锁”是完成脚跟着地和脚趾举起所必需的。跨跟骰关节的粘连（融合）不会对距下关节或距骨关节产生太大的功能影响。

分类

像“胡桃夹样骨折”之类的以往的命名形容在跟骨和跖骨之间挤压骰骨的损伤，但是骰骨骨折仍没有公认的分类。目前，骨折被分为关节外撕脱和关节内挤压。关节外骨折最常见，发生在足的外侧，不会破坏足的外侧柱。关节内骨折累及骰骨整个体部或跗跖（TMT）关节的关节面，会导致外侧柱

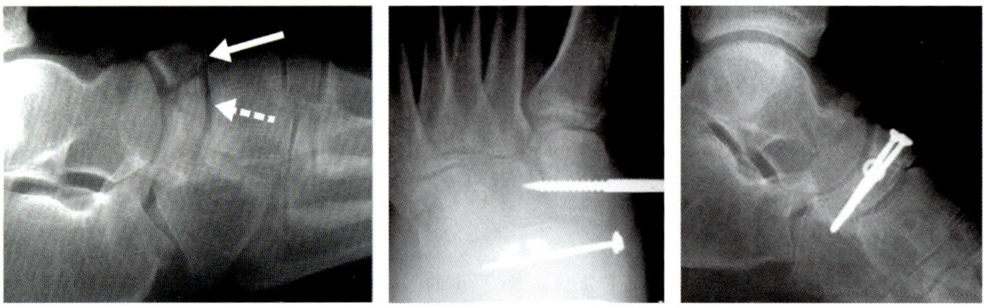

图43.21 侧位片显示粉碎性舟状体骨折，背段（实线箭头）和撞击中心部分（虚线箭头）

缩短或背侧半脱位。

OTA纲要提出了一种简单的分类骰骨骨折的方法。所有骨折分为两种类型：A型，无粉碎型；B型，粉碎型。

非手术治疗

骰骨骨折通常没有或很少发生移位，并且往往表现为闭合性损伤。没有或者少部分关节受累或骰骨形态没有变化的骨折可以进行保守治疗。治疗包括3~4周的不负重石膏固定，然后可以穿鞋并可以负重，并且可以在患者可以承受的重量继续增加。在伤后5个月可以进行无限制的活动。

手术治疗

孤立性损伤很少见，常伴有TMT关节损伤。骨折伴关节碎片凹陷，粉碎性骨折导致外侧柱缩短，任何脱位、半脱位或伴有皮肤隆起的骨折都应手术治疗。可用预制的“骰骨”板，也可用一个微形锁定板保持复位，术前准备计划还应包括多种牵张器和PLLA钉等。

切口始于跟骰关节附近，延伸至第四跖骨底部，背至腓肌腱。在保护腓肠神经后，指短伸肌被抬高并背缩，腓肌腱缩回足底。牵引器放置在跟骨和跖骨处。在植骨和临时固定后，可用2.4mm或2.0mm固定板保持长度和提供支撑。如果固定不牢，则可以使用外固定器2~4周，或通过穿过跟骨或跖骨的经关节针固定（图43.22）。对于术后护理，见表43.2。

治疗结果和并发症

大约60%的患者有非常好的疗效，一些人在1年后即可没有任何行动限制。尽管手术和非手术治疗都可导致关节炎，但大多数并发症和长期后遗症是由于非手术治疗导致的关节内不稳，残余外侧柱缩短和前足外展伴进行性平足畸形，另外也有间隔综合征的发生的报道。

楔状骨

内侧，中间和外侧楔状的楔形骨组成足横弓。它们由足背动脉网提血，随着年龄的增长，这些滋养动脉逐渐减少。在生物力学上，它们为脚的内侧柱提供稳定性，并有助于横向弓的运动。它们协助在脚的凸侧（背侧）上施加压缩力并且在凹侧（足底侧）上施加张力并通过TMT关节部分协助旋前旋后和屈伸。

分类

由于该部分隔离性的骨折损伤不常见，故其真实的发病率未知。外伤是导致骨折的直接原因，楔状骨骨折被分类为内侧，中间或外侧楔状骨骨折。其最常见的表现是作为撕脱性的或作为无移位的骨折，且大多数骨折参与TMT关节的Lisfranc损伤的形成。

OTA概要提出了一种分类楔形骨折的简单方法，所有骨折均被分为影响内侧、中间或外侧楔骨的骨折。分为A型，无粉碎型；B型，粉碎型 。

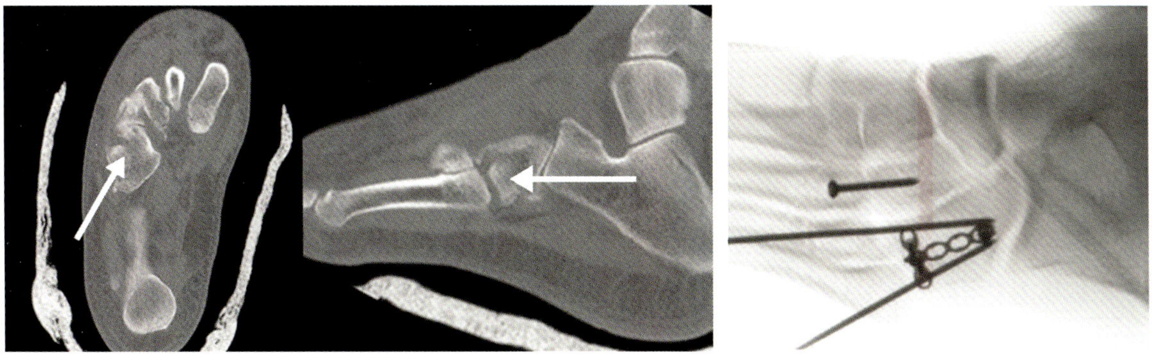

（a） （b）

图43.22 （a）轴位和矢状位CT显示远端骰骨骨折；（b）使用2.0mm固定板进行复位。注意不稳定的第三、第四和第五跖跗（TMT）关节的辅助固定

非手术治疗

对于非移位或撕脱性骨折，推荐使用4周的非负重固定，然后进行为期4~6周的防护鞋治疗。在4个月时即可进行不受限制的活动。长期并发症很少发生，但偶会有创伤后关节炎发生。

手术治疗

移位的骨折应评估跗骨间的不稳定性，手术入路可采用第一网间隙朝向舟楔关节的背侧切口，也可以采用内侧入路治疗孤立性内侧楔骨骨折，但两种方法均应建立全层筋膜皮瓣。固定则经关节固定于其他楔形骨、跖骨或舟状体来固定。 在粉碎性骨折的情况下，可以通过使用微型固定板放置在舟楔关节或TMT关节的背侧来实现和维持长度。术后护理见表43.2。

治疗结果和并发症

治疗效果取决于解剖复位与否及残余关节的稳定性。解剖复位的患者结果评分更好，主观症状减轻，步态无明显异常。并发症常因移位骨折的保守治疗发生，包括血管损伤、间隔综合征和骨突出的发生。其他并发症包括皮肤坏死、感染、畸形愈合、关节炎和植入物的刺激反应。畸形愈合是由于螺钉断裂、固定不充分、植入物的早期移除或在发生充分的愈合前允许负重导致的。有报道创伤后关节炎的发生，但在解剖复位后发生率显著降低。

跖骨和Lisfranc损伤

跖骨骨折是老年人群中最常见的足部损伤，分为头、干和基底部骨折。基部形成足横弓，其顶点位于第二跖骨基底部，所有跖骨都向远端弯曲，故5个头部位于同一水平面。第一跖骨比第四跖骨更宽，但比第二跖骨和第三跖骨更短。所有跖骨都有附在韧带或肌腱上的结节，但只有第五跖骨具有意义上的结节。第二、第三和第四跖骨的血供是由足底和外侧足底动脉形成的营养动脉提供的。第一跖背动脉和足底动脉以及足底内侧动脉的浅表支供应第一跖骨。第五跖骨由跖骨背动脉和足底跖动脉供应，而结节则由另外两条形成放射状的动脉供血。

生物力学上，前三个跖骨参与组成足底内侧柱，第四和第五个跖骨参与组成外侧柱。大约1/3的体重通过第一跖骨传导。第二和第三TMT关节承受的力是整个第一、第四或第五TMT关节的2~3倍，而第三跖骨在所有的位置上承受的力量最大。但第一、第四和第五TMT关节在足部位置上的作用要比在中间的关节更重要。机械挤压、转移病灶、骨性突出导致的显著移位会影响步态并会导致穿鞋困难。

分类

骨折可被分为头、干或基底部的骨折，也可以分为近端、中或远端的1/3的骨折。此外，第五跖骨骨折可分为茎突或撕脱（Ⅰ区）骨折、结节性或骨干-干骺端区（Ⅱ型）骨折或骨干（Ⅲ型）骨折。而当TMT关节发生脱位时，通常使用Hardcastle和Myerson的修正版分类法进行分类。

OTA纲要将骨折分为3种模式。Ⅰ型为单纯（横向、斜向或螺旋）非粉碎性骨干骨折或近端或远端任何非关节骨折（伴或不伴粉碎）。Ⅱ型是粉碎性骨干骨折，表现为楔形骨（螺旋、弯曲或粉碎），或近端或远端的任何关节骨折。关节损伤分为撕脱或部分裂开。Ⅲ型是粉碎性骨干骨折，表现为节段性或完全性粉碎性骨折，或近端或远端关节面完全粉碎性骨折。关节骨折可分为单纯关节型、单纯关节合并干骺端粉碎型或关节粉碎型合并干骺端粉碎型。

针对TMT关节脱位，OTA纲要将其从内到外分为6组，前5组指累及单个跖骨（第一至第五趾骨）及其相应的楔形骨或骰骨脱位，第6组用于描述多个关节脱位。

非手术治疗

损骨折通常是足部受到直接打击，扭伤或应力性骨折导致的。孤立性或多发骨折、无任何移位或畸形，可保守治疗。如果疼痛比较剧烈，可不负重用石膏固定，如果疼痛可以忍受则可以穿鞋。位于第五跖骨底部的移位的茎突撕裂或位于茎突远端1.5cm处的移位骨折（Jones骨折）也可以使用硬底鞋保守治疗。老年人群中撕脱或Jones骨折很少需要固定，通常这些患者预后良好，且4个月后可不受限地行动。所有的移位TMT关节损伤都需要手术治疗，除非有指征不适合手术治疗，否则不能保守治疗。

手术治疗

第一跖骨骨折以及伴有短缩、角度畸形或改变跖骨头重量分布的第二至第五跖骨骨折，需要固定。颈部和骨干骨折可以使用开放复位正向/逆行钉扎技术进行处理，该入路是在手术处理的2根跖骨间做纵向切口，钉扎首先进行顺行，通过头部并于跖屈退出，然后逆行进入近侧骨干（图43.23）。对于大多数患者来说，使用2.0mm克氏针填充髓管是非常关键的。

对于第一跖骨移位骨折，可能需要使用锁定钢板来复位并固定。在建立全层筋膜皮瓣后，可以在第一跖骨上做一个内侧或背侧切口（图43.24，图43.25）。术后护理见表43.2。

在移位的TMT关节骨折中，一致认为通过解剖复位可以获得最佳治疗效果。使用克氏针进行最终固定只能用于处理第四和第五TMT关节的骨折。对于单独的第一、第二或第三TMT关节损伤，可以考虑经皮植入空心螺钉，但前提是获得解剖复位。如果不能达到解剖复位，应该使用开放技术，即必要时在TMT关节的第一结段上方使用一个切口，在第四跖骨上方使用第二个切口。对于粉碎性损伤，可以在关节两侧放置一个固定板以保持长度（图43.26）。术后护理见表43.2。

治疗结果和并发症

恢复正常的负重方式后，通常预后较好，早期并发症包括感染、植入物过敏反应和皮肤坏死。晚

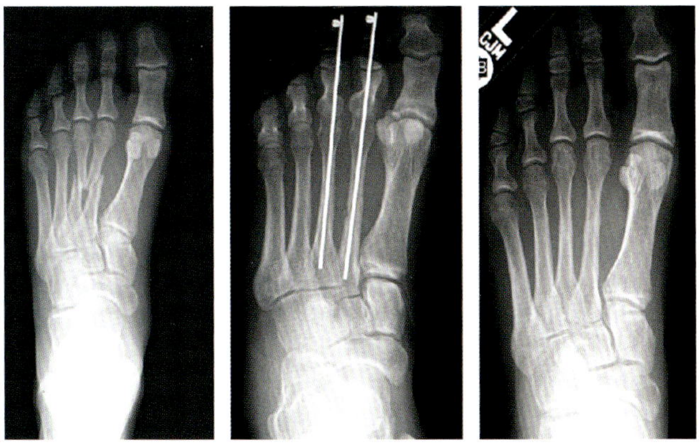

（a）　（b）　（c）

图43.23　（a）第二及第三跖骨骨折的正位图；（b）采用2.0mm克氏针固定；（c）固定后4个月

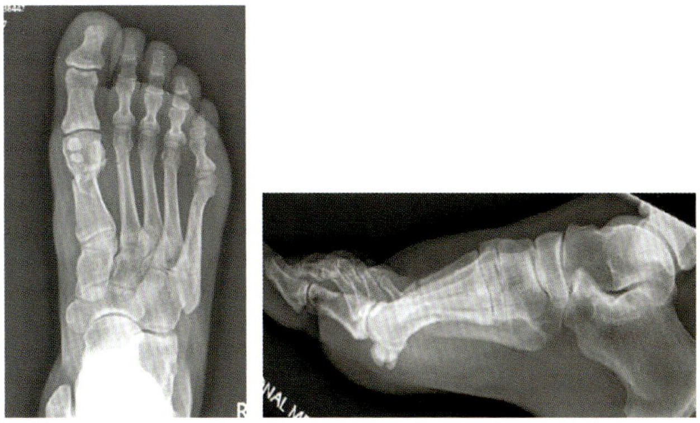

（a）　（b）

图43.24　（a）前后位（AP）；（b）侧位X线显示粉碎性、足底旁曲性跖骨骨折和非移位第二颈骨折

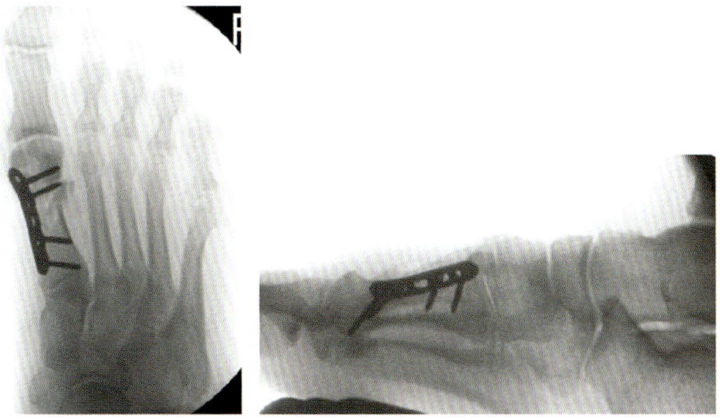

（a）　（b）

图43.25　使用锁定的2.4mm微型钢板实现固定和保持长度

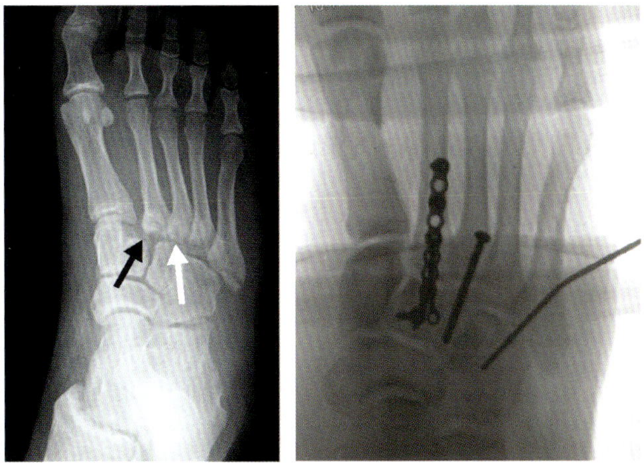

（a）　（b）

图43.26　（a）前后位片（AP）显示第二跖骨底部粉碎性骨折（黑色箭头），第二和第三跖跗关节（白色箭头）脱位，第四和第五关节轻度半脱位；（b）通过使用2.4mm钢板固定第二关节，使用单钉固定第三关节，临时克氏针固定第五关节

期并发症包括畸形愈合、骨折不愈合和创伤后关节炎。畸形愈合是由于跖骨排列不良所致，且会产生疼痛、残疾和穿鞋的困难。骨折不愈合通常是由于复位不良、植入物破损、植入物的移除过早或在充分愈合之前负重。此外，跖趾关节僵硬和底部或头部区域的创伤后关节炎也有报道。对于累及TMT关节的骨折，可以通过解剖学复位获得较好的疗效。未达到解剖学上的复位的患者出现疼痛、步态异常、鞋类困难、创伤后关节炎等并发症的可能性更高，疗效评分显著降低。

趾骨

趾骨骨折是老年人第二常见的足部骨折。近端趾骨是最长且最常受伤的。近端趾骨由足趾背动脉供应，中端由足底动脉和足趾背动脉供应，远端由足底动脉供应。

生物力学上，脚趾在站立期的75%的时间内接触地面。当脚跟抬高时，产生的力是通过第二至第五跖趾关节的斜轴传导，这是由第一和第二跖趾关节的横轴力增加所致。当横轴向大脚趾和第二脚趾的尖端移动时，推离会增加，此时第三到第五脚趾参与脚的侧翻。

分类

通常，趾骨骨折可分为近端、中端及远端骨折3种，或分为累及近端或远端关节面的骨折。

OTA纲要将趾骨骨折分为3型。A型骨折是近端或远端的单纯（横向、斜向或螺旋）非粉碎性骨干骨折或非关节骨折（粉碎和非粉碎性）。B型指粉碎性骨干骨折，表现为楔形骨（螺旋、弯曲或粉碎）或近端或远端部分关节骨折。关节骨折被分为撕脱/局部开裂及凹陷、凹陷性骨折或分裂伴凹陷性骨折。C型指骨干粉碎性骨折（节段性或复合性粉碎性骨折）或近端或远端关节完全粉碎性骨折。关节骨折分为单纯关节骨折，单纯关节/粉碎性干骺端或粉碎性关节骨折和干骺端骨折。另外，修饰符可描述特定的脚趾。例如：“T”代表第一趾骨，并可进一步细分为1（代表近端）、2（代表远端），例如，T2描述远端大脚趾的趾骨骨折。“N”用于第二趾骨，“M”用于第三趾骨，“R”用于第四趾骨，“L”用于第五趾骨。第五趾骨进一步分为1（近侧）、2（中间）或3（远侧趾骨）。

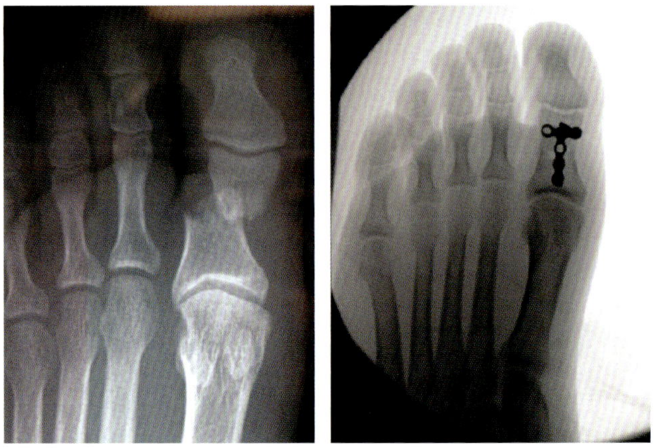

（a）　　　　（b）

图43.27 （a）前位片（AP）图显示粉碎性、刺刀样近端指骨骨折；（b）用2.0mm锁定钢板固定

非手术治疗

第五趾骨的骨折可用并指贴札和硬底鞋治疗，伴有部分畸形的骨折可以通过闭合复位和保守的方法进行处理，但角度畸形应该加以纠正，以防止发生足底压痛。允许在安全鞋内立即承重，且在3个月时允许不受限制的活动。只要总体对位整齐，预后应该较好。

手术治疗

基础手术指征是第一趾骨近端指骨移位骨折。其中包括骨折脱位、远端髁的移位、刺刀样的骨干骨折或无法闭合的角畸形。可以直接使用钉扎简单固定,但粉碎性骨折可能需要一个微型固定移植体来帮助固定（图43.27）。如果第五趾骨的错叠不能闭合地处理，则可能需要开放复位和固定。术后护理见表43.2。

治疗结果和预后

预后通常较好，即使是一些残存的畸形一般也不会产生较大的功能障碍，并发症包括骨不连和畸形愈合，表现症状为足底压力异常或穿鞋感觉异常。累及关节骨折也可能导致关节僵硬和创伤后关节炎的发生。

参考文献

[1] Bloch F, Thibaud M, Duqué B, Brèque C, Riqaud AS, Kemoun G. Episodes of falling among elderly people: A systematic review and meta-analysis of social and demographic pre-disposing characteristics. Clinics (San Paulo) 2010;65:895–903.

[2] Rossat A, Fatino B, Nitenberg C, Annweiler C, Poujol L, Herrmann FR, Beauchet O. Risk factors for falling in community-dwelling older adults: Which of them are associated with the recurrence of falls? J Nutr Health Aging 2010;14:787–791.

[3] Kwan MM, Close JC, Wong AK, Lord SR. Falls incidence, risk factors, and consequences in Chinese older people: A systematic review. J Am Geriatr Soc 2011;59:536–543.

[4] Paterson DH, Jones GR, Rice CL. Ageing and physical activity: Evidence to develop exercise recommendations for older adults. Can J Pub Health 2007;98:S69–108.

[5] Keller JM, Sciadini MF, Sinclair E, O' Toole RV. Geriatric trauma: Demographics, injuries, and mortality. J Orthop Trauma 2012;26:e161–165.

[6] Herscovici D Jr., Scaduto JM. Management of high-energy foot and ankle injuries in the geriatric population. Geriatr Orthop Surg Rehabil 2012;3:33–44.

[7] Court-Brown CM, Clement ND, Duckworth AD, Aitken S, Biant LC, McQueen MM. The spectrum of fractures in the elderly. Bone Joint J 2014:96-B:366–372.

[8] Sobhani S, Dekker R, Postema K, Dijkstra PU. Epidemiology of ankle and foot injuries in sports: A systematic review. Scand J Med Sci Sports 2013;23:669–686.

[9] Lambers K, Ootes D, Ring D. Incidence of patients with lower extremity injuries presenting to US emergency departments by anatomic region, disease category, and age. Clin Orthop Rel Res 2010;470:284–290.

[10] Demetriades D, Karaiskakis M, Velmahos G, Alo K, Newton E, Murray J, Asensio J, Belzberg H, Berne T, Shoemaker W. Effect on outcome of early intensive management of geriatric trauma patients. Br J Surg 2002;89:1319–1322.

[11] Centers for Medicare & Medicaid Services, CMS Statistics Reference Booklet, 2013 edition. http://cms.hhs.gov/Research-Statistics-Data-and-Systems/Statistics-Trends-and-Reports/CMS-Statistics-Reference-Booklet/2013.html

[12] Belatti DA, Phisitkul P. Economic burden of foot and ankle surgery in the US Medicare population. Foot Ankle Int 2014;35:334–340.

[13] Hasselman CT, Vogt MT, Stone KL, Cauley JA, Conti SF. Foot and ankle fractures in elderly white women. J Bone Joint Surg Am 2003;85:820–824.

[14] Gaskill T, Schweitzer K, Nunley J. Comparison of surgical outcomes of intra-articular calcaneal fractures by age. J Bone Joint Surg Am 2010;92:2884–2889.

[15] Herscovici D Jr., Widmaier J, Scaduto JM, Sanders RW, Walling A. Operative treatment of calcaneal fractures in elderly patients. J Bone Joint Surg Am 2005;87:1260–1264.

[16] Basile A. Operative versus nonoperative treatment of displaced intra-articular calcaneal fractures in elderly patients. J Foot Ankle Surg 2010;49:25–32.

[17] Canale ST, Kelly FB. Fractures of the neck of the talus: Long term evaluation of seventy-one cases. J Bone Joint Surg Am 1978;60:143–156.

[18] Inokuchi S, Ogawa K, Usami N. Classification of fractures of the talus: Clear differentiation between neck and body fractures. Foot Ankle Int 1996;17:748–750.

[19] Marsh JL, Slongo TF, Agel J, Broderick JS, Creevey W, DeCoster TA, Prokuski L, et al. Fracture and Dislocation Compendium-2007. Orthopaedic Trauma Association Classification, Database and Outcomes Committee. J Orthop Trauma 2007;21(10 Suppl):S90–102, S125–8.

[20] Lindvall E, Haidukewych G, DiPasquale T, Herscovici D Jr., Sanders R. Open reduction and stable fixation of isolated, displace talar neck and body fractures. J Bone Joint Surg Am 2004;86:2229–2234.

[21] Vallier HA, Reichard SG, Boyd AJ, Moore TA. A new look at the Hawkins classification for talar neck fractures: Which features of injury and treatment are predictive of osteonecrosis? J Bone Joint Surg Am 2014;96:192–197.

[22] Vallier HA, Nork SE, Benirschke SK, Sangeorzan BJ. Surgical treatment of talar body fractures. J Bone Joint Surg Am 2003;85:1716–1724.

[23] Astion DJ, Deland JT, Otis JC, Kenneally S. Motion of the hindfoot after simulated arthrodesis. J Bone Joint Surg Am 1997;79:241–246.

[24] Sanders R, Fortin P, DiPasquale T, Walling A. Operative treatment in 120 displaced intraarticular calcaneal fractures. Results using a prognostic computed tomography scan classification. Clin Orthop Rel Res 1993;290:87–95.

[25] Buckley RE, Tough S, McCormack R, Pate G, Leighton R, Petrie D, Galpin R. Operative compared with nonoperative treatment of displaced intraarticular calcaneal fractures: A prospective, randomized, controlled multicenter study. J Bone Joint Surg Am 2002;84:1733–1744.

[26] Sangeorzan BJ, Bernirscke SK, Mosca V, Mayo KA, Hansen ST. Displaced intra-articular fractures of the tarsal navicular. J Bone Joint Surg Am 1989;71:1504–1510.

[27] Herscovici D Jr., Sanders R. Fractures of the tarsal navicular. Foot Ankle Clin 1999;4:587–601.

[28] Court-Brown C, Zinna S, Ekrol I. Classification and epidemiology of midfoot fractures. Foot 2006;16:138–141.

[29] Leland RH, Marymont JV, Trevino SG, Varner KE, Noble PC. Calcaneocuboid stability: A clinical and anatomic study. Foot Ankle Int 2001;22:880–884.

[30] Weber M, Locher S. Reconstruction of the cuboid in compression fractures: Short to midterm results in 12 patients. Foot Ankle Int 2002;23:1008–1013.

[31] Teng AL, Pinzur MS, Lomasney L, Mohoney L, Harvey R. Functional outcome following anatomic restoration of tarso-metatarsal fracture dislocation. Foot Ankle Int 2002;23:922–926.

[32] Likin RC, Degnore LT, Pienkowski D. Contact mechanics of normal tarsometatarsal joints. J Bone Joint Surg Am 2001;83:520–528.

[33] Dameron TB Jr. Fractures of the proximal fifth metatarsal: Selection the best treatment option. J Am Acad Orthop Surg 1995;3:110–114.

44

软组织损伤

Nicola Maffulli，Alessio Giai via，Eleonora Piccirilli，Francesco Oliva

简介

软组织损伤不仅在年轻和经常活动的人群中发病率较高，在老年人中也很常见。肩袖损伤，大转子疼痛综合征，前十字韧带断裂和跟腱损伤对于进行体育锻炼活动的老年人以及其日常活动都会带来相应的不利影响。本章主要讨论这些常见软组织损伤及其相应的基于临床表现的治疗策略。

肩袖损伤

肩袖撕裂（RCT）是老年患者肩痛和残疾的常见原因。自1834年由Smith在“伦敦医学公报”上首次报道RCT以来，后续报道的RCT的发病率差异很大。已经有许多研究对有症状和无症状的患者进行了影像学及尸检，尸检研究估算全层肩袖撕裂的发生率为5%~30%。2006年，一项回顾性研究中尸检及影像学结果显示，4629个样本肩部的整体患病率为23%。RCT的发病率随年龄增加而增长，从30岁开始呈线性增长，从40岁的33%涨至50岁的55%。

发病机制

RCT发病机制多样，尚不完全清楚，已有许多假设提出。一般将其分为“外在”和“内在”（表44.1）。正如Neer在其慢性撞击综合征理论中所述，慢性撞击是RCT中最著名的外在病理因素。过度负荷、重复负荷或来自不同方向的负荷都与其肌腱病变有关。其他理论包括拉伸负荷产生的局部缺氧，运动时肌腱发热引起的高温损伤，肌腱细胞凋亡以及因施加压力而释放的细胞因子或蛋白水解酶以及N_2O的释放等。目前，RCT被认为是多因素所致，但这些因素的相对贡献仍有待确定。

任何损害组织愈合的过程都可能与肩袖损伤有关。尼古丁对其肌腱愈合有不良影响，吸烟者对肩袖修复手术的反应更差，与不吸烟者相比，术后功能恢复效果和评估满意度更低。目前的文献中报道，患者年龄、性别和脂肪肌肉浸润等因素与RCT发生和复发的概率密切相关。

许多研究强调细胞外基质（ECM）对于结缔组织稳态的重要性。ECM是细胞黏附、迁移和分化的基质。ECM通过在自身蛋白质中提供细胞结合基序，或通过向细胞呈现生长因子和形态发生素，从而将信息传递给细胞和组织。ECM的生理和病理改变似乎是肌腱病变和肌腱断裂中最重要的内在因素。转谷氨酰胺酶（TGs）与硬组织发育、基质成熟和矿化有关，并且在冈上肌腱断裂时发现表达下调。

激素和代谢性疾病对其的影响最近已有研究。自19世纪20年代后期以来，甲状腺疾病与肩部疼痛之间的关系一直存在疑问，但尚未进行系统性研究。甲状腺激素T3和T4在许多组织和器官的发育和代谢中发挥重要作用，其对于胶原合成和ECM代谢都很重要。最近的研究表明，甲状腺激素核受体存在于健康的和病变的肩袖肌腱中。体外研究表明，甲状腺激素以剂量和时间依赖性的方式抑制正常腱细胞的凋亡及促进腱细胞生长。甲状腺功能减退可导

表44.1　肩袖撕裂的内在和外在发病因素理论

理论	作者	年份
外在因素		
慢性撞击综合征	Neer	1972
过度使用	Codman, McMaster	1931，1993
多因素综合作用	Soslowsky	2004
内在因素		
低灌注理论	Uhthoff	1990
退行性病变理论	Sano	1999
退行性-微创伤理论	Yadav	2009
凋亡理论	Yuan	2002
细胞外基质变化	Riley	2002

致ECM中氨基葡聚糖的积聚，从而引起肌腱钙化。糖尿病也是RCT的危险因素。在一项对无症状受试者的研究中，年龄相关的肩袖肌腱改变在糖尿病患者中更为多见。糖尿病患者表现肩关节活动度受限，术后复发撕裂发生率更高，术后并发症及感染发生率更高。除此之外，肥胖与RCT之间亦存在关联。

体格检查

RCT的临床诊断有时较困难。肱二头肌长头或肩锁关节疼痛可假阳性率较高。肩袖病的临床表现较为多变。最近一篇综述得出结论称RCT通常无明显临床症状，如此多变的临床特征导致其较难诊断。体格检查应包括视诊、触诊、主动和被动运动范围的评估以及力量和刺激试验。许多特定的临床试验可用于检测形成肩袖的肌群。若肩关节疼痛患者表现冈上肌无力，外旋无力以及撞击测试阳性，则有98%的概率为RCT。如果这些临床特征都不存在，则肩袖撕裂的可能性可降至5%。

肩袖愈合

肌腱愈合是一系列复杂而精妙的生理过程，其涉及ECM组分的合成、迁移和降解。肌腱愈合的能力尚有争议，肌腱组织可以修复但不能再生。与RCT（2.5mm）相邻的组织在组织学上对Ⅰ型原骨胶原的细胞合成以及微脉管系统似乎都是可自我修复的。因此，许多研究人员建议在复位前避免广泛切除被撕裂的肩袖的边缘组织。Jost等的观察支持该观点，他们在对肩袖修复结构失效的患者进行长期随访中证实小的复发断裂有自愈的可能。

为肌腱提供最佳的愈合条件是非常重要的。肩峰下囊似乎起着重要作用。一般情况下，肩峰下囊有3种功能。它便于在两层组织之间滑动，为肩袖肌腱提供血液供应，并提供细胞和血管，以帮助修复手术后的愈合。术后的活动可以进细胞活性，改善拉伸性能和增强滑动功能。肌腱愈合与术后活动之间存在着很好的平衡。

肩袖撕裂的治疗

关节镜和小型切开手术对肩袖修复都有效，但对这些手术方式的效果仍存在很大争议。自Johnson首次使用完全关节镜进行肩袖修复以来，该技术已有诸多改进，关节镜医生认为，全关节镜修复的主要优点是术后疼痛较少，康复时间较短。然而，当比较关节镜和小型切开手术修复的效果时，没有发现显著差异。所有关节镜下修复的患者和小型切开性修复的患者在术后1年功能结果、疼痛、运动范围和并发症方面比较无显著差异。Pearsall等和Kim等在回顾性研究中发现，在中期随访中，中小型肩袖撕裂的治疗结果没有差异。系统回顾显示，关节镜下治疗的患者在短期随访中疼痛更轻。然而，关节镜下仍难以治疗巨大的撕裂，小型开切开术技术可能是老年患者的一个好的选择。两种不同方法的另一个区别是再撕裂率的不同，在术后24个月的随访期间关节镜下治疗患者的再次撕裂率更高。因此两种方法难说孰优孰劣。

老年患者不可修复的RCT是一个具有挑战性的问题。有几种治疗方案，但为每个患者选择的正确的治疗方案是困难的。逆向肩关节置换术（RSA）是对解剖型肩关节置换或半关节置换术失败的患者的一种新的治疗方法。许多中期研究显示出早期较好的结果，首次长期研究也显示其较高的生存率。Favard等回顾性分析506例患者的527次关节成形术，10年后发现89%存活。Guery等也曾报道过类似的结果，但其报道在6年有功能的恶化和疼痛加重的情况。Boileau等报道了RSA治疗的肩袖缺失患者的肩关节功能改善和活动抬高的恢复。在这些不错的结果的支持下，RSA的原始适应证得到了扩展。最初，反向肩假体是为治疗转子性关节病而设计的，伴有关节炎的大型RCT和大型的不可修复的RCT是其适应证。近年来，老年患者肱骨颈部三、四部分骨折移位，伴有肩下肌或肩胛下肌脂肪浸润的RCT、骨折后遗症、类风湿关节炎、翻修关节成形术和肿瘤都已成为RSA的常见指征。采用RSA结合背阔肌和大圆肌腱鞘移位的方法，可以改善无功能性小圆肌和椎管下段患者的外旋和空间控制，并取得了较好的效果。然而，在RSA治疗之后仍有很高的概率发生并发症，进行性功能退化和影像学表现的恶化仍是人们关注的问题。肩胛骨缺损是RSA最重要的并发症之一。

未来展望

现今已经提出了几种方法来帮助肌腱愈合。最近的研究集中在诸如生长因子（GF）和富血小板血浆（PRP）等再生治疗方法上，后者已成为肌腱损伤的常用治疗方法。然而，PRP治疗的疗效仍存在很大争议。体外研究表明，PRP能促进细胞增殖、胶原沉积、有序血管生成，改善基质降解酶和内源性生长因子的基因表达。最近的两项研究表明，PRP能诱导体外肌腱间充质干细胞（T-MSCs）分化为活跃的肌腱细胞，并通过抑制前列腺素E（PGE）生物合成途径组分[COX-1、COX-2和PGE合酶-1（pGE-1的表达）]和PGE 2的产生，发挥抗炎作用。这些结果具有重要的临床意义，因为高水平的PGE 2会引起疼痛，减少细胞增殖和胶原生成，并可引起家兔的肌腱退行性病变。但该研究人员也报道，即使PRP能够在一定的培养条件下诱导T-MSCs分化为肌腱细胞，临床注射PRP也不能有效地逆转晚期肌腱病的退化状态。

然而，临床研究没有使用PRP用于治疗肩袖病变有明显益处的报道。少数研究表明，PRP用于较转子肩袖修复，显著改善了结构重建的效果，且降低了再撕裂率。Gumina发现，血小板-白细胞膜改善了结构修复的完整性，但功能没有得到改善。其他相关使用PRP治疗的研究亦没有报道更好的效果。Randelli等发现PRP能在短期内减轻疼痛，使患者能够更早地活动起来，但他们没有发现功能评分的长期改善。在术后1年的随访中未发现肩袖愈合或功能改善方面的差异。发现使用或不用PRP治疗的患者之间的复发性撕裂的概率无显著统计学差异。Castricini等对88例患者进行了随机双盲对照试验，在16个月的随访中无显著统计学差异。他们表示，该研究显示不支持在中小型RCT中使用PRP。Rodeo等在进一步的随机对照试验中证实了这一结果。

大转子疼痛综合征

外侧髋关节疼痛是一种以大转子或周围疼痛为特征的衰弱性病症，大转子是三个囊、髋外展-大腿外侧肌肉和髂胫束汇合的部位。它最初被定义为股骨转子滑囊炎，但进一步的影像学检查和外科检查证明真正的滑囊并未受累，而是表现出不同的疾病，例如插入性肌腱病、肌腱撕裂或臀小肌和臀小肌腱撕脱。外髋关节炎（髋关节脱位）也与大转子疼痛有关。因此，使用大转子疼痛综合征（GTPS）一词可更好地定义这种疾病。

据报道GTPS的发病率约为每1000例患者每年1.8次，且其在40~60岁的女性中（女性：男性比例为4：1）发病率更高。一般人群中发病率为10%~25%，下肢不等长以及腰背痛的患者概率则高达35%。这种情况在跑步者中尤为常见，因为其髂胫束与大转子之间的摩擦增加。但该病也好发在久坐的老年患者身上。诊断时须除外急性创伤、骨关节炎、类风湿性关节炎、腰骶部疾病和感染（特别是结核病）等疾病。

GTPS的诊断通常基于临床表现。所有患者均应进行X线检查，以排除伴随的髋关节或膝关节疾病。MRI有助于识别臀中肌和小肌腱的部分和完全撕裂、肌腱钙化和脂肪肌肉变性。

GTPS的最佳治疗方案仍不明确。作为GTPS的一线治疗方案，保守治疗包括相对休息，非甾体类抗炎药，冰敷和拉伸及加强锻炼通常有一定疗效。家庭训练亦有一定效果，在4个月的随访中41%的患者和15个月随访中80%的患者报道了良好的疗效及症状改善。纠正训练错误和改善体力活动也很重要，而下肢不等长最近被证实是GTPS的一个危险因素。局部注射皮质类固醇在临床实践中被广泛使用，但尚无确切的证据证明它们的有效性。小规模的观察研究表明，皮质类固醇注射能提供良好的短期疗效，但易出现症状复发和疼痛不完全缓解等状况。此外，荧光镜辅助注射皮质类固醇和局部麻醉剂并没有更佳的疗效。激光治疗和冲击波治疗是治疗GTPS的有效方法。一项比较不同非手术治疗的随机对照试验报道称，尽管在第1个月内皮质类固醇注射的效果明显优于家庭训练或冲击波治疗，但其效果在1个月后迅速下降。在15个月的随访中，家庭训练和冲击波治疗比皮质类固醇注射更有效，有效率分别为74%、80%和48%。因此研究人员总结称皮质类固醇注射治疗GTPS的作用应该重新权衡，因为在长期随访中，皮质类固醇注射的效果明显低于家庭训练和冲击波治疗的效果。

如果保守治疗失败则建议手术。一些手术方式，例如切开手术和内镜手术，已用于治疗保守治疗失效的患者。在Slawski和Howard的一项研究中，5例患者（7个髋部）接受了髂胫束的纵向释放和臀下滑囊的切除术。所有患者均对手术结果满意，且恢复到伤前运动水平。据报道，经大转子切开复位截骨、肌腱修复和臀中肌复位术后疼痛减轻。镜下囊腔切开术也已被施用，且在术后1个月的随访中得到早期改善的结论。微创手术如内镜修补技术提供了较好的短期效果，但仍需要进一步的研究以及更长的随访验证。

老年患者前交叉韧带撕裂

在美国，前交叉韧带（ACL）撕裂的发生率约为每年200 000例，其中至少50%的患者接受了关节镜重建。虽然这个手术可以减少慢性ACL缺陷中膝关节骨关节炎的进展，但对老年患者膝关节不稳的治疗效果仍存在争议。在长期随访中，50岁以上接受保守治疗的患者的功能结果令人满意。然而，在功能活动水平较高的老年患者中，活动水平的降低和慢性不稳所致其因活动导致的损害增加，使得其可能需要ACL修复。老年ACL撕裂的治疗取决于年龄、职业和期望达到的运动功能水平等几个具体因素。在生活方式不太活跃的人中，由物理治疗和活动调节组成的保守治疗可以取得有效的治疗结果，但对于经常参与跳跃或旋转运动的老年患者中，建议行外科手术治疗。

虽然对老年ACL缺损患者的治疗仍存在争议，但近几年来外科治疗ACL缺损的呼声越来越高。比较术前和术后情况的研究表明，50岁以上接受ACL重建的患者术后的临床结果有所改善。即使老年患者恢复到损伤前的运动水平的概率较低，但他们在主观上比年轻患者对总体治疗结果满意度更好。手术的治疗期望应该根据患者的年龄和活动水平而定。一些研究人员提倡对40岁以上的健康受试者进行外科治疗，以防止进一步继发性损伤，并使其恢复到损伤前的运动表现状态。

尽管伤后进行手术的时机和患者年龄被认为是骨关节炎的危险因素，但它们并不是手术治疗的绝对禁忌证，且年龄本身并不是ACL手术的禁忌证。当面对ACL不稳的患者时，生理年龄、检查时膝关节的情况、预期寿命和活动水平可能比年龄更重要。成人ACL撕裂患者的最佳治疗方案应在仔细考虑患者的自身特点后选择，比如他们恢复活动的意愿以及一些可能发生的膝关节特有的并发症，尤其是骨关节炎以及半月板的病变。

老年患者跟腱损伤

跟腱（AT）体部的跟腱病常好发于经常运动和久坐的人群，大约30%的患者不参加体育活动。急性AT破裂是一种严重的损伤，发病率为每10万人每年发生6~18次。大多数（75%）急性破裂发生在30~40岁男性的娱乐活动中，另外约25%发生在久坐的患者身上。

损伤的发病机制尚不完全清楚。代谢性疾病，如糖尿病、高胆固醇血症和肥胖，似乎有一定影响。高血糖可能是肌腱病的一个危险因素，由于其非酶糖基化过程改变了胶原交联导致。

AT急性破裂的治疗仍然存在争议。与非手术治疗相比，手术治疗可以帮助早期的功能康复、避免小腿萎缩和恢复更好的跟腱功能。与非手术治疗相比，手术治疗可保证较低的复发率，而保守治疗的患者的复发率高达13%。最近的一篇综述报道，与保守治疗相比，外科治疗的成本更高，且并发症的发生率是保守治疗的20倍，比如切口问题和浅表或深部感染。而另一方面，一项随机对照试验表明，保守治疗和手术治疗在随机选择的人群中产生类似的功能结果。Willits等展示在接受加速功能康复治疗急性AT破裂的患者中，与接受手术修复的患者相比，显示了满意的相似结果。然而，前者的复发率更高。功能支撑配合早期运动康复的非手术治疗与切开手术治疗相比，在复发率、运动范围和小腿周长方面具有相似的结果。保守治疗的主要优点是并发症发生率较低。手术治疗患者术后出现并发症的风险是非手术治疗患者的3.9倍，绝对危险度增加15.8%。

在处理老年AT破裂患者时，需注意这个年龄段的患者易患合并症，合并症会使患者难以恢复原来的活动状态，且活动的缺乏可能会逐渐损害他们的一般健康状况。

微创AT修补已经成功地避免了这些并发症，并且正在逐渐成为一种被广泛接受的治疗方法。它具有对正常组织的医源性损伤小、术后疼痛少、肌腱末端对角准确、手术切口小、更加美观等优点。最近的一项系统评价显示在微创和开放手术后的浅表感染率分别为0.5%和4.3%。且在接受微创修复的受试者中未发生深部感染。微创组住院时间较短，恢复功能的时间平均较短。适应证大致相同，且微创手术与开放手术的功能结果无显著差异。虽然腓肠神经损伤已被报道为这种手术的潜在并发症，但新技术已将腓肠神经损伤的风险降至最低。已有27例平均年龄为73岁的患者报道了良好的结果。所有患者在术后第8周能够完全承受患肢的重量。复发率为7%，口服抗生素治疗的表面感染发生率为11%，11%的患者在腓肠神经分布区域出现了感觉迟钝，多数情况下6个月以上缓解。研究人员总结认为，对于65岁以上的患者，经皮修补AT是一种合适的选择，因为与非手术治疗相比，它不仅降低了复发的风险，且降低了其他并发症的风险，并提供了类似于年轻患者经皮修补的结果。在糖尿病患者中也报道了令人满意的结果，表面感染率仅为20%。因此，微创技术是老年患者AT修复的合适替代方法，尤其是糖尿病伴有或血管疾病等感染和切口并发症风险较高的患者。

经皮跟腱修复术：外科技术

使用11号刀片在患处上形成1cm横向切口。4个纵向切口在肌腱外侧和内侧，距离可触及的缺损6cm，肌腱两侧的另外两条纵切口分别在可触及的缺损远端4~6cm处进行。然后使用镊子从皮下组织底下挑动肌腱。一个9cm的Mayo针头上带有两个Maxon的双环，通过近端刺穿切口横向穿过大部分肌腱（图44.1）。肌腱大体十分表浅，并用夹子固定松动的末端。然后内固定从近端Maxon通道向远侧穿过大部分肌腱，从对角刺穿切口。之后在断裂的肌腱上的横向切口做一个对角线通道。为了防止缠绕，Maxon的两端分别用单独的夹子夹住。然后向远端拉动Maxon两端，测试该缝线的安全性。然后Maxon的另一个双环在远端切口之间穿过肌腱（图44.2），进而穿过肌腱并从横向切口开始，移至横向通道的远端（图44.3）。脚踝保证足底完全屈曲，将Maxon线的两端用双掷结系在一起，然后在用镊子埋入之重复3次。夹子用于保持外侧的第一次打结以维持缝合线的张力。使用3-0 Vicryl缝线关闭横切口以及Steri-Strips以关闭穿刺切口（图44.4），并使用非黏附敷料。在手术室内使用足量石膏以保持踝关节处于生理平衡状态。石膏在内侧和外侧都有裂开，以防止肿胀，患者可在手术当天出院。

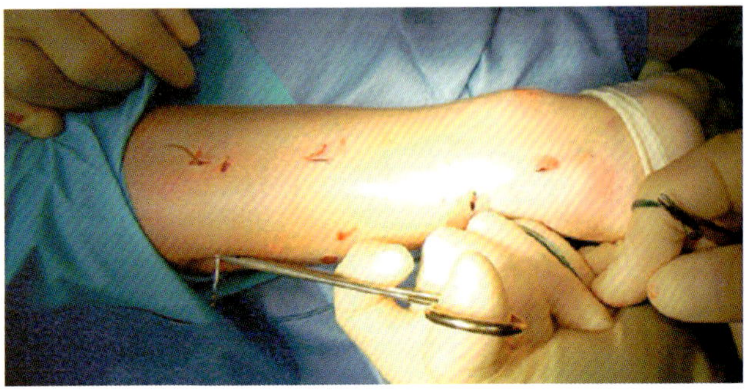

图44.1 1枚9cm的Mayo针与Maxon的两个双环相连，近端刺穿切口横向穿过大部分肌腱

结论

软组织损伤不仅好发于年轻及经常运动的人群，也好发于老年人群体。对于RCT来说，已有报道称全关节镜下的修复治疗与微创手术修复的结果差距不大，因此对于老年患者而言，微创手术方法可能是一种有效的选择，这对于有巨大肩袖破裂的老年患者和难以在关节镜下治疗的病变也是一种有效的选择。研究人员认为治疗应当个体化。对于不适合肩袖修复的患者，RSA有很好的治疗效果，但需慎重地针对患者选择恰当的方法以减少目前较高的并

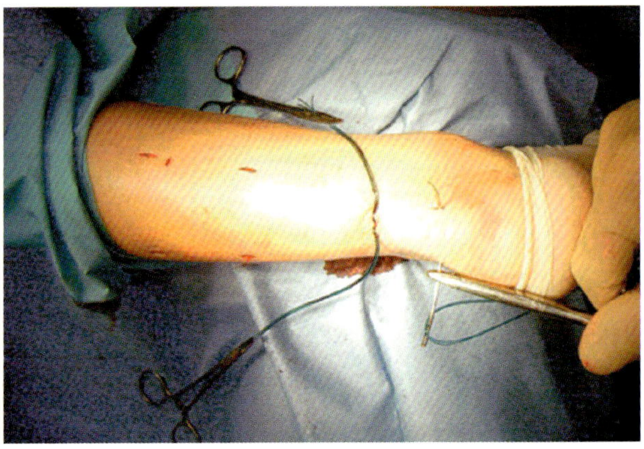

图44.2 然后将另一个Maxon的双环在远端切口之间穿过肌腱

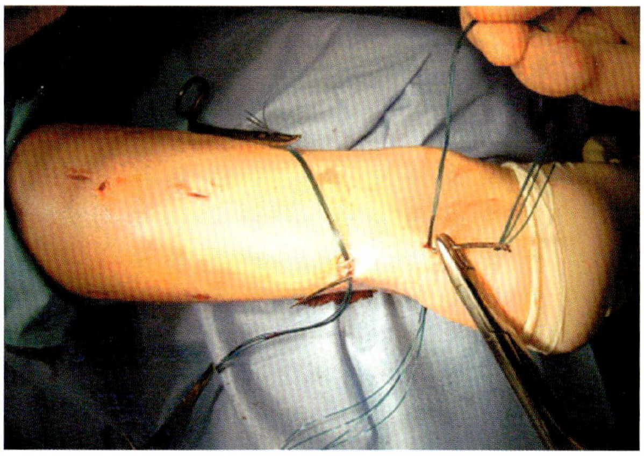

图44.3 Maxon的双环依次穿过肌腱和从横通道远端开始的横切口

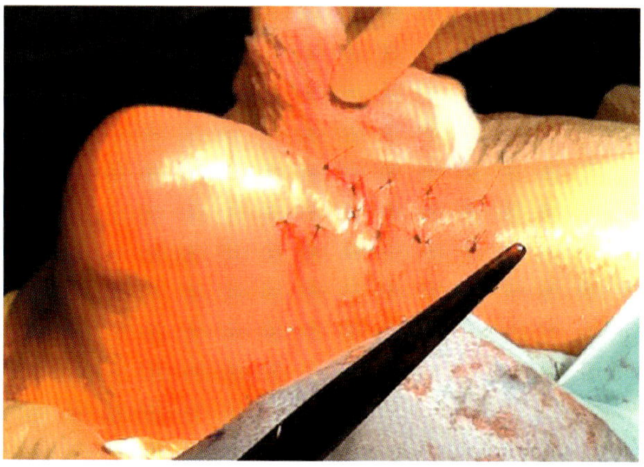

图44.4 手术的最终外观

发症发生率。尽管有实验室证据表明GF对肌腱愈合有积极作用，但只有通过临床精心设计进行的随机对照试验，通过足够的观测与长期的随访才能明确GF在常规临床实践中是否起作用。

GTPS是一种复杂的综合征，其发病机制可能与多种原因有关。各种治疗方式的有效性需要在精心进行的随机对照试验中进行检验。

老年患者在ACL损伤后重建可获得良好的疗效。然而，现有数据的质量仍然有限，需要进一步精心设计的研究，以确定长期疗效，更好地达到患者的预期。

跟腱断裂是一种严重的损伤，在老年患者中也是如此。非手术治疗和微创技术是老年患者AT修复的合适选择，尤其是伴有糖尿病或血管疾病等感染和切口并发症风险较高的患者。

参考文献

[1] Smith JG. Pathological appearances of seven cases of injury of the shoulder joint with remarks. London Med Gaz 1834;14:280.

[2] Lehman C, Cuomo F, Kummer FJ, Zuckerman JD. The incidence of full thickness rotator cuff tears in a large cadaveric population. Bull Hosp Jt Dis 1995;54:30–31.

[3] Reilly P, Macleod I, Macfarlane R, Windley J, Emery R. Dead men and radiologists don' t lie: A review of cadaveric and radiological studies of rotator cuff tear prevalence. Ann R Coll Surg Engl 2006;88:116–121.

[4] Via AG, De Cupis M, Spoliti M, Oliva F. Clinical and biological aspects of rotator cuff tears. Muscles Ligaments Tendons J 2013;3:70–79.

[5] Neer CS, 2nd. Anterior acromioplasty for the chronic impingement syndrome in the shoulder: A preliminary report. J Bone Joint Surg Am 1972;54:41–50.

[6] Galatz LM, Silva MJ, Rothermich SY, Zaegel MA, Havlioglu N, Thomopoulos S. Nicotine delays tendon-to-bone healing in a rat shoulder model. J Bone Joint Surg Am 2006;88:2027–2034.

[7] Mallon WJ, Misamore G, Snead DS, Denton P. The impact of preoperative smoking habits on the results of rotator cuff repair. J Shoulder Elbow Surg 2004;13:129–132.

[8] Modesti A, Oliva F. All is around ECM of tendons!? Muscles Ligaments Tendons J 2013;3:1.

[9] Tarantino U, Oliva F, Taurisano G, et al. FXIIIA and TGF-beta over-expression produces normal musculoskeletal phenotype in TG2-/-mice. Amino Acids 2009;36:679–684.

[10] Oliva F, Berardi AC, Misiti S, Maffulli N. Thyroid hormones and tendon: Current views and future perspectives. Concise review. Muscles Ligaments Tendons J 2013;3:201–203.

[11] Duncan WS. The relationship of hyperthyroidism to joint conditions. JAMA 1928;91:1779–1782.

[12] Oliva F, Berardi AC, Misiti S, Verza Felzacappa C, Iacone A, Maffulli N. Thyroid hormones enhance growth and counteract apoptosis in human tenocytes isolated from rotator cuff tendons. Cell Death Dis 2013;4:e705.

[13] Wildemann B, Klatte F. Biological aspects of rotator cuff healing. Muscles Ligaments Tendons J 2011;1:161–168.

[14] Abate P, Schiavone C, Salini V. Sonographic evaluation of the shoulder in asymptomatic elderly subjects with diabetes. BMC Musculoskel Disord 2010;11:278.

[15] Clement ND, Hallett A, MacDonald D, Howie C, McBirnie J. Does diabetes affect outcome after arthroscopic repair of the rotator cuff? J Bone Joint Surg Br 2010;92:1112–1117.

[16] Wendelboe M, Hegmann KT, Gren LH, Alder SC, White GL Jr, Lyon JL. Associations between bodymass index and surgery for rotator cuff tendinitis. J Bone Joint Surg Am 2004;86:743–747.

[17] Jost B, Zumstein M, Pfirrmann CW, Gerber C. Longterm outcome after structural failure of rotator cuff repairs. J Bone Joint Surg Am 2006;88:472–479.

[18] Johnson LL. Rotator cuff. In: Diagnostic and Surgical Arthroscopy

of the Shoulder, Johnson LL, ed. St. Louis, MO: Mosby; 1993, pp. 365–405.

[19] van der Zwaal, Thomassen BJ, Nieuwenhuijse MJ, Lindenburg R, Swen JW, van Arkel ER. Clinical outcome in all-arthroscopic versus mini-open rotator cuff repair in small to medium-sized tears: A randomized controlled trial in 100 patients with 1-year follow-up. Arthroscopy 2013;29:266–273.

[20] Pearsall AW 4th, Ibrahim KA, Madanagopal SG. The results of arthroscopic versus mini-open repair for rotator cuff tears at mid-term follow-up. J Orthop Surg Res 2007;2:24.

[21] Kim SH, Ha KI, Park JH, Kang JS, Oh SK, Oh I. Arthroscopic versus mini-open salvage repair of the rotator cuff tear: Outcome analysis at 2 to 6 years' follow-up. Arthroscopy 2003;19:746–754.

[22] Lindley K, Jones GL. Outcomes of arthroscopic versus open rotator cuff repair: A systematic review of the literature. Am J Orthop (Belle Mead NJ) 2010;39:592–600.

[23] Zhang Z, Gu B, Zhu W, Zhu L, Li Q. Arthroscopic versus mini-open rotator cuff repair: A prospective, randomized study with 24-month follow-up. Eur J Orthop Surg Traumatol 2014;24(6):845–850.

[24] Favard L, Lévigne C, Nerot C, et al. Reverse prostheses in arthropathies with cuff tear: Are survivorship and function maintained over time? Clin Orthop Relat Res 2011;469:2469–2475.

[25] Guery J, Favard L, Sirveaux F, et al. Reverse total shoulder arthroplasty. Survivorship analysis of eighty replacements followed for 5 to 10 years. J Bone Joint Surg Am 2006;88:1742–1747.

[26] Boileau P, Watkinson D, Hatzidakis AM, Hovorka I. Neer Award 2005: The Grammont reverse shoulder prosthesis: Results in cuff tear arthritis, fracture sequelae, and revision arthroplasty. J Shoulder Elbow Surg 2006;15(5):527–540.

[27] Smithers CJ, Young AA, Walch G. Reverse shoulder arthroplasty. Curr Rev Musculoskelet Med 2011;4:183–190.

[28] Boileau P, Rumian AP, Zumstein MA. Reversed shoulder arthroplasty with modified L' Episcopo for combined loss of active elevation and external rotation. J Shoulder Elbow Surg 2010;19:20–30.

[29] Zumstein MA, Pinedo M, Old J, et al. Problems, complications, reoperations, and revisions in reverse total shoulder arthroplasty: A systematic review. J Shoulder Elbow Surg 2011;20(1):146–157.

[30] Oliva F, Via AG, Maffulli N. Role of growth factors in rotator cuff healing. Sports Med Arthrosc 2011;19:218–226.

[31] Yuan T, Zhang CQ, Wang JH. Augmenting tendon and ligament repair with platelet-rich plasma (PRP). Muscles Ligaments Tendons J 2013;3:139–149.

[32] Wang JHC. Can PRP effectively treat injured tendons? Muscles Ligaments Tendons J 2014;4:35–37.

[33] Khan MH, Li Z, Wang JH. Repeated exposure of tendon to prostaglandin-E2 leads to localized tendon degeneration. Clin J Sport Med 2005;15:27–33.

[34] Zhang J, Wang JHC. PRP treatment effects on degenerative tendinopathy—An in vitro model study. Muscles Ligaments Tendons J 2014;4:10–17.

[35] Jo CH, Shin JS, Lee YG, et al. Platelet-rich plasma for arthroscopic repair of large to massive rotator cuff tears: A randomized, single-blind, parallel-group trial. Am J Sports Med 2013;41:2240–2248.

[36] Gumina S, Campagna V, Ferrazza G, et al. Use of platelet-leukocyte membrane in arthroscopic repair of large rotator cuff tears: A prospective randomized study. J Bone Joint Surg Am 2012;94:1345–1352.

[37] Randelli P, Arrigoni P, Ragone V, Aliprandi A, Cabitza P. Platelet rich plasma in arthroscopic rotator cuff repair: A prospective RCT study, 2-year followup. J Shoulder Elbow Surg 2011;20:518–528.

[38] Ruiz-Moneo P, Molano-Muñoz J, Prieto E, Algorta J. Plasma rich in growth factors in arthroscopic rotator cuff repair: A randomized, double-blind, controlled clinical trial. Arthroscopy 2013;29:2–9.

[39] Castricini R, Longo UG, De Benedetto M, et al. Platelet-rich plasma augmentation for arthroscopic rotator cuff repair: A randomized controlled trial. Am J Sports Med 2011;39:258–265.

[40] Rodeo SA, Delos D, Williams RJ, Adler R, Pearle AD, Warren RF. The effect of platelet-rich fibrin matrix on rotator cuff tendon healing: A prospective, randomized clinical study. Am J Sports Med 2012;40:1234–1241.

[41] Ho GW, Howard TM. Greater trochanteric pain syndrome: More than bursitis and iliotibial tract friction. Curr Sports Med Rep 2012;11:232–238.

[42] Del Buono A, Papalia R, Khanduja V, Denaro V, Maffulli N. Management of the greater trochanteric pain syndrome: A systematic review. Br Med Bull 2012;102:115–131.

[43] Strauss EJ, Nho SJ, Kelly BT. Greater trochanteric pain syndrome. Sports Med Arthrosc 2010;18:113–119.

[44] Rompe JD, Segal NA, Cacchio A, Furia JP, Morral A, Maffulli N. Home training, local corticosteroid injection, or radial shock wave therapy for greater trochanter pain syndrome. Am J Sports Med 2009;37:1981–1990.

[45] Slawski DP, Howard RF. Surgical management of refractory trochanteric bursitis. Am J Sports Med 1997;25:86–89.

[46] Govaert LH, van Dijk CN, Zeegers AV, Albers GH. Endoscopic bursectomy and iliotibial tract release as a treatment for refractory greater trochanteric pain syndrome: A new endoscopic approach with early results. Arthrosc Tech 2012;1:e161–e164.

[47] Bogunovic L, Matava MJ. Operative and nonoperative treatment options for ACL tears in the adult patient: A conceptual review. Phys Sportsmed 2013;41:33–40.

[48] Osti L, Papalia R, Del Buono A, Leonardi F, Denaro V, Maffulli N. Surgery for ACL deficiency in patients over 50. Knee Surg Sports Traumatol Arthrosc 2011;19:412–17.

[49] Brown CA, McAdams TR, Harris AH, Maffulli N, Safran MR. ACL reconstruction in patients aged 40 years and older: A systematic review and introduction of a new methodology score for ACL studies. Am J Sports Med 2013;41:2181–90.

[50] Rolf C, Movin T. Etiology, histopathology, and outcome of surgery in achillodynia. Foot Ankle Int 1997;18:565–569.

[51] Maffulli N, Waterston SW, Squair J, et al. Changing incidence of Achilles tendon rupture in Scotland: A 15-year study. Clin J Sport Med 1999;9:157–160.

[52] de Oliveira RR, Lemos A, de Castro Silveira PV, da Silva RJ, de

Moraes SR. Alterations of tendons in patients with diabetes mellitus: A systematic review. Diabet Med 2011;28:886–95.

[53] Oliva F, Via AG, Maffulli N. Physiopathology of intratendinous calcific deposition. BMC Med 2012;10:95.

[54] Rosenthal AK, Gohr CM, Mitton E, Monnier VM, Burner T. Advanced glycation endproducts increase transglutaminase activity in primary porcine tenocytes. J Invest Med 2009;57:460–466.

[55] Guillo S, Del Buono A, Dias M, et al. Percutaneous repair of acute ruptures of the tendo Achillis. Surgeon 2013;11:14–19.

[56] Del Buono A, Volpin A, Maffulli N. Minimally invasive versus open surgery for acute Achilles tendon rupture: A systematic review. Br Med Bull 2014;109:45–54.

[57] Willits K, Amendola A, Bryant D, et al. Operative versus nonoperative treatment of acute Achilles tendon ruptures: A multicenter randomized trial using accelerated functional rehabilitation. J Bone Joint Surg Am 2010;92:2767–2775.

[58] Ebinesan AD, Sarai BS, Walley GD, Maffulli N. Conservative, open or percutaneous repair for acute rupture of the Achilles tendon. Disabil Rehabil 2008;30(20–22):1721–1725.

[59] Maffulli N, Longo UG, Denaro V. Complications after surgery or nonoperative treatment for acute Achilles tendon rupture. Clin J Sport Med 2009;19:441–442.

[60] Maffulli N, Longo UG, Ronga M, Khanna A, Denaro V. Favorable outcome of percutaneous repair of achilles tendon ruptures in the elderly. Clin Orthop Relat Res 2010;468:1039–1046.

[61] Maffulli N, Longo UG, Maffulli GD, Khanna A, Denaro V. Achilles tendon ruptures in diabetic patients. Arch Orthop Trauma Surg 2011;131:33–38.

45

老年运动损伤

Marc Tompkins，Robby Sikka，David Fischer

背景

老年人的运动损伤通常涉及骨折或软组织损伤，如韧带和肌腱损伤。前面的章节已经广泛地介绍了骨折，所以本章将重点讨论软组织损伤。专门针对年长运动员的文献研究很少，因此研究人员在本章将讨论老人四肢运动损伤。研究人员选择在老年人群中有少量研究的损伤进行讨论。同样，如何界定老年人，尤其是在运动人群中，这通常没有具体的界定标准，因此在本章中，将重点放在衰老运动员上，而不是关注特定的年龄界限。

然而，在讨论具体的损伤之前，应值得注意的是，这些损伤有可能在运动员服役期间就发生了。随着年龄的增长，韧带和肌腱的环境和结构也在发生变化，这使他们的受伤风险进一步增加。随着年龄的增长，软组织的相关变化也对治疗方案和结果有影响。

随着年龄的增长，运动员的肌肉及肌腱在细胞水平上发生变化，每个肌束的肌细胞数量减少，细胞外基质的组成亦发生变化，从而降低了细胞水平上的愈合能力。其中僵硬的肌肉会变得越来越僵硬，无法正常地对机械负荷作出反应。此外，肌腱的血液供应也会随着时间而变化。一部分肌腱例如肩袖或跟腱会出现明显血液供应不足的分水岭区域。所有这些变化都使得肌肉和肌腱面临更高的受伤风险或肌腱损伤或退行性改变，最终可能导致肌腱断裂或影响肌腱损伤后的愈合能力。

韧带与肌肉类似，韧带同样需要抵抗拉力。韧带也会随着时间而变化，使其弹性降低，无法抵抗负荷。类似于肌腱，韧带也存在细胞水平上与年龄相关的变化，例如细胞数量减少，细胞外基质发生改变。此外，韧带的微结构也发生了变化，例如老年人的韧带组织中胶原纤维更加杂乱无章。最后，韧带老化也可能具有血供减少的改变。这些与年龄相关的变化使韧带处于容易破裂的风险中，并影响韧带损伤后的愈合能力。

除了肌腱和韧带改变之外，其他重要结构，如肌肉和骨骼，也会随着年龄的增长而变化，这些周围组织的改变同样会影响肌腱和韧带的应力。例如，肌肉容量会减少，更新替代和愈合能力下降，血管分布和神经支配也会发生变化。这会导致肌肉收缩功能的改变，从而导致肌腱和韧带相应变化。

简单的运动前评估有助于防止老年人运动损伤，尤其是部分老年人已经习惯了久坐不动的生活方式后突然打算开始锻炼。早期老年人的活动持续时间或强度应随时间逐步增加。运动前的热身和运动后的冷静期使用冰敷或热敷四肢可能是有益的；但是，对此无有力的证据支持，当前认为锻炼后热敷可能是最有益的。

对待老年运动损伤研究人员的经验

在研究人员的专科骨科门诊，看到许多老龄运动员。研究人员搜索了电子病历数据库，以确定60岁以上患者和65岁以上患者的前50个ICD-9和CPT代码，实际上这两个年龄段之间是相似的。这些患者最常见的是关节炎、脊柱问题、手和腕部疼痛的问题以及骨折。骨科运动医学医生治疗的常见病变在此病例库中很少见，最主要的是肩袖和前交叉韧带（ACL）损伤。

研究人员预计随着人口老龄化，以上这些病变，包括运动相关病变将会增加。第二次世界大战结束后，许多国家的出生率显著增加，特别是西方国家，这导致现如今人口老龄化显著增加。在美国，这是婴儿潮Ⅰ代，总共有超过7500万人。婴儿潮Ⅰ代在2011年开始体现于65岁人群，他们的平均预期寿命持续上升。在英国主要影响人群为80~85岁，目前1/6的人口已超过65岁，预计这一数字将增加到1/4，到2050年估计将有超过1900万65岁以上的人口。随着年龄的增长，这一代人的健康状况将得到改善，因此我们预计这一代老年人将保持更加活跃的状态，从而导致该人群中与体育有关的疾病发病率更高。根据美国户外组织的数据，50岁以上成年人的娱乐活动参与率可能高达50%，而65岁以上成年人的娱乐活动参与率则保持在30%~40%。对于老年人，CDC建议每人每次进行150min的中度有氧运动，每周2天或以上用于锻炼。

跟腱

老化的跟腱明显地表现出所有上述典型的肌腱细胞分子层面变化，它也表现出运动神经元兴奋性降低的改变。对于一个正在尝试活动的成熟运动员来说，这些跟腱构造和功能的变化意味着其无法对运动需求做出有效的反应，跟腱更容易破裂。最近的系统评价表明，手术干预与康复治疗方案之间的结果类似，如何更好地对跟腱断裂进行治疗变得更加复杂，但应该考虑患者在受伤前的总体活动水平以及所需的功能恢复水平。在研究机构中，大多数有跟腱损伤的老年患者在运动中并不活跃，因此仅寻求恢复正常的日常活动。根据研究人员的经验，这些患者通常采用非手术方法进行康复治疗。

对于那些接受手术的患者，现有的文献报道表示多数患者手术预后良好（表45.1）。特别是对老年人的经皮跟腱修复手术进行了分析。在一项针对65岁以上患者的研究当中（n=27），Maffulli等证实术后1年患者的跟腱完全断裂评分（ATRS）有所改善，并且全部27例患者在术后第8周之前均可以负重。这项研究中还包括5例年龄在65岁以上的患者，这些老年患者表现出与年轻患者相似或更好的结果。在一项涉及开放式和经皮跟腱修复的研究中，434例60岁以上的患者均恢复了受伤前的活动，这些患者美国足踝外科学会（AOFAS）的平均评分为93.1分。但是，也应该指出亦有老年患者伴随并发症的报道。Nestorson等在25岁以上的25例患者中发现有11例患者合并有并发症，由此可见，并发症在其患者人群中很常见。迄今为止尚没有研究关注于重返体育运动的老年群体。大多数研究表明，尽管患者接受跟腱修复手术后可能比术前功能状态有所改善，但跟腱断裂后无论使用哪种治疗方法都无法恢复到损伤前的功能状态。

前交叉韧带

一般而言，前交叉韧带重建术（ACL-R）在老年人群中通常可以取得良好的治疗效果（表45.2），一些仅针对老年患者的研究报道了患者术后良好的预后评分、功能恢复和跟腱稳定性的改善。Blyth等的研究结果显示，纳入研究的30例年龄在50岁以上的患者经过46个月的平均随访，所有患者的国际膝关节文献委员会膝关节评估表（IKDC）、Lysholm评分和辛辛那提评分以及各项检查结果均得到改善。另外也有研究直接比较年轻患者和老年患者的前交叉韧带重建后的预后效果，两组之间未见明显差异。例如Osti等就比较了20例年龄在50岁以上的患者和20例年龄在30岁以下的患者，通过体格检查以及IKDC和Lysholm评分发现两组患者的预后之间没有差异。在临床患者群体中，研究人员评估了19例术前相同的患者，大多数（90%）的患者恢复了相同的运动参与水平，但比年轻患者更慢（平均11个月），但老年患者中没有失败病例。

许多针对老年人群的研究也研究了ACL移植材料的选择，通常情况下无论选择哪种材料均可起到良好的修复效果，例如骨-髌腱-骨（BTB），腘绳肌腱（HT）或同种异体移植物。Struewer等直接比较了BTB和HT自体移植的治疗效果，在随访2年后研究人员发现对比两种自体移植材料受试患者的IKDC和Lysholm评分或骨关节炎分级没有显著差异。Barrett等将同种异体移植BTB与自体移植BTB进行了比较，结果显示两组患者膝关节功能都得到了很好的改

表 45.1 跟腱修复涉及60岁以上患者的临床结果

作者	年份	研究级别	病患例数（例）	平均年龄（岁）	目标	关键环节
Carmont等	2013	Ⅳ	73	45.5	评估经皮修复治疗患者的结果 评估损伤与手术时间及年龄的影响	患者术后3~6个月功能明显改善，但随后的1年时间里功能持续改善但不明显。除前交叉韧带再破裂以外，其他并发症均不影响患者的预后。并发症发生率为13.5%。晚期手术相比早期手术（≤48h）以及小于65岁与大于65岁的患者之间的预后无显著差异
Cretnik等	2010	Ⅳ	13	67.9	报道老年人群手术治疗跟腱断裂的发生率和结果	其中7例患者在脊髓麻醉下进行了切开修复手术，另外7例患者在局部麻醉下行经皮修复手术。两组患者均无严重并发症。经皮组的1例患者伴有短暂性腓肠神经损伤，开放组的1例患者伴有术后的浅表感染。经随访所有患者都恢复了术前的日常活动需求，其中4例有一定的活动受限。所有患者AOFAS平均得分为93.1分
Maffulli等	2010	Ⅳ	27	73.4	对65岁以上接受经皮修复跟腱的患者的复查结果	所有患者在术后第8周能够完全承受患肢的重量。对于年龄大于65岁的患者，经皮修复跟腱是一种合适的选择，与之前报道的年轻患者的经皮修复相比，预后效果相似
Nestorson等	2000	Ⅳ	25	71	分析比较手术与非手术治疗对65岁以上人群跟腱断裂后功能恢复的情况	其中14例患者通过手术治疗，10例患者经非手术治疗。手术并发症包括1例跟腱再断裂，3例术后浅表感染，1例腓神经损伤和2例肌腱与皮肤粘连。非手术治疗的并发症包括4例跟腱再断裂，1例腓总神经损伤，1例浅表感染和1例深静脉血栓形成

注释：AOFAS，美国足踝外科协会

善。然而仍然值得注意的是，同种异体移植患者相比于自体移植的患者可以较早恢复运动但相应手术失败的风险也更高。

Kinugasa等对102例全年龄段的患者进行了二次膝关节镜检查，发现50岁以上的患者表现出较弱的HT自体移植愈合能力，这一结论与患者临床表现一致。除此之外，也文献表明面对更严重的退行性改变行前交叉韧带重建术并不能改善患者的预后。Blyth等在中期随访中发现Outerbridge分级3级或4级退行性改变的患者经手术治疗预后评分较差。有趣的是，Kim等发现前交叉韧带修复术可以改善软骨退行性改变膝关节活动时产生的疼痛，但接受手术的患者的静止性疼痛与非手术患者无异。

半月板

在老年人群中接受半月板损伤治疗的人数逐年增加。Thorlund等报道丹麦从2000—2011年，关节镜下半月板修复术手术量在这两年间几乎增加1倍，其中55岁以上的患者手术修复量相对增涨幅度最大（即手术量增加了3倍）。Abrams等报道了在过去7年中老年人群中半月板切除术和半月板修复术的数量，在美国进行的单独的半月板切除术的数量逐年增加，但在同一时间半月板修复术没有随之增加。同时，研究人员注意到从2006年到2011年55~64岁患者的半月板切除术增加了4.7%，而半月板修复术减少了3.2%。使用美国的患者数据库分析发现，在64岁以上的患者中半月板切除术下降了1.3%，并没有此年龄段接受半月板修复术的患者数据。因此推断其中的一些手术量的增加可能仅仅是由于老年人口数量的增加。

衰老人群中的半月板损伤可以是急性的（或称为创伤性的），或退行性改变，或两者兼具。在没有明显外伤史的情况下，患者往往是由于退行性改变，例如膝关节骨性关节炎特征或其他结构性关节改变。膝关节退行性改变的患者通常会出现以膝关节炎为主要的特征的膝关节结构异常，例如半月板撕裂、骨赘、骨髓内炎性改变病灶和软骨损伤。通常情况下X线和MRI检查中老年无外伤史的膝盖疼痛患者都可以发现这些征象。其他研究表明，在无症状的患者中半月板撕裂的发生率很高。这是因为老年患者即使膝关节退行性改变很小，但患者的病史、体格检查以及MRI方面均可见半月板撕裂的证据。

鉴于老龄人群半月板修复术的手术量很少，不具备研究价值，本节将重点介绍老年人的半月板切

表 45.2 50岁及以上患者前交叉韧带重建的临床预后

作者	年份	研究级别	病患例数（例）	平均年龄（岁）	移植物类别	关键环节
Osti等	2011	Ⅱ	20	56	无相关报道	中年患者和30岁以下患者的临床预后有差异。生理年龄、膝关节病变情况、患者的预期寿命以及平时活动强度是比年龄更重要的影响预后的因素
Arbuthnot等	2010	Ⅳ	14	60	9例BPTB同种异体移植；5例腘绳肌腱自体移植	在该人群中进行前交叉韧带重建术可恢复膝关节稳定性并改善术后功能，帮助患者恢复日常活动水平，但不能恢复至同受伤前的活动水平相当
Dahm等	2008	Ⅳ	18	57	23例BPTB同种异体移植；12例BPTB自体移植	术后患者3项功能评分得到改善，94%的患者术后膝关节稳定，失败发生率为9%
Blyth等	2003	Ⅱ	31	54.5	10例BPTB自体移植；21例腘绳肌腱自体移植	受试者预后不良主要与接受前交叉韧带重建术时患者已经出现晚期关节退行性改变（Outerbridge分级3级或4级）有关。所有患者术后膝关节稳定性和膝关节的整体功能均得到改善

注释：BPTB，骨－髌腱－骨

表 45.3 比较关节镜下部分半月板切除术与非手术干预的随机试验

作者	年份	年龄（岁）及纳入标准	治疗方式	平均年龄（SD）	结果
Moseley等	2002	<75，骨关节炎	关节镜下灌洗vs关节镜下半月板部分切除术和清创术vs安慰手术	51.2 (10.5) 53.6 (12.2)	24个月后随访无变化
Herrlin等	2002	45~64，骨关节炎（0~1级）	关节镜下半月板部分切除+运动vs运动	54 57	6个月后随访KOOS评分无变化
Herrelin等	2013	45~64，骨关节炎（0~1级）	关节镜下部分半月板切除术+物理+药物治疗vs运动	54 57	60个月后随访KOOS评分无变化
Kirkley等	2008	≥18，骨关节炎（≥2级）	关节镜下部分半月板切除+物理+药物治疗vs物理+药物治疗	58.6 (10.2) 60.6 (9.9)	24个月后随访WOMAC评分无变化
Katz等	2013	≥45，骨关节炎MRI	关节镜下半月板部分切除+物理治疗	59.0 (7.9) 57.8 (6.8)	第6个月随访WOMAC评分无变化
Yim等	2013	无年龄限制，骨关节炎（0~1级）	关节镜下部分半月板切除+家庭锻炼计划vs监督和家庭康复组合计划	54.9 (10.3) 57.6 (11.0)	24个月后随访Lysholm评分无变化
Sihvonen等	2013	35~65，骨关节炎（0~1级）	关节镜下部分半月板切除术与安慰手术	52 (7)	12个月后随访，运动后Lysholm评分及WOMAC评分无变化，没有膝关节疼痛感

注：KOOS，膝关节损伤和骨关节炎结果评分；WOMAC，骨关节炎指数；Lysholm，膝关节功能

除术。老年人群何时进行关节镜下半月板切除术引起了广泛的争议，在过去十年中发表的几项随机对照试验（RCT）研究未能显示出关节镜干预治疗膝关节炎的长期益处超过安慰剂手术组、物理疗法或物理疗法结合其他药物疗法的长期益处（表 45.3）。半月板切除术后老年患者的临床预后较差，与软骨的严重丢失、半月板撕裂伴随的骨髓水肿、半月板的严重挤压、关节整体退行性改变、半月板从骨性结构撕裂以及术前MRI评价半月板撕裂较长相关。对于轻度关节炎的患者，半月板切除术的术后预后效果更佳，特别是早期恢复活动的患者和早期预后非常良好。随着时间推移，患者术后恢复效果不明显，但仍有些患者半月板切除术后长期预后效果良好。

有关老年人群半月板部分切除手术的文献强调需要仔细选择患者。合适的患者可以通过部分半月板切除术获得良好的预后效果，但是选择不佳的患者可能在手术后膝关节功能不但得不到改善还有可能变差。应由医生决定哪些患者的临床症状、体格检查结果和影像学结果更有可能是由于半月板撕裂而不是诸如退行性变等其他问题引起的，应选择这些患者行半月板部分切除术。

近端腘绳肌腱

近端腘绳肌腱损伤很少见，但可见于活跃的老年人群。这种损伤通常是部分或完全肌腱撕裂。腘绳肌腱完全撕裂通常是急性损伤，并且腘绳肌腱部分撕裂发作更加隐蔽，患者通常受伤数月后才会去就诊，因此造成的诊断延迟会使这些损伤的治疗复杂化。

历史上对于近端腘绳肌腱损伤的治疗是有争议的。无论是何种类型的腘绳肌腱损伤如进行非手术治疗均不能获得可接受的临床预后结果。Sallay等曾报道称，12例经非手术治疗的腘绳肌腱撕裂患者均存在“持续且严重的功能障碍”。一系列文献报道无论是急性还是慢性的腘绳肌腱完全断裂手术的治疗效果均有限，但是相比之下急性撕裂的手术修复效果相对较好。肌腱完全撕裂的后期修复手术比较困难，但在最近的一系列研究中显示出了比预期更好的结果（表45.1）。目前还没有研究具体针对运动较活跃的老年群体，但是被纳入研究人群中包括这一群体，下面将进行讨论。

然而，有些已经将这些患者纳入他们研究人群的一部分，并在下面进行讨论。

在直接修复急性和慢性撕裂伤方面，Birmingham等发现他们的23例患者几乎全部恢复了其受伤前活动水平的95%，同时所有患者的肌腱力量和耐力得到改善。Wood等还对72例腘绳肌腱损伤的患者进行了直接修复，患者术后与健侧腿相比接受手术的腘绳肌平均力量恢复84%，耐力恢复89%。研究人员还指出，随着手术延误时间的延长，坐骨神经受累的程度也越来越严重，术后的患者的制动时间也越长，另外患者预期恢复腘绳肌功能的速度也越慢。同一时间Folsom等也报道了一系列的早期和晚期腘绳肌腱撕裂修复手术的案例。延迟修复手术使用了跟腱同种异体移植对腘绳肌腱进行了修复，根据Folsom等的报道，急性修复手术与慢性异体移植修复手术之间，无论是患者腘绳肌的力量或是腘绳肌力与股四头肌力的比值均无差异，急性和慢性修复的手术患者中超过90%的患者对术后效果感到满意。

研究人员评估了7例属于运动频繁的老年患者，这些患者的症状均为迟发并且都在发病后尝试了一

表45.4　60岁及以上患者肩袖修复后的临床结果

作者	年份	研究级别	病患例数（例）	平均年龄（岁）	目标	关键环节
Rhee等	2014	Ⅲ	238	无	评估年龄70岁以上和70岁以下的患者进行肩袖修复手术后肩袖结构的恢复情况以及临床结果	60~69岁和70岁以上患者的临床没有显著差异。术中所见肩袖的撕裂范围越大再次发生肩袖撕裂的风险越大，但随着年龄的增长这种风险不再增加
Robinson等	2013	Ⅳ	68	77.0	评估70岁以上患者关节镜下肩袖修复的临床和超声结果，并确定与再撕裂相关的因素	与上述研究相反，撕裂的发生率与接受手术的患者年龄有关。对于年龄大于70岁的患者关节镜下肩袖修复术的手术成功率高
Djahangiri等	2012	Ⅳ	44	69.0	查看年龄大于65岁的患者肩袖修复结果，并研究影响预测结果的因素	在65岁以上保守治疗无效的患者中，对症治疗肩袖撕裂对应的单独肌腱的修复效果良好
Charousset等	2010	Ⅳ	88	70.0	评估65岁及以上患者肌腱愈合和关节镜下修复肩袖撕裂的临床结果	65岁及以上患者关节镜修复后功能明显改善。尤其值得注意当肩袖撕裂分离到冈上肌时对预后影响较大
Verma等	2010	Ⅳ	39	75.3	评估70岁及以上患者关节镜下肩袖修复的结果	对70岁或以上的患者在关节镜下进行肩袖全层修复后，患者术后并发症发生率较低、疼痛和功能得到改善
Rebuzzi等	2005	Ⅳ	64	67.7	在60岁以上患者中，分析比较年龄、肩袖撕裂的范围以及关节镜下肩袖的缝合方式对预后的影响	无论年龄、撕裂范围大小还是缝合方式如何，关节镜下肩袖修复术在大多数病例中均取得了良好的效果。同时在65岁以上的患者中，使用双排缝合技术可使撕裂的边缘对齐从而取得最佳的治疗效果
Grondel等	2001	Ⅳ	92	70.4	评估62岁以上患者肩袖修复术的疗效	总体而言，有87%的患者预后评分为良好或优异，这其中包括3例需要再修复的患者，全部患者中98%的患者对手术效果感到满意
Worland等	1999	Ⅳ	69	75.0	观察70岁以上肩袖肌腱断裂的患者进行开放手术的治疗效果	在开放的肩袖修复术中，大约80%的患者获得良好的肌腱修复

段时间的非手术治疗如物理治疗等，但症状没有得到明显的改善。这群患者中年龄超过50岁的患者花了11个月才能重新开始运动，对比病例库中20~30岁的患者中平均需要7.8个月就可以重返赛场。其中6例患者使用了缝合锚钉将腘绳肌腱解剖复位至坐骨结节，其中1例需要进行跟腱同种异体移植来进行腘绳肌腱的修复，前6例患者没有术中并发症。术后平均21.6个月（12~36个月）对这批患者进行等速运动测试，与正常对侧相比患侧平均力量和强度分别恢复为87%和87%，这是令人满意的结果。

总而言之，近端腘绳肌腱部分撕裂并不常见，但这种损伤隐匿发作通常会造成诊断延迟从而使治疗复杂化。手术干预并非始终是理想的选择，但对于有持续性症状的急性或慢性腘绳肌腱完全撕裂的患者应考虑进行直接修复手术。对于慢性损伤的患者，单纯的修复手术难以修复撕裂的肌腱，这时跟腱同种异体移植修复可将腘绳肌腱解剖复位并且患者术后的恢复效果良好。

肱二头肌远端

目前有许多科研机构着眼于研究急性和慢性肱二头肌损伤的手术结果差异。通常情况下，急性损伤的患者在接受修复手术后根据现有的评估量表显示其上肢力量恢复和功能恢复情况良好，包括DASH上肢功能评分以及ASES美国肩肘外科协会肩功能评分。操作手术的骨科医生必须意识到肱二头肌修复术存在手术并发症，例如骨间后神经麻痹或桡尺骨骨性联接。通过DASH上肢功能评分、ASES美国肩肘外科协会肩功能评分和Mayo肘关节功能评分进行评估，显示慢性肱二头肌损伤也可以通过手术修复取得良好的效果，可以选择直接手术缝合修复或使用同种异体移植物对慢性肱二头肌腱断裂进行修复。Schneider等甚至研究了双侧二头肌腱断裂并显示经手术干预后患者的预后效果良好。

少有研究比较老年人口中手术干预与非手术干预的预后效果，因此目前手术干预的指征正在不断发展。Freeman等对年龄在35~74岁的非手术患者进行了评估，结果总体良好。随后他们将他们的患者组别与历史病例库中的手术组别进行比较，研究发现两组最大的差异是非手术患者的旋后功能不足。例外一个争议就是老年人群肱二头肌远端修复术采取单切口还是双切口。针对这一争议，Grewal等发现老年人群中采取单切口或双切口没有显著差异。

肩袖

尽管肩袖撕裂与运动损伤没有特殊关联，但这种断裂可以发生在运动时，因此研究人员认为肩袖撕裂需要讨论。 此外，由于我们知道肩袖撕裂发病率与年龄增长有关，所以肩袖撕裂代表了与衰老有关的典型肌腱病理改变。

衰老对肩袖的影响已有详细说明。在比较不同年龄的尸体标本的组织学研究中，Brewer等证明随着年龄的增长，肩袖的内部组织和肌腱附着于骨骼会发生退化，以及纤维细胞变性和血管弹性降低等肌腱附着于骨骼部分。Tempelhof等评估了411例无肩关节不适症状的患者，并证明了随着年龄增长无症状肩袖撕裂患者的发病率增加。Fehringer与Hattrup团队证明，肩袖撕裂的范围也会随着年龄的增长而增大。

关于不同年龄段的患者其肩袖撕裂的治疗手段仍存在争议。可能是由于影响临床决策的因素复杂，只有少有研究关于手术治疗与非手术治疗肩袖撕裂。尽管并非普遍如此，但通常建议对经常运动的并伴有中等至较大范围撕裂的患者进行手术干预。

众多研究评估了手术干预治疗老年群体肩袖损伤的临床疗效（表45.4），总体而言手术治疗效果良好，然而年龄是否对结局有影响仍需进一步的研究确认。Rhee团队将一组60多岁的患者与一组70岁及以上的患者进行比较，证实所有患者的UCLA肩评分以及视觉模拟疼痛VAS评分有所改善，各组之间无显著差异。Hattrup的研究总体上显示出了手术干预的积极结果，但是对于65岁以上的患者而言高评分的结果却很少。尽管具体的手术术式值得商榷，但研究表明切开手术和关节镜下肩袖修复术均可取得令人满意的结果。在有大范围肩袖撕裂的70岁以上患者人群中，Worland等的研究表明患者对开放式修复手术的效果满意度良好，并且患者的UCLA评分均得到改善。Rebuzzi等在对关节镜下的肩袖早期修复的研究中证明了老年患者的UCLA评分改善。在最近的研究中Osti和Verma等证实了关节镜手术术后预后良好，其中UCLA、SF-36、ASES和Simple Shoulder Test肩关节简便评估法得分均得到了改善。

有趣的是肩袖的病理愈合程度与患者的预后不一定相关。术后肩袖损伤完全愈合的患者往往比那些未愈合的患者有更好的临床结局，但是手术后肌腱不完全愈合的患者预后也很好。在系统的综述中，Lambers Heerspink等发现年龄是影响肩袖愈合的一个因素。Oh等和Charousset等的研究可以证实以上观点，他们使用CT增强检查手术前后肩袖损伤的范围及预后情况发现老年患者较年轻患者的预后受肩袖撕裂的范围影响较大。尽管老年患者的肩袖病理愈合程度与临床预后关联不大，但Djahangiri和Robinson等的团队发现可使用超声检查肩袖病理愈合程度，因此该文献提示应使用超声检查评估肩袖损伤的程度以选择适当的患者进行手术干预。

结论

老年运动员通常会在运动损伤后仍选择重返运动场。对于许多常见的与运动有关损伤仍无确切的手术干预指征。并非所有以上诊断的患者都需要手术干预，但是仔细选择合适的患者进行手术干预会导致更好的结果，从而使患者恢复满意的关节功能以及恢复至损伤前的活动水平。随着人口的老龄化，越来越多的人到晚年继续活跃在运动领域，所以对于骨科医生来说了解并考虑这些人群的需求很重要。

参考文献

[1] McCarthy, M.M. and J.A. Hannafin. The mature athlete: Aging tendon and ligament. Sports Health, 2014; 6(1): 41–48.

[2] Ippolito, E., et al. Morphological, immunochemical, and biochemical study of rabbit Achilles tendon at various ages. J Bone Joint Surg Am, 1980; 62(4): 583–598.

[3] Arnoczky, S.P., M. Lavagnino, and M. Egerbacher. The mechanobiological aetiopathogenesis of tendinopathy: Is it the over-stimulation or the under-stimulation of tendon cells? Int J Exp Pathol, 2007; 88(4): 217–226.

[4] Plate, J.F., et al. Normal aging alters in vivo passive biomechanical response of the rat gastrocnemius-Achilles muscle-tendon unit. J Biomech, 2013; 46(3): 450–455.

[5] Yang, X., et al. The volume of the neovascularity and its clinical implications in Achilles tendinopathy. Ultrasound Med Biol, 2012; 38(11): 1887–1895.

[6] Yu, J.S., et al. Correlation of MR imaging and pathologic findings in athletes undergoing surgery for chronic patellar tendinitis. AJR Am J Roentgenol, 1995; 165(1): 115–118.

[7] Codman, E.A., and I.B. Akerson. The pathology associated with rupture of the supraspinatus tendon. Ann Surg, 1931; 93(1): 348–359.

[8] Stein, V., et al. Quantitative assessment of intravascular volume of the human Achilles tendon. Acta Orthop Scand, 2000; 71(1): 60–63.

[9] Hannafin, J.A. and T.A. Chiaia. Adhesive capsulitis. Clin Orthop Rel Res, 2000; 372: 95–109.

[10] Woo, S.L., et al. Tensile properties of the human femur-anterior cruciate ligament-tibia complex. The effects of specimen age and orientation. Am J Sports Med, 1991; 19(3): 217–225.

[11] Noyes, F.R., and E.S. Grood. The strength of the anterior cruciate ligament in humans and Rhesus monkeys. J Bone Joint Surg Am, 1976; 58(8): 1074–1082.

[12] Wang, I.E., et al. Age-dependent changes in matrix composition and organization at the ligament-to-bone insertion. J Orthop Res, 2006; 24(8): 1745–1755.

[13] Stolzing, A., et al. Age-related changes in human bone marrow-derived mesenchymal stem cells: Consequences for cell therapies. Mech Ageing Dev, 2008; 129(3): 163–173.

[14] Hasegawa, A., et al. Anterior cruciate ligament changes in the human knee joint in aging and osteoarthritis. Arthritis Rheum, 2012; 64(3): 696–704.

[15] Siparsky, P.N., D.T. Kirkendall, and W.E. Garrett, Jr. Muscle changes in aging: Understanding sarcopenia. Sports Health, 2014; 6(1): 36–40.

[16] Concannon, L.G., M.J. Grierson, and M.A. Harrast. Exercise in the older adult: From the sedentary elderly to the masters athlete. PM R, 2012; 4(11): 833–839.

[17] Elsawy, B. and K.E. Higgins. Physical activity guidelines for older adults. Am Fam Physician, 2010; 81(1): 55–59.

[18] U.S. Department of Health and Human Services. 2008 Physical Activity Guidelines for Americans. 2008. http://www.health.gov/paguidelines/guidelines/(accessed 26 January 2015).

[19] Collins, S. WebMD Feature. The Truth about Stretching. Find out the best ways to stretch and the best times to do it. http://www.webmd.com/fitnessexercise/guide/how-to-stretch (accessed 26 January 2015).

[20] Ortman, J.M., V.A. Velkoff, and H. Hogan. An aging nation: The older population in the United States. In: U.S Department of Commerce, ed. Washington, DC: U.S. Census Bureau; 2014, p. 28.

[21] Cracknell, R. The Ageing Population. London: House of Commons Library Research; 2010, p. 1.

[22] Outdoor Foundation. 2013 Outdoor Recreation Participation Report. 2013. http://www.outdoorfoundation. org/research.participation.2013.html

[23] Centers for Disease Control and Prevention. How much physical activity do older adults need? Physical Activity is Essential to Healthy Aging. http://www. cdc.gov/physicalactivity/everyone/guidelines/olderadults. html (accessed 27 January 2015).

[24] Chung, S.G., et al. Aging-related neuromuscular changes characterized by tendon reflex system properties. Arch Phys Med Rehabil, 2005; 86(2): 318–327.

[25] Soroceanu, A., et al. Surgical versus nonsurgical treatment of acute Achilles tendon rupture: A metaanalysis of randomized trials. J Bone

Joint Surg Am, 2012; 94(23): 2136–2143.

[26] van der Eng, D.M., et al. Rerupture rate after early weightbearing in operative versus conservative treatment of Achilles tendon ruptures: A meta-analysis. J Foot Ankle Surg, 2013; 52(5): 622–628.

[27] Wallace, R.G., G.J. Heyes, and A.L. Michael. The non-operative functional management of patients with a rupture of the tendo Achillis leads to low rates of re-rupture. J Bone Joint Surg Br, 2011; 93(10): 1362–1366.

[28] Maffulli, N., et al. Favorable outcome of percutaneous repair of Achilles tendon ruptures in the elderly. Clin Orthop Relat Res, 2010; 468(4): 1039–1046.

[29] Carmont, M.R., et al. Functional outcome of percutaneous Achilles repair: Improvements in Achilles tendon total rupture score during the first year. Orthop J Sports Med, 2013; 1(1): 2325967113494584.

[30] Cretnik, A., R. Kosir, and M. Kosanovic. Incidence and outcome of operatively treated Achilles tendon rupture in the elderly. Foot Ankle Int, 2010; 31(1): 14–18.

[31] Nestorson, J., et al. Function after Achilles tendon rupture in the elderly: 25 patients older than 65 years followed for 3 years. Acta Orthop Scand, 2000; 71(1): 64–68.

[32] Kuechle, D.K., et al. Allograft anterior cruciate ligament reconstruction in patients over 40 years of age. Arthroscopy, 2002; 18(8): 845–853.

[33] Dahm, D.L., et al. Reconstruction of the anterior cruciate ligament in patients over 50 years. J Bone Joint Surg Br, 2008; 90(11): 1446–1450.

[34] Trojani, C., et al. Four-strand hamstring tendon autograft for ACL reconstruction in patients aged 50 years or older. Orthop Traumatol Surg Res, 2009; 95(1): 22–27.

[35] Blyth, M.J., et al. Anterior cruciate ligament reconstruction in patients over the age of 50 years: 2- to 8-year follow-up. Knee Surg Sports Traumatol Arthrosc, 2003; 11(4): 204–211.

[36] Khan, R.M., et al. Anterior cruciate ligament reconstruction in patients over 40 years using hamstring autograft. Knee Surg Sports Traumatol Arthrosc, 2010; 18(1): 68–72.

[37] Arbuthnot, J.E. and R.B. Brink. The role of anterior cruciate ligament reconstruction in the older patients, 55 years or above. Knee Surg Sports Traumatol Arthrosc, 2010; 18(1): 73–78.

[38] Osti, L., et al. Surgery for ACL deficiency in patients over 50. Knee Surg Sports Traumatol Arthrosc, 2011; 19(3): 412–417.

[39] Steubs, T., et al. ACL reconstruction in patients over 50: Outcomes at an ambulatory surgery center. American Association of Orthopaedic Surgeons Annual Meeting; March 23, 2013, 2013; Chicago, IL.

[40] Struewer, J., et al. Isolated anterior cruciate ligament reconstruction in patients aged fifty years: Comparison of hamstring graft versus bone-patellar tendon-bone graft. Int Orthop, 2013; 37(5): 809–817.

[41] Barrett, G., D. Stokes, and M. White. Anterior cruciate ligament reconstruction in patients older than 40 years: Allograft versus autograft patellar tendon. Am J Sports Med, 2005; 33(10): 1505–1512.

[42] Barber, F.A., J. Aziz-Jacobo, and F.B. Oro. Anterior cruciate ligament reconstruction using patellar tendon allograft: An age-dependent outcome evaluation. Arthroscopy, 2010; 26(4): 488–493.

[43] Kinugasa, K., et al. Effect of patient age on morphology of anterior cruciate ligament grafts at secondlook arthroscopy. Arthroscopy, 2011; 27(1): 38–45.

[44] Kim, S.J., et al. Anterior cruciate ligament reconstruction improves activity-induced pain in comparison with pain at rest in middle-aged patients with significant cartilage degeneration. Am J Sports Med, 2010; 38(7): 1343–1348.

[45] Brown, C.A., et al. ACL reconstruction in patients aged 40 years and older: A systematic review and introduction of a new methodology score for ACL studies. Am J Sports Med, 2013; 41(9): 2181–2190.

[46] Thorlund, J.B., K.B. Hare, and L.S. Lohmander. Large increase in arthroscopic meniscus surgery in the middle-aged and older population in Denmark from 2000 to 2011. Acta Orthop, 2014; 85(3): 287–292.

[47] Abrams, G.D., et al. Trends in meniscus repair and meniscectomy in the United States, 2005–2011. Am J Sports Med, 2013; 41(10): 2333–2339.

[48] Englund, M., et al. Incidental meniscal findings on knee MRI in middle-aged and elderly persons. N Engl J Med, 2008; 359(11): 1108–1115.

[49] Englund, M., et al. Meniscal tear in knees without surgery and the development of radiographic osteoarthritis among middle-aged and elderly persons: The Multicenter Osteoarthritis Study. Arthritis Rheum, 2009; 60(3): 831–839.

[50] Guermazi, A., et al. Prevalence of abnormalities in knees detected by MRI in adults without knee osteoarthritis: Population based observational study (Framingham Osteoarthritis Study). BMJ, 2012; 345: e5339.

[51] Zanetti, M., et al. Patients with suspected meniscal tears: Prevalence of abnormalities seen on MRI of 100 symptomatic and 100 contralateral asymptomatic knees. AJR Am J Roentgenol, 2003; 181(3): 635–641.

[52] Boks, S.S., et al. Magnetic resonance imaging abnormalities in symptomatic and contralateral knees: Prevalence and associations with traumatic history in general practice. Am J Sports Med, 2006; 34(12): 1984–1991.

[53] Englund, M., et al. Effect of meniscal damage on the development of frequent knee pain, aching, or stiffness. Arthritis Rheum, 2007; 56(12): 4048–4054.

[54] Barrett, G.R., S.H. Treacy, and C.G. Ruff. The effect of partial lateral meniscectomy in patients > or = 60 years. Orthopedics, 1998; 21(3): 251–257.

[55] Matsusue, Y. and N.L. Thomson. Arthroscopic partial medial meniscectomy in patients over 40 years old: A 5- to 11-year follow-up study. Arthroscopy, 1996; 12(1): 39–44.

[56] Menetrey, J., O. Siegrist, and D. Fritschy. Medial meniscectomy in patients over the age of fifty: A six year follow-up study. Swiss Surg, 2002; 8(3): 113–119.

[57] Yim, J.H., et al. A comparative study of meniscectomy and nonoperative treatment for degenerative horizontal tears of the medial meniscus. Am J Sports Med, 2013; 41(7): 1565–1570.

[58] Herrlin, S., et al. Arthroscopic or conservative treatment of degenerative medial meniscal tears: A prospective randomised trial.

Knee Surg Sports Traumatol Arthrosc, 2007; 15(4): 393–401.
[59] Kirkley, A., et al. A randomized trial of arthroscopic surgery for osteoarthritis of the knee. N Engl J Med, 2008; 359(11): 1097–1107.
[60] Sihvonen, R., et al. Arthroscopic partial meniscectomy versus sham surgery for a degenerative meniscal tear. N Engl J Med, 2013; 369(26): 2515–2524.
[61] Kijowski, R., et al. Arthroscopic partial meniscectomy: MR imaging for prediction of outcome in middle-aged and elderly patients. Radiology, 2011; 259(1): 203–212.
[62] Jaureguito, J.W., et al. The effects of arthroscopic partial lateral meniscectomy in an otherwise normal knee: A retrospective review of functional, clinical, and radiographic results. Arthroscopy, 1995; 11(1): 29–36.
[63] Katz, J.N., et al. Surgery versus physical therapy for a meniscal tear and osteoarthritis. N Engl J Med, 2013; 368(18): 1675–1684.
[64] Lyman, S., et al. Surgical decision making for arthroscopic partial meniscectomy in patients aged over 40 years. Arthroscopy, 2012; 28(4): 492–501.e1.
[65] Sallay, P.I., et al. Hamstring muscle injuries among water skiers. Functional outcome and prevention. Am J Sports Med, 1996; 24(2): 130–136.
[66] Moseley JB, O' Malley K, Petersen NJ, Menke TJ, Brody BA, Kuykendall DH, Hollingsworth JC, Ashton CM, Wray NP. A controlled trial of arthroscopic surgery for osteoarthritis of the knee. N Engl J Med, 2002; 347(2):81–88.
[67] Herrlin SV, Wange PO, Lapidus G, Hållander M, Werner S, Weidenhielm L. Is arthroscopic surgery beneficial in treating non-traumatic, degenerative medial meniscal tears? A five year follow-up. Knee Surg Sports Traumatol Arthrosc, 2013;21(2):358–364.
[68] Birmingham, P., et al. Functional outcome after repair of proximal hamstring avulsions. J Bone Joint Surg Am, 2011; 93(19): 1819–1826.
[69] Wood, D.G., et al. Avulsion of the proximal hamstring origin. J Bone Joint Surg Am, 2008; 90(11): 2365–2374.
[70] Folsom, G.J. and C.M. Larson. Surgical treatment of acute versus chronic complete proximal hamstring ruptures: Results of a new allograft technique for chronic reconstructions. Am J Sports Med, 2008; 36(1): 104–109.
[71] Sikka, R., et al. Injuries to the common hamstring origin: Operative treatment. American Orthopaedic Association/Canadian Orthopaedic Association Annual Meeting; June 5, 2008; Quebec City, Quebec, Canada.
[72] Sikka, R., et al. Injuries to the common hamstring origin: Operative treatment. American Academy of Orthopaedic Surgeons Annual Meeting; March 6 2008; San Francisco, CA.
[73] Safran, M.R. and S.M. Graham. Distal biceps tendon ruptures: Incidence, demographics, and the effect of smoking. Clin Orthop Relat Res, 2002; (404): 275–283.
[74] Grewal, R., et al. Single versus double-incision technique for the repair of acute distal biceps tendon ruptures: A randomized clinical trial. J Bone Joint Surg Am, 2012; 94(13): 1166–1174.
[75] Davison, B.L., W.D. Engber, and L.J. Tigert. Long term evaluation of repaired distal biceps brachii tendon ruptures. Clin Orthop Relat Res, 1996; (333): 186–191.
[76] Schneider, A., et al. Bilateral ruptures of the distal biceps brachii tendon. J Shoulder Elbow Surg, 2009; 18(5): 804–807.
[77] Snir, N., et al. Clinical outcomes after chronic distal biceps reconstruction with allografts. Am J Sports Med, 2013; 41(10): 2288–2295.
[78] Bosman, H.A., M. Fincher, and N. Saw. Anatomic direct repair of chronic distal biceps brachii tendon rupture without interposition graft. J Shoulder Elbow Surg, 2012; 21(10): 1342–1347.
[79] Morrey, M.E., et al. Primary repair of retracted distal biceps tendon ruptures in extreme flexion. J Shoulder Elbow Surg, 2014; 23(5): 679–685.
[80] Cross, M.B., et al. Single-incision chronic distal biceps tendon repair with tibialis anterior allograft. Int Orthop, 2014; 38(4): 791–795.
[81] Freeman, C.R., et al. Nonoperative treatment of distal biceps tendon ruptures compared with a historical control group. J Bone Joint Surg Am, 2009; 91(10): 2329–2334.
[82] Tokish, J.M. The mature athlete' s shoulder. Sports Health, 2014; 6(1): 31–35.
[83] Brewer, B.J. Aging of the rotator cuff. Am J Sports Med, 1979; 7(2): 102–110.
[84] Tempelhof, S., S. Rupp, and R. Seil. Age-related prevalence of rotator cuff tears in asymptomatic shoulders. J Shoulder Elbow Surg, 1999; 8(4): 296–299.
[85] Fehringer, E.V., et al. Full-thickness rotator cuff tear prevalence and correlation with function and co-morbidities in patients sixty-five years and older. J Shoulder Elbow Surg, 2008; 17(6): 881–885.
[86] Hattrup, S.J. Rotator cuff repair: Relevance of patient age. J Shoulder Elbow Surg, 1995; 4(2): 95–100.
[87] Kukkonen, J., et al. Treatment of non-traumatic rotator cuff tears: A randomised controlled trial with one-year clinical results. Bone Joint J, 2014; 96-B(1): 75–81.
[88] Fucentese, S.F., et al. Evolution of nonoperatively treated symptomatic isolated full-thickness supraspinatus tears. J Bone Joint Surg Am, 2012; 94(9): 801–808.
[89] Merolla, G., et al. Conservative management of rotator cuff tears: Literature review and proposal for a prognostic. Prediction Score. Muscles Ligaments Tendons J, 2011; 1(1): 12–19.
[90] Coghlan, J.A., et al. Surgery for rotator cuff disease. Cochrane Database Syst Rev, 2008; (1): CD005619.
[91] Galatz, L.M., et al. The outcome and repair integrity of completely arthroscopically repaired large and massive rotator cuff tears. J Bone Joint Surg Am, 2004; 86-A(2): 219–224.
[92] Kim, H.M., et al. Relationship of tear size and location to fatty degeneration of the rotator cuff. J Bone Joint Surg Am, 2010; 92(4): 829–839.
[93] Yamaguchi, K., et al. The demographic and morphological features of rotator cuff disease. A comparison of asymptomatic and symptomatic shoulders. J Bone Joint Surg Am, 2006; 88(8): 1699–1704.
[94] Mall, N.A., et al. Symptomatic progression of asymptomatic rotator cuff tears: A prospective study of clinical and sonographic variables. J Bone Joint Surg Am, 2010; 92(16): 2623–2633.

[95] Rhee, Y.G., N.S. Cho, and J.H. Yoo. Clinical outcome and repair integrity after rotator cuff repair in patients older than 70 years versus patients younger than 70 years. Arthroscopy, 2014; 30(5): 546–554.

[96] Osti, L., et al. Comparison of arthroscopic rotator cuff repair in healthy patients over and under 65 years of age. Knee Surg Sports Traumatol Arthrosc, 2010; 18(12): 1700–1706.

[97] Verma, N.N., et al. Outcomes of arthroscopic rotator cuff repair in patients aged 70 years or older. Arthroscopy, 2010; 26(10): 1273–1280.

[98] Grondel, R.J., F.H. Savoie, 3rd, and L.D. Field. Rotator cuff repairs in patients 62 years of age or older. J Shoulder Elbow Surg, 2001; 10(2): 97–99.

[99] Worland, R.L., et al. Repair of massive rotator cuff tears in patients older than 70 years. J Shoulder Elbow Surg, 1999; 8(1): 26–30.

[100] Rebuzzi, E., et al. Arthroscopic rotator cuff repair in patients older than 60 years. Arthroscopy, 2005; 21(1): 48–54.

[101] Oh, J.H., et al. Effect of age on functional and structural outcome after rotator cuff repair. Am J Sports Med, 2010; 38(4): 672–678.

[102] Djahangiri, A., et al. Outcome of single-tendon rotator cuff repair in patients aged older than 65 years. J Shoulder Elbow Surg, 2013; 22(1): 45–51.

[103] Charousset, C., et al. Arthroscopic repair of fullthickness rotator cuff tears: Is there tendon healing in patients aged 65 years or older? Arthroscopy, 2010; 26(3): 302–309.

[104] Lambers Heerspink, F.O., et al. Specific patientrelated prognostic factors for rotator cuff repair: A systematic review. J Shoulder Elbow Surg, 2014; 23(7): 1073–1080.

[105] Robinson, P.M., et al. Rotator cuff repair in patients over 70 years of age: Early outcomes and risk factors associated with re-tear. Bone Joint J, 2013; 95-B(2): 199–205.